IMMUNOLOGIE

ROITT/BROSTOFF/MALE

Chez le même éditeur

Jonathan BROSTOFF, Glenis K. SCADDING, David K. MALE, Ivan M. ROITT
IMMUNOLOGIE CLINIQUE

J. David RAWN
TRAITE DE BIOCHIMIE

Jim DARNELL, Harvey LODISH, David BALTIMORE
BIOLOGIE MOLECULAIRE DE LA CELLULE, 2ème édition

Christian de DUVE
UNE VISITE GUIDEE DE LA CELLULE VIVANTE

IMMUNOLOGIE

3e ÉDITION

Ivan M. ROITT / Jonathan BROSTOFF / David K. MALE

Traduit de l'anglais par
Jean-Pierre Revillard et Wolf-Herman Fridman

Avec la collaboration de
Marc Daëron, Catherine Sautès, Jean-Luc Teillaud, Maurice Colomb

De Boeck Université

Edition originale: I. Roitt, J. Brostoff, D. Male - IMMUNOLOGY third edition
ISBN 0-397-44765-5

First published by Mosby Year Book Europe Ltd

Illustrations de couverture:

- 1-2: voir figure 19.15
- 3-4: voir figure 21.3
- 5: voir figure 6.11

D/1994/0074/1

ISBN 2-8041-1745-6

Printed in Hong-Kong

Préface de la troisième édition anglaise

There is no shortage of immunology textbooks on the booksellers' shelves, but this book stands out through its deliberate, free and unashamed use of lucid, colourful and visually appealing diagrams to focus and explain the main textual points and concepts. That this strategy has been so successful, explains the need for this third edition to bring the reader up to date with the compelling new discoveries being made in this exciting field. Aside from the changes in content driven by the great expansion in knowledge since the last edition, we have made some alterations to the chapters, such as a merger of chapters dealing with antibodies, T-cell receptors and major histocompatibility complex into one covering *Antigen Receptor Molecules*, and an amalgamation of the chapters on *Genetic Control of Immunity* and *Regulation of the Immune Response.* It was also clear that the striking importance of AIDS research warranted a separate chapter for *Immunodeficiency*, the same being true for *Cell Migration and Inflammation.*

With just a few changes, we have virtually the same powerful line-up of authors who produced such an impact in earlier editions, but to cope with the inevitable inconsistencies of style which are bound to creep in on a multi-author work, we have had the benefit of a professional scientific journalist, Linda Gamlin, who has tried to harmonize the contributions and generate a feeling of continuity without damaging the writing style of the individual authors. In so far as presentation is concerned, we have altered the format of the legends, to delineate their separation from the text itself more positively than hitherto. Furthermore, the artworks themselves have been redrawn.

Immunology is a big and explosive subject with many ramifications, but it is ou earnest hope that the style of presentation will bring pleasure and comprehension to our many readers at the undergraduate, graduate and clinical stages of their carreers.

Ivan M Roitt
Jonathan Brostoff
David K Male

Guide de l'utilisateur

Les symboles suivants seront utilisés tout au long de l'ouvrage

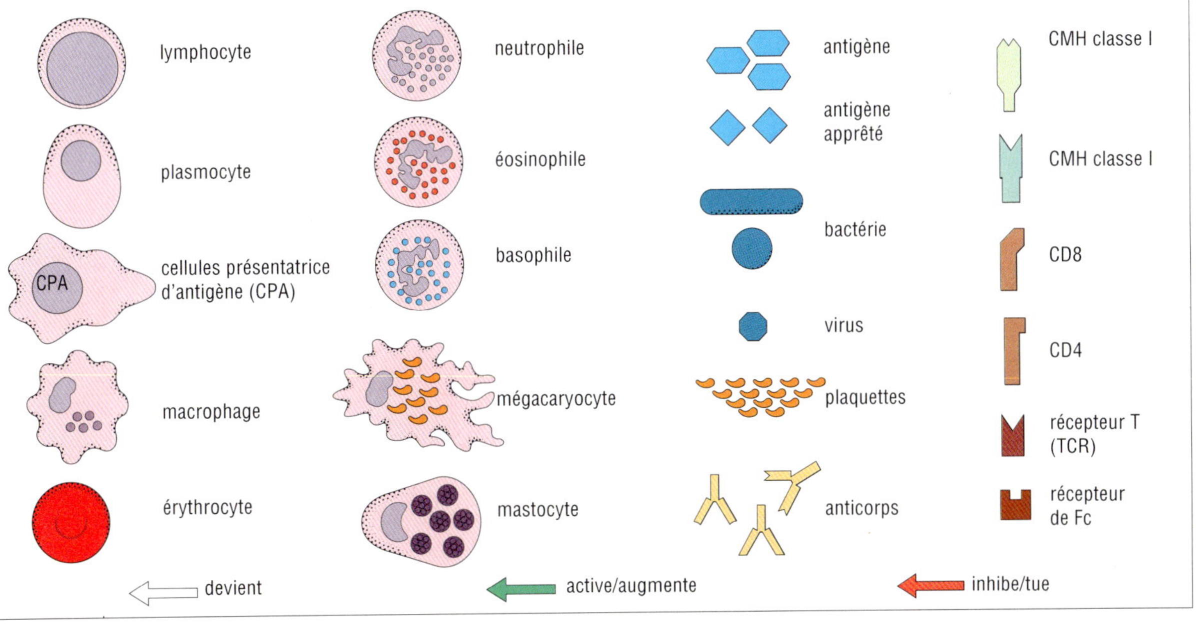

Préface de l'édition française (3è édition)

C'est pour moi un plaisir de préfacer ce livre, qui imprime un nouveau style aux traités d'immunologie. En effet, les auteurs, qui savent aussi, quand il le faut, étaler dans les congrès internationaux leur érudition impénétrable, ont réussi à présenter ici l'immunologie sous une forme simple en tirant profit de magnifiques illustrations. Cette présentation compréhensible et attractive de l'immunologie actuelle était devenue une nécessité urgente pour les non initiés désireux de comprendre les récents développements de cette discipline.

En effet, l'immunologie semble avoir acquis, parmi les étudiants, les médecins et biologistes d'autres disciplines, une réputation de complexité rébarbative. Certes, les connaissances en immunologie ont considérablement évolué au cours des deux dernières décennies, en intégrant des progrès méthodologiques et conceptuels de la génétique, de la biologie cellulaire, de la biologie moléculaire... Une masse énorme de données nouvelles a révolutionné l'immunologie classique. De plus, l'évolution de l'immunologie a été marquée par une floraison particulièrement riche de théories et de concepts. Les scientifiques d'autres disciplines ont parfois ironisé sur les travers des immunologistes, qui ne sont jamais à court d'hypothèses explicatives pour les phénomènes paradoxaux, et qui utilisent volontiers un jargon bien codé leur permettant d'énoncer clairement ce qu'ils conçoivent parfois assez mal. Néanmoins, peut-être plus en immunologie qu'ailleurs, ces théories et concepts ont guidé l'évolution rapide des connaissances expérimentales.

Je félicite Ivan ROITT, Jonathan BROSTOFF et David MALE d'avoir si bien su rassembler toutes ces nouvelles données. Les nombreux autres immunologistes qui ont contribué à la rédaction de ce traité ont à l'évidence conjugué aussi leurs efforts pour exposer de façon claire les connaissances, les expériences et les concepts de l'immunologie, autour d'illustrations d'une qualité exceptionnelle.

Ce traité d'immunologie couvre un champ particulièrement vaste, incluant les cellules et les organes lymphoïdes, les divers modes de réactions immunes, leurs mécanismes, leur régulation et leur contrôle génétique, leur évolution ontogénique. Il traite aussi des différents types d'immunité, contre les virus, les bactéries, les parasites, du rejet de greffe, des réactions antitumorales, des l'auto-immunité, et des désordres allergiqeus... L'ouvrage fournit non seulement des informations avancées sur les mécanismes fondamentaux de l'immunologie, mais aussi de sérieux éléments de base d'immunologie clinique.

Je suis persuadé qu'à travers ce livre attrayant, une connaissance solide de l'immunologie deviendra accessible à de nombreux lecteurs, qu'ils soient étudiants, chercheurs d'autres disciplines, médecins, vétérinaires, biologistes, pharmaciens ou enseignants... Le lecteur acquerra ainsi lors de ce premier contact avec l'immunologie une bonne photographie des connaissances actuelles.

J'espère que cette lecture lui donnera l'envie d'aller plus loin. Ce livre lui permettra assurément de le faire, et d'aborder la lecture d'articles et d'ouvrages très spécialisés. Les splendides illustrations du texte auront alors bien joué leur rôle : attirant l'oeil, fixant les idées juste le temps de comprendre ; mais ne figeant pas les connaissances qui continuent d'évoluer;

Les deux précédentes éditions de cet ouvrage ont eu un très grand succès. C'est même un privilège rare que de constater en une matière aussi évolutive, que l'ouvrage et le sujet dont il traite sont, pour l'essentiel, conformes aux espoirs que nous avions placés en eux.

La traduction française de la troisième édition a été assurée par Jean-Pierre REVILLARD et Hervé FRIDMAN qui ont fait bénéficier ce livre de leurs grandes compétences. Ils ont scrupuleusement préservé les aspects didactiques de l'ouvrage en respectant son style et en ajoutant quelques précisions issues des publications récentes.

Cette édition profondément remaniée et enrichie, présente un ensemble d'informations nouvelles sur les cytokines, les molécules d'adhérence intercellulaire, les mécanismes de la tolérance, l'inflammation et les déficits immunitaires. Une large place est faite aux connaissances dérivées de l'étude des souris transgéniques et à l'analyse des relations entre la structure tridimensionnelle et les fonctions des pricipales molécules du système immunitaire.

L'immunologie s'est considérablement développée tant pour ses aspects fondamentaux que pour ses applications pratiques. Les publications scientifiques en immunologie s'accroissent sans cesse et les publications à visée pédagogique également.

Dans cette évolution générale de la discipline immunologique et de ses outils de communication, cet ouvrage a joué un rôle important, inaugurant une forme moderne de pédagogie par le texte et par l'image.

Devenu un ouvrage de référence, ce livre reste novateur.

François KOURILSKY
Directeur général du Centre National de la Recherche Scientifique
Directeur de Recherche à l'INSERM
Directeur honoraire du centre d'Immunologie
INSERM CNRS de Marseille-Luminy

Remerciements

Les auteurs sont particulièrement redevables au directeur du projet, Stephen McGrath, qui a conduit l'édition jusqu'à son terme. Ils remercient chaleureusement Dereck Johnson, Pete Wilder, Balvir Koura, Susan Bishop et Nina Boyd pour leur aide et expriment leur reconnaissance à leur éditeur Fiona Foley.
Les responsables de l'édition française remercient très chaleureusement Santa Alfano qui a assuré l'intégralité de la dactylographie et la saisie du texte et des figures. Ils expriment leur reconnaissance aux traducteurs de la première édition française :

Charles AUFFRAY, Armand BENSUSSAN, Jean BROCHIER, Jean-Marc CAVAILLON, Marc DAERON, Patrice DUBREUIL, Marc FONTAINE, Paul FONTENEAU, Pierre GOUBE de LAFOREST, Nicole HAEFFNER-CAVAILLON, Francine JOTEREAU, Colette KANELLOPOULOS-LANGEVIN, Olivier KOURILSKY, Catherine NEAUPORT-SAUTES, Ali OUAISSI, Chantal RABOURDIN-COMBE, Catherine SAPIN, Gérard SOMME, Jean-Luc TEILLAUD, Michael YAGELLO

La qualité de la troisième édition a grandement bénéficié des relectures et corrections assurées par Maurice COLOMB (chapitre 12), Marc DAERON (chapitres 11, 16, 19, 20, 21, 22), Catherine SAUTES (chapitres 1, 2, 3, 7, 8, 9, 13, 15, 24) et Jean-Luc TEILLAUD (chapitres 4, 5, 6, 10, 12, 14, 17, 18, 23, 25).

Table des matières

6. RECONNAISSANCE DES ANTIGÈNES

Michael Owen et Michael Steward

7. COOPÉRATION CELLULAIRE DANS LA RÉPONSE ANTICORPS

Marc Feldmann

8. RÉPONSES À MÉDIATION CELLULAIRE

Graham Rook

9. RÉGULATION DE LA RÉPONSE IMMUNITAIRE

Anne Cooke

10. TOLÉRANCE IMMUNOLOGIQUE

11. DÉVELOPPEMENT DU SYSTÈME IMMUNITAIRE

12. LE COMPLÉMENT

13. MIGRATION CELLULAIRE ET INFLAMMATION

14. ÉVOLUTION DE L'IMMUNITÉ

22. HYPERSENSIBILITÉ DE TYPE IV

23. TRANSPLANTATION ET RÉACTION DE REJET

24. AUTO-IMMUNITÉ ET MALADIES AUTO-IMMUNES

25. TECHNIQUES IMMUNOLOGIQUES

chapitre 1

Introduction au système immunitaire

Notre environnement est peuplé d'une myriade de microorganismes - virus, bactéries, levures, protozoaires et parasites multicellulaires. Ils peuvent provoquer des maladies qui conduiraient à la mort si les microorganismes se multipliaient de façon incontrôlée. Cependant la plupart des infections guérissent rapidement et laissent peu de séquelles. Ceci est dû au système immunitaire qui combat les agents infectieux.

Des réponses immunitaires très diversifiées sont nécessaires pour pouvoir lutter contre tous les agents infectieux. La limite extérieure du corps est formée par la barrière cutanéo-muqueuse. Si très peu d'agents infectieux peuvent traverser la peau intacte, beaucoup d'entre eux pénètrent à travers les épithéliums des tractus digestif ou uro-génital (Fig. 1.1). D'autres microorganismes peuvent infecter les voies aériennes supérieures et le poumon. Un petit nombre d'entre eux, comme le parasite du paludisme (plasmodium) ou le virus de l'hépatite B, ne peuvent infecter l'hôte que s'ils pénètrent directement dans le sang.

Le lieu de l'infection et la nature de l'agent infectieux déterminent quel type de réponse immunitaire sera efficace. La différence la plus importante réside dans la capacité du microorganisme à se développer ou non dans les cellules de l'hôte. Tous les virus, certaines bactéries et certains parasites protozoaires, appelés parasites intracellulaires, peuvent se multiplier dans les cellules de l'hôte. Pour guérir ces infections, le système immunitaire devra reconnaître et détruire les cellules infectées. De nombreuses bactéries et des parasites peuvent se localiser dans les tissus, les liquides biologiques ou d'autres espaces extracellulaires. Les réponses à ces pathogènes sont très différentes. Cependant, certains virus et parasites intracellulaires doivent se déplacer dans le sang ou d'autres liquides biologiques pour atteindre leur cellule cible. Pendant cette période, ils pourront être neutralisés par les éléments du système immunitaire qui normalement attaquent les pathogènes extracellulaires (Fig. 1.2).

Ce chapitre présente les éléments fondamentaux du système immunitaire et des réponses immunitaires, qui seront détaillés dans les chapitres 2 à 16. Différentes anomalies de la réponse immunitaire peuvent conduire à des réactions pathologiques qui seront développées dans la deuxième partie de l'ouvrage. Il est important de souligner dès maintenant que la fonction essentielle du système immunitaire est l'élimination des agents infectieux et la prévention des lésions qu'ils peuvent induire.

Les défenses naturelles externes

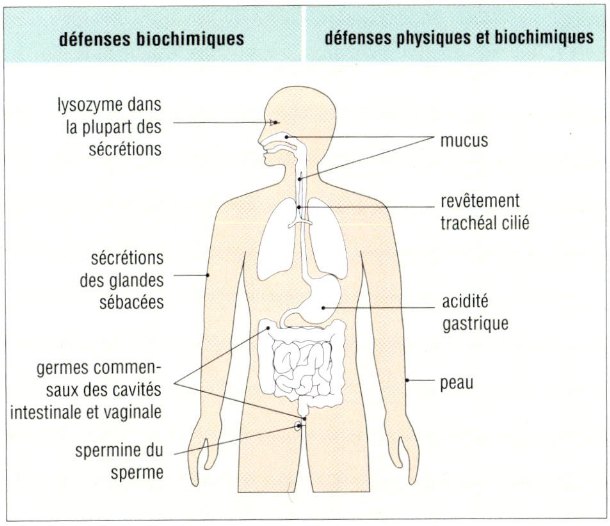

Fig. 1.1 La plupart des agents infectieux de l'environnement ne pénètrent pas à travers le revêtement cutanéo-muqueux protégé par un ensemble de barrières biochimiques et physiques. L'organisme tolère un grand nombre de microorganismes saprophytes qui empêchent la multiplication des agents pathogènes.

IMMUNITÉ ADAPTATIVE ET IMMUNITÉ NATURELLE

Toute réponse immunitaire implique d'abord la reconnaissance du pathogène ou de toute autre substance étrangère, puis le développement d'une réaction destinée à les éliminer. Les réponses immunitaires peuvent être classées en deux grandes catégories : les réponses naturelles (ou non-adaptatives) et les réponses immunitaires adaptatives ou spécifiques. Une réponse immunitaire adaptative est hautement spécifique d'un pathogène particulier. Cette réponse s'améliore à chaque nouveau contact avec le même microorganisme. Le système immunitaire spécifique garde la mémoire de l'agent infectieux et peut empêcher son action pathogène lors d'un nouveau contact. Par exemple, les maladies comme la rougeole ou la diphtérie induisent une réponse immunitaire spécifique, qui protège pendant toute la vie après une première infection. Les deux propriétés essentielles de la réponse immunitaire adaptative sont donc la spécificité et la mémoire.

Les réponses immunitaires sont essentiellement dues à l'action des leucocytes. Un premier groupe important de leucocytes est formé par les cellules phagocytaires telles que les monocytes, les macrophages et les polynucléaires neutrophiles. Ces cellules captent les microorganismes, les internalisent puis les détruisent. Comme elles utilisent des systèmes de reconnaissance primitifs, non spécifiques qui leur permettent de s'attacher à des produits microbiens très divers, elles sont responsables des réponses immunitaires naturelles. Elles représentent, en fait, la première ligne de défense contre l'infection.

Un deuxième groupe important de leucocytes est constitué par les lymphocytes. Ces cellules sont à l'origine des réponses immunitaires adaptatives car elles reconnaissent des microorganismes de façon spécifique, que ceux-ci soient à l'intérieur des cellules de l'hôte ou à l'extérieur dans les liquides biologiques. Il y a, en fait, plusieurs types de lymphocytes qui peuvent être classés en deux grandes catégories : les lymphocytes T (ou cellules T) et les lymphocytes B (cellules B). Les cellules B s'attaquent aux microorganismes extracellulaires et à leurs produits en sécrétant des anticorps, molécules qui reconnaissent spécifiquement une autre molécule appelée antigène et se lient à cet antigène. L'antigène peut être une molécule à la surface d'un microorganisme ou bien une toxine produite par un agent infectieux. Les lymphocytes T ont une gamme d'activités plus large. Certains sont impliqués dans le contrôle du développement des lymphocytes B et de la production d'anticorps. Un autre groupe de cellules T interagit avec les cellules phagocytaires pour les aider à détruire les microorganismes intracellulaires. Un troisième groupe de lymphocytes T reconnait les cellules infectées par un virus et les détruisent.

En pratique, il y a beaucoup d'interactions entre les lymphocytes et les cellules phagocytaires. Par exemple, certains phagocytes peuvent absorber des antigènes et les présenter aux cellules T. Ce processus est appelé présentation de l'antigène. De leur côté, les lymphocytes T sécrètent des facteurs solubles, les cytokines, qui stimulent les phagocytes et leur permettent de détruire les microorganismes qu'ils ont phagocytés. Dans un autre type d'interaction, les phagocytes utilisent les anticorps produits par les lymphocytes B pour reconnaître les microorganismes (Fig. 1.3). Du fait de ces interactions, la plupart des réponses immunitaires vis-à-vis des agents infectieux mettent en jeu à la fois des éléments de l'immunité naturelle et de l'immunité spécifique. Aux stades initiaux de l'infection, l'immunité naturelle prédomine, mais ultérieurement les lymphocytes mettent en jeu des réponses spécifiques adaptées à chaque microorganisme. Grâce à la mémoire immunologique tout nouveau contact avec le même microorganisme entraînera une réponse plus rapide et plus efficace.

Les agents pathogènes intracellulaires et extracellulaires

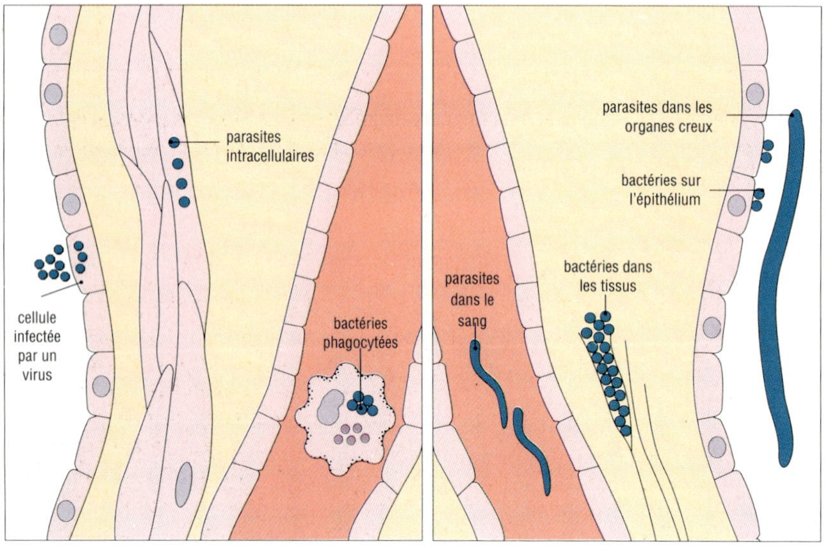

Fig. 1.2 Le système immunitaire doit pouvoir reconnaître des agents pathogènes localisés dans différents sites anatomiques. Si tous les virus doivent envahir une cellule pour s'y répliquer, des protozoaires comme le Plasmodium (paludisme) et Trypanosoma cruzii (maladie de Chagas) et des bactéries comme Salmonella typhi sont des parasites intracellulaires (gauche). Certains parasites protozoaires (trypanosomes africains) vivent dans le sang et la plupart des parasites multicellulaires se développent dans les tissus ou les organes (Cestodes). De nombreuses bactéries colonisent les surfaces épithéliales et peuvent les traverser pour se multiplier dans les tissus de l'hôte.

Interactions entre les lymphocytes et les cellules phagocytaires

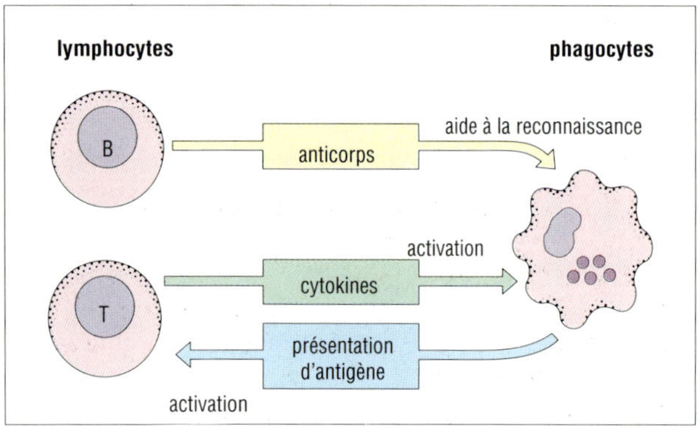

Fig. 1.3 Les lymphocytes B sécrètent des anticorps qui se fixent sur les agents pathogènes et leurs produits, permettant leur reconnaissance par les cellules phagocytaires. Les cytokines sécrétées par les cellules T activent les macrophages qui peuvent alors détruire les microorganismes intracellulaires. Les phagocytes mononucléés, à leur tour, présentent l'antigène aux cellules T et les activent.

CELLULES DU SYSTÈME IMMUNITAIRE

Les réponses immunitaires sont assurées par différentes cellules et par des molécules qu'elles sécrètent. Si les leucocytes sont au centre de toute réponse immunitaire, d'autres cellules sont aussi impliquées, par leur capacité d'envoyer des signaux aux lymphocytes et de répondre aux cytokines produites par les lymphocytes T et les macrophages. Les principales cellules et molécules impliquées dans les réactions immunitaires sont présentées dans la figure 1.4.

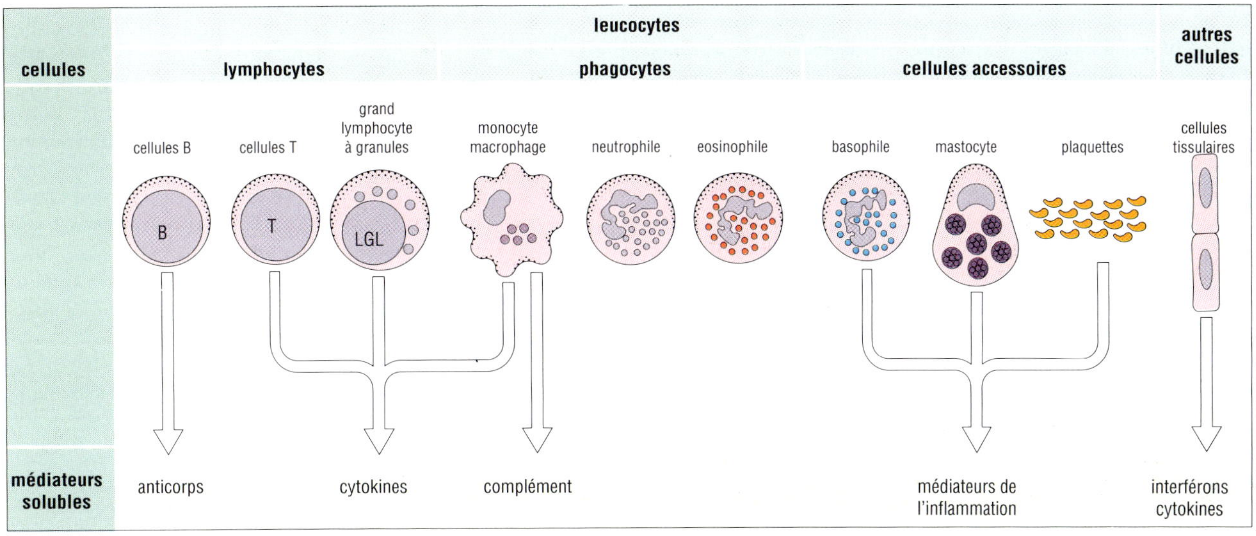

Fig. 1.4 Les principaux composants cellulaires du système immunitaire sont présentés ainsi que les médiateurs solubles produits par chaque cellule. Le complément est produit par le foie, et à un moindre degré, par les phagocytes mononucléés. Chaque cellule ne produit que certains types de médiateurs.

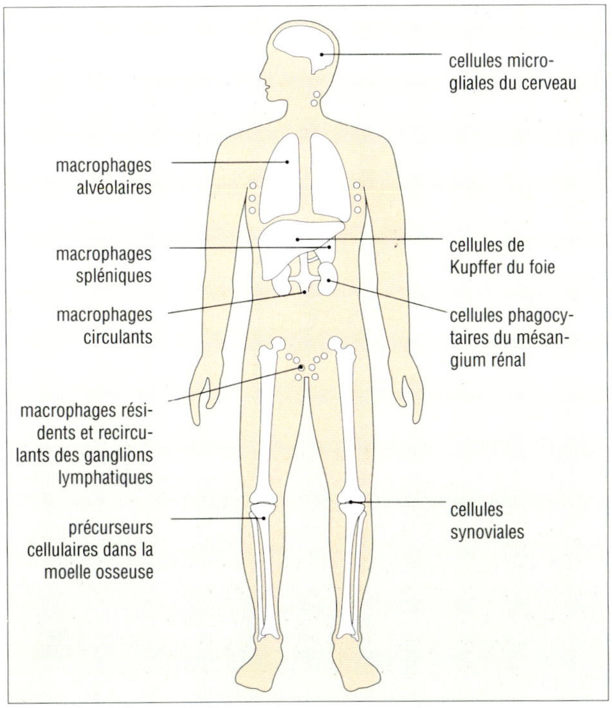

CELLULES PHAGOCYTAIRES

Le groupe le plus important parmi les cellules phagocytaires à vie longue appartient à la lignée des phagocytes mononucléés. Ces cellules sont dérivées de cellules souches de la moelle osseuse. Leur fonction est de capter les particules, y compris les agents infectieux, de les internaliser, et de les détruire. A cet effet, elles sont localisées aux sites stratégiques où elles peuvent rencontrer de telles particules. Par exemple les cellules de Kupffer du foie sont disposées le long des capillaires sinusoïdes tandis que les synoviocytes bordent la cavité synoviale des articulations (Fig. 1.5). Dans le sang, les cellules appelées monocytes appartiennent à cette lignée. Ces cellules peuvent migrer vers les tissus et deviennent alors des macrophages tissulaires. Ces cellules peuvent présenter de façon très efficace les antigènes aux lymphocytes T.

Fig. 1.5 De nombreux organes contiennent des cellules phagocytaires dérivées des monocytes sanguins produits eux-mêmes dans la moelle osseuse. Les monocytes franchissent la paroi vasculaire pour devenir des macrophages tissulaires. Les cellules phagocytaires résidantes de différents tissus (colonne de droite), autrefois décrites comme constituants du système réticulo-endothélial, appartiennent à la lignée monocytaire.

Une deuxième catégorie de ces cellules phagocytaires est constituée par les polynucléaires neutrophiles ou PNN (Fig. 1.6). Ils constituent la majorité des leucocytes du sang. Comme les monocytes, ils peuvent migrer vers les tissus en réponse à certaines stimulations, mais les neutrophiles sont des cellules à courte durée de vie, qui meurent après avoir phagocyté des particules.

LYMPHOCYTES

Les lymphocytes dans leur ensemble sont responsables de la reconnaissance spécifique des microorganismes de sorte qu'ils sont à l'origine des réponses immunitaires adaptatives. Tous les lymphocytes sont dérivés de cellules souches de la moelle osseuse, mais on distingue les lymphocytes T, qui se développent dans le thymus, et les lymphocytes B, qui se développent dans la moelle osseuse (chez les mammifères adultes). Chaque cellule B reconnaît un antigène particulier grâce à un récepteur spécifique à sa surface. Suite à cette étape de reconnaissance, les cellules B se divisent et se différencient en plasmocytes, qui sécrètent la molécule réceptrice sous une forme soluble appelée anticorps. Ces anticorps sont des glycoprotéines présentes dans le sang et les liquides extracellulaires. Ils se lient à l'antigène qui a déclenché l'activation initiale des cellules B. Les anticorps activent d'autres éléments du système immunitaire qui vont éliminer le microorganisme portant cet antigène particulier. Les lymphocytes T sont hétérogènes par leur phénotype et leurs fonctions. Les uns interagissent avec les cellules B et les aident à se diviser, à se différencier et à produire des anticorps. D'autres interagissent avec les phagocytes mononucléés et les aident à détruire des pathogènes. Ces deux groupes de cellules sont appelés lymphocytes T auxiliaires (TH pour T "helper"). Un troisième groupe de cellules T est responsable de la destruction des cellules de l'hôte infectées par des virus ou des parasites intracellulaires. Cette activité est appelée cytotoxicité et ces cellules T sont désignées comme cellules T cytotoxiques (TC). Dans chaque cas les cellules T reconnaissent des antigènes, mais seulement en association avec des marqueurs de la cellule hôte. Pour cette fonction, les lymphocytes T utilisent un récepteur spécifique appelé récepteur d'antigène des cellules T (TCR). Par sa fonction et sa structure, ce récepteur ressemble aux anticorps de surface que les cellules B utilisent comme molécule réceptrice. Les lymphocytes T exercent leurs activités soit par la libération de protéines solubles appelées cytokines, qui délivrent des signaux aux autres cellules, soit par contact direct des membranes cellulaires. Le principe des fonctions des lymphocytes est résumé dans la figure 1.7.

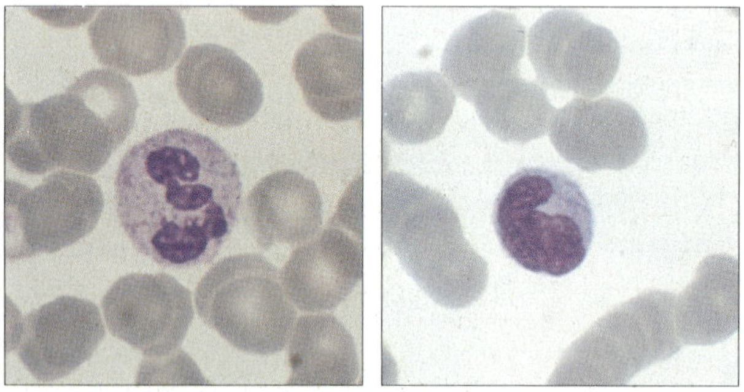

Fig. 1.6 Cellules phagocytaires. En dehors des cellules résidantes, il y a les polynucléaires neutrophiles (à gauche) et les monocytes sanguins (à droite) dérivés les uns et les autres de cellules souches de la moelle osseuse (document du Dr. P.M. Lydyard).

CELLULES CYTOXIQUES

Différents types de cellules ont la capacité de tuer d'autres cellules. Le lymphocyte TC cité plus haut est probablement le plus important, mais les phagocytes mononucléés ont aussi une certaine capacité de cytotoxicité à condition qu'ils puissent reconnaître la cellule cible infectée. En outre, un groupe de lymphocytes appelés grands lymphocytes à granules - LGL - possède aussi la capacité de reconnaître les modifications de surface qui caractérisent les cellules tumorales et les cellules infectées par un virus. Ces lymphocytes peuvent détruire ces cellules cibles mais, à la différence des lymphocytes TC, ils utilisent des systèmes de reconnaissance qui sont non spécifiques. Cette propriété est appelée cytotoxicité des cellules tueuses naturelles (NK pour "natural killer"). Les macrophages, comme les grands lymphocytes à granules, peuvent aussi reconnaître et détruire des cellules cibles ou des pathogènes recouverts d'un anticorps spécifique.

Fonctions des lymphocytes

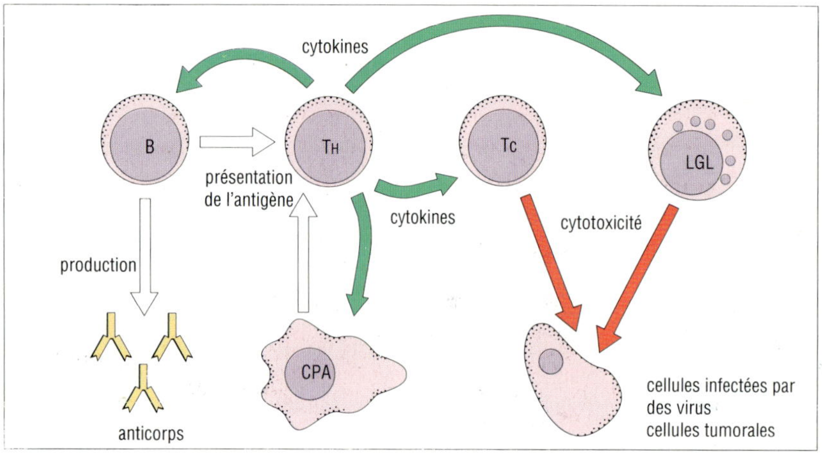

Fig. 1.7 Les cellules B produisent des anticorps tandis que les cellules T auxiliaires (TH), stimulées par les cellules présentatrices d'antigènes (CPA) et les cellules B, sécrètent des cytokines qui contrôlent les réponses immunitaires. Les cellules T cytotoxiques (TC) et les grands lymphocytes à granules (LGL) peuvent reconnaître et tuer des cellules-cibles de l'hôte.

Les polynucléaires éosinophiles (ou éosinophiles) sont un groupe de leucocytes particuliers qui ont la propriété de détruire des parasites extracellulaires comme les schistosomes. L'activité cytotoxique de ces différentes cellules implique la libération du contenu de granules intracellulaires et la sécrétion d'autres molécules non stockées dans les granules.

CELLULES AUXILIAIRES

D'autres cellules peuvent être impliquées dans les réponses immunitaires. Par exemple, les polynucléaires basophiles et les mastocytes ont des granules qui contiennent un ensemble de médiateurs produisant une réaction inflammatoire des tissus avoisinants. Ces médiateurs sont libérés lors de l'activation des cellules. Les mastocytes peuvent en outre synthétiser et sécréter différents médiateurs qui contrôlent les réactions immunitaires. Les mastocytes sont au contact des vaisseaux sanguins dans tous les tissus et certains de leurs médiateurs agissent sur la paroi vasculaire. Les basophiles sont des cellules circulantes dont les fonctions sont proches de celles des mastocytes.

Les plaquettes peuvent aussi libérer des médiateurs de l'inflammation lorsqu'elles sont activées lors de la coagulation. La réaction inflammatoire, comme on le verra plus loin, a pour fonction essentielle d'attirer les leucocytes et les médiateurs solubles de l'immunité aux sites de l'infection.

MÉDIATEURS SOLUBLES DE L'IMMUNITÉ

Un grand nombre de molécules sont impliquées dans le développement des réponses immunitaires. Il s'agit des anticorps et des cytokines, produits par les lymphocytes, et d'un ensemble d'autres molécules qui sont présentes dans le sérum. Comme la concentration de certaines de ces molécules dans le sérum augmente rapidement lors d'une infection, celles-ci sont appelées protéines de la phase aiguë. Par exemple, la protéine C-réactive (CRP) est ainsi appelée du fait de son affinité pour la protéine C des pneumocoques. Lorsqu'elle est liée aux bactéries, la CRP permet la fixation du complément qui à son tour, stimule la capture des bactéries par les phagocytes (Fig. 1.8). Ce processus s'appelle l'opsonisation ; les protéines du complément et la CRP agissent comme des opsonines.

COMPLÉMENT

Le système du complément est un ensemble d'environ 20 protéines plasmatiques dont la fonction est le contrôle de la réaction inflammatoire. Plusieurs des composants du complément sont des protéines de la phase aiguë. Ces composants interagissent entre eux et avec d'autres éléments du système immunitaire. Par exemple, de nombreux microorganismes activent spontanément le système du complément par la voie dite "alterne" ou alternative qui est une réaction naturelle non spécifique. Au terme de cette réaction, le microorganisme, recouvert de protéines du complément, sera capté par les phagocytes. Le système du complément peut aussi être activé par des anticorps fixés à la surface du microorganisme. Cette voie classique d'activation s'inscrit dans le cadre de l'immunité spécifique.

L'activation du complément est une réaction en cascade, chaque composant agissant de façon séquentielle sur les autres, selon un processus comparable à celui de la coagulation. L'activation par la voie classique ou par la voie alterne produit des peptides qui ont les effets suivants :

1. opsonisation (recouvrement) des microorganismes en vue de leur capture par les phagocytes.
2. attraction des phagocytes au site de l'infection (chimiotactisme)
3. augmentation du flux sanguin au site de l'activation et augmentation de la perméabilité capillaire aux molécules du plasma
4. lésions des membranes cytoplasmiques des cellules, des bactéries gram négatif, des virus enveloppés et d'autres microorganismes qui ont induit l'activation. Ceci peut aboutir à la lyse de la cellule.

Ces fonctions sont récapitulées dans la figure 1.9 et détaillées dans le chapitre 12.

Les protéines de la "phase aiguë"

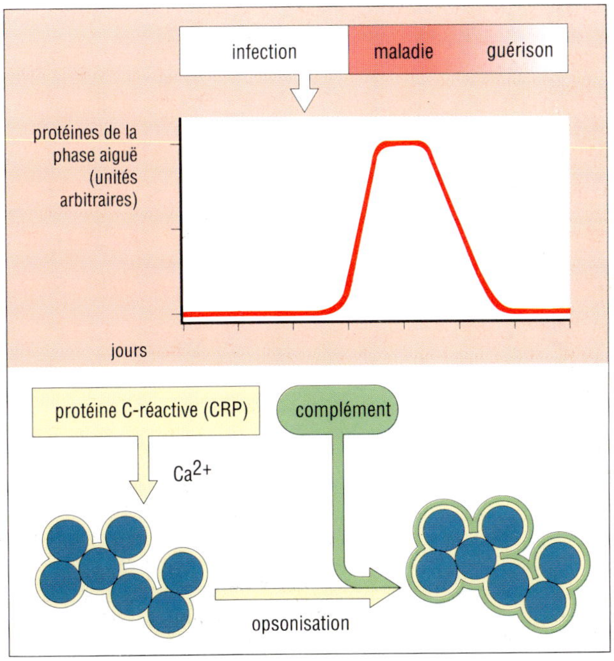

Fig. 1.8 Ces substances (la protéine C- réactive en est ici un exemple) sont des protéines plasmatiques dont la concentration augmente (jusqu'à 100 fois) rapidement à la suite d'une infection. Elles jouent un rôle important dans l'immunité naturelle. La protéine C-réactive (CRP) se fixe en présence d'ions calcium à des déterminants présents sur de nombreuses bactéries et levures. Elle se fixe notamment sur la phosphorylcholine du pneumocoque. La CRP possède la fonction d'opsonine et active en outre le système du complément avec toutes les conséquences qui en résultent.

Fonctions du complément

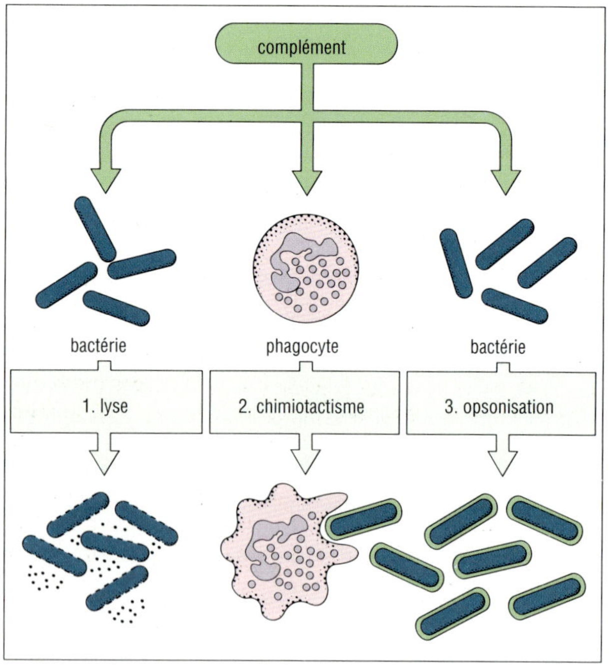

Fig. 1.9 Le système du complément peut lyser les membranes cellulaires de nombreuses espèces bactériennes (1). Certains composants du complément, libérés lors de l'activation, attirent les cellules phagocytaires vers le site réactionnel (chimiotactisme) (2). D'autres composants recouvrent la bactérie (opsonisation), permettant son adhérence aux cellules phagocytaires et sa phagocytose. Toutes ces fonctions sont assurées dans le cadre de l'immunité naturelle, bien que les mêmes réactions puissent aussi être déclenchées par les anticorps recouvrant les bactéries qui activent la voie classique, dans le cadre de la réaction immunitaire spécifique.

Interférons

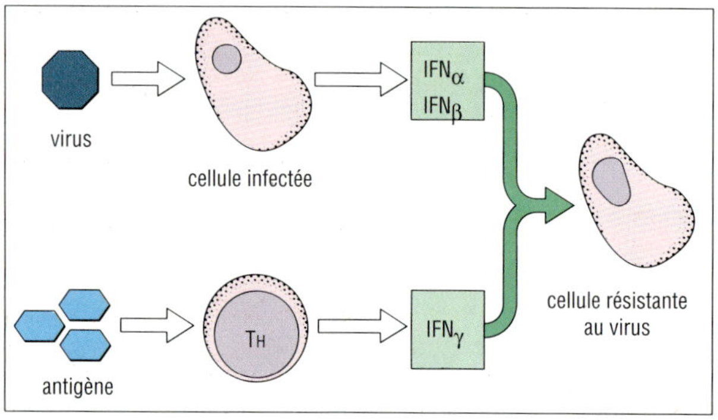

Fig. 1.10 Quand les cellules sont infectées par un virus, elles peuvent produire des interférons, les interférons α (IFNα) et/ou β (IFNβ) qui sont sécrétés par différents types cellulaires. L'interféron γ (IFNγ) est produit par des lymphocytes T après activation par l'antigène. Les IFN induisent un état de résistance à l'infection virale. L'IFNγ a de nombreux autres effets.

CYTOKINES

Le terme de cytokines désigne un ensemble de molécules impliquées dans la signalisation intercellulaire durant la réponse immunitaire. Toutes sont des polypeptides glycosylés ou non. On distingue différentes catégories de cytokines.

- Les interférons (IFN) permettent de limiter l'extension de certaines infections virales. Un premier type (IFN$_\alpha$ et IFN$_\beta$, ou interférons de type I) est produit par des cellules infectées par un virus. Un deuxième type est sécrété par certaines cellules T activées. Les IFN induisent une résistance à l'infection virale dans les cellules non infectées (Fig. 1.10). Ils contrôlent en outre l'interaction des lymphocytes et des cellules cytotoxiques avec les cellules infectées. Les IFN sont produits très précocément lors de l'infection et ils représentent la première ligne de résistance vis-à-vis de nombreux virus.

- Les interleukines sont un vaste groupe de cytokines (IL-1 à IL-13) produites principalement par les cellules T, bien que certaines puissent être produites par des phagocytes mononucléés ou d'autres cellules. Celles qui sont produites par les lymphocytes sont souvent appelées lymphokines. Elles ont de multiples fonctions et la plupart contrôlent la différenciation et la prolifération cellulaire. Chaque interleukine agit spécifiquement sur les cellules qui expriment le récepteur de cette interleukine.

- Les facteurs stimulant les colonies (CSF) contrôlent la division et la prolifération des cellules souches et des précurseurs hématopoïétiques. C'est l'équilibre entre différents CSF qui détermine en partie les proportions relatives des différents types cellulaires produits par la moelle osseuse. Certains CSF stimulent aussi la différenciation des leucocytes hors de la moelle osseuse.

D'autres cytokines, parmi lesquelles les facteurs de nécrose des tumeurs (TNF$_\alpha$ et TNF$_\beta$) et le facteur transformant de croissance β (TGF$_\beta$) ont différentes fonctions mais sont particulièrement importants dans les réactions inflammatoires et cytotoxiques.

ANTICORPS

Les anticorps (Ac), aussi appelés immunoglobulines (Ig), sont des molécules du sérum produites par les lymphocytes B. En fait, ce sont les formes solubles des récepteurs d'antigènes des cellules B. Tous les anticorps ont la même structure de base mais ils diffèrent au niveau de la région qui se lie à l'antigène. Dans la plupart des cas, chaque anticorps se lie spécifiquement à un seul antigène.

Une zone de l'anticorps située dans la partie Fab de la molécule se lie à l'antigène, tandis que d'autres interagissent avec d'autres éléments du système immunitaire, tels que les phagocytes ou les composants du complément. Les anticorps agissent comme des adaptateurs flexibles permettant aux éléments du système immunitaire de reconnaître de façon spécifique des microorganismes ainsi que leurs produits (Fig. 1.11). La partie de la molécule d'anticorps qui interagit avec les cellules du système immunitaire est appelée Fc. Les neutrophiles, les macrophages et d'autres cellules mononucléées phagocytaires ont des récepteurs de Fc à leur surface. Par conséquent, si l'anticorps est fixé à un microorganisme par sa partie Fab, il peut se lier à une cellule phagocytaire par sa région Fc. Ceci permet la capture et la destruction du microorganisme par le phagocyte, l'anticorps agissant comme une opsonine. L'opsonisation peut être assurée soit par le complément activé (C3b), soit par l'anticorps, mais la phagocytose la plus efficace est obtenue avec les deux types d'opsonine (Fig. 1.12).

ANTIGÈNES

A l'origine le terme "antigène" désignait toute molécule susceptible d'induire la production d'anticorps spécifiques par les lymphocytes B (immunogène). Ce terme s'applique aujourd'hui à toute molécule qui peut être reconnue de façon spécifique par le système immunitaire, c'est à dire par les cellules T, les cellules B, ou les deux.

Les molécules d'anticorps ne peuvent se lier à l'ensemble d'un agent infectieux mais chacune d'entre elles reconnaît une seule molécule à la surface du microorganisme. Il y a donc pour chaque microorganisme de nombreux anticorps différents, chacun se fixant sur un antigène de la surface du microbe. Les mécanismes permettant à chacun de produire un très grand nombre d'espèces moléculaires d'anticorps différentes les unes des autres seront expliqués dans le chapitre 5. Chaque anticorps se fixe sur une zone de la molécule d'antigène appelée déterminant antigénique ou épitope (ces termes sont synonymes). Un antigène peut avoir une mosaïque d'épitopes différents ou bien des épitopes répétitifs (Fig. 1.13). Les anticorps sont spécifiques d'un épitope et non pas de l'ensemble de la molécule d'antigène.

Les lymphocytes T, quant à eux, reconnaissent des antigènes présentés à la surface d'autres cellules de l'hôte sous forme de petits fragments peptidiques venant de l'intérieur de ces cellules. Par exemple, une cellule de l'hôte qui a été infectée par un virus va exprimer de petits fragments de protéines virales à sa surface, ce qui la rend immédiatement identifiable par les cellules T cytotoxiques. Les fragments d'antigènes sont présentés en association avec des molécules spécialisées dans cette fonction et codées par un ensemble de gènes, appelé complexe majeur d'histocompatibilité (CMH). Ces molécules, auxquelles se fixent des peptides antigéniques, sont appelées molécules du CMH. Les cellules T utilisent leurs récepteurs spécifiques d'antigène (TCR) pour reconnaître les peptides antigéniques associés à ces molécules du CMH.

L'anticorps – médiateur spécifique

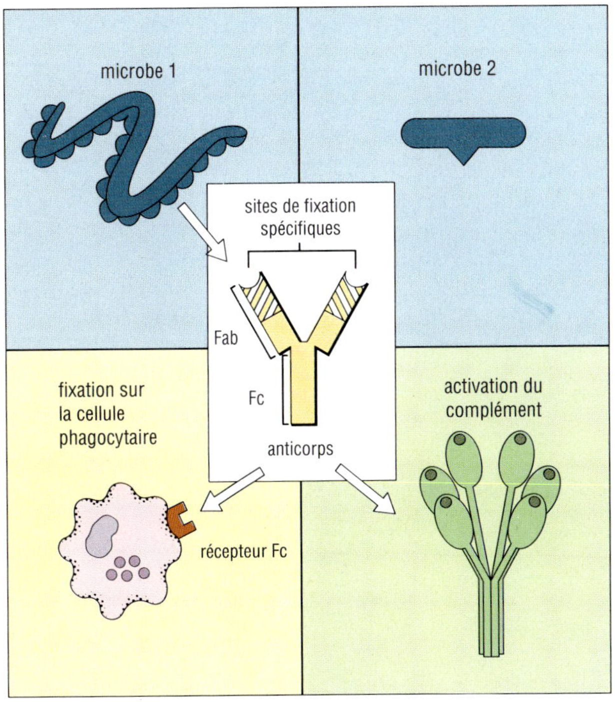

Fig. 1.11 Contre les microbes qui n'activent pas spontanément le système du complément et ne sont pas phagocytés, le système immunitaire assure la défense de l'hôte par la production d'anticorps, molécules d'une grande variabilité de structure et capables de se fixer spécifiquement à la surface de nombreux microorganismes différents. L'organisme peut synthétiser plusieurs millions d'espèces différentes d'anticorps. Ainsi l'anticorps représenté ici peut reconnaître le microbe 1 mais pas le microbe 2 grâce à son fragment de reconnaissance antigénique (Fab). Le fragment Fc peut activer le complément et se fixer sur les récepteurs de Fc des cellules de l'hôte en particulier des cellules phagocytaires.

L'opsonisation

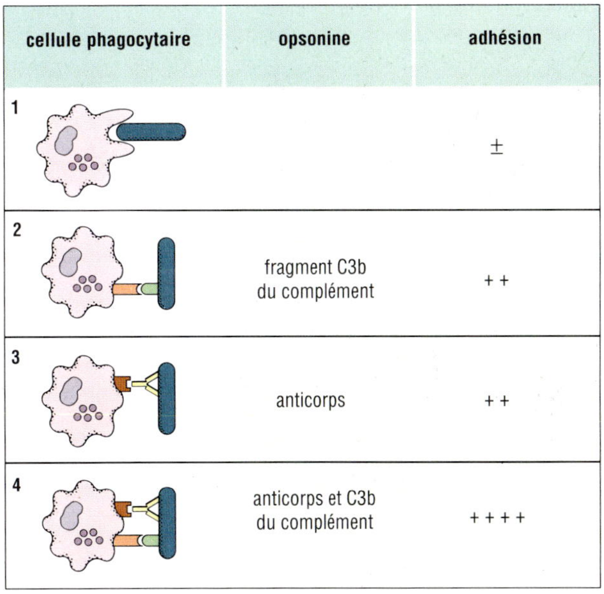

Fig. 1.12 Les cellules phagocytaires ont la capacité de capter directement les bactéries et d'autres microorganismes (1) mais si la bactérie a préalablement activé le complément, les fragments C3b liés de façon covalente à la membrane, permettent la fixation au récepteur de C3b des cellules phagocytaires (2). L'opsonisation des microorganismes qui n'activent pas ou peu le complément est assurée par les anticorps (Ac) qui peuvent se lier au récepteur de Fc du phagocyte (3). Si l'opsonisation est assurée à la fois par les anticorps et le C3b, la fixation des bactéries est fortement augmentée (4).

On doit retenir que l'antigène est à l'origine de toute réponse immunitaire adaptative. Le système immunitaire a évolué pour reconnaître les antigènes, les détruire et en éliminer l'origine - bactéries, cellules infectées par un virus, etc.... La réponse immunitaire s'arrête lorsque l'antigène a été éliminé.

RÉPONSES IMMUNITAIRES

On retiendra qu'il y a dans toute réponse immunitaire deux phases essentielles :

1. la reconnaissance de l'antigène
2. la réaction destinée à l'éliminer.

Dans les réponses immunitaires spécifiques, ce sont les lymphocytes qui assurent la reconnaissance. Celle-ci met en jeu un processus de sélection clonale.

SÉLECTION CLONALE

Chaque lymphocyte (T ou B) ne reconnaît qu'un antigène particulier. Dans son ensemble, le système immunitaire peut reconnaître de façon spécifique des milliers d'antigènes et chaque lymphocyte, qui ne reconnaît qu'un antigène particulier, ne représente qu'une proportion infime de l'ensemble de la population cellulaire. Comment peut-on dès lors développer une réponse immunitaire contre chaque agent infectieux ? Lorsqu'un antigène se lie aux rares cellules capables de le reconnaître, il provoque leur prolifération. En quelques jours, ces cellules deviendront assez nombreuses pour assurer une réponse immunitaire. En d'autres termes, l'antigène sélectionne les clones de lymphocytes T ou B capables de se lier à lui. Ce processus s'appelle la sélection clonale (Fig. 1.14)

On pourrait se demander comment le système immunitaire sait quels anticorps spécifiques lui seront nécessaires durant la vie d'un individu. En fait il ne le sait pas et il produit un très grand nombre d'anticorps différents avant de rencontrer l'antigène. Certains de ces anticorps ne seront jamais directement impliqués dans la lutte anti-infectieuse. Cependant l'extraordinaire diversité des agents infectieux et leur capacité à changer leurs antigènes par mutations nécessite que l'hôte puisse produire un vaste répertoire d'anticorps différents.

Les lymphocytes, stimulés par liaison à leur antigène spécifique, s'engagent dans la division cellulaire. Ils expriment de nouveaux récepteurs qui leur permettent de répondre à des cytokines produites par d'autres cellules. Les lymphocytes activés peuvent eux-mêmes commencer à sécréter des cytokines. En général ils subiront plusieurs cycles de division cellulaire avant de se différencier en cellules matures, sous l'influence de cytokines.

Antigènes

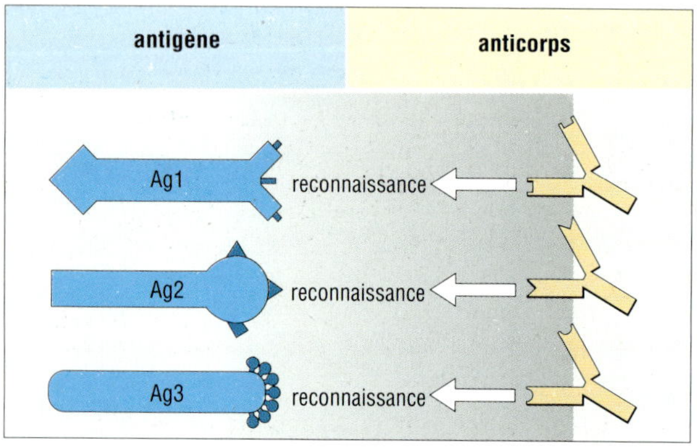

Fig. 1.13 Les molécules capables d'induire la production d'Ac sont appelées antigènes (Ag). Toute molécule d'Ag est formée d'une mosaïque de déterminants antigéniques, appelés également épitopes. Les épitopes d'un Ag (Ag1) sont en général différents de ceux d'un autre Ag (Ag2). Certains Ag (Ag3) ont des épitopes répétitifs. Les épitopes sont les motifs moléculaires reconnus par les Ac et les récepteurs des cellules T de l'immunité spécifique. Chaque anticorps et chaque récepteur ne reconnaissent qu'un seul épitope et non la molécule antigénique dans son ensemble. Les microorganismes les plus simples possèdent de nombreux Ag différents.

Sélection clonale

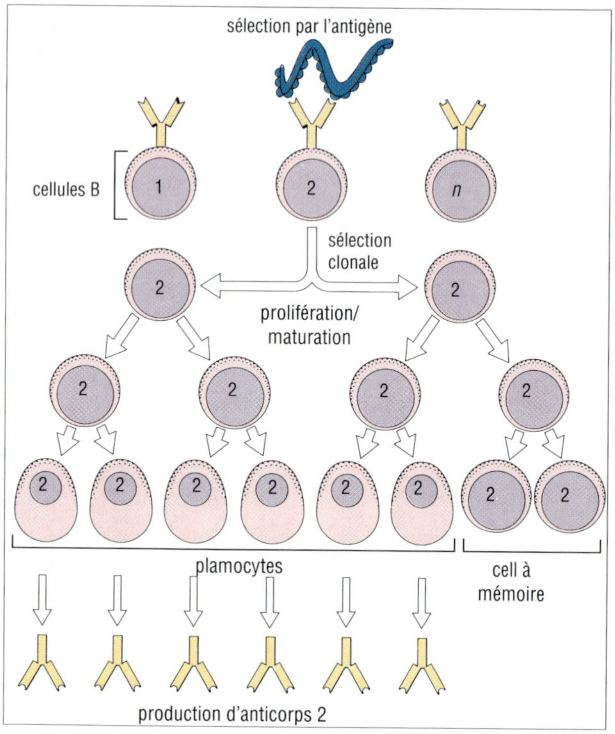

Fig. 1.14 Chaque cellule productrice d'anticorps (cellule B) est programmée pour synthétiser une seule espèce d'anticorps, présente à sa surface sous forme de récepteur d'Ag. L'Ag ne se fixe qu'aux cellules B possédant le récepteur spécifique approprié. Ces cellules sont alors stimulées pour proliférer et se différencier soit en cellules sécrétrices d'anticorps soit en cellules à mémoire, à vie longue, l'une et l'autre spécifiques du même Ag.

Par exemple les cellules B prolifèrent puis se différencient en plasmocytes sécréteurs d'anticorps. Même lorsque l'infection a été éradiquée, des lymphocytes spécifiques d'antigène demeurent présents et disponibles en cas de nouveaux contacts avec l'antigène. Ces cellules sont parfois appelées "cellules à mémoire" car elles gardent la mémoire d'un antigène particulier. Ce sont ces cellules qui confèrent à l'hôte une immunité spécifique de longue durée.

MÉCANISMES EFFECTEURS DE LA RÉPONSE IMMUNITAIRE

Pour détruire des microorganismes le système immunitaire dispose d'un ensemble de mécanismes, chacun étant adapté à un type particulier de microorganisme et à un stade particulier de son cycle biologique. Ces mécanismes de défense contre l'infection sont souvent désignés comme mécanismes effecteurs.

Certains agents pathogènes peuvent être neutralisés par la simple fixation des anticorps. Par exemple, des anticorps dirigés contre des protéines d'enveloppe externe de certains rhinovirus peuvent empêcher la fixation des particules virales sur le récepteur des cellules épithéliales de l'hôte.

Le plus souvent l'anticorps active le système du complément et permet l'opsonisation de l'antigène particulaire, facilitant ainsi sa capture par les phagocytes. La cellule phagocytaire entoure la bactérie de pseudopodes qui fusionnent, permettant ainsi l'endocytose du microorganisme dans un phagosome (Fig. 1.15). Les phagocytes attaquent alors le microbe de différentes façons. Les macrophages peuvent produire des dérivés actifs de l'oxygène moléculaire qui sont toxiques pour certains microorganismes. Les neutrophiles peuvent sécréter la lactoferrine qui chélate le fer et empêche son utilisation métabolique par certaines bactéries. Enfin la fusion du phagosome avec les lysosomes conduit à la digestion du contenu du phagolysosome par les enzymes lysosomiales (Fig. 1.16). Tous ces mécanismes sont décrits dans les chapitres 8 et 15.

Les réactions cytotoxiques s'adressent à des cellules entières qui sont en général trop grandes pour être phagocytées. La cellule cible peut être reconnue soit par l'intermédiaire d'un anticorps lié à sa surface soit par des lymphocytes T utilisant leurs récepteurs d'antigène. Dans les réactions cytotoxiques, les cellules effectrices dirigent leurs granules vers la cellule cible alors que dans la phagocytose ils sont dirigés vers le phagosome. Les granules des cellules T cytotoxiques contiennent des molécules appelées perforines susceptibles de percer des trous dans la membrane de

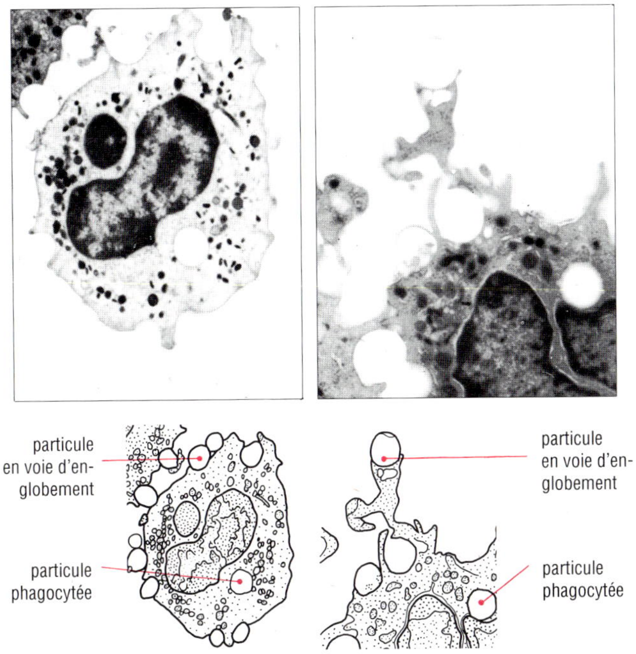

Fig. 1.15 Etude de la phagocytose en microscopie électronique. Ces deux photographies montrent des cellules phagocytaires humaines englobant des particules de latex ; x 3000 (à gauche) ; x 4500 (à droite). (Documents du Pr. C.H.W. Horne).

La phagocytose

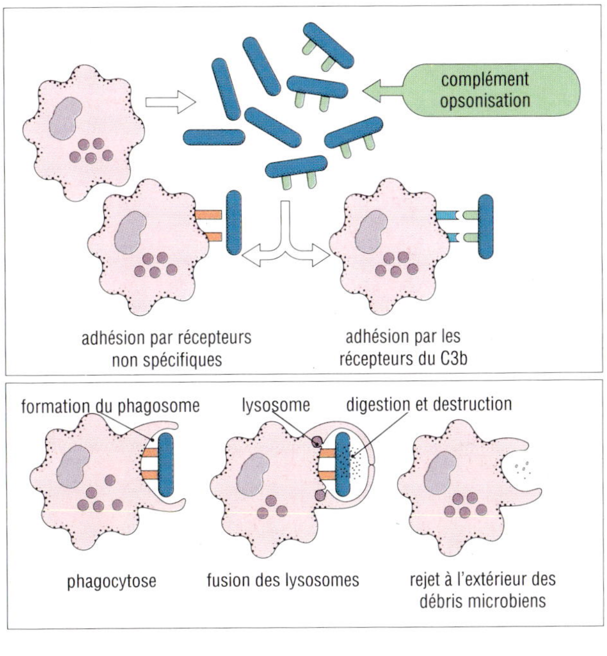

Fig. 1.16 Les cellules phagocytaires parviennent au site inflammatoire par chimiotactisme. Elles peuvent alors capter les microorganismes par leur récepteur de surface non spécifique ou bien par leur récepteur du C3b si le microbe est opsonisé par fixation covalente du fragment C3b résultant de l'activation du complément. L'agent infectieux est alors englobé dans un phagosome formé par les pseudopodes du phagocyte. Une fois internalisé, le phagosome fusionne avec les lysosomes pour former un phagolysosome au sein duquel l'agent infectieux est détruit. Les fragments microbiens non digérés peuvent être rejetés hors de la cellule.

la cellule cible, tout comme les anticorps utilisent le complément pour perforer les membranes cellulaires. Certaines cellules cytotoxiques peuvent initier, au sein de la cellule cible, un programme de suicide aboutissant à la fragmentation de l'ADN. Cette mort cellulaire programmée est appelée apoptose.

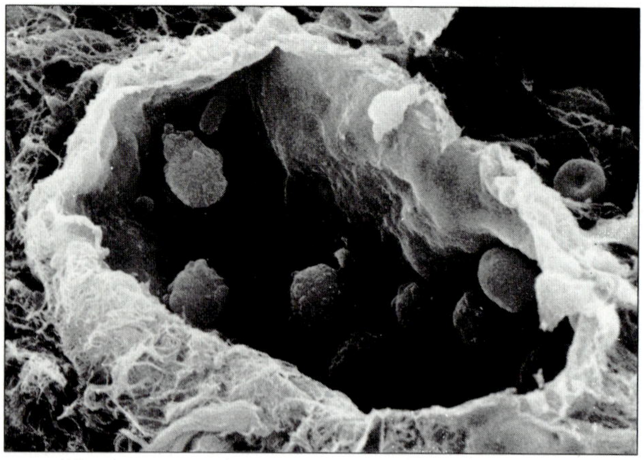

Fig. 1.17 Photographie en microscopie électronique à balayage, montrant les leucocytes qui adhèrent à la paroi d'une veinule au sein d'une réaction inflammatoire. x 16000 (document du Pr. M.J. Karnovsky).

INFLAMMATION

Les cellules du système immunitaire sont réparties dans l'ensemble du corps mais si une infection survient il faut pouvoir accumuler des cellules effectrices au site de cette infection. Ceci correspond à une réaction inflammatoire caractérisée par trois éléments majeurs :

1. une augmentation du flux sanguin dans la zone infectée
2. une augmentation de la perméabilité capillaire provoquée par la rétraction des cellules endothéliales. Ceci permet aux macromolécules de diffuser hors des capillaires, ce qui amène les médiateurs solubles de l'immunité au site de l'infection.
3. les leucocytes pénètrent dans le tissu. Les neutrophiles sont prédominants au début de la réaction, suivis ultérieurement par les monocytes et les lymphocytes.

La migration des leucocytes commence par l'adhérence de ces cellules (margination). A cet effet, des molécules de surface des leucocytes vont interagir avec leurs ligands ("contre-structure") sur l'endothélium activé (Fig. 1.17). Dans les tissus, les cellules migrent vers le site de l'infection par un processus d'attraction chimique appelé chimiotactisme.

Les phagocytes vont se déplacer activement contre un gradient de molécules chimiotactiques. L'une des plus actives est C5a, peptide obtenu par clivage du composant C5 du complément, qui attire les neutrophiles et les monocytes (Fig. 1.18). Si l'on applique du C5a purifié sur un ulcère cutané *in vivo*, on observe les neutrophiles qui adhèrent à l'endothélium, puis qui s'infiltrent entre les cellules endothéliales et traversent la membrane basale des microvaisseaux pour gagner les tissus. Ce processus est appelé diapédèse. Il est décrit en détail dans le chapitre 13.

Le chimiotactisme

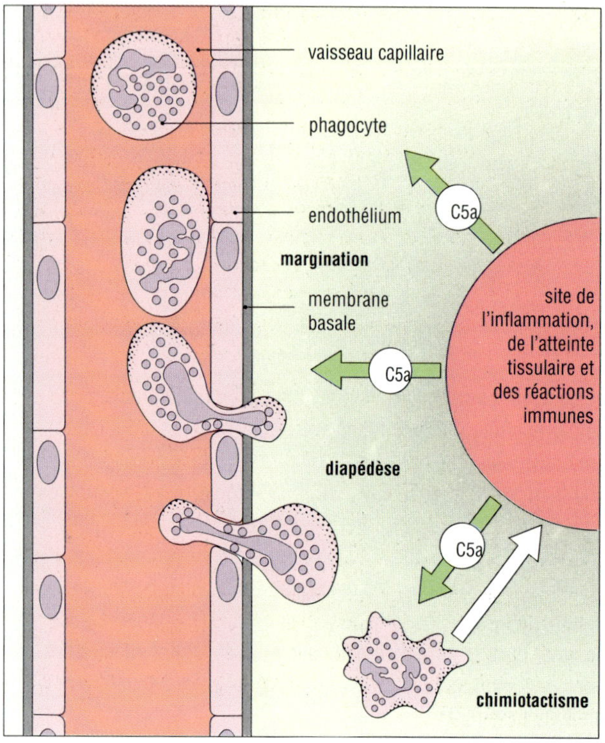

Fig. 1.18 Dans une réaction inflammatoire, les lésions tissulaires et l'activation du complément par l'agent infectieux entraînent la libération de peptides chimiotactiques (ex: C5a, fragment du complément est l'un des peptides chimiotactiques les plus actifs). Ces peptides diffusent vers les capillaires voisins, provoquant l'adhérence des cellules phagocytaires à l'endothélium (margination). Les cellules phagocytaires s'insinuent par leurs pseudopodes entre les cellules endothéliales et perforent la membrane basale (diapédèse). Elles sortent alors des vaisseaux et migrent vers le foyer inflammatoire en remontant le gradient de concentration du peptide chimiotactique.

MÉCANISMES DE DÉFENSE CONTRE LES PATHOGÈNES EXTRACELLULAIRES ET INTRACELLULAIRES

Les réponses immunitaires sont fondamentalement différentes selon qu'elles s'adressent à des pathogènes extracellulaires ou intracellulaires. En présence de microorganismes extracellulaires, le système immunitaire cherche à détruire le microbe lui-même et à neutraliser ses produits. En réponse à des microorganismes intracellulaires il y a deux options. Ou bien les cellules T détruisent la cellule infectée par cytotoxicité, ou bien ils activent la cellule infectée pour l'armer contre le pathogène. C'est le cas notamment lorsque des cellules T auxiliaires sécrètent des cytokines qui activent les macrophages et leur permettent de détruire les microorganismes qu'ils ont phagocytés.

Selon le stade de l'infection, les microorganismes peuvent être successivement extracellulaires et intracellulaires, de sorte que différents mécanismes de protection vont entrer en jeu à différents stades. Par exemple le virus de la grippe atteint sa cellule-cible après un passage sanguin. Les anticorps pourront bloquer cette phase précoce de l'infection. Cependant la guérison de l'infection ne pourra être obtenue que par la destruction des cellules infectées, par les lymphocytes T cytotoxiques. Ainsi l'anticorps permet-il de limiter l'extension de l'infection et de prévenir une réinfection par le même virus, tandis que les cellules T cytotoxiques détruisent les cellules infectées (Fig. 1.19). Ces considérations doivent être prises en compte pour le développement de vaccins efficaces.

Réactions aux pathogènes extracellulaires et intracellulaires

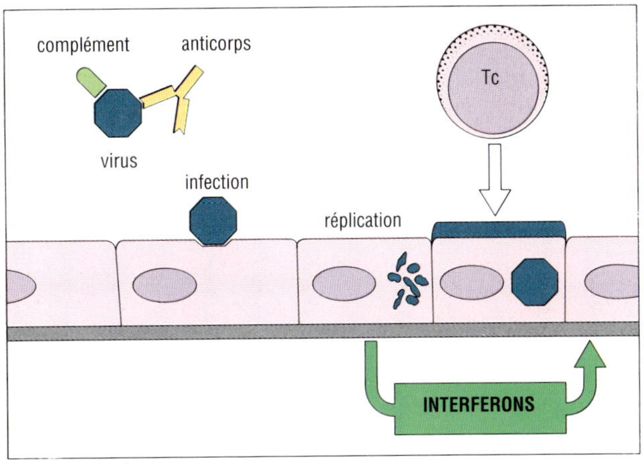

Fig. 1.19 Différentes formes de réponses immunitaires interviennent selon le type de l'infection. Dans l'exemple d'une infection virale illustrée ici, les anticorps et le complément peuvent bloquer le virus dans son passage extracellulaire. Les IFN produits par les cellules infectées peuvent agir sur les cellules non infectées et les rendre réfractaires à l'infection virale. Les cellules T cytotoxiques reconnaissent et détruisent les cellules infectées.

VACCINATION

Le domaine de la vaccination est certainement celui où la recherche immunologique a connu ses plus grands succès. Le principe de la vaccination s'appuie sur deux propriétés essentielles de l'immunité adaptative, à savoir la spécificité et la mémoire. Les cellules à mémoire permettent au système immunitaire de développer une réponse plus forte lors d'un deuxième contact avec l'antigène. Cette réponse secondaire est à la fois plus rapide et plus efficace que la réponse primaire. Le principe de la vaccination consiste à modifier un microorganisme ou ses toxines, de telle façon qu'ils deviennent non pathogènes sans perdre leur antigénicité. Ceci est possible car les anticorps et les cellules T reconnaissent des sites particuliers de l'antigène, les épitopes, et non le microorganisme dans son ensemble ou ses toxines. Prenons comme exemple la vaccination contre la diphtérie. Le bacille de la diphtérie sécrète une exotoxine qui détruit les cellules musculaires. La toxine peut être modifiée par un traitement au formol, de sorte qu'elle conserve ses épitopes mais perd sa toxicité. L'anatoxine qui résulte de ce traitement est utilisée comme vaccin (Fig. 1.20). Un autre principe de vaccination consiste à utiliser des agents infectieux entiers, comme le virus de la poliomyélite qui peut être atténué de façon à conserver son antigénicité tout en perdant son caractère pathogène.

Principe de la vaccination

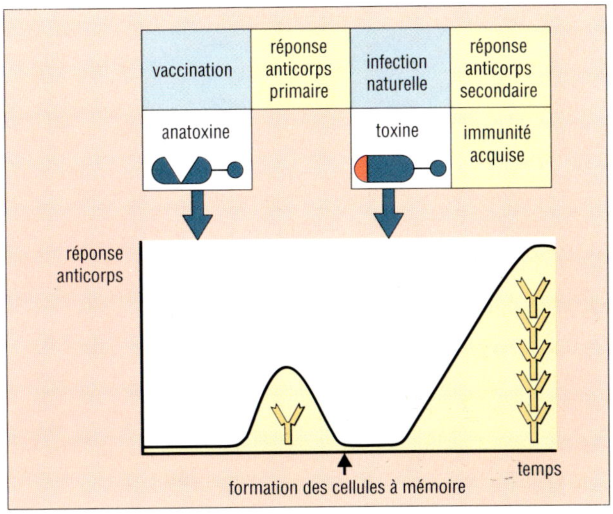

Fig. 1.20 Le principe de la vaccination est illustré par l'immunisation avec l'anatoxine diphtérique. Cette anatoxine conserve certains épitopes de la toxine du bacille diphtérique. Elle induit la production d'anticorps spécifiques de ces épitopes. En cas d'infection par le bacille diphtérique, la toxine stimule des cellules B à mémoire et induit une réponse anticorps de type secondaire plus rapide et plus intense, aboutissant à la neutralisation de la toxine.

IMMUNOPATHOLOGIE

Tel qu'il a été présenté jusqu'ici, le système immunitaire apparaît indispensable à la survie de l'individu. Il est vrai que tout déficit d'une partie de ce système comporte un plus grand risque d'infection, à moins d'une compensation par d'autres éléments du système immunitaire. C'est très clairement une forte pression de l'environnement infectieux qui, au cours de l'évolution, a conduit au développement du système immunitaire dans sa forme actuelle. Cependant il est des situations où le système immunitaire lui-même est à l'origine de maladies ou d'effets indésirables (Fig. 1.21).

Ces situations peuvent être regroupées en trois catégories.

1. La reconnaissance erronée d'antigènes du soi ou auto-immunité. Normalement le système immunitaire reconnaît tous les antigènes extérieurs à l'organisme et les élimine, alors qu'il ne développe aucune réaction contre nos propres constituants ou antigènes du "soi". Une maladie auto-immune correspond à une réaction immunitaire contre nos propres constituants. La polyarthrite rhumatoïde et l'anémie de Biermer sont des exemples de maladies auto-immunes.

2. Une réponse immunitaire inefficace ou immunodéficience. La défaillance d'un quelconque élément du système immunitaire peut rendre l'individu incapable de combattre l'infection de façon efficace. Ces maladies sont appelées déficits immunitaires. Certaines d'entre elles sont héréditaires et se manifestent peu après la naissance. D'autres comme le syndrome d'immunodéficience acquise (SIDA), sont acquises et se développent plus tardivement.

3. Une exagération de la réponse immunitaire ou hypersensibilité. Certaines réactions immunitaires sont hors de proportion par rapport aux dégâts qui pourraient être causés directement par l'agent pathogène. Le système immunitaire peut aussi développer des réactions contre des antigènes parfaitement anodins tels que des aliments. Quand la réaction immunitaire est à l'origine des lésions, plutôt que l'agent pathogène lui-même, on parle d'hypersensibilité. Par exemple, les molécules de la surface des grains de pollen sont reconnues comme des antigènes par certains individus. Ceci est à l'origine des symptômes de l'asthme ou du rhume des foins.

Enfin il est des situations où une réponse immunitaire normale peut se révéler pathogène. Il s'agit, par exemple, de la transfusion sanguine et du rejet des greffes. La transfusion impose une parfaite compatibilité entre donneur et receveur. Pour la transplantation d'organes et de tissus, il est nécessaire de diminuer la réponse immunitaire du receveur. Ces inconvénients apparaissent mineurs en regard de la fonction vitale du système immunitaire dans la protection des individus contre l'infection.

Défaillance du système immunitaire

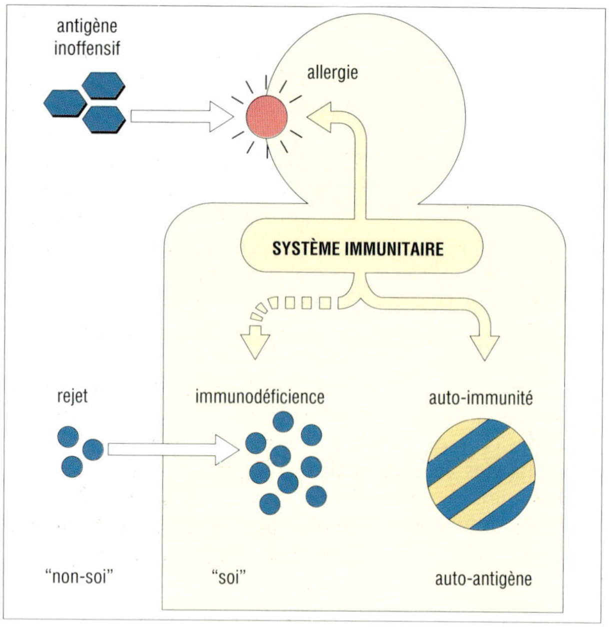

Fig. 1.21 Les défaillances du système immunitaire peuvent être classées en trois catégories : hypersensibilité, immunodéficience et auto-immunité. Les premières correspondent schématiquement à une réponse immunitaire trop intense ou insuffisante. L'auto-immunité correspond à un dysfonctionnement de la reconnaissance des constituants du soi et du non-soi par le système immunitaire spécifique.

chapitre 2

Cellules impliquées dans les réponses immunitaires

Le système immunitaire des vertébrés comprend des organes et des tissus composés de nombreux types cellulaires, ainsi qu'un tissu diffus de cellules qui se déplacent activement. La fonction et la cohérence d'un système aussi complexe impliquent de multiples interactions entre ses composants. Le système immunitaire a évolué de façon à reconnaître spécifiquement les microorganismes et à les éliminer. Les animaux inférieurs ont des mécanismes de défense moins élaborés. Ils produisent des protéines peu spécifiques qui peuvent interagir avec les lipides et les oligosaccharides, leur permettant d'agglutiner ou d'opsoniser un ensemble de microorganismes. Ces espèces animales ont aussi des cellules phagocytaires capables de capter et de dégrader les microbes. Les cellules phagocytaires sont des cellules essentielles pour les mécanismes de défense dans toutes les espèces animales y compris les vertébrés.

La différence majeure qui sépare les vertébrés des autres espèces animales est l'apparition des cellules et des organes lymphoïdes. Les cellules lymphoïdes sont caractérisées par leur capacité de produire des récepteurs très diversifiés caractéristiques de la réponse immunitaire spécifique ou adaptative des vertébrés. Toutes les cellules du système immunitaire proviennent de cellules souches pluripotentes qui s'organisent en deux principales voies de différenciation (Fig. 2.1) :

1. la lignée lymphoïde, engendrant les lymphocytes
2. la lignée myéloïde, conduisant aux phagocytes (monocytes, macrophages et polynucléaires neutrophiles) et à d'autres cellules.

Il existe deux principaux types de lymphocytes : les cellules T et les cellules B. Ils remplissent des fonctions différentes mais sont capables l'un et l'autre de reconnaître l'antigène. Les cellules T se différencient à partir de leurs précurseurs dans le thymus, alors que les cellules B, chez les mammifères, se différencient dans le foie foetal, puis dans la moelle osseuse chez l'adulte. Chez les oiseaux, les cellules B se différencient dans la bourse de Fabricius. Ces sites de différenciation sont appelés organes lymphoïdes centraux ou primaires. C'est à leur niveau que les précurseurs lymphocytaires acquièrent la capacité de reconnaître des antigènes grâce à l'apparition de récepteurs de surface.

Une troisième population de lymphocytes, dépourvue de récepteur d'antigène (voir ci-dessous), est constituée par des cellules tueuses naturelles (NK pour "natural killer") qui sont dérivées de la moelle osseuse et peuvent être distinguées des cellules T et B par leur capacité de détruire certaines lignées cellulaires tumorales, mais non les cellules tumorales elles-mêmes. Cette cytotoxicité se manifeste en l'absence de sensibilisation de l'organisme vis-à-vis de ces lignées cellulaires. Ces cellules cytotoxiques sont des grands lymphocytes à granules (LGL).

Origine des cellules impliquées dans la réponse immunitaire

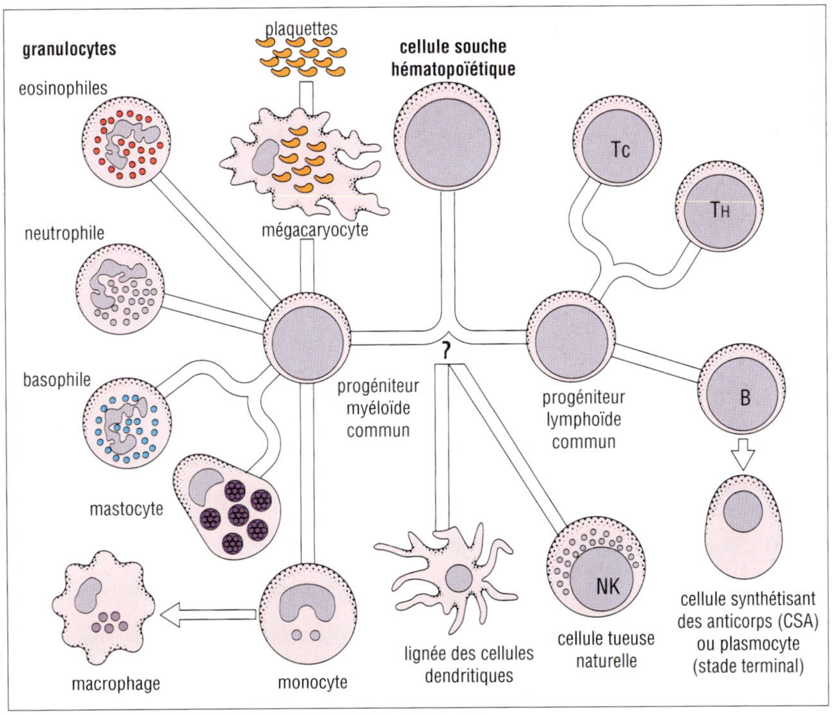

Fig. 2.1 Toutes ces cellules proviennent de cellules souches pluripotentes. Celles-ci donnent naissance à deux lignées distinctes, l'une lymphoïde, l'autre myéloïde. Selon le microenvironnement dans lequel elle se localise, la cellule souche se différenciera soit en cellule T (dans le thymus), soit en cellule B (dans le foie foetal ou dans la moelle osseuse). L'origine précise des cellules présentatrices de l'antigène et des cellules NK n'est pas claire, bien qu'elles proviennent toutes de cellules souches hématopoïétiques. Les cellules myéloïdes se différencient en cellules matures représentées à gauche du schéma. Le terme de polynucléaire ou de "granulocyte" désigne les neutrophiles, les éosinophiles et les basophiles.

2.1

Il existe deux familles de cellules phagocytaires, les monocytes/macrophages et les polynucléaires ou granulocytes. Ceux-ci sont caractérisés par un noyau polylobé et ils peuvent être classés en neutrophiles, basophiles et éosinophiles selon la morphologie et la coloration de leurs granules en microscopie optique. Les trois types cellulaires ont des fonctions effectrices différentes. Les plus nombreux sont les neutrophiles ou PNN (polynucléaires neutrophiles) qui constituent la majorité des leucocytes du sang.

Il existe en outre des cellules accessoires qui comprennent :

1. des cellules dont la fonction est de présenter l'antigène aux cellules T, appelées "cellules présentatrices d'antigène" (CPA)
2. des plaquettes impliquées dans les phénomènes de coagulation et dans l'inflammation
3. des mastocytes dont les propriétés structurales et fonctionnelles sont proches de celles des basophiles
4. des cellules endothéliales qui expriment des molécules capables d'interagir avec certaines contre-structures de la membrane des lymphocytes. Ces interactions moléculaires contrôlent la migration et l'écotaxie des lymphocytes.

Les caractéristiques principales des différents types cellulaires vont être détaillées ci-dessous.

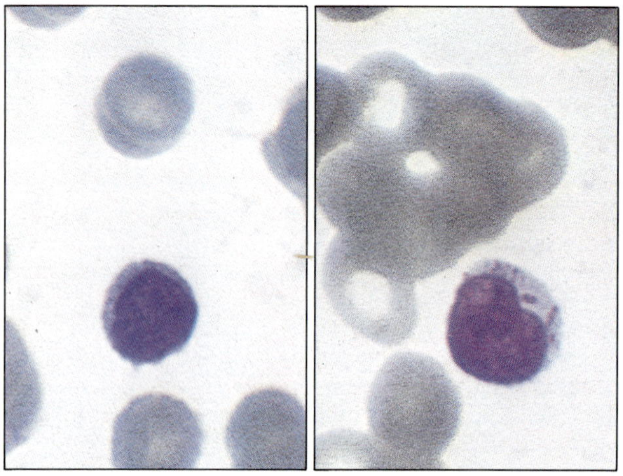

Fig. 2.2 Hétérogénéité morphologique des lymphocytes. Le petit lymphocyte (à gauche) est lisse et a un rapport N/C élevé. Le grand lymphocyte à granules (LGL, à droite) a un rapport N/C faible et des granules azurophiles intracytoplasmiques. La chromatine condensée produit une coloration nucléaire foncée. Coloration de Giemsa, x1 000.

CELLULES LYMPHOIDES

Les lymphocytes sont produits dans les organes lymphoïdes primaires ou centraux (thymus et moelle osseuse chez l'adulte) à un taux élevé (10^9 cellules/jour). Une partie de ces cellules migre par la circulation sanguine vers les organes lymphatiques secondaires (rate, ganglions lymphatiques, amygdales et tissu lymphoïde associé aux muqueuses). L'homme adulte a environ 10^{12} cellules lymphoïdes et le tissu lymphoïde représente environ 2% du poids du corps. Les lymphocytes représentent environ 20 % des leucocytes du sang circulant chez l'adulte. De nombreux lymphocytes matures peuvent survivre plusieurs années et jouer le rôle de cellules à mémoire.

HÉTÉROGÉNÉITÉ MORPHOLOGIQUE DES LYMPHOCYTES

Sur un frottis sanguin les lymphocytes apparaissent hétérogènes par leur taille (6-10 μm de diamètre) et leur morphologie. On constate des différences dans le rapport nucléocytoplasmique (N/C), dans la coloration du cytoplasme par

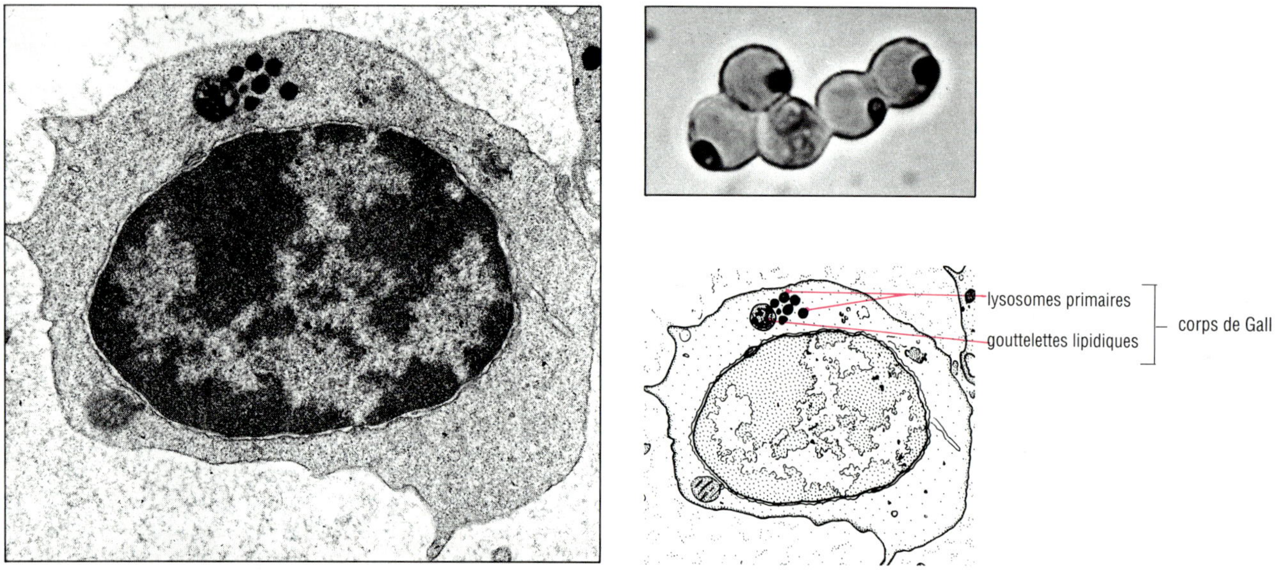

Fig. 2.3 Ultrastructure d'une cellule T non granulaire. Cette photographie de microscopie électronique montre le corps de Gall qui est caractéristique de la majorité des cellules T au repos. x 10 500. Cette structure apparaît également au microscope optique comme une tache unique après coloration estérasique non spécifique. x400.

les colorants histologiques, et la présence ou l'absence de granules azurophiles.

L'observation des lymphocytes du sang au microscope optique, après coloration au Giemsa, permet de distinguer deux types de lymphocytes quiescents : le petit lymphocyte est lisse, sans granule, avec un rapport N/C élevé ; le grand lymphocyte à granules (LGL) a un rapport N/C plus faible et contient des granules intracytoplasmiques azurophiles. Ces cellules ne doivent pas être confondues avec les polynucléaires neutrophiles, éosinophiles et basophiles ou avec les monocytes qui ont aussi des granules azurophiles (Fig. 2.2).

Deux aspects morphologiques typiques caractérisent les lymphocytes T circulants au repos. La majorité des lymphocytes T auxiliaires (TH) et des cellules T cytotoxiques (TC), sont de petite taille avec un cytoplasme non granuleux et un rapport N/C élevé. Leur cytoplasme contient une structure appelée "corps de Gall" formée de lysosomes primaires associés avec une goutte lipidique. Le corps de Gall est facilement reconnu par l'identification immunocytochimique de l'enzyme lysosomiale et par la microscopie électronique (Fig. 2.3). Le deuxième type morphologique observé dans 10 % des cellules TH et 35 % des cellules TC, correspond à celui des LGL avec des lysosomes primaires dispersés dans le cytoplasme et un appareil de Golgi bien développé (Fig. 2.4).

Les lymphocytes T ayant un récepteur γδ ou TCR-1 ont une morphologie caractéristique des LGL (voir ci-dessous). Au sein des tissus lymphoïdes, ces cellules ont une morphologie de cellules dendritiques (Fig. 2.5). Lorsqu'on les cultive *in vitro,* elles adhèrent au support et présentent différentes modifications morphologiques (Fig. 2.6).

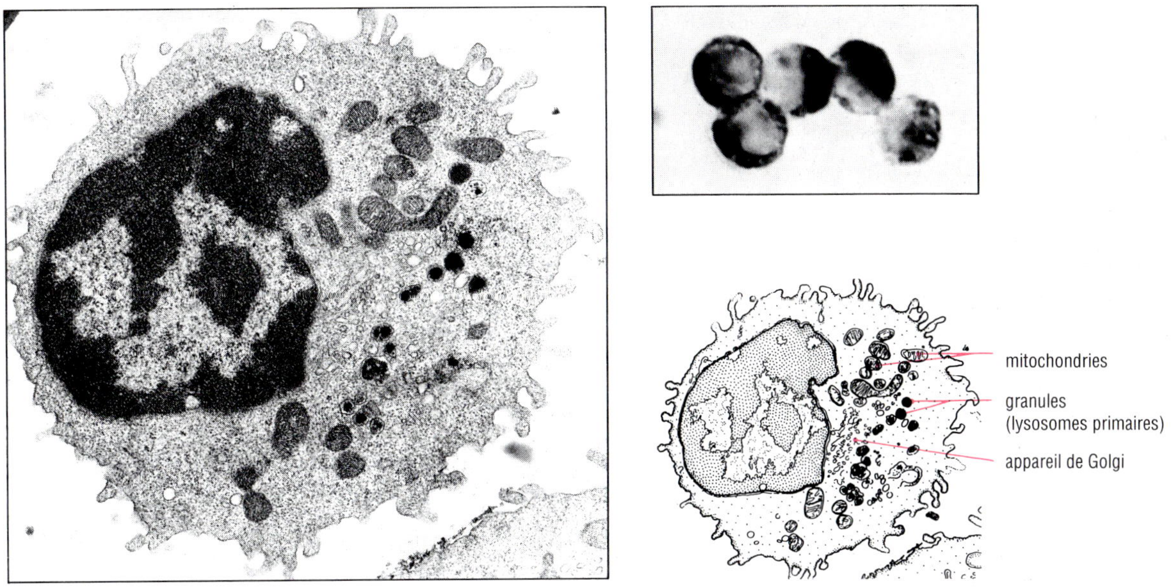

Fig. 2.4 Ultrastructure de cellules T granulaires (LGL). Ces cellules ont des granules peroxydase négatifs, denses aux électrons (lysosomes primaires). Ces granules sont dispersés dans le cytoplasme, certains étant proches de l'appareil de Golgi.Il existe de nombreuses mitochondries. x 10 000. Encart: Le marquage cytochimique de la phosphatase acide donne un aspect granuleux au microscope optique. x 400.

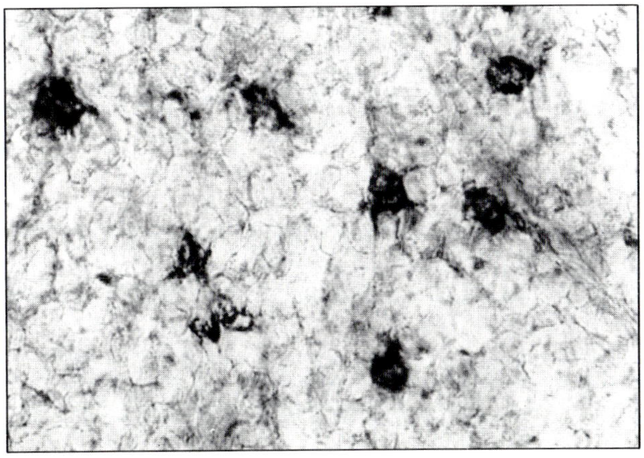

Fig. 2.5 Morphologie dendritique de cellules Tγ δ TCR-1+ dans l'amygdale. Cette population de cellules T est localisée dans les zones T-dépendantes interfolliculaires de la *lamina propria* et dans l'épithelium. Ces cellules de morphologie dendritique sont ici colorées par un anticorps monoclonal anti-TCR1 couplé à la peroxydase. x 900 (document du Dr. A. Favre, *Eur. J. Immunol.* 1991: **21**; 173).

Les cellules B circulantes au repos n'ont pas de corps de Golgi ni de granules intracytoplasmiques et leur cytoplasme contient surtout des ribosomes libres (Fig. 2.7). Parfois le cytoplasme des lymphocytes B activés contient du réticulum endoplasmique rugueux en cours de développement (Fig. 2.8).

Les cellules NK, comme les cellules T à récepteurs $\gamma\delta$ et certaines cellules T cytotoxiques, ont un aspect de lymphocytes granuleux. Elles ont un plus grand nombre de granulations azurophiles que les cellules T.

MARQUEURS PHÉNOTYPIQUES

Les lymphocytes, ainsi que d'autres leucocytes, expriment sur leur surface différentes molécules qui servent de marqueurs de différenciation ou d'activation de ces cellules. Ces molécules peuvent être identifiées par des anticorps monoclonaux. Ces molécules de surface ont fait l'objet d'une nomenclature selon une numérotation CD1, CD2, etc. Le mot "CD" (en anglais "cluster of differentiation") désigne un groupe d'anticorps monoclonaux qui se fixent spécifiquement sur une même protéine membranaire. La nomenclature CD a été élaborée à partir de l'analyse des spécificités d'anticorps monoclonaux produits pour la plupart chez la souris et dirigés contre des antigènes de leucocytes humains. Cette étude a été réalisée grâce à l'analyse des anticorps produits dans différents laboratoires à travers le monde. Les anticorps reconnaissant les mêmes sous-populations leucocytaires et précipitant des protéines de même poids moléculaire sont regroupés au sein d'un même CD. Le terme CD, initialement défini pour caractériser des anticorps de même spécificité (anticorps CD4), est de plus en plus utilisé pour désigner l'antigène reconnu par ces anticorps (anticorps anti-CD4). La liste des molécules CD est présentée en appendice.

Des molécules CD peuvent être caractéristiques de différentes lignées de différenciation (marqueurs de lignées), ou de différents stades de maturation (marqueurs de différenciation). Certains marqueurs n'apparaissent qu'après activation des cellules par différents stimulus (marqueurs d'activation).

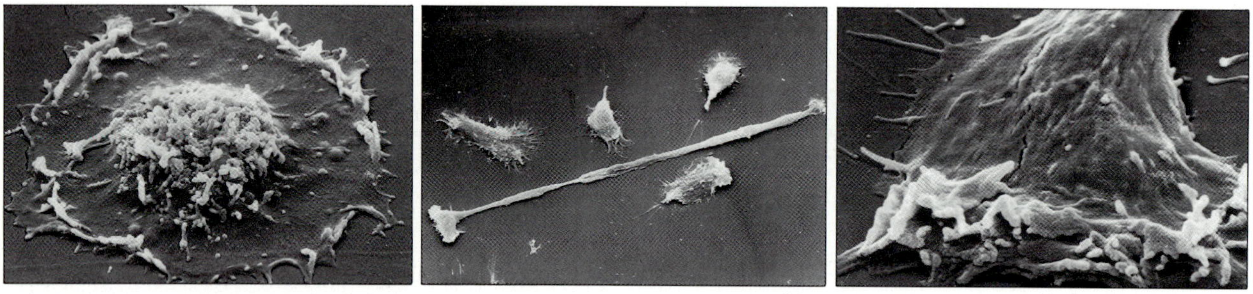

Fig. 2.6 Modifications morphologiques des cellules T$\gamma\delta$ clonées au cours des cultures *in vitro*. A gauche, les cellules adhèrent au substrat comme les macrophages. x 6 000. Au centre, les cellules s'allongent avec la formation d'un uropode et de deux filopodes polaires. x 6 000. A droite, l'extrémité des filopodes forme des plaques d'adhérence. x 20 000. (Cliché du Dr. G. Arancia et A. Malorni, *Eur. J. Immunol.* 1991, **21**: 173).

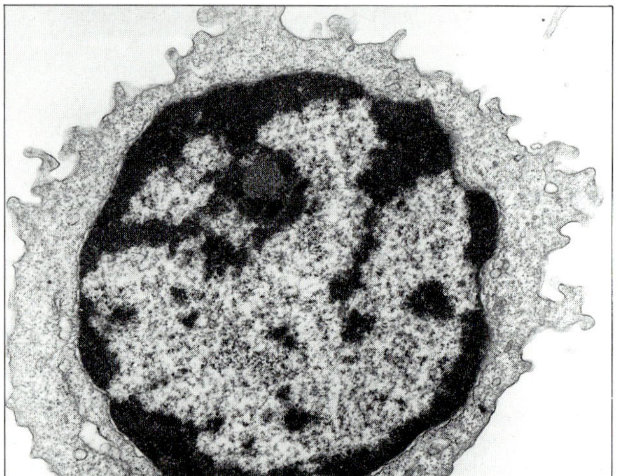

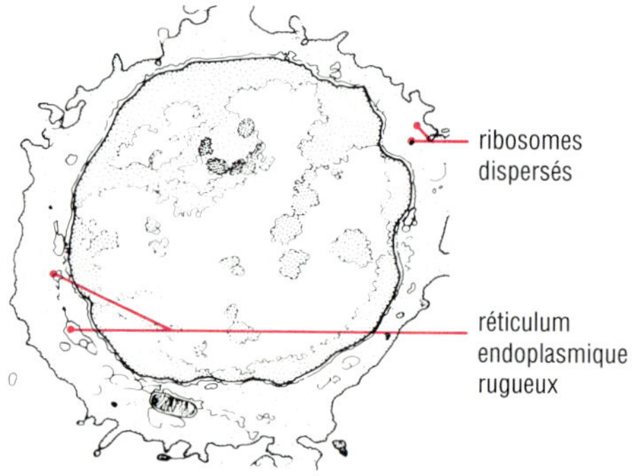

Fig. 2.7 Ultrastructure d'une cellule B au repos. Ces cellules n'ont pas de corps de Gall ou de granule. On observe dans le cytoplasme quelques ribosomes et quelques zones de réticulum endoplasmique rugueux (RER). L'appareil de Golgi et les lysosomes ne se développent qu'après activation des cellules B. x 11 500.

Un exemple typique de marqueur de lignée, le complexe CD3, est impliqué dans l'activation des lymphocytes T. Le CD1 est un marqueur de différenciation des lymphocytes T, exprimé par les thymocytes mais non par les lymphocytes T périphériques. La molécule CD25, chaîne α du récepteur d'IL-2, est un marqueur d'activation des cellules T, exprimé sur les seules cellules stimulées par un antigène.

L'assignation de ces marqueurs n'est pas toujours aussi simple. Il arrive qu'un marqueur de maturation dans un lignée soit un marqueur d'activation dans une autre lignée. Par exemple, les lymphocytes B expriment des antigènes de classe II du CMH tout au long de leur différenciation, alors que ce marqueur n'apparaît sur les cellules T qu'après activation. De plus, un marqueur d'activation peut être exprimé en faible quantité sur une cellule au repos et davantage après activation. C'est le cas, par exemple, de la molécule CD11a (LFA-1) sur les monocytes.

Les molécules de surface des leucocytes peuvent être regroupées en différentes familles de structure qui se sont développées à partir d'un petit nombre de gènes ancestraux. On peut distinguer deux familles principales.

1. Les molécules de la famille des immunoglobulines sont caractérisées par leur organisation en domaines d'environ 100 acides aminés, de forme globulaire. Cette famille comprend, entre autres, les molécules codées par les gènes du complexe majeur d'histocompatibilité, les récepteurs des lymphocytes T (TCR), les molécules CD2, CD3, CD4, CD8, l'antigène Thy-1 chez la souris et bien d'autres molécules.

2. La famille des intégrines est faite de molécules hétérodimériques contenant des chaînes α et β. Il existe un certain nombre de sous-familles d'intégrines. Tous les membres d'une sous-famille partagent la même chaîne β mais diffèrent dans la chaine α. Une sous-famille (intégrines β_2) utilise CD18 comme chaîne β. Celle-ci peut être associée à différentes chaînes α telles que CD11a, CD11b ou CD11c, ce qui permet la formation des hétérodimères LFA-1 ("lymphocyte function antigen-1"), Mac-1 (CR3 ou récepteur du C3bi) et p150,95 (CR4). La seconde famille (intégrines β_1) utilise la molécule CD29 comme chaîne β associée à différentes chaînes α, parmi lesquelles les marqueurs VLA ("very late activation antigens").

Ces marqueurs de surface peuvent être mis en évidence à l'aide d'anticorps monoclonaux couplés à des fluorochromes (Fig. 2.9). La cytométrie de flux, qui permet la numération et la séparation des cellules sur la base de leur taille et de l'intensité moyenne de fluorescence (Chapitre 25), a été à l'origine de progrès majeurs dans l'analyse des populations lymphocytaires.

LES CELLULES T

L'une des premières méthodes ayant permis de distinguer les lymphocytes T humains des cellules B, a été basée sur leur capacité de former des rosettes en présence de globules rouges de mouton, par l'intermédiaire de la molécule CD2 (Fig. 2.10). Cependant le vrai marqueur des cellules T est le récepteur de l'antigène (TCR). Il existe deux types de TCR, le TCR-2 qui est un hétérodimère de polypeptides α et β liés par des ponts disulfures, et le TCR-1 qui est organisé de façon similaire mais comporte les polypeptides γ et δ. Les deux récepteurs sont associés à un groupe de 5 polypeptides, le complexe CD3 (voir chapitre 4).

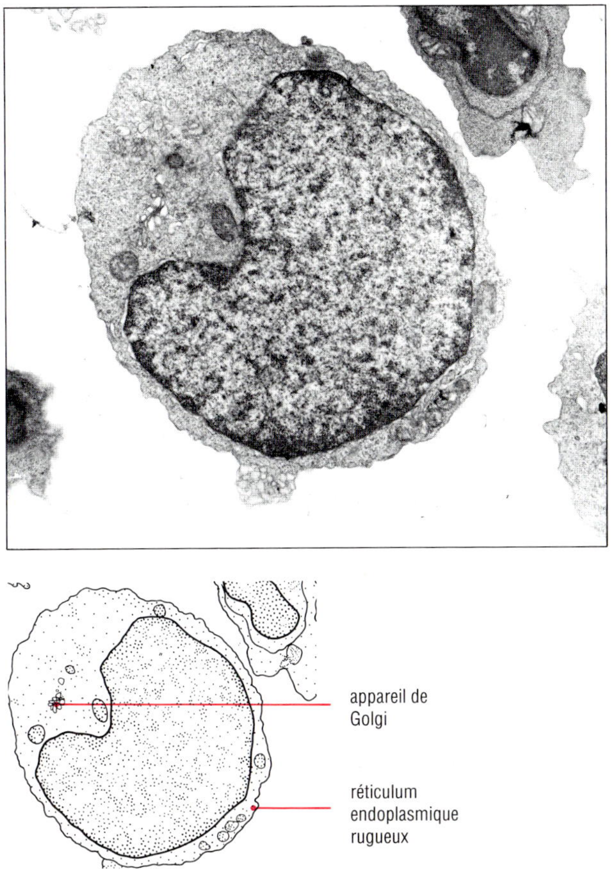

Fig. 2.8 Ultrastructure des lymphoblastes B. La principale caractéristique des cellules B activées est le développement de la "machinerie" permettant la synthèse des immunoglobulines. Celle-ci comprend le réticulum endoplasmique rugueux, les polyribosomes libres et enfin l'appareil de Golgi impliqué dans la glycosylation des immunoglobulines. x 7 500.

Mise en évidence de marqueurs de cellules T par immunofluorescence

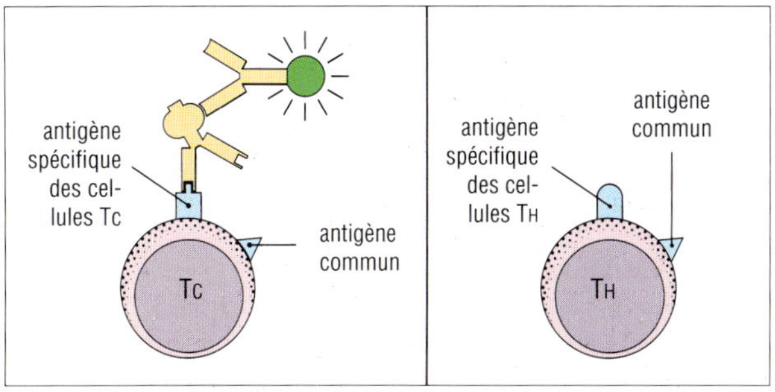

Fig. 2.9 Les anticorps murins, dirigés contre des antigènes spécifiques d'une sous-population de cellules T cytotoxiques (Tc), vont reconnaître cet antigène mais pas l'antigène spécifique des cellules T auxiliaires (TH). L'anticorps lié est détecté par un anticorps dirigé contre les immunoglobulines de souris, couplé à un fluorochrome. Cette méthode permet la numération des sous-populations de cellules T.

Donc une cellule T est définie par le TCR-1 (5-15 % des cellules T) ou le TCR-2 (85-95 % des cellules T).

CELLULES T À RÉCEPTEUR TCR -2 ($\alpha\beta$)

Les cellules $TCR\text{-}2^+$ peuvent être divisées en deux populations qui ne se recoupent pas : l'une exprime le marqueur CD4 et exerce les fonctions de cellules T auxiliaires ou inductrices (TH), l'autre exprime la molécule CD8. Les cellules $CD4^+$ reconnaissent l'antigène spécifique en association avec des molécules de classe II du complexe majeur d'histocompatibilité (CMH). Les cellules T $CD8^+$ reconnaissent l'antigène en association avec des molécules de classe I du CMH (voir chapitre 4). La plupart des cellules $TCR\text{-}1^+$ n'expriment pas les marqueurs CD4 ou CD8, bien que quelques unes d'entre elles puissent être $CD8^+$.

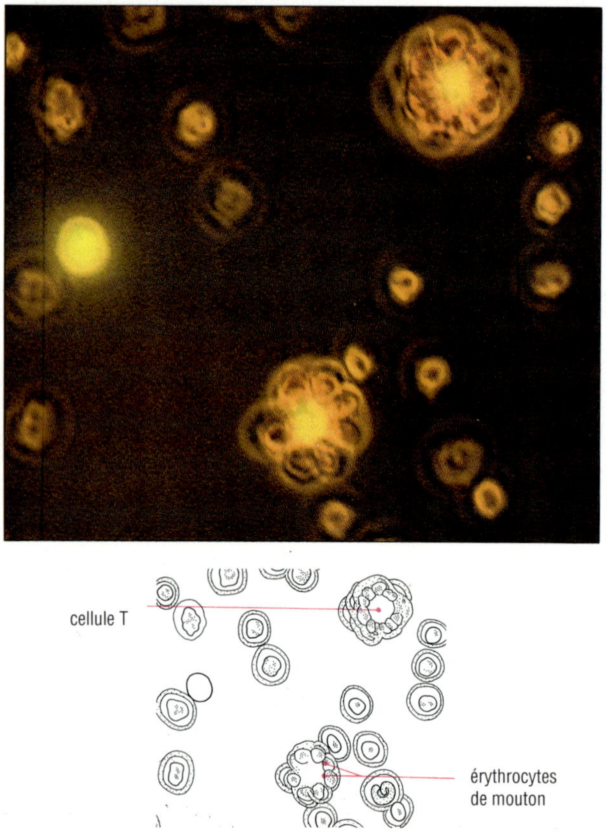

Fig. 2.10 Un marqueur des cellules T humaines.
Les cellules T humaines du sang et des tissus ont la propriété fortuite de lier les érythrocytes de mouton (GRM). Les cellules nucléées se distinguent des érythrocytes par le marquage fluorescent vert du noyau et du cytoplasme obtenu par la présence d'acridine orange. La formation des rosettes avec les GRM par les cellules T humaines permet également de séparer ces dernières des cellules non T (voir chapitre 25).

CELLULES $CD4^+$

Les cellules $CD4^+$ peuvent être divisées fonctionnellement en deux groupes :

1. Les cellules auxiliaires qui amplifient la réponse des lymphocytes T et B (fonction "helper") sont $CD29^+$. Cette même population recouvre pratiquement celle qui exprime l'antigène $CD45^+RO^+$, une isoforme de faible poids moléculaire de l'antigène commun des leucocytes CD45.
2. Les cellules qui induisent les fonctions suppressives ou cytotoxiques des lymphocytes $CD8^+$, et qui expriment l'isoforme $CD45^+RA^+$ de la molécule CD45.

Au cours des 5 dernières années, les cellules TH $CD45RA^+$ ont été appelées cellules naïves et les $CD45RO^+$ cellules à mémoire. On considère plutôt aujourd'hui que l'expression des molécules CD45RO et CD29 par les lymphocytes T $CD4^+$ indique que ces cellules ont été activées.

La diversité fonctionnelle des cellules T a aussi été mise en évidence par l'analyse des profils de sécrétion des cytokines par les clones de cellules TH. Chez la souris et chez l'homme, des groupes de clones $CD4^+$ ont été décrits. Les uns, appelés TH1, sécrètent de l'IL-2 et de l'interféron γ. Les autres, appelés TH2, sécrètent de l'IL-4, IL-5, IL-6 et IL-10 (voir chapitre 8). Les cellules TH1 participent à la réaction de cytotoxicité et d'inflammation locale. Elles jouent un rôle important dans la défense contre les parasites intracellulaires. Les lymphocytes TH2 stimulent la prolifération des lymphocytes B et la synthèse d'anticorps et participent ainsi à la défense contre les parasites extracellulaires (immunité humorale).

D'autres critères ont été utilisés pour diviser le groupe $CD4^+$. Par exemple, une minorité de cellules $CD4^+$ exprimant des marqueurs de cellules NK, ne sécrètent pas d'IL-2 et ne prolifèrent pas en réponse aux antigènes et aux mitogènes.

CELLULES $CD8^+$

Les cellules $CD8^+$ peuvent aussi être subdivisées en sous-populations fonctionnelles spécifiques identifiées à l'aide d'anticorps monoclonaux.

L'une des sous-populations $CD8^+$ exprime les molécules CD8 et produit de l'IL-2 après activation. Une autre population $CD8^+$ exprime l'hétérodimère CD11b/CD18. Elle répond à l'IL-2 mais ne peut en produire. Les cellules du premier groupe ont un corps de Gall bien distinct tandis que celles du deuxième ont la morphologie des LGL. Le contenu des granules intracytoplasmiques est impliqué dans les fonctions cytotoxiques des cellules T et NK, mais les fonctions associées au corps de Gall sont inconnues.

CELLULES T À RÉCEPTEUR TCR -1 ($\gamma\delta$)

Les cellules $CD3^+$ $TCR\text{-}1^+$ ($\gamma\delta$) représentent une minorité des cellules T circulantes ; elles se localisent dans les épithéliums de surface, par exemple dans l'épiderme et les muqueuses, et sont appelées lymphocytes intraépithéliaux (IEL). Dans l'épithélium intestinal, les cellules $TCR\text{-}1^+$ sont aussi $CD8^+$, contrairement à la plupart des cellules $TCR\text{-}1^+$ circulantes.

Les cellules TCR-1+ reconnaissent plus particulièrement les antigènes bactériens et pourraient jouer un rôle dans la protection des surfaces muqueuses. Enfin une sous-population de cellules TCR-2+ doublement négative (CD4- CD8-) a été récemment décrite. Les sous-populations fonctionnelles de cellules T sont illustrées dans les figures 2.11 et 2.12.

Nous venons de décrire les récepteurs spécifiques de l'antigène et les marqueurs permettant de définir les sous-populations de cellules T. Il existe également d'autres molécules de surface exprimées sur toutes les cellules T (marqueurs pan-T) qui sont également présentes sur des cellules d'autres lignées. Par exemple, toutes les cellules T expriment des récepteurs pour les globules rouges de mouton (CD2). Cette molécule, avec le complexe TCR/CD3 et d'autres glycoprotéines membranaires, est impliquée dans l'activation des cellules T. CD2 est également présent sur environ 75 % des cellules NK CD3-. La molécule CD5, également impliquée dans l'activation des cellules T, est exprimée sur toutes les cellules T et sur une sous-population de lymphocytes B impliqués dans la production d'autoanticorps. Le ligand de CD5 est la molécule CD72 sur les cellules B. CD7 est présent sur la majorité des cellules NK. Une liste complète des molécules CD des cellules T et d'autres lignées hématopoïétiques est présentée en appendice.

Les cellules T murines expriment des marqueurs similaires à ceux des cellules T humaines. De plus, les cellules T murines expriment la molécule Thy-1 ou θ de 19 à 35 kDa dont l'équivalent humain a été identifié.

L'existence d'une sous-population de cellules T suppressives (Ts), distincte des autres cellules T, est aujourd'hui mise en question. Des cellules T murines, ayant une activité suppressive, synthétisent des molécules I-J dont l'expression est contrôlée par des gènes du CMH (voir chapitre 10). Enfin, la fixation de la lectine *Vicia villosa* pourrait révéler une population qui est impliquée dans la contrasuppression chez l'homme et chez la souris (une lectine est une protéine qui reconnaît spécifiquement des résidus oligosaccharidiques). Un résumé des principaux marqueurs des lymphocytes TCR-2+ chez l'homme et chez la souris est présenté dans la figure 2.13.

Principales sous-populations de cellules T

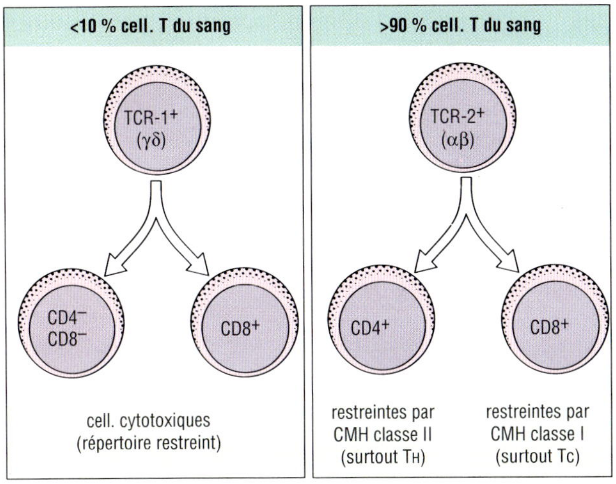

Fig. 2.11 Les cellules T peuvent être regroupées en différentes sous-populations selon l'expression des récepteurs T, TCR-1 ou TCR-2. Les cellules TCR-1+ (γδ) auraient un répertoire limité et n'interagiraient pas avec les molécules du CMH. Les cellules TCR-2+ (αβ) expriment soit CD4 soit CD8, permettant la reconnaissance de l'antigène en association avec soit une molécule de classe II soit une molécule de classe I du CMH.

Classification fonctionnelle des sous-populations de cellules CD4+

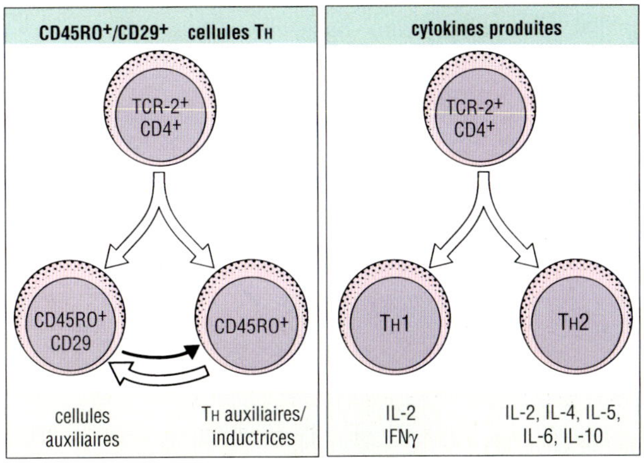

Fig. 2.12 Ces cellules T reconnaissent l'antigène associé aux molécules de classe II du CMH. Elles peuvent être séparées en deux sous-populations selon l'expression de la molécule CD29 et des isoformes de CD45 (à gauche). Par ailleurs elles peuvent être séparées en sous-populations TH1 et TH2 selon le profil des cytokines qu'elles produisent (à droite).

Marqueurs de surface des cellules T chez l'homme et la souris

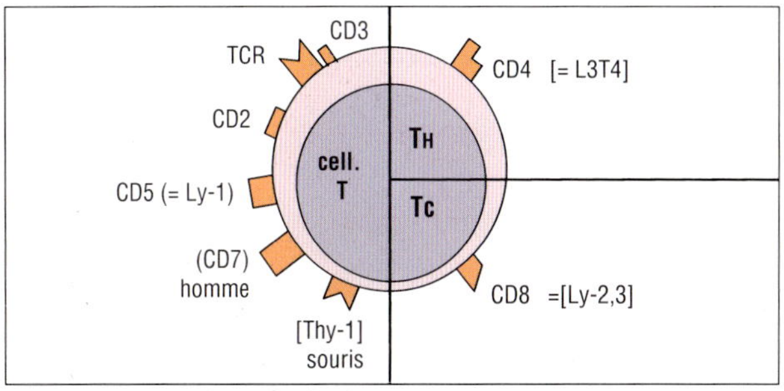

Fig. 2.13 La molécule CD7 est détectée seulement chez l'homme, tandis que Thy-1 est spécifique des cellules T murines. Les marqueurs des cellules murines sont indiqués entre crochets. La plupart de ces molécules appartiennent à la superfamille des immunoglobulines.

LES CELLULES B

Les lymphocytes B représentent environ 5 à 15 % des lymphocytes circulants et sont classiquement définis par la présence d'Ig de membrane. Ces Ig sont produites par la cellule elle-même. Elles jouent le rôle de récepteur spécifique pour l'antigène. Elles sont détectées à la surface des cellules B matures à l'aide d'anticorps spécifiques couplés à un fluorochrome. Le marquage des cellules à froid permet la détection d'une fluorescence en anneau à la surface de la cellule (Fig. 2.14). Le pontage des Ig de surface par des anticorps bivalents induit la formation de microagrégats ou "patches". A 37°C, ces complexes migrent sur la surface cellulaire, et forment une calotte ("cap") à un pôle de la cellule (Fig. 2.12). Ce phénomène n'est pas particulier aux Ig de surface des cellules B, mais peut être observé avec d'autres glycoprotéines de surface sur différents types cellulaires.

La majorité des cellules B périphériques humaines expriment à leur surface des Ig des deux classes, IgM et IgD (voir chapitre 4). Sur une même cellule, ces Ig d'isotypes différents possèdent les mêmes sites anticorps. Dans le sang, très peu de cellules expriment des IgG, IgA ou IgE de surface, mais on détecte un grand nombre de ces cellules dans certains sites spécifiques (cellules à IgA dans l'intestin par exemple). Les IgM membranaires sont associées à d'autres molécules formant le "complexe récepteur d'antigène des cellules B". L'IgMα, une molécule de 34 kDa, produit du gène *mb-1* est nécessaire pour le transport et l'assemblage des monomères d'IgM sur la membrane cellulaire. L'Igβ et une isoforme probable Igγ sont d'autres molécules accessoires d'environ 39 kDa qui interagissent avec la portion transmembranaire de l'IgM. Ces molécules sont impliquées dans l'activation des cellules B.

D'autres marqueurs sont exprimés par les cellules B humaines et murines (Fig. 2.15). La majorité des cellules B ont des antigènes du CMH de classe II qui interviennent dans l'interaction avec les lymphocytes T. Ces molécules de classe II sont les antigènes I-A ou I-E chez la souris, HLA-DP, DQ, et DR chez l'homme. Les récepteurs de C3b (CR1, CD35) et C3d (CR2, CD21), sont présents sur les cellules B et participent à l'activation et à l'écotaxie de ces cellules. La molécule CR2 est également le récepteur du virus d'Epstein-Barr (EBV) qui, lors de sa pénétration, provoque l'activation de la cellule B. Les récepteurs de Fc des IgG (FcγRII, CD32) peuvent transmettre un signal bloquant l'activation des cellules B. Les marqueurs CD19, CD20 et CD22 sont les plus couramment utilisés pour identifier les cellules B humaines. Les molécules CD72 à CD78 sont également présentes sur les cellules B. La molécule CD72 est présente sur les cellules B murines (Lyb-2) avec l'antigène B220, une isoforme de haut poids moléculaire (220 kDa) de la molécule CD45 (Lyb-5).

La molécule CD5 (Ly-1 chez la souris), exprimée par les cellules T, se trouve aussi sur une sous-population de lymphocytes B appelés cellules B1 qui produisent des autoanticorps. Ces cellules se trouvent principalement dans la cavité péritonéale chez la souris. Elles pourraient constituer une lignée de différenciation distincte de celle des autres lymphocytes B ou cellules B2. Certaines cellules B humaines forment des rosettes en présence de globules rouges de souris. Cette propriété, tout comme l'expression de CD5, permet d'identifier une population de cellules B dont le répertoire reconnait surtout des autoantigènes tels que l'ADN, la région Fc des IgG, des phospholipides et des constituants du cytosquelette.

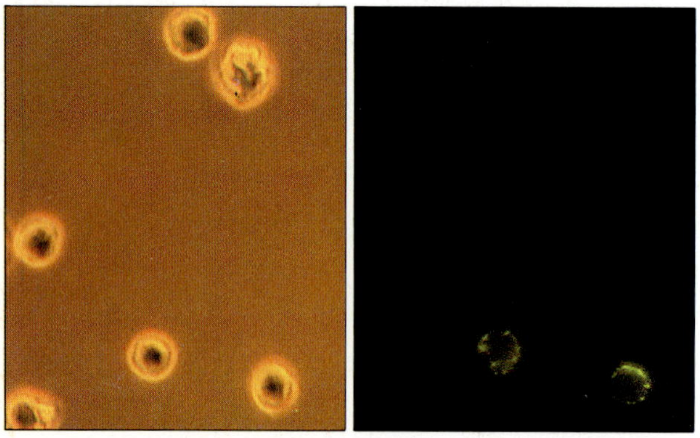

Fig. 2.14 Cellules B identifiées par leurs immunoglobulines membranaires. Les cellules B humaines, colorées à froid avec un conjugué fluorescent anti-immunoglobulines humaines, présentent une fluorescence de surface en microagrégats lorsqu'on les observe en lumière ultra-violette (à droite). En microscopie par contraste de phase (à gauche) on observe que seules 2 des 6 cellules présentes dans le champ sont des lymphocytes B. La cellule du bas présente une calotte ("cap") d'anticorps fluorescents.

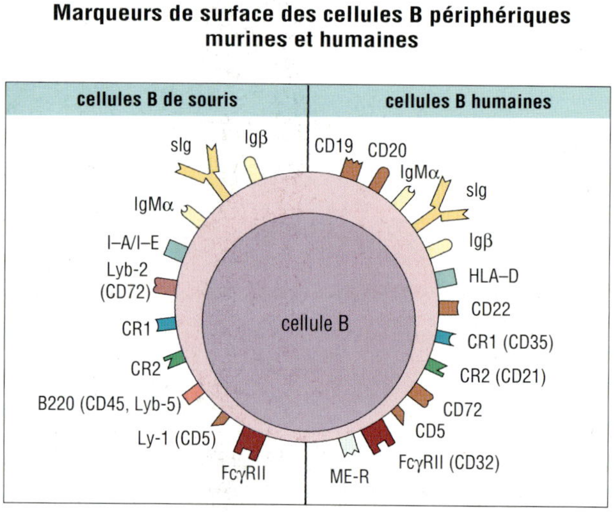

Fig. 2.15 Les molécules équivalentes sont représentées par la même couleur.

CELLULES TUEUSES NATURELLES

Les cellules NK comprennent jusqu'à 15 % des lymphocytes du sang et peuvent être définies par l'absence de récepteur d'antigène (TCR ou Ig). La plupart des antigènes de surface des cellules NK se retrouvent sur les cellules de la lignée T ou de la lignée myélomonocytaire. La liste de ces marqueurs est présentée dans la figure 2.16. Un réactif couramment utilisé pour l'identification des cellules NK est l'anticorps monoclonal CD16. La molécule CD16, ou récepteur FcγRIII, est impliquée dans l'activation des cellules NK. On la trouve aussi sur les neutrophiles, certains macrophages et probablement certaines cellules T.

Sur les polynucléaires, CD16 est fixé à la membrane lipidique par une liaison phosphatidylinositol-glycane, tandis que les cellules NK expriment la forme transmembranaire de la molécule. La molécule CD56 est un autre marqueur des cellules NK, de sorte que l'expression de CD56 ou de CD16, en l'absence de CD3, permet d'identifier les cellules NK chez l'homme. Les cellules NK au repos expriment aussi la chaîne β du récepteur d'IL-2 d'affinité intermédiaire (70 kDa). Cette même chaîne est retrouvée sur les cellules T ayant une morphologie de LGL ($TCR\text{-}1^+$) et sur une partie des cellules T $TCR\text{-}2^+CD8^+$. Toutes ces cellules peuvent être activées par l'IL-2 pour exercer des fonctions cytotoxiques. On les désigne alors sous le terme de cellules LAK (lymphocyte activated killer cells). Certaines cellules tumorales résistantes aux cellules NK peuvent être tuées par des cellules LAK. Les cellules NK murines, identifiées à l'aide d'alloanticorps ou d'hétéroanticorps, se distinguent des cellules NK humaines par la présence de granules azurophiles de plus grande taille en plus petit nombre. Un résumé des marqueurs phénotypiques des cellules NK murines est présenté dans la figure 2.17.

Les cellules NK sont capables de tuer non seulement certaines cellules tumorales (Fig. 2.18), mais aussi des cellules infectées par des virus ou recouvertes par des anticorps IgG.

Marqueurs de surface des cellules NK humaines

marqueurs	expression
CD16 (RFcγIII)	une minorité de cellules T, granulocytes, quelques macrophages
CD11b (CR3;R de C3bi)	granulocytes, monocytes, quelques cellules T
CD38*	cellules T activées, plasmocytes, précurseurs hématopoïétiques
CD2*	toutes les cellules T
CD7	toutes les cellules T
CD8*	quelques cellules T
CD56 (Leu 19 NHK-1)	minorité de cellules T
CD57 (Leu7*)	quelques cellules T
RIL-2 (chaîne β, p70)	cellules T
* Exprimé seulement sur 10-80 % des cellules NK.	

Fig. 2.16 Notez qu'aucun de ces marqueurs n'est spécifique de lignée.

Marqueurs de surface des cellules NK murines

marqueurs	expression sur d'autres lignées
Thy-1	cellules T
Lyb-5 (B220)	cellules B
NK1	-
NK2	-
RFcγIII*	certaines cellules T, granulocytes, certains monocytes/macrophages
Asialo GM1	-
CR3 (CD11b, MAC-1)	granulocytes, monocytes
* Exprimé sur quelques cell. NK murines mais non sur toutes	

Fig. 2.17 Bien que quelques unes de ces molécules soient exprimées sur d'autres types cellulaires, un certain nombre de marqueurs de la lignée NK ont été définis.

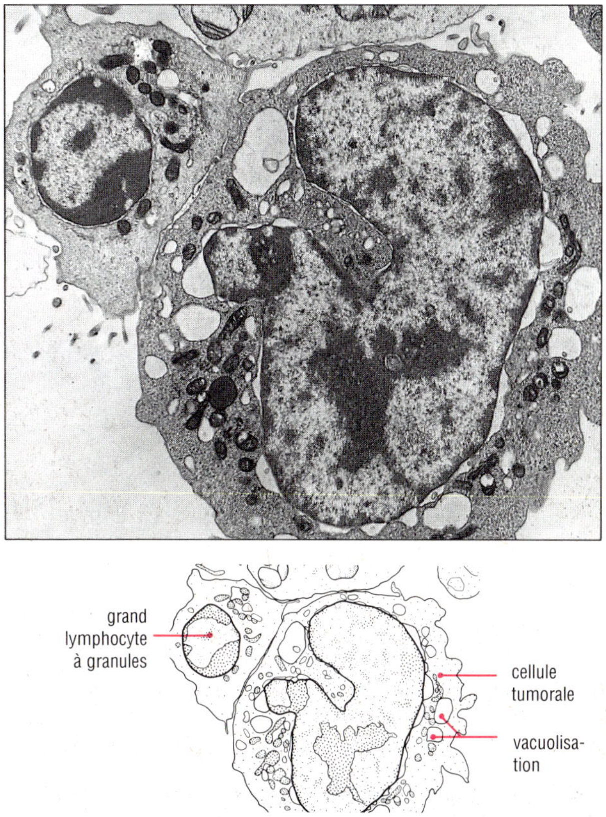

Fig. 2.18 Photographie au microscope électronique montrant un **grand lymphocyte granulaire** (LGL) tuant une cellule tumorale. Les LGL reconnaissent et tuent les cellules tumorales recouvertes ou non d'anticorps IgG. Il est essentiel que les membranes des cellules soient soudées pour permettre aux LGL de produire leurs facteurs cytotoxiques. x 4 500.

Cette propriété est appelée cytotoxicité cellulaire dépendante d'anticorps (ADCC) et elle met en jeu le récepteur FcγRIII des IgG. Les cellules NK peuvent enfin sécréter de l'interféron γ (IFNγ) et d'autres cytokines telles que l'IL-1 et le GM-CSF qui participent à la régulation de l'hématopoïèse et des réponses immunitaires.

Les cellules B, T et NK ont d'autres molécules de surface communes à tous les leucocytes. Par exemple, le marqueur LFA-1 (leukocyte function antigen) est également présent sur les granulocytes et les macrophages. Il intervient dans les phénomènes d'adhérence et de communication intercellulaire. La molécule CD2 ou LFA-2, sur les cellules T, partage aussi cette fonction.

L'ACTIVATION DES LYMPHOCYTES

Les cellules T et B sont activées quand elles lient leur antigène spécifique. Les cellules T reconnaissent l'antigène associé aux molécules du CMH sur des cellules présentatrices d'antigène. Les cellules B peuvent reconnaître l'antigène en solution mais leur activation nécessite souvent la coopération de lymphocytes T. L'activation des lymphocytes au repos, par leur antigène, déclenche une cascade de réactions biochimiques précoces aboutissant à la production de seconds messagers. Ces signaux intracellulaires permettent d'induire l'expression d'un ensemble de gènes.

Expansion clonale des lymphocytes

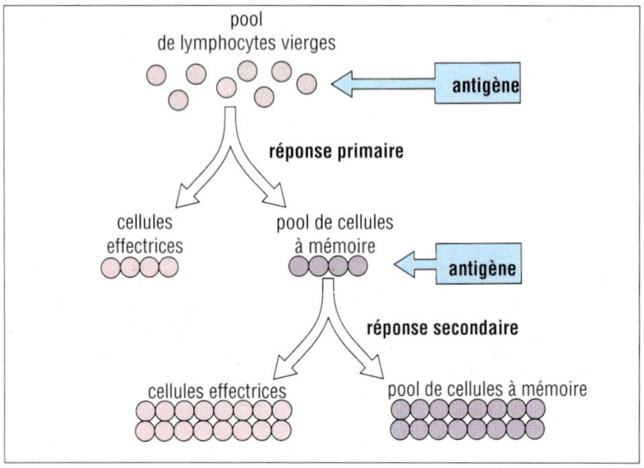

Fig. 2.19 Les lymphocytes T et B portant les récepteurs spécifiques d'antigène apparaissent dans les organes lymphoïdes primaires et forment le pool des lymphocytes vierges. Après stimulation par l'antigène, les cellules prolifèrent et se différencient en clones de cellules effectrices (par exemple cellules T cytotoxiques ou plasmocytes sécrétant des anticorps) ou en cellules à mémoire. Cette prolifération cellulaire est la réponse primaire. Quand les cellules à mémoire sont de nouveau stimulées par l'antigène, elles prolifèrent (réponse secondaire), et certaines cellules du clone se transforment en cellules effectrices tandis que d'autres restent responsables de la mémoire, augmentant ainsi la taille des pools de cellules effectrices et de cellules à mémoire.

La transduction des signaux, engendrés par la liaison de l'antigène aux récepteurs, met en jeu des protéines G, dépendant du GTP, ainsi qu'un ensemble de protéine-tyrosine kinases (PTK). La stimulation d'une phospholipase C déclenche le métabolisme des phosphatidylinositols et conduit à la production de deux messagers secondaires, l'inositol 1,4,5-triphosphate (IP_3) et le diacylglycerol. Le premier mobilise le calcium intracellulaire, tandis que le second active la protéine-kinase C. Celle-ci phosphoryle des résidus sérine ou thréonine d'un grand nombre de molécules de surface.

L'activation des lymphocytes T et B entraîne l'expression de nouveaux récepteurs de surface, en particulier des récepteurs de cytokines. La liaison de certaines cytokines à leur récepteur contrôle la prolifération et la maturation des lymphocytes.

La sélection clonale par l'antigène aboutit à l'expansion des clones spécifiques d'antigène qui vont se différencier en cellules effectrices ou en cellules à mémoire (Fig. 2.19). Les cellules à mémoire circulent et se localisent dans les zones T ou B du tissu lymphoïde où elles se tiennent prêtes à être stimulées à nouveau par le même antigène. La prolifération lymphocytaire induite par des antigènes se produit *in vivo* dans les tissus lymphoïdes mais peut être reproduite *in vitro* en cultivant des lymphocytes en présence des mêmes antigènes. Des lectines (protéines spécifiques de résidus oligosaccharidiques), d'origine végétale ou bactérienne, peuvent aussi induire la prolifération d'un ensemble de clones de lymphocytes (activation polyclonale). Les anticorps monoclonaux dirigés contre les molécules de surface comme CD3, TCR, et un épitope de CD2, sont également mitogéniques. Ils ont permis de montrer *in vitro* que l'activation des cellules T et des cellules B conduit à la production de cytokines et de récepteurs de cytokines qui, ensemble, induisent la prolifération des lymphocytes et leur maturation en cellules effectrices. L'activation lymphocytaire par des antigènes ou par des mitogènes provoque des modifications intracellulaires et la transformation en lymphoblastes. On pense que la stimulation mitogénique des lymphocytes *in vitro* reproduit les évènements qui ont lieu *in vivo* après stimulation par des antigènes spécifiques.

Les cellules T et les cellules B sont activées par des mitogènes différents. La phytohémagglutinine (PHA) et la concanavaline A (Con A) stimulent les cellules T humaines et murines. Le lipopolysaccharide (LPS) stimule les cellules B murines. Le mitogène du pokeweed (PWM) stimule à la fois les cellules T et B humaines (Fig. 2.20). L'activation des cellules T et B par des mitogènes provoque des modifications morphologiques visibles au niveau ultrastructural (Fig. 2.8 et 2.21). De nombreux lymphoblastes B se différencient en cellules sécrétrices d'anticorps puis *in vivo* en plasmocytes. Cependant, certains n'ont pas de réticulum endoplasmique rugueux. Ils sont présents dans les centres germinatifs et appelés “cellules folliculaires”, centroblastes et centrocytes. Ces cellules se différencient en plasmocytes ou en lymphocytes B à mémoire.

Observé au microscope optique, le cytoplasme du plasmocyte est basophile à cause de la quantité importante d'ARN nécessaire à la synthèse des anticorps dans le réticulum endoplasmique rugueux (RER) (Fig. 2.23). En microscopie électronique, le RER paraît souvent disposé en rangées parallèles (Fig. 2.24).

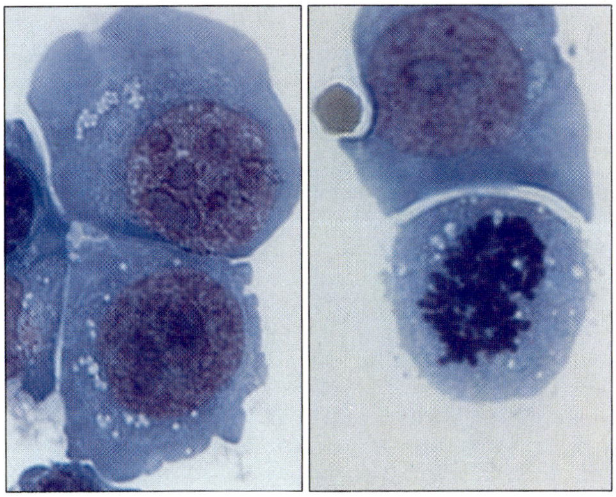

Fig. 2.20 Transformation lymphoblastique induite par un mitogène ou un antigène. Les cellules T et B humaines ont été stimulées par le mitogène du pokeweed. On observe une augmentation du volume cellulaire et de la basophilie du cytoplasme (à gauche). La chromatine se condense et on peut voir aisément les chromosomes pendant la métaphase (à droite). Coloration de Giemsa. x 2 000.

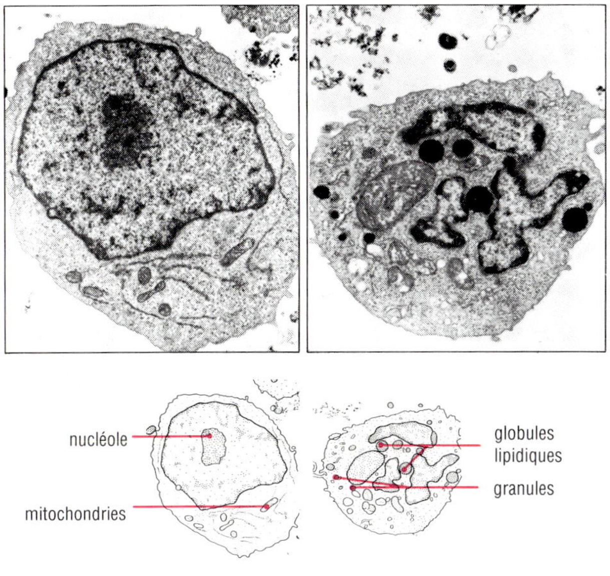

Fig. 2.21 Ultrastructure des lymphoblastes T. Les blastes se développant après une stimulation antigénique ou mitogénique sont des grandes cellules à cytoplasme volumineux contenant divers organelles, en particulier mitochondries et polyribosomes libres. Ces blastes peuvent être granuleux (à droite) ou non (à gauche) selon l'existence de granules denses aux électrons. Noter aussi les gouttelettes lipidiques dans le blaste granuleux. Les études portant sur les clones de cellules T (population dérivant d'une seule cellule) ont montré que chez l'homme tous les clones cytotoxiques étaient granuleux. Chez la souris, les clones cytotoxiques ou suppresseurs sont granuleux alors que les clones n'ayant pas ces fonctions sont lisses. x 3 200.

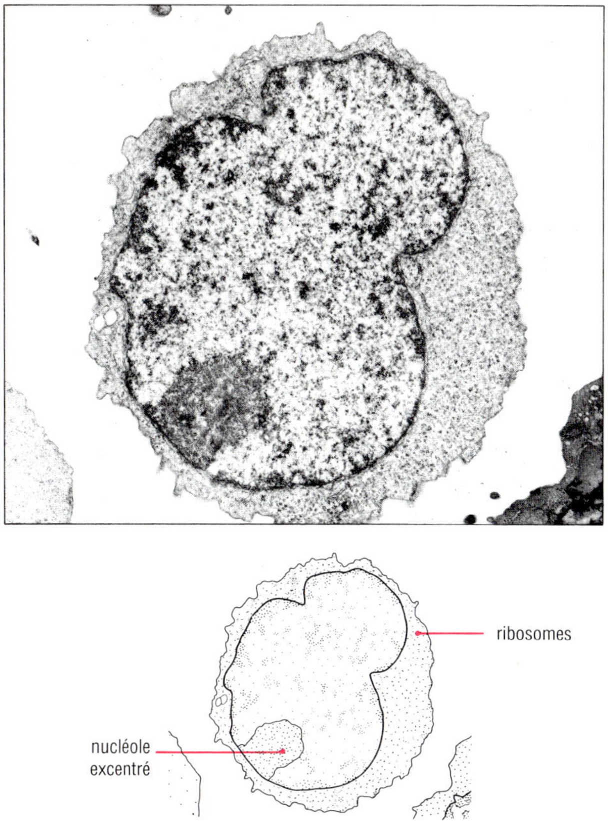

Fig. 2.22 Ultrastructure des cellules B du centre folliculaire. On peut noter le cytoplasme élargi avec les polyribosomes et quelques bandes de réticulum endoplasmique rugueux (RER) mais l'absence de citerne. Le grand nucléole est excentré, adjacent à la membrane nucléaire. Cette cellule est fréquemment observée, sous forme tumorale, dans les lymphomes. x 8 500.

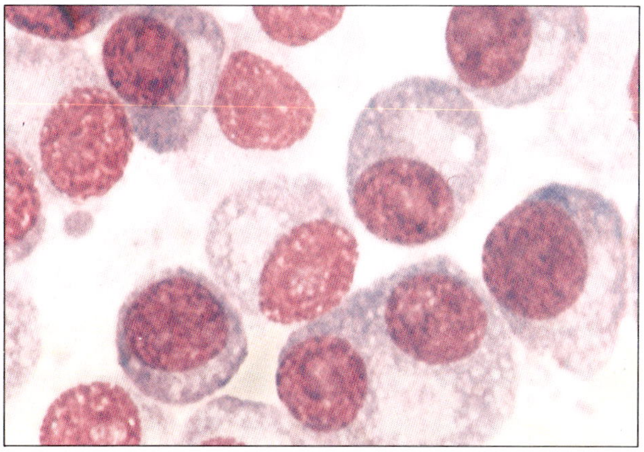

Fig. 2.23 Morphologie du plasmocyte. Le plasmocyte mature a un noyau excentré et un important cytoplasme basophile, ce qui est probablement dû à l'abondance de l'ARN nécessaire pour la synthèse protéique. Coloration de May-Grünwald Giemsa, x 1 500.

Les plasmocytes sont rarement détectés dans la circulation (moins de 0,1 % des lymphocytes) ; ils sont normalement localisés dans les tissus et organes lymphoïdes secondaires. Les anticorps produits par un plasmocyte ont une spécificité donnée et sont d'une seule classe d'Ig. Les Ig peuvent être visualisées dans le cytoplasme du plasmocyte par coloration avec un anticorps fluorescent spécifique (Fig. 2.25).

MARQUEURS D'ACTIVATION

L'activation des cellules B ou T augmente l'expression de plusieurs molécules de surface et induit l'apparition de nouveaux marqueurs. L'augmentation d'expression des molécules d'adhérence permet une interaction plus efficace avec les autres cellules. Les récepteurs de cytokines permettent de délivrer des signaux de prolifération et de différenciation. Le récepteur de l'interleukine-2 (RIL-2) est exprimé après l'activation des cellules T. Il est constitué de récepteurs de faibles affinité (CD25, 55 kDa) et de récepteurs d'affinité intermédiaire (70 kDa). Ces 2 chaînes forment un hétérodimère de haute affinité pour l'IL-2. Les récepteurs de la tranferrine (CD71) et la molécule CD38 sont également exprimés par les lymphocytes T activés. Ces deux marqueurs sont exprimés dans les phases précoces de l'ontogénie des cellules T, mais disparaissent lors du développement intrathymique (voir chapitre 11). Les molécules de classe II du CMH sont exprimées sur les cellules T humaines mais non murines. Ce sont des marqueurs d'activation tardifs. La molécule CD29 est un marqueur d'activation très tardif des cellules T à mémoire. La fonction de mémoire des cellules $CD4^+$ $CD29^+$ pourrait s'expliquer par l'augmentation d'expression d'un ensemble de molécules d'adhérence facilitant l'interaction avec d'autres cellules lors d'une nouvelle stimulation antigénique. Les molécules présentes sur les cellules B activées comprennent le récepteur d'IL-2 de haute affinité, mais également des récepteurs d'autres lymphokines comme l'IL-3, l'IL-4, l'IL-5 et l'IL-6 (voir chapitre 8). Les récepteurs de transferrine (CD71) sont présents et l'expression des molécules de classe II du CMH est augmentée. La molécule CD23, récepteur des IgE de faible affinité ou RFcεII, est exprimée après activation des cellules B humaines et murines et transmet un signal de prolifération. La molécule CD38 est présente aux stades initiaux du développement de la lignée B dans les centres germinatifs et au stade terminal de plasmocyte. La molécule PCA-1 est un autre marqueur du plasmocyte. Les cellules B des centres germinatifs des follicules secondaires (chapitre 11) sont dépourvues d'IgD membranaire et de CD22.

Enfin, les cellules NK expriment, après activation, des molécules de classe II du CMH.

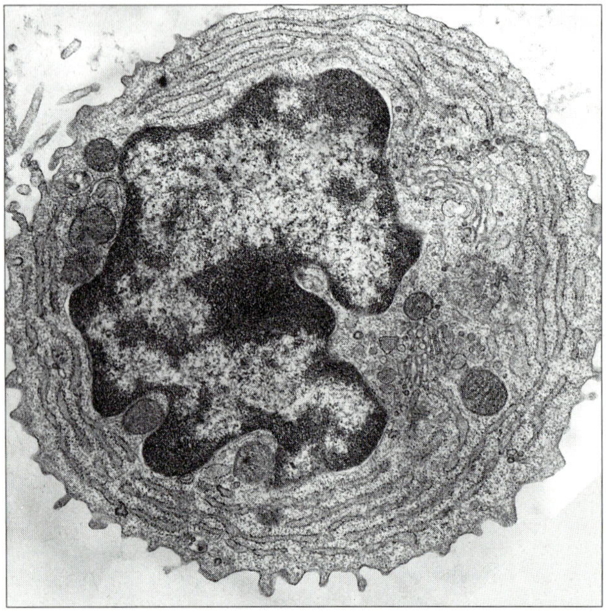

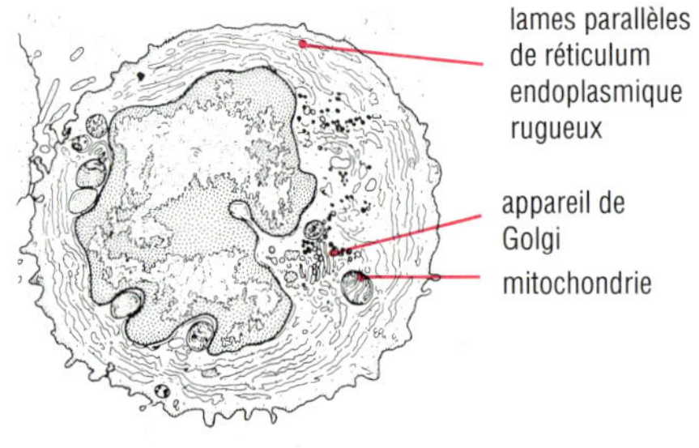

Fig. 2.24 Ultrastructure du plasmocyte. Le plasmocyte est caractérisé par des rangées parallèles de réticulum endoplasmique rugueux. Dans les cellules matures, ces citernes se gonflent d'immunoglobulines. Noter les mitochondries et l'appareil de Golgi bien développé. x 9 500.

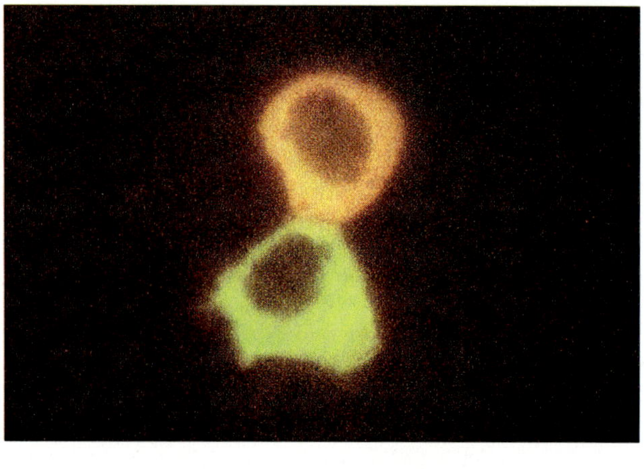

Fig. 2.25 Détection des immunoglobulines intracytoplasmiques des plasmocytes par immunofluorescence. Lorsque l'on traite des plasmocytes humains fixés avec des anticorps anti-IgM couplés à la fluorescéine (verte) et des anticorps anti-IgG couplés à la rhodamine (rouge), on observe un marquage cytoplasmique important. La coloration différente (rouge et verte) des deux plasmocytes indique que ceux-ci ne synthétisent normalement qu'une seule classe (isotype) d'anticorps. x 3 000.

PHAGOCYTES MONONUCLÉÉS

Les cellules souches myéloïdes de la moelle osseuse donnent naissance à la lignée des phagocytes mononucléés, au sein de laquelle on distingue deux types cellulaires chargés de fonctions différentes :

1. Les macrophages, "phagocytes professionnels" dont le rôle primordial est d'éliminer les antigènes particulaires
2. Les cellules présentant l'antigène (CPA) dont le rôle est de présenter l'antigène aux lymphocytes.

LE SYSTÈME DES PHAGOCYTES MONONUCLÉÉS

Les macrophages tissulaires forment un réseau, appelé système des phagocytes mononucléés auquel on associait autrefois les polynucléaires et les cellules endothéliales pour désigner le "système réticulo-endothélial" (SRE), que l'on retrouve dans beaucoup d'organes (Fig. 2.26). Les particules de carbone injectées par voie intraveineuse, permettent de le localiser (Fig. 2.27).

Le système phagocytaire mononucléaire

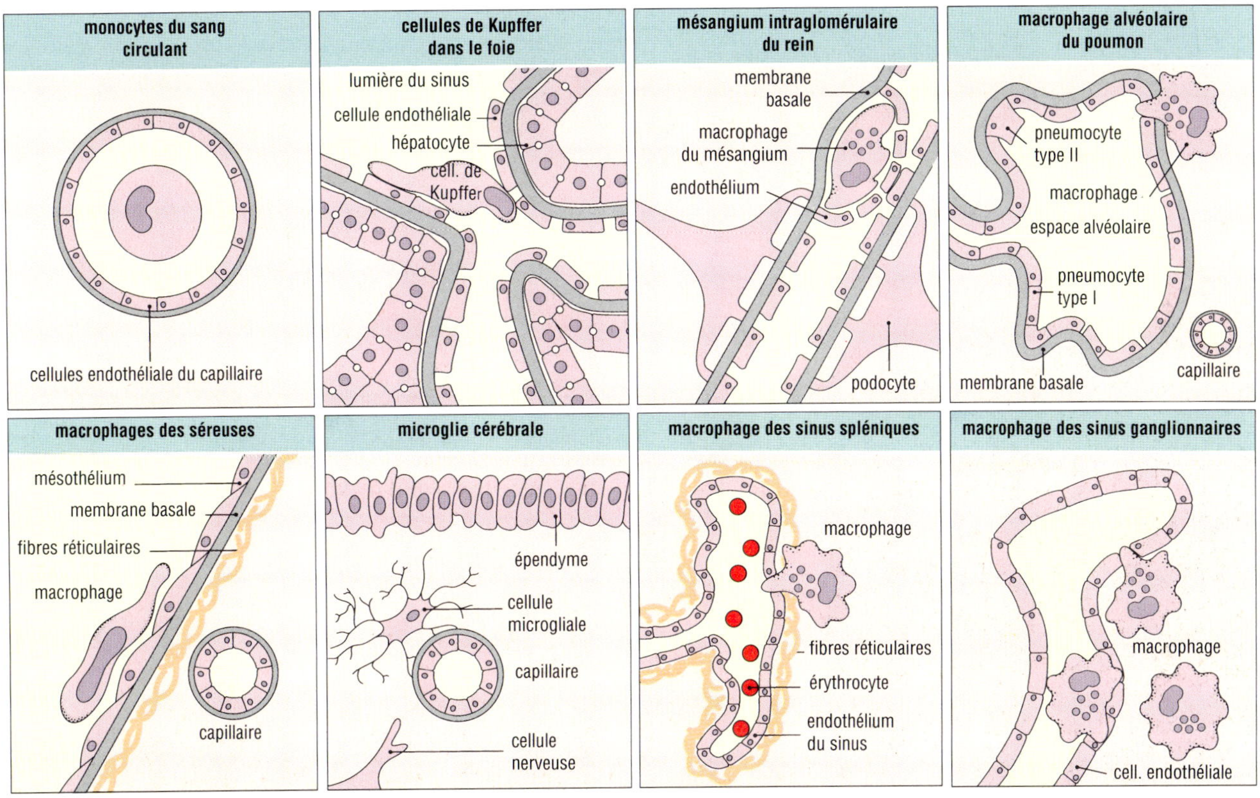

Fig. 2.26 Les cellules de ce système comprennent les monocytes du sang et les phagocytes dispersés dans le tissu conjonctif ou fixé à l'endothélium des capillaires sanguins. Les cellules de Kupffer du foie, les cellules du mésangium intra-glomérulaire du rein, les macrophages alvéolaires ou de la séreuse (péritoine), constituent des exemples de macrophages migrants, tandis que les cellules microgliales sont des cellules qui pénètrent dans le cerveau au moment de la naissance et se différencient en cellules tissulaires fixes.

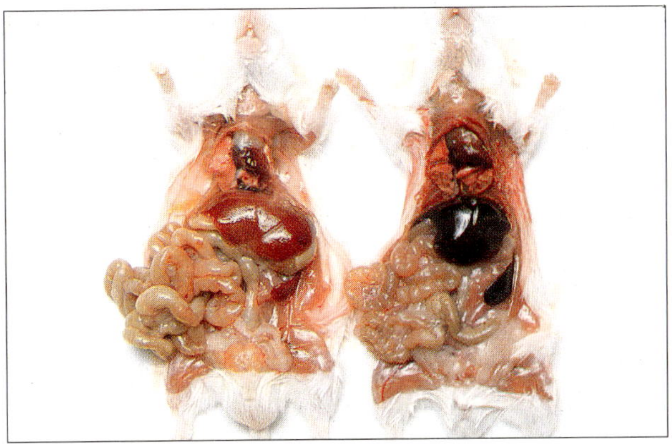

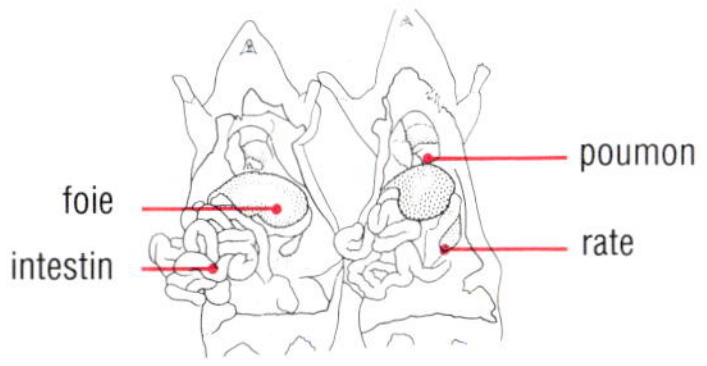

Fig. 2.27 Localisation des particules injectées par voie intraveineuse. De fines particules de carbone colloïdal sont injectées par voie intraveineuse chez une souris tuée 5 minutes plus tard. Le carbone s'accumule dans les organes riches en phagocytes mononucléés : les poumons, le foie, la rate et certaines zones de la paroi intestinale. La couleur normale des organes peut se voir sur la souris contrôle, à gauche.

Les progéniteurs communs aux granulocytes et aux monocytes donnent naissance aux promonocytes dans la moelle (voir chapitre 14). Ils se différencient en monocytes sanguins qui représentent un pool circulant et qui migrent dans les différents organes et dans les tissus pour devenir des macrophages. Le monocyte sanguin, cellule phagocytaire la plus facilement isolable, a été particulièrement étudié. Le monocyte sanguin humain est plus gros (10 à 18 µm de diamètre) que le lymphocyte ; il a habituellement un noyau en fer à cheval et contient des granules faiblement azurophiles (Fig. 2.28).

L'ultrastructure du monocyte se caractérise par des membranes ondoyantes, des villosités proéminentes, un appareil de Golgi développé et beaucoup de lysosomes intracytoplasmiques (Fig. 2.29). Ces lysosomes contiennent plusieurs hydrolases acides et une peroxydase, importantes pour la destruction intracellulaire des microorganismes. Les monocytes/macrophages adhèrent fortement aux surfaces de verre ou de plastique et phagocytent activement les microorganismes ou même les cellules tumorales *in vitro.* La phagocytose est facilitée quand le macrophage peut capter l'agent infectieux grâce à ses récepteurs de Fc ou ses récepteurs de complément (C3b).

Les récepteurs de mannose et fucose, sur les monocytes/macrophages humains et murins, peuvent lier des microorganismes exprimant ces sucres. Les monocytes/macrophages ont en outre une molécule, CD14, récepteur des complexes formés par le lipopolysaccharide (LPS) avec sa protéine de liaison (LBP) présente dans le sérum normal. CD14 participe à la capture des bactéries gram négatif. Il existe trois types de récepteurs Fc des IgG sur les macrophages murins et humains. Le RFcγ1 (CD64) a une haute affinité pour les IgG. Le RFcγII (CD32) est d'affinité moyenne. Enfin le RFcγIII (CD16) a une faible affinité. Ces récepteurs exercent probablement différentes fonctions dont l'opsonisation, la phagocytose et la cytotoxicité.

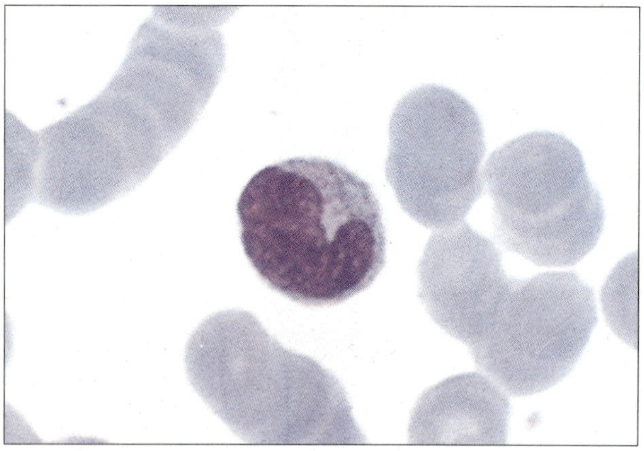

Fig. 2.28 Morphologie du monocyte. Les monocytes du sang ont un noyau caractéristique en "fer à cheval". Ils sont plus grands que la plupart des lymphocytes circulants. Coloration de Giemsa. x 1 200.

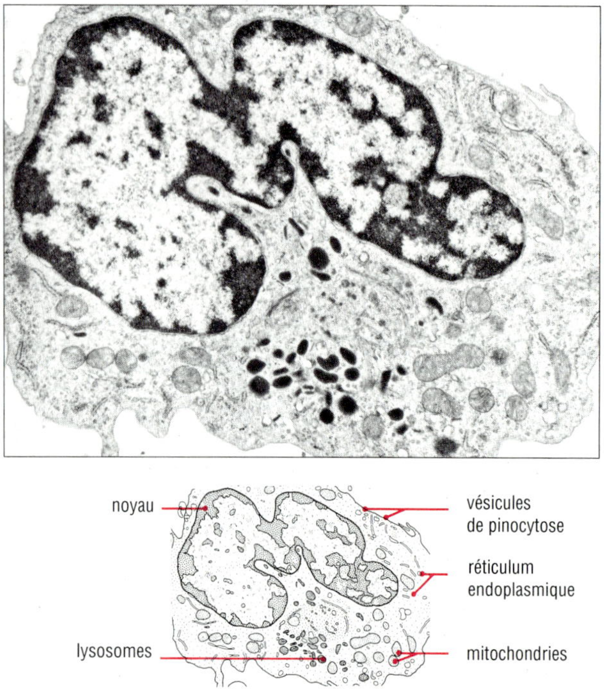

Fig. 2.29 Ultrastructure du monocyte. On peut observer le noyau en fer à cheval, les vésicules de pinocytose, les granules lysosomiaux, les mitochondries et le RER isolé. x 8 000 (document du Dr. B. Nichols; avec la permission du *J. Cell. Biol.* 1971: **50**;498).

Les marqueurs de surface des monocytes/macrophages murins et humains

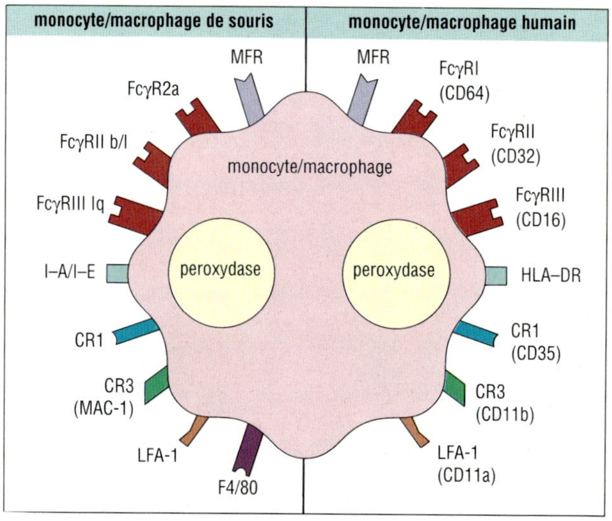

Fig. 2.30 Les molécules équivalentes sont représentées par la même couleur.

Le récepteur de C3b (CR1; CD35) participe à la fixation des bactéries opsonisées. D'autres molécules impliquées dans l'adhérence comprennent le récepteur de C3bi (CR3, CD11b, MAC-1) présent sur les macrophages activés, ainsi que les intégrines LFA-1 (CD11a) et p150/95 (CR4 ; CD11c). Ces deux molécules sont également présentes dans les vésicules intracytoplasmiques des macrophages et sont exprimées très rapidement après l'activation. Les antigènes de classe II du CMH sont présents sur quelques monocytes/macrophages où ils jouent un rôle important dans la présentation de l'antigène aux cellules T. Certains macrophages expriment également un récepteur d'IgE de faible affinité ($RFc_{\varepsilon}II$, CD23). D'autre molécules présentes principalement sur les macrophages humains comprennent le CD13, le CD15, le CD68 et la molécule VLA-4 (CD29/CD49d). Aucun de ces marqueurs n'est spécifique de lignée. Quelques marqueurs spécifiques de la lignée macrophagique chez la souris ont été décrits. La molécule F480 (160 kDa), le récepteur des globules rouges de mouton (différent du CD2), et le récepteur des érythroblastes (EbR). Les principaux marqueurs des monocytes humains et murins sont résumés dans la figure 2.30.

En plus de toutes ces molécules, les monocytes et macrophages ont également des récepteurs de cytokines telles que l'IL-4, l'IFNγ et le MIF (facteur d'inhibition de la migration). Par l'intermédiaire de ces récepteurs, les fonctions des monocytes et des macrophages peuvent être stimulées par des cytokines produites par les cellules T. Les monocytes/macrophages activés produisent eux-mêmes des cytokines, en particulier les interférons, l'IL-1 et le TNF (Chapitre 8). Ils produisent en outre des prostaglandines et des composants du complément. Comme les neutrophiles, les monocytes et les macrophages contiennent de la peroxydase qui inactive les ions peroxydes générés pendant la lyse des microorganismes phagocytés.

LES CELLULES PRÉSENTATRICES D'ANTIGÈNE (CPA)

Les CPA correspondent à une population hétérogène de cellules dont les propriétés immunostimulantes sont très développées. Certaines jouent un rôle primordial dans l'activation des lymphocyts TH, d'autres communiquent avec d'autres leucocytes. Des cellules non leucocytaires, comme les cellules endothéliales, peuvent, sous l'influence de cytokines notamment l'IFNγ, acquérir la capacité de présenter l'antigène parallèlement à l'expression de molécules de classe II du CMH.

Les CPA se trouvent principalement dans la peau, les ganglions, la rate et le thymus (Fig. 2.31). La CPA typique est la cellule de Langerhans de la peau. Ces cellules, qui présentent des granules en forme de raquette, appelés les granules de Bierbeck, migrent, sous la forme de cellules voilées par les canaux lymphatiques afférents vers le paracortex des ganglions lymphatiques où elles vont se localiser sous forme de cellules interdigitantes permettant une présentation efficace d'antigènes provenant de la peau. Ces CPA ont une forte expression de molécules de classe II du CMH et jouent un rôle important dans la présentation de l'antigène aux cellules T CD4⁺.

D'autres CPA plus spécialisées, les cellules dendritiques folliculaires, sont localisées dans le cortex superficiel des ganglions et les zones T-indépendantes de la pulpe blanche.

Les cellules présentatrices d'antigène (CPA)

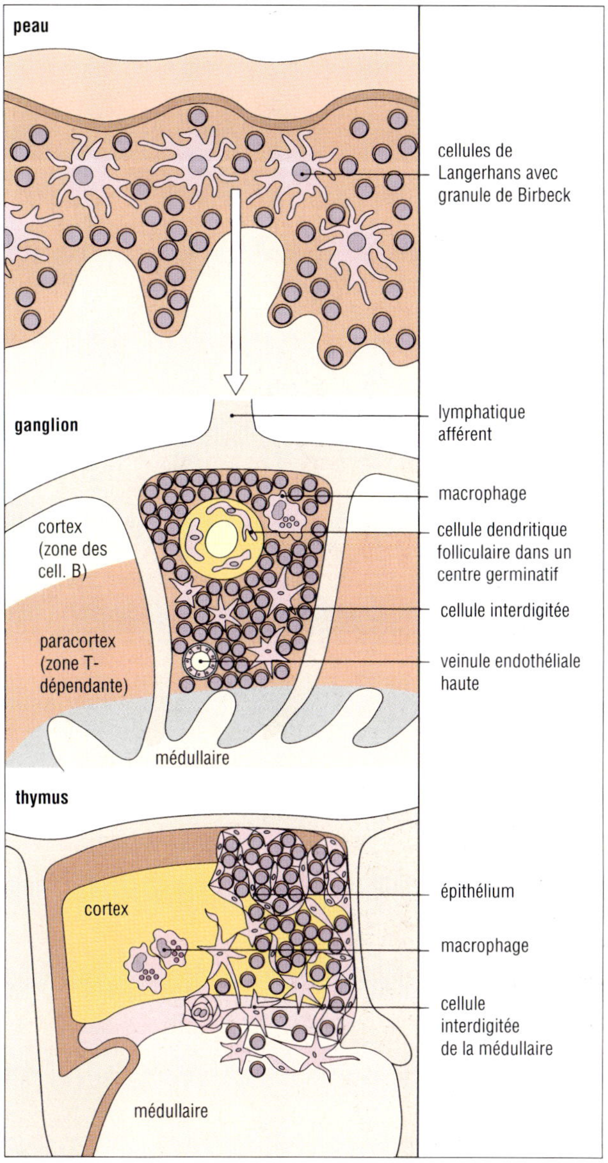

Fig. 2.31 Les cellules présentatrices issues de la moelle se trouvent surtout dans les tissus lymphoïdes et dans la peau. Dans la peau, les CPA sont représentées par les cellules de Langerhans de l'épiderme caractérisées par des granules particuliers (les granules de Birbeck) en forme de raquette de tennis. Ces cellules riches en molécules de classe II du CMH, transportent l'antigène et migrent par les lymphatiques afférents sous forme de cellules voilées jusqu'au paracortex des ganglions où elles s'entrelacent avec les cellules T. Ces cellules réticulaires localisées dans les zones T du ganglion, présentent l'antigène aux lymphocytes. Les cellules dendritiques folliculaires se trouvent dans les zones B du ganglion en particulier dans les centres germinatifs. Certains macrophages localisés dans le cortex externe et le sinus marginal peuvent aussi servir de cellules présentatrices. Dans le thymus, les cellules réticulaires folliculaires jouent le rôle de cellules présentatrices.

Elles sont dépourvues de molécules de classe II du CMH mais elles expriment des récepteurs du complément leur permettant de fixer les complexes immuns à leur surface. Certains marqueurs des CPA sont présentés dans la Fig. 2.33.

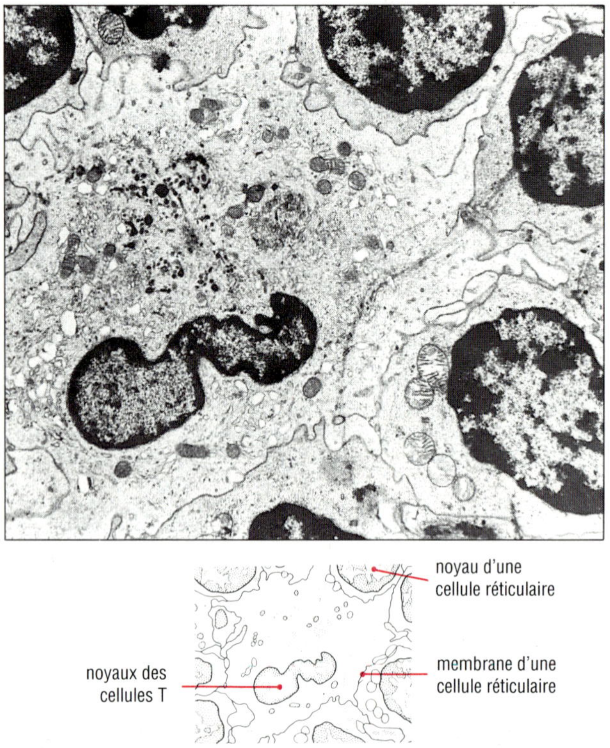

Fig. 2.32 Ultrastructure d'une cellule interdigitante de la zone T du ganglion de rat. Des contacts étroits s'opèrent avec les membranes des cellules T avoisinantes. Le cytoplasme contient relativement peu d'organelles et ne présente pas les granules de Birbeck caractéristiques des cellules de Langerhans, mais ceux-ci apparaissent après stimulation antigénique. x 2 000 (document du Dr. B.H. Balfour).

Récemment des CPA ont été trouvés dans le thymus. Ces cellules interdigitées sont particulièrement abondantes dans la zone médullaire et sont riches en antigènes du soi (y compris les molécules de classe II du CMH). Le thymus joue un rôle très important dans le développement de la maturation des cellules T. Les cellules interdigitées interviennent probablement dans la sélection négative c'est à dire la délétion des clones de cellules T fortement autoréactives (voir chapitre 10).

Les cellules B qui expriment fortement les molécules de classe II du CMH, particulièrement après activation, peuvent aussi digérer et présenter l'antigène, en particulier celui qu'elles reconnaissent de façon spécifique par leur immunoglobuline membranaire (voir chapitre 7).

De nombreuses cellules somatiques, dépourvues de molécules de classe II du CMH à l'état basal, peuvent exprimer ces antigènes après stimulation par l'IFNγ et le TNF et acquérir simultanément la propriété de présenter l'antigène aux cellules T. Le rôle éventuel de cette expression inappropriée de molécules de classe II dans le déclenchement de maladies auto-immunes est actuellement à l'étude.

LES POLYNUCLÉAIRES ET LES PLAQUETTES

Les polynucléaires sont produits dans la moelle à un taux de 80 millions par minute et ont une durée de vie courte (2 à 3 jours) comparée à celle des monocytes/macrophages qui peuvent vivre plusieurs mois ou années. Les polynucléaires représentent environ 60 à 70 % des leucocytes sanguins mais sont aussi localisés à l'extérieur du système vasculaire. Ils sont capables d'adhérer aux cellules endothéliales et de traverser les parois vasculaires par diapédèse. L'adhérence à l'endothélium met en jeu une interaction entre des récepteurs des polynucléaires et leurs ligands sur l'endothélium (voir chapitre 13). Comme leur nom l'indique, les polynucléaires différenciés ont un noyau à plusieurs lobes et possèdent de nombreux granules. Ils sont classés en neutrophiles, éosinophiles et basophiles selon la réaction de leurs granules à différents colorants histologiques.

Marqueurs présents sur les différentes cellules présentatrices de l'antigène

marqueurs	Type de cellules				
	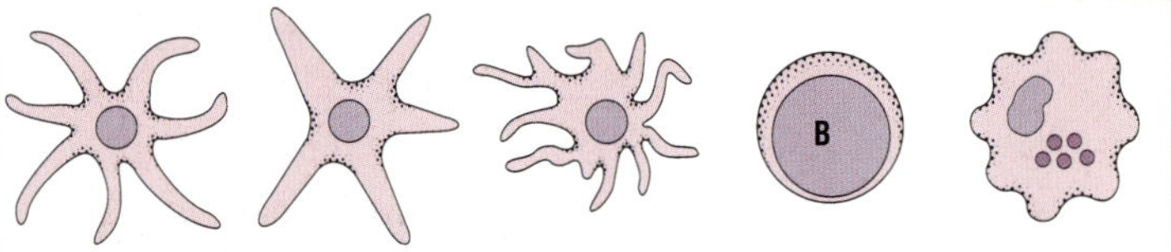				
	cellules de Langerhans	cellules interdigitantes	cellules dendritiques folliculaires	cellules B	macrophages
classe II CMH	+	+	–	+	(+)
RFcγ	+	–	+	+	+
CR1 (CD35)	+	–	+	+	+
fonction phagocytaire	–	–	–	–	+

Fig. 2.33 Les cellules de Langerhans (LC) et les cellules interdigitantes qui en dérivent sont riches en molécules de classe II du CMH afin de communiquer avec les cellules T $CD4^+$. Les LC expriment également des récepteurs des IgG (RFcγ) et du C3b (CR1). Les cellules dendritiques folliculaires localisées dans les follicules secondaires n'expriment pas d'antigène de classe II du CMH, mais de fortes quantités de RFcγ et de CR1, ce qui leur permet de lier les complexes immuns et d'interagir avec les cellules B. Les cellules B et les macrophages jouent également un rôle de cellules présentatrices de l'antigène et ont été incluses dans le schéma.

Ces cellules n'ont aucune spécificité vis à vis de l'antigène mais elles jouent un rôle essentiel dans l'inflammation aigue et, avec les anticorps et le complément, dans la défense contre les microorganismes. La fonction principale des polynucléaires est la phagocytose. La gravité des infections chez les sujets présentant un nombre abaissé de polynucléaires ou ayant des déficits génétiques en molécules d'adhérence, ou bien une absence de réponse aux signaux chimiotactiques, indique bien l'importance des polynucléaires dans les mécanismes de défense immunitaire.

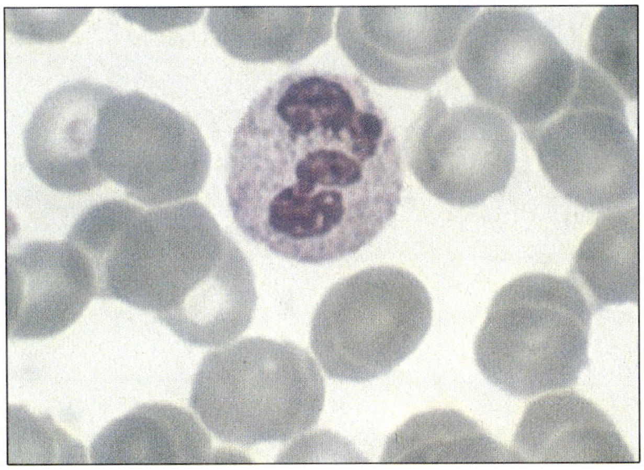

Fig. 2.34 Morphologie du neutrophile. Ce frottis sanguin montre un neutrophile avec son noyau multilobé caractéristique et son cytoplasme contenant des granulations neutrophiles. Coloration de Giemsa, x1 500.

LES NEUTROPHILES

Les neutrophiles représentent 90 % des polynucléaires circulants et ont un diamètre de 10 à 20 mm (Fig. 2.34).

Les substances chimiotactiques des neutrophiles comprennent les composants du complément, par exemple C5a, le système des kinines et les dérivés du système de lyse de la fibrine ou encore des substances libérées par les leucocytes, les plaquettes et certaines espèces bactériennes. Les substances chimiotactiques provoquent la margination des neutrophiles (adhérence aux cellules endothéliales) et leur diapédèse (traversée de la paroi capillaire). Les neutrophiles présentent deux types majeurs de granules. Les granules azurophiles primaires (lysosomes) qui contiennent des hydrolases acides, de la myéloperoxydase et la muramidase (lysozyme), et les granules secondaires ou granules spécifiques qui contiennent de la lactoferrine en plus du lysozyme. Ces granules sont montrés dans la Fig. 2.35. Les microorganismes ingérés sont inclus dans des vacuoles, les phagosomes, qui fusionnent avec les lysosomes pour former les phagolysosomes (Fig. 2.36).

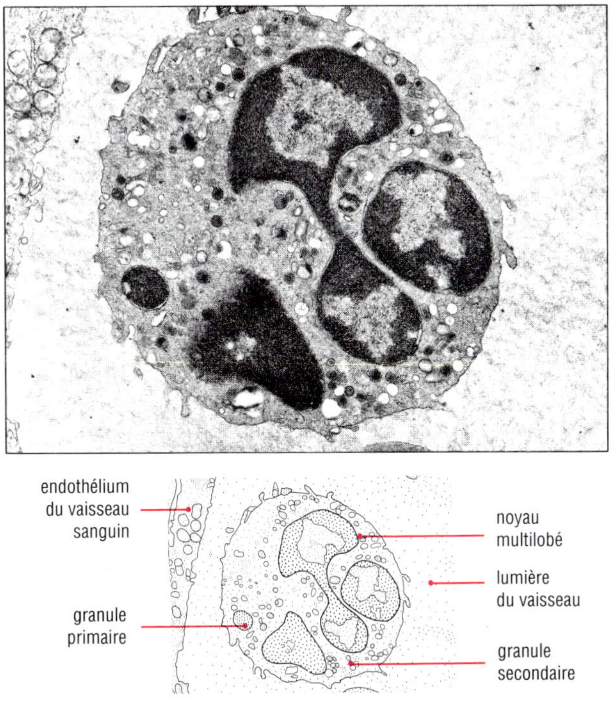

Fig. 2.35 Ultrascture du neutrophile. Ce neutrophile murin est localisé dans un vaisseau sanguin de la peau. Le cytoplasme du neutrophile contient des granules primaires et secondaires présentant une opacité différente aux électrons. x 6 000 (Document du Dr. D. McLaren).

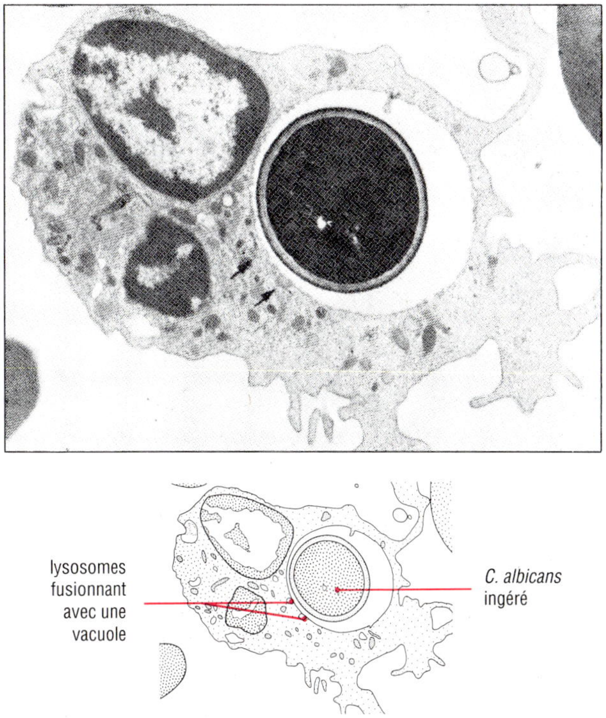

Fig. 2.36 Ultrastructure d'un neutrophile venant de phagocyter *Candida albicans.* On peut voir deux granules lysosomiaux venir fusionner avec la vacuole contenant le microorganisme. x 7 000 (document du Dr. H. Validimarsson)

La libération des granules et des substances cytotoxiques dans le milieu extracellulaire peut également être induite par des complexes antigène-anticorps par l'intermédiaire des récepteurs de Fc. Ce mécanisme pourrait jouer un rôle important dans la pathogénèse des maladies à complexes immuns (hypersensibilité de type III, voir chapitre 21).

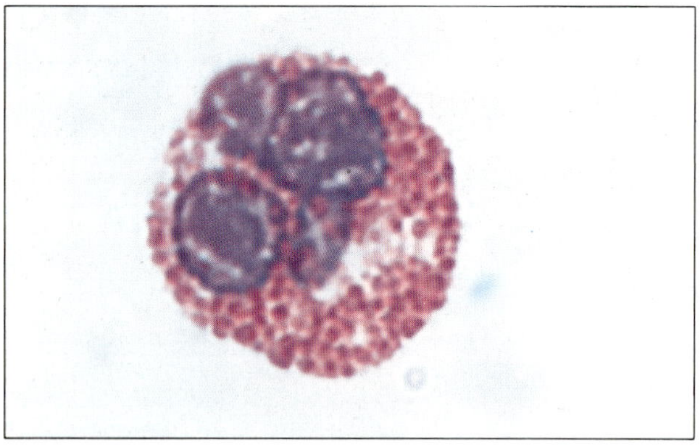

Fig. 2.37 Morphologie de l'éosinophile. Le noyau multilobé est coloré en bleu et les granules cytoplasmiques en rouge. Coloration de Leishman. x 1 800.

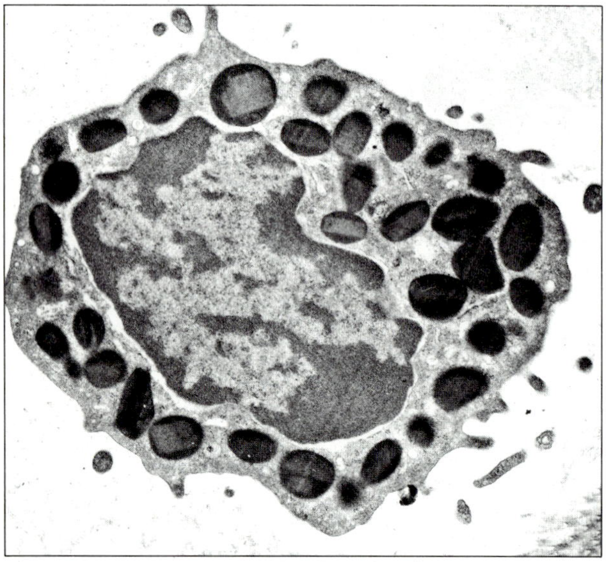

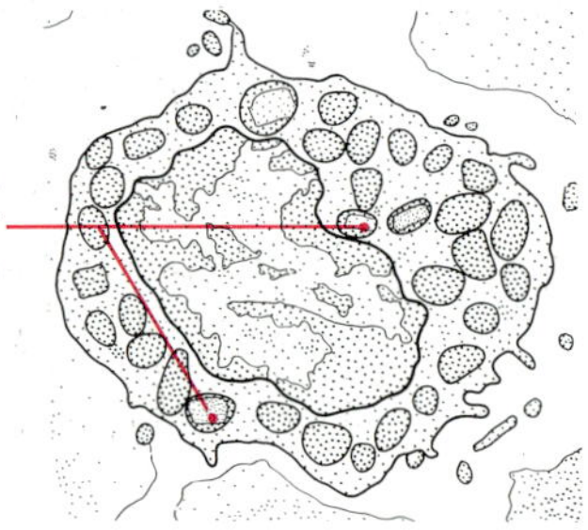

Fig. 2.38 Ultrastructure de l'éosinophile de cobaye. L'éosinophile mature contient des granules organisés en "cristalloïdes centraux". x 8 000 (document du Dr. D. McLaren).

LES ÉOSINOPHILES

Les éosinophiles représentent 2 à 5% des leucocytes du sang chez les sujets sains non allergiques (Fig. 2.37). Ils sont capables de phagocyter et de digérer des microorganismes, mais cela n'est pas leur fonction première. Les granules des éosinophiles matures sont des organelles liées aux membranes et possédant un "noyau" ou "cristalloïde" identifiable en microscopie électronique (Fig. 2.38). Les éosinophiles humains du sang circulant ont normalement un noyau bilobé et de nombreuses vésicules cytoplasmiques. Les éosinophiles, de même que les basophiles et les mastocytes décrits plus loin, peuvent être poussés à la dégranulation par un stimulus approprié. Ce phénomène implique la fusion des granules intracytoplasmiques avec la membrane plasmique, entraînant la libération de leur contenu à l'extérieur de la cellule. Ce type de réaction est le seul par lequel ces cellules peuvent utiliser leur "armement granulaire" contre des cibles trop importantes pour être ingérées. Ainsi leur attribue-t-on un rôle spécialisé dans l'immunité contre les infections par les vers (voir chapitre 16).

Les éosinophiles sont attirés par certains produits des cellules T, des mastocytes et des basophiles (ECF-A : eosinophil chemotactic factor of anaphylaxis). Ils se lient aux schistosomes couverts d'anticorps de classe IgG ou IgE et libèrent par dégranulation une protéine toxique, la protéine basique majeure. Les éosinophiles produisent aussi une histaminase et une aryl-sulfatase qui inactivent respectivement l'histamine et la SRS-A (slow reactive substance of anaphylaxis). Ces substances sont produites par les mastocytes. L'effet de ces facteurs est donc de diminuer la réponse inflammatoire et de réduire la migration des leucocytes vers le site de l'infection.

LES BASOPHILES ET LES MASTOCYTES

Les basophiles sont très peu nombreux dans la circulation (moins de 0,2 % des leucocytes). Ils sont caractérisés par leurs granules d'un bleu-violet intense (Fig. 2.39). Par bien des propriétés, les mastocytes qui se trouvent dans les tissus et non dans la circulation ne se distinguent pas des basophiles.

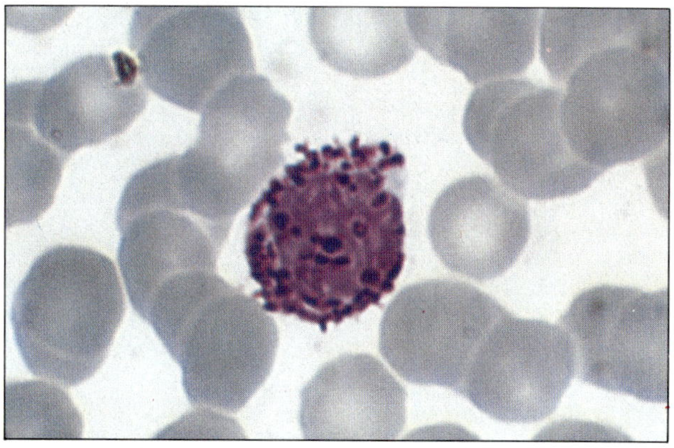

Fig. 2.39 Morphologie du basophile. Sur ce frottis sanguin on peut voir un basophile typique avec ses granules bleu-violet foncé. Coloration de Wright. x 1 500.

Ils sont tous deux d'origine myéloïde, mais leurs interrelations sont mal connues.

Il existe deux sortes différentes de mastocytes, les uns associés aux muqueuses et les autres présents dans le tissu conjonctif. La prolifération des premiers dépend des cellules T, tandis que les seconds n'en ont pas besoin. Les deux types de mastocytes peuvent être visualisés par le bleu Alcian (Fig. 2.40).

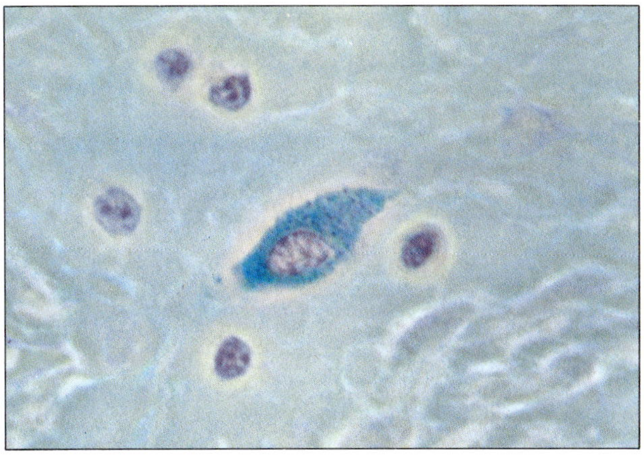

Fig. 2.40 Aspect histologique des mastocytes du tissu conjonctif humain. Cette microphotographie montre le cytoplasme bleu profond et les granules pourpre. Coloration par le bleu Alcian et la safranine. x 600 (document du Dr. T.S. Orr).

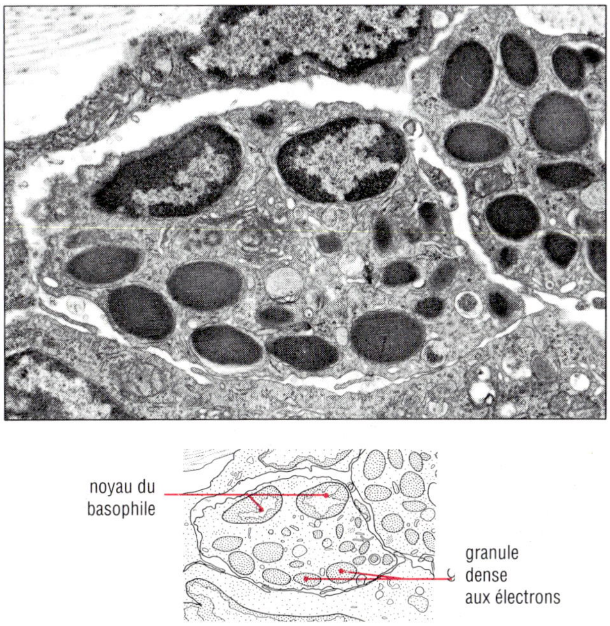

Fig. 2.41 Ultrastructure du basophile. Basophiles de la peau de cobaye. Noter les granules caractéristiques distribués au hasard dans le cytoplasme. x 6 000 (document du Dr. D. McLaren).

Les basophiles matures du sang ont des granules distribués au hasard, bordés par une membrane (Fig. 2.41). Dans les basophiles, comme dans les mastocytes, ces granules contiennent diverses substances (héparine, SRS-A et ECF-A) qui sont libérées lorsqu'un stimulus approprié induit une dégranulation (Fig. 2.42). Ce stimulus est habituellement un allergène qui provoque un pontage des IgE spécifiques fixées à la surface de la cellule par les récepteurs RFcε. La dégranulation des basophiles et des mastocytes est massive, le contenu de l'ensemble des granules étant libéré simultanément. Ceci est dû à la fusion des granules précédant l'expulsion de leur contenu dans le milieu extracellulaire. Les médiateurs, libérés par la dégranulation, peuvent être responsables des symptômes de l'allergie, mais ils participent aussi à l'immunité anti-parasitaire. Les marqueurs des polynucléaires et des mastocytes sont résumés dans la figure 2.43.

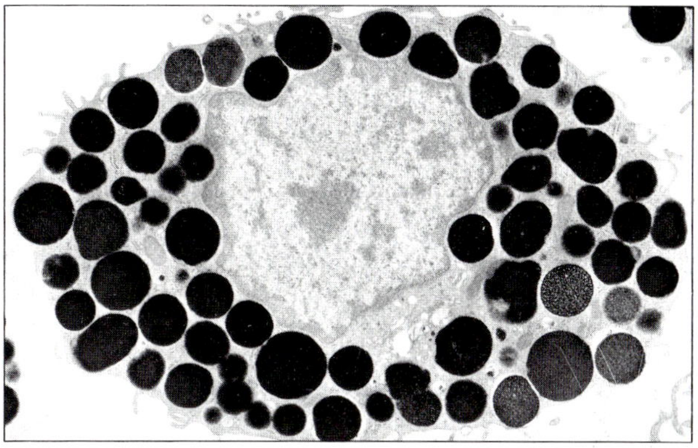

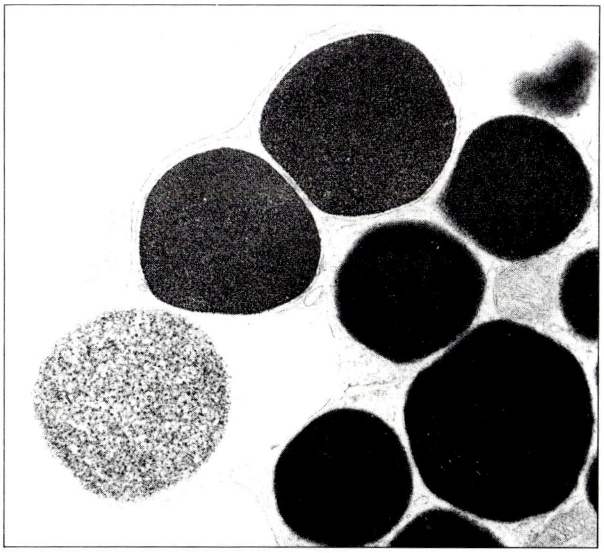

Fig. 2.42 Ultrastructure de mastocytes péritonéaux de rat. On peut observer une cellule normale non dégranulée avec ses granules denses aux électrons (en haut, x 6 000) et un granule en voie d'exocytose (en bas, x 30 000) (document du Dr. T.S.C. Orr).

Marqueurs fonctionnels des granulocytes et des mastocytes

type cellulaire	marqueurs de surface									granulations		
	RC5a	CR1 (CD35)	CR3 (CD11b)	LFA-1 (CD11a)	VLA-4 (CD49d)	RFcγII (CD32)	RFcγIII (CD16)	RFcεI	RFcεII (CD23)	peroxydase	phosphatase acide	phosphatase alcaline
neutrophiles	+	+	+	+	+	+	+	−	−	+	+	+
éosinophiles	+	+	+	+	+	+	±	−	+	+	+	
basophiles	+	+	+	+	+		+	+	−	+		
mastocytes	+	+	+	+			+	+	−		+	+

Fig. 2.43 Toutes ces cellules répondent par chimiotactisme à C5a et ont donc un récepteur de C5a. Elles ont un récepteur de complément et expriment des molécules d'adhérence intercellulaires LFA-1 (CD11a) et VLA-4 (CD49d). Elles ont des récepteurs RFcγII (CD32) et RFcγIII (CD16). Seuls les basophiles et les mastocytes ont un récepteur de haute affinité pour les IgE (RFcεI). D'autres glycoprotéines, notamment CD13 et CD14 (faiblement exprimé) sont trouvées sur certains polynucléaires. Des molécules glycolipidiques comme l'haptène Le x (CD15) et le lactosyl céramide (CD17) sont exprimées par ces cellules. La composition en enzymes des granules diffère selon les types cellulaires.

LES PLAQUETTES

Les plaquettes proviennent des mégacaryocytes de la moelle osseuse et contiennent des granules visibles au microscope électronique (Fig. 2.44). Outre leur rôle fondamental dans l'hémostase, les plaquettes sont impliquées dans la réponse immunitaire en particulier dans l'inflammation. Elles expriment des molécules de classe I du CMH, des récepteurs d'IgG (RFcγII) et des récepteurs de faible affinité pour les IgE (RFcεII ; CD23). De plus, les mégacaryocytes et les plaquettes ont des récepteurs pour le facteur VIII et pour d'autres molécules importantes comme le complexe GpIIb/IIIa (CD41) et GpIb/GpIx (CD42). Le complexe GpIIb/IIIa, appelé aussi cytoadhésine, est responsable de la fixation du fibrinogène, de la fibronectine et de la vitronectine. Ce complexe ainsi que la GpIb/GpIx sont des récepteurs du facteur de von Willebrand. La molécule CD51 est un récepteur de vitronectine. Ces différents récepteurs et les molécules d'adhérence participent à l'activation des plaquettes. A la suite d'une lésion des cellules endothéliales, les plaquettes adhèrent à l'endothélium, s'agrègent et libèrent des substances qui augmentent la perméabilité capillaire, activent le complément et attirent ainsi les leucocytes.

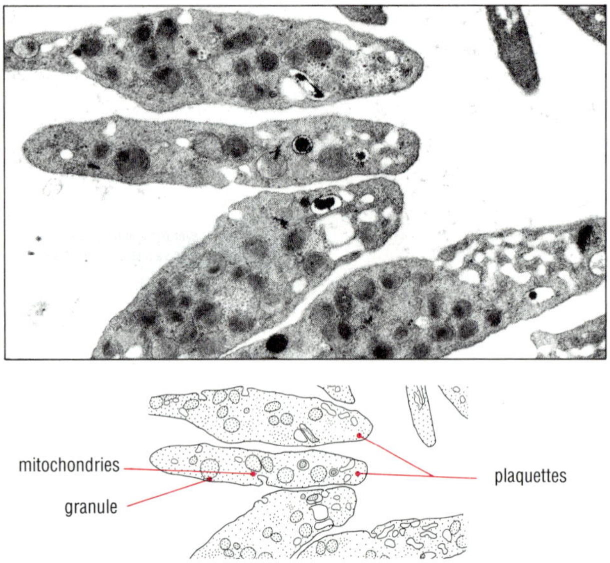

Fig. 2.44 Ultrastructure des plaquettes. Les organelles du cytoplasme, y compris les granules et les mitochondries, sont dispersés au hasard. x 20 000 (document du Dr. J.G. White).

LECTURES COMPLÉMENTAIRES

Gordon JR, Burd PR, Galli SJ. Mast cells as a source of multifunctional cytokines. *Immunol Today* 1990; **11**:458.

Lloyd AR, Oppenheim JJ. Poly's lamen: the neglected role of the polymorphonuclear neutrophil in the afferent limb of the immune response. *Immunol Today* 1992;**13**:169.

Playfair JHL. *Immunology at a glance.* 5th ed. Oxford:Blackwell Scientific Publications, 1992.

Reth M, *et al.* The B-cell antigen receptor complex. *Immunol Today* 1991;**12**:201.

Roitt IM. *Essential Immunology.* 7th ed. Oxford: Blackwell Scientific Publications, 1991.

Romagnani S. Human TH1 and TH2 subsets: doubt no more. *Immunol Today* 1991;**11**:256.

Silverstein S, Unkeliss J, eds. Innate Immunity. *Curr Opin Immunol* 1991;**3**:47-97.

Steinman RM. The dendritic cell system and its role in immunogenicity. *Annu Rev Immunol* 1991;**9**:271.

chapitre 3

Le système lymphoïde

L'organisation des cellules de l'immunité en tissus et organes favorise les interactions cellulaires et leur permet d'accomplir leurs fonctions le plus efficacement possible. L'ensemble constitue le système lymphoïde.

TISSUS LYMPHOIDES PRIMAIRES ET SECONDAIRES

Le système lymphoïde est constitué de lymphocytes, de cellules accessoires (macrophages et cellules présentatrices d'antigènes) et, dans certains tissus, de cellules épithéliales. Ces cellules peuvent être réparties en organes ou bien former un tissu lymphoïde plus ou moins diffus. On distingue les organes lympho-épithéliaux primaires ou centraux et les organes lymphoïdes secondaires ou périphériques (Fig. 3.1).

Principaux organes et tissus lymphoïdes

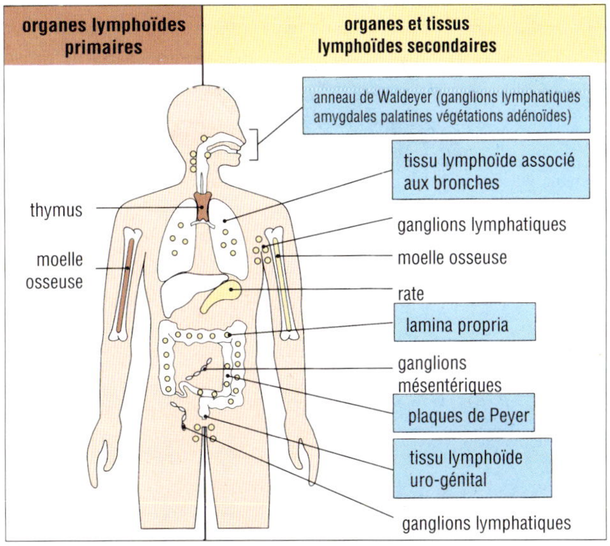

Fig. 3.1 Le thymus produit les lymphocytes T, et la moelle osseuse les lymphocytes B. Les réponses immunitaires cellulaires et humorales se développent dans les organes lymphoïdes secondaires ou périphériques, où sont produites les cellules effectrices et les cellules à mémoire. Ces organes peuvent être classés en fonction du territoire anatomique dont ils assurent la défense. La rate répond surtout aux antigènes apportés par le sang. Les ganglions lymphatiques répondent aux antigènes circulants dans la lymphe absorbés à travers la peau (ganglions superficiels) ou les viscères (ganglions profonds). Les amygdales, les plaques de Peyer, et les autres tissus lymphoïdes associés aux muqueuses (en bleu), répondent aux antigènes qui ont pénétré à travers les barrières muqueuses. La moelle osseuse est à la fois un organe lymphoïde primaire et secondaire.

Les organes lymphoïdes primaires sont les sites majeurs de la lymphopoïèse. Les lymphocytes s'y différencient à partir de cellules souches lymphoïdes, prolifèrent et se développent en cellules effectrices. Chez les mammifères, les lymphocytes T sont produits dans le thymus, les lymphocytes B dans le foie foetal et la moelle osseuse (voir chapitre 11). Chez les oiseaux, il existe un organe spécialisé dans la production des lymphocytes B, la bourse de Fabricius. Dans les organes lymphoïdes primaires, les lymphocytes acquièrent leur répertoire de reconnaissance pour l'antigène. Ils apprennent aussi à distinguer les antigènes du soi, qui sont tolérés, des antigènes du non-soi, qui normalement ne le sont pas.

Les organes lymphoïdes secondaires comprennent la rate, les ganglions lymphatiques et les formations lymphoïdes associées aux muqueuses, plaques de Peyer et amygdales palatines entre autres. Ils constituent l'environnement dans lequel les lymphocytes peuvent interagir entre eux ou avec l'antigène, ce qui amplifie la réponse immunitaire, une fois qu'elle a été initiée. Outre les lymphocytes T et B, ces interactions mettent en jeu les cellules phagocytaires et les cellules présentatrices de l'antigène.

LES ORGANES LYMPHOIDES PRIMAIRES

LE THYMUS

Le thymus des mammifères est un organe bilobé logé dans le thorax au-dessus du coeur et des gros troncs aortiques. Chaque lobe est découpé en lobules séparés par des travées de tissu conjonctif (Fig. 3.2). Dans chaque lobule, les cellules lymphoïdes (thymocytes) sont arrangées en un cortex externe et une médullaire (Fig. 3.3). Le cortex dense contient la majorité des thymocytes qui sont relativement immatures et prolifèrent activement. Les thymocytes médullaires, plus matures, prolifèrent peu. Ils expriment la molécule CD44 qui est absente dans les thymocytes corticaux. Ce récepteur, qui se lie aux hyaluronates et à d'autres constituants du tissu conjonctif, est exprimé sur toutes les cellules T en cours de migration mais pas sur les lymphocytes résidents. Un réseau de cellules épithéliales traverse les lobules et joue probablement un rôle inducteur dans la différenciation des cellules souches en lymphocytes T. Au moins trois types de cellules épithéliales peuvent être distingués selon leur structure, leurs fonctions et leur phénotype. Ce sont les cellules nourricières du cortex externe, les cellules épithéliales corticales formant un réseau et les cellules épithéliales de la médullaire organisées en amas (voir chapitre 11). En outre, des cellules interdigitantes (ID) et des macrophages dérivés les uns et les autres de la moelle osseuse sont situés dans les lobules, en particulier à la jonction corticomédullaire.

Les cellules qui entrent dans le thymus ou qui en sortent traversent des veinules à endothélium épais. Les cellules épithéliales, les cellules interdigitantes et les macrophages, expriment des molécules du CMH qui jouent un rôle essentiel dans le développement des lymphocytes T.

Des corpuscules de Hassal sont présents dans la médullaire thymique. Leur rôle est inconnu. Ils semblent constitués de cellules épithéliales en dégénérescence, contenant des cytokératines de haut poids moléculaire.

Le thymus des mammifères involue avec l'âge. Chez l'homme, l'atrophie commence à la puberté et se poursuit tout au long de la vie. L'involution du thymus commence au niveau du cortex et cette région peut disparaître complètement alors qu'il persiste des restes de la médullaire. L'atrophie corticale peut être induite par l'augmentation du taux des corticostéroïdes (grossesse, stress...) du fait de la sensibilité des thymocytes corticaux à ces hormones. On suppose que la production de cellules T par le thymus est maintenue pendant la vie adulte mais à un taux plus faible.

LA BOURSE DE FABRICIUS ET SES ÉQUIVALENTS CHEZ LES MAMMIFERES

Chez les oiseaux, les lymphocytes B se différencient dans la bourse de Fabricius d'où le nom de cellules "B". La bourse de Fabricius est située sur la face dorsale du cloaque où se rassemblent le tractus génital urinaire et l'intestin chez les oiseaux. Elle ressemble à un fragment d'intestin modifié avec des replis dirigés vers une lumière centrale (Fig. 3.4). Les follicules de la bourse comportent un cortex et une medulla. Les mammifères n'ont pas de bourse de Fabricius. Leurs lymphocytes B se différencient initialement dans les îlots hématopoïétiques du foie foetal puis dans la moelle osseuse foetale et adulte. Outre les lymphocytes B, la moelle osseuse adulte contient de nombreux lymphocytes T et des plasmocytes. C'est donc aussi un organe lymphoïde secondaire.

LES ORGANES ET TISSUS LYMPHOIDES SECONDAIRES

Après s'être différenciés dans les organes lymphoïdes primaires, les lymphocytes migrent dans les organes lymphoïdes secondaires. Les tissus lymphoïdes secondaires comprennent des organes structurés et encapsulés, la rate et les ganglions lymphatiques, et des accumulations de tissu lymphoïde non encapsulé, distribué à travers le corps, notamment en association avec les muqueuses (mucosa-associated lymphoid tissue: MALT).

Les tissus lymphoïdes secondaires dans lesquels se développent les réponses immunitaires, cellulaires et humorales, peuvent être classés en organes systémiques et en système muqueux. Parmi les organes systémiques, on distingue la rate qui répond aux antigènes qui pénètrent dans la circulation sanguine, et les ganglions qui assurent la protection vis à vis des antigènes pénétrant dans la zone anatomique dont ils assurent le drainage lymphatique.

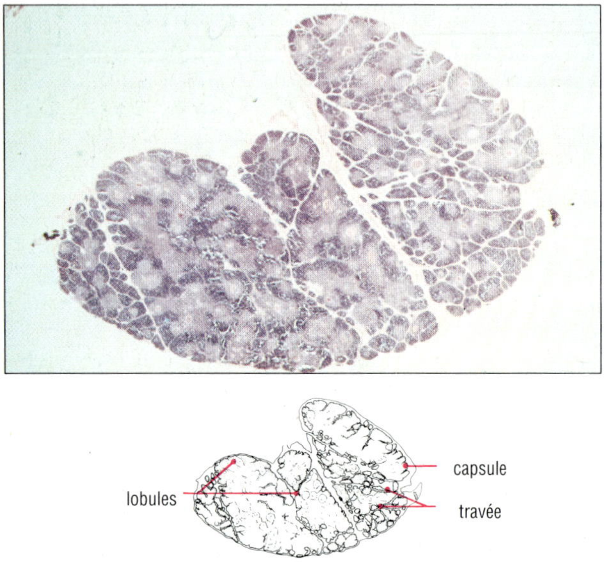

Fig. 3.2 Coupe montrant la structure lobulaire du thymus. A ce faible grossissement, on voit sur la coupe la capsule fibreuse avec les thymocytes (cellules T en développement) organisés en lobules séparés les uns des autres par des travées conjonctives. Coloration hématoxyline-éosine (H-E). x 3,5.

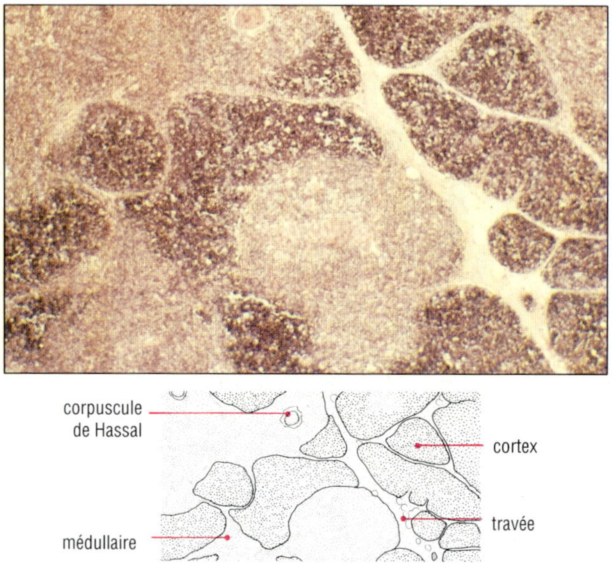

Fig. 3.3 Coupe de thymus montrant l'organisation lobulaire. A ce grossissement, on reconnaît deux zones dans les lobules : un cortex externe riche en lymphocytes immatures d'activité mitotique intense, et une médullaire centrale peuplée de cellules plus matures. On reconnaît aussi dans la médullaire un corpuscule de Hassal. Coloration H-E. x 25.

Le système immunitaire associé aux muqueuses, pour sa part, protège l'organisme contre les antigènes pénétrant par les surfaces épithéliales muqueuses. On trouve des tissus lymphoïdes associés au tube digestif (gut-associated lymphoid tissue ou GALT), au tractus respiratoire (bronchial-associated lymphoid tissue ou BALT) et au tractus génito-urinaire. Le principal mécanisme effecteur de l'immunité muqueuse est constitué par les IgA sécrétoires directement transportées par les cellules épithéliales dans la muqueuse. La plus grande masse de tissu lymphoïde est formée par le MALT, notamment le GALT, les surfaces muqueuses étant la principale porte d'entrée des antigènes extérieurs.

LES ORGANES LYMPHOIDES SYTÉMIQUES

La rate

La rate est située dans la partie supérieure gauche de l'abdomen, derrière l'estomac, à proximité du diaphragme. Elle est entourée d'une capsule conjonctive qui renferme des fibres musculaires lisses et émet des travées à l'intérieur du parenchyme splénique. Ces travées, ainsi que la trame réticulaire, soutiennent des types cellulaires variés (Fig. 3.5). On distingue deux tissus principaux : la pulpe rouge et la pulpe blanche (Fig. 3.6). La pulpe rouge est impliquée dans la destruction des hématies sénescentes et elle fonctionne

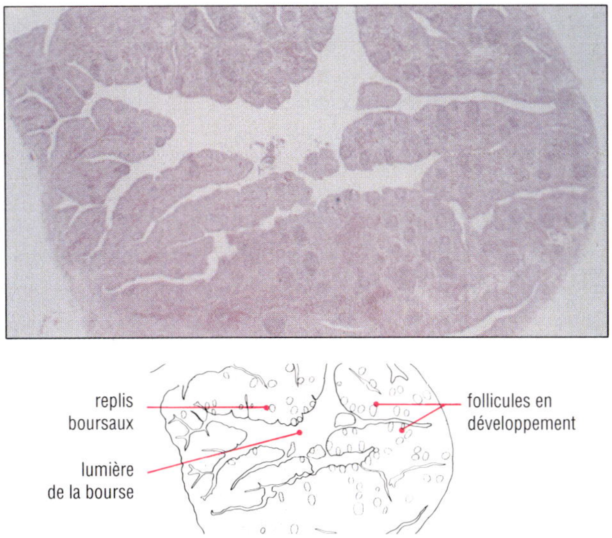

Fig. 3.4 Coupe de bourse de Fabricius embryonnaire montrant l'organisation folliculaire. La bourse de Fabricius des oiseaux est un organe lympho-épithélial (comme le thymus), situé à la face dorsale du cloaque. La lumière de la bourse s'ouvre dans le cloaque. Comme les lobules thymiques, les follicules de la bourse présentent un cortex externe et une médullaire centrale. Comme le thymus, la bourse s'atrophie avec l'âge. Coloration H-E, x 10.

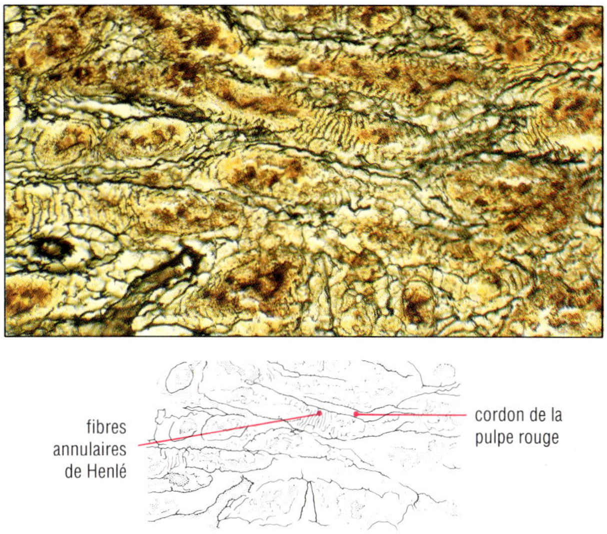

Fig. 3.5 Coupe de rate montrant la trame conjonctive de la pulpe rouge. Colorée pour mettre en évidence la réticuline, cette coupe montre l'architecture des cordons de la pulpe rouge et les fibres annulaires de Henlé qui servent de support aux cellules endothéliales des sinus veineux. Ces vaisseaux ont une paroi discontinue qui permet le libre passage du plasma à travers la lumière et le passage sélectif des cellules à partir des cordons de la pulpe rouge. x 125.

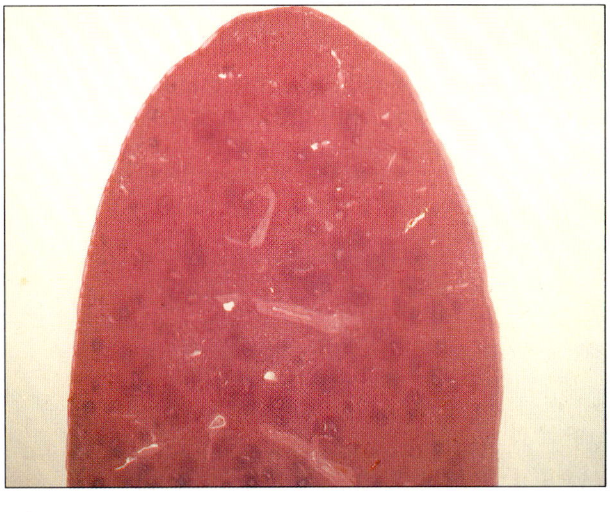

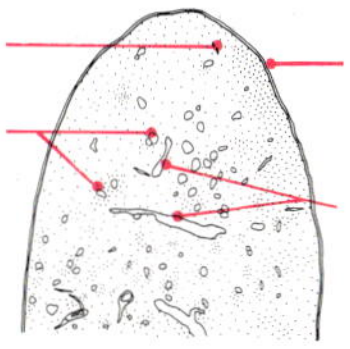

Fig. 3.6 Coupe montrant l'organisation tissulaire de la rate. A ce faible grossissement, on distingue aisément la pulpe blanche, qui constitue une gaine lymphoïde périartérielle, de la pulpe rouge essentiellement impliquée dans la destruction des hématies altérées et des plaquettes. La pulpe rouge renferme cependant quelques lymphocytes, plasmocytes et macrophages résidants. Coloration H-E. x 7

comme réservoir d'hématies de granulocytes et de plaquettes qui peuvent être injectés dans la circulation sanguine en cas de besoin (voir ci-dessous). La pulpe blanche correspond au tissu lymphoïde ; elle est située pour l'essentiel autour d'une artériole centrale, constituant la gaine lymphoïde péri-artérielle. Celle-ci comporte une zone T et une zone B. Les cellules T sont localisées autour de l'artériole, tandis que les cellules B sont à l'extérieur de cette zone, organisées soit en follicules primaires non stimulés, soit en follicules secondaires stimulés et pourvus d'un centre germinatif (Fig. 3.7 et 3.8).

Les centres germinatifs contiennent aussi des cellules dendritiques et des macrophages à fonction phagocytaire. Dans la zone marginale qui entoure la gaine lymphoïde se trouvent des macrophages spécialisés qui, comme les cellules dendritiques folliculaires, assurent la présentation de l'antigène aux lymphocytes B. Les lymphocytes peuvent entrer et sortir de la gaine lymphoïde péri-artérielle par l'intermédiaire de branches capillaires de l'artériole centrale, situées dans la zone marginale. Des lymphocytes T et B sont présents dans cette zone. Certains lymphocytes, en particulier des pré-plasmocytes, peuvent traverser la zone marginale vers la pulpe rouge. La pulpe rouge est constituée de sinusoïdes veineux bordés par des macrophages, des plaquettes, des lymphocytes et de nombreux plasmocytes (Fig. 3.9). En plus de ces fonctions immunologiques, la rate est un réservoir de plaquettes, d'érythrocytes et de granulocytes. C'est aussi le site de destruction des hématies et plaquettes sénescentes. Ces fonctions sont rendues possibles par l'organisation de la vascularisation de la rate. Les artères centrales, entourées d'une gaine lymphoïde, se terminent en capillaires artériels qui s'ouvrent dans les cordons de la pulpe rouge. Les plaquettes et hématies sénescentes sont reconnues et phagocytées par les macrophages. Les autres cellules pénètrent à nouveau dans la circulation sanguine en traversant la paroi fenêtrée des sinus veineux.

LES GANGLIONS ET LE SYSTEME LYMPHATIQUE

Les ganglions lymphatiques sont un élément du vaste réseau qui assure la filtration des antigènes des liquides interstitiels ainsi que de la lymphe lors de son passage de la périphérie vers le canal thoracique (Fig. 3.10).

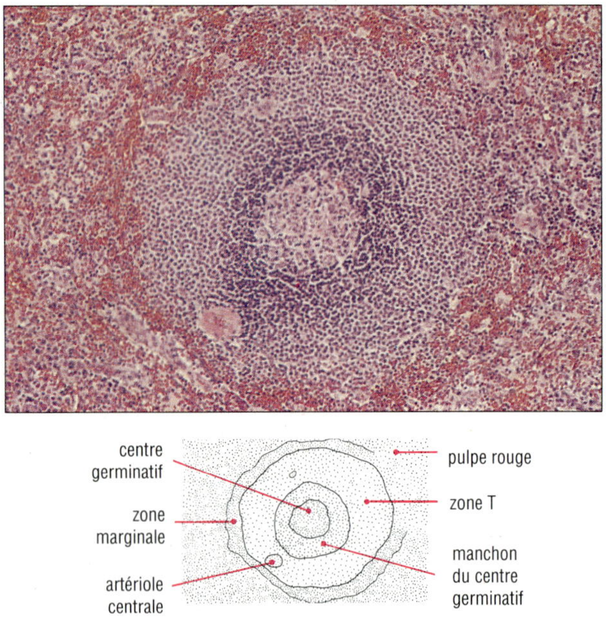

Fig. 3.7 Coupe de rate montrant la gaine lymphoïde péri-artérielle. Sur ce cliché à fort grossissement, on voit le tissu lymphoïde distribué autour d'une artériole. Les lymphocytes T entourent l'artériole. La zone des cellules B présente un centre germinatif. En l'absence de stimulation antigénique, la zone B est constituée par un follicule primaire. Le tissu lymphoïde est séparé de la pulpe rouge par la zone marginale. Celle-ci est riche en capillaires sanguins au niveau desquels les lymphocytes quittent le sang et pénètrent dans le tissu lymphoïde. Coloration H-E. x 125.

Organisation schématique du tissu lymphoïde de la rate.

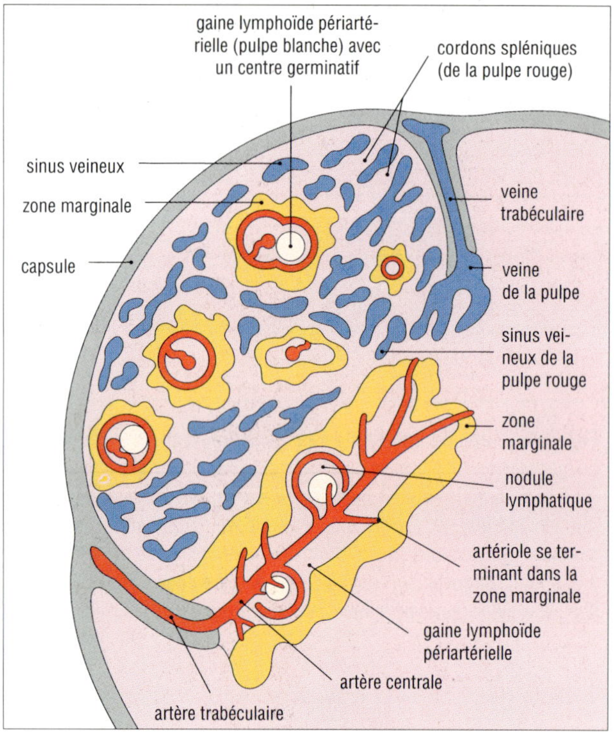

Fig. 3.8 La pulpe blanche est composée de gaines lymphoïdes périartérielles, contenant souvent des centres germinatifs avec un manteau, entourées d'une zone marginale qui contient les cellules présentatrices de l'antigène, des macrophages, des cellules NK et des lymphocytes B à recirculation lente. La pulpe rouge contient des sinusoïdes veineux séparés par des cordons spléniques. Le sang entre dans le tissu par l'artère trabéculaire qui devient l'artère centrale puis se ramifie. Certaines de ces ramifications se terminent dans la pulpe blanche, nourrissant les centres germinatifs et leur périphérie, tandis que la plupart se terminent au niveau des zones marginales. Certaines ramifications se jettent directement dans la pulpe rouge, se terminant en général dans les cordons. Les sinus veineux drainent le sang dans les veines de la pulpe puis dans les veines trabéculaires.

Les ganglions sont souvent situés aux bifurcations des vaisseaux lymphatiques. Des chaînes ganglionnaires sont placées dans les zones stratégiques que sont le cou, le creux axillaire, la région sous-maxillaire, le médiastin et la cavité abdominale, qui drainent différents territoires de l'organisme. Les ganglions lymphatiques humains sont arrondis ou réniformes. Leur diamètre s'échelonne entre 1 et 15 mm. Ils présentent une dépression, le hile, par où les vaisseaux sanguins entrent et sortent de l'organe. Le ganglion, comme la rate, est entouré d'une capsule riche en fibres de collagène (Fig. 3.11). Les travées radiaires et le réseau des fibres réticuliniques abritent les nombreux types cellulaires mobiles du ganglion. Le ganglion comprend une zone riche en cellules B, le cortex superficiel, et une zone riche en cellules T, le paracortex, enfin une zone centrale contenant des cellules T, des cellules B, des plasmocytes et des macrophages (Fig. 3.12). La zone paracorticale est riche en cellules présentatrices d'antigène ou cellules interdigitantes qui expriment à leur surface de grandes quantités d'antigènes

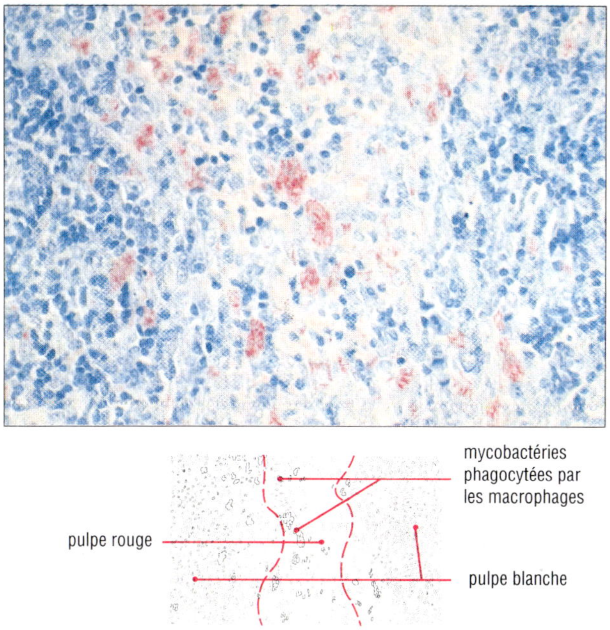

Fig. 3.9 Macrophages de la pulpe rouge dans une coupe de rate. Les microorganismes du sang sont captés par les macrophages de la pulpe rouge de la rate qui appartiennent au système réticulo-histiocytaire. Des mycobactéries, injectées par voie intraveineuse, ont été phagocytées par les macrophages de la pulpe rouge, visibles sur ce cliché à fort grossissement. Coloration de Ziehl-Neelsen. x 125 (Document du Dr. I. Brown).

Le réseau lymphatique

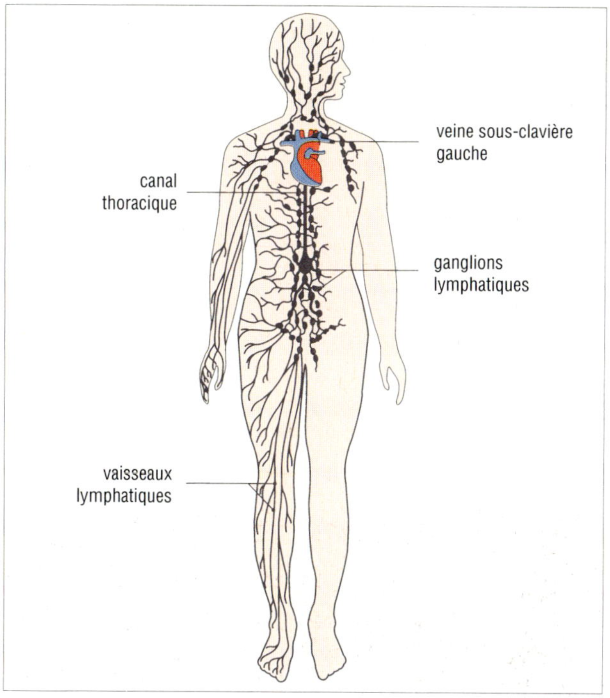

Fig. 3.10 Les ganglions lymphatiques superficiels ou viscéraux sont situés au point de jonction des vaisseaux lymphatiques et forment un réseau complet qui draine et filtre la lymphe. La lymphe est collectée par le canal thoracique qui se jette dans la circulation sanguine au niveau de la veine sous-clavière gauche.

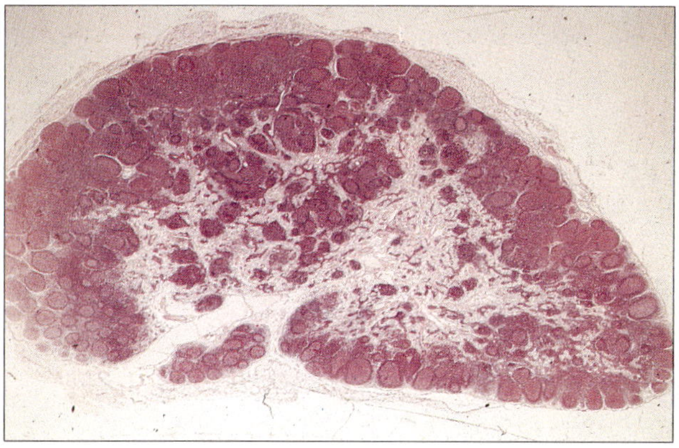

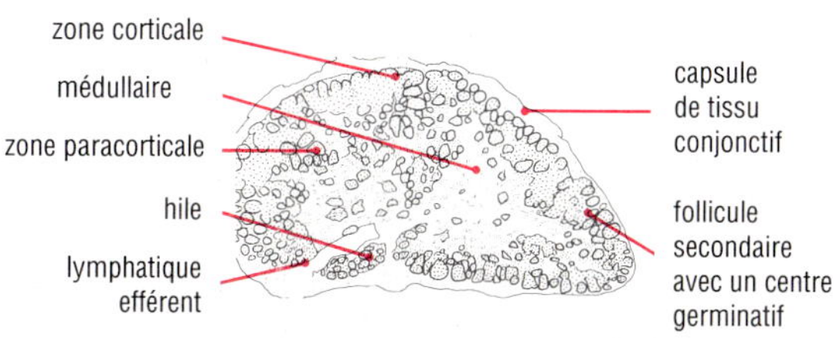

Fig. 3.11 Coupe de ganglion lymphatique. Le ganglion est enveloppé dans une capsule de tissu conjonctif et présente trois zones : la zone corticale (zone à lymphocytes B), la zone paracorticale (zone à lymphocytes T) et la médullaire dont les cordons lymphoïdes contiennent des lymphocytes T, des lymphocytes B et surtout des plasmocytes. Coloration H-E. x 5 (Document du Dr. C. Symes).

de classe II du CMH. L'essentiel du tissu lymphoïde se distribue entre les zones corticale et paracorticale. Dans la médullaire les cellules lymphoïdes forment des cordons, séparés par les sinus lymphatiques qui s'assemblent en sinus terminal à l'origine du vaisseau lymphatique efférent (Fig. 3.12). Les sinus lymphatiques sont bordés de macrophages particulièrement dans la medulla (Fig. 3.13 et 3.14). Lors de la traversée du ganglion par la lymphe, les antigènes particulaires sont captés par les cellules phagocytaires et transportés vers le tissu lymphoïde du ganglion (Fig. 3.14).

La zone corticale contient des agrégats de cellules B (follicules primaires et secondaires), alors que les lymphocytes T sont essentiellement localisés dans la zone paracorticale. Lorsqu'un territoire cutané est stimulé par un antigène T-

Structure d'un ganglion lymphatique

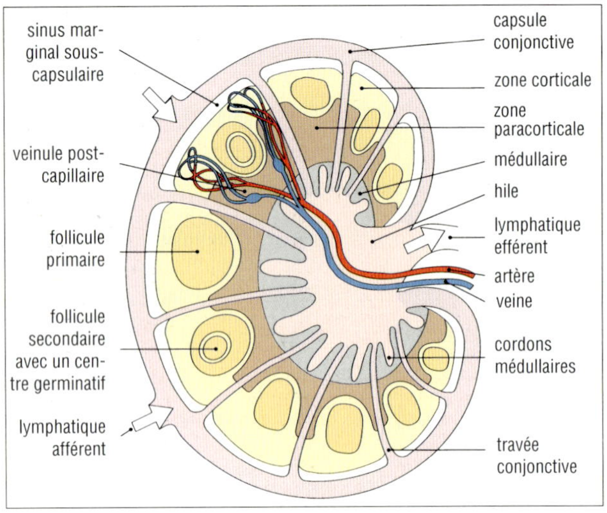

Fig. 3.12 Sous la capsule conjonctive se trouve le sinus sous-capsulaire bordé par des cellules phagocytaires. Les lymphocytes et les antigènes passent, des espaces tissulaires voisins ou des ganglions adjacents, dans le sinus, par l'intermédiaire des lymphatiques afférents. Le cortex contient des amas de lymphocytes B (follicules lymphoïdes) dont la plupart possèdent un foyer de cellules en prolifération (centre germinatif). La zone paracorticale contient essentiellement les lymphocytes T, pour la plupart en contact avec les cellules interdigitantes (cellules présentatrices d'antigène). Chaque ganglion a une vascularisation artérielle et veineuse propre. Les lymphocytes circulants entrent dans le ganglion au niveau de l'endothélium spécialisé des veinules post-capillaires de la zone paracorticale. La médullaire contient à la fois des lymphocytes T et B et la majorité de plasmocytes organisés en cordon. Les lymphocytes ne peuvent quitter le ganglion que par les lymphatiques efférents.

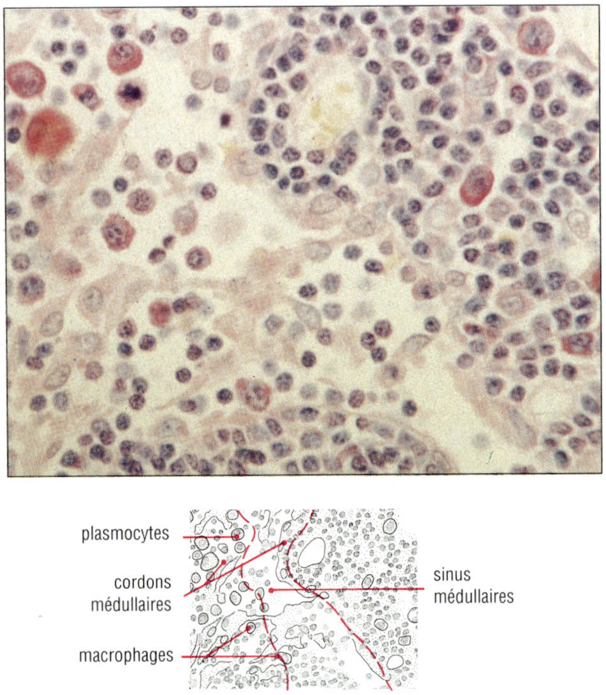

Fig. 3.13 Coupe de la zone médullaire d'un ganglion lymphatique. Ce cliché, à un fort grossissement, permet de voir des plasmocytes typiques dans les cordons et les sinus médullaires. Le cytoplasme des plasmocytes se colore en rouge avec la pyronine qui se lie à l'ARN. Des macrophages circulants sont également présents dans cette région. Coloration vert de méthyl-pyronine. x 200.

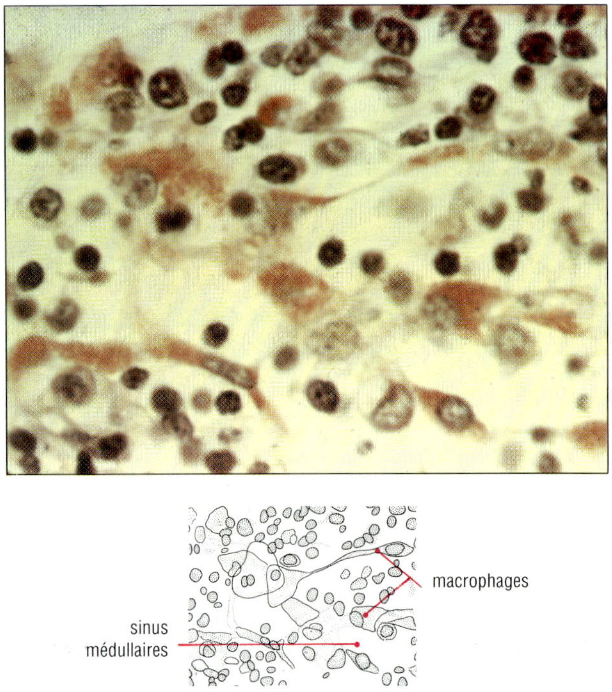

Fig. 3.14 Coupe de la zone médullaire d'un ganglion montrant les macrophages. Les macrophages, qui bordent les cordons médullaires, sont reconnaissables grâce aux particules de colorant rouge (Carmin lithium) qu'ils ont ingérées (Contre-coloration à l'hématoxyline). x 330

dépendant, les ganglions qui drainent cette région sont le siège d'une prolifération des lymphocytes T dans la zone paracorticale (Fig. 3.15). Par ailleurs, les malades atteints d'aplasie thymique congénitale (syndrome de DiGeorge) et les souris ou les rats thymectomisés à la naissance ou athymiques, présentent une déplétion lymphoïde dans cette zone (Fig. 3.16).

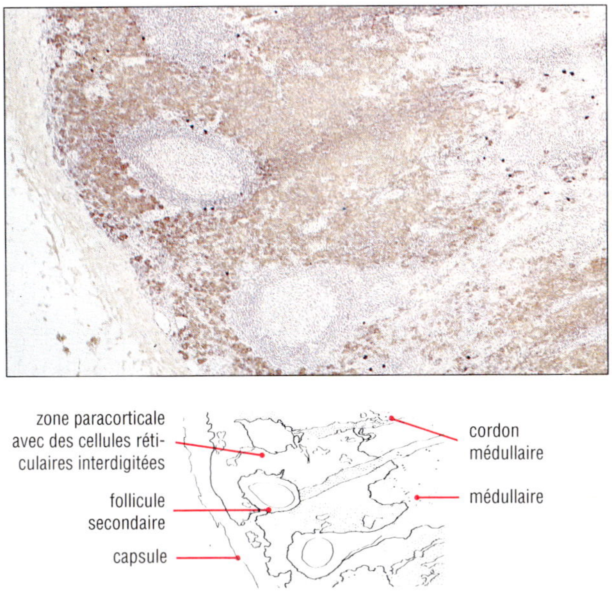

Des centres germinatifs, ou follicules secondaires, se forment dans les ganglions stimulés par des antigènes. Ils sont semblables aux centres germinatifs de la rate et aux zones B des autres tissus lymphoïdes périphériques. Les lymphocytes B du centre germinatif se répartissent en centroblastes, grandes cellules de la zone sombre, et centrocytes, petites cellules folliculaires de la zone claire. Les lymphocytes B qui prolifèrent dans les centres germinatifs ont une morphologie nucléaire particulière (clivés ou non clivés) qui est utile pour la classification des proliférations lymphoïdes malignes.

Les centres germinatifs sont entourés d'un manteau de lymphocytes (Fig. 3.17). Les cellules B, dans cette zone, ont des IgM et des IgD membranaires détectées par immunofluorescence (Fig. 3.18)

Fig. 3.15 Coupe d'un ganglion lymphatique montrant la prolifération lymphoïde dans la zone paracorticale. Ce cliché montre un ganglion drainant le territoire cutané d'un patient atteint d'eczéma chronique. Les antigènes qui pénètrent dans la peau sont transportés au ganglion par les cellules de l'épiderme spécialisées dans la présentation de l'antigène : les cellules de Langerhans. Ces cellules apparaissent, dans les lymphatiques afférents, entourées d'un voile cytoplasmique, puis dans la zone paracorticale sous forme de cellules interdigitantes. Elles sont marquées ici par un anticorps monoclonal couplé à la peroxydase, qui, en présence de substrat, donne une coloration marron. La prolifération des lymphocytes T, en réponse à un antigène spécifique présenté par des cellules interdigitantes, provoque l'expansion de la zone paracorticale. Contre-coloration à l'hématoxyline, x 40.

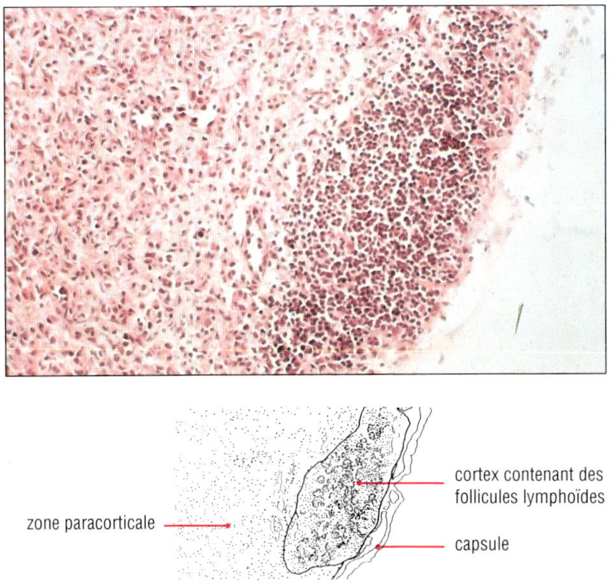

Fig. 3.16 Coupe d'un ganglion de souris athymique ("nude") montrant l'appauvrissement lymphoïde de la zone paracorticale. Un déficit génétique chez la souris "nude" provoque l'aplasie du thymus et l'absence de développement des cellules T. On voit sur ce cliché que la zone paracorticale contient peu de cellules lymphoïdes mais un grand nombre de cellules réticulaires interdigitantes. Le cortex est également peu développé car les lymphocytes T sont nécessaires au développement des follicules lymphoïdes. Contre-coloration à l'hématoxyline-éosine, x 40 (document du Dr. H. Dockrell).

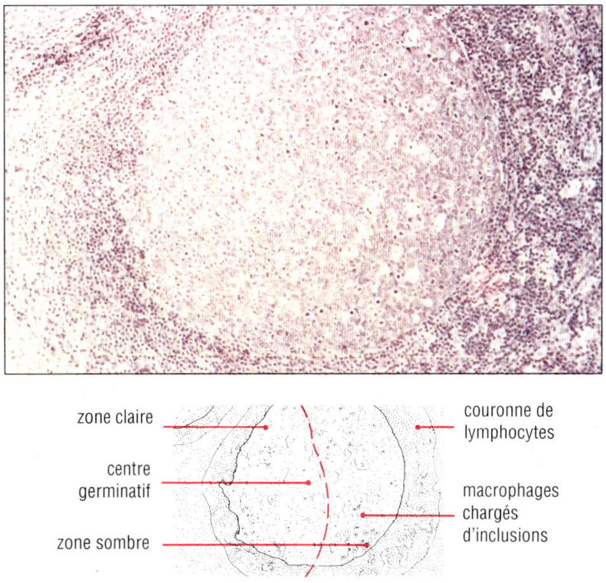

Fig. 3.17 Coupe d'un follicule secondaire montrant le centre germinatif. Le centre germinatif de ce ganglion humain contient des lymphocytes B en prolifération. Il présente une zone claire et une zone sombre où l'activité mitotique est plus intense et qui renferme des macrophages chargés de débris cellulaires. Une couronne de petits lymphocytes au repos, qui ont beaucoup moins de cytoplasme que les lymphoblastes, entoure le centre germinatif et paraît plus dense. Coloration de Giemsa, x 40 (document du Dr. K.McLennan).

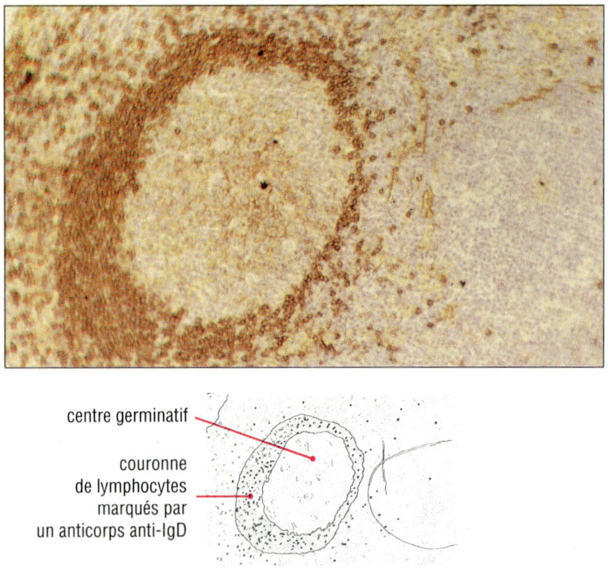

Fig. 3.18 Coupe d'un follicule secondaire montrant la couronne de lymphocytes qui entoure le centre germinatif. Ce cliché montre un centre germinatif de ganglions humains traités par un anticorps anti-IgD humaines couplé à la peroxydase. Le centre lui-même contient peu de lymphocytes à IgD. On trouve cependant, ainsi que dans la couronne, des lymphocytes portant des IgM. x 40 (document du Dr. K. McLennan).

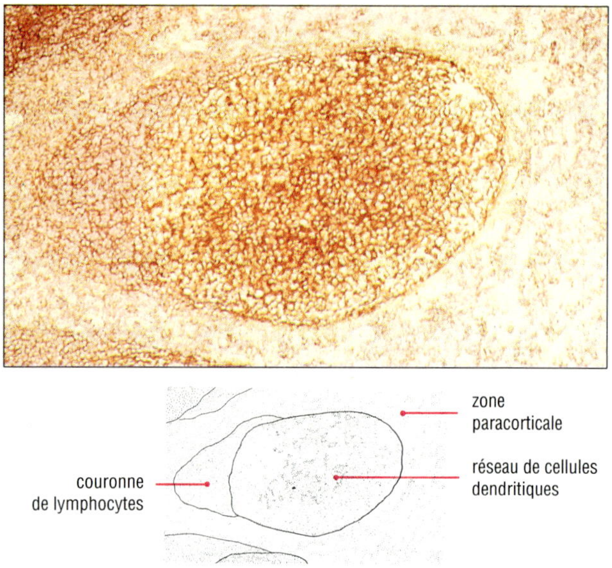

Fig. 3.19 Réseau des cellules réticulaires dans un follicule secondaire. Le centre germinatif de ce ganglion a été traité par un anticorps monoclonal couplé à la peroxydase, spécifique des cellules dendritiques et des macrophages. Noter l'extension du réseau des cellules réticulaires à la couronne de lymphocytes. Contre-coloration à l'hématoxyline, x 40 (document du Dr. K. McLennan).

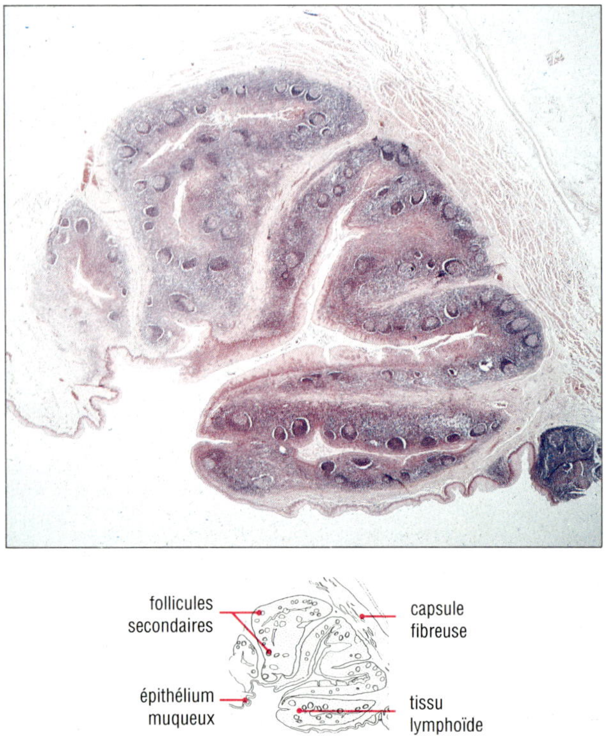

Fig. 3.20 Coupe d'amygdale humaine montrant le MALT (tissu lymphoïde associé aux muqueuses). Cette coupe montre de nombreux centres germinatifs souvent observés au sein du tissu lymphoïde de l'amygdale. Coloration H+E, x 4 (document de M. C. Symes).

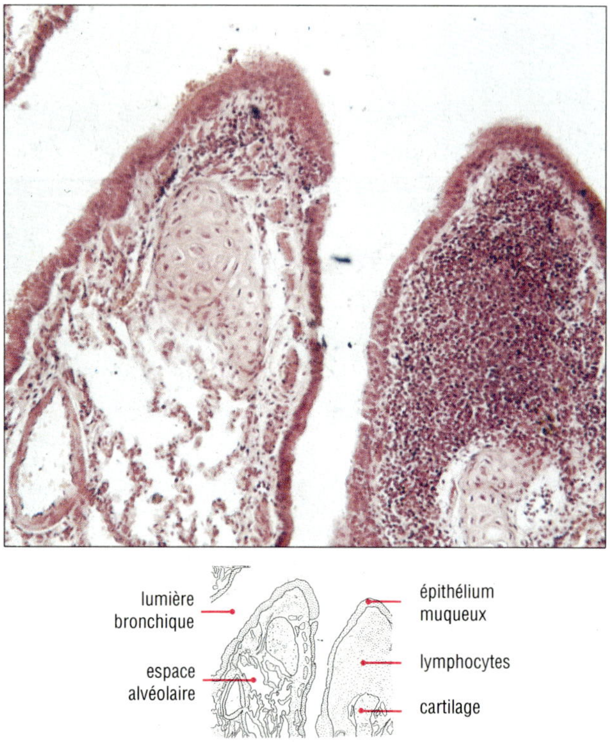

Fig. 3.21 Coupe de poumon montrant le MALT. Cette coupe montre une accumulation de lymphocytes dans la paroi bronchique. Coloration H+E, x 40.

Dans certains follicules secondaires, on observe un manteau ou couronne riche en cellules au contact de la capsule du ganglion. Les follicules secondaires contiennent des cellules dendritiques folliculaires, quelques macrophages et quelques lymphocytes T $CD4^{+}$ (Fig. 3.19). Toutes ces cellules, ainsi que les macrophages spécialisés des sinus, semblent jouer un rôle dans le développement des réactions assurées par les cellules B et plus particulièrement dans l'acquisition d'une mémoire immunologique qui est probablement la fonction majeure des centres germinatifs (voir chapitre 11 pour une description détaillée de l'organisation cellulaire du centre germinatif).

SYSTÈME LYMPHOIDE ASSOCIÉ AUX MUQUEUSES OU MALT

Des amas de tissu lymphoïde non encapsulé sont observés dans la lamina propria et dans la sous-muqueuse des tractus gastro-intestinal, respiratoire et uro-génital. Les lymphocytes peuvent former des agrégats diffus ou s'assembler en nodules, isolés ou agrégés, contenant des centres germinatifs (follicules secondaires). Chez l'homme, les amygdales contiennent une quantité considérable de tissu lymphoïde avec souvent de nombreux centres germinatifs (Fig. 3.20). Des amas de tissu lymphoïde de même type sont observés le long des bronches (Fig. 3.21) et du tractus uro-génital.

La lamina propria de la paroi intestinale est infiltrée de tissu lymphoïde (Fig. 3.22). Les plaques de Peyer de l'iléon inférieur sont particulièrement développées chez le jeune animal et contiennent des follicules secondaires (Fig. 3.23). L'épithélium intestinal recouvrant le dôme de la plaque de Peyer permet le transport des antigènes vers le tissu lymphoïde. Cette fonction particulière est assurée par des cellules épithéliales appelées "M" (microfold) du fait des nombreux replis de leur surface luminale. Les réponses anticorps au niveau des muqueuses sont essentiellement de classe IgA. Les IgA sécrétoires sont des anticorps transportés à travers les surfaces des membranes muqueuses, qui empêchent la pénétration d'agents infectieux (Fig. 3.24).

Les lymphocytes des muqueuses

En plus du tissu lymphoïde organisé constituant le MALT, on trouve de nombreux lymphocytes dans la muqueuse de l'estomac, de l'intestin grêle, du colon, des bronches et de divers autres organes. Les lymphocytes se trouvent dans le tissu conjonctif de la lamina propria et dans la couche épithéliale elle-même. Les lymphocytes de la lamina propria sont pour la plupart des cellules T activées, bien que l'on trouve aussi de nombreuses cellules B activées et des plasmocytes. Ces derniers sécrètent surtout de l'IgA polymérique transportée à travers la cellule épithéliale et libérée dans la lumière (voir ci-dessous). Les lymphocytes intraépithéliaux (IEL) sont surtout des lymphocytes T qui ont des caractéristiques différentes de ceux de la lamina propria.

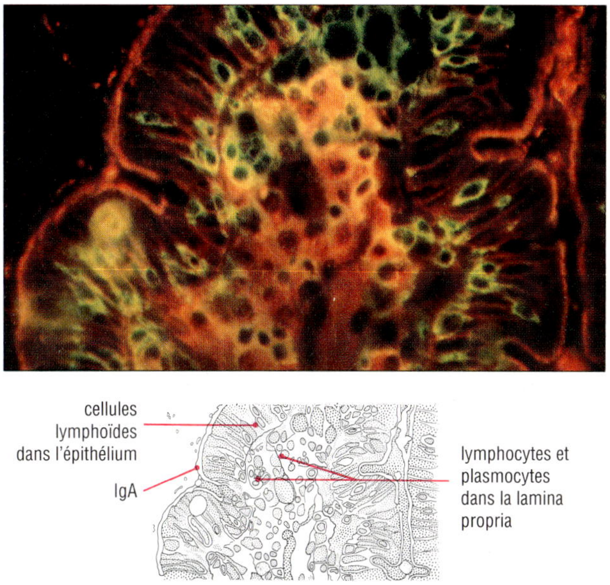

Fig. 3.22 Coupe de jéjunum humain montrant le MALT. Les cellules lymphoïdes de l'épithélium et de la lamina propria sont colorées en vert par un anticorps monoclonal 2D1 spécifique des leucocytes. La coloration cytoplasmique rouge est donnée par un anticorps anti-IgA qui détecte les plasmocytes de la lamina propria et l'IgA dans le mucus (document du Pr. G. Janossy).

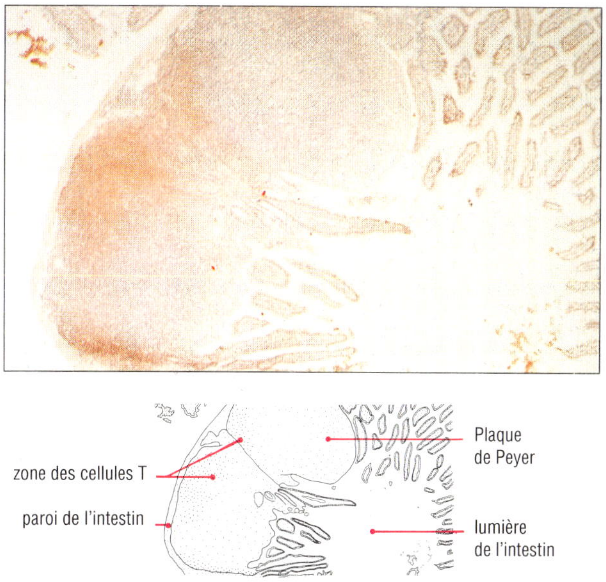

Fig. 3.23 Coupe d'iléon de souris montrant les plaques de Peyer. Le tissu lymphoïde de la paroi intestinale est organisé en plaques de Peyer. On reconnaît ici les zones à lymphocytes T mises en évidence par l'anticorps monoclonal spécifique de l'antigène Thy-1 couplé à la peroxydase. Contre-coloration à l'hématoxyline, x 40 (document du Dr. E. Andrew).

Transport des IgA à travers un épithélium muqueux

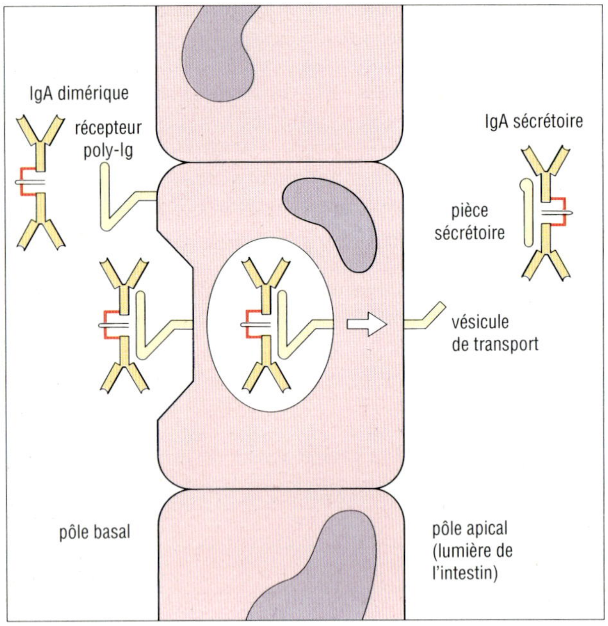

Fig. 3.24 Des dimères d'IgA, sécrétés dans l'espace interstitiel par les plasmocytes, se lient à des récepteurs de membrane présents sur la face intestinale des cellules épithéliales. Le complexe récepteur-IgA est endocyté et transporté à travers la cellule épithéliale, associé à la membrane de vésicules de transport. Ces vésicules fusionnent ensuite avec la membrane plasmique de la surface luminale, relachant des dimères d'IgA associés à un composant sécrétoire, dérivé du clivage du récepteur. Ce composant protège l'IgA dimérique de l'action des enzymes protéolytiques.

On trouve parmi eux une proportion relativement plus élevée de lymphocytes TCR-1$^+$ (gd). Beaucoup d'entre eux sont CD8$^+$, alors que la majorité des cellules T (gd) du sang sont CD8$^-$.

La plupart des IEL et des lymphocytes T de la lamina propria expriment l'isoforme CD45RO caractéristique des cellules à mémoire. Ces cellules T répondent faiblement à une stimulation par CD3 et davantage à des activations par des voies alternes (ex: CD2 ou CD28).

L'anticorps monoclonal HML-1, produit contre les IEL, reconnaît un antigène d'activation tardif exprimé sur les cellules T seulement après stimulation par exemple par la phytohémagglutinine (PHA). Cet anticorps est mitogène et induit l'expression du récepteur d'IL-2 (CD25) sur les cellules T périphériques. HML-1 est une nouvelle chaîne α

Différences phénotypiques entre les IEL et les lymphocytes de la lamina propria chez l'homme

type de cellules	TCR$\alpha\beta$	TCR$\gamma\delta$	CD4$^+$	CD8$^+$
lymphocytes de la lamina propria	>95 %	<5 %	70 %	30 %
lymphocytes intra-épithéliaux	60-90 %	10-40 %	<10 %	70 %

Fig. 3.25 En général, le phénotype des lymphocytes de la lamina propria est proche de celui des cellules du sang. Les IEL (lymphocytes intraépithéliaux) sont caractérisés par une plus forte proportion de cellules TCR-1$^+\gamma\delta$ et de cellules exprimant la molécule CD8.

Circulation des lymphocytes dans les organes lymphoïdes systémiques et les tissus

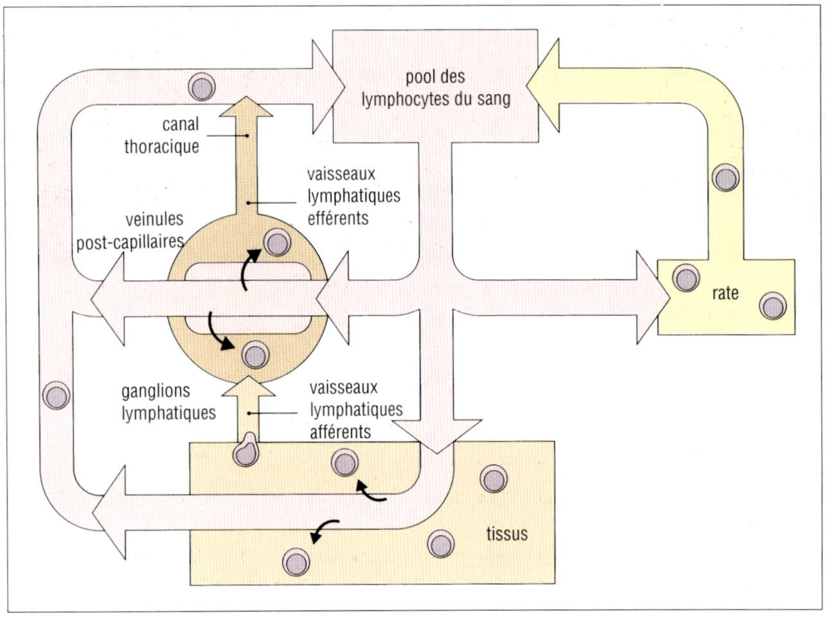

Fig. 3.26 Les lymphocytes d'un animal adulte circulent dans les vaisseaux sanguins. Ils pénètrent dans les tissus et les ganglions lymphatiques par les veinules post-capillaires. Ils en sortent par les lymphatiques efférents et passent à travers d'autres ganglions pour atteindre finalement le canal thoracique, entonnoir de la circulation lymphatique qui se jette, chez l'homme, dans la veine sous-clavière. Les lymphocytes pénètrent dans la pulpe blanche de la rate à travers la zone marginale. Ils passent dans les sinusoïdes de la pulpe rouge et quittent la rate par la veine splénique.

de la famille des intégrines, qui s'associe à la chaîne β7 pour former un hétérodimère αHML-1/β_7, une intégrine exprimée par les IEL et d'autres leucocytes activés.

Les IEL produisent des cytokines notamment l'IFNγ et l'IL-5. Une de leurs fonctions serait la surveillance immunologique vis-à-vis des cellules mutées ou infectées par des virus.

LA CIRCULATION DES LYMPHOCYTES

La migration des lymphocytes des organes lymphoïdes primaires vers les organes lymphoïdes secondaires a déjà été décrite. Une fois dans les organes périphériques, la plupart des lymphocytes migrent d'un organe lymphoïde à l'autre en passant par le sang et la lymphe (Fig. 3.26).

Bien que certains lymphocytes quittent la circulation sanguine au niveau de veinules non spécialisées, la majorité des lymphocytes sortent du sang au niveau de la paroi spécialisée de veinules post-capillaires, en traversant l'endothélium épais qui les borde (Fig. 3.27). Dans les ganglions, ces veinules post-capillaires sont localisées surtout dans la zone paracorticale, plus rarement dans le cortex superficiel, mais pas dans la medulla. Certains lymphocytes, surtout des cellules T, migrent des tissus périphériques vers le ganglion par le lymphatique afférent. Ce dernier est aussi une porte d'entrée des antigènes vers le ganglion. Les cellules endothéliales cubiformes de la paroi des veinules post-capillaires sont des cellules activées qui expriment un ensemble de molécules d'adhérence que l'on ne trouve pas sur les cellules endothéliales plates des autres veinules. Parmi les mécanismes conduisant à l'activation de ces cellules endothéliales, il faut citer le rôle des cytokines telles que l'IFNγ, l'IL-1 et le TNF. Dans les tissus siège d'une réaction inflammatoire chronique, les cellules endothéliales activées peuvent former des veinules post-capillaires à endothélium épais. C'est le cas, par exemple, de la peau ou de la synoviale où de telles veinules sont normalement absentes. Cette transformation permet à des sous-populations lymphocytaires particulières de migrer dans ces sites. Les molécules exprimées par les cellules endothéliales activées appartiennent à la surperfamille des Ig, par exemple ICAM-1 (CD54), ICAM-2 et V-CAM, ou à la famille des sélectines, par exemple la sélectine E (ELAM-1) la sélectine P (CD62, GMP-140). La sélectine P est stockée dans les corps de Weibel-Palade des cellules endothéliales. Elle est rapidement transportée à la surface cellulaire après activation (voir chapitre 13). La molécule CD44, une protéine de 90 kDa exprimée par tous les leucocytes, joue un rôle important dans l'adhérence des lymphocytes aux HEV. Plusieurs interactions moléculaires de type ligand-récepteur permettent l'adhérence des lymphocytes aux cellules endothéliales. Ces interactions non seulement contrôlent la migration des lymphocytes vers certains organes, mais assurent aussi des fonctions très spécifiques au cours des phases successives de la migration des lymphocytes hors des vaisseaux (extravasation). Ces phases comprennent la margination cellulaire, le roulement des cellules sur la surface endothéliale, l'adhérence puis la diapédèse à travers les cellules endothéliales (Fig. 3.38). Plus rarement, les cellules migrent par un phénomène d'emperipolesis, par lequel le lymphocyte pénètre à travers la cellule endothéliale. Cette voie est normale au sein du système nerveux central où l'endothélium a des jonctions serrées.

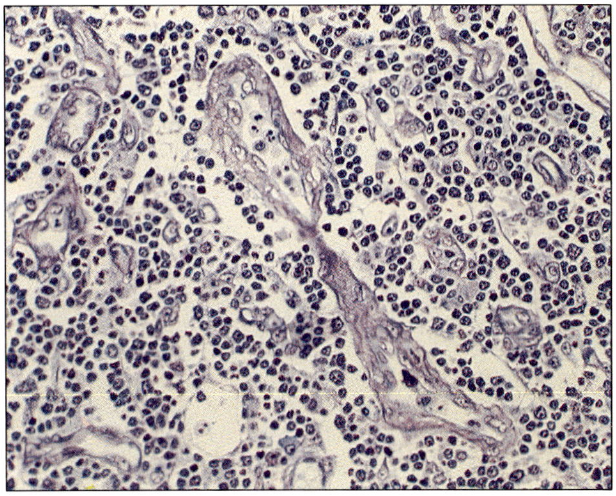

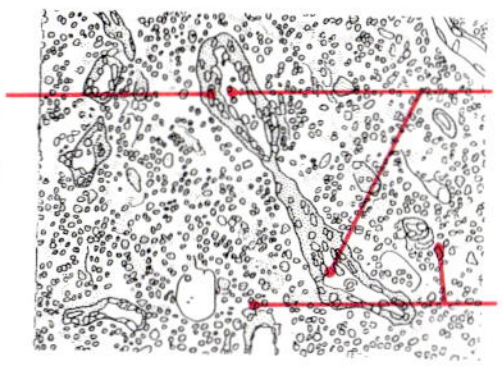

Fig. 3.27 Coupe de ganglion lymphatique montrant les veinules post-capillaires. Sur cette coupe de la zone paracorticale, à fort grossissement, on voit les cellules endothéliales hautes bordant les veinules post-capillaires à travers lesquelles les lymphocytes quittent la circulation et pénètrent dans le ganglion. Coloration de Giemsa, x 180 (document du Dr. K. McLennan).

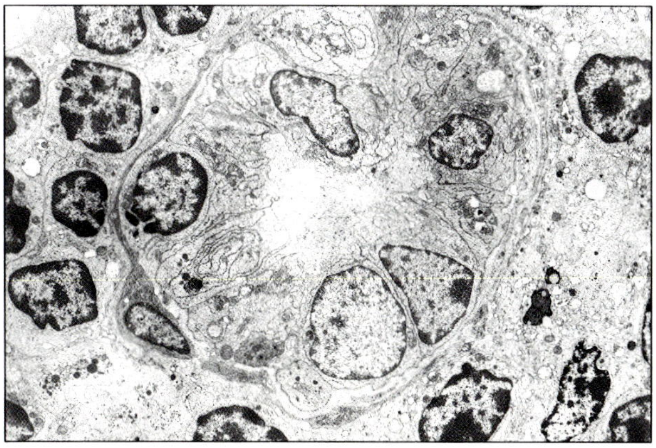

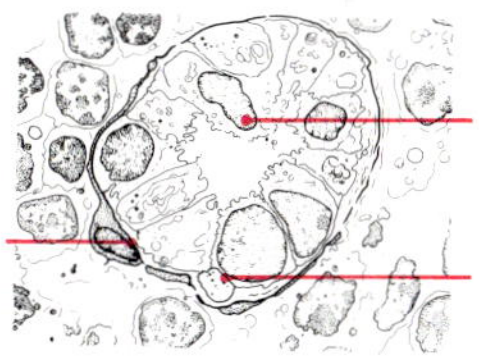

Fig. 3.28 Veinules post-capillaires de la zone thymodépendante d'un ganglion lymphatique, aspect ultrastructural. On distingue un lymphocyte en transit de la lumière du vaisseau à travers la veinule post-capillaire, proche de la membrane basale. La veinule est en partie entourée de péricytes. x 1 600.

Les cellules lymphoïdes des ganglions retournent à la circulation par les lymphatiques efférents puis le canal thoracique et la veine sous-clavière.

Chaque heure, environ 1 à 2% de la population totale de lymphocytes est en circulation. Dans l'ensemble, ce processus permet à un grand nombre de lymphocytes spécifiques d'antigènes de parvenir au contact de leur antigène spécifique dans le microenvironnement des organes lymphoïdes périphériques. Ceci est particulièrement important dans la mesure où chaque cellule lymphoïde ne reconnait qu'un seul antigène et où il y a seulement un nombre limité de lymphocytes capables de reconnaître une conformation antigénique particulière. Dans ces conditions il y a un flux permanent de lymphocytes traversant les ganglions. Lorsqu'un antigène pénètre dans le ganglion d'un animal déjà sensibilisé à cet antigène, la circulation des lymphocytes hors du ganglion est temporairement arrêtée pendant 24 heures, tandis que les lymphocytes passent en plus grand nombre du sang vers le ganglion, permettant l'interaction des cellules spécifiques avec leur antigène. Les cellules blastiques ne recirculent pas mais semblent rester sur le site du ganglion. Les lymphocytes du sang pénètrent dans la rate par le sinus marginal (sinus veineux entourant la zone marginale du manchon lymphoïde périartériel). Les lymphocytes quittent la rate en passant par les canaux de la zone marginale à travers les sinus de la pulpe rouge vers la veine splénique.

Une des raisons qui fait considérer le MALT comme un système lymphoïde distinct des organes lymphoïdes systémiques, est que les cellules lymphoïdes de ce système recirculent dans les territoires muqueux. Par exemple, des cellules stimulées dans les plaques de Peyer traversent le ganglion régional puis passent par le sang pour venir se localiser à nouveau dans des sites muqueux (Fig. 3.29). Cette recirculation sélective est due à la capacité des lymphocytes de reconnaître des molécules d'adhérence exprimées spécifiquement sur les cellules endothéliales des veinules post-capillaires des muqueuses, molécules que l'on ne trouve pas dans les ganglions. Grâce à ce mécanisme d'écotaxie, la stimulation antigénique d'un territoire muqueux peut induire une réponse anticorps dans d'autres zones des muqueuses.

Circulation des lymphocytes dans le système lymphoïde des muqueuses

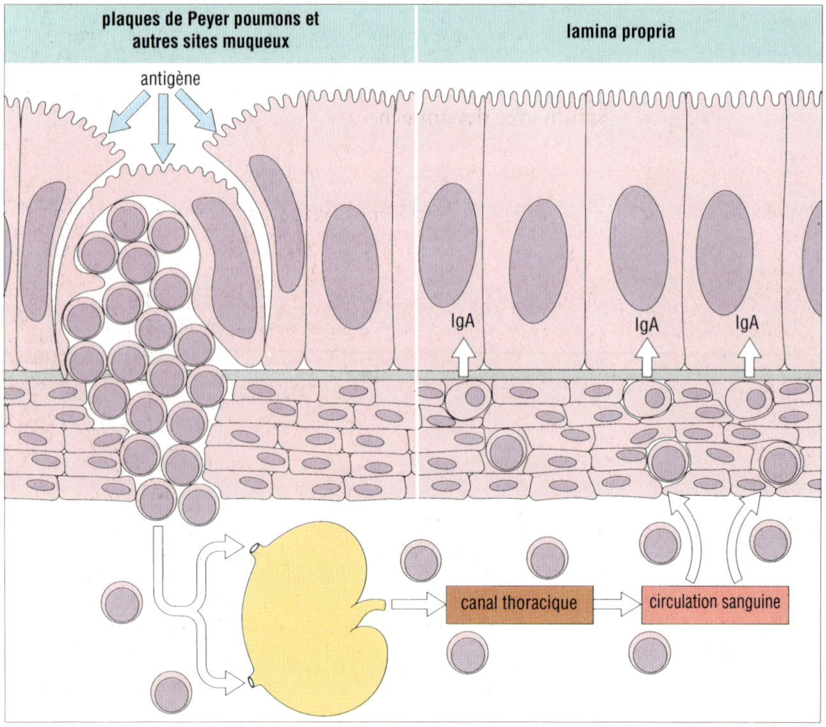

Fig. 3.29 Les lymphocytes qui sont stimulés par l'antigène dans les plaques de Peyer, et probablement dans les poumons et les autres territoires muqueux, migrent par le ganglion lymphatique régional et le canal thoracique vers le sang, d'où ils gagnent la lamina propria de l'intestin et probablement d'autres surfaces muqueuses. Ainsi les lymphocytes initialement stimulés au niveau des muqueuses regagnent-ils les muqueuses.

LECTURES COMPLÉMENTAIRES

Bros JD, Kapsenberg ML. The skin immune system. *Immunol Today* 1986;**7**:235-240

Kuby J. *Cells and Organs of the Immune System.* New York: WH Freeman and Co, 1992;39-71.

Pardi R, Inverardi L, Bender JR. Regulatory mechanisms in leukocyte adhesion: flexible receptors for sophisticated travellers. *Immunol Today* 1992;**13**:224-230.

Playfair JHL. *Immunology at a Glance.* 7th ed. Oxford: Blackwell Scientific Publication, 1992.

Roitt IM. *Essential Immunology.* 7th ed. Oxford Blackwell Scientific Publications, 1991;85-100.

chapitre 4

Structure des Récepteurs d'Antigènes

La reconnaissance spécifique des antigènes est, par essence, la caractéristique de la réponse immunitaire adaptative. Deux sortes de molécules sont impliquées dans ce processus : les immunoglobulines (Ig) et les récepteurs d'antigène des lymphocytes T (TCR) (Fig. 4.1). Ces deux familles de molécules sont caractérisées par leur diversité et leur extrême variabilité, due à des recombinaisons génétiques permettant de produire des TCR ou des Ig de surface, différents les uns des autres, et capables de reconnaître une grande variété d'antigènes.

Les Ig, ou anticorps, sont des glycoprotéines présentes dans les liquides biologiques de tous les mammifères. Elles sont produites en grande quantité par les plasmocytes, qui se sont différenciés à partir de lymphocytes B précurseurs qui expriment à leur surface des Ig qui ont la même spécificité pour l'antigène que celles produites par le plasmocyte. Le contact entre ces lymphocytes et l'antigène est nécessaire pour induire leur différenciation en plasmocytes sécréteurs d'anticorps. Les récepteurs des lymphocytes T sont exprimés exclusivement à la surface des lymphocytes T, à la différence des anticorps. La reconnaissance de l'antigène par les lymphocytes T à l'aide de leurs TCR est à la base d'un ensemble de phénomènes immunologiques qui inclut les activités T auxiliaires et suppressives, la cytotoxicité et éventuellement l'activité NK ("natural killer").

LES IMMUNOGLOBULINES (Ig)

On distingue chez la plupart des mammifères cinq classes d'Ig : IgG, IgA, IgM, IgD et IgE. Elles diffèrent par leur poids moléculaire, leur charge, leur composition en acides aminés et en sucres.

A ces différences entre les classes, s'ajoutent une hétérogénéité des Ig à l'intérieur de chaque classe. Après électrophorèse, les Ig apparaissent hétérogènes et se répartissent entre les fractions γ et α du sérum normal (Fig. 4.2). La concentration de ces Ig peut diminuer après absorption du sérum avec des antigènes.

Les molécules de reconnaissance de l'antigène

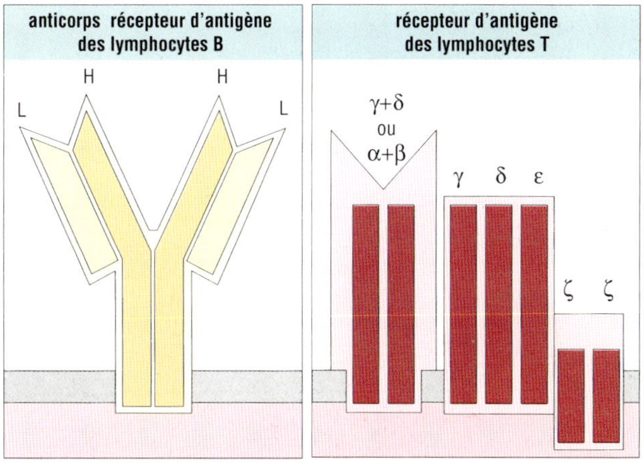

Fig. 4.1 Les récepteurs d'antigènes des lymphocytes T et B dérivent probablement d'un ancêtre commun. Tous deux appartiennent à la superfamille des immunoglobulines (Ig). Les anticorps sont constitués de deux chaînes lourdes identiques entre elles et de deux chaînes légères identiques entre elles. Le récepteur T est constitué de deux chaînes formant un hétérodimère $\alpha\beta$ ou $\gamma\delta$ qui lie l'antigène et qui est associé à quatre chaînes polypeptidiques transmembranaires (γ, δ, ε, et ζ), de structure différente des chaînes du récepteur, et formant le complexe CD3. Les anticorps circulants sont identiques aux récepteurs d'antigène des cellules B à l'exception du fait qu'ils ne possèdent pas les parties transmembranaires et intracytoplasmiques de ces derniers.

Distribution des principales classes d'Ig humaines.

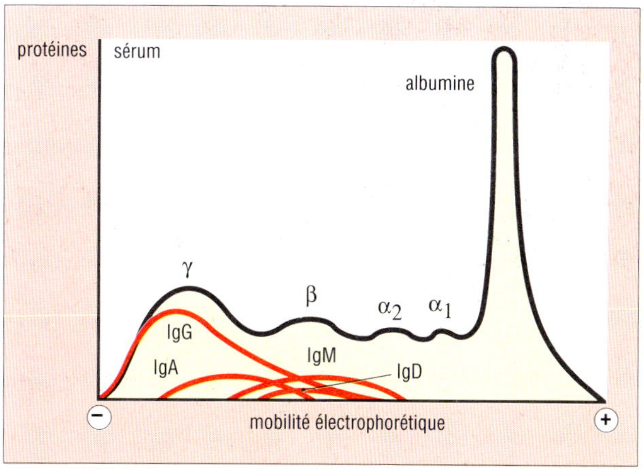

Fig. 4.2 Electrophorèse d'un sérum montrant la position des quatres principales classes d'Ig. Les protéines sériques sont séparées selon leur charge par migration dans un champ électrique et classées en globulines $\alpha1$, $\alpha2$, β et γ selon leur mobilité. Les IgE ont une mobilité semblable aux IgD mais ne sont pas représentées du fait de leur faible concentration sérique. Les IgG présentent la plus grande hétérogénéité de charge ; les autres classes d'Ig ont une mobilité limitée aux régions β lentes et γ rapides.

La structure de base de la molécule d'Ig est constituée de quatre chaînes polypeptidiques ; elle est schématisée sur la figure 4.3.

FONCTION DES ANTICORPS

Chaque Ig présente une dualité fonctionnelle ; une région de la molécule intervient dans la liaison de l'antigène, tandis qu'une autre est impliquée dans les fonctions effectrices. Celles-ci comprennent la fixation sur les tissus de l'hôte (notamment à des cellules du système immunitaire comme les cellules phagocytaires), ainsi que la liaison avec le composant C1q de la voie classique d'activation du complément.

Structure de base d'une Ig

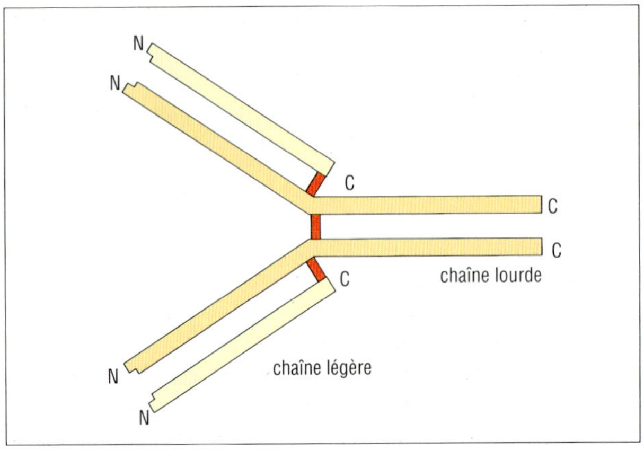

Fig. 4.3 La structure de base d'une Ig comprend deux chaînes légères identiques et deux chaînes lourdes identiques reliées par des ponts disulfures (en rouge). Noter les positions N (amino-) et C (carboxy-) terminale des chaînes.

CLASSES ET SOUS-CLASSES D'IMMUNOGLOBULINES

La structure de base commune à toutes les Ig consiste en une association de deux chaînes polypeptidiques légères identiques à deux chaînes polypeptidiques lourdes identiques, reliées par des ponts disulfures. La classe et la sous-classe d'une Ig sont déterminées par le type de la chaîne lourde. Ainsi, les quatre sous-classes d'IgG humaines (IgG1, IgG2, IgG3 et IgG4) ont des chaînes lourdes appelées respectivement $\gamma 1$, $\gamma 2$, $\gamma 3$, $\gamma 4$. Les différences entre ces quatre sous-classes sont moindres que celles observées d'une classe à l'autre.

La proportion des quatre sous-classes d'IgG humaines (IgG1, IgG2, IgG3 et IgG4) est respectivement de 66 %, 23 %, 7% et 4%. On connaît aussi deux sous-classes d'IgA humaines (IgA1 et IgA2), mais on n'a pas trouvé de sous-classe pour les IgM, les IgD et les IgE.

La divergence des Ig en sous-classes semble postérieure à la spéciation : par exemple, les sous-classes d'IgG chez l'homme ne sont pas analogues à celles de la souris.

PROPRIÉTÉS GÉNÉRALES DES IMMUNOGLOBULINES

Toutes les Ig sont glycosylées. Leur composition en sucres varie de 2 à 3% pour les IgG jusqu'à 12 à 14 % pour les IgM, les IgD et les IgE. Les propriétés physico-chimiques des Ig sont résumées dans la figure 4.4.

L'IgG, Ig majoritaire du sérum humain normal, représente 70 à 75 % des Ig totales. L'IgG est un monomère 7S de poids moléculaire 146 kDa. Les IgG3 ont un poids moléculaire plus élevé que les autres IgG, car la chaîne $\gamma 3$ est légèrement plus longue. Les IgG sont réparties uniformément dans les compartiments intra- et extravasculaires, où leur fonction essentielle est la neutralisation des toxines bactériennes. Elles constituent la classe majoritaire lors de la réponse secondaire.

Propriétés physicochimiques des classes d'Ig humaines

propriétés	type d'immunoglobuline									
	IgG1	IgG2	IgG3	IgG4	IgM	IgA1	IgA2	sIgA	IgD	IgE
chaîne lourde	γ_1	γ_2	γ_3	γ_4	μ	α_1	α_2	α_1/α_2	δ	ε
concentration sérique moyenne (g/l)	9	3	1	0.5	1.5	3.0	0.5	0.05	0.03	0.00005
constante de sédimentation	7S	7S	7S	7S	19S	7S	7S	11S	7S	8S
poids moléculaire ($x10^3$)	146	146	170	146	970	160	160	385	184	188
demi-vie (jours)	21	20	7	21	10	6	6	?	3	2
distribution (% du contenu intravasculaire)	45	45	45	45	80	42	42	trace	75	50
hydrates de carbone (%)	2-3	2-3	2-3	2-3	12	7-11	7-11	7-11	9-14	12

Fig. 4.4 A chaque classe correspond un type particulier de chaîne lourde. Ainsi l'IgG a des chaînes γ, l'IgM des chaînes μ, l'IgA des chaînes α, l'IgD des chaînes δ, l'IgE des chaînes ε. Les sous-classes d'Ig sont dues à des variations structurales de la chaîne lourde à l'intérieur d'une classe : les IgG humaines comprennent 4 sous-classes pour 4 types de chaînes lourdes. Les propriétés physicochimiques des Ig varient selon la classe. Les IgA forment des dimères (sIgA) associés avec une autre chaîne peptidique, la pièce sécrétoire. La concentration des sIgA est très faible dans le sérum et très élevée dans les sécrétions intestinales.

L'IgM représente environ 10 % des Ig totales. La molécule a une structure pentamérique où chaque chaîne lourde a un poids moléculaire d'environ 65 kDa, l'ensemble atteignant 970 kDa. Les IgM, essentiellement confinées au compartiment intravasculaire, sont majoritaires lors de la réponse primaire contre les agents infectieux.

L'IgA représente 15 à 20 % des Ig sériques. Plus de 80 % des IgA humaines sont sous forme de monomères ; cependant chez la plupart des autres mammifères, les IgA sériques sont essentiellement trouvées sous forme de dimères. L'IgA constitue l'Ig majoritaire des sécrétions muqueuses, telles que la salive, le colostrum, le lait, les sécrétions trachéo-bronchiques et uro-génitales.

L'IgA sécrétoire (sIgA), qui peut appartenir à l'une ou l'autre sous-classe IgA1 ou IgA2, existe principalement sous la forme d'un dimère 11S de 385 kDa. L'IgA sécrétoire est abondante dans les sécrétions muqueuses, où elle est associée à une autre protéine, le composant sécrétoire (dérivé du récepteur des Ig polymériques, présent sur les cellules épithéliales, NdT).

L'IgD qui représente moins de 1% des Ig plasmatiques, est présente en grande quantité à la surface de la plupart des lymphocytes B circulants. La fonction biologique de cette classe n'est pas connue précisément ; son rôle dans l'induction par l'antigène de la différenciation du lymphocyte semble désormais bien établi.

L'IgE, retrouvée sous forme de traces dans le sérum, est présente sur la membrane des basophiles et des mastocytes, notamment sur les mastocytes muqueux de la conjonctive, des muqueuses nasales et bronchiques du fait de la présence sur ces cellules d'un récepteur de haute affinité pour cette classe d'Ig (RFcεI). Les IgE jouent un rôle dans l'immunité anti-parasitaire contre les helminthes. Elles sont surtout associées dans les pays occidentaux aux maladies d'hypersensibilité immédiate telles que l'asthme et le rhume des foins.

Structure de base d'une IgG1

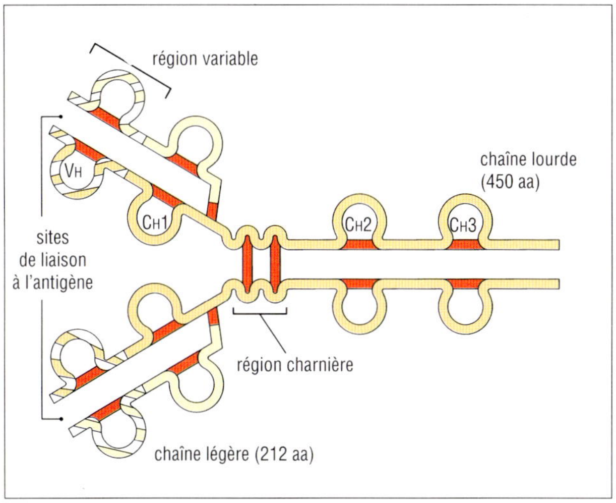

Fig. 4.5 Les régions N-terminales des chaînes lourdes (H) et légères (L) de l'IgG1 sont caractérisées par des séquences variables appelées respectivement régions VH et VL. Le reste de la molécule a une structure relativement constante (C). La partie constante de la chaîne légère est appelée région CL. La partie constante de la chaîne lourde comprend trois régions différentes : CH1, CH2 et CH3. Ces régions globulaires, stabilisées par des ponts disulfures intracaténaires, sont appelées "domaines". Les deux sites de liaison à l'antigène sont localisés dans les régions variables. La région charnière est un segment de la chaîne lourde localisée entre CH1 et CH2. La flexibilité de cette zone permet des variations de distance entre les deux sites de liaison à l'antigène. Il y a un appariement étroit des domaines à l'exception de la région CH2 (voir Fig. 4.8). Les chaînes polysaccharidiques latérales sont situées au niveau du domaine CH2.

STRUCTURE DES ANTICORPS

En 1962, Rodney Porter proposa un modèle à quatre chaînes pour la molécule d'Ig comportant deux types de chaînes polypeptidiques (Fig. 4.5). La chaîne légère (25 kDa) est commune à toutes les classes. La chaîne lourde (50 à 77 kDa) varie selon la classe et la sous-classe. Ces chaînes sont liées par des liaisons covalentes et des liaisons non-covalentes.

La région charnière des IgG peut faire l'objet d'un clivage protéolytique par la papaïne, ce qui aboutit à la production de deux fragments identiques qui fixent l'antigène (Fab: fragment antigen binding) et d'un troisième fragment qui ne fixe pas l'antigène (Fc: fragment cristallisable).

La pepsine clive les chaînes lourdes à un site différent et produit un fragment Fc' et un fragment $F(ab')_2$ bivalent, qui garde la propriété de liaison de l'antigène (voir Fig. 4.19).

La plupart des vertébrés présentent deux types différents de chaînes légères : Kappa (κ) et Lambda (λ). Ces chaînes peuvent être distinguées grâce à leur antigénicité : des antisérums peuvent reconnaître l'une sans reconnaître l'autre. Chaque type de chaîne légère peut se combiner avec n'importe quel type de chaîne lourde, mais une molécule d'Ig a deux chaînes légères identiques, les molécules naturelles hybrides n'existant pas. Hilschmann, Craig et d'autres chercheurs ont mis en évidence (1965), en comparant les séquences de plusieurs chaînes légères de même type, l'existence de deux régions distinctes. La moitié carboxy-terminale de la chaîne (environ 107 résidus d'acides aminés) est constante, à l'exception des variations allotypiques et isotypiques (voir plus loin) ; elle est appelée région CL (constante, chaîne légère). La moitié amino-terminale montre plus de variabilité de séquence ; elle est appelée région VL (variable, chaîne légère).

La molécule d'IgG est l'exemple type de la structure de base d'un anticorps. L'IgG possède deux ponts disulfures intracaténaires dans sa chaîne légère (Fig. 4.6 et 4.7), l'un dans la région variable et l'autre dans la région constante. La chaîne lourde γ, deux fois plus longue que la chaîne légère, possède 4 ponts disulfures intracaténaires, chacun permettant la formation d'une boucle de 60 à 70 résidus. La comparaison des séquences en acides aminés de ces boucles fait apparaître un degré élevé d'homologie. En fait, chaque chaîne est constituée d'une série de régions globulaires avec des structures secondaires et tertiaires très semblables. Chaque boucle peptidique représente la partie centrale d'un domaine d'environ 110 acides aminés. Les domaines VL et CL de la chaîne légère sont représentés sur la Fig. 4.6. La région N-terminale de la chaîne lourde est appelée VH, celle de la chaîne légère VL. Dans les chaînes lourdes des IgG, IgA et IgD, il y a trois domaines constants, CH1, CH2 et CH3. Dans les chaînes lourdes μ et ε, il y a un domaine supplémentaire après CH1. Les domaines carboxy-terminaux des chaînes lourdes d'IgM et d'IgE (appelés Cμ4 et Cε4) sont donc homologues au domaine CH3 de l'IgG (Cγ3).

La Fig. 4.7 montre un modèle de la structure de la molécule d'IgG1 beaucoup plus proche de la réalité que celui de la Fig. 4.5. Chaque classe et sous-classe se caractérise par un certain nombre de petites différences par rapport à ce modèle de référence.

IgG. Il n'y a pas deux sous-classes d'IgG humaines qui aient le même nombre ou la même distribution de ponts disulfures intercaténaires. Ainsi les liaisons chaînes lourdes - chaînes légères des IgG2, 3 et 4 sont dans la zone de jonction entre la région variable et la région constante de la chaîne lourde ; cette localisation est également le plus fréquemment observée avec les autres classes. De même, le nombre de liaisons entre les chaînes lourdes peut être de deux (IgG1 et IgG4), quatre (IgG2), ou quinze (IgG3) (Fig. 4.8).

IgM. Bien qu'habituellement pentamérique (Fig. 4.9), l'IgM peut être parfois hexamérique chez la souris et chez l'homme. Les chaînes μ diffèrent des chaînes γ par leur séquence d'acides aminés et possèdent un domaine constant supplémentaire. Les cinq sous-unités sont reliées par des ponts disulfures entre les domaines Cμ3 et peut-être, en outre, entre les 18 derniers acides aminés de l'extrémité carboxy-terminale (situés après le CH4, NdT). La molécule entière a un aspect caractéristique, avec une région centrale très dense d'où émergent des bras latéraux. Cette structure est bien visible au microscope électronique.

Structure tertiaire d'une chaîne légère

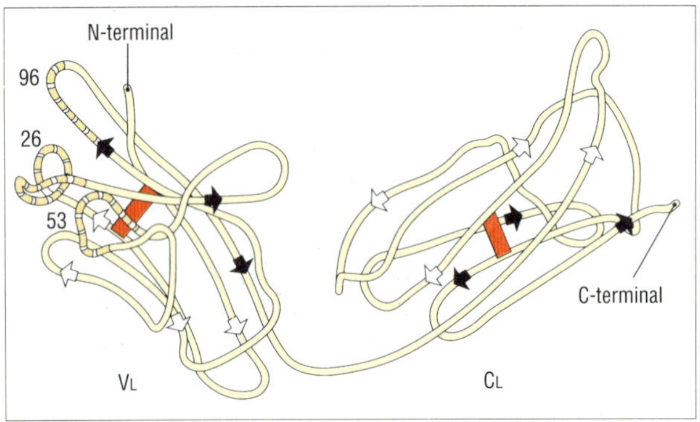

Fig. 4.6 Ce schéma montre l'organisation des feuillets plissés β des domaines variables et constants de la chaîne légère. Au cours de la dernière décennie, la structure tertiaire des Ig a été élucidée par des techniques de diffraction de rayons X qui ont montré que les domaines d'Ig répondaient tous au même schéma de repliement des segments polypeptidiques en orientation parallèle au grand axe du domaine. On voit ici une chaîne légère, avec les régions variable VL et constante CH. Dans chaque région, la chaîne polypeptidique est organisée en deux couches anti-parallèles avec de nombreux résidus hydrophobes entre les couches. L'une des couches comporte quatre segments (flèche blanche), l'autre trois (flèche noire). Les deux sont reliées par un seul pont disulfure (rouge). Le repliement de la région VL permet le rapprochement des zones hypervariables sous forme de trois boucles distinctes, mais très rapprochées. Un résidu numéroté est représenté pour chaque région hypervariable.

Structure d'une IgG1

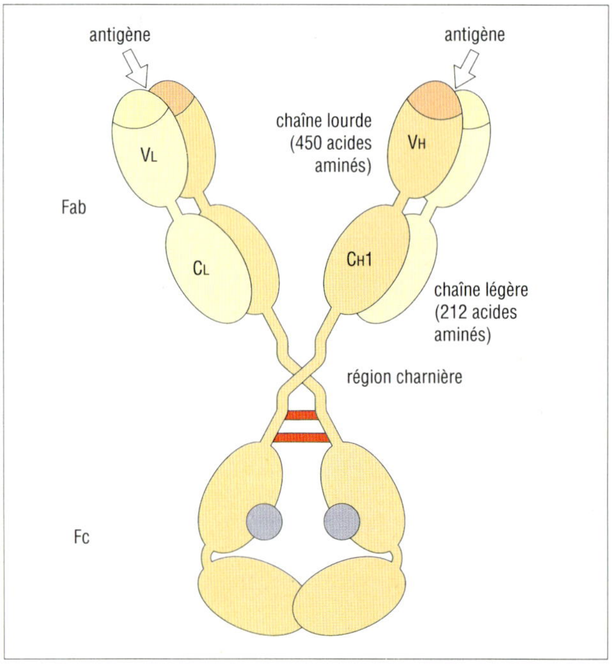

Fig. 4.7 Ce modèle d'IgG1 montre les domaines globulaires des chaînes lourdes (H) et légères (L). Noter l'accolement des domaines CH3 et la séparation des domaines CH2. Les résidus oligosaccharidiques (en violet) sont situés entre les domaines CH2. Dans cette figure (et dans la figure 4.9 suivante), les ponts disulfures entre les chaînes H et L ne sont pas montrés.

Les micrographies d'IgM anti-flagelles bactériens montrent des molécules formant des ponts entre deux flagelles et d'autres adoptant une configuration en agrafe (Fig. 4.10). Cette dernière configuration suggère que la molécule est flexible entre les domaines Cμ2 et Cμ3, bien que ces régions ne soient pas comparables à la région charnière des IgG. La conformation en agrafe permet la liaison du C1q et l'activation du complément.

Deux autres traits sont caractéristiques des IgM : la chaîne μ est très riche en oligosaccharides et l'IgM possède un peptide supplémentaire, la chaîne J, qui semble intervenir dans le processus de polymérisation précédant la sécrétion de la molécule par la cellule. La chaîne J (un peptide composé de 137 acides aminés riche en cystéine) est incorporée dans la structure de l'IgM, par l'intermédiaire de ponts disulfures qui unissent l'avant-dernière cystéine, localisée dans les 18 derniers acides aminés de deux chaînes μ provenant de deux sous-unités monomériques différentes. En l'absence de chaîne J, l'IgM revêt une structure hexamérique plutôt que pentamérique.

Structure des sous-classes d'IgG humaines

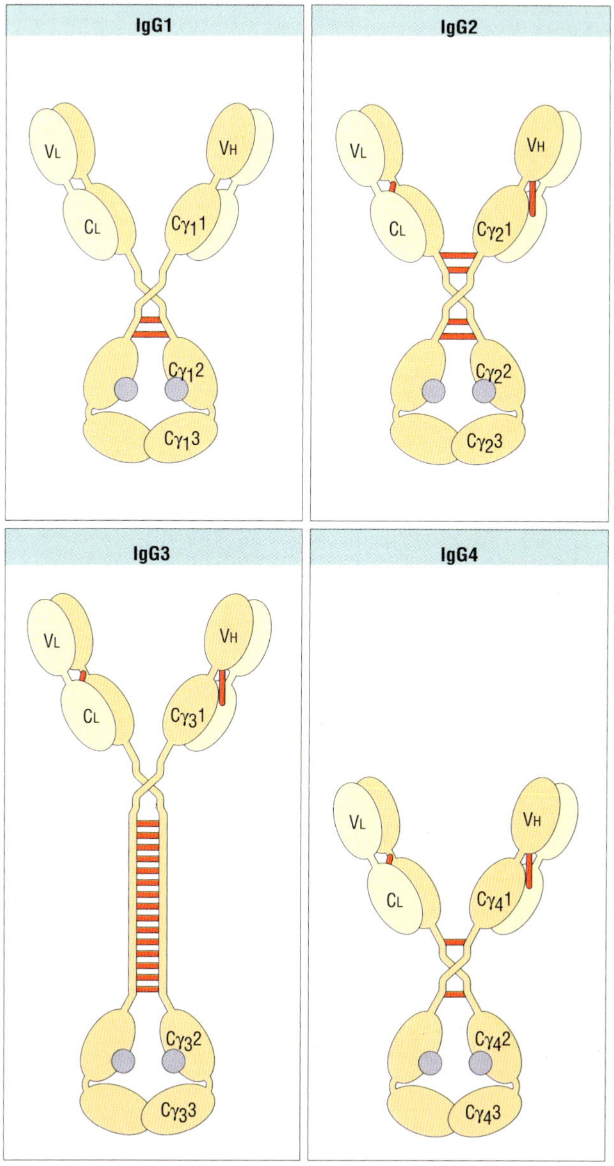

Fig. 4.8 La structure des chaînes polypeptiques des quatre sous-classes d'IgG humaines montre qu'elles diffèrent par le nombre et la position des ponts disulfures intercaténaires reliant les chaînes lourdes entre elles.

Structure d'une IgM humaine

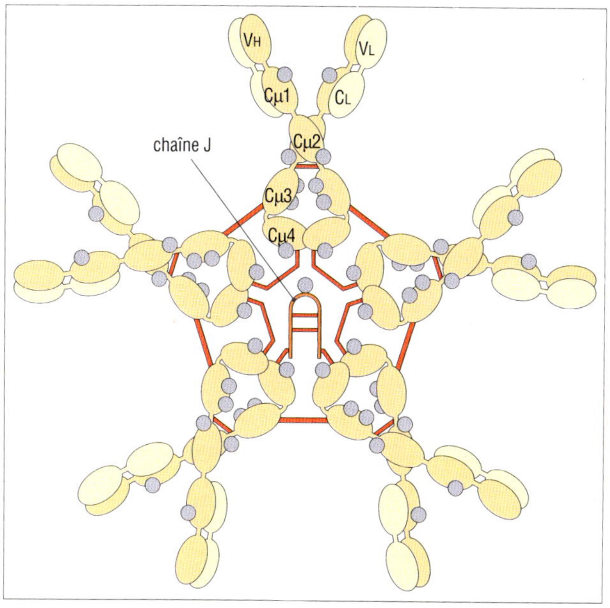

Fig. 4.9 La structure pentamérique d'une IgM comprend 10 chaînes lourdes ayant chacune 5 domaines avec des ponts disulfures reliant les domains Cμ3 et Cμ4 des différentes chaînes. Le schéma montre la position des chaînes oligosaccharidiques (en violet) et la position supposée de la chaîne J. L'IgM n'a pas de région charnière mais le domaine Cμ2 assure une certaine flexibilité.

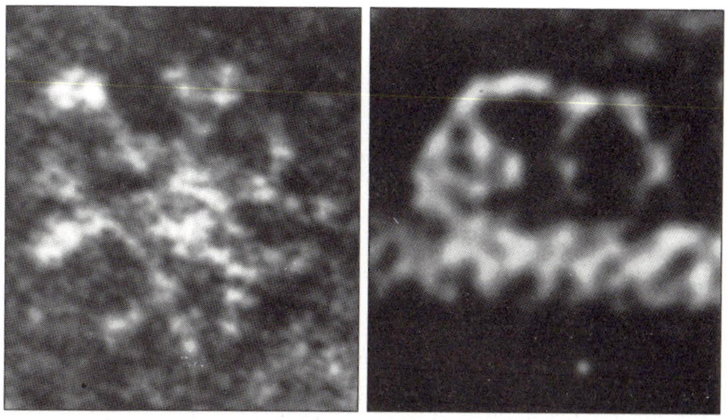

Fig. 4.10 Molécule d'IgM vue en microscopie électronique. A gauche : en solution, l'IgM adopte la configuration caractéristique de l'étoile. x 5 200 000 (Document du Dr. R. Dourmashkin). A droite : l'IgM, fixée sur un flagelle, présente la configuration "en crabe" ou "en agrafe". x 5 200 000 (Document du Dr. A. Feinstein).

IgA. Les polymères d'IgA sériques et toutes les IgA sécrétoires possèdent aussi cette chaîne J. Les 472 résidus d'acides aminés de la chaîne α sont organisés en quatre domaines (VH, Cα1, Cα2, Cα3) (Fig. 4.11). Les IgA, comme les IgM, possèdent de plus un peptide C-terminal de 18 acides aminés dont l'avant-dernière cystéine forme une liaison covalente avec la chaîne J. Les domaines Cα1 et Cα2 ont un pont disulfure intracaténaire supplémentaire et chaque domaine Cα2 possède deux cystéines dont la fonction est inconnue. Les dimères apparaissent en microscopie électronique sous la forme d'un double Y, ce qui suggère une liaison des sous-unités monomériques par la partie C-terminale de leur région Cα3 (Fig. 4.12).

Les IgA sécrétoires (sIgA) existent principalement sous une forme 11S de 380 kDa, formées de deux unités IgA de base, d'une pièce sécrétoire (PM = 70 kDa) et d'une chaîne J (PM = 15 kDa) (Fig. 4.13). L'agencement des différentes chaînes peptidiques n'est pas encore clairement établi. Contrairement à la chaîne J, la pièce sécrétoire n'est pas synthétisée par les plasmocytes mais par les cellules épithéliales. L'IgA, maintenue sous forme de dimère par la chaîne J, est sécrétée par les plasmocytes sous-épithéliaux ; elle se lie à la pièce sécrétoire et traverse alors la barrière épithéliale. La pièce sécrétoire facilite le transport des IgA dans les sécrétions et les protège contre la protéolyse. Bien que les IgA1 soit la sous-classe prédominante dans le sérum, on trouve relativement plus d'IgA2 dans les sécrétions. Ceci est probablement lié au fait que de nombreux microorganismes présents dans les tractus respiratoire et digestif peuvent sécréter des protéases capables de cliver les IgA1.

Structure d'une IgA1 humaine

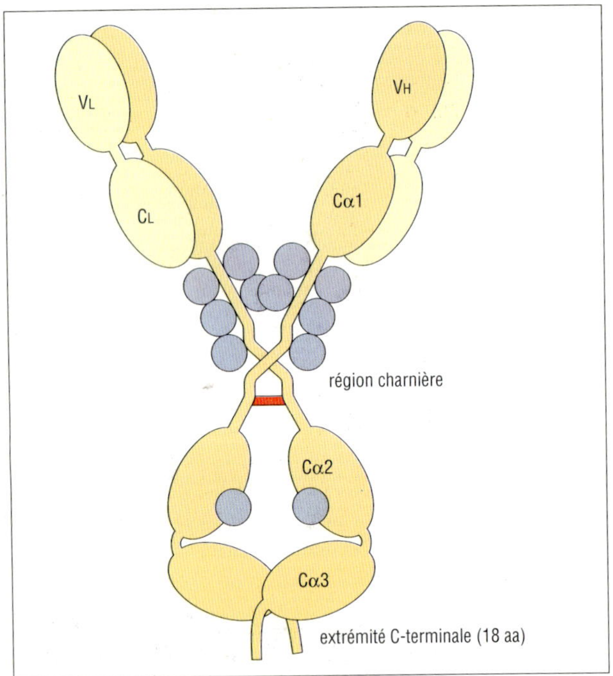

Fig. 4.11 Le schéma montre la structure en domaines de l'IgA1 et la localisation éventuelle des chaînes oligosaccharidiques (en violet). Noter la présence d'une segment supplémentaire de 18 acides aminés à l'extrémité C-terminale (caractéristique partagée avec les IgM) et l'existence d'une région charnière.

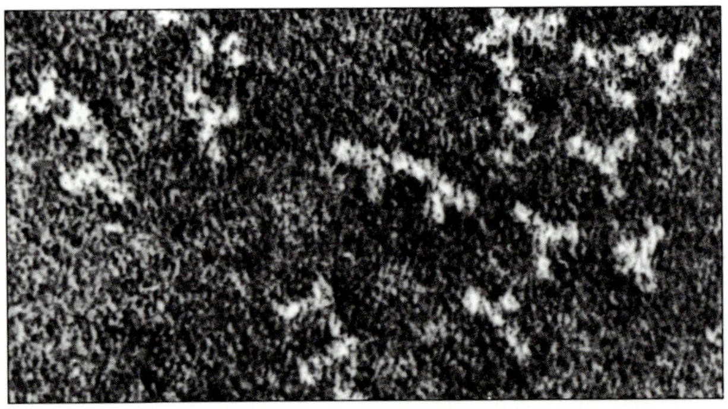

Fig. 4.12 Vue au microscope électronique de dimères d'IgA myélomateuse humaine. La configuration en double Y suggère que les sous-unités monomériques sont reliées par leur domaine C-terminal, Cα3. x 1 600 000 (Document du Dr. R. Dourmashkin).

Structure de l'IgA sécrétoire (sIgA) humaine

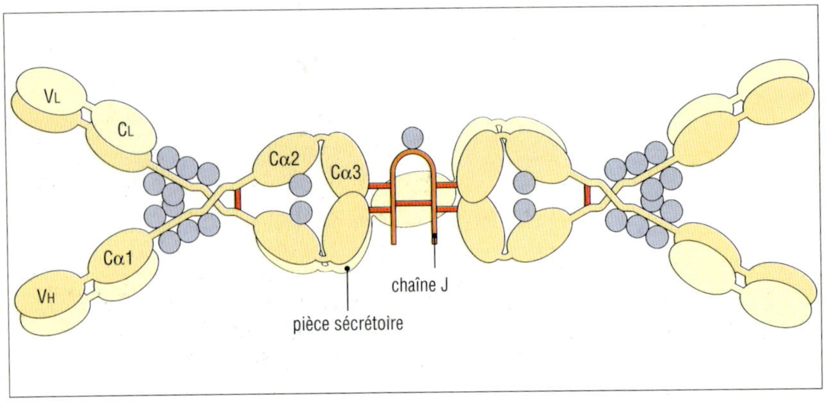

Fig. 4.13 La pièce sécrétoire est probablement enroulée autour du dimère d'IgA et liée par des ponts disulfures au domaine CH2 de chaque monomère. La pièce J intervient dans la jonction des deux sous-unités.

IgD. L'IgD représente moins de 1% des Ig sériques. Elle est plus sensible à la protéolyse que les IgG1, IgG2, IgA ou IgM et elle a tendance à se dégrader spontanément. Sa structure est schématisée sur la figure 4.14. Il n'y aurait qu'un seul pont disulfure entre les chaînes lourdes δ. L'IgD possède de multiples résidus oligosaccharidiques dont un serait riche en N-acétylgalactosamine, un sucre retrouvé seulement sur les IgA1 mais sur aucune autre Ig.

IgE. La structure de l'IgE est montrée dans la figure 4.15. Le poids moléculaire plus élevé de la chaîne ε (72,5 kDa) s'explique par le plus grand nombre d'acides aminés (environ 550) répartis sur cinq domaines, VH, Cε1, Cε2, Cε3, Cε4.

LES BASES GÉNÉTIQUES DE LA VARIABILITÉ DES ANTICORPS
L'ARNm correspondant à une chaîne d'Ig donnée est obtenu après épissage et ligation de fragments d'ARN codant pour des régions différentes du polypeptide. Par exemple, la production d'ARNm codant pour les chaînes légères met en jeu l'épissage et la ligation de deux régions différentes : l'une codant pour VL et l'autre pour CL. L'ADN codant pour le gène VL est de plus produit par réarrangement de deux régions génétiques distantes l'une de l'autre dans la configuration germinale (voir chapitre 5). Une seule chaîne d'Ig est donc le produit de plusieurs gènes, ce qui complique l'analyse de sa variabilité. On distingue cependant trois types de variabilité : celle due aux isotypes, celle due aux allotypes et celle due aux idiotypes (Fig. 4.16).

Structure de l'IgD humaine

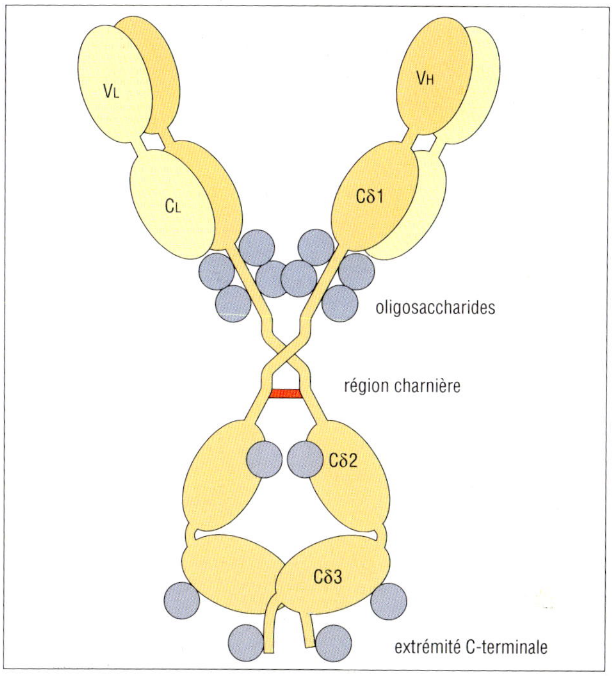

Fig. 4.14 Ce schéma montre l'organisation en domaines et le grand nombre de résidus oligosaccharidiques présents sur les IgD. Noter aussi la présence d'une région charnière et d'un segment octapeptidique en position C-terminale.

Structure de l'IgE humaine

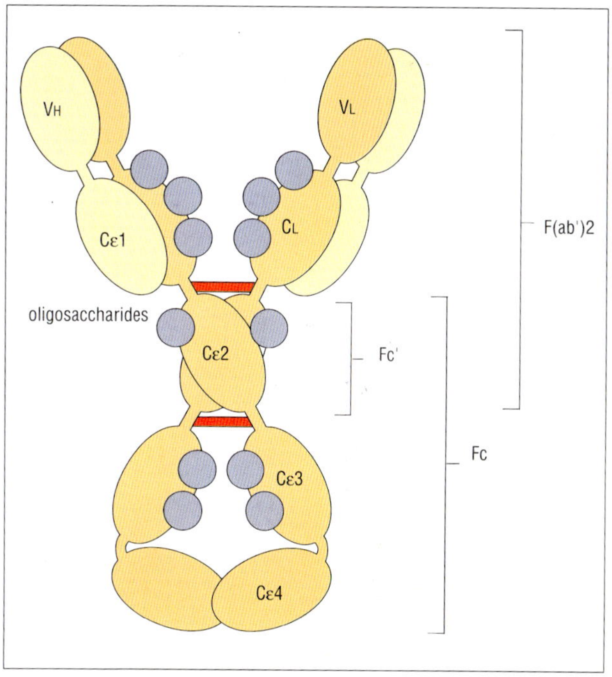

Fig. 4.15 L'IgE peut être clivée par des enzymes protéolytiques pour former des fragments $F(ab')_2$, Fc et Fc'. Noter l'absence de région charnière.

Variabilité des anticorps

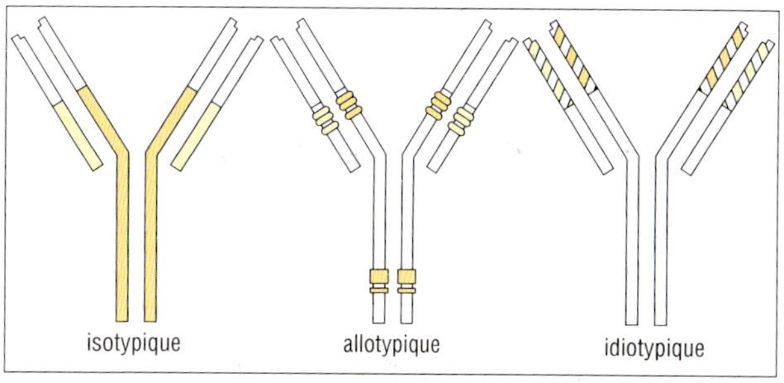

Fig. 4.16 La variabilité isotypique correspond à l'existence de différentes classes et sous-classes de chaînes lourdes et légères présentes chez tous les individus d'une espèce. La variabilité allotypique, qui concerne le plus souvent une région constante, définit des groupes d'individus au sein d'une même espèce. Les variations idiotypiques apparaissent dans les régions variables et sont propres à un anticorps donné.

La variation isotypique. Les gènes correspondant aux différents isotypes sont présents chez tous les individus d'une même espèce. Par exemple les gènes correspondant aux chaînes $\gamma 1$, $\gamma 2$, $\gamma 3$, $\gamma 4$, μ, $\alpha 1$, $\alpha 2$, δ, ε, κ, et λ sont tous présents dans le génome humain et codent donc pour ces isotypes.

La variation allotypique. Elle rend compte d'une variation génétique à l'intérieur d'une même espèce, et est due à la présence de différents allèles à un même locus. Un allotype donné n'est pas rencontré chez tous les individus d'une espèce. Par exemple, le variant allotypique G3m(b^0) de l'IgG3 est caractérisé par la présence d'une phénylalanine en position 436 de la chaîne lourde, qui n'est pas retrouvée chez tous les individus. Les allotypes sont le plus souvent des variants des régions constantes des chaînes lourdes.

Principales fonctions des classes et sous-classes d'Ig humaines

fonctions	immunoglobuline							
	IgG1	IgG2	IgG3	IgG4	IgM	IgA	IgD	IgE
fixation du complément	++	+	+++	–	+++	–	–	–
passage à travers le placenta	+	±	+	+	–	–	–	–
réactivité avec la protéine A du staphylocoque	+	+	–	+	–	–	–	–
réactivité avec la protéine G du staphylocoque	+++	+++	+++	+++	–	–	–	–

Fig. 4.17 Les classes et sous-classes d'Ig diffèrent par leur capacité à fixer le complément, à traverser le placenta et à réagir avec différentes protéines microbiennes. Ces fonctions sont déterminées par la région Fc. Par exemple, la protéine A du staphylocoque (une protéine membranaire de ces bactéries) se lie à certaines sous-classes d'IgG et constitue alors un récepteur naturel de ces IgG. (Les IgG3 d'allotype G3m (g) et G3m (b) présentes dans le sérum de la plupart des individus caucasiens ne fixent pas la protéine A. Par contre, les IgG3 G3m (st), présentes dans les populations orientales, fixent cette protéine).

La variation idiotypique. Les modifications de la séquence en acides aminés observées dans les régions variables, en particulier dans les zones hypervariables directement responsables de la spécificité du site anticorps, déterminent l'existence des idiotypes. Un idiotype est généralement spécifique d'un seul clone de lymphocytes B (idiotype privé) ; des clones différents peuvent cependant exprimer un même idiotype (idiotype public ou croisé ou récurrent). Les bases génétiques de la variabilité idiotypique ne sont que partiellement comprises.

FONCTIONS EFFECTRICES DES ANTICORPS

La fonction première d'un anticorps est de lier l'antigène ; mais sauf dans le cas d'une neutralisation directe de toxines bactériennes ou de virus, une telle liaison serait sans conséquence si des fonctions "effectrices" secondaires ne venaient s'y ajouter (Fig. 4.17).

L'activation du complément est un des mécanismes effecteurs le plus important pour les IgG1 et les IgG3 humaines. Le système du complément est un groupe complexe de protéines sériques qui interviennent dans les réactions inflammatoires. Après avoir lié l'antigène, les IgM, les IgG1 et les IgG3 peuvent activer la cascade enzymatique de la voie classique du complément alors que les IgG2 ne sont que peu efficaces ; les IgG4, les IgA, les IgD et les IgE en sont incapables.

Chez l'homme, toutes les IgG franchissent la barrière placentaire et confèrent au nouveau-né une immunité passive. Chez d'autres espèces, par exemple le porc, les Ig maternelles ne sont présentes chez le nouveau-né qu'après la naissance. Ces IgG proviennent du lait maternel et franchissent la barrière gastro-intestinale.

Les Ig présentent par ailleurs un ensemble complexe d'interactions avec différents types cellulaires (Fig. 4.18).

On connaît actuellement trois groupes de récepteurs d'IgG à la surface des cellules : les RFcγI (CD64), les RFcγII (CD32) et les RFcγIII (CD16). Ce sont des récepteurs présentant dans leurs domaines extracellulaires une forte homologie avec les régions variables des Ig. Ils appartiennent donc à la surperfamille des Ig tout comme le récepteur des IgA, ou RFcα. Par contre ,le récepteur d'IgE de faible affinité, le RFcεII, appartient à la famille des lectines (molécules qui se lient aux oligosaccharides).

Fixation sélective des Ig humaines aux récepteurs de Fc

récepteurs Ig		immunoglobuline									
		IgG1	IgG2	IgG3	IgG4	IgM	IgA1	IgA2	sIgA	IgD	IgE
lymphocytes/ monocytes	RFcγ I	+++	–	+++	+	–	–	–	–	–	–
	RFcγ IIa	+++	+	+++	+	–	–	–	–	–	–
	RFcγ III-2	++	–	++	–	–	–	–	–	–	–
	RFcε II	–	–	–	–	–	–	–	–	–	++
	RFcμ	–	–	–	–	+	–	–	–	–	–
neutrophiles	RFcγ IIa	+++	+	+++	+	–	–	–	–	–	–
	RFcγ III-1	++	+	++	–	–	–	–	–	–	–
	RFcα	–	–	–	–	–	++	++	++	–	–
mastocytes/ basophiles	RFcε I	–	–	–	–	–	–	–	–	–	+++

Fig. 4.18 Une famille complexe de molécules membranaires, les récepteurs de Fc des Ig, est en cours d'inventaire ; des exemples sélectionnés sont présentés ici. Le RFcμ est exprimé par les lymphocytes B activés mais pas par les lymphocytes T ou les monocytes. Le RFcεII est exprimé sur les éosinophiles, les plaquettes, les lymphocytes T et B. Un récepteur désigné RFcγIII-2 a été identifié sur les cellules NK (il existe aussi un récepteur désigné RFcγIIb, NdT).

STRUCTURE ET FONCTION DES IMMUNOGLOBULINES

Une protéase végétale, la papaïne, clive la molécule d'IgG dans sa région charnière entre les domaines Cγ1 et Cγ2, en libérant deux fragments Fab identiques et un fragment Fc. L'obtention de ces fragments a permis l'étude des relations structure-fonction de la molécule d'anticorps. Ainsi, la partie Fab lie l'antigène et la partie Fc est responsable des fonctions biologiques : fixation du complément, liaison aux RFcγ, et passage à travers le placenta.

Après protéolyse prolongée, la papaïne libère aussi un produit de dégradation de la région Cγ3 appelé fragment Fc'. Les principaux sites de clivages enzymatiques de l'IgG sont récapitulés dans la figure 4.19.

La pepsine libère deux fragments principaux : le fragment $F(ab')_2$ constitué des deux fragments Fab reliés par la région charnière et le fragment pFc' correspondant au domaine Cγ3.

D'autres enzymes peuvent cliver la molécule d'Ig. Une brève digestion par la trypsine du fragment Fc en condition acide libère le domaine Cγ2. L'isolement de ce fragment a permis des comparaisons de structure et de fonction avec d'autres fragments tels que pFc'.

Certaines séquences d'acides aminés des régions variables des chaînes lourdes et légères ont une très grande variabilité et sont appelées régions hypervariables. Pour les chaînes légères κ et λ, ces régions sont localisées autour des positions 30, 50 et 95 (Fig. 4.20). Ces mêmes séquences déterminent directement le site de liaison de l'antigène. C'est la raison pour laquelle on les appelle aussi "régions déterminant la complémentarité" (CDR: Complementarity Determining Region). Les segments intermédiaires sont appelés régions charpentes (FR: framework). Dans chaque domaine VL et VH, il y a trois CDR (CDR1-CDR3) et quatre FR (FR1-FR4).

Le repliement des chaînes polypeptidiques des régions VL et VH permet de rapprocher dans l'espace les six CDR, qui forment chacune une boucle. L'ensemble constitue le site de liaison de l'antigène (Fig. 4.6).

La structure tridimensionnelle d'IgG entières cristallisées, a pu être analysée par diffraction de rayons X. Cette technique, alliée à l'utilisation de logiciels de modélisation de la structure tridimensionnelle des protéines, a permis d'établir des modèles moléculaires du squelette α carboné pour cette classe d'Ig (Fig. 4.21 et 4.22). Ces modèles

Clivage enzymatique de l'IgG1 humaine

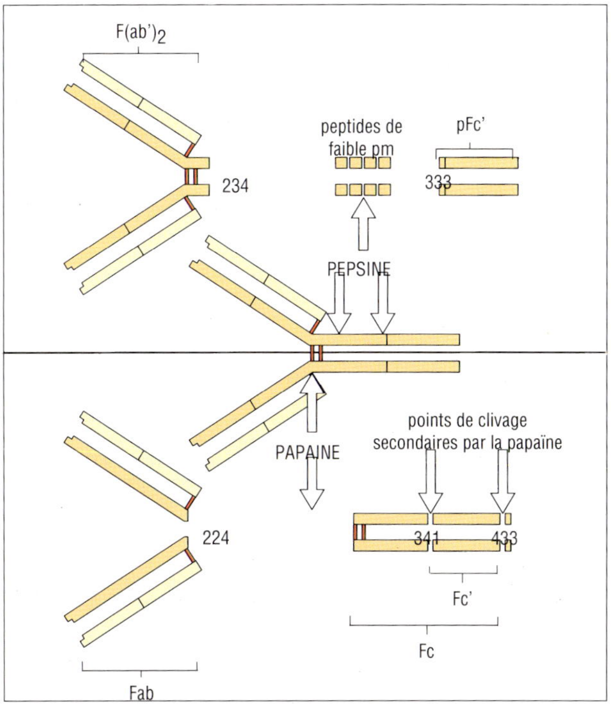

Fig. 4.19 La pepsine clive la chaîne lourde au niveau des acides aminés 234 et 333, en libérant les fragments $F(ab')_2$ et pFc'. Une hydrolyse prolongée coupe le fragment central en peptides de faible poids moléculaire. La papaïne clive la molécule dans la région charnière (au résidu 224), libérant deux fragments Fab et un fragment Fc. Une action secondaire sur le fragment Fc au niveau des résidus 341 et 433 conduit à la libération du fragment Fc'.

Variabilité de séquences de la région variable des chaînes légères

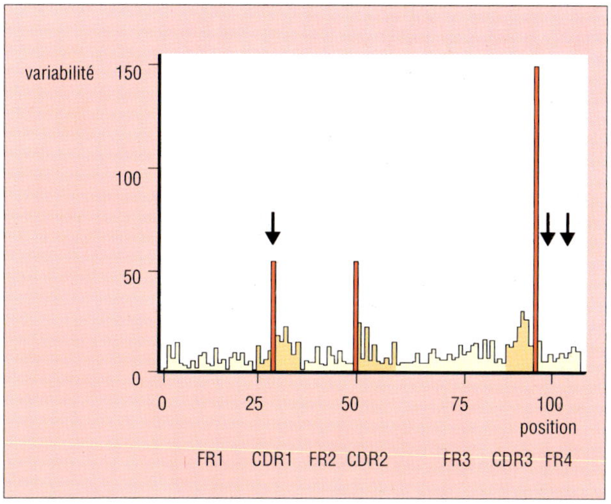

Fig. 4.20 La variabilité est calculée en comparant les séquences de plusieurs chaînes. Pour chaque position, elle est égale au nombre d'acides aminés différents trouvés à cette position, rapportés à la fréquence de l'acide aminé le plus rencontré. Les zones de plus grande variabilité, au nombre de trois dans la région VL, sont les régions hypervariables. Pour certaines séquences, des acides aminés supplémentaires (flèche) ont été répertoriés, mais il n'en a pas été tenu compte ici pour simplifier la comparaison. Les régions déterminant la complémentarité (CDR), ou régions hypervariables, sont colorées en orange, les positions les plus hypervariables sont en rouge, les quatre régions charpente (FR) en jaune. (Document du Pr. E.A. Kabat).

révèlent une structure en Y qui a pu être observée par la microscopie électronique.

Les domaines homologues des chaînes lourdes et légères sont appariés dans les régions Fab ; les chaînes lourdes γ sont appariées par le domaine Cγ3, tandis que les domaines Cγ2 sont disjoints, du fait de la présence d'oligosaccharides. Cependant ces interactions entre domaines homologues sont différentes malgré les similitudes structurales de tous les domaines entre eux. Par exemple, les domaines variables sont associés l'un à l'autre au niveau de trois feuillets, alors que les deux domaines constants le sont au niveau de quatre feuillets.

Contrairement au site anticorps, les bases structurales des fonctions effectrices des Ig restent mal connues. Quelques données préliminaires avaient pu être obtenues grâce à l'étude de fragments de clivage protéolytique et par des expériences de compétition effectuées à l'aide de peptides. Les expériences de mutagénèse dirigée ont permis plus récemment d'étudier les conséquences fonctionnelles de la substitution d'acides aminés particuliers à des positions précises de la chaîne lourde.

Ces méthodes ont été appliquées d'abord à l'étude de l'activation du complément par les IgG. Des études antérieures avaient déjà permis d'attribuer au domaine Cγ2 de l'IgG la propriété de liaison du composant C1q. Par mutagénèse dirigée, on a pu démontrer qu'un motif formé par les résidus Glu 318, Lys 320 et Lys 322 constituait le motif commun minimum permettant l'association du C1q aux molécules d'IgG. Cependant, dans le cas de l'IgM, l'activation du complément semble s'effectuer différemment. L'IgM pentamérique circulante, en forme d'étoile, n'active pas le complément, alors qu'une seule molécule d'IgM liée à l'antigène constitue un puissant activateur. Feinstein et coll. ont avancé l'hypothèse que le changement conformationnel de la molécule, consécutif à sa liaison à un antigène polymérique ou en réseau, déplaçait les régions $F(ab')_2$ de leur plan original et produisait la configuration en "agrafe" visible en microscopie électronique (Fig. 4.10). Il semble que cette modification conformationnelle soit suffisante pour exposer un anneau de sites de fixation du C1q qui sont masqués dans la configuration en "étoile" par la juxtaposition des sous-unités.

L'interaction des molécules d'IgG avec différents récepteurs de Fc permet la phagocytose (neutrophiles, macrophages, monocytes), la cytotoxicité cellulaire dépendant d'anticorps (cellules NK et monocytes) et le transfert materno-foetal des IgG (syncitio-trophoblaste placentaire).

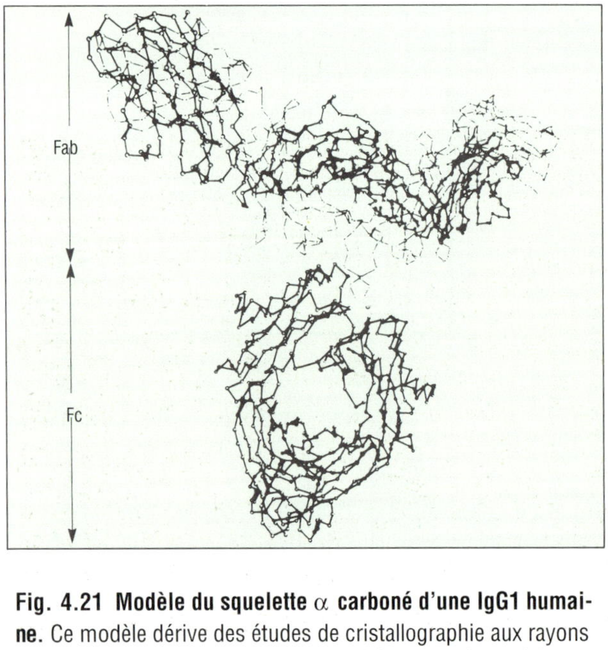

Fig. 4.21 Modèle du squelette α carboné d'une IgG1 humaine. Ce modèle dérive des études de cristallographie aux rayons X et montre que le polypeptide est replié en domaines globulaires constituant une structure en forme de Y. Les zones de liaison de l'antigène situées entre les régions variables des chaînes lourdes et légères sont localisées à l'extrémité de chaque bras. Ce modèle montre clairement la région charnière entre les régions Fab et Fc et suggère l'existence d'interactions faibles entre les domaines Cγ2 et fortes entre les domaines Cγ3. (Document du Pr. R. Huber).

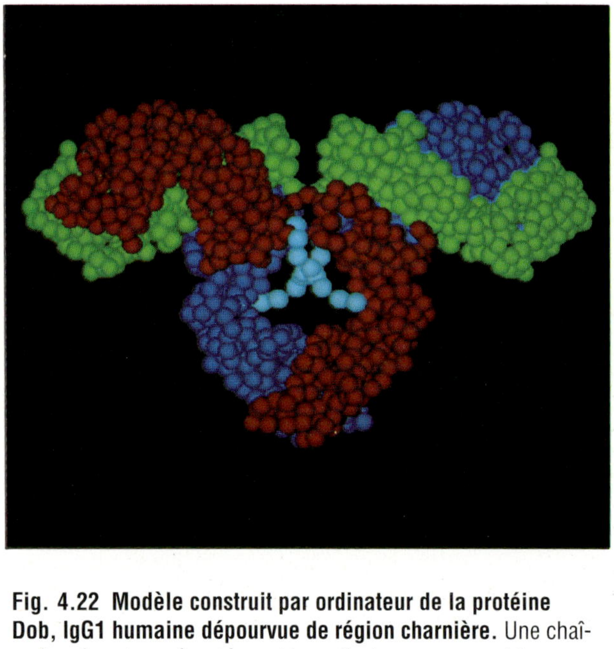

Fig. 4.22 Modèle construit par ordinateur de la protéine Dob, IgG1 humaine dépourvue de région charnière. Une chaîne lourde est représentée en bleue, l'autre en rouge, et les chaînes légères en vert. Les sucres liés à la région Fc de la molécule sont en turquoise. La structure de cette Ig, qui présente une délétion de la région charnière, a été déterminée par David R. Davies et coll. (*Proc. Nat. Acad. Sci USA*, 1977; **74**). La figure a été réalisée sur ordinateur grâce au système développé par Richard J. Feldmann au National Institute of Health.

Exemples de récepteurs de Fc des phagocytes

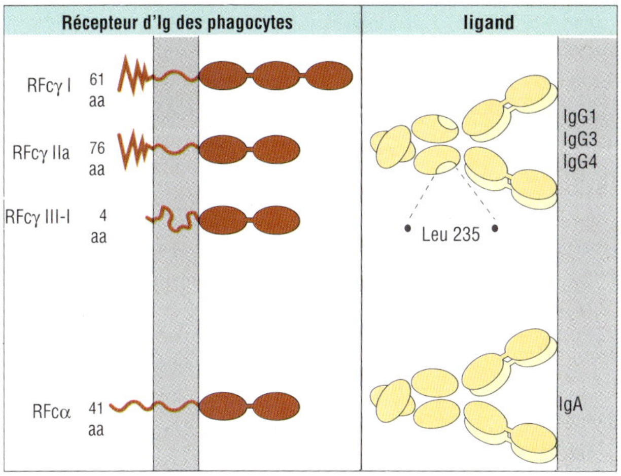

Fig. 4.23 Les structures des récepteurs représentés ici sont celles du RFcγI (exprimé par les monocytes), du RFcγIIa (exprimé par les neutrophiles), et du RFγIII (exprimé par les neutrophiles et les monocytes). Ce dernier est extracellulaire et attaché à la membrane par une liaison phosphatidylinositol glycane. Un récepteur très homologue, présent sur les cellules NK (et les macrophages activés, NdT), possède quant à lui, une région transmembranaire. Les chiffres à gauche correspondent au nombre des résidus des régions intracytoplasmiques de chaque récepteur. Tous ces récepteurs appartiennent à la superfamille des Ig et possèdent deux ou trois domaines extracellulaires. Le RFcγ I interagit avec un motif situé autour d'une leucine en position 235 sur le domaine CH2 des IgG (en rouge).

On a montré par mutagénèse dirigée que le récepteur de haute affinité (RFcγI) des monocytes se liait à un motif centré autour du résidu leucine en position 235 de la chaîne lourde γ, localisé entre le domaine Cγ2 et la région charnière (Fig. 4.23). La même méthode expérimentale pourrait être appliquée aux autres récepteurs de Fc.

Une autre technique de génétique moléculaire a été appliquée à l'étude des sites par lesquels la molécule d'IgE se lie aux récepteurs de haute affinité (RFcεI) des mastocytes et aux récepteurs de basse affinité (RFcεII) des lymphocytes B. Des peptides recombinants produits par *Escherichia coli,* et contenant des séquences de chaîne ε, ont été utilisés pour inhiber l'interaction IgE-récepteurs. L'interaction avec le RFcεI met en jeu un peptide de 76 acides aminés (Gln 301-Arg 376), situé à la jonction Cε2-Cε3 (Fig. 4.24). Par contre le RFcεII se lie à un motif contenant les résidus allant de Lys 367 à Val 370 des domaines Cε3 des deux chaînes (Fig. 4.25).

Une autre fonction effectrice a pu être localisée avec précision grâce à la cristallographie aux rayons X et au dichroïsme circulaire. Il s'agit de l'interaction entre les IgG et la protéine A du Staphylocoque doré. Trois zones de contact ont été identifiées sur l'IgG : les résidus 252-254 et 308-312 du domaine Cγ2, les résidus 433-436 du domaine Cγ3. L'histidine 435 joue un rôle critique. Sa substitution par une arginine explique que les IgG3 des populations caucasiennes ne se fixent pas à la protéine A.

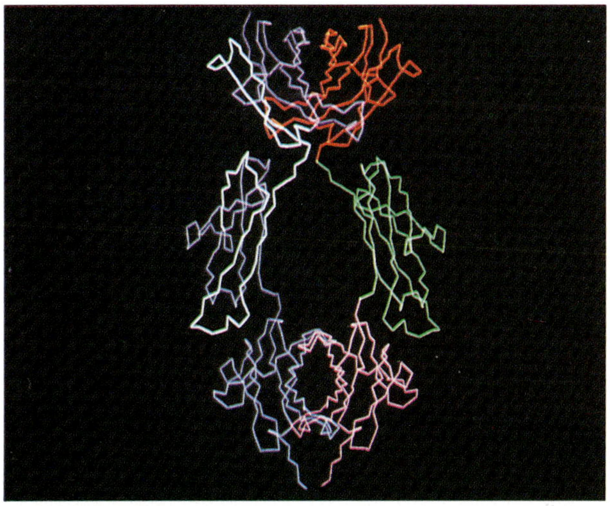

Fig. 4.24 Localisation hypothétique du site de liaison des IgE humaines au RFcεI des mastocytes. La figure représente de haut en bas les domaines Cε2, Cε3 et Cε4. La position hypothétique du peptide engagé dans la liaison correspond au segment représenté en blanc entre les résidus Gln 301 et Arg 376 (Reproduit d'après Helm et coll. (1988), avec autorisation).

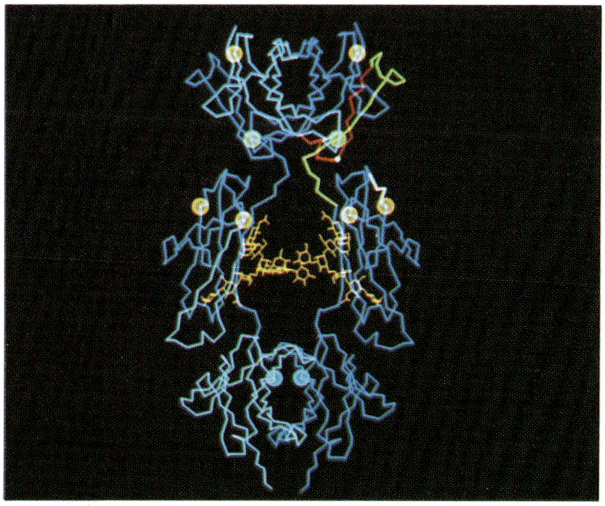

Fig. 4.25 Localisation hypothétique du site de liaison des IgE humaines aux lymphocytes B (RFcεII). Ce modèle représente la région Fc des IgE avec de haut en bas les domaines Cε2, Cε3 et Cε4. On pense que les peptides situés entre les résidus Lys 367 et Val 370 des deux chaînes ε (représentées en blanc) forment la structure nécessaire au site de liaison (Reproduit d'après Vercelli et coll. (1989); avec autorisation).

RÉCEPTEURS D'ANTIGÈNES DES LYMPHOCYTES T

La reconnaissance de l'antigène par les lymphocytes T ainsi que la structure des récepteurs assurant cette fonction de reconnaissance spécifique ont été au centre des recherches immunologiques pendant de nombreuses années. Un premier récepteur T (TCR) a pu être identifié et purifié à l'aide d'anticorps anti-clonotypiques (équivalent des anticorps anti-idiotypiques). Ce récepteur a été appelé TCR αβ car il s'agissait d'un hétérodimère formé d'une chaîne α et d'une chaîne β associées par un pont disulfure. Indépendamment, des clones d'ADNc susceptibles de coder pour les chaînes α et β du TCR ont été isolés de banques d'ADNc par hybridation soustractive ou différentielle. La séquence en acides aminés déduite de la séquence nucléotidique de ces clones d'ADNc, correspondait à la séquence partielle des chaînes α et β purifiées à l'aide d'anticorps monoclonaux. Les deux méthodologies ont donc permis d'identifier la même molécule. Au cours d'autres expériences, un autre TCR, appelé γδ, a pu être isolé.

LE COMPLEXE CD3

Structure des molécules CD3

Les formes αβ et γδ des TCR sont toutes associées à un ensemble de polypeptides, appelé CD3. Cette association est nécessaire à l'expression du complexe TCR à la surface des lymphocytes T. Les molécules constituant le CD3 sont des molécules non polymorphiques, qui ne sont pas responsables de la diversité fonctionnelle des TCR. Par contre, ce complexe CD3 est nécessaire à la transduction du signal induit par la liaison de l'antigène aux TCR. Le complexe CD3 comporte au moins cinq polypeptides invariants appelés g, δ, ε, ζ, et η (Fig. 4.26).

Les chaînes γ, δ, et ε de CD3 sont les produits de trois gènes étroitement associés et fortement homologues. Ces polypeptides appartiennent à la superfamille des Ig ; chacun possède un domaine extracellulaire, une région transmembranaire et un domaine intracytoplasmique de structure très conservée entre différentes espèces animales, et comportant au moins 40 acides aminés. Contrairement aux régions transmembranaires d'autres protéines, qui sont en général apolaires, celles de ces trois polypeptides contiennent toutes un acide aminé de charge négative.

Les polypeptides ζ et η de CD3 sont les produits d'un gène unique ; ils diffèrent à leur extrêmité C-terminale, du fait d'un épissage alternatif de l'ARNm. Le gène codant pour ζη est localisé sur un chromosome diffférent de ceux codant pour γ, δ, et ε ; il n'existe pas d'homologie structurale entre ζη d'une part, et γ, δ, et ε d'autre part. Les chaînes ζ et η ne possèdent qu'un petit domaine extracellulaire constitué de 9 acides aminés seulement, une région transmembranaire avec un résidu à charge négative et une longue région intracytoplasmique. Le domaine intracytoplasmique de la chaîne η a 42 acides aminés de plus que celui de la chaîne ζ. Les chaînes ζ et η de CD3 existent sous forme de dimères (ζζ, ηη, et ζη) associées par des ponts disulfures. Ces différents dimères, dont la proportion varie en fonction du stade de développement des thymocytes, sont susceptibles d'induire des signaux intracellulaires différents.

Les paragraphes suivants sont consacrés à la stéchiométrie du complexe CD3-TCR et aux mécanismes par lesquels les chaînes de CD3 interagissent avec les hétérodimères αβ ou γδ du TCR.

Structure des polypeptides constituant la molécule CD3

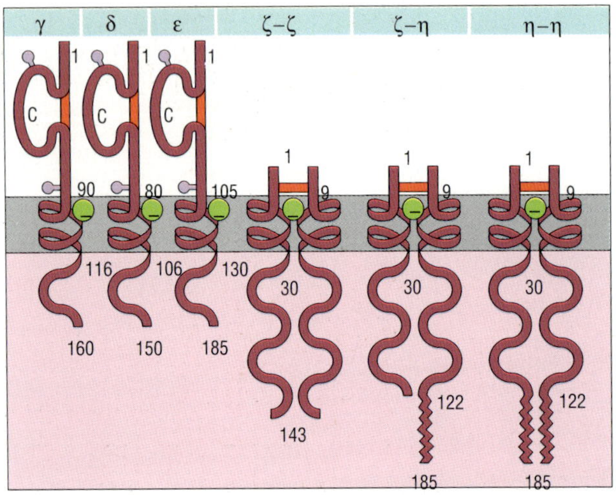

Fig. 4.26 Les chaînes γ, δ et ε de CD3 comportent un domaine extracellulaire de type immunoglobulinique (C), une région transmembranaire contenant un résidu chargé négativement (-) et une région intracytoplasmique. Les numéros indiquent les positions des acides aminés délimitant les différents domaines. Les domaines extracellulaires sont glycosylés (en violet). Les chaînes ζ et η forment des dimères liés par un pont disulfure. Ces deux chaînes sont identiques jusqu'à la position 122.

Phosphorylation de CD3

Lors de l'activation des lymphocytes T humains ou de souris par des antigènes ou des mitogènes, les chaînes de CD3 peuvent être phosphorylées rapidement sur leurs résidus sérine ou thréonine par l'action de l'enzyme protéine-kinase C. La chaîne δ du CD3 de souris est faiblement phosphorylée. On pense que cette phosphorylation de CD3 joue un rôle dans la modulation du complexe CD3-TCR, c'est à dire la diminution de son expression membranaire consécutive à la liaison du TCR au complexe antigène-CMH. Une telle modulation pourrait jouer un rôle dans la désensibilisation temporaire du lymphocyte T à la suite d'une première stimulation antigénique.

L'activation des lymphocytes T induit aussi une phosphorylation rapide et transitoire de résidus tyrosine de la chaîne CD3. Deux protéines tyrosine-kinases, $p56^{lck}$ et $p59^{fyn}$ sont impliquées dans l'activation des lymphocytes T. Le produit de l'oncogène *c-fyn* est associé au complexe TCR et pourrait être la kinase qui phosphoryle la chaîne ζ. Cette phosphorylation de ζ est l'une des étapes de transduction du signal entre le TCR et le noyau, transduction qui est interrompue en l'absence de la chaîne ζ ou de la kinase $p59^{fyn}$.

STRUCTURE DU TCR HÉTÉRODIMÉRIQUE α β

Le TCR αβ est un hétérodimère constitué d'une sous-unité α (40-50 kDa) et β (35-47 kDa) reliées entre elles par un pont disulfure. La structure de cet hétérodimère est représentée sur la figure 4.27. Chaque chaîne polypeptidique comprend deux domaines extracellulaires d'environ 110 acides aminés, analogues aux domaines des Ig, ancrés dans la membrane par un peptide transmembranaire, suivi d'un très court segment intracytoplasmique. La différence de poids moléculaire entre les deux chaînes s'explique par la présence d'oligosaccharides additionnels en liaison N sur la chaîne α.

La variabilité des séquences d'acides aminés se situe dans les domaines N-terminaux des chaînes α et β qui sont homologues aux domaines variables des Ig. Ces domaines sont codés par des gènes disposés en mosaïque qui subissent une réorganisation lors de l'ontogénèse des lymphocytes T : gènes V, D et J pour le domaine Vβ, et V et J pour le domaine Vα (voir chapitre 5). En comparant les séquences des domaines V de différents TCR, on a observé des régions de plus grande variabilité correspondant aux régions hypervariables des Ig (CDR). Le pont disulfure qui associe les chaînes α et β est situé dans des séquences peptidiques localisées entre les domaines constants et les régions transmembranaires des deux chaînes. Ces dernières ont la particularité de posséder des acides aminés positivement chargés (Fig. 4.27) qui joueraient un rôle dans l'assemblage et le transport intracellulaire des complexes TCR.

STRUCTURE DU COMPLEXE TCR

La stéchiométrie du complexe CD3-TCR et les interactions entre les sous-unités polypeptidiques ont fait l'objet de nombreux travaux. Des expériences de mutagénèse *in vitro* ont mis en évidence le rôle des acides aminés chargés des segments transmembranaires dans l'assemblage et l'expression de surface du complexe. On suppose que des liaisons ioniques au sein de la membrane associent des acides aminés basiques des chaînes αβ du TCR aux acides aminés acides des chaînes de CD3.

Les domaines extracellulaires des chaînes αβ ou γδ du TCR et γ, δ et ε du CD3 sont susceptibles de s'associer. En particulier, les domaines Vα et Vβ d'une part, Vγ et Vδ d'autre part, établissent entre eux des liaisons non-covalentes du même type que celles qui associent les régions VH et VL des anticorps. Ceci permet aux six régions hypervariables de ces régions VH et VL de constituer le site de liaison de l'antigène. Dans le cas du TCR, la liaison concerne à la fois le peptide et la molécule du CMH qui le contient. Cependant il n'y a pas encore d'étude tridimensionnelle directe du TCR ; mais il faut souligner que les résidus-clés impliqués dans l'interaction VH-VL sont conservés dans les régions V du TCR.

La stéchiométrie des sous-unités du complexe TCR-CD3 n'est qu'imparfaitement connue. Les études réalisées chez des souris transgéniques laissent supposer que chaque complexe contient deux chaînes ε (Fig. 4.28).

Structure des TCR humains

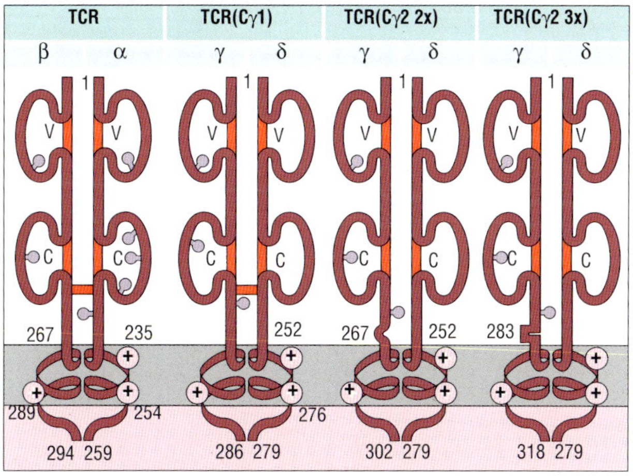

Fig. 4.27 Les chaînes α et β des TCR comprennent deux régions extracellulaires de type immunoglobulinique (V et C), une région transmembranaire avec un (β) ou deux (α) résidus chargés positivement (+) et une courte région intracytoplasmique. Les chiffres indiquent la position des résidus délimitant ces domaines. Les chaînes α et β sont liées par un pont disulfure. Le TCR γδ se présente sous différentes formes : la première, contenant une région constante Cγ1, est liée par un pont disulfure, tandis que la forme Cγ2 n'en possède pas. Une région de la chaîne γ peut être dupliquée (2x) ou tripliquée (3x), aboutissant à différentes formes de la protéine γ.

Modèle d'association des chaînes peptidiques du complexe TCRα β-CD3

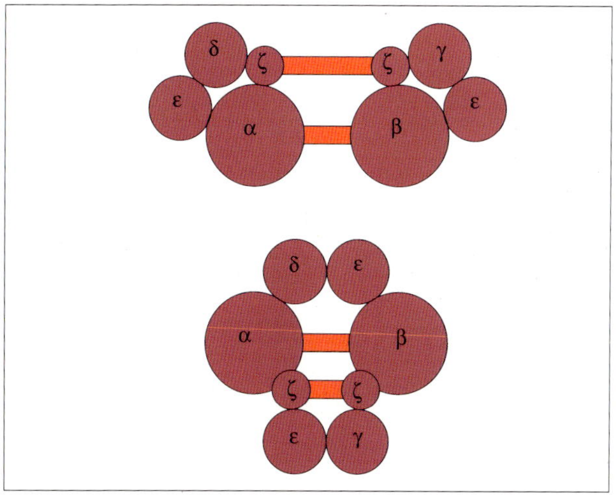

Fig. 4.28 On ne connaît pas les modalités précises d'association des sous-unités du complexe TCR-CD3. Cependant, différents modèles ont été proposés à partir des résultats d'expériences de marquage biosynthétique. Deux alternatives sont représentées ici. Les chaînes α β du TCR et ζ du CD3 sont associées par des ponts disulfures. D'autres interactions, représentées par des cercles contigus correspondent à des liaisons non-covalentes. Les complexes TCR peuvent s'organiser en différentes structures quaternaires sur la membrane cytoplasmique. (Document extrait de Manolios et coll. 1991).

SRUCTURE DU TCR HÉTÉRODIMÉRIQUE $\gamma\,\delta$

La structure du TCR $\gamma\delta$ ressemble à celle de son homologue $\alpha\beta$, chaque chaîne comportant des régions extracellulaires V et C, une région transmembranaire contenant des résidus de charge positive, et une courte région intracytoplasmique (Fig. 4.27). Le récepteur $\gamma\delta$ humain est plus polymorphique que son homologue trouvé chez la souris. Les chaînes γ et δ du récepteur humain peuvent être ou non associées par un pont disulfure selon que le récepteur est formé de chaînes $\gamma 1$ ou $\gamma 2$, l'exon C$\gamma 2$ étant le seul à posséder un codon pour une cystéine (voir chapitre 5). Les chaînes $\gamma 2$ peuvent, de plus, avoir une longueur variable du fait de la duplication ou de la triplication du second exon. On ne connaît pas les éventuelles conséquences fonctionnelles de ces différences structurales. Chez la souris, les chaînes γ et δ sont toutes associées par un pont disulfure.

DISTRIBUTION DES FORMES MOLÉCULAIRES DE TCR $\alpha\,\beta$ **ET** $\gamma\,\delta$

Les lymphocytes portant des récepteurs $\alpha\beta$ ou $\gamma\delta$ ont des localisations anatomiques différentes. Les cellules à TCR $\alpha\beta$ constituent plus de 95 % des lymphocytes T périphériques ainsi que la majorité des thymocytes ayant un TCR. Les lymphocytes T à TCR $\gamma\delta$ sont minoritaires dans le thymus et les organes lymphoïdes secondaires, mais plus abondantes dans les épithéliums tels que l'épiderme (chez la souris mais non chez l'homme), l'épithélium intestinal, l'utérus et l'épithélium de la langue.

Selon leur localisation anatomique, les lymphocytes T à TCR$\gamma\delta$ expriment des régions V différentes. Cette expression diffrentielle pourrait traduire l'émergence de populations T fonctionnelles à différents stades de l'ontogénèse T. Par exemple, les lymphocytes T $\gamma\delta$ de la peau chez la souris (cellules épidermiques dendritiques) expriment exclusivement les régions V$\gamma 3$ et V$\delta 1$ (voir chapitre 5). Les lymphocytes intraépithéliaux (IEL) de l'épithélium intestinal expriment presque exclusivement V$\gamma 5$ en association avec V$\delta 4$, V$\delta 5$, V$\delta 6$ ou V$\delta 7$.

LES ANTIGÈNES DU COMPLEXE MAJEUR D'HISTOCOMPATIBILITÉ

Les gènes contrôlant le rejet des allogreffes sont localisés dans une région du génome appelée complexe majeur d'histocompatibilité (CMH). Les produits de ces gènes, appelés antigènes du CMH, sont des molécules très polymorphiques, exprimées à la surface cellulaire, et impliquées dans la réaction de rejet. Ces antigènes ont d'abord été identifiés à l'aide d'alloanticorps produits par des souris d'une lignée consanguine, immunisées avec les cellules lymphoïdes provenant de souris d'une autre souche, différant seulement au niveau des gènes du CMH. Grâce à l'obtention de lignées de souris ayant subi des recombinaisons des gènes du CMH, on a pu définir les régions de ce complexe génétique. Les mêmes techniques utilisant des alloanticorps ont permis de définir les produits du CMH humain, connus sous le nom de système des antigènes leucocytaires humains ou système HLA. L'organisation générale des CMH de l'homme et de la souris est présentée dans la figure 4.29. On distingue trois classes de gènes codant pour différents produits. Les molécules de classe I et de classe II représentent des entités structurales distinctes. Bien que les gènes de classe I et de classe II constituent un système polyallélique hautement polymorphique, toutes les molécules de classe I ou de classe II ont la même structure générale. Par contre, les gènes de classe III, dont le nombre dépasse la vingtaine, codent pour des molécules différentes, notamment pour des composants du système du complément. Il n'y a ni similitude fonctionnelle ni homologie structurale entre les produits des gènes de classe III d'une part et ceux de classes I ou II d'autre part. Seuls seront envisagés dans ce chapitre les gènes de classe I et de classe II, ainsi que leurs produits impliqués dans l'activation des lymphocytes T.

Organisation des CMH murin et humain

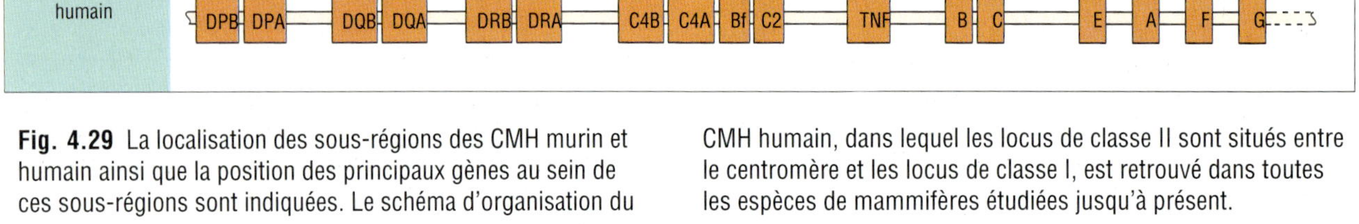

Fig. 4.29 La localisation des sous-régions des CMH murin et humain ainsi que la position des principaux gènes au sein de ces sous-régions sont indiquées. Le schéma d'organisation du CMH humain, dans lequel les locus de classe II sont situés entre le centromère et les locus de classe I, est retrouvé dans toutes les espèces de mammifères étudiées jusqu'à présent.

STRUCTURE DES MOLÉCULES DE CLASSE I

La figure 4.30 présente un schéma de la structure des molécules de classe I du CMH. Ces molécules sont formées d'une chaîne lourde glycosylée (45 kDa) associée d'une façon non-covalente à la β_2 microglobuline (12 kDa), polypeptide qui existe sous forme libre dans le sérum. La chaîne lourde comprend trois domaines extracellulaires appelés $\alpha 1$ (N-terminal), $\alpha 2$ et $\alpha 3$, une région transmembranaire et une région intracytoplasmique. Chaque domaine extracellulaire comprend environ 90 acides aminés et toute la portion extracellulaire de la chaîne peut être séparée de la membrane par clivage protéolytique à la papaïne. Les domaines $\alpha 2$ et $\alpha 3$ possèdent chacun un pont disulfure intrachaîne formant des boucles de 63 ($\alpha 2$) et 86 ($\alpha 3$) acides aminés. Le domaine $\alpha 3$ est homologue aux domaines constants des Ig. La portion extracellulaire des chaînes lourdes de classe I est glycosylée de façon différente selon l'espèce et l'haplotype. La région transmembranaire comprend 25 résidus, pour la plupart hydrophobes. Elle constitue probablement une hélice α. Le domaine intracytoplasmique de 30 à 40 résidus peut faire l'objet de phosphorylations.

La β_2 microglobuline (β_2m) est une protéine invariante chez l'homme, mais dimorphique chez la souris (par substitution d'un acide aminé en position 85). Sa structure est celle d'un domaine constant d'Ig. On la retrouve au sein d'autres complexes moléculaires ayant une structure de type classe I, comme le complexe CD1 dont les constituants sont codés par des gènes localisés sur le chromosome 1 chez l'homme. Elle est aussi associée au RFcγ qui permet l'adsorption des IgG du lait par les cellules intestinales chez le rat nouveau-né. L'étude des souris transgéniques homozygotes ayant un gène de β_2m non fonctionnel a montré que la β_2m est nécessaire à l'expression de tous les antigènes de classe I comme à celle des RFcγ sur les cellules intestinales.

La structure tridimensionnelle de la portion extracellulaire (domaines $\alpha 1$, $\alpha 2$, $\alpha 3$ et β_2m) de plusieurs molécules humaines de classe I, a pu être étudiée par diffraction de

Un antigène de classe I du CMH humain

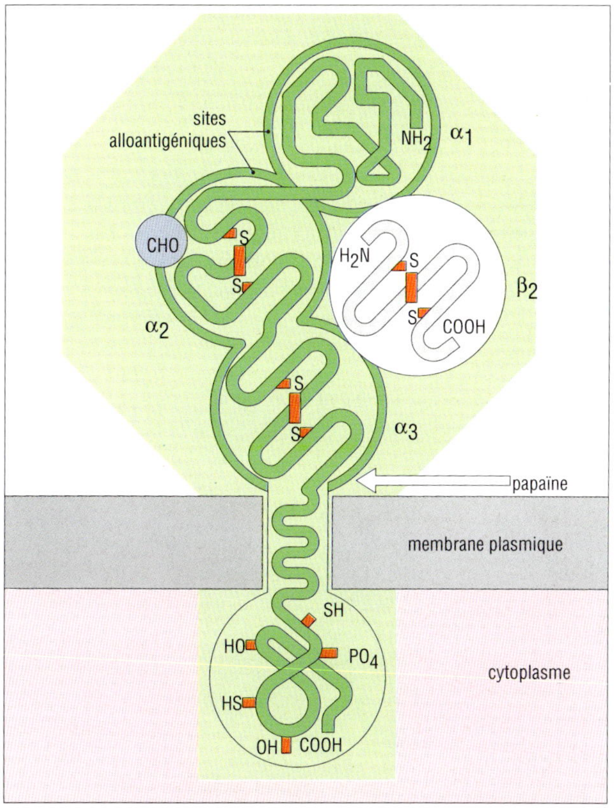

Fig. 4.30 Les trois domaines globulaires ($\alpha 1$, $\alpha 2$ et $\alpha 3$) sont représentés en vert. Le domaine $\alpha 3$ est étroitement associé avec la β_2-microglobuline, peptide non codé par le CMH (en gris). La β_2-microglobuline est stabilisée par un pont disulfure intracaténaire (en rouge) et sa structure tertiaire est semblable à celle d'un domaine d'Ig. Les sites de variations polymorphiques (qui déterminent les alloantigènes, constitués de déterminants propres à chaque individu), sont situés dans les domaines $\alpha 1$ et $\alpha 2$. Un résidu oligosaccharidique est attaché au domaine $\alpha 2$ (CHO). La papaïne clive la molécule au ras de la membrane cytoplasmique.

Les domaines extracellulaires d'une molécule de classe I du CMH

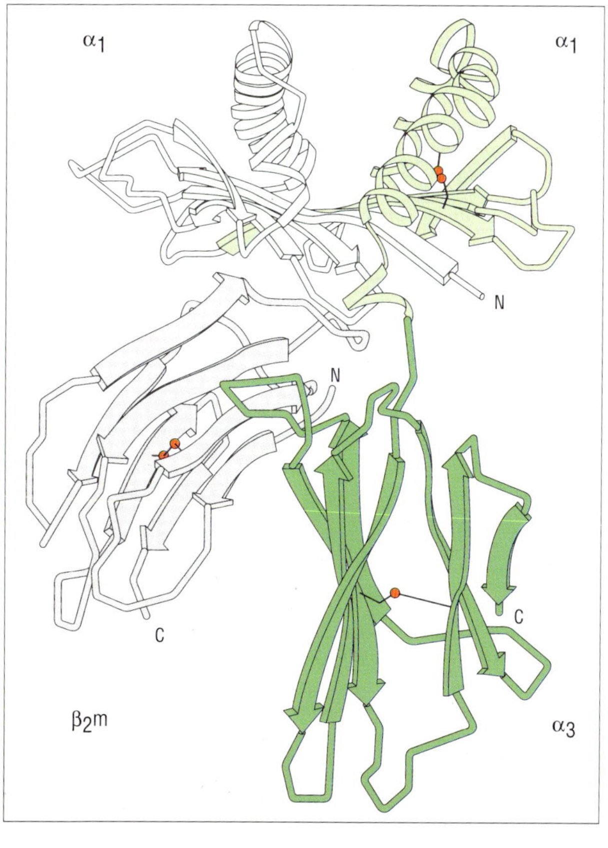

Fig. 4.31 Le diagramme représente le squelette peptidique de la molécule HLA-A2. Les trois domaines de la chaîne lourde interagissent avec la β_2- microglobuline. On voit clairement la cavité formée par les domaines $\alpha 1$ et $\alpha 2$.

rayons X (Fig. 4.31). Comme leurs séquences le présageaient, le domaine α3 et la β_2m ont un repliement très similaire à celui trouvé dans les Ig. Cependant, la β_2m est insérée dans l'angle formé par les domaines α1 et α2 selon une modalité différente de celle des associations entre deux domaines constants d'Ig.

Les domaines α1 et α2 constituent une plateforme de huit feuillets β anti-parallèles en haut desquels se trouvent deux hélices α anti-parallèles (Fig. 4.32). Le pont disulfure du domaine α2 associe l'extrêmité N-terminale du feuillet β à celle de l'hélice α du domaine α2.

Une longue cavité sépare les hélices α des domaines α1 et α2. La première étude de la structure cristalline d'une molécule HLA-A2 avait révélé la présence d'une structure dense aux électrons au sein de la cavité, indiquant qu'il pourrait s'agir d'un fragment d'antigène présenté en association avec la molécule HLA. Cette hypothèse est renforcée par le fait que la plupart des résidus polymorphiques, ainsi que les épitopes reconnus par les lymphocytes T sur les molécules de classe I, sont localisés dans la cavité ou sur ses bords (Fig. 4.32).

Vue plongeante de la molécule HLA-A2

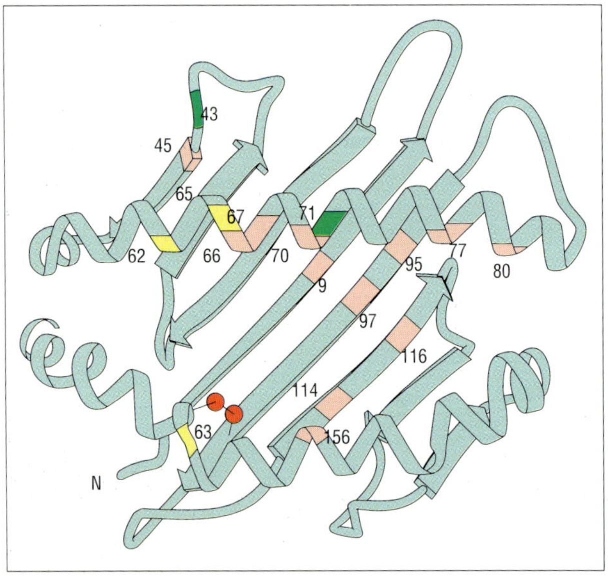

Fig. 4.32 Ce diagramme représente la cavité où se lie le peptide antigénique à HLA-A2, telle qu'elle est "vue" par le TCR. Les domaines α1 et α2 sont formés de 4 feuillets β anti-parallèles suivis d'une longue région en hélice α. L'association des deux domaines forme un plancher de huit feuillets β recouvert de deux hélices α. La localisation des principaux résidus polymorphiques est représentée. Cinq résidus dans la zone centrale des feuillets β se dressent entre les deux hélices et peuvent assurer le contact avec les peptides antigéniques. Six résidus représentés en rouge au niveau de hélices α font face à ceux-ci. Trois résidus au sommet des hélices α sont susceptibles d'entrer en contact avec le TCR (en jaune). Les résidus représentés en vert ne peuvent pas participer à la liaison des peptides antigéniques. (Schéma modifié à partir de Bjorkman et coll. 1987).

La comparaison des structures tridimensionnelles des molécules HLA-A2 et HLA-AW68 a conduit à une connaissance plus précise des bases structurales de la liaison du peptide aux antigènes de classe I. Les différences entre les molécules HLA-A2 et HLA-Aw68 se situent au niveau de 13 résidus, 6 dans le domaine α1, 6 dans le domaine α2, et un dans le domaine α3 (résidu 245) qui participe à l'interaction avec CD8. Dix des différences localisées en α1 et α2 sont situées dans le fond et sur les bords de la cavité capable de fixer le peptide (Fig. 4.33). Ces substitutions d'acides aminés entraînent des différences importantes dans la forme de la cavité et le type de peptides qui peut y être associé. Il est intéressant de noter que la cavité n'est pas une structure lisse mais qu'elle possède différentes sous-régions formées de saillies et de poches avec lesquelles les résidus du peptide peuvent interagir (Fig. 4.34). Par exemple, deux poches situées sous l'hélice du domaine α1 peuvent abriter des extrémités de peptides ou des chaînes latérales. Des substitutions d'acides aminés au sein de la cavité modifient la position des poches (Fig. 4.34). On dispose là des bases structurales permettant de comprendre comment chaque molécule de classe I peut lier tel ou tel peptide avec une plus ou moins grande affinité, phénomène qui, à son tour, contrôle la réponse ou l'absence de réponse des lymphocytes T.

STRUCTURE DES MOLÉCULES DE CLASSE II

Les produits des gènes de classe II (A et E chez la souris, DR, DQ et DP chez l'homme) sont des hétérodimères formés de deux chaînes glycoprotéiques, l'une lourde (α) et l'autre légère (β). Les chaînes α ont des poids moléculaires de 30 à 34 kDa et les chaînes β de 26 à 29 kDa selon le locus. Les chaînes α et β ont la même structure

HLA-A2 et HLA-Aw68

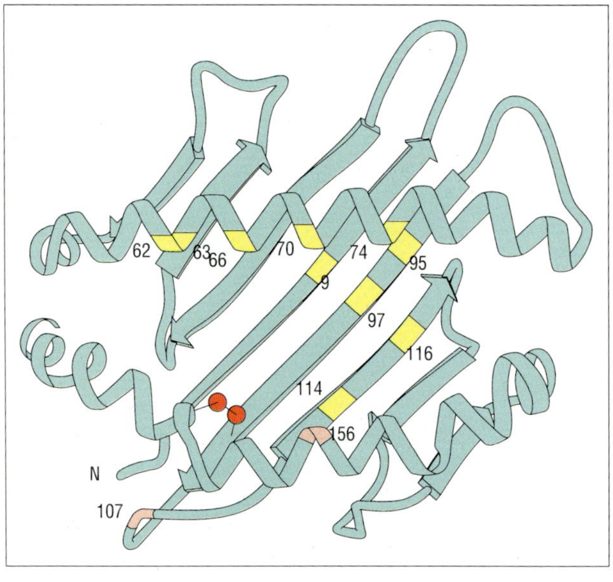

Fig. 4.33 Les deux molécules diffèrent par 13 acides aminés. Douze d'entre eux sont situés dans les domaines α1 et α2. Les 10 acides aminés différents localisés dans le site de fixation du peptide sont colorés en jaune. (Modifié d'auprès Parham, 1989).

d'ensemble. La région extracellulaire comprend deux domaines (α1 et α2, β1 et β2) associés par une courte séquence à une région transmembranaire d'environ 30 résidus et à un domaine intracytoplasmique de 10 à 15 résidus. Un schéma de la structure des antigènes de classe II est représenté sur la figure 4.35.

Les domaines α2 et β2 ressemblent aux domaines α3 des molécules de classe I et à la β_2m ; leur structure est celle d'un domaine constant d'Ig. Le domaine β1 possède un pont disulfure intracaténaire avec une boucle de 64 acides aminés. La différence de poids moléculaire entre les chaînes α et β est due essentiellement aux différences de glycosylation, les domaines α1, α2 et β1, mais non β2 ayant des oligosaccharides en liaison N.

Malgré la faible homologie de séquence entre les domaines α1 et α2 de classe I d'une part, et les domaines α1 et β1 de classe II d'autre part, la conservation de certains résidus à des positions critiques permet de supposer que les structures tridimensionnelles des deux types de molécules sont semblables. Des modèles tridimensionnels ont été proposés, qui supposent que les quatre domaines extracellulaires des antigènes de classe II (α1, α2, β1, β2) sont organisés de la même façon que ceux d'une molécule de classe I. Selon ces modèles, dérivés de la structure de la molécule HLA-A2 (Fig. 4.31), les molécules de classe II formeraient une cavité entre les hélices α C-terminales des domaines α1 et β1. Le fond de la cavité serait formé par les feuillets β N-terminaux de chaque domaine. Comme dans les molécules de classe I, les résidus polymorphiques seraient localisés dans la cavité et sur ses bords. Si on admet l'analogie avec les antigènes de classe I, la cavité constituerait le site de liaison du peptide antigénique de la molécule de classe II. La preuve définitive de la validité de ce modèle a été apportée par l'étude cristallographique de molécules de classe II (Brown et coll. Nature 1993, **364**, 33)

ORGANISATION GÉNOMIQUE DU CMH

Les gènes de classe I de la souris

Il y a environ une trentaine de gènes de classe I dans le génome haploïde de la souris, mais ce nombre varie selon les haplotypes des différentes lignées consanguines. Les locus H-2K, H-2D et H-2L codent pour des molécules définies sérologiquement. Les fonctions biologiques des produits des autres gènes de classe I, notamment ceux des régions Qa, Tla et M sont inconnues (Fig. 4.36), bien que la molécule Qa-2 puisse activer les lymphocytes T.

L'organisation de la région H-2K est la même dans toutes les souches étudiées. Cette région contient deux gènes de classe I appelés K et K2 (Fig. 4.36). Le gène H-2K code pour l'antigène de classe I H-2K, tandis que l'expression du gène H-2K2 diffère d'une souche de souris à l'autre.

Dans la région H-2D/H-2L, le nombre de gènes de classe I diffère selon les haplotypes (Fig. 4.36). Chez les souris BALB/c H-2^d on a identifié cinq gènes de classe I dans cette région, deux d'entre eux codant pour les antigènes H-$2D^d$ et H-$2L^d$ détectés sérologiquement. Chez les souris B10, un seul gène H-$2D^b$ a été identifié. Trois gènes de fonction inconnue appelés $D2^d$, $D3^d$ et $D4^d$, ont été identifiés dans la séquence d'ADN de 170 kb située entre le gène proximal D et le gène distal L de l'haplotype H-2^d.

Le locus Qa s'étend sur environ 200 kb au-delà de la région D/L (Fig. 4.36). Cette région comprend de huit (BALB/c) à dix (B10) gènes de classe I codant pour les spécificités Qa-2, 3, 4 et 5 définies sérologiquement.

Comparaison des sites de liaison des peptides des molécules HLA-Aw68 et HLA-A2

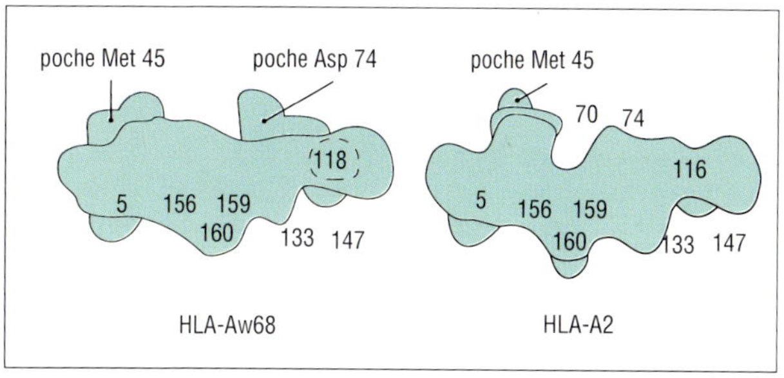

Fig. 4.34 Ce schéma représente les cavités trouvées sur les molécules HLA-Aw68 et HLA-A2, contenant les sites de liaison de peptides. Les poches formant des zones de contact avec les résidus des peptides fixés sur ces molécules HLA, sont indiquées.

Représentation schématique d'un antigène de classe II

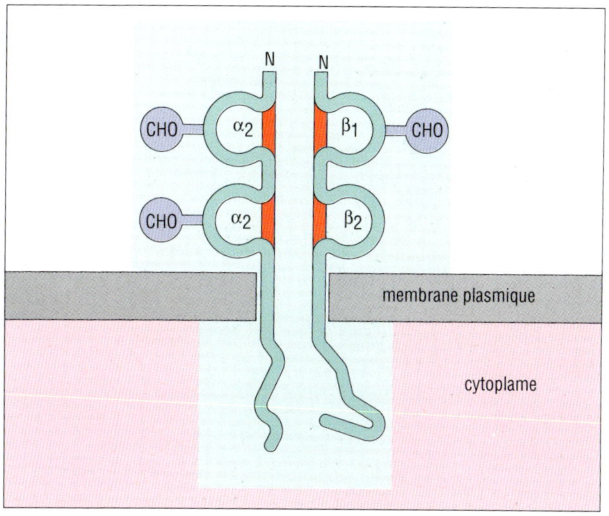

Fig. 4.35 Les antigènes HLA-DR sont formés de deux peptides différents, α et β, associés de façon non-covalente, l'un et l'autre transmembranaires, avec une extrémité C-terminale intracytoplasmique. Les deux chaînes ont deux domaines globulaires externes. Le domaine le plus proche de la membrane est apparenté au domaine des Ig. Tous ces domaines, sauf α1, sont stabilisés par des ponts disulfures intrachaînes (en rouge). Les deux chaînes sont glycosylées. La chaîne β, plus courte (28 kDa) contient les sites polymorphiques (déterminant les alloantigènes), bien qu'il existe un certain degré de polymorphisme dans les chaînes α de quelques molécules de classe II.

La région Tla chez la souris a été définie initialement par l'un de ses produits, l'antigène TL (thymus leukemia). C'est en fait dans cette région que se trouve le plus grand nombre de gènes de classe I et les plus grandes différences d'organisation entre les haplotypes des souris B10 et BALB/c.

La région M est en position distale par rapport à Tla. Elle contient les gènes de classe I de M1 à M7. Ces gènes sont faiblement polymorphiques. L'un d'entre eux est associé à l'antigène transmis par la mère (Mta). Le produit de Mta contient deux composants : MTF, un peptide hydrophobe de l'extrêmité N-terminale de la protéine mitochondriale ND1, et une molécule de classe I codée par la région M.

Les gènes de classe I chez l'homme

La région de classe I chez l'homme contient trois locus appelés HLA-A, HLA-B et HLA-C. L'ensemble de la région s'étend sur 1500 kb et chacun des locus A, B et C code pour des antigènes de transplantation (Fig. 4.37). Cette région contient de nombreux autres gènes de classe I parmi lesquels HLA-E, -F et -G, qui contrôlent la synthèse éventuelle de protéines de classe I, et HLA-G qui code pour une protéine identifiée dans des lignées cellulaires de choriocarcinome dérivé du cytotrophoblaste extravilleux ansi que chez le singe Tamarin (un singe du Nouveau Monde). Un autre gène de classe I, appelé cda12,, a été localisé à 50 kb du locus HLA-A. D'autres gènes de classe I, qui pourraient être les homologues humains des gènes murins Qa, Tla et M de la souris, sont situés à proximité des gènes HLA-G et HLA-A.

Les gènes de classe II du CMH de la souris

Les chaînes α et β des molécules de classe II de la souris sont codées par des gènes distincts localisés dans la région I du complexe H-2, dont l'organisation est schématisée sur la figure 4.38 et comparée à celle des gènes de classe II de la région HLA. Les gènes Ab et Aa codent pour la molécule A, les gènes Eb et Ea pour la molécule E. Plusieurs autres gènes codant pour des chaînes α ou β ont été clonés ; cependant, leurs produits ne sont pas identifiés. L'un d'entre-eux, Pb, est un pseudogène ; deux autres, Ob et Eb2, pourraient être fonctionnels. Ces gènes sont faiblement polymorphiques ; ils sont transcrits, mais on ignore actuellement si les ARNm correspondants sont traduits. On connaît maintenant la cartographie de l'ensemble de la région H-2I ; les gènes ont été cartographiés par rapport à ceux de la région H-2K de classe I.

Gènes de classe I du CMH murin

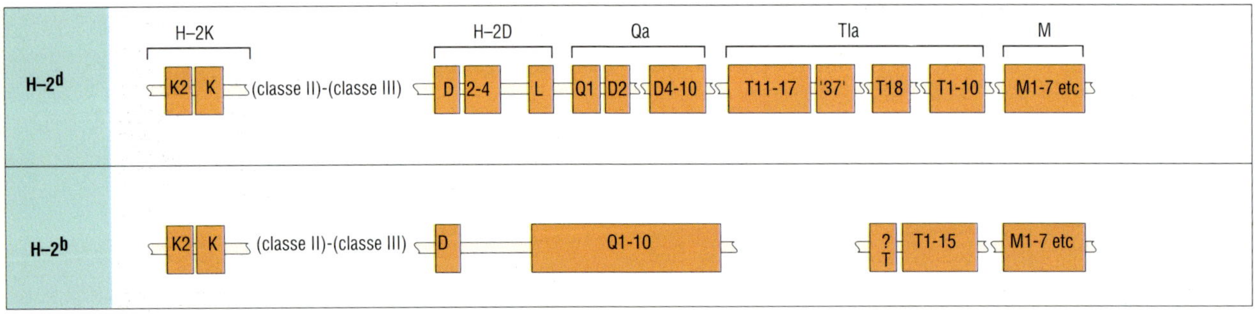

Fig. 4.36 L'organisation de la région des gènes codant pour les molécules de classe I du CMH de deux haplotypes, BALB/c (H-2^d) et B10 (H-2^b), est représentée. Les régions correspondant aux classes II et III sont situées entre les régions H-2K et H-2D. L'alignement des allèles entre les deux haplotypes fait apparaître les différences d'organisation. La région Tla contient le plus grand nombre de gènes de classe I.

Organisation des gènes de classe I chez l'homme

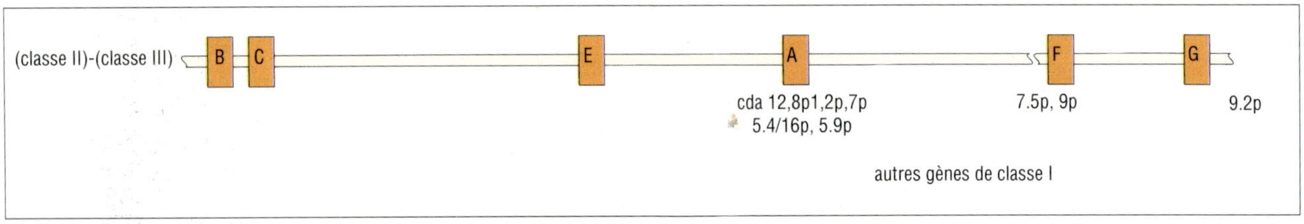

Fig. 4.37 La région contenant les gènes codant pour les molécules de classe I chez l'homme est en position télomérique par rapport à celle correspondant aux classes II et III. En plus des gènes codant pour les antigènes de transplantation HLA-A, HLA-B et HLA-C, d'autres gènes de classe I ont été identifiés. Ils pourraient être l'équivalent de la région Tla/Qa de la souris.

Les souris d'haplotype b, s, f et q n'expriment pas de molécule I-E de classe II. Chez les souris d'haplotype b et s, le gène Ea est transcrit, mais la chaîne Eβ n'est pas détectable dans le cytoplasme. Les souris d'haplotypes f et q ne produisent ni chaîne Eα ni chaîne Eβ.

Les gènes humains de classe II

Les gènes humains de classe II sont localisés dans la région HLA-D qui contient au moins 6 gènes codant pour des chaînes α et 10 gènes codant pour des chaînes β (Fig. 4.38). Trois locus, DR, DQ et DP, codent pour les principaux produits de classe II ; d'autres gènes ont cependant été identifiés. Le locus DR comprend un seul gène α (DRA) et au moins quatre gènes β (DRB1 - DRB4), tandis que les locus DQ et DP contiennent chacun un gène α et β exprimé et une paire supplémentaire de gènes qui peuvent être ou non fonctionnels. Comme leurs homologues chez la souris, les chaînes α de DR, DQ et DP s'associent dans la cellule avec les chaînes β du même locus. Les produits des gènes DPA1 et DPA2 s'associent pour produire des molécules HLA-DP de classe II détectées à l'aide d'anticorps spécifiques. De même, les gènes DQA1 et DQB2 codent pour des antigènes HLA-DQ. Au sein du locus DR, les gènes DRA, DRB1 et DRB3 ou DRB4 sont généralement exprimés, tandis que DRB2 est un pseudogène. L'organisation et la longueur de la région DRB varient selon les haplotypes. Les gènes DPA2, DPB2, DVB et DR2 sont en général des pseudogènes et par conséquent non exprimés. Par contre, les gènes DNA, DOB, DQB2 et DQA2, peuvent être fonctionnels.

La position de tous les gènes de classe II identifiés à ce jour a été établie en utilisant des techniques de cartographie génétique sur de longs fragments d'ADN. La région s'étend sur environ 1000 kb et la position des différents locus est comparable à celle des locus de la région de classe II du CMH de la souris (Fig. 4.38).

POLYMORPHISME DU CMH

Le polymorphisme allélique est la caractéristique principale des gènes du CMH. Les niveaux de polymorphisme diffèrent cependant d'un gène à l'autre. Les antigènes Qa, Tla et M, de type classe I, sont beaucoup moins polymorphiques que les antigènes classiques de classe I ou de classe II. Une liste des allèles connus pour les antigènes HLA de classe I et de classe II est présentée en appendice.

Le polymorphisme structurel de chaque molécule de classe I ou de classe II est restreint à une région particulière de la molécule. La variabilité des antigènes de classe I est limitée à trois régions des domaines α1 et α2. Le domaine α3 est beaucoup moins polymorphique. En ce qui concerne les molécules de classe II, le degré de variabilité dépend de la région et de la chaîne polypeptidique. Par exemple, l'essentiel du polymorphisme des molécules de classe II humaines s'observe dans les chaînes β des molécules DR et DQ, alors que les chaînes β de DP sont moins polymorphiques. La chaîne DQα est polymorphique, alors que les chaînes DRα sont pratiquement invariantes avec seulement deux formes alléliques. La diversité de structure des molécules de classe II est encore accrue par l'existence de molécules hybrides dont les chaînes α et β sont codées par des gènes situés sur deux haplotypes différents chez les individus hétérozygotes.

Comme on l'a vu précédemment, la plupart des résidus polymorphiques des antigènes de classe I et de classe II sont regroupés au sommet de la molécule dans la cavité qui sert de site de liaison du peptide antigénique. La variabilité est presque exclusivement localisée dans les feuillets β du plancher et les hélices α.

Gènes codant pour les molécules de classe II chez l'homme et la souris

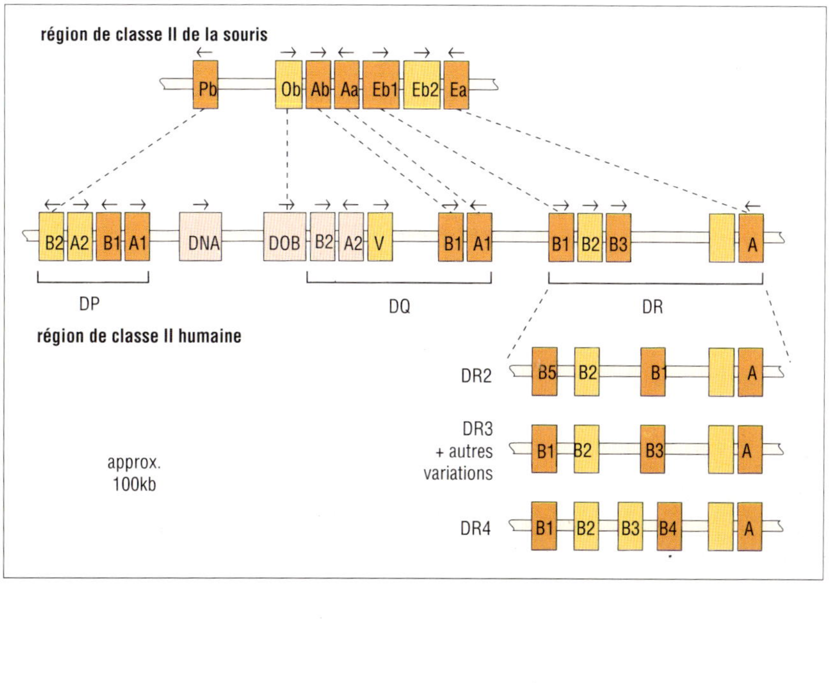

Fig. 4.38 Ce schéma illustre l'organisation des gènes au sein des CMH humain et murin et positionne les gènes homologues entre les deux espèces. Les gènes exprimés sont en orange et les pseudogènes en jaune. Les zones roses correspondent aux gènes dont le produit n'a pas été identifié, mais dont la séquence ne correspond pas à celle de pseudogènes. Différentes organisations des haplotypes DR sont représentées.

LECTURES COMPLÉMENTAIRES

Bjorkman PJ, Parham P. Structure, function and diversity of class I major histocompatibility complex molecules. *Annu Rev Biochem* 1990; **59**:253-88.

Bjorkman PJ, Saper MA, Samraoui B, Bennett WS, Strominger JL, Wiley DC. The structure of the human class I histocompatibility antigen HLA-A2. *Nature* 1987;**329**:506-12.

Bjorkman PJ, Samraoui B, Bennett WS, Strominger JL, Wiley DC. The foreign antigen binding site and T-cell recognition regions of class I histocompatibility antigens. *Nature* 1987;**329**:512-16.

Bodmer JG, Marsh SGE, Parham P, *et al.* Nomenclature for factors of the HLA system, 1989 *Hum Immunol* 1990;**28**:327-42.

Brenner MB, MacLean J, Dialynas DP, *et al.* Identification of a putative second T-cell receptor. *Nature* 1986;**322**:145-49.

Brown JH, Jardetzky T, Saper MA, Samraoui B, Bjorkman PJ, Wiley DC. A hypothetical model of the foreign antigen binding site of class II histocompatibility molecules. *Nature* 1988;**332**:845-50.

Brown JH, Jardetsky TS, Gorga JC, Stern LJ, Urban RG, Strominger JL, Wiley DC, Three dimensional structure of the human class II histocompatibility antigen HLA-DR1. Nature 1993;**364**: 33-39

Burton DR. Antibody: the flexible adaptor molecule. *Trends Biochem Sci* 1990;**15**:64-69.

Capra D, Edmundson AB. The antibody-combinining site. *Sci Am* 1977;**236**:50.

Clevers H, Alarcon B, Wileman T, Terhorst C. The T-cell receptor/CD3 complex: a dynamic protein ensemble. *Annu Rev Immunol* 1988;6:629-62.

Davis AC, Schulman MJ. IgM - molecular requirements for its assembly and function. *Immunol Today* 1989;**10**:118-22 & 127-28.

Davies DR, Metzger H. Structural basis of antibody function. *Annu Rev Immunol* 1983;**1**:87-117.

Duncan AR, Winter G. The binding site for C1q on IgG. *Nature* 1988;**332**:738-40.

Duncan AR, Woof JM, Partridge LJ, Burton DR, Winter G. Localization of the binding site for the human high-affinity Fc receptor on IgG. *Nature* 1988;**332**:563-64.

Feinstein A, Richardson N, Taussig MJ. Immunoglobulin flexibility in complement activation. *Immunol Today* 1986;**7**:169-73.

Flanagan BF, Owen MJ. T cell antigen receptor. In: Farid NR, ed. *The Immunogenetics of Autoimmune Diseases.* Vol 1. Oxford: CRC Press, 1991:19-42.

Garratt TPJ, Saper MA, Bjorkman PJ, Strominger JL, Wiley DC. Specificity pockets for the side chains of peptide antigens in HLA-w68. *Nature* 1989;**342**:692-96.

Germain RN. The ins and outs of antigen processing and presentation. *Nature* 1986;322:687-89.

Green NM. The semiotics of charge. *Nature* 1991;**351**:349.

Guillemot F, Auffray C, Orr HT, Strominger JL. MHC antigen genes. In: Hames BD, Glover DM, eds. *Molecular Immunology.* Oxford: IRL Press, 1988:88-143.

Hahn GS. Antibody structure, function and active sites; In:Ritzmann SE, ed. *Physiology of Immunoglobulins: Diagnostic and Clinical Aspects.* New York: Alan Liss Inc, 1982.

Hedrick SM, Nielsen EA, Davis MM. Sequence relationships between putative T-cell receptor polypeptides and immunoglobulin. *Nature* 1984;**308**:153-158.

Helm B, Marsh P, Vercelli D, Padlan E, Gould H, Geha R. The mast cell binding stie on human immunoglobulin E. *Nature* 1988;**331**:180-183.

Kappes D, Strominger JL. Human class II major histocompatibility complex genes and proteins. *Annu Rev Biochem* 1988;**57**:991-1028.

Lefranc M-P, Rabbitts TH. The human T-cell receptor γ (TGR) genes. *Trends Biochem Sci* 1989;**14**:214-18.

Manolios N, Letourneur F, Bonifacino JS, Klausner RD. Pairwise cooperative and inhibitory interactions describe the assembly and probable structure of the T-cell antigen receptor. *EMBO J* 1991;**10**:1643-51.

Mestecky J, McGhee JR. Immunoglobulin A (IgA): molecular and cellular interactions involved in IgA biosynthesis and immune response. *Adv Immunol* 1987;**40**:153-245.

Möller G, ed. Immunoglobulin D: structure, synthesis, membrane representation and function. *Immunol Rev* 1977;**37**.

Möller G, ed. Immunoglobulin E. *Immunol Rev* 1978;**41**.

Nisonoff S. *Introduction to Molecular Immunology.* 2nd ed. Baltimore:Sinauer Associates Inc, 1984.

Parham P. Getting into the groove. *Nature* 1984;**342**:616-17.

Shakib F, ed. *The human IgG subclasses. Molecular analysis of structure, function, and regulation.* Oxford: Pergamon Press, 1990.

Townsend A, Bodmer H. Antigen recognition by class I-restricted T lymphocytes. *Annu Rev Immunol* 1989;**7**:601-24.

Trowsdale J, Campbell RD. Physical map of the human HLA region. *Immunol Today* 1988;**9**:34-38.

Turner MW. Structure and function of immunoglobulins. In: Glynn LE, Steward MW, eds. *Immunochemistry: An advanced textbook.* Chichester:John Wiley & Sons, 1977.

Turner MW. Immunoglobulins. In: Holborrow EJ, Reeves WG, eds. *Immunology and Medicine. A comprehensive guide to clinical immunology.* 2nd edition. London: Grune & Stratton, 1983.

Underdown BJ, Schiff JM. Immunoglobulin A: strategic defence initiative at the mucosal surface. *Annu Rev Immunol* 1986;**4**:389-417.

Vercelli D, Helm B, Marsh P, Padlan E, Geha RS, Gould H. The B cell binding site on human immunoglobulin E. *Nature* 1989;**338**:649-51.

Weiss A, Imbodan J, Hardy K, Manger B, Terhorst C, Stobo J. The role of the T3/antigen receptor complex in T-cell activation. *Annu Rev Immunol* 1986;**4**:593-619.

Williams AF, Barclay AN. The immunoglobulin superfamily - domains for cell surface recognition. *Annu Rev Immunol* 1988;**6**:381-405.

Zÿlstra M, Bix M, Sinister NE, Loring JM, Raulet DH, Jaenisch R. β2-microglobulin deficient mice lack $CD4^{-}8^{+}$ cytolytic T cells. *Nature* 1990;**334**:742-46.

chapitre 5

Origine de la diversité

La reconnaissance des antigènes par le système immunitaire s'effectue grâce aux anticorps produits par les lymphocytes B et aux récepteurs d'antigène exprimés par les lymphocytes T (récepteurs T ou TCR). Bien que les lymphocytes T et B reconnaissent les antigènes de façons relativement différentes, ils sont tous deux capables de reconnaître un grand nombre d'antigènes. Ce chapitre explore les différents moyens par lesquels le système immunitaire génère une grande diversité d'anticorps et de TCR ayant des spécificités antigéniques différentes. En dépit des différences structurales existant entre anticorps et TCR, les processus cellulaires et moléculaires à l'origine de la diversité du répertoire de ces molécules sont extrêmement semblables.

Les anticorps offrent une remarquable diversité ; non seulement doivent-ils fournir un répertoire de sites différents de fixation à l'antigène, capables de reconnaître ainsi les millions de déterminants antigéniques qui existent dans la nature, mais aussi chaque classe d'anticorps doit posséder une région effectrice différente permettant, par exemple, aux IgE de se fixer aux récepteurs de Fc des mastocytes et aux IgG de se lier aux phagocytes. On estime que le nombre de différentes sortes d'anticorps produits par un individu est plus grand que celui de l'ensemble de toutes les autres protéines de l'organisme. Par ailleurs, nous produisons plus de sortes d'anticorps qu'il n'existe de gènes dans notre génome. Par quels mécanismes toute cette diversité est-elle donc créée ? Les idées concernant la formation des anticorps se sont considérablement modifiées au cours des années, mais il est étonnant de constater combien Ehrlich, avec son hypothèse de chaînes latérales, était proche de notre vision actuelle (Fig. 5.1). Son idée de sélection induite par l'antigène est voisine de notre conception actuelle de sélection clonale, si ce n'est qu'il envisageait l'existence sur la même cellule de plusieurs récepteurs différents quant à leurs spécificités antigéniques.

THÉORIES DE LA FORMATION DES ANTICORPS

Après Ehrlich, la situation se compliqua du fait que de nombreux composés organiques nouveaux furent synthétisés et que Landsteiner démontra que le système immunitaire pouvait répondre à chacun de ces nouveaux composés par la formation d'anticorps spécifiques. Il apparut alors inconcevable que le système immunitaire eut conservé, par un mécanisme de sélection naturelle, des gènes pour tous ces anticorps spécifiques de composés chimiques nouveaux et artificiels. D'où le développement de l'hypothèse informative qui suggérait qu'une molécule d'anticorps modulable était conduite par un antigène à modifier sa structure, de telle façon qu'apparût un site de fixation à cet antigène. Les spectaculaires progrès de la biologie moléculaire des années 1950-1960 rendirent cette hypothèse indéfendable. L'histoire avançait, et les théories sélectives revinrent en faveur, lorsque Jerne et Burnet avancèrent, indépendamment l'un de l'autre, l'idée de la sélection clonale : chaque lymphocyte produit une seule sorte d'anticorps et l'antigène correspondant sélectionne et stimule les cellules synthétisant ce type particulier d'anticorps.

Cette théorie ne résoud cependant pas la question de la diversité des anticorps. En première analyse elle pourrait impliquer l'existence d'un gène différent pour chaque spécificité d'anticorps. Cela pose immédiatement un problème : si nous considérons la structure de base d'une chaîne légère, la moitié de cette chaîne a une séquence d'acides aminés variable, alors que l'autre moitié est constante. De la même façon, en ce qui concerne les chaînes H, un quart de la chaîne est variable, alors que le reste est constant. Comment est-il possible de maintenir cette constance avec

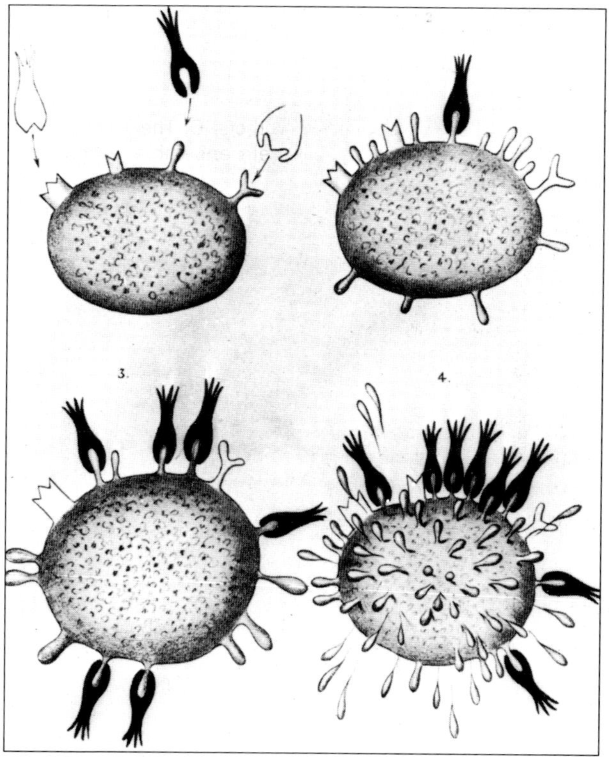

Fig. 5.1 Théorie de la chaîne latérale d'Ehrlich. Ehrlich proposa que la fixation de l'antigène sur un récepteur préformé sur le lymphocyte B (on sait depuis qu'il s'agit d'un anticorps) augmentait la production et la sécrétion de ce récepteur par la cellule. Bien que le schéma montre qu'Ehrlich pensait qu'une seule cellule pouvait produire des anticorps capables de se lier à plusieurs antigènes différents, il est évident qu'il anticipa à la fois la théorie de la sélection clonale et l'idée que le système immunitaire pouvait produire des récepteurs avant tout contact avec l'antigène. 5.1

un si grand nombre de gènes ? Dreyer et Bennett proposèrent une solution à ce problème en suggérant que les régions constantes et variables des chaînes étaient codées par des gènes séparés, un ou un nombre limité de gènes codant pour la région constante, et de nombreux gènes codant pour la région variable. Ainsi ne restait-il plus à la théorie germinale qu'à rendre compte des multiples régions variables. Une seconde solution au problème de la diversité fut proposée avec l'idée de mutations somatiques. Un nombre relativement limité de gènes donneraient naissance à de nombreux gènes mutés au cours de la vie d'un individu. De plus, on suggéra qu'un certain nombre de segments génétiques pouvaient se recombiner pour donner un gène V complet. Il existerait donc trois solutions possibles au problème de la génération de la diversité :
1. des gènes V en très grand nombre dans le génome,
2. des recombinaisons somatiques entre différents segments génétiques, V, D, et J permettant de former une région V,
3. des mutations somatiques.
On sait désormais que les mammifères utilisent ces trois mécanismes pour générer la diversité (Fig. 5.2). Il est cependant intéressant de noter que les requins possèdent un très grand nombre de gènes codant pour les anticorps et n'utilisent pas les recombinaisons somatiques, alors que les oiseaux ont un très petit nombre de gènes codant pour les régions variables, ce qui est compensé par un très fort taux de conversion génique (chapitre 14).

Origine de la diversité des anticorps

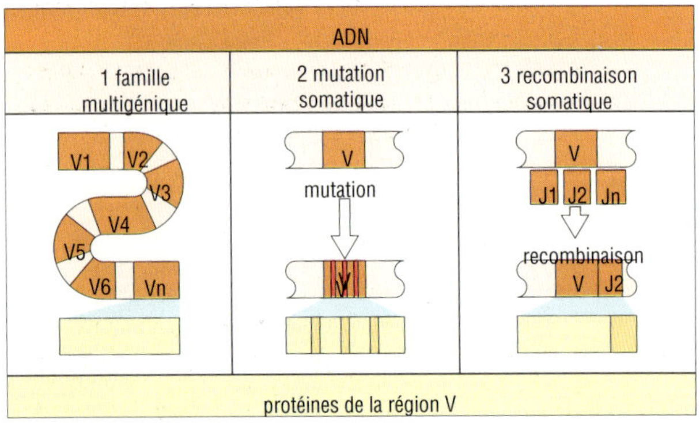

Fig. 5.2 Trois mécanismes permettent la production de différentes régions V pour les chaînes H et L d'Ig.
1. Multiplicité des gènes. Il existe un grand nombre de gènes distincts (V1 à Vn) codant chacun pour une région de la région V.
2. Mutations somatiques. Un gène V originel mute au cours de l'ontogénèse du lymphocyte B, donnant naissance à des gènes différents dans différents clones de lymphocytes B.
3. Recombinaison somatique. Des segments génétiques (J1 à Jn) se recombinent et deviennent adjacents au segment génétique codant pour la principale partie de la région V. Cette recombinaison se produit durant l'ontogénèse du lymphocyte B et conduit à la fabrication d'une protéine contenant des séquences codées par différents segments génétiques (V, D, J ou V, J). On sait désormais que ces mécanismes sont tous trois impliqués dans la génération de la diversité des anticorps.

VARIABILITÉ DES IMMUNOGLOBULINES

Les Ig sont composées de chaînes lourdes (H) et légères (L), les chaînes L étant de type κ ou λ. Puisque virtuellement n'importe quelle chaîne légère peut se combiner avec n'importe quelle chaîne lourde, le nombre de sites possibles de fixation à l'antigène est le produit du nombre de chaînes H par le nombre de chaînes L. Une partie de la variabilité trouvée dans la structure des Ig est dérivée de l'interaction

Localisation chromosomique des gènes du CMH et des récepteurs d'antigènes

peptide	souris	homme
IgH	12	14
λ	16	22
κ	6	2
TCRα	14	14
TCRβ	6	7
TCRγ	13	7
TCRδ	14	14
CMH	17	6
β_2-microglobuline	2	15

Fig. 5.3 Les numéros désignent la localisation chromosomique des gènes des différentes chaînes peptidiques chez l'homme et la souris. Noter que la plupart des locus sont complètement séparés à la seule exception des gènes α et δ du TCR.

Variabilité de la structure des immunoglobulines (Ig)

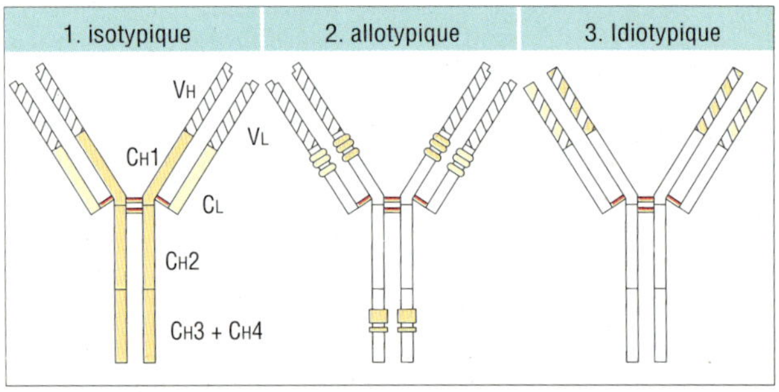

Fig. 5.4 Toutes les Ig ont une structure de base composée de 4 chaînes. La variabilité des différentes Ig est de trois types :
1. La variabilité isotypique est due à la présence dans le génome de tous les individus d'une espèce donnée des gènes codant pour les différentes chaînes lourdes (H) (μ, δ, γ, ε, α) et légères (L) (κ, λ) . S'ajoute à cette variabilité celle de la séquence de base ("framework") des régions V (sous-groupes)
2. La variabilité allotypique correspond à l'existence de différents allèles à l'intérieur d'une espèce.
3. La variabilité idiotypique correspond à la diversité des sites de fixation de l'antigène (paratopes), qui dépend de la structure des régions hypervariables.

de ces chaînes polypeptidiques distinctes. Par exemple, s'il y a 10^4 chaînes L différentes capables chacune de se combiner avec n'importe laquelle des 10^4 chaînes H, alors théoriquement 10^8 spécificités anticorps différentes peuvent être produites. Les différentes chaînes étant codées sur des chromosomes séparés, chacune d'entre elles est soumise à des mécanismes séparés de diversification (Fig. 5.3).

Le polymorphisme des Ig dérive de variations situées dans diverses régions de la molécule (Fig. 5.4). La variabilité idiotypique, associée au site de fixation à l'antigène, correspond au plus fort polymorphisme. Kabat et Wu ont analysé les séquences d'acides aminés de nombreuses chaînes H et L. Pour disposer de sources d'anticorps homogènes, ils ont utilisé des myélomes, tumeurs monoclonales de cellules B produisant un seul type d'anticorps. Quand les régions variables des chaînes L de différents myélomes ont été comparées, il est apparu que la variabilité dans la séquence d'acides aminés était concentrée sur trois régions hypervariables qui étaient encadrées par de résidus relativement invariants de la séquence de base ("framework"). Ces régions hypervariables sont les zones de contact avec l'antigène et sont aussi appelées régions déterminant la complémentarité avec l'antigène, ou CDR pour "complementarity-determining regions". Chez la souris, moins de 5% des anticorps ont des chaînes légères λ ; la diversité de ces dernières est plus faible, du fait du très petit nombre de gènes Vλ. Parmi les séquences de 19 chaînes légères λ1 examinées, 12 se sont révélées identiques, tandis que les 7 autres diffèrent les unes des autres et de la séquence type par quelques résidus seulement (Fig. 5.5).

La variabilité de la chaîne lourde est concentrée de la même façon en trois régions hypervariables avec un "bruit de fond" de variabilité moindre situé de chaque côté des CDR (Fig. 5.6). Les séquences de base ("frameworks") de la partie variable des chaînes H peuvent être divisées en groupes selon leur homologie et dans quelques cas selon l'identité des séquences (Fig. 5.7).

Variabilité des chaînes légères λ

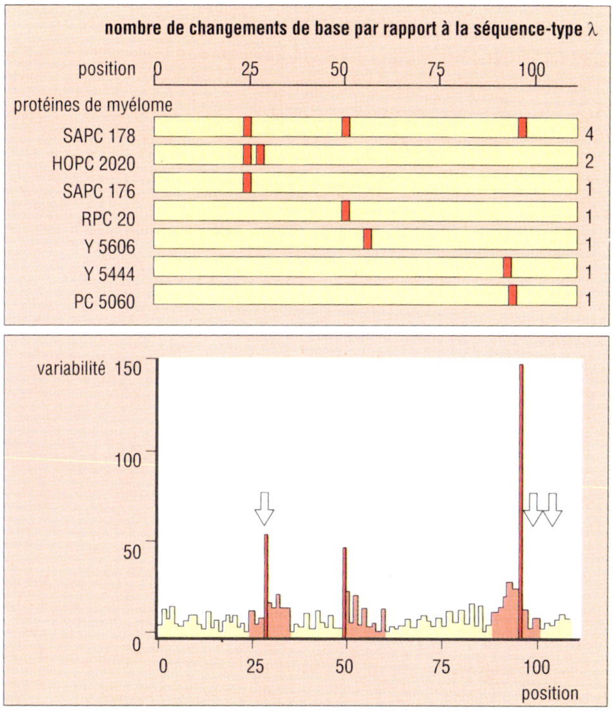

Fig. 5.5 Les séquences d'acides aminés de 7 protéines myélomateuses λ1 murines sont représentées. Les traits jaunes indiquent une identité avec la séquence de référence (MOPC 104E), les traits rouges indiquent les différences. Le nombre de changements de nucléotides requis pour la modification correspondante de la séquence protéique est indiqué à droite. La partie inférieure est une représentation graphique de la variabilité de la chaîne L selon la méthode de Kabat et Wu. Les flèches indiquent la présence d'un nucléotide additionnel dans certaines séquences.

RECOMBINAISON DES GÈNES DES CHAÎNES LÉGÈRES

Avec le développement des techniques de recombinaison génétique dans les années 1970, il devint possible d'analyser les gènes codant pour les anticorps. Du fait de sa moindre hétérogénéité, les études débutèrent avec le système λ1, en utilisant des enzymes de restriction (endonucléases) pour digérer l'ADN. Il apparut qu'il existait non seulement deux segments séparés d'ADN codant pour les régions constante et variable, mais aussi que, dans les cellules ne produisant pas d'anticorps, ces segments génétiques se trouvaient loin l'un de l'autre sur le chromosome, alors que dans les cellules produisant des anticorps, ces segments étaient situés beaucoup plus près l'un de l'autre. Même dans un lymphocyte B complètement différencié, ces deux segments génétiques restent séparés par environ 1500 paires de bases. Entre les segments V et C et, joint au segment V dans le chromosome réarrangé, se trouve un court morceau d'ADN supplémentaire connu sous le nom de segment J.

Variabilité des chaînes lourdes

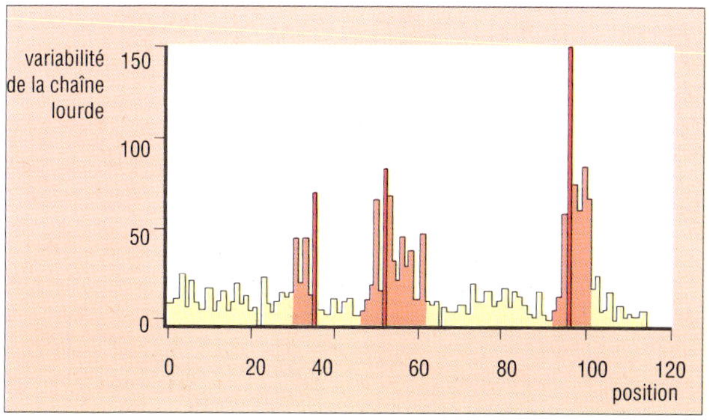

Fig. 5.6 Cette représentation graphique selon Kabat et Wu montre que la variabilité des chaînes H est localisée principalement dans trois zones de leurs régions variables. La méthode permettant de déterminer la variabilité est décrite au chapitre 4.

Le segment V code pour la région V de la chaîne légère jusqu'au 95è acide aminé inclus, et le segment génétique J code pour le reste de la région V (Fig. 5.8). En ce qui concerne la chaîne légère λ de la souris, trois segments génétiques V et 4 gènes C ont été identifiés, chacun ayant son propre segment génétique J (Fig. 5.8). L'un des segments J, Jλ4, est un pseudogène. Les réarrangements génomiques ont presque toujours lieu à l'intérieur d'un même groupe V-J-C de sorte qu'il n'existe que quatre combinaisons : Vλ2Jλ2, VλXJλ2, Vλ1Jλ3, et Vλ1Jλ1. Chaque segment génétique V est précédé d'une séquence signal codant pour une séquence peptidique hydrophobe (L) qui est responsable du transport de la molécule d'anticorps à travers la membrane du réticulum endoplasmique au cours de la traduction. Cette séquence signal est ensuite excisée après synthèse de la chaîne. Les segments J qui forment une partie des régions V sont complètement différents de la chaîne J présente dans les IgM pentamériques et les IgA dimériques.

Le sous-groupe de variabilité VHIII des chaînes lourdes humaines

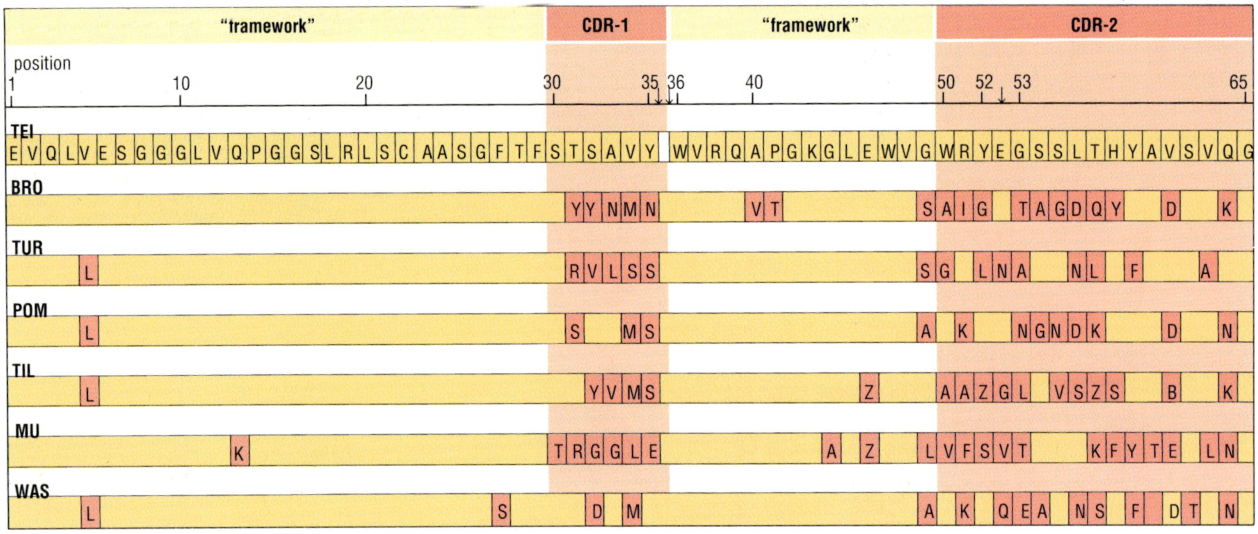

Fig. 5.7 Les 65 acides aminés N-terminaux de six myélomes humains appartenant au groupe VHIII sont schématiquement comparés à la séquence type TEI. Les acides aminés identiques à ceux de TEI sont représentés en jaune, les acides aminés différents de ceux situés à la même position dans TEI sont en orange. La majorité des différences à l'intérieur d'un sous-groupe se situe dans les régions directement impliquées dans la fixation de l'antigène, CDR-1 et CDR-2.

Production d'une chaîne λ chez la souris

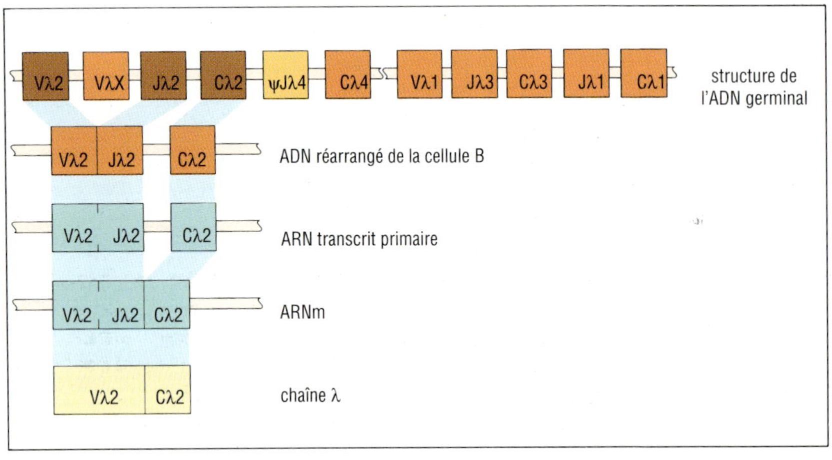

Fig. 5.8 Au cours de la différenciation des lymphocytes B, l'un des gènes Vλ présents dans l'ADN germinal, s'associe avec l'un des gènes J pour former un segment recombiné V-J. Le gène réarrangé est transcrit pour former un ARN hétéronucléaire (transcrit primaire) contenant les introns (régions non codantes), les exons (segments codant pour la chaîne polypeptidique) et une extrémité polyadénylée. Ce transcrit primaire subit un épissage des introns, aboutissant à la formation d'un ARN messager (ARNm) qui est traduit alors en chaînes polypeptidiques. Les segments génétiques qui codent pour le polypeptide sont indiqués par une surface ombrée, l'ADN en rouge, l'ARN en vert et la chaîne peptidique en jaune.

Le système de la chaîne κ est plus hétérogène parce qu'il y a plus de segments génétiques V et seulement un gène de région constante (Fig. 5.9). Dans une cellule embryonnaire, ou n'appartenant pas à la lignée lymphoïde, les segments génétiques V dont il existe environ 350 exemplaires, sont éloignés du gène C sur le chromosome. Chez la souris, ces segments génétiques V apparaissent organisés en groupes composés chacun d'environ 7 de ces gènes. Entre ces gènes V et le gène C, mais plus près de ce dernier, se situent cinq gènes J dont l'un est un pseudogène jamais exprimé. Au cours de la différenciation des lymphocytes B, un réarrangement de l'ADN survient, conduisant à la jonction d'un des segments génétiques V à un segment génétique J. Ainsi le nombre des régions variables de la chaîne κ qui peuvent être produites avoisine-t-il 1400 (350x4). Il y a en outre un espace, ou intron, entre les gènes des segments J et le gène de la région C. Le morceau entier d'ADN, y compris les introns, depuis la séquence signal jusqu'à la fin du gène C, est alors transcrit en ARN hétéronucléaire ou transcrit primaire. Un processus d'épissage d'ARN retire alors les introns, conduisant à la formation d'un ARNm qui est finalement traduit en protéines. Cet épissage des introns peut être révélé par analyse des hétéroduplex où l'ARNm est mélangé avec de l'ADN simple brin dénaturé extrait de la cellule productrice d'anticorps, mis dans les conditions d'hybridation et examiné alors en microscopie électronique. L'hybridation des régions V et C se fait aisément, révélant ainsi l'intron qui les sépare (Fig. 5.10).

RECOMBINAISON DES GÈNES DE LA CHAÎNE LOURDE

La chaîne lourde est également codée par des segments génétiques V et J. Une diversité additionnelle est apportée par un 3e segment génétique, le segment D (Fig. 5.11). Si l'on examine la famille des anticorps monoclonaux qui se lient au dextran, le segment génétique codant pour le domaine VH apparaît se terminer au codon 99, alors que le segment génétique codant correspondant au segment JH débute au codon 102. Il y a donc deux codons entre les positions 99 et 102 qui ne se retrouvent ni dans le segment V ni dans le segment J et qui constituent le segment additionnel D (pour "diversité"). Cette partie varie fortement tant du point de vue de sa séquence que par le nombre des codons : 2 acides aminés pour les anticorps anti-dextran, jusqu'à 8 dans les anticorps anti-phosphorylcholine. Cette région est même totalement absente dans les anticorps anti-levan. Plusieurs segments D peuvent parfois être insérés entre V et J, conduisant à l'apparition d'une région D beaucoup plus grande. Enfin, ces segments D peuvent être transcrits selon trois cadres de lecture sans que ne soient produits des codons stop, ce qui augmente la diversité.

Production de la chaîne κ chez la souris

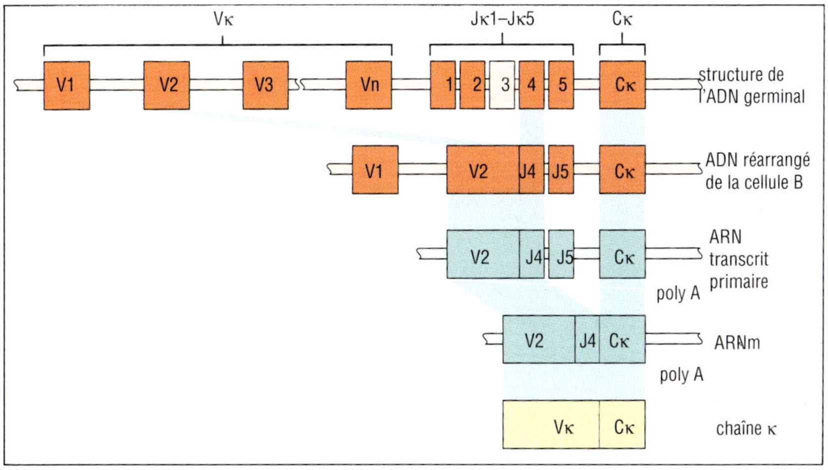

Fig. 5.9 Au cours de la différenciation du lymphocyte pré-B, un des segments génétiques Vκ présents dans l'ADN germinal (V1-Vn) se recombine avec un segment Jκ (Jκ1-Jκ5). Chaque gène Vκ est précédé d'une séquence signal (L). Le lymphocyte B transcrit un long segment d'ADN en un ARN primaire qui contient une longue séquence intercalée entre Jκ et Cκ, possèdant les segments J restant et les introns. Cet ARN primaire est transformé en ARNm par la jonction des exons les uns aux autres, puis traduit par les ribosomes en chaîne κ (noter que le gène J3 ne possède pas la séquence de base nécessaire à sa recombinaison. Il se comporte donc de ce fait comme un intron). Le réarrangement représenté ci-dessus n'est qu'une des multiples recombinaisons possibles.

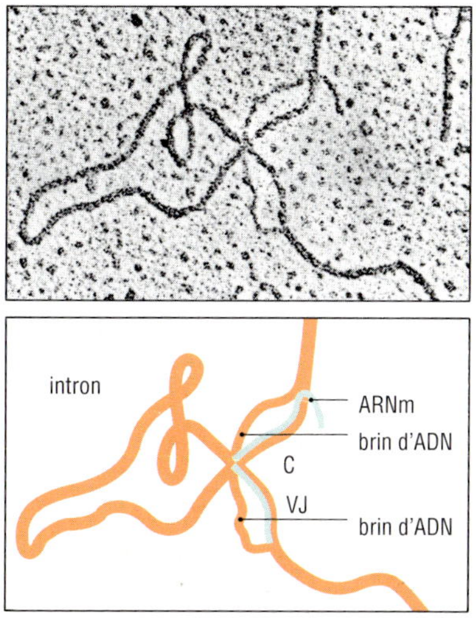

Fig. 5.10 Analyse d'une région kappa V-C par formation d'hétéroduplex. L'incubation de l'ARNm codant pour la chaîne κ avec l'ADN germinal simple brin dénaturé du même plasmocyte aboutit à la formation d'un hétéroduplex visualisé ici par microscopie électronique. Un long intron situé entre V-J et C est détecté, mais aucun intron n'est présent entre V et J.

Jusqu'à présent, 30 segments D ont été identifiés sur l'ADN génomique germinal, 100 à 200 segments génétiques VH différents - mais leur nombre pourrait être supérieur à 1000 -, 6 segments fonctionnels J et 3 pseudogènes J. La combinaison des segments V, D et J permet la constitution de la 3e région CDR de la chaîne lourde, et constitue une partie essentielle du site du fixation à l'antigène. En fait, dans quelques systèmes tels que la famille des anticorps anti-dextran, les différences entre anticorps sont pratiquement toutes situées dans cette région.

UTILISATION PROGRAMMÉE OU ALÉATOIRE DES GÈNES V ?

La capacité de produire des anticorps après immunisation par différents antigènes, durant la vie foetale ou après la naissance, se développe de façon séquentielle selon un ordre précis, comme s'il y avait un programme déterminé d'utilisation des gènes V au cours du développement. Les gènes V les plus proches du gène J sont utilisés les premiers et il existe en 5' de J1 un gène VH unique, V1, de séquence conservée. Dans toutes les espèces de primates étudiées, on a trouvé une seule copie de ce gène dont la séquence est invariante. Entre les gènes V1 de l'homme et des autres primates, l'homologie de séquence est de 98 %.

De nombreux autoanticorps utilisent le répertoire foetal et une utilisation aberrante de ces gènes VH pourrait intervenir dans l'autoimmunité. La même anomalie se retrouve dans les tumeurs des cellules B immatures puisque 85 % des leucémies lymphoïdes chroniques n'utilisent qu'un total de 20 gènes V.

LES SÉQUENCES DE RECOMBINAISON

Ainsi, l'un des traits essentiels de la formation d'un gène fonctionnel pour les régions variables des chaînes L et H est la recombinaison de segments génétiques. Le mécanisme précis par lequel cette recombinaison s'effectue est inconnu, mais des séquences nucléotidiques spécifiques hautement conservées, qui paraissent agir comme signaux de jonction, ont été identifiées (Fig. 5.12) en 5' de chaque segment D et J et en 3' de chaque segment V et D.

La première est composée de 7 nucléotides, un heptamère CACAGTG ou son analogue, suivi d'une partie constituée d'une séquence non conservée, puis d'un nonamère ACAAAAACC ou son analogue. Précédant immédiatement tous les segments D et J germinaux, se trouvent de nouveau deux séquences signal, la 1ère étant un nonamère, la 2e un heptamère, ces deux séquences étant également séparées par un segment non conservé. Les séquences heptamériques et nonamériques suivant un segment VL, VH ou D, sont complémentaires de celles précédant les segment JL, D ou JH, avec lesquelles elles se recombinent. Toutes les régions intercalaires ("spacers") fonctionnelles Vκ, Jλ et D ont douze paires de base de long, alors que tous les espaceurs Vλ, VH et JH en comportent de 22 à 24. D'où l'idée que la recombinaison pourrait être due à une enzyme recombinase constituant un complexe moléculaire contenant au moins deux protéines se liant à l'ADN, l'une reconnaissant l'heptamère et le nonamère séparés par la séquence espaceur longue de 12 paires de bases, et l'autre reconnaissant ceux séparés par la séquence espaceur longue de 23 paires de bases. Une autre hypothèse est que l'appariement des bases pourrait se produire directement entre heptamères et nonamères, et que la ou les enzymes recombinantes reconnaîtraient alors la totalité de la structure ainsi appariée. Il est intéressant de rappeler qu'une séquence de 12 bases représente un tour d'hélice d'ADN et une séquence de 23 bases deux tours.

DIVERSITÉ ADDITIONNELLE

VARIABILITÉ RECOMBINATOIRE

Comme si la diversité créée par simple recombinaison n'était pas suffisante, la position précise à laquelle les segments génétiques V et J se joignent peut légèrement varier. Le 95e résidu de la chaîne κ est codé par le dernier codon du segment génétique V, alors que le 96e l'est habituellement par le premier triplet Jκ. Quelquefois, cependant, le 96e acide aminé est codé par un triplet composite formé du 2e et du 3e, ou parfois seulement du 3e nucléotide du premier triplet Jκ, les autres nucléotides du triplet provenant de l'intron situé en 3' du segment génétique V (Fig. 5.13). Cela implique une variation dans la séquence d'acides aminés à cet endroit. Pour produire une chaîne légère fonctionnelle, une phase de lecture correcte doit évidemment être préservée, mais il arrive parfois que les segments génétiques se joignent sans qu'il y ait apparition d'une phase de lecture ouverte, consuisant ainsi à la génération de lymphocytes non fonctionnels.

Recombinaison V-D-J chez la souris

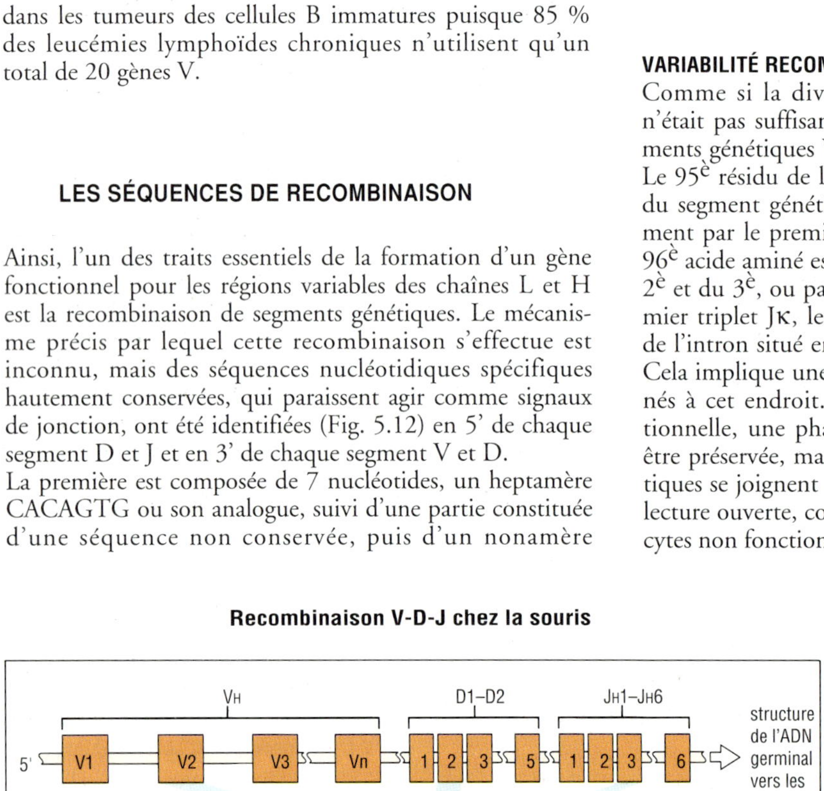

Fig. 5.11 Le locus de la chaîne H est l'objet d'une recombinaison de 3 segments pour produire l'exon (gènes V-D-J) qui codera pour la région VH. Un parmi plusieurs centaines de segments génétiques VH. se recombine avec un des douze segments D et un des quatre segments J pour produire un gène fonctionnel V-D-J dans le lymphocyte B. Le réarrangement représenté n'est seulement que l'une des possibilités parmi les milliers possibles.

La même imprécision des jonctions a été observée sur le chromosome de la chaîne lourde entre les segments génétiques D et JH et peut concerner jusqu'à 10 nucléotides (Fig. 5.14). De plus, des nucléotides peuvent être insérés entre D et JH et entre VH et D, sans intervention d'une matrice, par l'intermédiaire de l'enzyme "transférase des deoxynucléotidyls terminaux" (TdT). Ces nouvelles séquences nucléotidiques constituent la région N. Chez la souris, l'activité de la tranférase augmente avec l'âge, de sorte que les segments N sont plus longs chez l'adulte. La variabilité recombinatoire de la région D peut être telle que la séquence ne permet plus d'identifier le segment génétique D.

Les souris atteintes de déficit immunitaire combiné sévère (souris SCID) sont dépourvues de cellule T et B fonctionnelles du fait d'un défaut des enzymes assurant la recombinaison V-(D)-J.

Les séquences responsables de la recombinaison

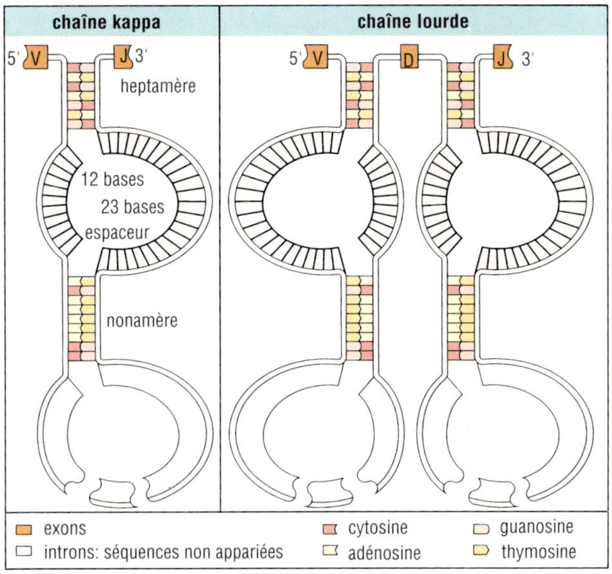

Fig. 5.12 Le schéma montre les séquences des introns situés près des gènes V et J (des chaînes légères κ) et des gènes V, J et D (des chaînes H), impliquées dans la recombinaison de ces gènes. Les recombinaisons aboutissant à l'épissage V-J et V-D-J s'effectuent grâce à des séquences nucléotidiques contenues dans les introns situés en 3' des gènes V et D complémentaires de séquences situées en 5' de J et D. L'appariement des bases de ces séquences fait joindre les exons. Noter que les séquences individuelles de paires de bases peuvent varier légèrement par rapport à celles représentées, mais les ordres d'appariement heptamères-espaceurs-nonamères sont toujours les mêmes. On pense que des enzymes voisines de celles impliquées dans la réparation de l'ADN effectuent la jonction.

MUTATIONS SOMATIQUES

L'idée que les mutations somatiques apparaissant au cours de la vie d'un individu puissent augmenter la diversité des anticorps a été beaucoup discutée depuis de nombreuses années. Comme nous l'avons vu (Fig. 5.5), la plupart des séquences Vλ sont identiques et ne présentent que quelques variations dans les régions déterminant la complémentarité avec l'antigène ce qui conduit ainsi à huit

Diversité des chaînes L créées par des recombinaisons différentielles

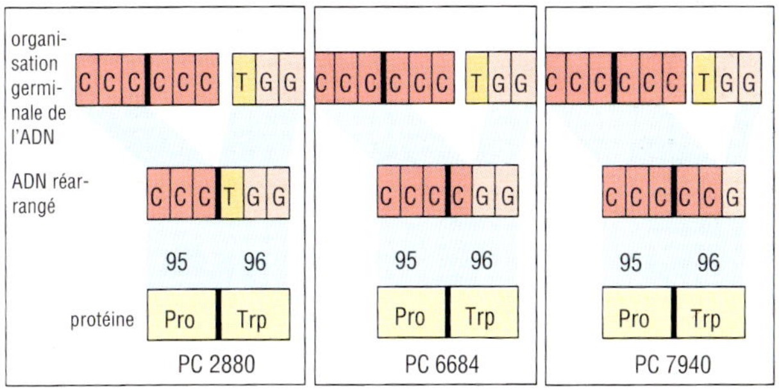

Fig. 5.13 Les mêmes séquences Vκ21 et J1 des gènes germinaux créent trois séquences différentes d'acides aminés dans les protéines PC2880, PC6684 et PC7940 du fait d'une recombinaison différentielle. PC2880 possède une proline et un tryptophane en position 95 et 96, du fait d'une recombinaison à la fin du codon CCC. La recombinaison une base plus loin en aval produit une proline et une arginine dans PC6684 et la recombinaison deux bases plus loin en aval de l'extrémité de Vκ21 aboutit à l'apparition de deux prolines dans PC7940.

Diversité des chaînes lourdes créées par des recombinaisons différentielles

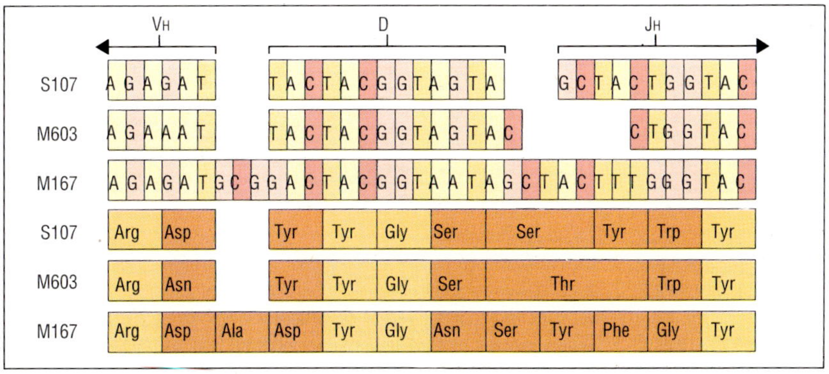

Fig. 5.14 La séquence d'ADN (en haut) et celle d'acides aminés (en bas) de trois chaînes H d'anticorps anti-phosphorylcholine sont schématisées ci-contre. Une recombinaison différentielle entre les régions V, D, et J germinales produit une variation (en rouge) de la séquence d'acides aminés. Dans quelques cas (par exemple M167), des codons additionnels sont insérés ; cependant, ces additions ne modifient pas la phase de lecture de l'ensemble.

séquences différentes au total ; mais comme un seul segment génétique Vλ1 a été mis en évidence par génome haploïde et qu'il correspond à la séquence type la plus commune, toutes les séquences variantes doivent avoir été produites par mutation somatique. La structure de ces variants est en effet compatible avec l'idée qu'ils résultent de substitutions de base ponctuelles. Des mutants somatiques du même type ont été identifiés dans les chaînes légères κ et dans les chaînes H.

La famille des anticorps anti-phosphorylcholine a été systématiquement étudiée. Dix-neuf segments génétiques VH d'anticorps liant la phosphorylcholine ont été totalement séquencés. Dix de ceux-ci ont une séquence identique alors que les neuf autres diffèrent par un à huit résidus. Le génome, dans sa configuration germinale, obtenu à partir du sperme, a été examiné pour analyser si chacune de ces séquences était codée par une séquence différente d'ADN. En fait seul l'ADN codant pour la principale séquence type a pu être trouvé, indiquant que les autres séquences sont apparues par mutation somatique (Fig. 5.15). De façon étonnante, toutes les formes mutées ont été trouvées dans les IgA ou les IgG, suggérant que l'évènement mutationnel pouvait être associé à la commutation d'isotypes d'Ig. On peut émettre l'hypothèse que ces variants somatiques sont sélectionnés du fait d'une meilleure complémentarité avec l'antigène ; il est d'ailleurs apparu que les variants somatiques liant la phosphorylcholine présentaient une plus forte affinité pour l'antigène que les anticorps codés par le gène germinal.

Il existe quelques arguments en faveur d'une sensibilité particulière aux mutations de la partie de l'ADN codant pour la région variable. Par exemple, l'examen de la séquence nucléotidique de deux anticorps anti-phosphorylcholine d'idiotype T15 montre qu'ils présentent de nombreuses mutations par rapport à la séquence germinale (3,8 % de bases sont mutées dans la protéine M167). Ces mutations apparaissent à la fois dans les introns et les exons de la région variable, alors qu'aucune mutation n'a pu être trouvée dans les régions d'ADN avoisinantes (Fig. 5.16). Cette région variable serait donc particulièrement susceptible aux mutations.

La diversité des anticorps apparaît ainsi à différents niveaux. Tout d'abord, il existe de multiples segments génétiques de parties variables se recombinant avec les différents segments J et D. S'ajoute à cela l'imprécision avec laquelle s'effectue la recombinaison. Alors que les première et deuxième régions hypervariables ne sont pas affectées par cette imprécision, la troisième région CDR est largement le résultat de la recombinaison elle-même. Viennent alors s'ajouter les mutations ponctuelles disséminées à travers la région variable, qui entraînent de subtiles variations dans la spécificité anticorps. Comme virtuellement n'importe quelle chaîne L peut s'apparier avec n'importe quelle chaîne H, l'appariement des chaînes H et L amplifie encore plus la diversité (Fig. 5.17). Les mutations somatiques sont responsables d'environ 5% de la variabilité de la séquence, mais plus de 90 % des lymphocytes B expriment des gènes VH qui ont subi des mutations somatiques.

DIVERSITÉ CHEZ LES REQUINS, LES OISEAUX ET LES LAPINS

Requins

Si l'acquisition d'un vaste répertoire d'anticorps a joué un rôle important dans l'évolution des vertébrés, les solutions utilisées pour produire cette diversité diffèrent selon les espèces animales. Chez les élasmobranches, qui comprennent les requins et les raies, les gènes de chaînes H ont la même organisation que les gènes de chaînes λ chez la souris. L'unité fondamentale VH-DH1-DH2-JH-CH existe en un grand nombre d'exemplaires, mais comme les recombinaisons ne peuvent avoir lieu qu'à l'intérieur d'une même unité, le répertoire demeure plutôt limité.

Mutations somatiques

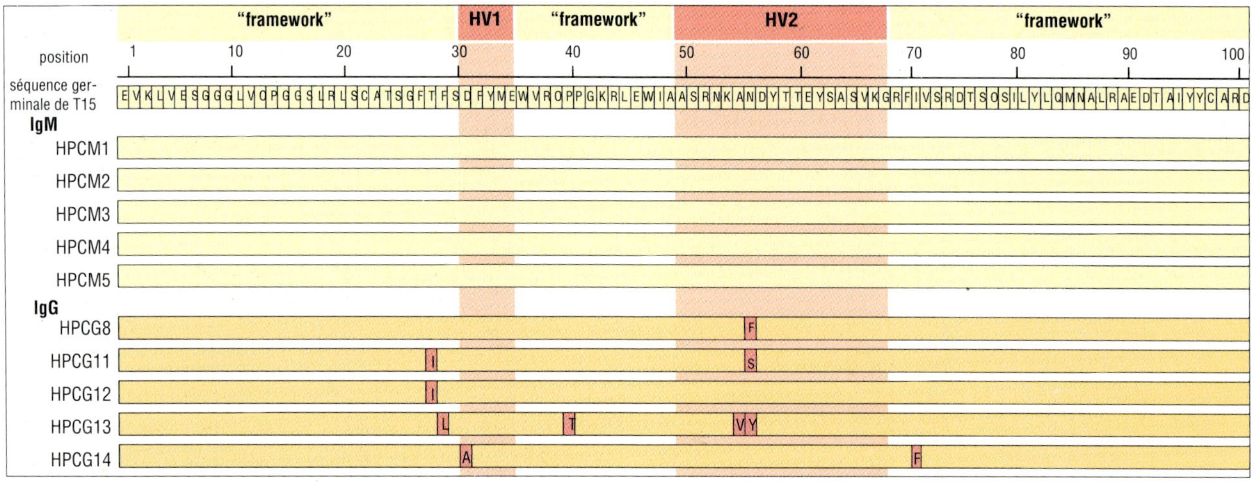

Fig. 5.15 Les séquences d'acides aminés des régions VH de cinq IgM et cinq IgG anti-phosphorylcholine provenant d'hybridomes sont comparées à celle codée par l'ADN germinal T15 (tel qu'elle a été déterminée par la séquence de l'ADN de spermatozoïdes). Les régions qui correspondent à la séquence germinale sont indiquées en jaune ; les endroits où se trouvent des acides aminés différents sont indiqués en rouge. Les régions d'hypervariabilité (HV1, HV2) sont également indiquées. Des mutations sont apparues seulement dans les molécules d'IgG et se situent à la fois dans les régions hypervariables et dans la séquence charpente de la partie variable.

Oiseaux
A la différence des requins, les poulets ont un nombre de gènes d'Ig très limité. Pour la chaîne légère, il n'y a qu'un seul gène V, un gène J et un gène C. De même pour les chaînes H, il n'y a qu'un seul gène V, un gène J et 15 segments DH tous de séquences très homologues. Malgré cette restriction, les poulets sont parfaitement capables de produire des anticorps très diversifiés.

On trouve en amont du gène VL une région contenant 25 séquences semblables aux régions VL mais dépourvues de la séquence signal et du promoteur. On ne trouve pas non plus les séquences caractéristiques héptamère-espaceurs-nonamères nécessaires à la recombinaison V-J. Tous ces pseudogènes ne sont cependant pas inutiles car ils sont utilisés lors d'un processus de conversion génique par lequel des segments du pseudogène sont insérés dans la région variable VL. Ce processus de conversion génique se poursuit lorsque les lymphocytes B ont quitté la bourse de Fabricius et il peut se répéter plusieurs fois au sein d'un même lymphocyte B. Les mêmes processus de conversion génique permettent à une centaine de pseudogènes VH d'augmenter la diversité au niveau du locus des gènes des chaînes H.

Lapins
Les Ig de lapin ont toujours constitué une énigme quant aux mécanismes génétiques contrôlant les allotypes. Bien qu'ayant à leur dispositon de nombreux gènes VH, la plupart des lymphocytes B des lapins n'utilisent que le gène VH le plus proche du segment D. Selon des résultats récents, le lapin pourrait aussi utiliser un mécanisme de conversion génique pour diversifier ce gène VH unique.

RÔLE DES PSEUDOGÈNES DANS LA DIVERSITÉ CHEZ L'HOMME
Plusieurs segments génétiques V et J humains sont des pseudogènes. Le rôle éventuel d'un mécanisme de conversion génique dans la génération de régions V diversifiées est une hypothèse en cours d'étude.

LES GÈNES DE LA RÉGION CONSTANTE DES CHAÎNES LOURDES

Toutes les classes d'Ig utilisent le même groupe de gènes de régions variables. Quand la classe est changée, la seule chose qui soit modifiée est la région constante de la chaîne lourde. Cela est démontré par l'analyse des myélomes doubles, où deux anticorps monoclonaux sont présents dans le sérum au même moment. L'étude de la séquence des anticorps IgM et IgG d'un malade présentant un tel myélome a montré que ces anticorps possédaient des chaînes L et des régions VH identiques et que seules les régions constantes avaient commuté de μ vers γ. Enfin des IgM et des IgD sont fréquemment trouvées sur la membrane du même lymphocyte. La co-migration de ces récepteurs avec l'antigène révèle que l'IgM et l'IgD ont la même spécificité antigénique, indiquant une similitude des régions VH de ces deux anticorps (Fig. 5.18).

Tous les gènes des régions constantes sont situés en aval des segments génétiques J. Chez la souris, il existe un gène pour chacun des isotypes μ, δ, ε, et α et un gène γ pour chacun des quatre isotypes d'IgG (Fig. 5.19). Chez l'homme, l'organisation des gènes de régions constantes est plus complexe car une partie de cette région a subi une duplication génique ainsi qu'une diversification. En effet, l'ordre des gènes humains est μ, δ (γ3, γ1, ε1, α2) γ (γ2, γ4, ε, α2). Les deux groupes qui sont présentés entre parenthèses indiquent les zones possibles de duplication. Les gènes ε1 et γ sont des pseudogènes et ne sont pas exprimés. Juste en avant (5') du gène μ se trouve une séquence de commutation (S pour "switch") qui est répétée en 5' de chacun des autres gènes de la région constante à l'exception de δ. La région S est un site de recombinaison qui permet la commutation d'un gène codant pour une classe donnée à un autre gène codant pour une autre classe (Fig. 5.20). La commutation de classes est importante pour la maturation de la réponse immunitaire et peut accompagner ou précéder des mutations somatiques. Initialement, un long morceau d'ADN incluant la région VH recombinée et les régions constantes μ et δ est transcrit ; puis deux molécules d'ARNm sont produites par épissage différentiel, chacune ayant le même VH mais possédant soit une région constante μ soit une région constante δ. De plus longs brins d'ADN pourraient être quelquefois transcrits en un seul bloc, puis

Mutations dans deux gènes VH T15

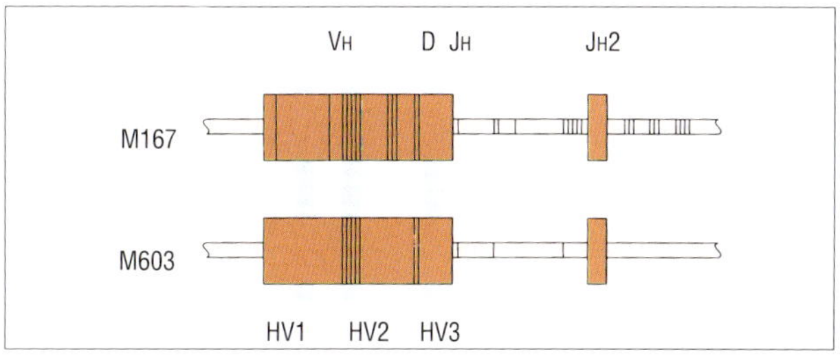

Fig. 5.16 L'ADN correspondant aux régions VH de deux anticorps antiphosphorylcholine possédant l'idiotype T15 est schématisé (les lignes noires indiquent les positions où le génome a muté par rapport à la séquence germinale). Un grand nombre de mutations dans les introns et les exons des deux gènes est trouvé plus particulièrement dans la seconde région hypervariable HV2. Par contre, aucune mutation n'est détectable dans les gènes codant pour les régions constantes.

Cinq mécanismes rendant compte de la génération de la diversité des anticorps

1. Famille multigénique germinale de gènes V
2. Recombinaisons V-J et V-D-J
3. Recombinaisons différentielles au niveau des jonctions V-J et V-D-J
4. Mutations somatiques ponctuelles
5. Association des chaînes H et L

Fig. 5.17 Puisque chaque mécanisme peut se produire en association avec n'importe quel autre, une diversité accrue apparaît à chaque étape de la production d'une Ig.

Migration conjointe à un pôle du lymphocyte B des IgM et IgD membranaires en présence de l'antigène

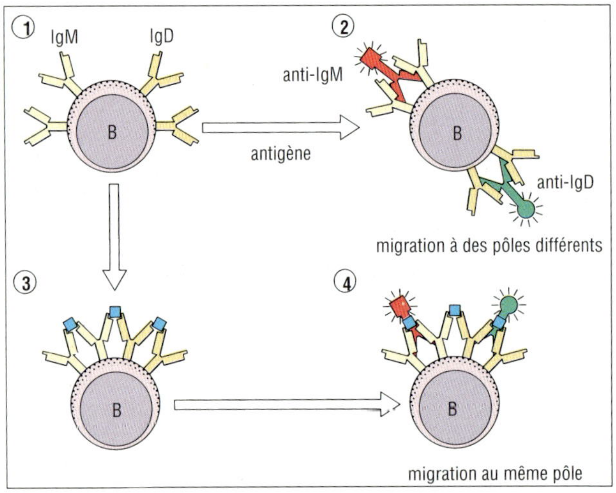

Fig. 5.18 Certains lymphocytes B ont à la fois des IgM et des IgD membranaires (1). Cela peut être démontré en traitant les cellules avec un anti-IgM marqué à la rhodamine (en rouge) et avec un anti-IgD marqué à la fluorescéine (en vert). Ces anticorps marqués agrègent alors séparément les IgM et les IgD membranaires et provoquent la formation d'une région rouge et d'une région verte à différents pôles de la cellule (2). Si l'expérience est répétée en traitant d'abord les cellules avec l'antigène (bleu comme en 3), puis avec l'anti-IgM et l'anti-IgD, les anticorps rouges anti-IgM et verts anti-IgD apparaissent au même pôle de la cellule, indiquant qu'ils ont migré dans la même zone ("co-capping"). Cela implique que les IgM et les IgD présentes à la surface cellulaire ont été reliées les unes aux autres par l'intermédiaire de l'antigène (4). Cela ne peut arriver que si ces IgM et ces IgD présentent la même spécificité antigénique. Cela démontre que différentes régions constantes (μ et δ) peuvent être associées à la même région V.

Les gènes de la région constante de la souris

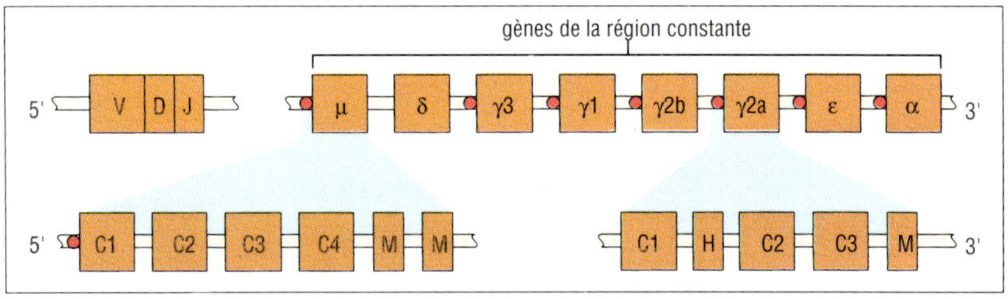

Fig. 5.19 Les gènes de la région constante de la souris sont situés 6,5 kb en aval du segment V-D-J recombiné. Chaque gène C (γ, α, ε), à l'exception de celui codant pour δ, possède au moins une séquence de commutation ("switch") en 5' (cercle rouge) (située à environ 1,5-2 kb en amont du début du gène, NdT) qui correspond à une séquence située près de l'extrémité 5' du gène Cμ. Cela permet à n'importe quel gène C de se recombiner avec V-D-J. Les gènes δ semblent utiliser les mêmes séquences de commutation que μ, mais le transcrit Cμ est alors perdu lors de la maturation de l'ARN à l'origine de la synthèse de l'IgD. Les gènes C (les gènes μ et γ2a ont été agrandis en bas du schéma) contiennent des introns séparant les exons codant pour chaque domaine (C1, C2, etc...). Les gènes γ possèdent aussi un exon codant pour la région charnière H. Tous les gènes ont un ou plusieurs exons codant pour la partie hydrophobe des Ig de membrane (M).

Maturation de la réponse immunitaire et commutation de classes

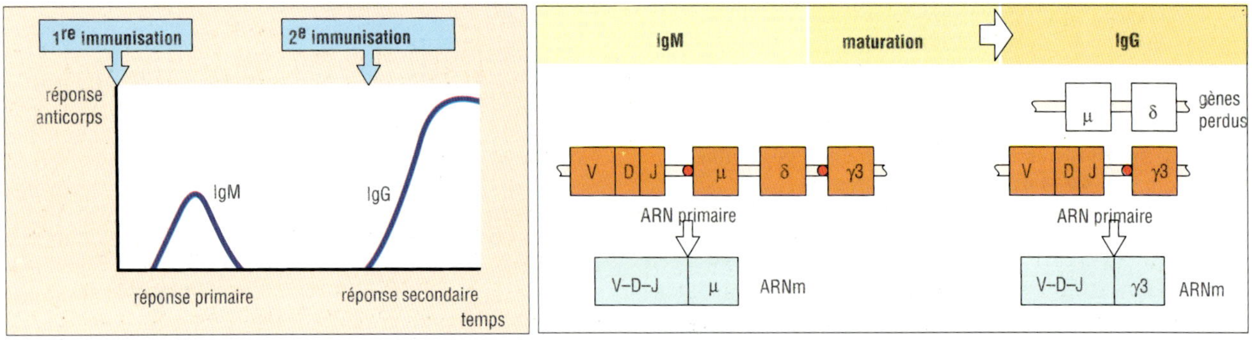

Fig. 5.20 Après une première injection d'antigène, la réponse anticorps est constituée principalement d'IgM, alors que la réponse qui suit l'injection de rappel est dans sa grande majorité de type IgG. Le mécanisme cellulaire sous-jacent à cette commutation de classe est schématisé à droite. Au cours de la réponse primaire, la région V-D-J est co-transcrite avec un gène μ et, après la perte des introns durant l'épissage, l'ARNm correspondnt aux IgM sécrétées est produit. Au cours de la maturation, qui implique l'aide de lymphocytes T ainsi qu'éventuellement l'activation d'un mécanisme de mutation affectant le segment V-D-J, un autre gène C (ici γ3) est activé et va s'échanger avec le gène μ au niveau de sa région de commutation (en rouge). Les gènes μ et δ sont probablement perdus ; la transcription et l'épissage produisent des ARNm codant pour des IgG3.

Commutation isotypique par épissage différentiel de l'ARN

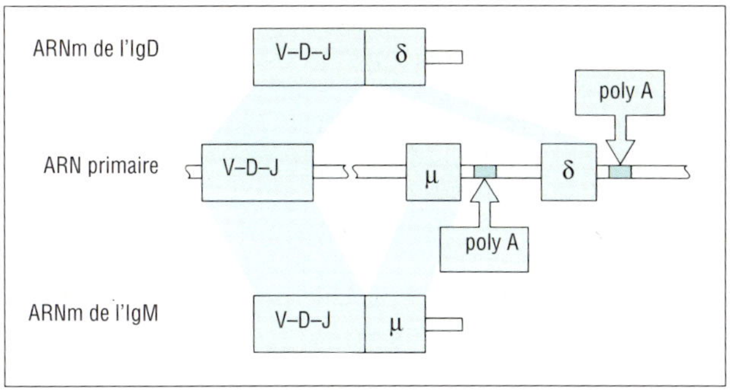

Fig. 5.21 Les lymphocytes B peuvent produire plus d'un isotype à partir d'un seul transcrit d'ARN primaire. Un transcrit qui contient à la fois μ et δ est représenté ici. La polyadénylation peut survenir à différents sites (carré noir), conduisant ainsi à différentes formes d'épissage, produisant des ARNm codant pour les IgD (en haut) ou les IgM (en bas). Il existe en fait dans cette région des sites de polyadénylation additionnels, ce qui est à l'origine de la formation soit d'une Ig membranaire soit d'une Ig sécrétée.

Gènes perdus

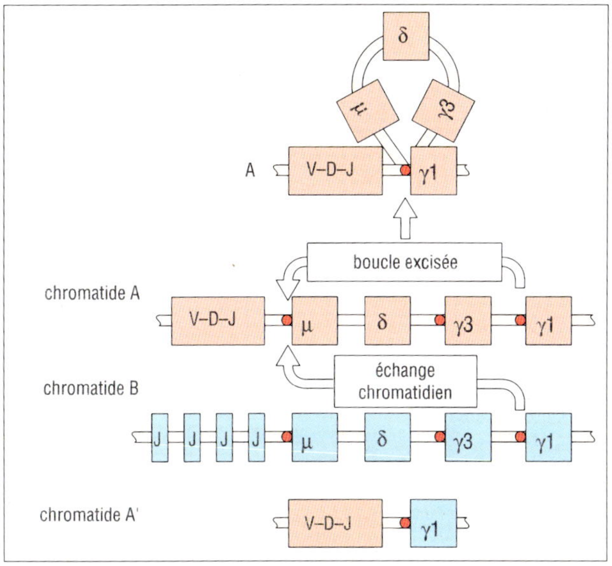

Fig. 5.22 A et B sont les chromatides de la région du chromosome où sont localisés les gènes d'Ig. La chromatide A contient le segment génétique réarrangé V-D-J. Selon l'hypothèse la plus communément admise, une partie des gènes C (μ, δ, γ3) forme une boucle qui est ensuite excisée et dégradée. Une autre hypothèse, celle de l'échange entre chromatides soeurs, avance que les similarités de séquences de commutation permettraient une recombinaison somatique inégale entre chromatides maternel et paternel. La chromatide A se recombinerait avec une autre partie de la chromatide B non réarrangée. Les gènes intercalés "perdus" seraient trouvés sur l'autre chromatide (B) non fonctionnelle qui contiendrait alors deux copies de plusieurs gènes C.

soumis à un épissage différentiel aboutissant à la formation d'autres classes d'Ig possédant la même région VH (Fig. 5.21). Ceci a été observé dans des cellules produisant simultanément des IgM et des IgE. La commutation de classes semble le plus souvent produite par un appariement de deux sites de recombinaison S, conduisant à la formation d'une boucle constituée de l'ADN situé entre ces deux sites S, suivie de la délétion de cette boucle, positionnant ainsi un nouveau gène C de région constante près du même gène V-D-J (Fig. 5.22). Une autre hypothèse avancée est celle d'une recombinaison génétique entre chromatides soeurs.

IMMUNOGLOBULINES DE MEMBRANE ET IMMUNOGLOBULINES SÈCRÈTÉES

L'Ig de membrane (récepteur d'antigène) est identique à l'Ig sécrétée (anticorps), à l'exception d'une séquence d'acides aminés situés dans la partie C-terminale des chaînes H. Les Ig de membrane sont plus longues que leurs

IgM de souris, membranaire et sécrétée

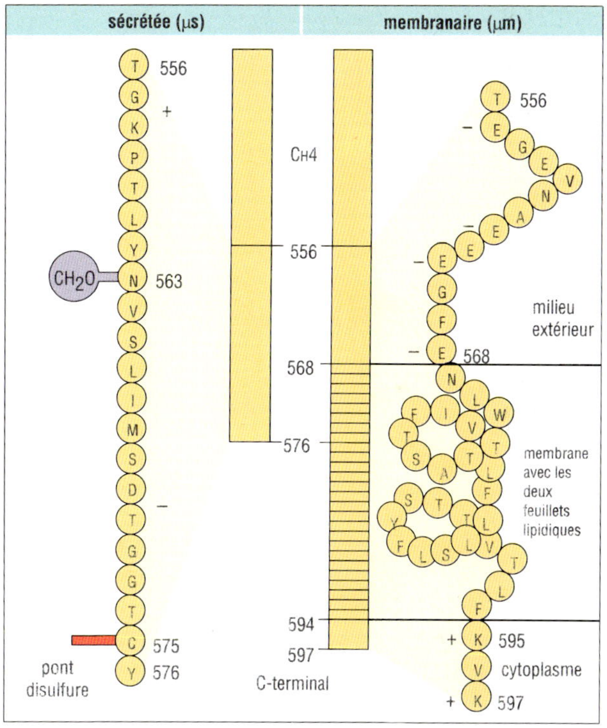

Fig. 5.23 Le schéma montre les séquences d'acides aminés C-terminaux de la molécule d'IgM sécrétée ou membranaire. Les structures des deux molécules sont identiques jusqu'au résidu 556. L'IgM sécrétée possède 20 résidus supplémentaires. Le résidu 563 (asparagine) possède une chaîne oligosaccharidique et le résidu 575 est une cystéine impliquée dans la formation d'un pont disulfure entre les chaînes. L'IgM membranaire possède 41 résidus à la suite du 556è. Un peptide de 20 résidus, entre les positions 568 et 595 contient des acides aminés hydrophobes intercalés entre des résidus chargés. La portion hydrophobe traverse la membrane en formant deux tours d'hélice α. Une courte section, chargée positivement, est localisée dans le cytoplasme.

homologues sécrétées, leurs acides aminés supplémentaires traversant la membrane cellulaire pour y ancrer la molécule. Cela peut être observé avec les IgM membranaires, où une séquence d'acides aminés hydrophobes (lipophiles) est située entre des résidus hydrophiles localisés de chaque côté de la membrane (Fig. 5.23). On pense que la séquence des résidus hydrophobes présente une conformation en hélice α dans la membrane. Les Ig de membrane ne forment pas de polymères à partir de la forme monomérique de base composée de quatre chaînes.

La production des deux formes d'Ig est obtenue par la transcription différentielle du gène germinal de la région C qui peut être transcrit de deux façons différentes (Fig. 5.24). On pense que la séquence poly-A est importante dans le choix du type d'ARN transcrit, mais ces mécanismes de contrôle ne sont pas encore pleinement élucidés.

Il est évident que la cellule utilise des mécanismes complexes pour réguler les types d'Ig produits. La première étape est celle de la recombinaison des segments D et J, puis V-DJ. La chaîne μ produite stimule le réarrangement

IgM membranaire et sécrétée

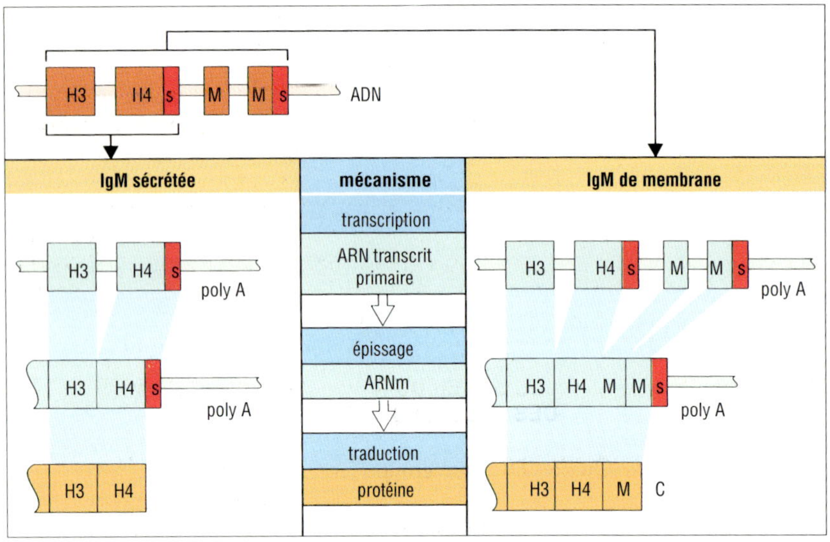

Fig. 5.24 Une partie de l'ADN codant pour l'IgM est représentée schématiquement. Les exons correspondant aux domaines μ3 et μ4 (H3 et H4) ainsi que la séquence transmembranaire de l'IgM de membrane (M) sont représentés par des rectangles. Des séquences d'arrêt de traduction (S) sont présentes à la fin de l'exon H4 et de la seconde séquence transmembranaire. L'ADN peut être transcrit de deux façons. Si la transcription s'arrête après H4, l'ARN transcrit, qui possède une extrémité poly-A, est épissé et donne naissance à un ARNm codant pour l'IgM sécrétée. Si la transcription se poursuit et inclut les séquences transmembranaires, la maturation de l'ARN permet de retirer les codons correspondants aux acides aminés terminaux ainsi que le signal d'arrêt de traduction de H4 ; la traduction aboutit alors à la formation d'une protéine possédant une séquence C-terminale différente.

Schéma récapitulatif de la production des immunoglobulines

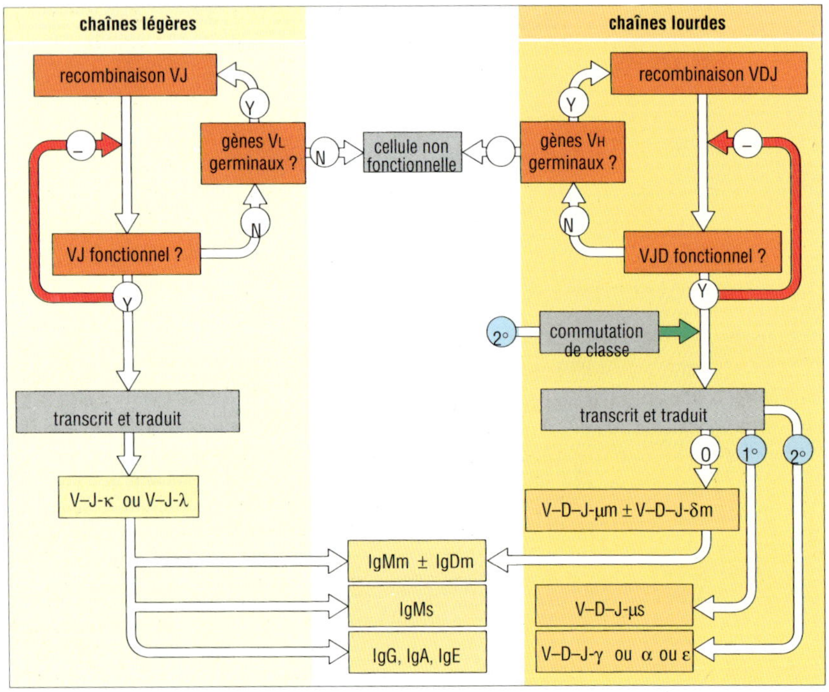

Fig. 5.25 Etapes séquentielles de la production des Ig. Les cellules pré-B forment un gène V-J par recombinaison des segments génétiques germinaux (à gauche). Si le gène formé est fonctionnel (Y), il est transcrit et traduit sous forme de chaîne L. Un rétro-contrôle négatif empêche alors tout nouveau réarrangement. Sinon (N) la cellule effectue une nouvelle recombinaison. Si la cellule subit quatre réarrangements abortifs des gènes codant pour les chaînes L, elle devient non-fonctionnelle et disparaît. Un processus identique, indépendant de toute stimulation antigénique (0), se déroule avec la chaîne H (à droite), ce qui permet au lymphocyte B d'exprimer des IgM et éventuellement des IgD membranaires. Après une première stimulation antigénique (1°), le mécanisme transcriptionnel est modifié, conduisant à l'apparition des formes d'Ig sécrétées. Après une seconde stimulation (2°) et après l'intervention éventuelle de lymphocytes T, un réarrangement de l'ADN aboutit à une commutation de classe (IgM → IgG, IgA ou IgE), accompagnée éventuellement de mutations dans les gènes VH et VL.

V-J au locus κ. Ces recombinaisons se reproduisent dans l'ordre κ, κ, λ, λ, sur les chromatides paternels et maternels, jusqu'à ce que la cellule aboutisse à un réarrangement fonctionnel qui bloque alors tous les réarrangements ultérieurs. La cellule meure si elle a effectué quatre réarrangements non fonctionnels. Les régions V ainsi formées demeurent quasiment inchangées, à l'exception de l'apparition de mutations somatiques. A côté de ce premier phénomène, il existe des mécanismes tels que la commutation de classe entre gènes CH conduisant à la production d'isotypes différents, et tels que la production, lors de l'activation cellulaire, d'Ig sécrétées plutôt que d'Ig membranaires. Une compilation des mécanismes connus et des hypothèses est présentée dans la Fig. 5.25.

Production d'immunoglobulines sécrétées

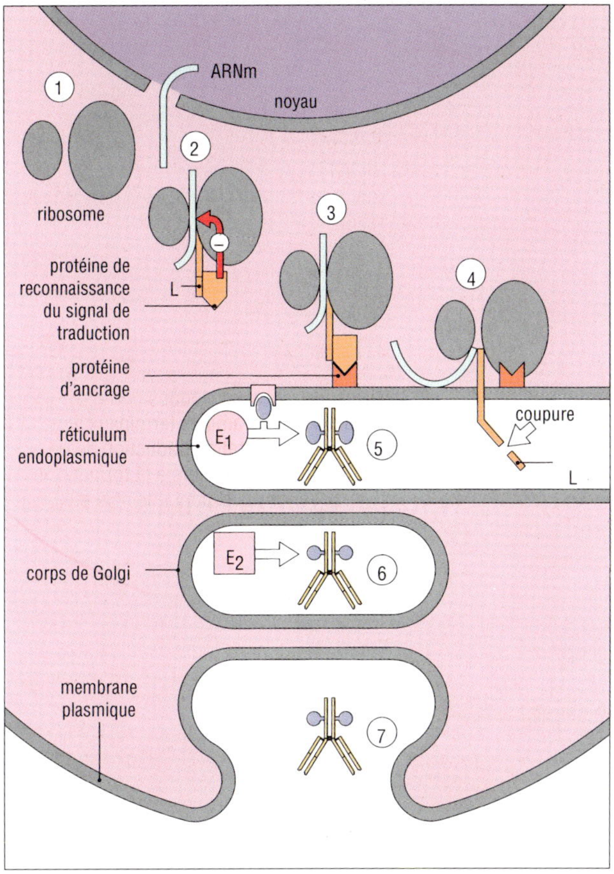

Fig. 5.26 L'ARN messager codant pour une chaîne H d'Ig sécrétées quitte le noyau et pénètre dans le cytoplasme où il va se lier à un ribosome (1). La séquence signal (L) est alors traduite ; le produit de traduction se lie alors à la protéine reconnaissant le signal de traduction (PRS), ce qui empêche la poursuite de toute traduction (2). Le complexe protéine de reconnaissance du signal/ribosome migre dans le réticulum endoplasmique (RE) où la PRS lie, au niveau d'un site de fixation libre qu'elle possède, une protéine réceptrice ancrée dans le RE ("docking protein"). La traduction peut alors continuer et la chaîne en cours de synthèse traverse la membrane et pénètre dans le RE (4). La séquence signal est excisée et la chaîne se combine avec d'autres chaînes H et L pour former une Ig (5). Des enzymes (E_1) ajoutent des sucres (en violet), tandis que le RE forme une vésicule qui va donner naissance au corps de Golgi (6). Dans ce corps de Golgi, de nouvelles enzymes, (E_2), vont modifier le contenu en glucides de l'Ig avant que celle-ci, une fois complète, ne soit sécrétée par un mécanisme de pinocytose inverse (7).

SYNTHÈSE DES IMMUNOGLOBULINES

Avant que la molécule d'anticorps ne soit synthétisée, il est d'abord nécessaire que les introns soient excisés de l'ARN primaire. On a pu montrer que le début et la fin de chaque intron contiennent des formes particulières de séquences nucléotidiques appelées sites de jonction donneurs et accepteurs. On pense que ces sites interagissent les uns avec les autres ainsi qu'avec des ribonucléoprotéines dans le noyau, permettant d'exciser les introns et de réassocier les extrémités des exons pour former les ARNm matures. Il est évidemment essentiel que cela se fasse très précisément, de façon à ce que la phase de lecture de l'ARNm ne soit pas modifiée.

L'ARNm codant pour les Ig est traduit à travers les membranes du réticulum endoplasmique au-delà desquelles les chaînes H et L s'associent (Fig. 5.26). Les Ig membranaires et les Ig sécrétées subissent alors une maturation différentielle pour arriver à leur destination spécifique suivant des mécanismes jusqu'à présent inconnus.

LES GÈNES DU RÉCEPTEUR D'ANTIGÈNES DES CELLULES T (TCR)

Quatre différents groupes de gènes codent pour les chaînes polypeptidiques du TCR. Les gènes α et β sont exprimés dans la majorité des lymphocytes T du sang périphérique et les gènes γ et δ sont exprimés dans une population de lymphocytes T du thymus et dans une population minoritaire de lymphocytes T du sang périphérique. Le produit de ces gènes s'associe avec les chaînes γ, δ, ε et ζ de la molécule CD3 pour former le complexe TCR-CD3 (voir chapitre 4).

La conformation générale des gènes des TCR est tout à fait semblable à celle des gènes des chaînes H des Ig. Il est intéressant de noter que les gènes δ du TCR se situent au milieu des gènes α, avec leur propre jeu de séquences D, J et C (Fig. 5.27).

LA RECOMBINAISON DES GÈNES DU RECEPTEUR T

La variabilité des chaînes du récepteur T provient de recombinaisons entre les divers segments V, D et J des gènes correspondants présentant de petites différences pour chacun des locus α, β, γ et δ.

L'organisation des gènes de la chaîne α est très simple, si ce n'est que les gènes de la chaîne δ se trouvent entre les locus contenant les gènes des séquences Vα et Jα. Comme pour le locus κ, la région variable Vα est issue de la recombinaison d'un segment génétique Vα avec un segment Jα. La chaîne α présente une forte variabilité en raison du nombre élevé de segments Jα.

Le locus de la chaîne β inclut deux groupes de gènes D, J et C. Les gènes β sont regroupés, à l'exception de l'un d'entre eux, Vβ14, qui se trouve dans la partie 3' du locus β. La duplication en tandem Dβ, Jβ, Cβ, a dû survenir extrêmement précocément au cours de l'évolution puisqu'on la retrouve présente à la fois chez l'homme et chez la souris. Une très forte diversité est générée par les mécanismes de jonction qui aboutissent à des réorganisations V-D-J mais aussi V-J et V-D-D-J. Les segments D sont utilisés dans les

Les gènes des récepteurs des lymphocytes T (TCR)

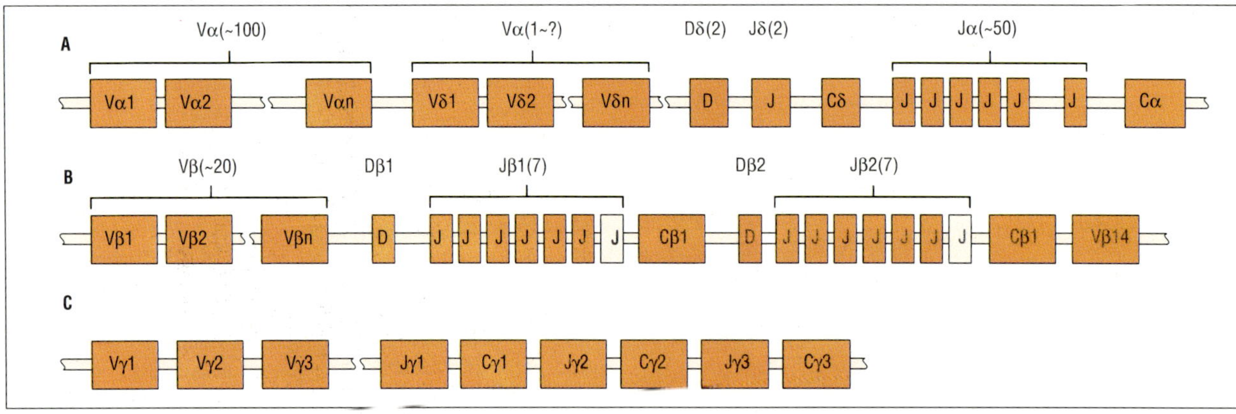

Fig. 5.27 L'organisation des gènes des chaînes des TCR est comparable à celle des chaînes H des Ig. Le schéma montre les gènes codant pour les chaînes α et β du TCR murin. Noter la localisation du locus δ à l'intérieur du locus α, ainsi que la duplication en tandem, qui est survenue au sein du locus de la chaîne β. Le dernier de chaque groupe de gènes Jβ est un pseudogène.

trois cadres de lecture possibles, ajoutant ainsi encore à la diversité de la chaîne β.

L'organisation du locus de la chaîne γ est relativement différente si l'on compare l'homme et la souris. Le locus de la souris a une similitude étonnante avec le locus de la chaîne légère λ d'Ig. Il comprend quatre gènes γ (dont l'un est un pseudogène), chacun de ces gènes est associé avec un gène Jγ et avec un ou plusieurs gènes Vγ (jusqu'à 4). Il n'y a pas de gène D. Chez l'homme, il existe huit gènes Vγ qui sont suivis en amont (5') par trois gènes Jγ et le premier gène Cγ ; on trouve ensuite deux gènes additionnels Jγ puis le gène Cγ2. Une jonction imprécise de V avec J, à laquelle se rajoutent des insertions nucléotidiques au niveau de la jonction elle-même, contribue à la diversité de cette chaîne.

Le locus δ a été découvert par les études menées sur le locus α. Bien que relativement simple puisqu'il comprend seulement cinq gènes Vδ, deux gènes Dδ et six gènes Jδ, on a pu calculer que 10^{14} chaînes δ différentes pouvaient être générées du fait de l'imprécision au niveau de la recombinaison, des insertions de résidus additionnels, et de l'usage possible de gènes D dans les trois cadres de lecture.

Les mécanismes de recombinaison des gènes des récepteurs T sont très semblables à ceux des lymphocytes B puisque les heptamères, les espaceurs de 12 ou 23 paires de bases et les séquences nonamériques sont également trouvés dans les locus de ces gènes. Les enzymes qui gouvernent ces réarrangements dans les lymphocytes B et T sont semblables ou identiques, puisque des gènes Dβ et Jγ de TCR peuvent être recombinés après transfection dans des cellules B. La région N joue un rôle essentiel dans la production de diversité dans les deux lignées cellulaires.

La différence importante réside dans le fait que les mutations somatiques, qui sont très fréquentes dans les gènes d'Ig, ne sont pas observées dans les gènes des récepteurs T. Ceci est probablement lié à la contrainte imposée par la tolérance vis-à-vis des constituants du soi et la reconnaissance des produits du CMH par les récepteurs des lymphocytes T.

ESTIMATION NUMÉRIQUE DE LA DIVERSITÉ

La diversité est produite par recombinaison des régions génétiques V, D et J, par la diversité additionnelle produite par l'ajoût de nucléotides, par les variations des sites de jonction et par les multiples régions D. Le nombre de nucléotides insérés par ces divers mécanismes entres les régions V et J est variable ; 6 à 15 acides aminés pour Vβ et 3 à 7 pour Vα. Hunkapiller et Hood ont calculé qu'il était possible de produire environ $4{,}4 \times 10^{13}$ Vβ différents et $6{,}5 \times 10^{12}$ de Vα. Ces auteurs ont estimé que même si seulement 1% des séquences était traduit en chaînes polypeptidiques, on obtiendrait déjà $2{,}9 \times 10^{18}$ récepteurs. Si l'on admet que 99 % d'entre-eux peuvent être éliminés par sélection négative dans le thymus ou à la suite de réarrangements non productifs, il y aurait encore $2{,}9 \times 10^{16}$ TCR différents fonctionnels. Comme le nombre de thymocytes qui quittent le thymus au cours de la vie d'une souris ne dépasse pas 10^9, on est conduit à se demander juqu'à quel point la production de récepteurs s'effectue de façon aléatoire ? Le même problème apparaît avec les Ig où le répertoire potentiel dépasse de plusieurs ordres de grandeur le nombre de lymphocytes B produits au cours de la vie.

LECTURES COMPLÉMENTAIRES

Blackwell TK, Alt FW. Mechanism and developmental program of immunoglobulin gene rearrangement in mammals. *Annu Rev Genet* 1989;**23**:605.

Brack C, Hirama M, Lenhard-Schuller R, Tonegawa S. A complete immunoglobulin gene is created by somatic recombination. *Cell* 1978; **15**:1.

Davis MM, Bjorkman PJ. T-cell antigen receptor genes and T-cell recognition. *Nature* 1988;**334**:395.

Hunkapiller T, Hood L. Diversity of the immunoglobulin gene superfamily. *Adv Immunol* 1990;**44**:1.

Owen MJ, Lamb JR. *Immune Recognition.* Oxford: IRL Press, 1988.

Pascual V, Capra JD. Human immunoglobulin heavy-chain variable region genes: organization, polymorphism and expression. *Adv Immunol* 1991;**49**:1.

chapitre 6

La reconnaissance des antigènes

Les anticorps et les récepteurs d'antigènes des lymphocytes T (TCR) partagent de nombreuses caractéristiques. Ils possèdent des régions variables (V) et des régions constantes (C) ; de plus, le mécanisme de recombinaison génétique qui aboutit à la formation des régions variables à partir des segments génétiques V, D et J, est similaire. Néanmoins la reconnaissance de l'antigène par les lymphocytes B et les lymphocytes T s'effectue de manière très différente : les anticorps reconnaissent les antigènes en solution ou présents sur les surfaces cellulaires dans leur conformation native, alors que le récepteur T reconnaît l'antigène sur les surfaces cellulaires en association avec les molécules du complexe majeur d'histocompatibilité (CMH). En fait, les antigènes reconnus par les lymphocytes T sont dégradés et modifiés de telle façon que le déterminant reconnu par le TCR n'est qu'un petit fragment de l'antigène natif.

L'autre différence majeure existant entre anticorps et récepteur T est que les premiers peuvent être produits soit sous forme de récepteur d'antigène présent sur la surface des lymphocytes B, soit sous forme sécrétée ; par contre, les récepteurs T n'existent que sous forme de protéines membranaires. L'anticorps sécrété est une molécule bifonctionnelle dans laquelle les régions V sont responsables de la fixation de l'antigène et les régions C interagissent avec des récepteurs spécifiques présents sur différentes cellules.

Ce chapitre décrit les façons dont les régions V des anticorps et des récepteurs T forment un site de liaison à l'antigène qui permet alors d'interagir avec leurs antigènes respectifs éventuellement associés au CMH. Cette interaction est la base de la spécificité de la réponse immunitaire.

Le site de liaison de l'anticorps

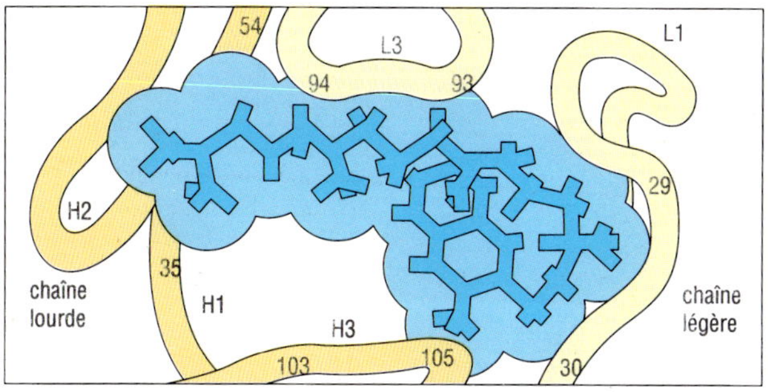

Fig. 6.1 La molécule d'antigène se niche dans le creux formé par les chaînes H et L, appelé site de combinaison de l'anticorps. Cette figure est une illustration des études de cristallographie aux rayons X réalisée sur des IgG humaines (protéine myélomateuse NEW réagissant avec la γ-hydroxyl vitamine K). L'antigène se lie avec 10-12 acides aminés appartenant tous aux régions hypervariables des chaînes H et L. Les acides aminés qui participent à la liaison de l'antigène sont numérotés.

LIAISON ANTIGÈNES-ANTICORPS

Les études de cristallographie aux rayons X ont montré que ce sont les acides aminés des régions hypervariables des régions VH et VL, situés à l'extrémité du fragment Fab, qui se lient à l'antigène (Fig. 6.1). Les autres acides aminés des régions V constituent une charpente ("framework") qui, bien que ne participant pas à la liaison à l'antigène, jouent cependant un rôle important lors du repliement des chaînes des régions V dans le maintien de l'intégrité du site anticorps.

De nombreuses liaisons non-covalentes participent à l'interaction entre l'antigène et les acides aminés du site anticorps. Bien que ces forces attractives (liaisons hydrogènes, liaisons hydrophobes, forces de Van der Waals et électrostatiques) soient faibles, comparées aux liaisons covalentes, leur grand nombre permet une énergie de liaison élevée.

Forces d'attraction intermoléculaires

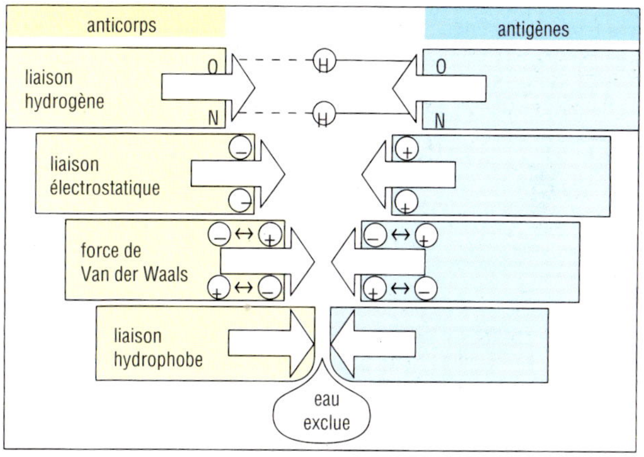

Fig. 6.2 Ces forces requièrent un contact étroit entre les différents groupes réactifs. Les **liaisons hydrogènes** résultent de la formation de ponts hydrogène entre des atomes appropriés. Les **forces électrostatiques** sont dues à l'attraction de deux groupes ioniques de charges opposées, situés sur les chaînes latérales de deux polypeptides.Les forces de **Van der Waals** sont créées par interaction entre différents nuages électroniques (représentés ici comme des bipôles oscillants induits).Les **liaisons hydrophobes** (qui peuvent contribuer pour moitié à la force de liaison antigène-anticorps) sont produites par l'association de groupements non pôlaires et hydrophobes d'où les molécules d'eau sont exclues. La distance optimale entre les groupes réactifs varie avec le type de liaison.

La distance (d) qui sépare les différents groupes réactifs est un facteur critique pour l'établissement de liaisons non-covalentes. Leur force est proportionnelle à $1/d^2$ pour les forces électrostatiques et à $1/d^7$ pour les forces de Van der Waals ; pour être efficaces, ces forces exigent donc un contact étroit entre les différents groupes réactifs (Fig. 6.2). Le déterminant antigénique (épitope) et le site anticorps (paratope) doivent posséder des structures complémentaires capables de se combiner c'est-à-dire :

1. qu'il doit exister des groupements atomiques appropriés sur les molécules d'antigène et d'anticorps,
2. que la forme du site anticorps doit être adaptée à l'antigène pour que plusieurs liaisons non-covalentes puissent être formées simultanément.

Dans le cadre d'une complémentarité parfaite entre l'antigène et le site anticorps, l'énergie de liaison interdit une rupture thermodynamique. Cependant, si les nuages électroniques de l'antigène et de l'anticorps se recouvrent, des forces stériques de répulsion, inversement proportionnelles à la 12è puissance de la distance qui sépare les nuages ($F=1/d^{12}$), entrent alors en jeu. Ces forces jouent un rôle important quant à la spécificité de l'anticorps pour un antigène donné et quant à sa capacité de reconnaître différents antigènes ; en effet toute modification de la structure complémentaire idéale entraîne une augmentation des forces répulsives et une diminution des forces attractives, donc une baisse de l'énergie de liaison globale. Les schémas de la figure 6.3 illustrent ce que sont une complémentarité parfaite et une complémentarité imparfaite entre un antigène et un anticorps.

Des études récentes ont montré comment les antigènes protéiques interagissaient avec les anticorps spécifiques. Par exemple, l'examen de l'interaction entre le lysozyme et la partie Fab d'un anticorps dirigé contre lui montre que l'épitope et le site de liaison ont des surfaces complémentaires et que celles-ci sont même plus étendues que les régions hypervariables. Dans cet exemple, 17 acides aminés de l'anticorps sont en contact avec 16 acides aminés de l'antigène (Fig. 6.4). Toutes les régions hypervariables contribuent à la formation du site de liaison de l'anticorps, bien que la 3è région hypervariable de la chaîne lourde formée par la jonction V-D-J semble être la plus importante. Ceci est dû à la variabilité beaucoup plus grande qui est générée par la combinaison des éléments génétiques V, D et J.

Complémentarité parfaite et imparfaite

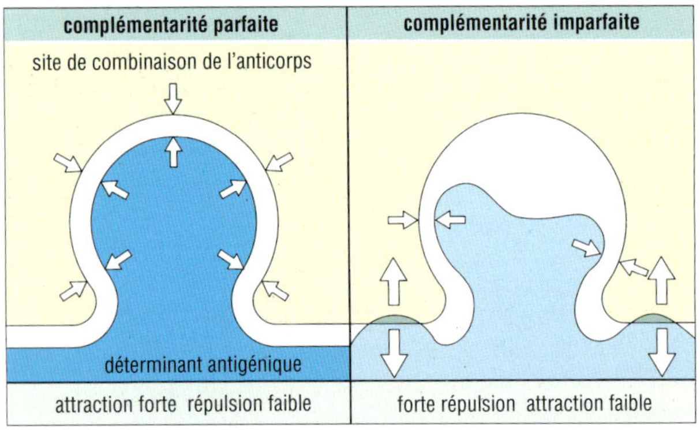

Fig. 6.3 Une complémentarité parfaite entre le déterminant antigénique (épitope) et le site anticorps (paratope) favorise la formation de forces attractives intermoléculaires et évite la formation de forces répulsives. A l'inverse, lorsque la complémentarité est imparfaite, le recouvrement des nuages électroniques crée des forces répulsives élevées qui dominent les forces attractives faibles.

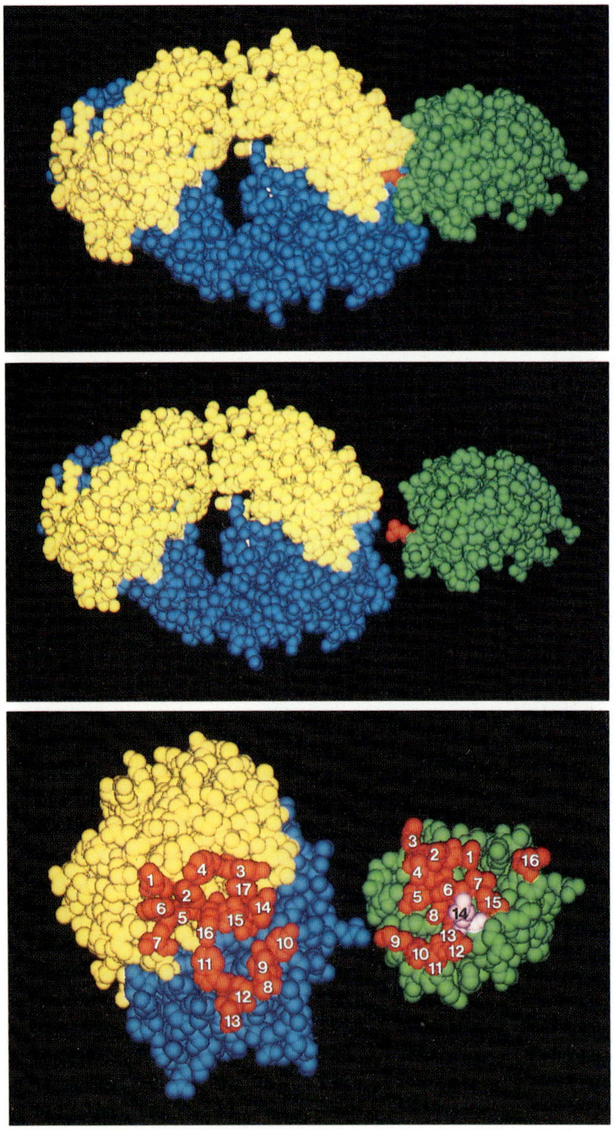

Fig. 6.4 Le complexe Fab-lysozyme La figure du haut montre le lysozyme (en vert) lié aux régions hypervariables des chaînes lourdes (en bleu) et légères (en jaune) d'un fragment Fab de l'anticorps D1.3. La figure du centre montre le complexe séparé avec l'acide aminé Glu 121 du lysozyme (en rouge) visible. Ce résidu rentre dans le centre de la dépression existant entre les chaînes L et H. La figure du bas montre les molécules après rotation frontale de 90°, ce qui permet de voir les résidus de contact qui contribuent à la liaison antigène-anticorps (avec l'aimable autorisation du Dr. R.J. Poljak, *Science* 1986, **233**: 747-753).

AFFINITÉ DES ANTICORPS

La force de liaison antigène-anticorps est appelée affinité de l'anticorps ; elle représente la somme des forces attractives et répulsives décrites ci-dessus (Fig. 6.5). L'interaction entre le site anticorps et l'antigène peut être mesurée thermodynamiquement. Le calcul de l'affinité d'un site anticorps requiert l'utilisation soit d'un antigène monovalent, soit d'un déterminant antigénique isolé (ou haptène). Les liaisons non-covalentes entre un anticorps et l'épitope reconnu sont dissociables ; l'ensemble de la liaison entre un antigène et un anticorps est donc une réaction réversible. Dans ce cas, la loi d'action de masse peut être appliquée et la constante d'équilibre K déterminée : c'est la constante d'affinité (Fig. 6.6).

Affinité d'un anticorps

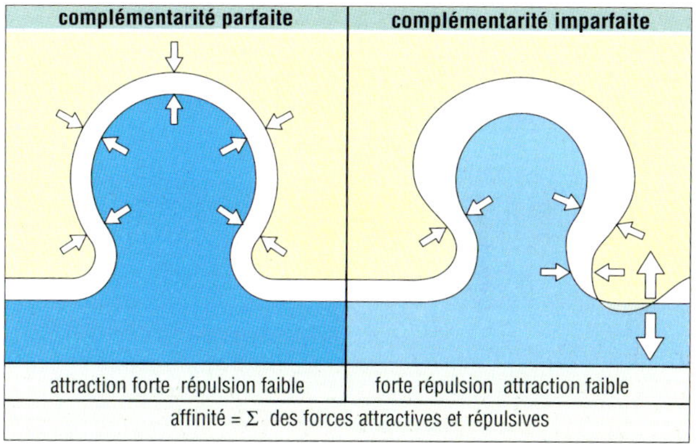

Fig. 6.5 L'affinité avec laquelle un anticorps se lie à un antigène résulte d'un équilibre entre les forces attractives et répulsives. Un anticorps de forte affinité implique des structures complémentaires parfaites. A l'inverse, un anticorps de faible affinité implique une complémentarité imparfaite.

Calcul de l'affinité de l'anticorps

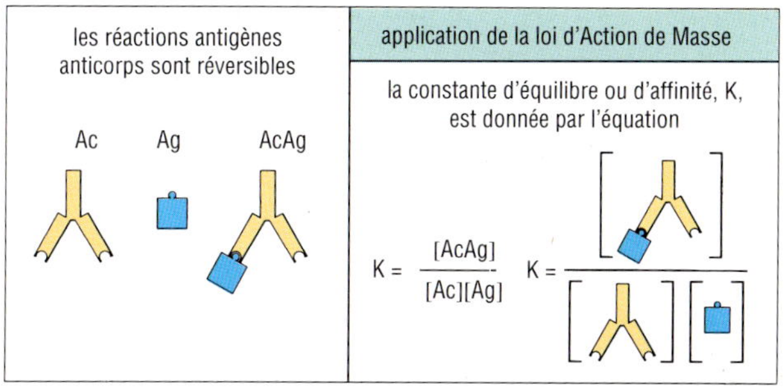

Fig. 6.6 Toutes les réactions antigène-anticorps sont réversibles ; la loi d'action de masse peut être appliquée, ce qui permet de calculer l'affinité d'un anticorps à l'équilibre. Celle-ci est égale à la constante d'équilibre (K). Les symboles entre crochets correspondent à la concentration des réactifs.

AFFINITÉ ET AVIDITÉ

L'anticorps, avec ses quatre chaînes polypeptidiques, possède deux sites de liaison pour l'antigène, ce qui lui permet de se lier de façon plurivalente. L'antigène lui-même peut être monovalent ou multivalent. Un haptène ne représente qu'un seul déterminant antigénique et ne peut donc réagir qu'avec un seul site d'anticorps ; c'est une structure monovalente. De nombreuses molécules possèdent plus d'un déterminant antigénique. Les microorganismes possèdent à leur surface un grand nombre de déterminants antigéniques formant des antigènes multivalents. Quand un antigène multivalent se combine à plus d'un site anticorps, l'énergie de liaison qui en résulte est de beaucoup supérieure à la somme des énergies de liaison de chacun des sites impliqués : en effet, une rupture simultanée de toutes les liaisons existantes est nécessaire pour que l'antigène se dissocie de l'anticorps.

L'avidité désigne la force avec laquelle un anticorps multivalent se lie à un antigène multivalent. L'affinité, quant à elle, désigne la force avec laquelle un seul site anticorps se lie à un déterminant antigénique unique. Ainsi, l'avidité d'un anticorps pour un antigène dépend de l'affinité de chacun des sites d'anticorps pour les différents déterminants antigéniques ; elle est supérieure à la somme de ces affinités dans le cas d'antigènes et d'anticorps multivalents (Fig. 6.7).. Dans les conditions physiologiques normales, la

Affinité et avidité

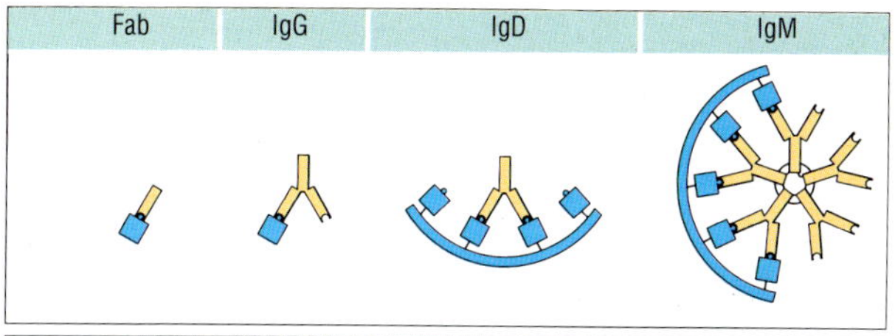

anticorps	Fab	IgG	IgG	IgM
valence efficace de l'anticorps	1	1	2	jusqu'à 10
valence de l'antigène	1	1	n	n
constante d'équilibre (L/M)	10^4	10^4	10^7	10^{11}
avantage de la multivalence	–	–	$x10^3$	$x10^7$
définition de la liaison	affinité	affinité	avidité	avidité
	affinité intrinsèque		affinité fonctionnelle	

Fig. 6.7 Le calcul des constantes d'équilibre montre qu'une liaison multivalente entre un anticorps et un antigène (avidité, ou affinité fonctionnelle) est beaucoup plus stable qu'une liaison monovalente (affinité intrinsèque qui, arbitrairement, a été choisie ici comme étant égale à 10^4L/M). Cet "effet bonus" de la multivalence permet d'augmenter 10^3 fois l'énergie de liaison des IgG en utilisant leur deux valences (c'est-à-dire les deux sites anticorps) et 10^7 fois l'énergie de liaison lorsque c'est une molécule multivalente d'IgM qui se lie à l'antigène.

Spécificité, réaction croisée et non-réactivité

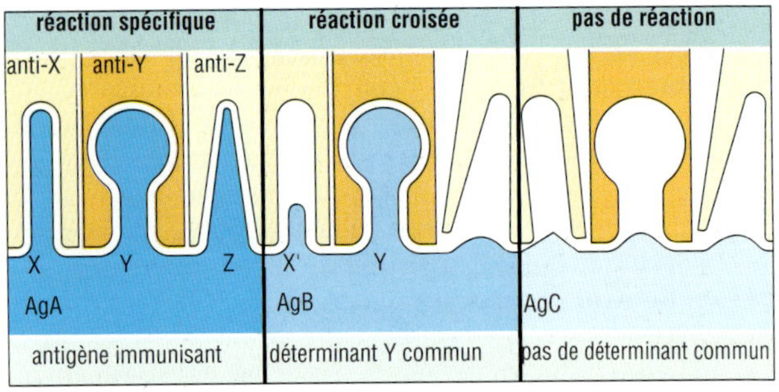

Fig. 6.8 La spécificité d'un immunsérum résulte de l'action d'une population d'anticorps distincte (anti-X, anti-Y et anti-Z) dirigée contre différents déterminants ou épitopes (X, Y, Z) de l'antigène. L'antigène A (AgA) et l'antigène B (AgB) ont un déterminant Y commun. L'immunsérum dirigé contre l'AgA (anti-X, Y, Z) réagit spécifiquement avec l'antigène A et présente une réaction croisée avec l'AgB (due à la reconnaissance du déterminant Y commun et à une reconnaissance partielle du déterminant X). Cet immunsérum ne réagit pas avec l'AgC (pas de déterminants communs).

Spécificité et réaction croisée

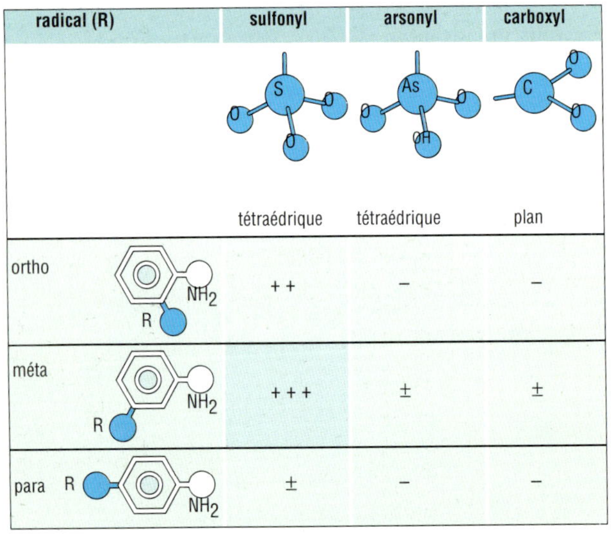

Fig. 6.9 L'immunsérum dirigé contre l'isomère méta-azophénylsulphonate est testé avec les isomères ortho et para de l'azophénylsulphonate et aussi avec les trois isomères (ortho, méta et para) de deux autres antigènes apparentés : l'azophénylarsonate et l'azophénylcarboxylate. Cet immunsérum réagit spécifiquement avec le radical sulphonyl (qui possède une structure tétraédrique) en position méta et présente une réaction croisée (quoique plus faible) avec le radical sulphonyl en position ortho. De plus, quoique faibles, des réactions croisées sont observées avec le méta-azophénylsulphonate et le méta-azophénylcarboxylate, mais ne se produisent pas avec les isomères ortho ou para de ces substances. Le radical arsonyl est plus grand que le radical sulfonyl et possède un atome H^+ ; le radical carboxyl est plus petit et plan. Ces résultats suggèrent que la configuration globable d'un antigène est aussi importante que les radicaux chimiques qui le composent.

notion d'avidité paraît être la plus appropriée puisque les antigènes naturels sont en général multivalents ; cependant la mesure de l'affinité d'un anticorps pour un haptène renseigne davantage quant à la nature immunochimique de la réaction antigène-anticorps.

CINÉTIQUE DES RÉACTIONS ANTIGÈNES-ANTICORPS

Les mesures d'affinité d'un anticorps sont réalisées à l'équilibre et l'affinité indique la tendance des anticorps à former des complexes stables avec l'antigène. Cependant, la cinétique de l'association et de la dissociation des anticorps représente un autre paramètre important pour comprendre les activités biologiques des anticorps. Par cinétique on entend la mesure de la constante d'association $K_{1,2}$ (mol^{-1}, s^{-1}) et de la constante de dissociation $K_{2,1}$ (s^{-1}). A l'équilibre, le rapport de ces deux constantes indique la constante d'équilibre ou l'affinité de l'anticorps. On a prétendu que les différences d'affinité dépendaient surtout des différences des constantes de dissociation, mais on a montré récemment que l'affinité peut aussi être influencée par les cinétiques d'association.

Des travaux récents suggèrent que la sélection des lymphocytes B et leur stimulation au cours de la maturation de la réponse anticorps dépendent de la sélection des anticorps ayant à la fois la cinétique d'association la plus élevée et la capacité de fixer fortement l'antigène.

SPÉCIFICITÉ DES ANTICORPS

Les réactions antigène-anticorps sont des réactions très spécifiques ; par exemple, les anticorps dirigés contre le virus de la rougeole, qui assurent une immunité spécifique contre cette maladie, se lient uniquement au virus de la rougeole mais pas à des virus non apparentés comme celui de la poliomyélite. La spécificité d'un immunsérum résulte

Spécificité de configuration

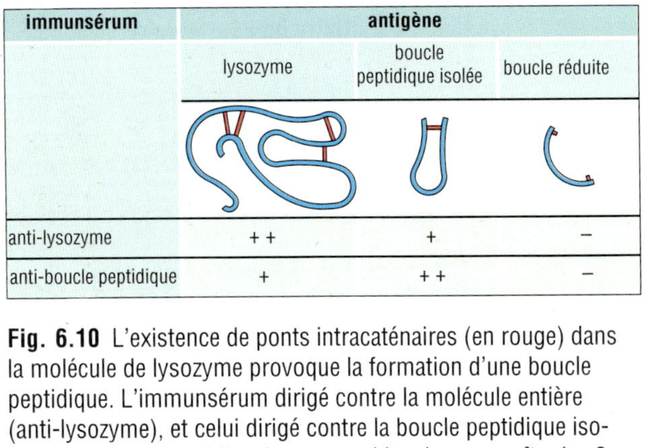

Fig. 6.10 L'existence de ponts intracaténaires (en rouge) dans la molécule de lysozyme provoque la formation d'une boucle peptidique. L'immunsérum dirigé contre la molécule entière (anti-lysozyme), et celui dirigé contre la boucle peptidique isolée (anti-boucle peptidique) sont capables de reconnaître les 2 structures ; mais ni l'un ni l'autre ne réagit avec la forme linéaire du peptide réduit. Ceci démontre l'importance des structures tertiaires dans la spécificité d'un anticorps.

de l'addition de la réactivité de tous les anticorps présents, chacun d'eux réagissant avec différentes régions de la molécule d'antigène et même avec différentes parties d'un même déterminant (Fig. 6.8). Cependant, lorsque certains déterminants d'un antigène A sont communs avec ceux d'un autre antigène B, une fraction des anticorps dirigés contre l'antigène A réagira également avec B. On parle alors de réaction croisée.

L'anticorps reconnaît plutôt la configuration de l'épitope que des groupements chimiques particuliers (Fig. 6.9). Les anticorps sont très spécifiques et reconnaissent de petites différences dans la structure primaire d'un antigène ou des différences de charge, de conformation optique, ou de conformation stérique (Fig. 6.10). Par conséquent, de nombreux anticorps vont se lier seulement à des antigènes natifs ou à des fragments d'antigènes ayant conservé la structure tertiaire de l'antigène natif, permettant les interactions nécessaires à la formation des liaisons antigène-anticorps. Cette spécificité conformationnelle représente un problème quand on souhaite produire des anticorps utilisés comme réactifs. Par exemple, il est souvent plus facile d'immuniser à l'aide de polypeptides de synthèse de séquences connues, plutôt que de purifier l'antigène natif en quantité suffisante pour l'immunisation. Cependant la réactivité de ces anticorps anti-peptides avec l'antigène natif ne peut être assurée à l'avance.

ANTICORPS "SUR MESURE"

La biologie moléculaire a ouvert la voie de la production d'anticorps monoclonaux de spécificité, d'affinité, et d'isotype définis. On peut par exemple produire des molécules de fusion associant des régions V de souris à des régions constantes C humaines. Ceci permet de produire des anticorps d'une spécificité donnée chez la souris et d'obtenir ensuite une chaîne lourde humaine de même spécificité ; l'anticorps chimérique ainsi obtenu sera moins immunogène s'il doit être administré chez l'homme *in vivo*. On peut même greffer les gènes des régions déterminant la complémentarité (CDR) d'une espèce dans les gènes de charpente (framework) d'une autre espèce. Il est enfin possible, par substitution d'un ou plusieurs nucléotides, de modifier le site anticorps de façon à augmenter son affinité (Fig. 6.11).

SITES DE LIAISON POLYFONCTIONNELS

Des études récentes ont montré qu'une même molécule d'anticorps pouvait fixer des antigènes différents. Un tel anticorps est dit polyspécifique. Dans ce cas, les antigènes entrent en compétition pour le même site anticorps bien que chacun d'entre eux occupe une position différente à l'intérieur de ce site (Fig. 6.12).

La spécificité d'une population d'anticorps ne résulte pas d'une spécificité unique des différents anticorps. Cependant l'existence d'un grand nombre d'anticorps polyspécifiques possédant tous un site capable de se combiner à un même antigène A conduira au fait que leur réactivité sera plus grande pour cet antigène A, et faible pour les

Anticorps construits "à façon"

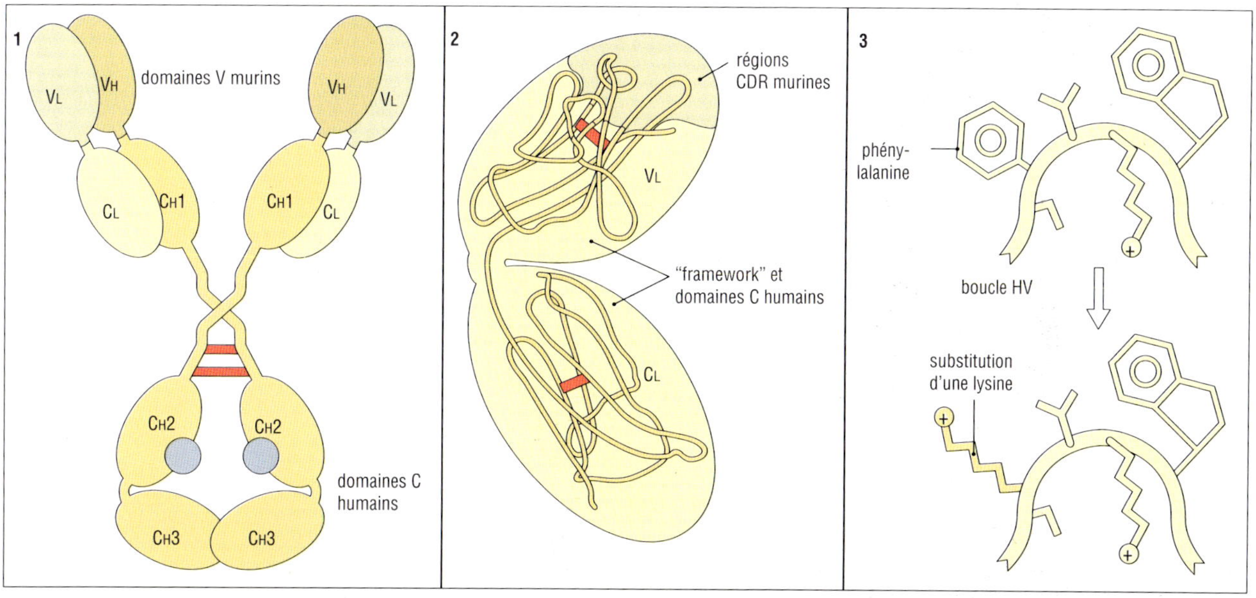

Fig. 6.11 Il est possible de joindre les exons d'une région V de souris avec ceux de domaines C humains et de transfecter cet ADNc dans une cellule qui va produire un anticorps chimérique souris/homme (1). On peut aussi insérer les seules régions CDR de l'anticorps de souris dans une charpente (framework) d'Ig humaines (2). Enfin, l'affinité du site de liaison peut être modifiée par une mutation ponctuelle de l'ADN codant pour les régions hypervariables, illustrée ici par la substitution d'une lysine à une phénylalanine (3).

autres antigènes. La spécificité d'un immunsérum caractérise donc une population d'anticorps dans son ensemble (Fig. 6.13).

IMPORTANCE PHYSIOLOGIQUE DES ANTICORPS DE HAUTE ET FAIBLE AFFINITÉ

L'évaluation de l'affinité et de l'avidité d'un anticorps renseigne sur la nature de la liaison antigène-anticorps ; ces définitions ont un intérêt théorique, mais aussi pratique puisque l'affinité et l'avidité d'un anticorps conditionnent ses propriétés physiologiques et pathologiques.

Les anticorps de haute affinité sont plus efficaces que les anticorps de faible affinité dans bon nombre de réactions biologiques (Fig. 6.14). En immunopathologie, l'affinité des anticorps joue un rôle important : des complexes antigènes-anticorps de faible affinité persistent dans la circulation, se déposent sur la membrane basale des glomérules rénaux et provoquent une insuffisance rénale. Les complexes immuns de haute affinité sont éliminés plus rapidement et passent de la circulation à la zone mésangiale du rein sans effet notable sur la fonction rénale.

L'affinité des anticorps pour la plupart des antigènes T-dépendants augmente au cours de la réponse immunitaire. Cette augmentation d'affinité dépend du protocole d'immunisation. Par exemple, l'administration concomitante d'interféron γ avec l'antigène stimule préférentiellement les cellules B productrices d'anticorps de haute affinité (Fig. 6.5). De nombreux adjuvants peuvent augmenter les taux d'anticorps produits, mais rares sont ceux qui augmentent aussi l'affinité. Du fait de l'importance de l'affinité dans les fonctions biologiques des anticorps, l'interféron γ pourrait être un adjuvant intéressant dans les vaccinations.

MESURE DE L'AFFINITÉ ET DE L'AVIDITÉ

De nombreuses méthodes permettent de calculer l'affinité et l'avidité d'un anticorps ; dans tous les cas on doit choisir des conditions expérimentales où la réaction antigène-anticorps est à l'équilibre : Ag+Ac $\leftrightharpoons$ AgAc. Les quantités d'antigène libre et d'antigène complexé sont alors mesurées sans modifier l'équilibre. On peut notamment séparer l'antigène libre de l'antigène complexé soit par des méthodes physiques telles que dialyse, filtration en gel, centrifugation ou précipitation sélective, soit par des méthodes mesurant les modifications de la fluorescence émise par l'antigène ou par l'anticorps complexés.

L'application de la loi d'action de masse permet, à partir des résultats obtenus, de calculer la constante d'affinité

$$K = \frac{[AgAc]}{[Ac] \times [Ag]}$$

où [AgAc] représente la concentration d'antigène complexé, [Ag] la concentration d'antigène libre, et [Ac] la concentration des sites d'anticorps libres à l'équilibre. Dans le cas où la moitié des sites anticorps sont occupés par l'antigène, [Ac] = [AgAc] d'où K = 1/[Ag]. En d'autres termes, plus l'affinité K d'un anticorps est grande, plus la concentration d'antigène nécessaire pour occuper la moitié des sites est faible.

Compétition de liaison

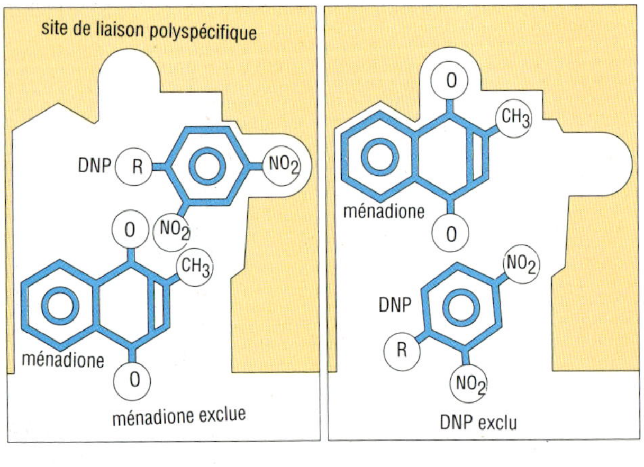

Fig. 6.12 Le site actif de l'anticorps peut se lier à plus d'un déterminant antigénique. L'anticorps 460 possède, dans son site actif, deux sites de liaisons distincts distants de 1,2 à 1,4 nm. Il lie les deux haptènes ménadione et DNP de manière compétitive, c'est-à-dire que la liaison avec l'un des haptènes empêche la liaison avec l'autre. Les sites de liaison capables de se lier spécifiquement à plus d'un déterminant antigénique sont appelés sites polyfonctionnels.

Sites de liaisons polyfonctionnels

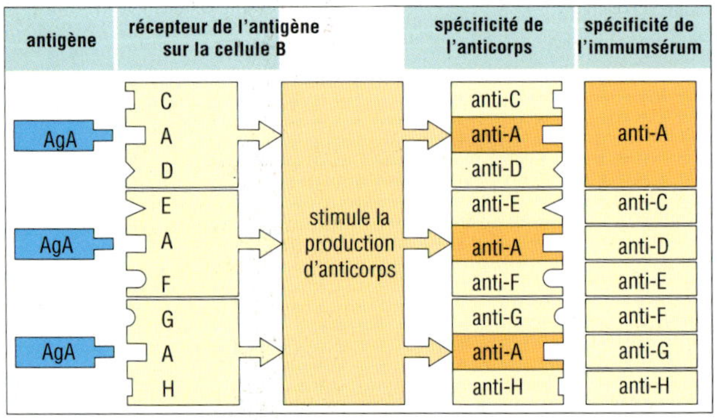

Fig. 6.13 Un antigène A (AgA) se lie à des anticorps présents à la surface de différents lymphocytes B, spécifiques non seulement de A, mais aussi des antigènes C, D, E, F, etc. Ces immunoglobulines de membrane possèdent des sites de liaison polyfonctionnels. Quand un lymphocyte B est stimulé par l'AgA, il produit des anticorps qui sont non seulement spécifiques de A, mais aussi des autres antigènes. Puisque tous les lymphocytes B sont spécifiques de l'AgA, mais qu'une partie d'entre eux reconnaît d'autres antigènes, la concentration finale en anticorps anti-A sera beaucoup plus élevée que celle des anticorps dirigés contre les autres antigènes.

HÉTÉROGÉNÉITÉ DE L'AFFINITÉ DES ANTICORPS

Pour une réaction enzyme-substrat, la constante d'équilibre K est constante quelle que soit la concentration en substrat. Pour une réaction entre un antigène et un immunsérum, il en va différemment : K varie avec la concentration en anticorps, ce qui reflète l'hétérogénéité d'une population d'anticorps. On a longtemps pensé que pour un immunsérum donné, on devait observer une distribution gaussienne (normale) des affinités. Cependant, ce n'est pas le cas.

L'affinité moyenne d'une population d'anticorps sériques (K_0) est définie comme l'inverse de la concentration d'antigène libre à l'équilibre quand la moitié des sites anticorps sont occupés: $K_0 = 1/[Ag_{libre}]$. Quand on mesure la constante d'équilibre de la réaction entre un antisérum et l'antigène à différentes concentrations d'antigène, on observe une distribution non gaussienne des valeurs de K (Fig. 6.16).

Cette distribution ne permet donc pas de calculer l'affinité moyenne d'un immunsérum, d'autant qu'il n'existe pas de définition mathématique précise de ce paramètre. En effet, dans un immunsérum, la distribution des affinités des anticorps peut être gaussienne, biaisée, biphasique ou polyphasique. Différents logiciels d'analyse des courbes de fixation des anticorps ont été proposés, mais tous supposent que la distribution des affinités est gaussienne. Une méthode expérimentale simple pour évaluer l'hétérogénéité des affinités permet d'éviter de faire appel à cette hypothèse. Elle consiste à mettre en présence une dilution constante de la solution d'anticorps avec des dilutions sérielles de l'antigène libre dans des microplaques recouvertes d'antigène. L'antigène libre entre en compétition avec la fixation d'anticorps sur les plaques. On détermine alors le pourcentage d'inhibition pour chaque concentration de l'antigène libre et la concentration molaire correspondant à 50 % d'inhibition ($I_{0,5}$). Les pourcentages d'inhibition obtenus pour chaque concentration d'antigène libre permettent de construire un histogramme d'hétérogénéité. Une valeur numérique correspondant à l'hétérogénéité, l'index de Shannon, peut être calculée à partir de ces valeurs. Un index élevé correspond à une grande dispersion des affinités et un index bas à l'opposé.

Avantages des anticorps de haute affinité

Avantages des anticorps de haute affinité
hémagglutination
hémolyse
fixation du complément
réaction cutanée d'anaphylaxie passive
élimination immune de l'antigène
lésion membranaire
neutralisation des virus
protection contre les bactéries et les virus
inactivation enzymatique

Fig. 6.14 Réactions biologiques dans lesquelles les anticorps de haute affinité sont plus efficaces que les anticorps de faible affinité.

Maturation d'affinité *in vivo*

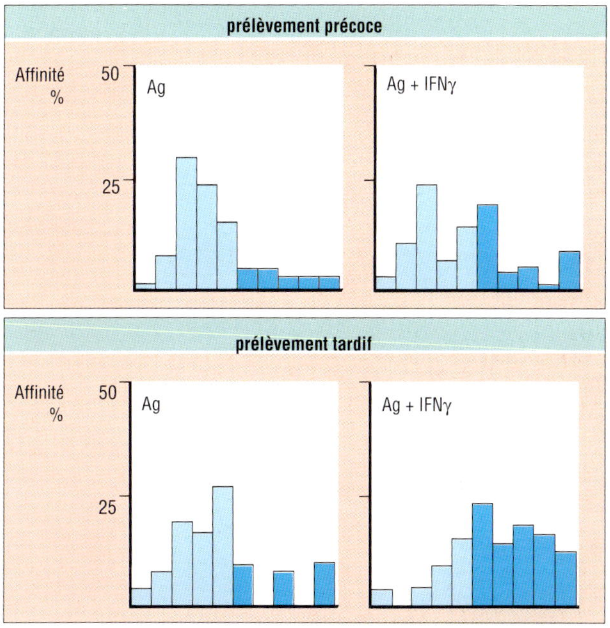

Fig. 6.15 Des souris ont été immunisées avec l'antigène seul (Ag) ou avec l'antigène associé à 30 000 unités d'IFNγ (Ag+IFNγ). L'affinité des anticorps a été mesurée précocément et tardivement après immunisation. Les souris traitées par l'IFNγ produisent des anticorps de plus haute affinité que celles qui reçoivent l'antigène seul. Cette différence d'affinité est visible sur les prélèvements précoces et tardifs.

Hétérogénéité de l'affinité

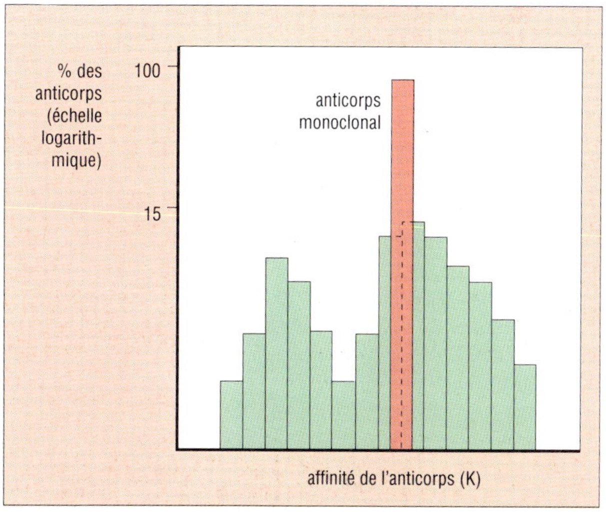

Fig. 6.16 L'histogramme montre la distribution de l'affinité des anticorps (K) présents dans un immunsérum dirigé contre un déterminant antigénique, en comparaison à l'affinité unique d'un anticorps monoclonal dirigé contre ce même déterminant. Remarquer que l'affinité des anticorps n'a pas une distribution gaussienne.

STRUCTURE DES ANTIGÈNES

Le nombre d'anticorps qu'il est possible de produire contre un antigène est très élevé, parce que les antigènes sont des structures tridimensionnelles et présentent de nombreuses configurations différentes. Par ailleurs, des anticorps différents dirigés contre le même antigène se lient souvent à des épitopes qui se chevauchent sur cet antigène. Ainsi, différents anticorps peuvent se fixer sur une même région de la molécule antigénique, sans que cela soit pour autant exactement sur le même épitope.

Bien que des anticorps puissent être produits contre quasiment n'importe quelle partie de l'antigène, cela n'est pas normalement le cas au cours d'une réponse immunitaire. On observe habituellement que certaines régions de l'antigène sont particulièrement immunogènes et que la majorité des anticorps se lient à ces régions. Ces régions, appelées régions immunodominantes, sont souvent situées sur des zones de la molécule exposée vers l'extérieur, particulièrement là où existent des boucles polypeptidiques, dont la structure tertiaire manque de rigidité. Dans quelques cas, les régions immunodominantes de l'antigène sont celles qui sont les plus mobiles à la surface de la molécule. Cette observation conduit à suspecter que l'interaction antigène-anticorps n'est pas totalement rigide, impliquant une complémentarité parfaite entre épitope et paratope, mais qu'il existe plutôt une certaine flexibilité de l'épitope antigénique et des boucles hypervariables de l'anticorps, cette flexibilité permettant d'obtenir une énergie de liaison maximale. Cette hypothèse a été largement confirmée par des analyses cristallographiques aux rayons X du complexe formé entre la neuraminidase et la partie Fab d'un anticorps. Les facteurs impliqués dans la complémentarité sont récapitulés dans les Fig. 6.3, 6.4 et 6.5.

Destruction d'une cellule infectée par un virus

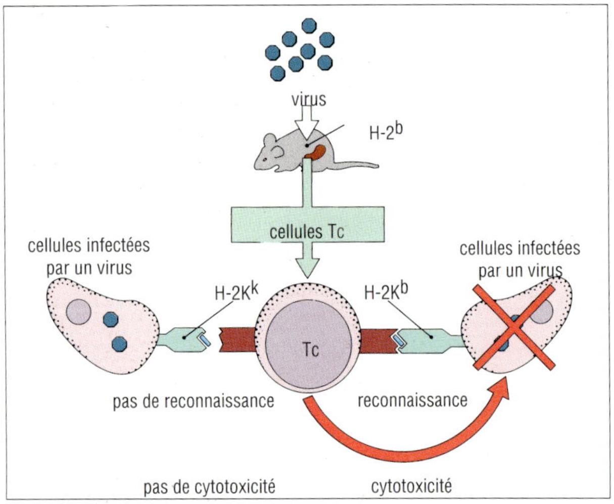

Fig. 6.17 La lyse par les lymphocytes T cytotoxiques de la cellule infectée est restreinte par les molécules du CMH. Une souris d'haplotype H-2^b est inoculée avec un virus ; les lymphocytes Tc ainsi produits sont isolés. On teste alors l'activité cytotoxique de ces cellules vis-à-vis de cellules-cibles d'haplotype H-2^b et H-2^k infectées par le même virus. Les lymphocytes Tc détruisent les cellules-cibles H-2^b mais pas celles d'un haplotype différent, H-2^k. Le lymphocyte T reconnaît donc une structure spécifique, formée par l'association entre les produits de classe I du CMH (H-2K ou H-2D) et l'antigène viral. Ces mêmes cellules infectées sont également tuées par des anticorps dirigés contre le virus, en présence de complément, quel que soit leur haplotype H-2.

RECONNAISSANCE DE L'ANTIGÈNE PAR LE LYMPHOCYTE

Les lymphocytes T reconnaissent les antigènes associés aux molécules du CMH à la surface des cellules. On appelle restriction par le CMH le processus par lequel les antigènes de classe I et de classe II du CMH servent de système de guidage pour les lymphocytes T. La première démonstration de cette restriction a été faite par la lyse de cellules-cibles, infectées par un virus, par les lymphocytes T cytotoxiques de souris (Fig. 6.17). L'expérience a montré que les lymphocytes T cytotoxiques (Tc) d'un animal infecté par un virus *in vivo* peuvent tuer les cellules du même haplotype H-2, infectées avec ce virus, mais pas celles d'autres haplotypes, infectées par le même virus. L'un des avantages sélectifs permettant d'expliquer le développement de ce système particulier de reconnaissance conjointe au cours de l'évolution est que les récepteurs des lymphocytes Tc évitent ainsi d'être saturés par des virus libres extracellulaires, ce qui les empêcherait de tuer les cellules infectées. Les mêmes principes de reconnaissance restreinte par le CMH s'appliquent aux lymphocytes T auxiliaires (TH) qui reconnaissent l'antigène sur des macrophages ou des lymphocytes B en association avec les molécules de classe II du CMH. Dans ce cas, la molécule de classe II intervient comme signal de reconnaissance entre les cellules présentant l'antigène (ex: macrophages) et les lymphocytes TH.

Les lymphocytes T et B reconnaissent des épitopes différents

glucagon	N 1 – 17	18 – 29
réponse anticorps	+ + +	+
stimulation lymphocytaire	–	+ + +
hypersensibilité retardée	+	+ + +

Fig. 6.18 La réponse immunitaire dirigée contre deux peptides du glucagon est représentée. Les anticorps produits sont dirigés contre les épitopes de la partie N-terminale, alors que le peptide 18-29 de la région C-terminale stimule les réponses cellulaires T, c'est-à-dire la stimulation lymphocytaire *in vitro* et la réaction d'hypersensibilité de type retardé *in vivo*.

APPRÊTEMENT ET PRÉSENTATION DE L'ANTIGÈNE

Les réponses anticorps et les réactions cellulaires sont généralement dirigées contre différents déterminants d'un même antigène. Par exemple, les lymphocytes B de souris reconnaissent un épitope N-terminal du glucagon, tandis que les lymphocytes T reconnaissent des déterminants proches de l'extrêmité C-terminale (Fig. 6.8). Cette dichotomie est basée sur le fait que les antigènes présentés par les molécules du CMH ne sont pas des protéines intactes, mais modifiées ou "apprêtées". Les cellules qui assurent cette fonction de présentation d'antigène peuvent être soit des cellules spécialisées dans cette fonction (CPA), capables de stimuler la division des lymphocytes T, soit n'importe quelle cellule infectée par un virus, qui devient alors cellule-cible des lymphocytes Tc. L'apprêtement de l'antigène implique habituellement sa dégradation en fragments peptidiques. Ainsi, la majorité des épitopes reconnus par les lymphocytes T sont des fragments peptidiques linéaires, souvent masqués dans la protéine native. Seule une minorité de fragments peptidiques d'un antigène protéique peuvent se lier à une molécule particulière du CMH. De plus, différentes molécules du CMH s'associent à différents peptides. Par exemple, on a montré que les lymphocytes TH de souris de différents haplotypes (cest-à-dire qui diffèrent par la structure de leurs molécules du CMH) reconnaissaient des peptides distincts du même antigène viral, selon la capacité de chaque peptide de se lier à une molécule de classe II du CMH particulière (Fig. 6.19). Un autre exemple de ce principe de sélection épitopique par des molécules du CMH de différents haplotypes est apporté par la réponse immunitaire des rongeurs à la protéine basique de la myéline ou MBP (Fig. 6.20). Différentes souches de rongeurs répondent à différents peptides au sein de la séquence de la MBP.

Epitopes reconnus par les lymphocytes T dans la protéine du répresseur du phage λ

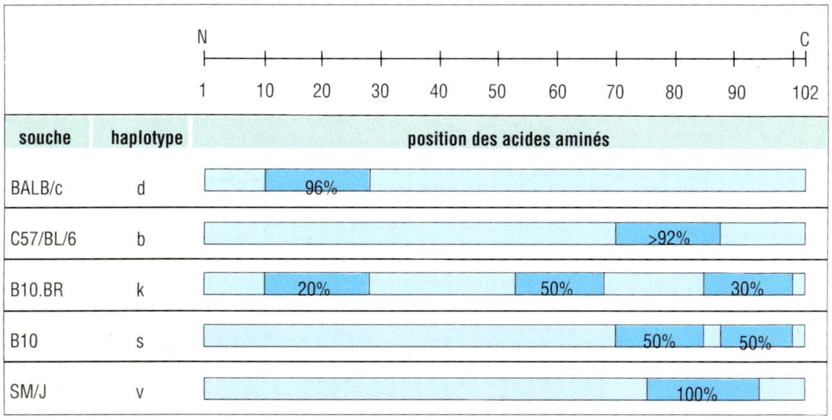

Fig. 6.19 Les peptides reconnus par les lymphocytes T diffèrent en fonction des molécules de classe II du CMH de la cellule présentatrice. Des souris ont été immunisées avec la protéine du répresseur du phage λ. Des hybridomes T obtenus à partir de ces souris ont été testés contre une série de peptides correspondant à la séquence complète de la protéine. La position des peptides reconnus par les lymphocytes T est indiquée en bleu sombre. Les chiffres correspondent aux pourcentages de lymphocytes T qui reconnaissent la protéine et le fragment. Pour chaque haplotype H-2, il y a un peptide immunodominant ; certaines souches reconnaissent plusieurs peptides de la molécule. (Adapté d'après Roy et col. 1989).

Réponse des lymphocytes T aux peptides antigéniques

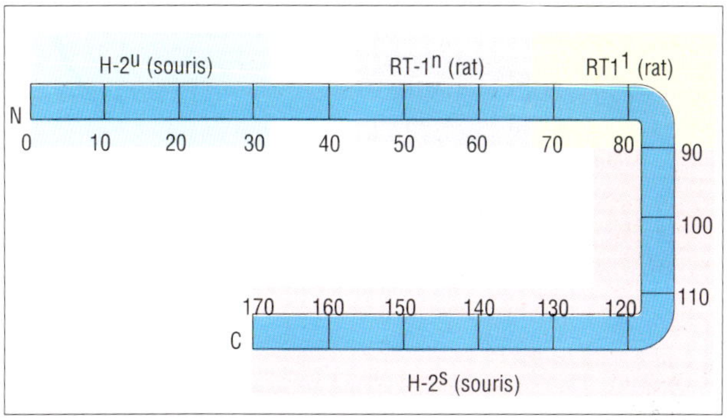

Fig. 6.20 Réponse cellulaire T chez le rat et la souris vis-à-vis de la protéine basique de la myéline. Des souris d'haplotype H-2^u répondent aux déterminants localisés dans la région N-terminale (0-32), alors que les souris SJL (H-2^s) répondent au peptide 90-170. Des rats Lewis (RT-1^l) répondent au peptide 68-88, alors que des rats Brown-Norway (RT-1^n) répondent fortement au peptide 43-88, moins fortement au peptide 43-67, et pas du tout au peptide 68-88 (RT-1 est le CMH du rat).

Présentation d'antigènes

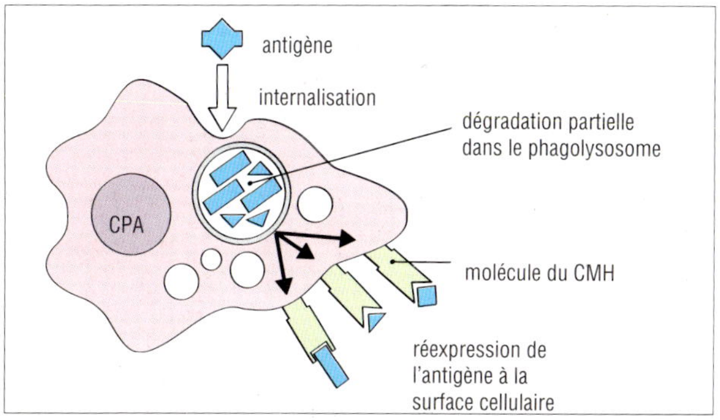

Fig. 6.21 Les antigènes sont internalisés par des cellules présentatrices d'antigènes (CPA), puis dégradés par les enzymes protéolytiques dans des compartiments intracellulaires spécialisés. Les peptides antigéniques sous forme de fragments linéaires s'associent aux molécules de classe II du CMH présents au sein des endosomes lors de leur migration vers la surface cellulaire.

L'APPRÊTEMENT DES ANTIGÈNES

La production de peptides antigéniques capables de se lier aux molécules du CMH a lieu dans les organelles intracellulaires (Fig. 6.21). Cette étape de dégradation au sein de la CPA peut être évitée en utilisant des peptides synthétiques. Les progrès de la synthèse peptidique chimique ont permis d'identifier les épitopes reconnus par les lymphocytes T spécifiques de différents antigènes (Fig. 6.22). On a ainsi pu démontrer la liaison directe de peptides définis à des antigènes de classe I et de classe II. L'importance relative de différents acides aminés au sein d'une courte séquence peptidique peut enfin être explorée par les méthodes de substitution. En comparant les effets des diverses substitutions d'acides aminés sur la liaison aux produits du CMH et la réactivité des lymphocytes T, on a pu dégager des conclusions, qui restent provisoires, sur la nature des acides aminés qui interagissent d'une part avec la molécule du CMH, et d'autre part avec le TCR. Par exemple, le peptide 52-61 du lysozyme du blanc d'oeuf est reconnu par des lymphocytes T restreints par l'haplotype H-2-IA^k. Ce peptide se lie aux molécules IA^k avec une constante de dissociation d'environ 3μmol/10^{-6}. Trois acides aminés de ce peptide interagissent avec Ia et trois autres avec le TCR. La modélisation de ce peptide sous forme d'hélice α, indique que les résidus qui interagissent avec le TCR et avec le CMH sont situés sur des faces opposées (Fig. 6.23). Cependant, les conformations précises adoptées par les peptides après leur liaison aux molécules du CMH sont encore discutées, comme on le verra plus loin.

STRUCTURE DES ANTIGÈNES DE CLASSE I

La connaissance de la structure tridimensionnelle des antigènes de classe I du CMH, et la localisation de la région de liaison du peptide sous forme d'une cavité entre les domaines α1 et α2, ont beaucoup aidé à clarifier ces observations (Fig. 6.24). La structure de la cavité de liaison du peptide des molécules de classe I et, par déduction, de celles des antigènes de classe II, a été discutée en détail dans le chapitre 4. Le site de liaison du peptide est une structure comportant une variété de poches, de fentes, de saillies et de dépressions. Sa topologie précise dépend en partie de la nature des acides aminés formant la poche et celle-ci varie d'un haplotype à l'autre. Par conséquent, la capacité d'un peptide de se lier à une molécule particulière du CMH dépend de la nature des chaînes latérales de ce peptide et de leur complémentarité avec la cavité de la molécule du CMH. Les chaînes latérales de certains acides aminés du peptide peuvent être orientées vers l'extérieur de la poche et demeurer ainsi accessibles au TCR.

Les travaux récents ont montré que les expériences utilisant des peptides synthétiques ne reproduisaient pas parfaitement la reconnaissance des lymphocytes T *in vivo*. Les progrès réalisés dans les techniques de purification des protéines et l'extrême sensibilité des méthodes de séquençage ont permis l'analyse directe des peptides associés aux molécules du CMH de la surface cellulaire. Ces peptides ne dérivent pas seulement d'antigènes internalisés ou de particules virales, mais aussi de constituants du soi synthétisés par la cellule ou endocytés à partir des liquides extracellu-

Epitopes protéiques reconnus par les lymphocytes T

peptide	séquence d'acide aminé
myoglobine	69-78 102-118 132-145
hémagglutinine du virus de l'influenza	109-119 130-140 302-313
Ag de surface du virus de l'hépatite B	38-52 95-109 140-154
Ag pré-S du virus de l'hépatite B	120-132
FMDV VPI	141-160
précurseur de la spicule du virus de la rage	32-44

* 6 autres protéines ont été aussi étudiées de cette façon. 18 des 23 séquences connues ont été retrouvées.

Fig. 6.22 Le tableau indique les séquences peptidiques de différentes protéines qui stimulent les lymphocytes T. On peut stimuler des lymphocytes T à l'aide de peptides de synthèse correspondant à une partie de la séquence de la protéine. En général, seuls certains peptides, voire un seul, parmi ceux représentant l'ensemble de la séquence de la protéine, sont stimulants.

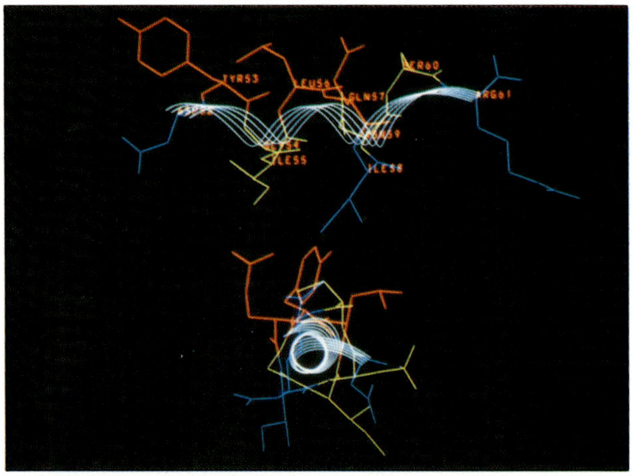

Fig. 6.23 Les résidus de contact du récepteur T et des molécules de classe II. Le peptide 52-61 du lysozyme de poule est modélisé sous forme d'une hélice α, vue de côté (en haut) ou par son extrêmité (en bas), la région N-terminale étant alors située sur la gauche. Les résidus de contact du récepteur T sont en rouge, les résidus de contact des molécules de classe II du CMH en bleu et les autres résidus en jaune. L'hélice α est montrée comme un ruban blanc. Les résidus de contact de l'épitope ont tendance à se localiser sur un côté de l'antigène et ceux de l'agrétope sur l'autre côté. (Avec l'aimable autorisation du Pr. P.M. Allen, *Nature* 1990, **327**: 714, Macmillan Magazines Ltd.).

laires. Les peptides séquencés à partir des produits d'élution des molécules du CMH sont formés de 9 acides aminés, alors que la taille optimale d'un peptide synthétique reconnu par un TCR est de 12 à 15 acides aminés. Il est intéressant de noter que ces peptides naturels élués des molécules du CMH ont pu être définis de façon relativement précise. Ainsi a-t-on pu identifier pour les molécules de classe I certains résidus caractéristiques d'extrêmités C et N-terminales de peptides (Fig. 6.25). Ces motifs caractéristiques servent probablement à l'ancrage des peptides dans la cavité. L'analyse récente de la structure tridimensionnelle de la molécule HLA-B27 a apporté une image très claire du peptide localisé dans la cavité de liaison. Il s'agit d'une chaîne de 9 acides aminés, et non d'une hélice *a*, avec ses deux extrêmités fixées des côtés opposés de la cavité, les chaînes latérales de certains acides aminés s'étendant dans les poches formées au sein de la région variable de la chaîne lourde de classe I. Ce modèle est en accord avec la structure des motifs situés aux extrêmités des peptides elués des molécules de classe I. On ignore actuellement si les mêmes contraintes s'appliquent aux liaisons des peptides aux molécules de classe II.

ASSOCIATION PEPTIDE-MOLÉCULE DU CMH

En confrontant les résultats des études biochimiques et cristallographiques, on est conduit au modèle d'une longue cavité située au sommet de la molécule du CMH, capable de sélectionner certains peptides. La structure de ces derniers dépend de celle de la cavité, elle-même déterminée par les acides aminés polymorphiques regroupés autour de la cavité.

Où et comment les peptides vont-ils s'associer avec les molécules du CMH ? Cette association a lieu dans des organelles intracellulaires spécifiques situés dans des sites cellulaires différents selon que le peptide va s'associer avec des molécules de classe I ou de classe II.

On sait aujourd'hui que des cellules ne présentent pas seulement des antigènes étrangers, mais aussi des fragments peptidiques de leurs propres molécules. Cependant, un individu ne réagit pas contre les molécules du soi grâce à la mise en jeu de mécanismes de tolérance. Parmi ceux-ci, les plus importants sont l'éducation des lymphocytes T pendant leur maturation dans le thymus, conduisant à la délétion des clones qui réagissent avec les peptides du soi associés aux molécules du CMH (voir chapitre 11).

ASSOCIATION PEPTIDES-MOLÉCULES DE CLASSE I

Plusieurs expériences démontrent que les lymphocytes T restreints par les molécules de classe I (Tc) reconnaissent des antigènes endogènes synthétisés par la cellule-cible, tandis que les lymphocytes T restreints par les molécules de classe II (TH) reconnaissent des antigènes exogènes. La manipulation expérimentale de la localisation intracellulaire d'une protéine détermine l'induction d'une réponse restreinte par les molécules de classe I ou de classe II. Par exemple, l'hémagglutinine (HA) du virus de la grippe, une glycoprotéine associée aux membranes des cellules hôtes, induit habituellement une faible réponse Tc. Cependant, la délétion de la séquence d'ADNc codant pour le peptide

Complexe TCR-peptide-molécule de classe I du CMH

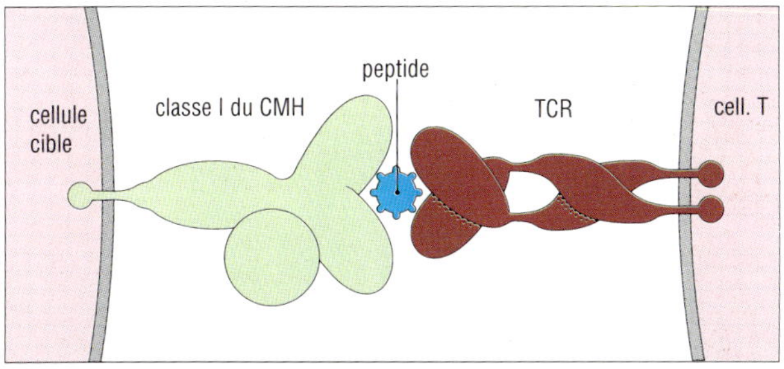

Fig. 6.24 Le schéma montre la structure tertiaire du complexe formé par le TCR, le peptide et une molécule de classe I du CMH. Le peptide est localisé dans la cavité formée entre les domaines α1 et α2 de la molécule de classe I. Ce complexe entre en contact avec le site de liaison du TCR formé par les six régions hypervariables des domaines Vα et Vβ.

Peptides se liant aux molécules de classe I du CMH

éléments de restriction	motif	position 1	2	3	4	5	6	7	8	9
H-2D^b	résidus dominants					N				M
	résidus fréquents		M	I L P V	K E Q V		L F			I
H-2K^b	résidus dominants					F Y			L	
	r. fréquents		Y					M		
H-2K^b	résidus dominants		Y						I L	
	résidus fréquents		I L	N	P	M F	K N	T		
HLA-A2	résidus dominants		L							V
	résidus fréquents		M		E K		V		K	

Fig. 6.25 Le tableau présente certains des acides aminés composant les peptides élués de molécules du CMH. Des molécules de classe I de différents haplotypes ont été immunoprécipitées à partir de cellules en culture. Les peptides liés à ces molécules ont été purifiés et séquencés. Les acides aminés régulièrement trouvés à une position particulière ont été classés comme principaux résidus d'ancrage. Les résidus fréquemment observés à une position donnée sont désignés comme "forts". Les positions pour lesquelles aucun acide aminé n'est indiqué sont neutres et peuvent être occupées par différents résidus avec une fréquence égale. Chaque acide aminé est désigné selon le code à une lettre.

signal N-terminal de HA permet d'obtenir une localisation intracytoplasmique de cette molécule, ce qui entraîne une forte réponse des lymphocytes Tc à HA. De la même manière, l'introduction d'albumine d'oeuf dans le cytoplasme d'une cellule-cible, par une technique de choc osmotique, induit des lymphocytes Tc spécifiques d'albumine, alors que l'albumine exogène induit exclusivement une réponse TH.

APPRÊTEMENT DE L'ANTIGÈNE CYTOPLASMIQUE

Les antigènes cytoplasmiques peuvent être dégradés en peptides par des protéases cytoplasmiques avant le transport de ces peptides dans le réticulum endoplasmique rugueux (RER) de la cellule. Le RER est l'organelle sur lequel les protéines membranaires, y compris les antigènes de classe I et de classe II, sont synthétisées et assemblées. Une fois au sein du RER, les peptides pourraient s'associer avec les molécules de classe I nouvellement synthétisées. L'assemblage de la chaîne lourde de classe I et de la β_2m serait provoqué par le peptide, car les complexes "vides" de molécules de classe I, dépourvus de peptides, sont instables, la β_2m et la chaîne lourde se dissociant rapidement l'une de l'autre à température physiologique.

On commence à connaître les protéines impliquées dans l'apprêtement et le transport cytoplasmique des peptides associés aux molécules de classe I. Il est intéressant de noter que certaines de ces protéines sont codées par des gènes du CMH. L'un des organelles participant à l'apprêtement des antigènes cytoplasmiques est appelé protéasome. Les protéasomes sont des complexes de protéinases multicatalytiques, d'expression ubiquitaire, et trouvés dans tout le règne animal. Deux gènes codant pour des constituants de protéosomes ont été localisés au sein de la région de classe II du CMH de l'homme et de la souris (gènes TAP1 et TAP2).

TRANSPORTEURS TRANSMEMBRANAIRES

Deux gènes, codant pour des membres de la superfamille "ABC" de transporteurs transmembranaires, ont été découverts récemment dans la région de classe II du CMH (gènes LMP). Ces molécules "ABC" sont une vaste famille de protéines qui transportent une variété de substrats, y compris des peptides, à travers les membranes cellulaires; cette fonction est dépendante de la présence d'ATP. La meilleure preuve que ces gènes codent pour des protéines impliquées dans les processus de transport est fournie par des expériences utilisant des lignées cellulaires mutantes. Les cellules de ces lignées n'expriment pas d'antigène de classe I à leur surface à 37°C. Cependant, cette expression peut être rétablie en cultivant les cellules à 30°C ou en ajoutant un peptide hexogène à forte concentration. Les molécules de classe I exprimées à 30°C sont vides de peptides endogènes. Le défaut de ces mutants réside donc dans l'incapacité d'associer un peptide à la molécule de classe I. Ces mutants présentent des délétions caractéristiques au sein de la région de classe II du CMH. Dans au moins l'une de ces lignées mutantes, l'expression de classe I peut être restaurée par l'introduction d'un fragment d'ADN génomique codant pour un transporteur lié au CMH.

Les positions des gènes de transporteurs et de protéasomes actuellement répertoriés au sein du CMH de l'homme et de la souris, sont montrées figure 6.26. Du fait de la grandeur du CMH et de la présence vraisemblable d'autres gènes non encore découverts au sein de cette région, il est fort possible que d'autres gènes impliqués dans l'apprêtement et la présentation de l'antigène puissent être découverts en son sein.

La conception actuelle de l'apprêtement des peptides liés aux molécules de classe I est représentée figure 6.27. Les protéines, d'origine virale ou endogène, synthétisées dans le cytoplasme, sont apprêtées par les complexes des protéasomes. Les peptides sont transportés dans le RER par le transporteur ABC. Là, certains peptides s'associent aux complexes de classe I et les stabilisent. Les peptides qui remplissent les conditions stériques leur permettant de se localiser dans la cavité des molécules de classe I vont s'y fixer. On ne sait pas si les peptides sont transportés dans le RER sous forme de nonapeptides ou bien si des fragments plus grands peuvent se lier aux molécules de classe I et être raccourcis après leur liaison. Le complexe ternaire est alors transporté à la surface cellulaire ; les molécules de classe I dépourvues de peptides se dissocient et sont probablement dégradées à la surface cellulaire, ou bien pendant leur transport.

Les molécules de classe II sont synthétisées et assemblées dans le RER ; l'on ignore encore pourquoi les molécules de classe II ne fixent apparemment pas de peptides dérivés du cytoplasme au sein du RER. Le site de liaison des molécules de classe II est vraisemblablement bloqué à ce stade, et, par conséquent, inaccessible aux peptides.

Gènes du CMH impliqués dans l'apprêtement et la présentation de l'antigène

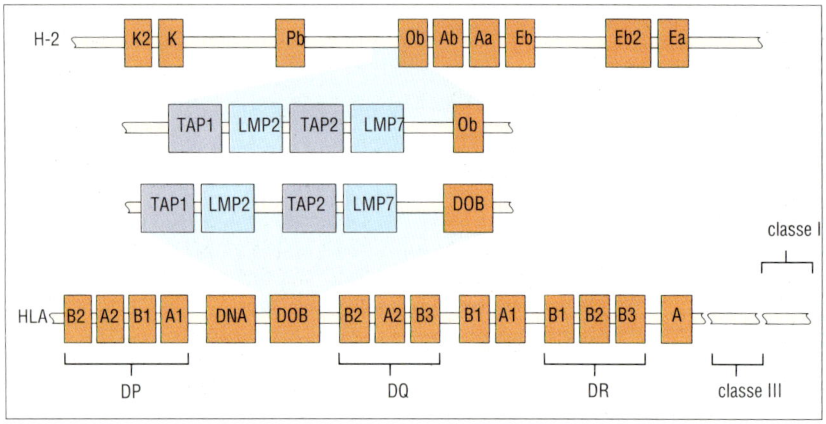

Fig. 6.26 Les gènes codant pour un transporteur de peptides (TAP) et les composants d'un organelle appelé protéasome (LMP) sont localisés au sein du locus codant pour les molécules de classe II chez la souris et chez l'homme.

ASSOCIATION PEPTIDES-MOLÉCULES DE CLASSE II

Les chaînes α et β de classe II forment au sein du RER un complexe avec un peptide additionnel appelé chaîne invariante (Ii). Cette chaîne est codée par un gène localisé hors du CMH. Le complexe αβ-Ii est transporté vers les endosomes ou les lysosomes, où, à pH acide, la chaîne Ii se dissocie. Le complexe αβ passe une à trois heures dans ce compartiment avant d'atteindre la surface cellulaire ; c'est là, vraisemblablement, qu'il se charge d'un peptide. Des expériences ont montré que les liaisons du peptide et de Ii aux molécules de classe II étaient mutuellement exclusives. La dissociation de Ii à la faveur du pH acide des endosomes et des lysosomes permettrait la fixation du peptide.

Comment les peptides antigéniques d'origine exogène peuvent-ils rencontrer des molécules de classe II dans le compartiment des lysosomes et des endosomes ? La réponse réside dans les voies de migration intracellulaire des molécules du CMH. Après leur synthèse dans le RER, les antigènes de classe I et de classe II sont transportés dans l'appareil de Golgi, les molécules de classe I associées avec les peptides antigéniques, et les molécules de classe II associées à la chaîne invariante. C'est dans l'appareil de Golgi que les molécules de classe I et de classe II se séparent; les molécules de classe I seront transportées directement à la surface cellulaire alors que molécules de classe II arrivent dans le compartiment lysosomial. C'est vraisemblablement dans ce compartiment que les molécules de classe II entrent en contact avec l'antigène. Les antigènes exogènes, captés par endocytose, se déplaceraient en effet dans la cellule pour atteindre le compartiment à pH acide, où s'effectue la dissociation entre Ii et les molécules de classe II. Au sein des endosomes, des protéases pourraient apprêter l'antigène pour produire des peptides. La substitution de ces peptides à la chaîne Ii produit une molécule de classe II stable, qui est alors transportée à la surface cellulaire. Les contraintes structurales de liaison des peptides à la cavité dans la molécule de classe II sont probablement les mêmes que celles pour la molécule de classe I, bien que l'on sache que les sites de liaison des molécules de classe II sont au moins plus grands et plus accessibles aux peptides de synthèse.

Les voies de transport intracellulaire des antigènes du CMH dans les lymphocytes B et le site hypothétique de chargement du peptide sur les molécules de classe II sont représentés figure 6.28. Le point essentiel à noter dans ce modèle est que la répartition intracellulaire des molécules de classe I et de classe II reflète la dichotomie entre la présentation d'un antigène d'origine exogène ou endogène. D'autres travaux sont nécessaires pour savoir si d'autres cellules présentatrices d'antigène, comme les macrophages, les cellules dendritiques et les cellules de Langherans, utilisent ce mécanisme pour l'interaction peptide-molécule de classe II.

RÔLE DES MOLÉCULES ACCESSOIRES

La spécificité des interactions des lymphocytes T avec les cellules-cibles dépend clairement de l'interaction moléculaire entre le TCR d'une part, et des antigènes de classe I ou de classe II chargés d'un peptide d'autre part. Cependant, cette interaction a souvent une affinité trop faible pour activer le lymphocyte T : les interactions entre molécules accessoires sont nécessaires pour augmenter l'avidité globale. Un certain nombre de molécules non spécifiques d'antigène participent à cette fonction d'adhésion. Les deux plus importantes sur les lymphocytes T sont CD2, qui interagit avec le ligand LFA-3 sur la cellule cible, et LFA-1 qui interagit avec ses ligands ICAM-1 et ICAM-2. LFA-1 est un membre de la superfamille des intégrines, molécules d'adhésion présentes sur la plupart des leucocytes. ICAM-1 et ICAM-2 sont présents sur les cellules endothéliales ; ICAM-1 est aussi exprimé sur les lymphocytes T et B activés. Outre sa fonction d'adhésion, CD2 peut aussi participer directement à l'activation du lymphocyte T par la transduction de signaux. LFA-1 pourrait avoir un rôle semblable.

Association des peptides endogènes avec les antigènes de classe I du CMH

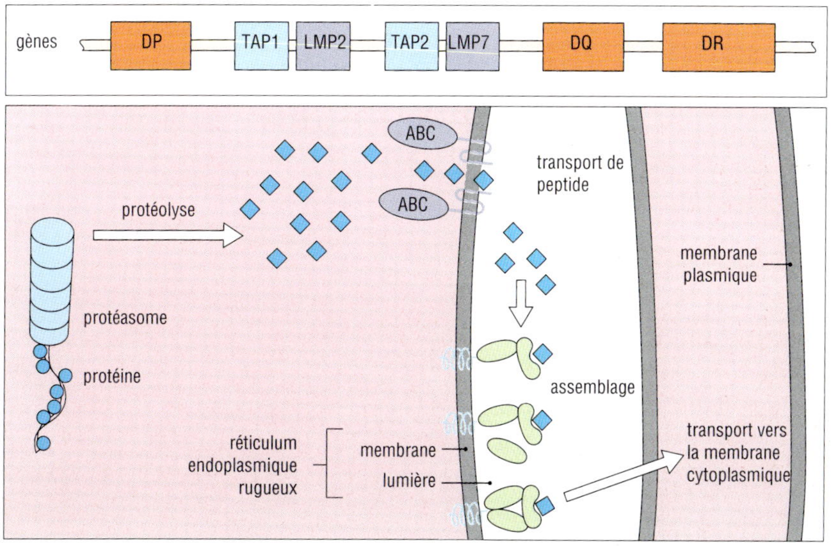

Fig. 6.27 On pense que les antigènes cytoplasmiques sont associés à des protéasomes dont deux sous-unités sont codées par des gènes du CMH. Les peptides seraient transportés par deux membres de la superfamille des transporteurs "ABC", eux-aussi codés par des gènes du CMH. Les peptides s'associent avec les chaînes lourdes de molécules de classe I et la β_2-m dans le RER. Les molécules de classe I, stabilisées, sont alors transportées à la surface cellulaire (voir Fig. 6.12).

Voies de migration intracellulaire des molécules du CMH impliquées dans la présentation de l'antigène

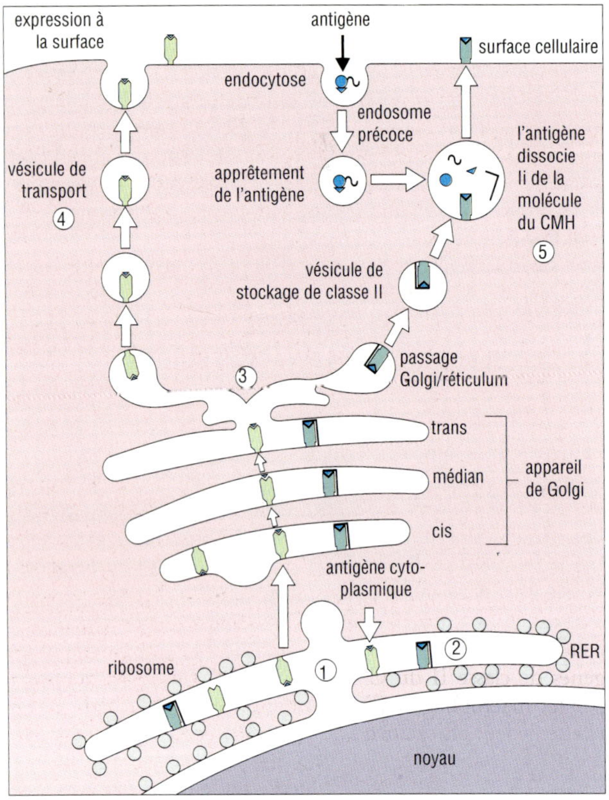

Fig. 6.28 Les molécules de classe I nouvellement synthétisées sont chargées d'un peptide (1). Les molécules de classe II s'associent à la chaîne Ii dans le RER (2). La molécule Ii, une fois fixée sur l'antigène de classe II, empêche la fixation de peptides. Elle contient en outre des séquences permettant à la molécule de classe II de sortir du RER. Les molécules de classe I et de classe II se séparent après leur passage dans le Golgi (3) : les molécules de classe I vont directement à la surface cellulaire (4) alors que les molécules de classe II entrent dans le compartiment des endosomes acides, où elles prennent en charge un peptide dérivé d'un antigène extracellulaire (5).

Les molécules accessoires CD4 et CD8 ont une faible affinité, respectivement pour les antigènes de classe II et de classe I du CMH. Des études récentes ont montré que les antigènes CD4 et CD8 s'associaient sous forme d'un complexe quaternaire avec le complexe TCR-CMH-peptide. La faible affinité d'interaction entre CD4 ou CD8 et les molécules du CMH indique que cette interaction a peu de chance d'augmenter l'avidité du lymphocyte T pour la cellule-cible. Cependant, les molécules CD4 et CD8, engagées conjointement avec le TCR dans la liaison des complexes CMH-peptide, peuvent stimuler des signaux intracellulaires importants dans le processus d'activation. Ces aspects de l'activation des lymphocytes T sont discutés en détail dans le chapitre 7.

LECTURES COMPLÉMENTAIRES

Allen PM, Matsueda GR, Evans RJ, Dunbar (Jr) JB, Marshall GR, Unanué ER. Identification of the T cell and la contact residues of a T-cell antigenic epitope. *Nature* 1987;**327**:713-715.

Babbitt BP, Allen PM, Matsueda G, Haber E, Unanué ER. Binding of immunogenic peptides to la histocompatibility molecules. *Nature* 1985;**317**:359-361.

Bierer BE, Sleckman BP, Ratnofsky SE, Burakoff SJ. The biologic roles of CD2, CD4 and CD8 in T-cell activation. *Annu Rev Immunol* 1989;**7**:579-599.

Bjorkman PJ, Parham P. Structure, function, and diversity of class I major histocompatibility complex molecules. *Annu Rev Biochem* 1990;**59**:253-88.

Cresswell P. Questions of presentation. *Nature* 1990;**343**:593-594.

Demotz S, Grey HM, Appella E, Sette A. Characterization of a naturally processed MHC class II-restricted T-cell determinant of hen egg lysozyme. *Nature* 1989;**342**:682-684.

Falk K, Rötzschke O, Stevanovic S, Jung G, Rammensee H-G. Allele-specific motifs revealed by sequencing of self-peptides eluted from MHC molecules. *Nature* 1991;**351**:290-296.

Glynne R, Powis SH, Beck S, Kelly A, Kerr L-A, Trowsdale J. A proteasome-related gene between the two ABC transporter loci in the class II region of the human MHC. *Nature* 1991;**353**:357-360.

Jardetzky TS, Lane WS, Robinson RA, Madden DR, Wiley DC. Identification of self peptides bound to purified HLA-B27. *Nature* 1991;**353**:326-329.

Lanzavecchia A. Receptor-mediated antigen uptake and its effect on antigen presentation to class II-restricted T lymphocytes. *Annu Rev Immunol* 1990;**8**:773-793.

Neefijies JJ, Stollorz V, Peters PJ, Geuze HJ, Ploegh HL. The biosynthetic pathway of MHC class II but not class I molecules intersects the endocytic route. *Cell* 1990;**61**:171-183.

Parham P. Transporters of delight. *Nature* 1990;**348**:674-675.

Parham P. Half of a peptide pump. *Nature* 1991;**351**:271-272.

Robertson M. Proteasomes in the pathway. *Nature* 1991;**353**:300-301.

Roche PA, Cresswell P. Invariant chain association with HLA-DR molecules inhibits immunogenic peptide binding. *Nature* 1990;**345**:615-621.

Roy S, Scherer MT, Briner TJ, Smith JA, Gefter ML. Murine MHC polymorphism and T cell specificities. *Science* 1989;**244**:572-575.

Schwartz AL. Cell biology of intracellular protein trafficking. *Annu Rev Immunol* 1990;**8**:195-229.

Teyton L, O'Sullivan D, Dickson PW, *et al.* Invariant chain distinguishes between the exogenous and endogenous antigen presentation pathways. *Nature* 1990;**348**:39-44.

Townsend A, Ohlen C, Bastin J, Ljunggren H-G, Foster L, Kärre K. Association of class I major histocompatibility heavy and light chains induced by viral peptides. *Nature* 1989;**340**:443-448.

Coopération cellulaire dans la réponse anticorps

Les tissus lymphoïdes organisés, tels que les ganglions et la rate, sont formés de cellules situées au contact les unes des autres comme au sein d'un site inflammatoire. Cette seule observation suggère que les cellules lymphoïdes ne fonctionnent pas de manière isolée. Elles interagissent entre elles de façon séquentielle et ordonnée pour aboutir à la production d'anticorps, de réactions d'hypersensibilité retardée ou d'autres types de réponse immunitaire. Ce chapitre présente les principes des interactions cellulaires au sein du système immunitaire, quelques conséquences de ces interactions (par exemple la maturation d'affinité ou la mémoire immunologique) et certaines molécules essentielles pour ces interactions, en particulier les cytokines.

COOPÉRATION ENTRE DIFFÉRENTS TYPES CELLULAIRES

CELLULES PRÉSENTANT L'ANTIGÈNE (CPA) ET CELLULES T

L'interaction entre les cellules T et la population hétérogène de cellules désignées sous le nom de "cellules présentatrices d'antigène" a fait l'objet de nombreux travaux du fait de son importance physiologique. C'est en effet la première interaction cellulaire qui survient après l'administration d'antigène et elle contrôle les évènements ultérieurs : si un nombre suffisant de cellules T auxiliaires CD4$^+$ (TH) est stimulé, l'activation des cellules B, ou bien le développement d'une hypersensibilité retardée, pourront avoir lieu. Si les cellules TH ne sont pas activées, ou si elles ont fait l'objet d'une forme de tolérance appelée "anergie clonale" (voir chapitre 10), les réponses immunitaires ne seront pas déclenchées.

TYPES DE CPA

L'antigène peut être présenté aux lymphocytes T par différents types cellulaires, selon la manière et le lieu par lesquels il entre en contact avec le système immunitaire (Fig. 7.1). Dans les zones T-dépendantes des ganglions et de la rate, il existe de nombreuses cellules interdigitantes (CID), qui sont considérées comme les plus efficaces dans l'activation des cellules T CD4$^+$. Les CID expriment fortement les antigènes de classe II du CMH, mais cette propriété, partagée par les macrophages et les lymphocytes B, n'explique pas à elle seule leur efficacité dans la présentation des antigènes.

Localisation de l'antigène associé aux CPA dans les ganglions lymphatiques

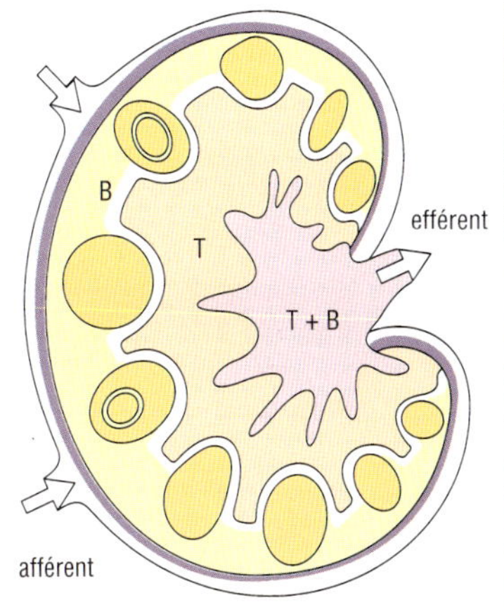

zone	cellules présentant l'antigène	antigène	persistance de l'antigène
sinus sous-capsulaire (marginal)	macrophages de la zone marginale	polysaccharides, Ficoll (T_{ind})	+ + +
follicules et zones des cellules B	cellules dendritiques folliculaires	complexes immuns fixant le complément	+ + +
médullaire	macrophages "classiques"	la plupart des antigènes	+
zone des cellules T	cellules interdigitantes	la plupart des antigènes	+ +

Fig. 7.1 Un ganglion est représenté schématiquement à gauche avec ses lymphatiques afférents et efférents, ses follicules, le cortex superficiel (zone des cellules B) et la zone paracorticale ou cortex profond (zone des cellules T). Chaque zone contient différents types de cellules présentatrices d'antigène (CPA), mais il n'existe pas de démarquation bien nette. Chaque population de CPA capte certaines catégories d'antigènes qui vont persister plus ou moins longtemps à la surface cellulaire. Par exemple, les polysaccharides sont captés surtout par les macrophages de la zone marginale et peuvent persister pendant des mois ou des années, tandis que les antigènes ne persistent que quelques jours ou semaines sur les macrophages recirculant dans la médullaire. Noter que les cellules de Langerhans provenant de l'épiderme recirculent dans les vaisseaux lymphatiques sous forme de cellules voilées et modifient leur morphologie pour devenir des cellules dendritiques interdigitantes dans le ganglion. Comme les cellules dendritiques folliculaires, ces cellules ont de longs prolongements qui permettent un contact étroit avec les lymphocytes.

On considère les CID comme les principales CPA des réponses immunitaires primaires, du fait de leur aptitude à induire la prolifération des cellules T, c'est-à-dire l'expansion des clones des cellules spécifiques de l'antigène. Les macrophages stimulent, mieux que les CID, la fonction TH impliquée dans la réponse primaire, mais ils sont moins efficaces que les CID pour induire la prolifération des cellules T. Chez l'homme, les monocytes du sang, les plus facilement accessibles parmi les CPA, ont la capacité d'induire à la fois la prolifération des cellules T et leurs fonctions auxiliaires.

Les lymphocytes B peuvent capter l'antigène par l'intermédiaire de leurs Ig de membrane. Après internalisation, l'antigène est dégradé en peptides qui sont associés aux molécules de classe II du CMH. A très faible concentration d'antigène, les cellules B sont les CPA les plus efficaces car elles captent l'antigène par l'intermédiaire de récepteurs de haute affinité (IgM et IgD). Les autres CPA ne peuvent pas capter l'antigène dans ces conditions. Ainsi, lors des réponses secondaires, quand le nombre de cellules B spécifiques d'antigène a été augmenté par l'immunisation primaire, les lymphocytes B peuvent devenir le principal type de CPA. Les propriétés des CPA sont résumées dans les Fig. 7.2 et 7.3.

Cellules présentatrices de l'antigène (CPA)

	phago cytose	type	localisation	expression de classe II
cellules phagocytaires (lignée monocyte/macrophage)	+	monocytes	sang	(+)→ + + + inductible
		macrophages	tissus	
		macrophages de la zone marginale	rate et ganglions	
		cellules de Kupffer	foie	
		microglie	cerveau	
CPA constitutive non phagocytaire	–	cellules de Langerhans	peau	+ + constitutive
		cellules dendritiques interdigitantes	tissu lymphoïde	
		cellules dendritiques folliculaires	tissu lymphoïde	–
lymphocytes	–	cellules B et T	tissu lymphoïde et sites des réactions immunitaires	– → + + inductible
CPA facultative	+	astrocytes	cerveau	inductible
		cellules folliculaires	thyroïde	inductible
	–	endothélium	tissu lymphoïde et vaisseaux	– → + + inductible
		fibroblastes	tissu conjonctif	
		autres types dans les tissus appropriés		

Fig. 7.2 De nombreuses CPA sont incapables de phagocyter l'antigène mais peuvent néanmoins le capter. Dans certaines circonstances, des cellules, qui ne font pas partie du système immunitaire au sens propre, peuvent fonctionner comme des CPA. C'est le cas notamment des cellules endothéliales qui expriment des molécules de classe II du CMH après traitement par l'interféron γ (IFNγ) et de certaines cellules épithéliales exprimant des molécules de classe II. L'exemple le mieux étudié est celui des cellules folliculaires de la thyroïde qui fonctionnent comme des CPA dans la pathogénèse de la thyroïdite auto-immune de la maladie de Basedow.

Présentation de l'antigène

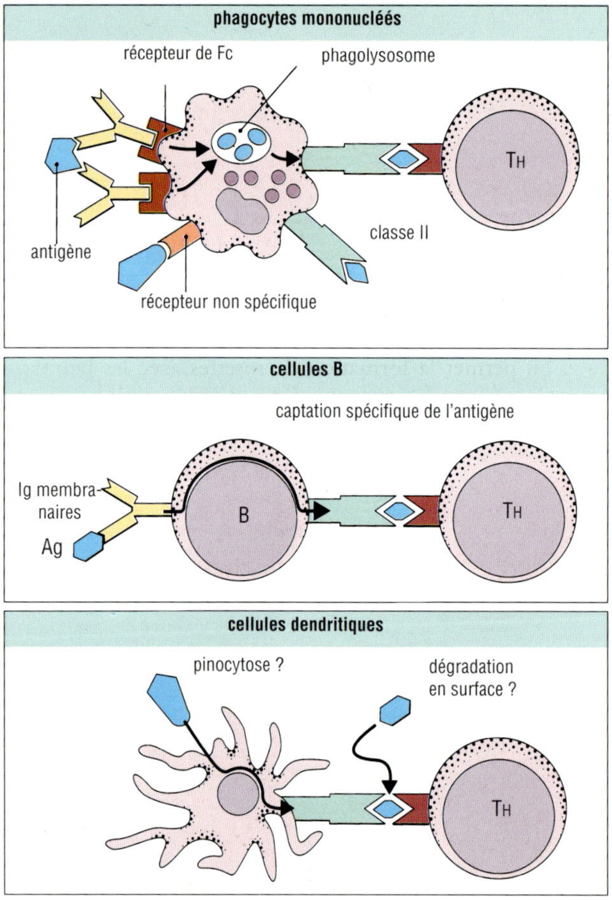

Fig. 7.3 Les phagocytes mononucléés (en haut), les cellules B (au centre) et les cellules dendritiques (en bas), peuvent toutes présenter l'antigène aux cellules TH restreintes aux antigènes de classe II du CMH. Les macrophages captent l'antigène par des récepteurs non spécifiques ou sous forme de complexes immuns, et le dégradent dans la cellule avant d'amener les fragments peptidiques à la surface cellulaire en association avec les molécules de classe II. Les cellules B activées peuvent capter l'antigène par leurs Ig de membrane et les présenter aux cellules TH en association avec des molécules de classe II. Les cellules dendritiques expriment constitutivement des molécules de classe II du CMH mais ne sont pas phagocytaires. Elles captent l'antigène par pinocytose ou bien le dégradent directement à la surface cellulaire.

QUELLES SONT LES PRINCIPALES INTERACTIONS MOLÉCULAIRES DANS LA PRÉSENTATION DE L'ANTIGÈNE AUX CELLULES T ?

Le récepteur d'antigène (TCR) des cellules T reconnaît les peptides logés dans la cavité des molécules du CMH. Cette interaction commande la spécificité immunologique, car un peptide peut s'associer à une molécule du CMH d'un haplotype particulier sous forme d'une structure unique reconnue par le TCR. Ce mécanisme a été démontré par des expériences dans lesquelles l'ADN complémentaire (ADNc) codant pour des molécules du CMH humain a été transfecté dans des fibroblastes de souris, permettant à ces cellules de produire des molécules du CMH humain. Ces cellules transfectées peuvent présenter l'antigène à des lymphocytes T humains, bien qu'avec une efficacité plus faible que des CPA humaines. Cette différence d'efficacité s'explique par la présence, dans les CPA humaines, d'autres molécules qui jouent un rôle important dans les interactions entre cellules T et CPA. L'une d'entre elles, ICAM-1, interagit avec la molécule LFA-1 des lymphocytes. La co-transfection du gène humain ICAM-1 avec les gènes du CMH humain, dans des fibroblastes de souris, augmente la capacité de ces cellules à présenter l'antigène aux cellules T.

La molécule CD2 des cellules T est aussi impliquée dans l'activation, en association avec le TCR. CD2 est le récepteur de l'antigène LFA-3 (lymphocyte functional antigen-3) qui est exprimé par de nombreuses cellules, en particulier par les CPA. La présence de LFA-3 sur les érythrocytes de mouton permet la formation de rosettes avec les lymphocytes T (rosettes E). L'antigène B7/BB1 des CPA interagit avec les molécules CD28 et CTLA-4 sur la membrane des lymphocytes T et délivre l'un des cosignaux nécessaires pour la synthèse d'IL-2 (NdT). Les molécules impliquées dans l'interaction CPA-cellules T sont schématisées dans la Fig. 7.4.

Principales molécules impliquées dans la présentation de l'antigène

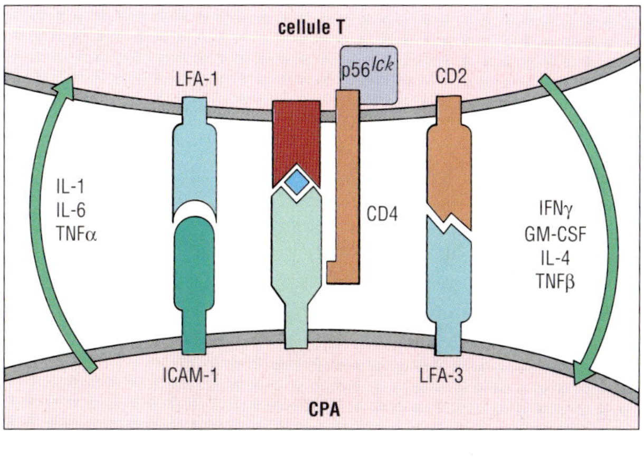

Fig. 7.4 Les molécules impliquées dans l'interaction entre lymphocytes T et CPA sont schématisées, ainsi que les différentes cytokines et le sens de leur action.

Il y a de fortes chances que d'autres molécules, encore inconnues, jouent un rôle important dans la présentation de l'antigène. De telles molécules auraient pour fonction de délivrer, conjointement au TCR, un cosignal d'activation appelé "deuxième signal". En l'absence de ce deuxième signal, les cellules T exposées à l'antigène seraient inactivées, ce qui aboutit à un état de tolérance spécifique des cellules TH désigné sous le nom d'"anergie clonale".

Outre les interactions par contact membranaire direct ("cognate interactions"), différentes cytokines produites par les CPA contribuent à l'activation des cellules T, en particulier l'IL-1 et l'IL-6 produites, par exemple, par les macrophages. Ces cytokines induisent l'expression des récepteurs d'IL-2 sur les cellules T au repos.

Les interactions entre cellules T $CD8^+$ et CPA demeurent imparfaitement connues. On sait que les cellules $CD4^+$ jouent un rôle important dans l'activation de la plupart des cellules T $CD8^+$. Comme une même CID peut s'associer à de nombreuses cellules T, on pense que l'activation des cellules $CD8^+$ a lieu au sein d'un agrégat cellulaire comportant des cellules T $CD4^+$ à la surface des CID.

APPRÊTEMENT DE L'ANTIGÈNE

Des études inaugurales de Ada et Nossal avaient montré qu'une très faible proportion (<1%) de l'antigène injecté était utilisée pour la réponse immunitaire, le reste étant rapidement dégradé et excrété. La présentation de l'antigène contrôle donc l'amplitude des réactions immunitaires. Le terme d'apprêtement ou "processing" de l'antigène s'applique à la dégradation de l'antigène en peptides qui deviennent associés aux molécules de classe I ou de classe II du CMH. Ces fragments peptidiques activent les cellules T dont les TCR reconnaissent plutôt les séquences d'acides aminés que leur conformation, contrairement aux récepteurs des cellules B qui reconnaissent des épitopes conformationnels. L'activation des cellules B, quant à elle, est assurée par l'antigène complexé avec l'anticorps et le complément à la surface des cellules dendritiques folliculaires des centres germinatifs des ganglions (voir chapitre 6).

INTERACTION ENTRE CELLULES B ET CELLULES T

Grâce à l'obtention de lignées de cellules T spécifiques d'antigène, par culture en présence d'antigène, de CPA et d'IL-2, suivie éventuellement d'un clonage de ces cellules, on a pu visualiser la formation de conjugués de cellules T et B *in vitro*. Les deux cellules deviennent polarisées. Les TCR se rassemblent, de même que les molécules de classe II sur la cellule B, près de la zone de contact intercellulaire. L'échange d'informations entre les deux cellules induit la prolifération des cellules B et leur différenciation en cellules sécrétrices d'anticorps. Cette interaction entre cellules T et B est bidirectionnelle, et les cellules B, qui activent les cellules T par la présentation de l'antigène, reçoivent à leur tour des signaux de division et de différenciation émis par les cellules T. La principale interaction moléculaire concerne le TCR et les molécules de classe II du CMH de la CPA. Elle est renforcée par les interactions entre LFA-3 et CD2, et entre ICAM-1 et LFA-1 (Fig. 7.5).

D'autres molécules de surface sont aussi impliquées. L'antigène B7/BB1 des cellules B interagit avec CD28, ce qui provoque la stabilisation des ARNm de l'IL-2 et d'autres cytokines dans les cellules T, prolongeant ainsi la durée d'action des signaux activateurs. De plus, CD5 (cellules T), interagit avec CD72 (Lyb-2 chez la souris) sur la surface des cellules B. L'IL-1 et l'IL-6, libérées par certaines cellules B, augmentent l'expression du récepteur d'IL-2 sur les cellules T. Comme ces cytokines ne sont produites que par un petit nombre de cellules B, il est vraisemblable que la plupart des cellules B ne peuvent activer que des cellules T à mémoire.

SÉCRÉTION ET ACTIVITÉS DES CYTOKINES

Au cours de l'interaction T-B, les cellules T sécrètent différentes cytokines qui agissent sur les cellules B. Parmi celles-ci, on peut citer l'IL-2, facteur de prolifération des cellules B et T, l'IL-4 facteur d'activation et de prolifération des cellules B, l'IL-5 facteur d'activation des cellules B murines mais non humaines, et l'IL-6 facteur de différenciation des cellules B (Fig. 7.6). Les cellules T sécrètent aussi les facteurs de nécrose des tumeurs TNFα et TNFβ, molécules qui agiraient sur la prolifération des cellules B. D'autres signaux d'activation des cellules B ont été mis en évidence. L'un des plus puissants signaux de prolifération prolongée des cellules B est produit par les anticorps qui reconnaissent l'antigène CD40 des cellules B. La structure de la molécule CD40 ressemble à celle du récepteur de TNF ; le ligand de CD40, récemment identifié, est la molécule TRAP ou gp39 (NdT). Ce ligand joue certainement un rôle important dans l'activation des cellules B, en particulier dans les étapes initiales et lors de la commutation de classes d'Ig (voir chapitre 18).

Molécules de surface impliquées dans les interactions entre cellules B et cellules TH

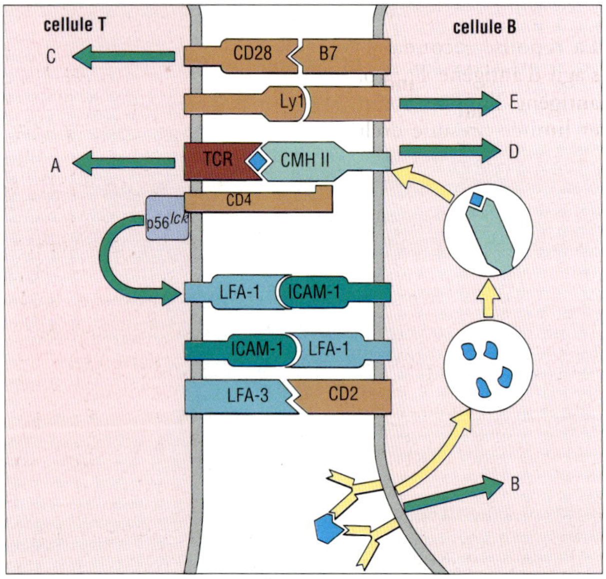

Fig. 7.5 La flèche jaune représente le transport de l'antigène (Ag) préalablement fixé par les Ig de membrane, vers un compartiment intracellulaire où il est dégradé, libérant des peptides qui s'associent aux molécules de classe II du CMH. Les autres flèches montrent différents signaux de transduction qui ont été identifiés. A et B désignent les signaux de transduction produits par les récepteurs, impliquant la phosphorylation des résidus tyrosine et la dégradation des phosphoinositols. Les récepteurs d'antigène contrôlent aussi l'affinité de LFA-1 pour ICAM-1, probablement par l'intermédiaire de signaux intracellulaires de transduction. Dans la cellule T, CD28 délivre aussi un signal particulier à cette cellule (C). Dans les cellules B, les molécules de classe II et la molécule Lyb2 (CD72 chez l'homme) semblent induire des signaux intracellulaires distincts (D et E). Le schéma ne présente pas les interleukines produites et leur fixation sur les récepteurs correspondants de la cellule opposée (Adapté d'après DeFranco (1991), *Nature* **351**: 603, avec la permission de l'auteur).

Etapes d'activation et de différenciation des cellules B

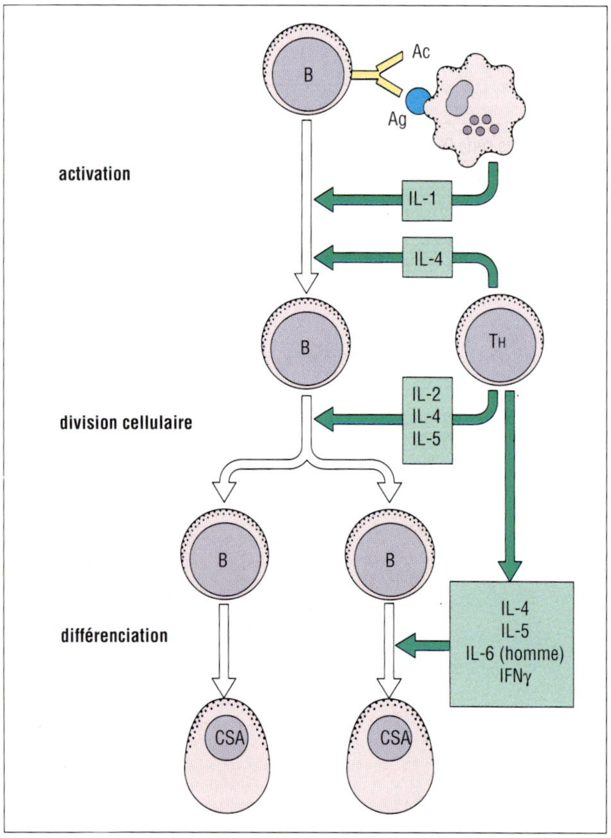

Fig. 7.6 Les cellules B sont activées par l'antigène localisé sur une CPA telle qu'un macrophage, en présence d'IL-4 et d'IL-1. Ceci induit l'expression des récepteurs d'IL-2 et d'autres cytokines. L'IL-2, l'IL-4, ainsi que l'IL-5 chez la souris, déclenchent la division cellulaire. Le schéma ne représente qu'un seul cycle de division, alors que plusieurs cycles se succèdent dans la situation physiologique. La différenciation en cellules productrices d'anticorps (CSA) est contrôlée par l'IL-4, l'IL-5, l'IL-6 et, l'IFNγ.

CONSÉQUENCES DES INTERACTIONS B-T

La description des interactions B-T telle qu'elle est présentée ci-dessus, est incomplète dans la mesure où elle ne présente comme seule conséquence que l'activation de la cellule B, ce qui n'est pas le cas. De même que l'interaction CPA-cellule T peut aboutir à des résultats opposés (activation ou anergie), les cellules B peuvent aussi devenir anergiques. Ceci est important car les mutations somatiques des gènes codant pour les régions variables des Ig, responsables de la maturation d'affinité des cellules B au cours de la réponse immunitaire, pourraient tout aussi bien conduire à la production d'autoanticorps de haute affinité. De tels clones B autoréactifs doivent pouvoir être bloqués au sein des organes lymphoïdes périphériques, selon des mécanismes encore inconnus.

Antigènes T-indépendants

antigène	degré de polymérisation	activation polyclonale	résistance à la dégradation
lipopolysaccharide (LPS)	+	+ + +	+
Ficoll	+ + +	–	+ + +
dextran	+ +	+	+ +
levan	+ +	+	+ +
polypeptides série D	+ + +	–	+ + +
flagelline bactérienne polymérisée	++	++	+

Fig. 7.7 Ce tableau présente les principales propriétés de quelques-uns des antigènes T-indépendants (T_{ind}). Les antigènes T_{ind} induisent la production des cytokines IL-1, TNF et IL-6 par les macrophages. Noter que les polymères d'acides aminés lévogyres et la flagelline bactérienne monomérique sont des antigènes T_{dep}, ce qui montre que c'est la structure chimique de l'antigène qui détermine les propriétés T_{ind}.

Le rôle relatif des récepteurs d'antigène, IgM et IgD, dans l'induction de signaux d'activation et d'inactivation, demeure mal connu. Les deux classes de récepteurs peuvent stimuler les deux types de réponses.

ANTIGÈNES T-DÉPENDANTS ET T-INDÉPENDANTS

La réponse dirigée contre un antigène résulte de la reconnaissance de cet antigène à la fois par les cellules T et les cellules B. Dans ce cas, l'antigène est dit T-dépendant (T_{dep}). Il existe cependant un petit nombre d'antigènes ayant la capacité d'activer les cellules B sans l'aide des cellules T. On parle alors d'antigène T-indépendant (T_{ind}). Les antigènes T_{ind} ont de nombreux caractères communs (Fig. 7.7). Ils sont constitués de grosses molécules polymérisées, aux déterminants antigéniques répétitifs, et beaucoup d'entre-eux ont la capacité, à forte concentration, d'activer d'autres clones cellulaires que ceux qui leur sont spécifiques (activation polyclonale des cellules B). A plus faible concentration, ils n'activent que les cellules pourvues du récepteur spécifique. Beaucoup d'antigènes T_{ind} sont particulièrement résistants à la dégradation. Les réponses anticorps primaires aux antigènes T_{ind} *in vitro* sont généralement plus faibles et plus précoces que celles obtenues avec des antigènes T_{dep} (Fig. 7.8).

RÉPONSE SECONDAIRE *IN VITRO*

La réponse secondaire *in vitro* est différente selon qu'il s'agit d'antigène T_{ind} ou T_{dep}. La réponse secondaire à un antigène T_{ind} est comparable à la réponse primaire, faible et limitée presque exclusivement à la production d'IgM, alors que la réponse secondaire à un antigène T_{dep} est d'intensité bien plus élevée, et survient avec une cinétique plus précoce (Fig. 7.9). En général les antigènes T_{ind} n'induisent pas la maturation de la réponse, qui se traduit par la production d'IgG avec augmentation de l'affinité, comme on l'observe avec les antigènes T_{dep}. De plus, la mémoire immunitaire correspondant à ce type d'antigène est relativement faible. Les mécanismes par lesquels les antigènes T_{ind} exercent leurs effets sur les cellules B sans le concours des cellules TH sont imparfaitement connus. Du fait de leur structure polymérique, les antigènes T_{ind} sont capables d'agréger les récepteurs des cellules B et ce processus

Comparaison de la réponse immunitaire primaire vis-à-vis d'antigènes T-dépendants et T-indépendants

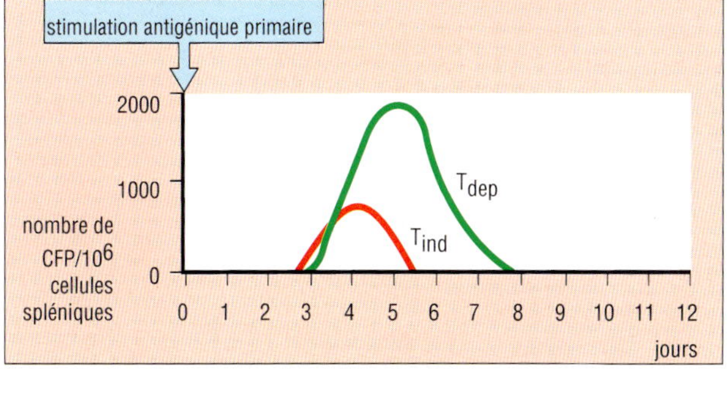

Fig. 7.8 Réponse primaire mesurée par la technique des plages d'hémolyse (CFP: cellules formant des plages) vis-à-vis d'un antigène T-dépendant (T_{dep}) ou T-indépendant (T_{ind}). La réponse vis-à-vis des antigènes T_{ind} est plus précoce et beaucoup plus faible que la réponse aux antigènes T_{dep}.

Différence entre les réponses secondaires induites par des antigènes T-dépendants et T-indépendants (*in vitro*)

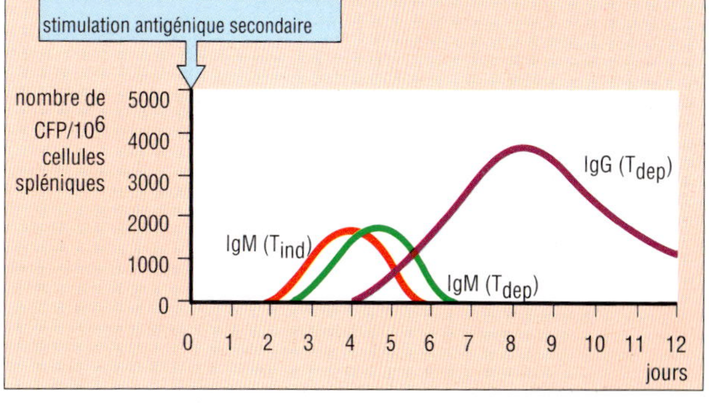

Fig. 7.9 La réponse en CFP à IgM est comparable pour les antigènes T-dépendants et T-indépendants. Par contre, la réponse IgG n'est obtenue que dans le cas des antigènes T-dépendants.

serait facilité par leur résistance à la dégradation. De nombreux antigènes T_{ind} sont des produits bactériens, par exemple l'endotoxine (lipopolysaccharide), des dextrans et levans des parois bactériennes, ainsi que la flagelline polymérisée trouvée dans les flagelles. En l'absence d'interactions cellulaires complexes, la réponse immunitaire à ces antigènes bactériens pourrait être plus rapide, ce qui peut constituer un avantage pour l'hôte. Beaucoup d'antigènes bactériens peuvent court-circuiter la fonction auxiliaire TH grâce à leur capacité d'induire la sécrétion de cytokines par les macrophages (IL-1, IL-6, TNFα). La courte durée de la réponse et l'absence d'IgG pourraient être dûes à l'absence d'IL-2, IL-4 et IL-5 qui sont produites par les cellules T en réponse aux antigènes T_{dep}. Enfin les antigènes T_{ind} activent souvent une sous-population de cellules B exprimant la molécule CD5.

L'effet porteur

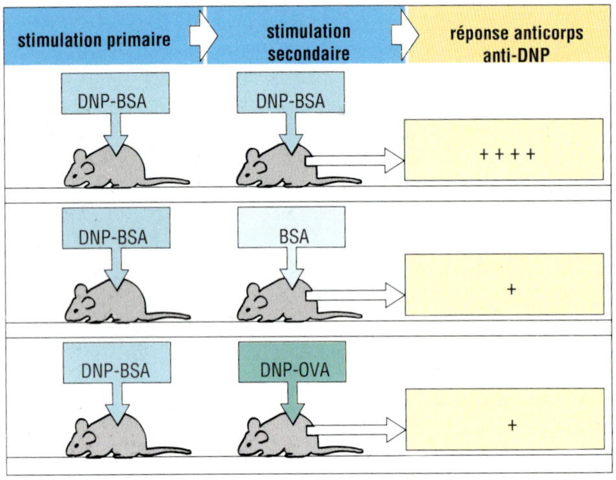

Fig. 7.10 Des souris, réparties en trois groupes, sont immunisées par stimulation primaire à l'aide de la sérumalbumine bovine dinitrophénylée (DNP-BSA). Les animaux sont restimulés secondairement par la DNP-BSA ou par la BSA seule, ou par la DNP-OVA (ovalbumine dinitrophénylée). On mesure alors la répone anticorps à l'haptène DNP. La meilleure réponse est obtenue chez les animaux ayant reçu le même antigène à chacune des stimulations. La BSA joue ici le rôle de porteur spécifique de l'haptène pour la réponse anticorps anti-DNP.

HAPTÈNES ET PORTEURS

Les travaux de Mitchison et d'autres groupes à la fin des années 1960 et au début des années 1970, ont conduit à une meilleure connaissance des fonctions spécialisées des cellules T et B dans la reconnaissance de protéines chimiquement modifiées par l'addition d'haptènes.

Pour obtenir une réponse secondaire optimale vis-à-vis d'un déterminant antigénique donné, qui peut être un haptène donc dépourvu lui-même de pouvoir immunogène, il est en général nécessaire d'utiliser le même antigène lors des stimulations primaires et secondaires. Il ne suffit pas que les antigènes utilisés dans les deux cas aient un déterminant commun reconnaissable par les cellules B ; encore faut-il que ce déterminant soit lié à une même molécule porteuse. C'est ce que l'on désigne par "effet porteur". Cet effet implique que les cellules T et les cellules B reconnaissent au moins deux parties différentes de l'antigène.

Une bonne réponse à un conjugué haptène-porteur peut être obtenue sans que l'haptène ait été couplé au même porteur au moment de l'immunisation primaire, à condition que l'animal soit pré-immunisé contre le porteur seul, ou qu'on lui injecte des cellules spléniques provenant d'un donneur immunisé contre ce porteur (Fig. 7.11). En éliminant les lymphocytes T des cellules spléniques transférées, on démontre que ce sont ces dernières qui reconnaissent les déterminants du porteur avant d'interagir avec les cellules B, lesquelles reconnaissent l'haptène.

Rôle de l'immunisation primaire par le porteur

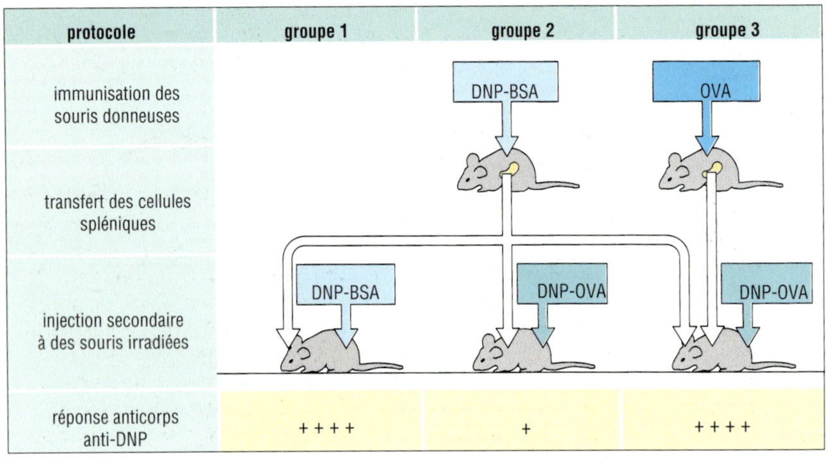

Fig. 7.11 Des souris, réparties en trois groupes, sont irradiées par les rayons X puis reconstituées avec des cellules spléniques provenant de souris immunisées. Elles subissent alors une stimulation antigénique. Le groupe 1 reçoit des cellules de souris immunisées contre DNP-BSA et fait une forte réponse anti-DNP après injection de DNP-BSA. Le groupe 2 reçoit des cellules immunisées contre DNP-BSA et subit une stimulation par DNP-OVA. La réponse anticorps est alors faible du fait de l'effet porteur. Le groupe 3 reçoit à la fois des cellules immunisées contre DNP-BSA et OVA, la réponse anti-DNP est forte. Ceci démontre qu'une stimulation primaire par le porteur peut être remplacée par l'injection de cellules d'un donneur immunisé contre ce même porteur.

Au cours de la répone immunitaire *in vivo,* on pense que les signaux induisant la division et la différenciation des cellules B sont délivrés par les lymphocytes T qui ont eux-mêmes été préalablement stimulés par d'autres CPA, par exemple les cellules dendritiques (Fig. 7.12). Un tel schéma implique l'existence de deux types de signaux d'activation des cellules B.

Ces travaux ont permis d'élaborer le modèle d'interactions cellulaires de la réponse anticorps présenté dans la Fig. 7.12. L'antigène, entrant dans l'organisme, est capté par des cellules qui vont le présenter sous une forme hautement immunogène aux cellules TH et B. Les lymphocytes T reconnaissent sur l'antigène des déterminants distincts de ceux que reconnaissent les lymphocytes B, mais coopèrent avec ces derniers, lesquels vont se différencier pour donner naissance aux cellules productrices d'anticorps. Selon ce concept, deux signaux sont nécessaires pour l'activation des cellules B :

1. le premier résulte de l'interaction de l'antigène avec les récepteurs immunoglobuliniques des lymphocytes B
2. un second signal ou plutôt plusieurs signaux, délivrés par les cellules TH, permettent une croissance optimale et une différenciation des cellules B.

Coopération cellulaire dans la réponse anticorps

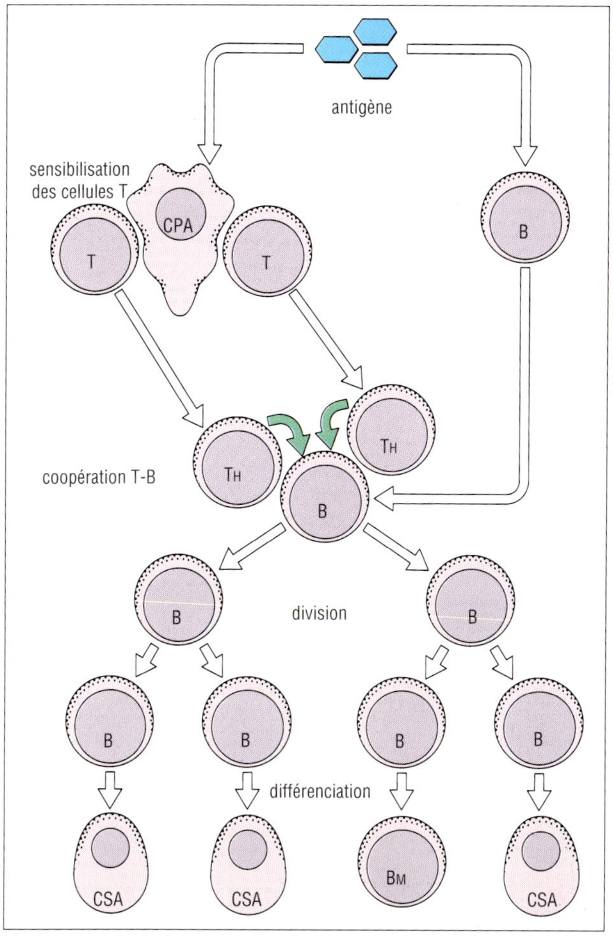

Fig. 7.12 L'antigène est présenté aux cellules T vierges par des CPA telles que des cellules dendritiques. Les cellules B peuvent aussi capter l'antigène et le présenter aux cellules T. Elles reçoivent des cellules T des signaux de division et de différenciation en cellules sécrétrices d'anticorps (CSA) et en cellules à mémoire (BM).

ACTIVATION CELLULAIRE

Au cours des réponses immunitaires, il y a une activation des cellules T et B et des CPA, qui survient dans différentes parties du tissu du système immunitaire et à différentes périodes.

L'activation des CPA est rapide ; elle peut être déclenchée par l'immunogène lui-même dans le cas de bactéries, ou par l'adjuvant qui entre dans la composition d'un vaccin. Cependant, la majorité des CPA sont activées par des cytokines produites par les cellules T. Parmi les facteurs activant les macrophages, les mieux connus sont l'interféron γ (IFNγ), le facteur stimulant les colonies de granulocytes/macrophages (G-CSF) et le facteur de nécrose des tumeurs (TNFα). Cette nomenclature, basée sur les premiers tests biologiques utilisés pour doser ces substances, ne rend pas compte de l'ensemble des fonctions de la cytokine. L'activation des CPA entraîne l'augmentation de l'expression membranaire des molécules de classes I et II du CMH, des récepteurs de Fc des Ig et des molécules d'adhérence. Les CPA activées produisent en outre de nombreuses cytokines (ex: IL-1, IL-6, INFα) et des enzymes.

L'activation des lymphocytes conduit à leur prolifération et à leur différenciation en cellules effectrices. Ces deux processus sont en partie exclusifs l'un de l'autre. Au stade terminal de différenciation, les cellules deviennent tellement spécialisées qu'elles ne prolifèrent plus et qu'elles perdent des molécules de surface leur permettant de répondre à des signaux régulateurs. C'est le cas, par exemple, des plasmocytes.

Le devenir des lymphocytes activés par l'antigène est variable. Certains peuvent persister longtemps sous forme de cellules à mémoire. Leur durée de vie peut dépasser 40 ans chez l'homme, comme l'ont montré les observations de cellules porteuses d'anomalies chromosomiques incompatibles avec une division cellulaire dans le sang des survivants d'Hiroshima. D'autres lymphocytes ont une durée de vie courte, de sorte qu'une stimulation antigénique modérée n'induit pas une hyperplasie lymphoïde. Cette courte durée de vie est néanmoins suffisante pour induire la synthèse d'anticorps et le développement de réponses à médiation cellulaire.

ACTIVATION LYMPHOCYTAIRE PAR LES ANTIGÈNES SPÉCIFIQUES

Comme on l'a vu au chapitre 4, les chaînes variables du TCR α et β ou γ et δ sont associées à des molécules qui assurent la transduction du signal induit par la liaison de l'antigène. Il s'agit du complexe CD3 avec les chaînes γ, δ, ε, ζ et η, des protéines CD4 et CD8 associées à l'enzyme tyrosine-kinase $p56^{lck}$ (cette abréviation désigne une protéine de 56 kDa spécifique des lymphocytes et capable de phosphoryler des résidus tyrosine). Sur les cellules B, les récepteurs membranaires IgM et IgD sont, eux aussi, associés à un complexe moléculaire permettant la transduction du signal (voir chapitre 6).

On ne sait pas encore exactement en quoi consiste un signal antigénique activateur. Pour une cellule T, l'interaction d'un seul TCR n'est pas suffisante et le nombre de TCR qui doivent être engagés pour activer la cellule dépend des signaux additionnels et de l'état de préactivation de la cellule T. Les hybridomes T-T murins, obtenus par fusion d'une cellule T normale avec une cellule T tumorale, peuvent être facilement activés ; il suffit que la CPA (ex: macrophage) ait plus de 60 complexes peptides-classe II pour que la cellule T soit stimulée. En utilisant comme CPA des fibroblastes transfectés avec des molécules de classe II, il faudra 5 000 de ces complexes. On peut supposer que, dans des conditions normales, quelques dizaines à quelques centaines de TCR doivent être engagés pour une stimulation efficace. On ne dispose pas d'information analogue pour les cellules B ; avec des antigènes T-indépendants, la liaison sur un seul récepteur n'est pas suffisante, le pontage de quelques dizaines ou quelques centaines d'Ig de membrane l'est probablement.

Les mitogènes sont une catégorie de molécules qui activent les cellules B et T de façon non spécifique d'antigène. Ils sont utiles pour les études expérimentales de l'activation des cellules T ou B. La plupart des cellules T peuvent être stimulées par la phytohémagglutinine (PHA) extraite du haricot rouge, et la concanavaline A (Con A) extraite d'un autre haricot. Ces lectines végétales multivalentes se lient à des résidus oligosaccharidiques de glycoprotéines membranaires impliquées dans l'activation de cellules T, par exemple le TCR et CD2.

Les superantigènes constituent un autre groupe de molécules qui peuvent activer les cellules T de façon non spécifique. La plupart sont d'origine bactérienne avec, par exemple, les entérotoxines staphylococciques (responsables d'intoxications alimentaires aiguës), la toxine du syndrome de choc toxique (responsable du choc induit par l'infection dûe aux serviettes périodiques), et la toxine de la dermatite exfoliante. D'autres superantigènes sont d'origine virale. Ces superantigènes se lient d'une part aux molécules de classe II de la CPA, et d'autre part au TCR, au niveau de certaines séquences communes aux molécules Vβ d'une même famille. Ces superantigènes ne sont donc pas présentés sous forme de peptides associés aux molécules de classe II. Selon les conditions expérimentales, le superantigène peut induire une activation ou au contraire une anergie clonale (Fig. 7.13).

Différence entre les antigènes et les superantigènes

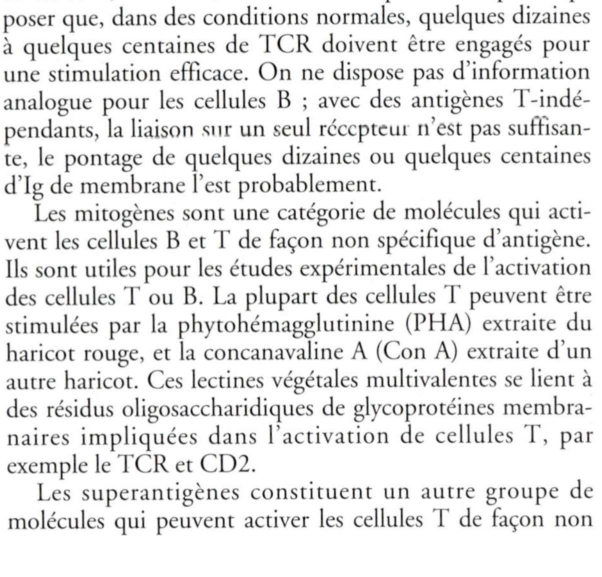

Fig. 7.13 Pour interagir avec le TCR, les antigènes doivent être internalisés, dégradés en peptides, et associés aux molécules du CMH de la CPA. Les superantigènes, comme les entérotoxines des staphylocoques, ne sont pas internalisés mais interagissent directement avec les molécules de classe II et les chaînes Vβ du TCR. Chaque superantigène active un ensemble de cellules T exprimant les gènes Vβ d'une même famille.

SIGNAUX DE COSTIMULATION

La seule interaction du TCR ou des Ig membranaires ne suffit pas pour déclencher un signal d'activation, mais pourrait, dans certains cas, délivrer un signal négatif ou tolérogène. On pense que l'activation des lymphocytes nécessite un ensemble d'interactions moléculaires, chacune étant susceptible de délivrer un signal. Ces interactions entre CPA et lymphocytes qui ne passent pas par les récepteurs spécifiques d'antigène, produisent des signaux de costimulation.

Ces interactions s'effectuent par des molécules sécrétées comme les cytokines ou par des molécules membranaires appelées "molécules d'adhérence" qui augmentent la force de liaison entre les deux cellules. Les régions intracytoplasmiques de ces molécules d'adhérence délivrent des signaux d'activation ; leur délétion supprime le signal activateur tout en conservant la fonction d'adhérence intercellulaire.

Les signaux de costimulation des cellules T les mieux étudiés sont les cytokines IL-1 et IL-6 produites par certaines CPA. Curieusement, il n'a pas été possible de démontrer la production de ces cytokines par les CPA les plus actives dans la réponse primaire des cellules T, c'est-à-dire les cellules interdigitantes. Il y a vraisemblablement beaucoup d'autres cytokines ayant une activité de costimulation. L'IL-7, par exemple, induit, mieux que l'IL-1 ou l'IL-6, l'expression des récepteurs d'IL-2 par les cellules T, mais on ne sait pas si cette IL-7 est produite par des CPA.

CYTOKINES

Les cytokines sont des protéines (en général des glycoprotéines) de poids moléculaire relativement faible (< 8-25 kDa) formées le plus souvent d'une seule chaîne peptidique. Les cytokines contrôlent un grand nombre de processus biologiques tels que la croissance cellulaire, l'inflammation, l'immunité, la réparation tissulaire, la fibrose et la morphogénèse. Certaines cytokines sont chimiotactiques pour différents types cellulaires.

Bien que l'on considère que les cytokines forment une famille, il s'agit-là d'un concept fonctionnel plutôt que structural, car ces protéines diffèrent pas leur structure chimique. Certaines paires de cytokines ont environ 30 % d'homologie de séquence entre elles, par exemple l'IL-1α et l'IL1β, le TNFα et le TNFβ, l'EGF et le TGFα. Il y a aussi des sous-familles de molécules présentant une forte homologie (environ 80 %). L'IFNα, avec environ 20 membres, est un exemple d'une sous-famille. Les propriétés des principales cytokines sont résumées dans la figure 7.14.

INTERFÉRONS

Ces protéines ont d'abord été caractérisées par leur effet anti-viral, mais ce sont aussi des facteurs de croissance et de puissants immunorégulateurs. Ils se répartissent en trois groupes : l'IFNα, le plus nombreux (20 variants), produit par les leucocytes en réponse aux virus ou aux acides nucléiques ; l'IFNβ, une protéine unique, produite par les fibroblastes en réponse aux virus ou aux acides nucléiques ; et l'IFNγ, une protéine unique produite par les lymphocytes (T et LGL), en réponse à des stimulus immunologiques. Les interférons ont tous une activité anti-virale (l'IFNγ beaucoup moins que l'IFNα ou l'IFNβ). L'inhibition de la prolifération cellulaire par l'IFNα ou l'IFNβ ouvre certaines applications cliniques dans l'immunothérapie anti-tumorale des adénocarcinomes rénaux et de la leucémie à tricholeucocytes.

L'IFNγ est produit par les cellules T activées et les cellules NK. Un certain degré de stimulation du système immunitaire permet donc, par la production d'IFNγ, d'augmenter la fonction de présentation d'antigènes des CPA, en augmentant leur expression de molécules de classe II, et leur potentiel d'activation des cellules T. L'IFNγ exerce à ce niveau un rétrocontrôle positif de l'activation des cellules T. L'IFNγ active aussi les macrophages et augmente probablement leur fonction de CPA. Les propriétés de l'IFNγ sont résumées dans la figure 7.15. L'IFNγ est probablement à l'origine de l'induction d'une fonction d'APC dans différents types cellulaires tels que les astrocytes, la microglie, l'endothélium et les thymocytes. Une production excessive d'IFNγ pourrait jouer un rôle dans l'induction de l'auto-immunité comme le suggèrent certains modèles expérimentaux et l'observation des souris transgéniques produisant cette cytokine à l'état basal.

LES INTERLEUKINES

Le terme d'interleukines (IL-1 à IL-13) a été forgé en 1981 pour désigner des molécules produites par les leucocytes et agissant sur les leucocytes. Cette nomenclature a été conservée, bien que les travaux ultérieurs aient montré que ces molécules pouvaient être produites par d'autres cellules et que l'éventail de leurs activités s'étendait bien au-delà des leucocytes. Les principales cibles des interleukines sont les cellules T et B, les fibroblastes et l'endothélium. Seules leurs propriétés les plus importantes sont résumées ci-dessous.

Principales propriétés des cytokines les mieux étudiées

cytokine	masse mol. (kDa)	sources cellulaires	principales cibles cell.	principales activités
IFNγ	40-50 (dimère)	cellules T, cellules NK	lymphocytes, monocytes cell. tissulaires	immunorégulation, différenciation des cell. B, activité antivirale modérée
IL-1α IL-1β	33 17,5	monocytes, cell. dendritiques, qq cell. B, fibroblastes, cell. épithéliales, endothélium, astrocytes, macrophages	thymocytes, neutrophiles, cell. T et B, cell. tissulaires	immunorégulation, inflammation, fièvre
IL-2	15	cellules T cellules NK	cellules T, cell. B monocytes	prolifération, activation
IL-3	15	cellules T	cellules souches progéniteurs	facteur stimulant les colonies mutispécifiques
IL-4	15	cellules T	cell. T, cell. B	division et différenciation
IL-5	? 15 (153 aa)	cellules T	cellules B, éosinophiles	différenciation
IL-6	20	macrophages, cell. T fibroblastes, cell. B	cell. T, cell. B, thymocytes, hépatocytes	différenciation, synthèse des protéines de la phase aiguë
IL-8 (famille)	8	macrophages, cell. de la peau	granulocytes, cellules T	chimiotactisme
TNFα	50	macrophages, lymphocytes	fibroblastes, endothélium	inflammation, catabolisme (cachexie), fibrose ; production d'autres cytokines (IL-1, IL-6, GM-CSF) et de molécules d'adhérence
TNFβ (lymphotoxine)	50 (trimère)			

Fig. 7.14 Résumé des principales caractéristiques des cytokines les mieux connues. Dans certains cas la masse moléculaire est calculée à partir de la séquence de l'ADNc. Seules sont indiquées les cibles et les activités les plus importantes.

Actions de l'interféron γ

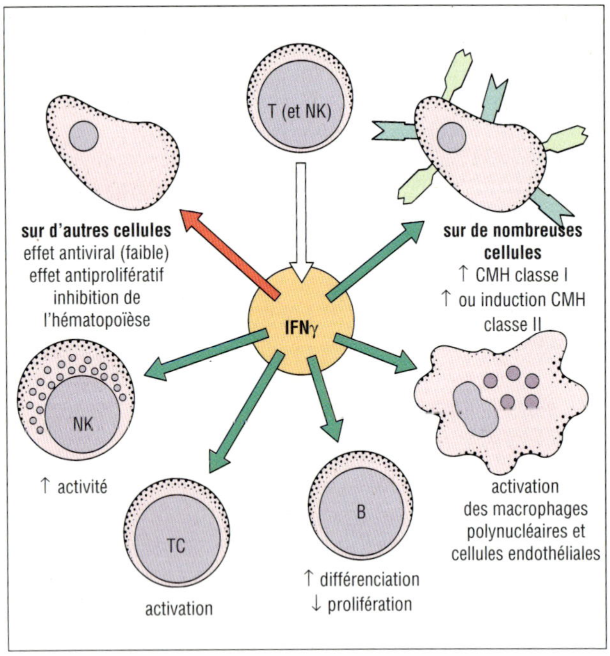

Fig. 7.15 L'interféron γ (IFNγ) a de nombreuses fonctions immunorégulatrices. Ses activités antivirales et antiprolifératives sont moins efficaces que celles de l'IFNα et de l'IFNβ. Son activité d'induction des cellules NK est plus faible que celles de l'IFNα. Cependant c'est le plus puissant activateur des macrophages et le plus puissant inducteur de l'expression des molécules de classe II sur les cellules. Dans cette fonction, ainsi que dans d'autres, il amplifie l'action du TNFα et du TNFβ.

L'IL-1 (précédemment décrite comme pyrogène endogène, facteur d'activation des lymphocytes, ou cataboline) est produite par de nombreuses cellules (ex: cellules endothéliales, lymphocytes B, fibroblastes) mais surtout par les macrophages. Elle stimule les cellules T et B et induit des réactions inflammatoires avec notamment la production de prostaglandines et d'enzymes protéolytiques comme la collagénase. Ces activités joueraient un rôle particulièrement important dans la destruction du cartilage et de l'os. L'IL-1 agit sur le cerveau, en induisant la fièvre et en stimulant la production de CRF, d'ACTH et de corticostéroïdes. Elle induit la synthèse des protéines de la phase aiguë par les hépatocytes. Pratiquement toutes les cellules de l'organisme ont des récepteurs d'IL-1 et peuvent répondre à cette cytokine (Fig. 7.16 et 7.17).

L'IL-2 (initialement décrite comme facteur de croissance des cellules T) est produite principalement par les lymphocytes T $CD4^+$, mais aussi par les cellules $CD8^+$ et les LGL. Elle agit sur un nombre limité de types cellulaires, principalement les cellules T dont elle induit l'activation et la prolifération (Fig. 7.18). Elle agit aussi sur les LGL et les cellules B en induisant leur prolifération et leur différenciation ; elle active en outre les macrophages et les oligodendrocytes. L'IL-2 est utilisée dans l'immunothérapie expérimentale des cancers notamment dans l'adénocarcinome rénal et le mélanome (NdT). L'effet bénéfique pourrait être dû à l'activation de nombreuses cellules qui ont un effet cytotoxique antitumoral, par exemple les cellules LAK ("lymphokine activated killer cells").

L'IL-3 (décrite initialement comme hémopoïétine multispécifique) stimule la croissance des précurseurs de toutes les lignées hématopoïétiques (érythrocytes, granulocytes, macrophages et probablement les lymphocytes). Une sous-population de cellules T, doublement négative (CD4-, CD8- avec TCRαβ) répond aussi à l'IL-3.

Activités de l'IL-1 (en dehors du système immunitaire)

tissus/types cellulaires	synthèse des prostaglandines	prolifération	synthèse des protéines	autres effets
cerveau	+	tumeur astrocytaire	–	fièvre, somnolence, anorexie
cell. synoviales	+	–	collagénase	production d'enzymes protéolytiques
os/ostéoclastes	–	–	collagénase	–
cartilage/	+	–	collagénase,	–
chondrocytes			activateur du plasminogène	–
cellules musculaires	+	–	–	production d'enzymes protéolytiques
fibroblastes	+	+	collagénase	–
endothélium	+	+	activité pro-coagulante	augm. adhérence des macrophages et neutrophiles
cell. épithéliales	–	+	collagène type IV	–
foie/hépatocytes	–	–	protéines de la phase aiguë	–

Fig. 7.16 L'IL-1 agit sur de nombreuses cellules autres que celles du système immunitaire et joue un rôle comme médiateur de l'inflammation. L'IL-1 agit sur de nombreux types de cellules pour induire la production d'autres cytokines par exmple le TNF, le GM-CSF et l'IL-6, qui, à leur tour, agissent sur les cellules de la peau. L'IL-1 est surtout un pyrogène qui agit sur le cerveau et provoque de la fièvre. Elle induit aussi la synthèse de prostaglandines par les cellules du système ostéomusculaire. Elle induit la prolifération des cellules tumorales astrocytaires, de l'endothélium vasculaire et des fibroblastes. Elle stimule enfin la synthèse des protéines, en particulier d'enzymes telles que la collagénase et des protéines de la phase aiguë par les hépatocytes.

L'IL-4 (précédemment désignée comme premier facteur d'activation ou de différenciation des cellules B) agit sur les cellules B en induisant leur activation et leur différenciation, et en stimulant particulièrement la synthèse d'IgG1 et d'IgE. Elle agit aussi comme facteur d'activation et de prolifération des cellules T. Elle stimule l'expression des molécules de classe II par les macrophages, mais inhibe la synthèse de cytokines (IL-1, IL-6, TNFα). L'IL-4 est indispensable à la synthèse d'IgE et pourrait ainsi jouer un rôle dans les maladies allergiques.

L'IL-5 est essentiellement, chez l'homme, un facteur de croissance et d'activation des éosinophiles. Chez la souris, elle agit aussi sur les cellules B dont elle stimule la croissance et la différenciation. L'IL-5 est à l'origine de l'éosinophilie dans les maladies parasitaires.

L'IL-6 (initialement désignée comme facteur de différenciation des lymphocytes B ou facteur stimulant les hépatocytes) est produite par de nombreuses cellules, notamment les lymphocytes T, les macrophages, les lymphocytes B, les fibroblastes et les cellules endothéliales. Elle agit sur la plupart des cellules mais particulièrement sur la différenciation des lymphocytes B en cellules sécrétrices d'anticorps (CSA). Dans le foie, elle stimule la synthèse des protéines de la phase aiguë. L'IL-6 serait un facteur de croissance important dans le myélome osseux multiple, une tumeur des plasmocytes.

L'IL-7, décrite initialement comme facteur de croissance des cellules pré-B, est produite par les cellules stromales de la moelle osseuse, ainsi que par les cellules stromales du thymus. C'est un facteur de croissance et d'activation des cellules T et un facteur d'activation des macrophages.

L'IL-8 appartient à une grande famille de plus de 15 membres de cytokines de faible poids moléculaire (environ 8 kDa) produites par les macrophages et les cellules endothéliales. Elles sont impliquées dans l'inflammation et la migration cellulaire. L'IL-8 elle-même est un puissant inducteur du chimiotactisme des polynucléaires neutrophiles et des lymphocytes T. Au sein de cette famille, les cytokines RANTES induisent le chimiotactisme des monocytes et des cellules T à mémoire.

L'IL-10 (décrite comme facteur d'inhibition de la synthèse des cytokines) inhibe la production d'IFNγ, la présentation de l'antigène et la synthèse d'IL-1, IL-6 et TNFα par les macrophages. Elle joue un rôle dans la régulation de la synthèse d'IgE.

Action de l'IL-1 sur les cellules du système immunitaire

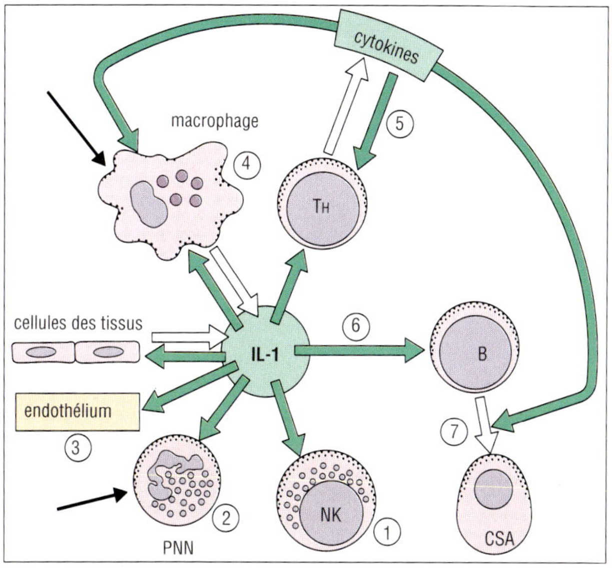

Fig. 7.17 L'IL-1 est produite par de nombreux types cellulaires en réponse aux lésions tissulaires, à l'infection ou aux antigènes. Ces actions multiples concernent différentes cellules et différents processus : (1) L'activité cytotoxique des cellules NK est augmentée. (2) Le métabolisme des polynucléaires neutrophiles est activé ainsi que leur migration contre un gradient chimiotactique d'IL-1 (flèche noire). (3) Dans l'endothélium elle augmente la perméabilité vasculaire et induit l'activité procoagulante et l'expression des molécules d'adhérence. (4) Elle stimule la production de prostaglandines et l'activité cytotoxique des macrophages ainsi que leur chimiotactisme (flèche noire). (5) Elle augmente la prolifération des cellules TH, l'expression du RIL-2 et la synthèse de cytokines. (6). Elle contrôle directement, et indirectement par l'intermédiaire d'autres cytokines, (7) la prolifération des cellules B et leur différenciation en cellules sécrétrices d'anticorps (CSA).

Actions de l'IL-2

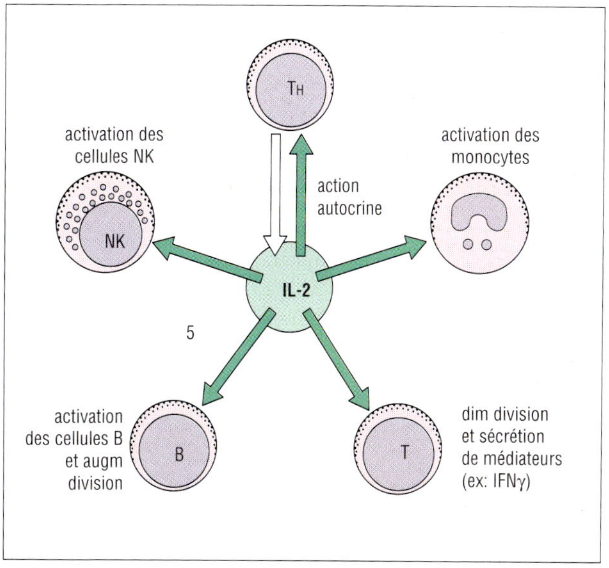

Fig. 7.18 L'IL-2 est produite par les cellules TH. Outre son rôle essentiel dans la prolifération des cellules T et la synthèse de cytokines comme l'IFNγ, l'IL-2 augmente la prolifération des cellules B et l'activation des monocytes et des cellules NK. Chez les malades atteints d'adénocarcinome rénal, les précurseurs des cellules NK autologues peuvent être activés *in vitro* par de fortes doses d'IL-2 (1000 UI/ml) pour produire des lignées de cellules LAK ("Lymphokine Activated Killer") qui ont été utilisées en immunothérapie anti-cancéreuse.

Hémopoïèse

L'hémopoïèse est régulée par un ensemble de cytokines. L'IL-1 et l'IL-6 induisent l'entrée des cellules souches au repos dans le cycle cellulaire. L'IL-3 stimule la croissance des précurseurs de toutes les lignées hématopoïétiques, de même que le facteur stimulant les colonies des granulocytes-macrophages (GM-CSF). Les stades ultérieurs de différenciation sont contrôlés par des cytokines spécifiques de lignées : l'érythropoïétine (EPO) pour les érythrocytes, le facteur stimulant les colonies de macrophages (M-CSF) pour les macrophages, le facteur stimulant les colonies de granulocytes (G-CSF) pour les polynucléaires. La régulation de la production de plaquettes est encore mal connue. Le GM-CSF, le M-CSF et le G-CSF agissent aussi comme facteurs d'activation des cellules matures.

Cytokines inhibitrices

On ne connaît actuellement qu'un petit nombre de cytokines ayant des propriétés inhibitrices sur le système immunitaire. Outre l'IL-10, déjà citée, le facteur transformant de croissance β (TGF-β) est une famille de 5 molécules présentant une forte homologie entre elles et qui stimulent la croissance du tissu conjonctif et la synthèse du collagène, mais qui inhibent pratiquement toutes les fonctions immunologiques et hématopoïétiques.

L'IFNα, l'IFNβ et l'IFNγ peuvent inhiber la prolifération de certaines cellules du système immunitaire. L'IFNα et l'IFNβ inhibent l'induction de l'expression de molécules de classe II par l'IFNγ. Enfin l'IFNγ bloque l'expression des molécules de classe II induite par l'IL-4 sur les cellules B.

RÉCEPTEURS DE CYTOKINES

Les cytokines agissent à de très faibles concentrations, souvent de l'ordre de quelques pg/ml (10^{-12} g/ml). Ceci est dû à leurs propriétés de liaison à des récepteurs de haute affinité sur les surfaces cellulaires. Ces récepteurs transmettent au noyau un signal induit par la liaison de la cytokine.

Les progrès de la biochimie, notamment du clonage des gènes, ont permis de connaître la structure de nombreux récepteurs de cytokines, mais les mécanismes de transmission du signal à la cellule demeurent mal connus. Ceci est probablement dû au fait que seules les chaînes liant la cytokine ont été caractérisées. Les autres chaînes formant les structures quaternaires nécessaires pour certains récepteurs à la transmission du signal commencent à être caractérisées.

Alors que la plupart des cytokines ne présentent pas d'homologie au niveau de leurs chaînes polypeptidiques, de nombreux récepteurs de cytokines, ou du moins leurs régions extracellulaires, peuvent être regroupés en familles présentant des homologies structurales caractéristiques (Fig. 7.19). La plus importante est la famille des hématopoïétines qui présente les deux caractéristiques suivantes : certains résidus cystéine conservés, et deux doublets de tryptophane et de sérine près de la membrane cellulaire. Les récepteurs de l'érythropoïétine (EPO), du G-CSF, du GM-CSF, de l'IL-3, de l'IL-4, de l'IL-2 (chaîne β), de l'IL-5, de l'IL-6 et de l'IL-7 appartiennent à cette famille.

Les récepteurs de l'IL-1, de l'IL-6 et du M-CSF appartiennent à la superfamille des Ig, qui comprend aussi

Familles des récepteurs de cytokines

famille	membres	caractéristiques
Ig	M-CSF IL-1, IL-6	domaines type Ig-V ou Ig-C IL-6 a aussi des similitudes avec la famille IL-1β de l'hématopoïétine
hématopoïétine	IL-1β, IL-3, 4, 5, 6, 7 EPO, GM-CSF, G-CSF	séquences Trp-Ser x2 cystéines conservées
TNF/NGF	TNF, NGF CD40	4 régions ayant chacune 6 cystéines dans la partie extracellulaire

Fig. 7.19 Certains récepteurs de cytokines présentent entre eux des homologies de séquence, ce qui permet de les regrouper en familles. Noter que le récepteur d'IL-6 a des propriétés permettant de le rattacher à la fois à la famille des Ig et à celle de l'hématopoïétine.

Structure du récepteur d'IL-2 de haute affinité

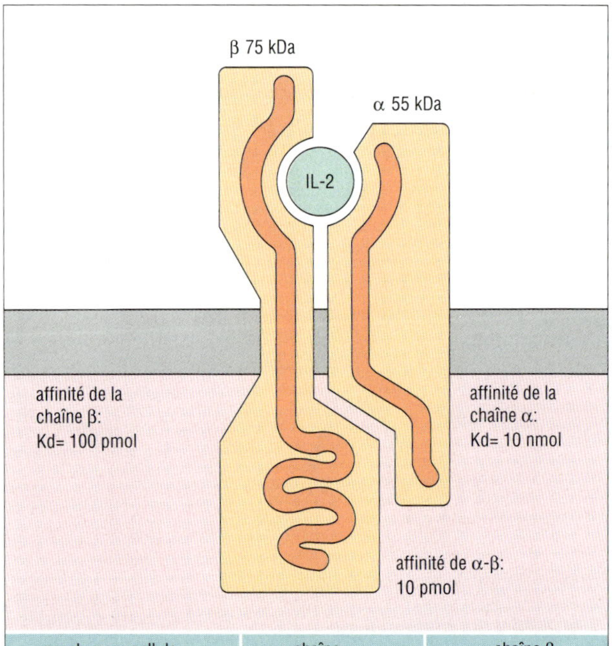

nombre par cellule	chaîne α	chaîne β
au repos	0	500
après activation (max)	50 000	5 000

Fig. 7.20 Le récepteur d'IL-2 de haute affinité comprend deux chaînes, chacune pouvant lier l'IL-2 avec une faible affinité. Les cellules T au repos n'expriment pas de chaîne α, mais après activation, elles peuvent exprimer jusqu'à 50 000 chaînes α par cellule, dont certaines s'associent avec la chaîne β pour former le récepteur hétérodimérique de haute affinité.

d'autres molécules importantes comme celles du CMH, le TCR et les Ig elles-mêmes. Les récepteurs du facteur de croissance des nerfs (NGF) et des TNF, de même que d'autres antigènes de surface (ex: CD40) appartiennent à une autre famille.

Par contre, les domaines intracytoplasmiques de ces récepteurs ne présentent pas d'homologie et déclenchent probablement des signaux de transduction très variés. Les deux récepteurs les mieux connus sont ceux de l'IL-2 et de l'IL-6. Le récepteur de l'IL-2 est représenté schématiquement sur la figure 7.20. Outre la chaîne α inductible et la chaîne β constitutive, une troisième chaîne γ du RIL-2 vient d'être identifiée (NdT). Le récepteur d'IL-6 comprend une chaîne de liaison de la cytokine qui s'associe à la protéine transmembranaire gp130, impliquée dans la transduction du signal, pour former un récepteur de plus haute affinité. [La protéine gp130 est également associée à des récepteurs pour d'autres cytokines (NdT)].

LES ANTAGONISTES DE CYTOKINES

Deux groupes de protéines inhibitrices de cytokines ont été récemment décrits. Le premier comprend des molécules qui se lient de façon compétitive aux mêmes récepteurs que la cytokine, mais n'activent pas la cellule. Par exemple, l'antagoniste du récepteur d'IL-1 (IL-1RA) est une protéine de 18 kDa produite par les monocytes activés. Cette protéine se lie aux récepteurs d'IL-1 mais pas à l'IL-1 elle-même ; elle est dépourvue d'activité agoniste. L'IL-1RA humain recombinant est capable de protéger la souris contre une injection léthale d'endotoxine (lipopolysaccharide -LPS) d'*Escherichia coli*. Cette expérience indique que l'effet léthal du LPS mettrait en jeu l'action de l'IL-1. L'IL-1RA pourrait représenter une nouvelle stratégie thérapeutique dans les maladies où cette cytokine joue un rôle pathogène.

La grande majorité des inhibiteurs de cytokines se fixent à la cytokine elle-même et non à son récepteur. Le clonage des ADNc des récepteurs, et la détermination de leurs séquences primaires, a montré que certains inhibiteurs de cytokines présents dans le sérum étaient souvent des fragments dérivés des domaines extracellulaires de ces récepteurs par clivage enzymatique (Fig. 7.21). Parmi ces récepteurs solubles détectés dans le sérum, il faut citer les récepteurs d'IL-2 (chaîne p55 de faible affinité), d'IL-4, d'IL-6 (dépourvue d'activité inhibitrice), d'IL-7, d'interféron γ et les deux récepteurs de TNF (Fig. 7.22). Il existe aussi des formes solubles de récepteurs d'hormones, par exemple de l'hormone de croissance, de molécules d'adhérence telles que ICAM-1 et de récepteurs de Fc d'IgE (CD23 soluble) et d'IgG (CD16 soluble) (NdT).

SIGNAUX INTRACELLULAIRES D'ACTIVATION

Les cellules T utilisent les mêmes signaux intracellulaires d'activation que certains autres types cellulaires. Le pontage des TCR induit l'activation de la phospholisase C, conduisant à la production d'inositol triphosphate (IP_3) et de diacylglycerol (DAG). IP_3 mobilise les réserves intracellulaires de Ca^{2+} tandis que DAG active la protéine kinase C (PKC). L'activation induit une série de phosphorylations des chaînes de CD3 ainsi que de CD4 (ou CD8). L'antigène commun des leucocytes, CD45, qui est associé avec CD4, a une activité enzymatique de tyrosine-phosphatase. Différentes tyrosine-kinases, en particulier $p56^{lck}$ associée à CD4 ou CD8 et $p59^{fyn}$, sont impliquées dans ces étapes initiales.

Structure des récepteurs du TNF

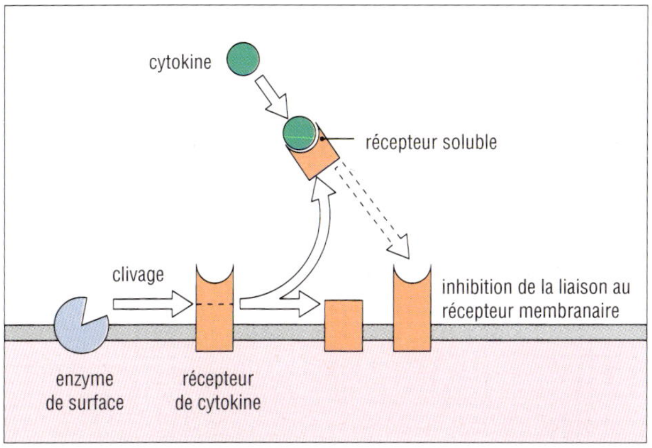

Fig. 7.21 Le clivage enzymatique des domaines extracellulaires d'un récepteur (par exemple TNF, IFNγ, IL-6 ou IL-2 [p55]) libère le fragment liant la cytokine. Pour le TNF, et probablement pour d'autres récepteurs, cette molécule soluble conserve une haute affinité pour la cytokine. Elle est capable de neutraliser le ligand en bloquant son accès aux récepteurs membranaires.

Récepteurs de TNF

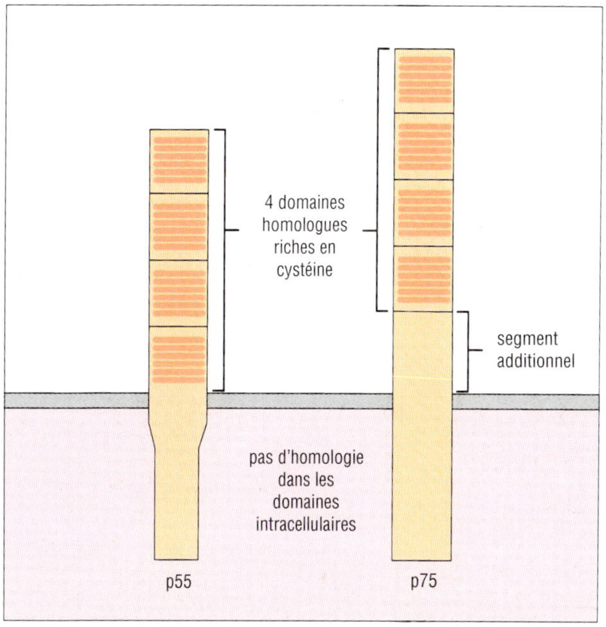

Fig. 7.22 Il existe deux récepteurs, liant l'un et l'autre le TNFα et le TNFβ (lymphotoxine) avec une forte affinité. Leurs domaines extracellulaires sont homologues, chacun possèdant quatre sous-domaines de 40 acides aminés avec six cystéines. On pense qu'ils ont été produits par duplications géniques. Les domaines intracytoplasmiques, en revanche, ne présentent pas d'homologie entre eux et induisent probablement des signaux de transduction différents.

PROLIFÉRATION CELLULAIRE

La prolifération des lymphocytes est un processus complexe et indirect. Par exemple, la stimulation d'une cellule T par une CPA n'induit pas automatiquement la prolifération. L'engagement du TCR induit l'expression de la chaîne p55 du récepteur d'IL-2 qui, en association avec la chaîne p75 d'expression constitutive, forme un récepteur de haute affinité. L'activation des cellules $CD4^+$ et $CD8^+$ provoque aussi la sécrétion d'IL-2 pendant un à deux jours. Pendant cette période, l'interaction de l'IL-2 avec son récepteur de haute affinité, déclenche un signal de prolifération (Fig. 7.23).

L'activation des cellules T peut aussi induire la synthèse d'IL-4 et l'expression du récepteur d'IL-4. L'IL-7 est aussi un facteur de croissance des cellules T. Il est probable que ces trois facteurs de croissance participent à la régulation fine de l'expansion et de l'activation des cellules T pendant la réponse immunitaire. Le caractère transitoire de l'expression du récepteur d'IL-2 de haute affinité pendant environ une semaine après stimulation du TCR permet de limiter la prolifération des cellules T.

Prolifération des cellules T

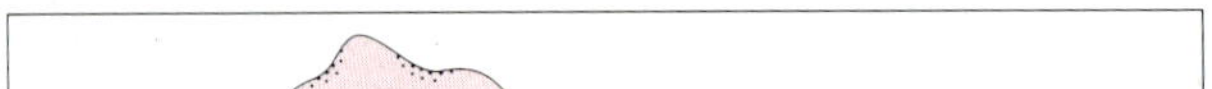

Fig. 7.23 Les cellules T au repos ne produisent pas de facteurs de croissance des cellules T (IL-2, IL-4 ou IL-7) et n'expriment pas de fortes quantités de récepteurs membranaires de ces molécules. Quelques récepteurs pour l'IL-4 et l'IL-7 sont présents, mais pas pour l'IL-2. Seule la chaîne p75 du récepteur d'IL2, d'avidité intermédiaire, est présente. L'activation induit l'expression de la chaîne p55 qui, en association avec p75, constitue le récepteur d'IL-2 de haute affinité. L'activation induit la synthèse d'IL-2 et d'IL-4 (ARNm et protéines). La sécrétion d'IL-2 et d'IL-4 et leur interaction avec les récepteurs provoquent la multiplication cellulaire. Ces cytokines agissent sur le mode autocrine (sur la cellule productrice) ou paracrine (sur les cellules voisines). A l'arrêt de la stimulation antigénique, l'expression du récepteur d'IL-2 diminue, ce qui entraîne l'arrêt de la phase proliférative de la réponse.

RÉPONSES ANTICORPS *IN VIVO*

Les premières études ont analysé les cinétiques de développement des anticorps spécifiques dans le sérum des animaux immunisés avec des antigènes T_{dep} ou T_{ind} .Les progrès des connaissances sur le développement et la maturation des cellules B permettent d'étudier la réponse anticorps au niveau cellulaire. Les principales caractéristiques des réponses anticorps *in vivo* sont les suivantes :

1. l'amplitude de la réponse secondaire
2. la commutation de classe d'Ig
3. la maturation d'affinité des anticorps spécifiques
4. le développement de la mémoire.

Pour comprendre ces évènements, il convient de considérer la population de cellules B dans son ensemble et non pas comme une collection de cellules séparées. Les principaux éléments de la réponse anticorps *in vivo* sont détaillés ci-dessous.

Après une première injection d'antigène, par exemple de globules rouges de mouton chez la souris, il y a une phase de latence initiale pendant laquelle on ne détecte pas d'anticorps. Puis le titre d'anticorps augmente de façon exponentielle, passe par un plateau et diminue. Cette diminution est dûe au catabolisme naturel des anticorps, à leur fixation sur l'antigène et à leur élimination de la circulation (Fig. 7.24). L'étude des réponses résultant de stimulations primaire ou secondaire montre des différences concernant les quatre points suivants :

1. Cinétique de la réponse. La réponse secondaire a une phase de latence plus courte, un plateau plus prolongé et une croissance plus lente.
2. Titre anticorps. Les niveaux maximum d'anticorps sont en général dix fois plus élevés dans les réponses secondaires que lors d'une réponse primaire.
3. Classe d'anticorps. Les anticorps de la réponse primaire sont essentiellement des IgM, alors que la réponse secondaire est presque entièrement constituée d'IgG, avec très peu d'IgM.
4. Affinité des anticorps. Dans une réponse secondaire, l'affinité des anticorps est généralement plus élevée ; cette propriété est appelée "maturation d'affinité".

Les propriétés des réponses anticorps primaire et secondaire sont comparées dans la figure 7.25.

Il est possible de détecter les cellules produisant des anticorps dans la rate après stimulation antigénique, à l'aide d'une technique de plages d'hémolyse (voir chapitre 25). Ces études montrent que l'apparition des cellules formant des anticorps dans la rate précède d'environ un jour l'augmentation du titre d'anticorps dans le sérum.

COMMUTATION DE CLASSE

Lors d'une réponse T-dépendante, il se produit une commutation progressive vers la classe d'Ig prédominante pour l'anticorps d'une spécificité donnée, en général les IgG. Par contre, dans les réponses T-indépendantes, l'IgM demeure généralement la classe d'Ig prédominante.

La commutation des IgM aux IgG n'est pas un évènement aléatoire. Les sous-classes d'IgG produites dépendent du stimulus. Par exemple, chez la souris, l'adjuvant complet de Freund provoque la production d'anticorps IgG2 de façon prédominante, tandis que des antigènes protéiques précipités dans l'alun induisent de façon prédominante une réponse IgG1. Il peut se produire également une commutation vers les IgA ou les IgE dans les cellules situées près des muqueuses.

Les mécanismes moléculaires de la commutation isotypique sont maintenant connus (voir chapitre 6). Bien que l'on sache que les cellules T jouent un rôle important dans ce phénomène, les signaux qui induisent la commutation sont, eux, mal connus. L'IL-4, produite par les cellules T, joue un rôle important dans la production d'IgG1 et d'IgE (car elle induit les réarrangements génétiques nécessaires à la synthèse de ces isotypes (NdT)). L'IL-5 stimule la production d'IgA et l'IFNγ celle des IgG2a chez la souris (le TGFβ induit la production d'IgG2b chez la souris) (NdT).

Les quatre phases d'une réponse anticorps primaire

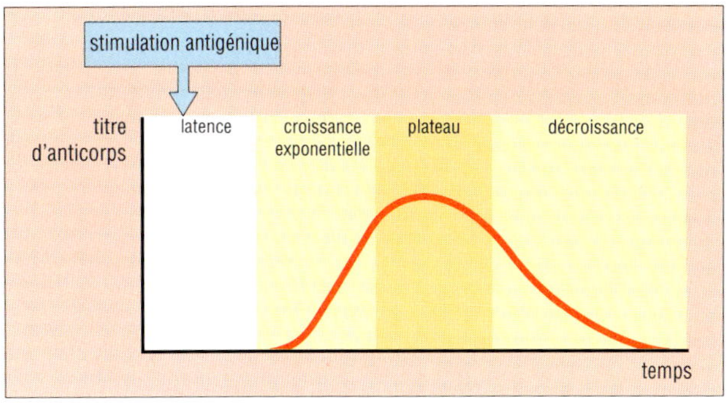

Fig. 7.24 A la suite d'une stimulation antigénique, la réponse anticorps se déroule en quatre phases :
1. une phase de latence au cours de laquelle aucun anticorps n'est détectable
2. une phase ascendante au cours de laquelle la concentration d'anticorps augmente de façon exponentielle
3. une phase en plateau où le taux d'anticorps se stabilise à un niveau élevé
4. une phase descendante pendant laquelle les anticorps sont catabolisés et disparaissent.
L'amplitude et la cinétique de la réponse varient en fonction de l'organisme répondeur et du type de stimulation antigénique.

MATURATION DE L'AFFINITÉ

Les anticorps produits lors d'une réponse secondaire vis-à-vis d'un antigène T-dépendant possèdent en général une meilleure affinité que ceux produits en réponse primaire. Cette maturation d'affinité est liée à une commutation des IgM aux IgG, car elle ne s'applique pas à la réponse IgM.

Le niveau que peut atteindre l'affinité dépend de la dose d'antigène inoculée. Des doses élevées induisent une maturation insuffisante et une réponse de moins bonne affinité que les doses faibles (Fig. 7.26). On suppose qu'en présence de faibles concentrations d'antigène, seules les cellules B possédant les récepteurs de haute affinité seraient à même

Réponses anticorps primaire et secondaire

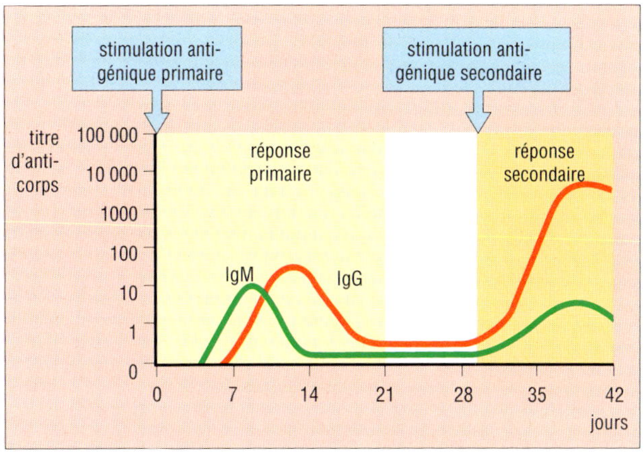

Fig. 7.25 A la différence des anticorps induits par une première immunisation avec l'antigène, les anticorps qui apparaissent à la suite d'une injection de rappel ont les caractéristiques d'une réponse de type secondaire :
1. leur concentration augmente plus rapidement et ils persistent plus longtemps
2. ils atteignent des titres plus élevés
3. ils sont constitués essentiellement d'IgG.
Dans une réponse primaire, l'apparition des IgG est précédée par celle des IgM.

Maturation de l'affinité

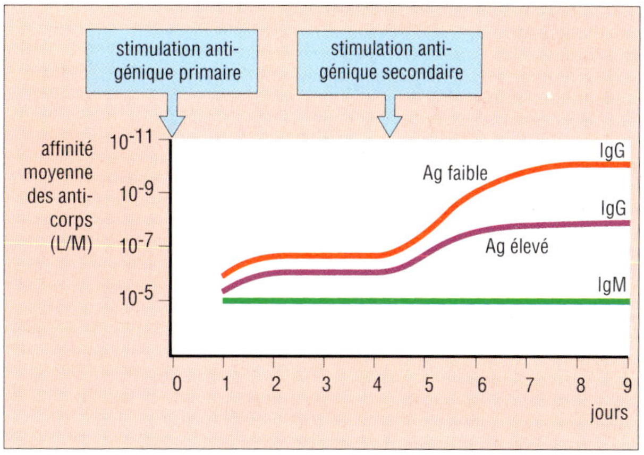

Fig. 7.26 On a représenté ici les niveaux moyens d'affinité des réponses anticorps IgM et IgG induites par stimulations primaire et secondaire avec un antigène T-dépendant. L'affinité de la réponse IgM reste constante. La maturation d'affinité de la réponse IgG dépend de la dose d'antigène. Les faibles doses (Ag faible) donnent lieu à une affinité plus élevée que les doses fortes (Ag élevé).

de le fixer et donc d'être activées. Par contre, lorsque la concentration d'antigène est élevée, il y aurait activation simultanée de cellules B de forte et de faible affinités (Fig. 7.27).

Bien que les cellules B ne changent pas globalement de spécificité, l'affinité de l'anticorps produit par un clone peut varier en raison de diverses mutations somatiques se produisant dans les gènes d'anticorps comme indiqué plus haut. Il apparaît que deux processus sont impliqués dans la maturation de l'affinité :

1. La génération de clones de cellules B à haute affinité par de légères modifications de la structure des anticorps, qui se produisent tardivement dans la réponse primaire vis-à-vis d'un antigène T-dépendant.
2. L'expansion sélective de clones de haute affinité stimulés par l'antigène.

Les mutations somatiques sont un évènement fréquent pour les cellules B productrices d'anticorps vis-à-vis d'antigènes T-dépendants. Il s'agit d'un évènement normal et bénéfique qui contribue à l'augmentation d'affinité des anticorps produits. Cependant, certaines mutations peuvent conduire à la production d'autoanticorps de haute affinité de classe IgG (anti-ADN par exemple), et peuvent être dangereuses. Ce type de mutation se produit expérimentalement dans les cultures à long terme, notamment avec des hybridomes murins anti-ADN, mais son rôle réel dans l'apparition de maladies auto-immunes reste inconnu.

MÉMOIRE IMMUNOLOGIQUE

La mémoire immunologique permet la production d'une réponse secondaire ; elle est à la base du principe de la vaccination.

La base cellulaire de la mémoire est l'expansion de populations de lymphocytes spécifiques d'un antigène pendant la réponse primaire, ce qui augmente la fréquence des cellules T et des cellules B capables de répondre à cet antigène. Les cellules B à mémoire diffèrent des cellules B naïves car elles produisent des IgG plus rapidement et elles ont habituellement des récepteurs d'antigène de plus haute affinité en raison de leur sélection pendant la réponse primaire.

On ne sait pas si les cellules T à mémoire ont des récepteurs de plus haute affinité que les cellules T naïves, car les méthodes existantes ne permettent pas de mesurer l'affinité des récepteurs des cellules T. Cependant, puisque les cellules T à mémoire répondent à de plus faibles doses d'antigènes, leurs récepteurs sont probablement plus efficaces. La mémoire ne s'explique pas seulement par l'augmentation du nombre de cellules spécifiques d'antigène. Les cellules T à mémoire se distinguent aussi des lymphocytes T naïfs par des modifications des protéines membranaires et des activités sécrétoires. Par exemple les cellules T $CD4^+$ à mémoire expriment une isoforme de la molécule CD45 différente de celle des cellules T naïves ; leur capacité de synthèse de cytokines est plus importante et plus rapide.

Différents clones de cellules B sont sélectionnés par le même antigène injecté à forte ou à faible dose

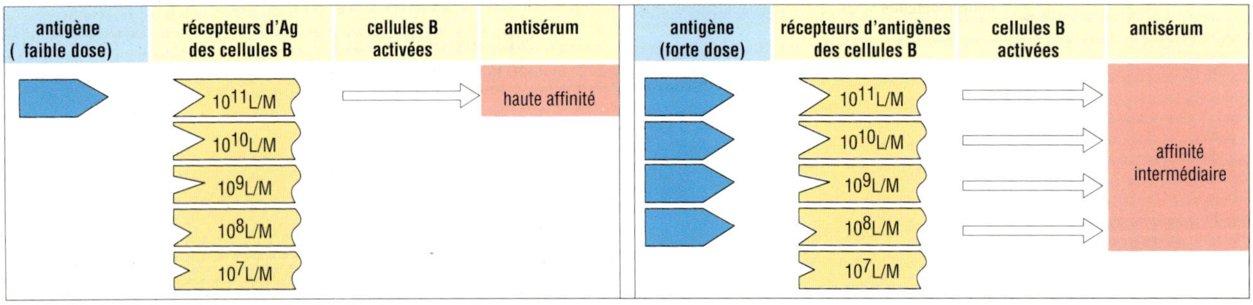

Fig. 7.27 L'antigène injecté à faible dose (à gauche) est à faible concentration extracellulaire et n'interagit qu'avec les cellules B ayant des récepteurs de haute affinité. L'activation de ces cellules induit la différenciation en plasmocytes producteurs d'anticorps de haute affinité. Au contraire, les fortes doses d'antigène (à droite) permettent de stimuler un plus grand nombre de clones de cellules B et induisent de ce fait des réponses anticorps dont l'affinité est en moyenne plus faible.

LECTURES COMPLÉMENTAIRES

Balkwill FR. *Cytokines in Cancer Therapy*. Oxford: Oxford University Press, 1989.

Cerottini J-C, MacDonald RH. The cellular basis of T cell memory. *Annu Rev Immunol* 1989;**7**:77-90.

Chantry D, Feldmann M. The role of cytokines in autoimmunity. *Biotech Ther* 1991;**l**:361-409.

Feldmann M, Lamb JR, Owen MJ, eds. *T cells*. Chichester: J Wiley and Sons, 1989.

Finkelman FD, Holmes J, Katona IM *et al.* Lymphokine control of *in vivo* immunoglobulin isotype selection. *Annu Rev Immunol* 1989;**8**:303-334.

Kupfer A, Singer SJ. Cell biology of cytotoxic and helper T cell functions. *Annu Rev Immunol* 1989;**7**:309-338.

Ullman K, Northrop JP, Verweij CL, Crabtree GR. Transmission of signals from T lymphocyte antigen receptor to the genes responsible for cell proliferation and immune function. *Annu Rev Immunol* 1989;**8**:421-452.

chapitre 8

Réponses à médiation cellulaire

Le terme "immunité à médiation cellulaire" a été utilisé à l'origine pour décrire des réactions locales à des agents pathogènes intracellulaires, faisant intervenir des lymphocytes et des cellules phagocytaires plutôt que des anticorps. Il s'applique maintenant plus largement aux réponses dans lesquelles les anticorps ne jouent qu'un rôle accessoire. Il ne faut cependant pas considérer les réponses à médiation cellulaire et à médiation humorale comme entièrement séparées. Les cellules sont nécessaires au déclenchement des réponses anticorps, et il est vraisemblable que les réactions à médiation cellulaires ne peuvent se produire en l'absence d'anticorps. Les anticorps agissent de plusieurs façons. Par exemple, des complexes antigène-anticorps peuvent induire la libération de molécules chimiotactiques qui provoquent localement l'accumulation de cellules et une réaction inflammatoire. L'anticorps peut masquer des déterminants antigéniques et empêcher leur reconnaissance par les cellules, ou encore induire leur disparition ou leur modulation. L'anticorps permet aussi aux antigènes de s'associer aux cellules, par l'intermédiaire de récepteurs de Fc, et de moduler les réponses cellulaires. Cette fonction s'applique notamment aux cellules phagocytaires et aux cellules tueuses.

Les réactions immunitaires à médiation cellulaire ne dépendent pas toutes de la mise en jeu des cellules T. On oublie souvent que la réaction initiale de défense contre les microorganismes dépend de la reconnaissance de constituants microbiens par des récepteurs tout à fait différents des récepteurs spécifiques d'antigènes des cellules T et B. Chez les souris SCID, atteintes de déficit immunitaire combiné sévère et qui n'ont pas de cellules T matures, les mécanismes d'immunité cellulaire indépendants des cellules T peuvent être remarquablement efficaces contre certains pathogènes.

Fonctions cellulaires indépendantes des cellules T: I Phagocytose

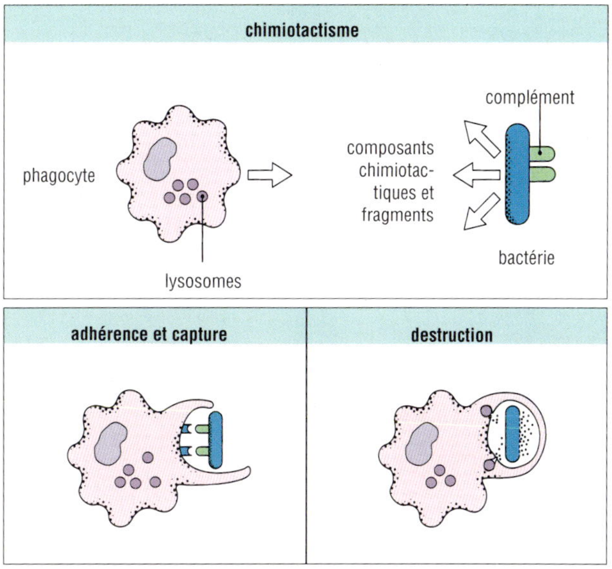

Fig. 8.1 La plupart des effecteurs de l'immunité à médiation cellulaire T-indépendante sont opérationnels même chez les animaux dépourvus de cellules T. Chez les animaux normaux, leur effet protecteur s'exerce avant la mise en jeu d'une réponse T spécifique. Ultérieurement, ces fonctions peuvent être accrues sous l'action de médiateurs produits par les cellules T, tels que les cytokines. La plupart des microorganismes libèrent des facteurs chimiotactiques pour les phagocytes. Les microorganismes captés par phagocytose sont détruits par le phagocyte qui n'a pas besoin de signaux activateurs supplémentaires pour exercer cette fonction. Ce processus est amplifié par la voie alterne du complément qui ne dépend pas des anticorps.

MÉCANISMES CELLULAIRES DE DÉFENSE INDÉPENDANTS DES CELLULES T

PHAGOCYTOSE

Chimiotactisme

De nombreux constituants microbiens attirent les cellules phagocytaires vers le site de l'infection (Fig. 8.1). Certaines substances comme les endotoxines des bactéries gram négatif activent le complément par la voie alterne et libèrent les peptides chimiotactiques C5a et C3a. D'autres sont directement chimiotactiques, en particulier les peptides formylés qui stimulent la phagocytose en se fixant sur les récepteurs des cellules phagocytaires.

Adhérence et capture des microorganismes.

L'étape suivante dans la phagocytose d'un microorganisme est sa fixation à la surface du phagocyte. Cette étape est favorisée par l'activation du complément -par les voies classique ou alterne-, et aboutit à la fixation covalente de C3b sur le microorganisme, permettant sa liaison aux récepteurs CR3 de la cellule phagocytaire. Cette fixation déclenche le processus d'internalisation. De même, si le pathogène a fixé des anticorps spécifiques, ceux-ci peuvent se lier aux récepteurs de Fc du phagocyte. Certains microorganismes ont développé des mécanismes d'échappement à l'activité microbicide normalement mise en jeu après la capture. Ces mécanismes seront détaillés dans le chapitre 15.

LIBÉRATION DE CYTOKINES

Un autre mécanisme indépendant des cellules T ou B joue un rôle essentiel aux stades initiaux d'une infection ; il s'agit de l'induction de la sécrétion de cytokines par les macrophages. Tous les microorganismes peuvent exercer cet effet directement ou par leurs produits de sécrétion (voir chapitre 15). Les cytokines sont des médiateurs polypeptidiques ou glycoprotéiques synthétisés par des cellules stimulées. Les premières cytokines identifiées, produites par des lymphocytes, ont été appelées lymphokines. Le terme cytokine inclut aujourd'hui les lymphokines (dont certaines sont appelées interleukines (IL-)), les interférons (IFN), les facteurs stimulant les colonies (CSF) et les facteurs de nécrose des tumeurs (TNF). Les cytokines sont traitées en détail dans la fin de ce chapitre. Le plus important des médiateurs libéré par les macrophages activés par des composants microbiens est le TNFα. En conjonction avec d'autres médiateurs, le TNFα exerce un effet protecteur rapide.

Protection immédiate par libération de cytokines

1. Le TNFα augmente le pouvoir microbicide des macrophages et des neutrophiles.
2. Le TNFα, en présence de composants bactériens non encore identifiés, provoque la sécrétion d'IFNγ par les cellules NK. L'IFNγ augmente à son tour l'activité microbicide des macrophages (Fig. 8.2).
3. Le TNFα modifie les membranes des cellules endothéliales et des phagocytes. Il augmente l'adhérence des phagocytes aux parois vasculaires et facilite leur pénétration vers les sites de la réaction inflammatoire.

Ces mécanismes permettent d'expliquer la résistance paradoxale des souris SCID à certaines infections bactériennes, malgré l'absence totale de cellules T.

Rôle immunorégulateur des cytokines

Les différentes cytokines produites à ce stade initial influencent probablement le développement ultérieur des systèmes effecteurs de l'immunité. Il s'agit-là d'un domaine important mais encore relativement mal connu. Par exemple, une injection de TNFα peut bloquer le développement d'hypersensibilité de contact. Si le TNFα est introduit au même site que l'antigène, le type de cellules T auxiliaires (TH) produites ultérieurement sera modifié.

RÉPONSES CELLULAIRES DÉPENDANT DES LYMPHOCYTES T

La Fig. 8.3 illustre les principales fonctions des cellules activées après stimulation par l'antigène (chaque cellule pouvant exercer plus d'une fonction) et souligne le rôle central des cellules TH. Différentes sous-populations de cellules TH contrôlent différents types de coopération cellulaire et produisent différentes cytokines. On n'a pas représenté sur la Fig. 8.3 les effets secondaires consécutifs à ces activités, par exemple l'hypersensibilité retardée et la formation de granulomes (voir chapitre 22) ou les lésions tissulaires observées en immunopathologie (décrites ci-dessous et plus en détail dans le chapitre 15).

RÔLE RÉGULATEUR DES CELLULES TH

Les cellules TH jouent plusieurs rôles essentiels dans l'immunité à médiation cellulaire. :

1. Elles contrôlent la spécificité fine de la réponse en déterminant quels antigènes et quels épitopes sont reconnus.
2. Elles sont impliquées dans la sélection des mécanismes effecteurs qui seront mis en jeu contre un antigène cible particulier.
3. Elles augmentent la prolifération de chaque type de cellule effectrice.
4. Elles stimulent la fonction des phagocytes et d'autres cellules effectrices.

Ces différents points, indiqués dans la Fig. 8.3, sont expliqués plus loin. Il faut bien distinguer les cellules auxiliaires TH qui contrôlent et modulent le développement de la réponse immunitaire, des cellules cytotoxiques TC ou "CTL" (pour cytotoxic T lymphocytes) qui sont des cellules effectrices capables de reconnaître et de tuer des cellules-cibles infectées ou allogéniques. Les cellules TC seront étudiées plus loin.

Fonctions cellulaires indépendantes des cellules T: 2 Sécrétion de cytokines

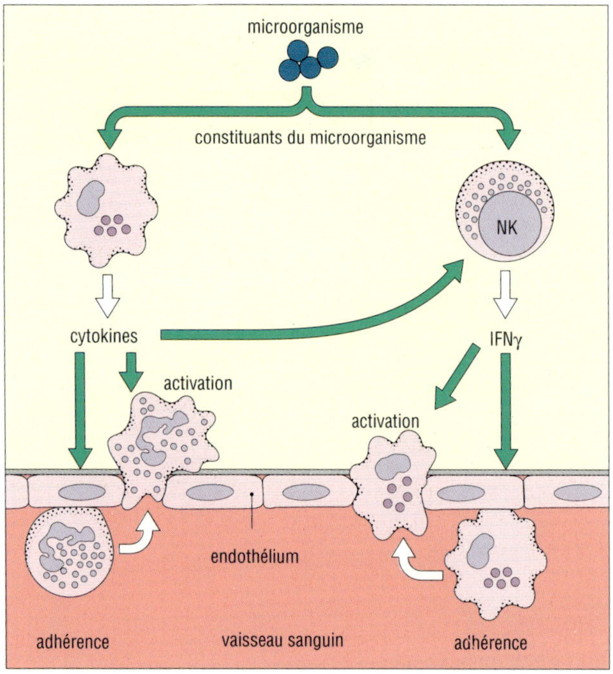

Fig. 8.2 Un deuxième mécanisme protecteur précoce repose sur la sécrétion de cytokines par les macrophages et les cellules NK (voir plus bas) stimulés par des substances bactériennes agissant seules ou en synergie avec le TNFα. Ces inducteurs augmentent la capacité microbicide des phagocytes et leur adhérence aux cellules endothéliales. Le répertoire des cytokines sécrétées détermine en partie la nature des réponses T spécifiques qui vont se développer ultérieurement.

RÔLE DES CELLULES TH DANS LE CHOIX DES MÉCANISMES EFFECTEURS DIRIGÉS CONTRE LES ANTIGÈNES-CIBLES

Puisqu'elles interagissent avec des CPA portant des peptides antigéniques associés aux molécules de classe II du CMH, les cellules TH jouent un rôle déterminant dans le choix des déterminants antigéniques contre lesquels sera dirigée la réponse immunitaire. Ceci est discuté en détail dans le chapitre 7. Cependant, en présence d'un microorganisme invasif, le système immunitaire doit prendre une seconde décision, peut être encore plus importante. Il doit sélectionner les mécanismes effecteurs les plus appropriés à ce type d'infection. Les systèmes effecteurs illustrés sur la Fig. 8.3 peuvent tous être mis en jeu lors d'une réponse immunitaire.

Rôle des cellules TH dans l'immunité à médiation cellulaire

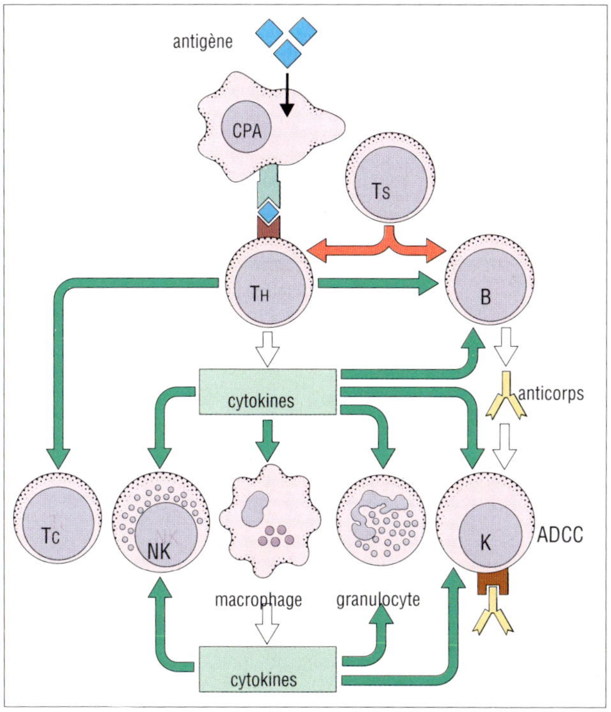

Fig. 8.3 Les cellules présentatrices d'antigène (CPA) présentent l'antigène dégradé aux cellules T auxiliaires (TH) qui jouent un rôle déterminant dans le développement des réponses immunitaires. Les cellules TH reconnaissent des épitopes particuliers de l'antigène à la surface des différentes cellules-cibles. Les lymphocytes TH aident les cellules B à produire des anticorps ; ils modulent les activités d'un ensemble de cellules effectrices, en particulier des cellules Tc, NK, des macrophages, des granulocytes et des cellules cytotoxiques dépendantes d'anticorps (cellules K). La plupart de ces effets sont contrôlés par des lymphokines produites par les cellules TH, mais des cytokines produites par d'autres cellules, en particulier les macrophages, jouent un rôle important. Les cellules T, comme les cellules B, peuvent, à leur tour, subir l'influence de cellules T suppressives (Ts).

Les trois principaux d'entre eux sont les suivants :
1. les cellules T cytotoxiques
2. les anticorps, les mastocytes et les éosinophiles
3. l'activation des macrophages et l'hypersensibilité de type retardé.

Cette décision est d'une telle importance que la mise en jeu de mécanismes effecteurs inappropriés risque d'accroître la susceptibilité aux pathogènes plutôt que d'induire une protection. Par exemple, dans un modèle d'infection par le virus de la grippe, le mécanisme 1 protège, tandis que le mécanisme 3 augmente la susceptibilité. De même, chez les souris BALB/c, le mécanisme 3 protège contre l'infection par *Leishmania major*, tandis que le mécanisme 2 est pathogène.

Le rôle régulateur des cytokines

L'étape initiale de sélection des mécanismes effecteurs est mal connue mais elle est peut-être influencée par la nature des cytokines sécrétées lors du premier contact avec le pathogène (Fig. 8.2). Ultérieurement, la sélection des mécanismes effecteurs dépend du type de cytokines produites par les cellules TH. Les différentes sous-populations de cellules TH représentent probablement des étapes successives de différenciation à partir d'un même précurseur mais elles pourraient provenir de différents précurseurs. Chez la souris, les cellules vierges (THP) qui n'ont pas encore été stimulées par l'antigène, ne produisent que de l'IL-2. Une brève stimulation antigénique conduit au développement de cellules TH0 qui peuvent produire un large spectre de cytokines (Fig. 8.4). Après stimulations itératives par l'antigène, les populations TH1 et TH2 apparaissent. L'une et l'autre sécrètent de l'IL-3, du GM-CSF et du TNFα.

Différenciation des cellules TH chez la souris

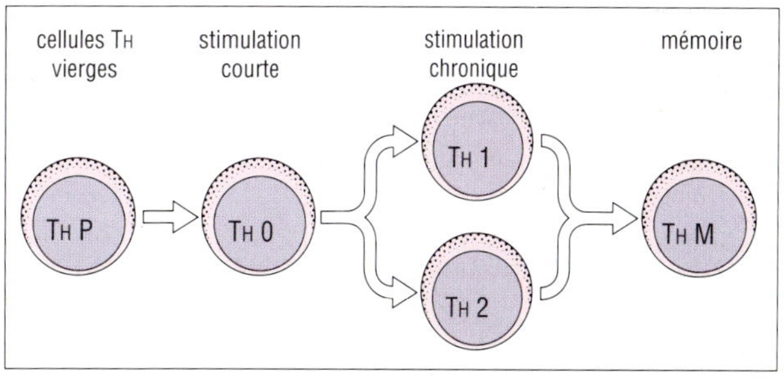

cytokines sécrétées

TH P	TH 0	TH 1	TH 2	TH M
	IFNγ	IFNγ		
IL-2	IL-2	IL-2		IL-2
	IL-4		IL-4	
	IL-5		IL-5	
			IL-6	
	IL-10		IL-10	

Fig. 8.4 La stimulation plus ou moins prolongée par le même antigène spécifique permet d'obtenir différentes sous-populations de cellules TH, caractérisées par des profils de synthèse de cytokines différents. Les populations TH1 et TH2 sont trouvées chez l'homme au sein de certaines réactions inflammatoires plutôt que dans le sang.

Les cellules TH1 produisent IL-2 et IFNγ tandis que les cellules TH2 sécrètent IL-4, IL-5, IL-6 et IL-10. La Fig. 8.5 montre comment ces différents profils de cytokines peuvent mettre en jeu des mécanismes effecteurs particuliers. Par exemple les cellules TH1 vont activer les macrophages et sembleraient répondre particulièrement bien aux antigènes présentés par ces cellules. A l'opposé, les cellules TH2 vont stimuler la production des éosinophiles et des mastocytes, et augmenter la synthèse d'anticorps en particulier de classe IgE. Ces cellules répondent bien aux antigènes présentés par les cellules B.

Une fois établi, chaque profil de réponse tend à supprimer le profil opposé. En effet l'IFNγ des cellules TH1 inhibe la prolifération des cellules TH2, tandis que l'IL-10 des cellules TH2 bloque la production de cytokines par les TH1 et, peut être, par les cellules T cytotoxiques et les cellules NK (Fig. 8.5).

Cette spécialisation des cellules TH, initialement décrite chez la souris, est maintenant clairement démontrée chez l'homme. Ainsi, des clones de cellules T, dérivés de lésions palpébrales de patients atteints de conjonctivite saisonnière par allergie aux pollens, ont les caractéristiques de cellules TH2, de même que des clones dérivés de la peau de patients atteints de dermatite atopique. Les clones dérivés du liquide céphalo-rachidien de patients atteints de sclérose en plaques sont de type TH1. Cependant l'existence d'autres types de cellules TH apparaît vraisemblable, tant chez l'homme que chez la souris, dans la mesure où certains profils de réactions inflammatoires, observés en clinique notamment dans la polyarthrite rhumatoïde, ne sont pas explicables par la classification TH1/TH2. Par ailleurs, on ne sait pas encore quel type de cellules TH ou quelle combinaison de cytokines permettent le développement d'une réponse à prédominance de cellules TC.

CYTOTOXICITÉ A MÉDIATION CELLULAIRE

Les cellules effectrices représentées au bas de la Fig. 8.3 sont toutes capables de lyser des cellules-cibles placées à leur contact. La cytotoxicité à médiation cellulaire n'est donc pas une propriété exclusive des cellules TC ; elle peut aussi impliquer d'autres sous-populations de cellules lymphoïdes et, dans certaines circonstances, de cellules myéloïdes. Ces différents types de cellules cytotoxiques utilisent des mécanismes différents. Par exemple, différents récepteurs peuvent être engagés dans la liaison de la cellule cytotoxique à la cellule-cible et dans le déclenchement du processus de lyse. De plus, il semble exister différents mécanismes de lyse. Les principaux types d'interactions récepteur-ligand impliqués dans ces réactions sont les suivants (Fig. 8.6) :

1. Des antigènes spécifiques (ex: antigènes viraux d'une cellule infectée) sont reconnus dans le contexte du CMH par les TCR de cellules TC.
2. Des déterminants inconnus, par exemple exprimés sur les cellules tumorales, sont reconnus par des récepteurs des cellules NK.
3. L'anticorps fixé sur l'antigène (ex : l'antigène viral d'une cellule infectée) est reconnu par les récepteurs de Fc des cellules K dans la réaction de cytotoxicité à médiation cellulaire dépendant d'anticorps (ADCC).

Mécanismes effecteurs sélectionnés par les cellules TH1 et TH2

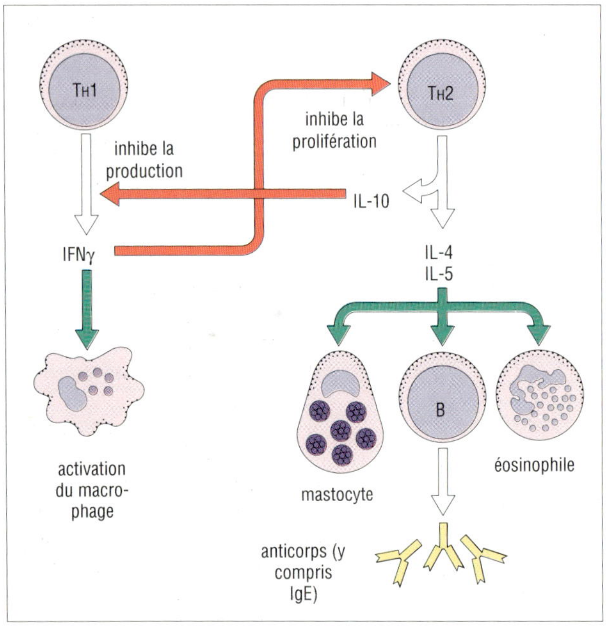

Fig. 8.5 Les populations TH1 et TH2 diffèrent par leurs profils de cytokines. Chaque sous-population peut en outre bloquer l'activité de l'autre sous-population.

Cytotoxicité à médiation cellulaire

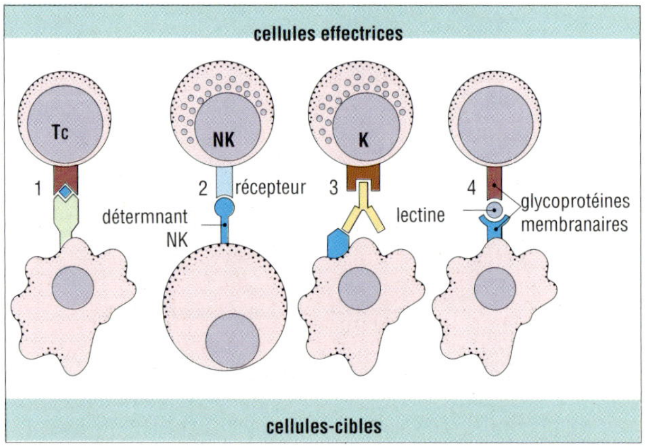

Fig. 8.6 Quatre types d'interactions cellulaires sont représentés :
1. Les cellules T cytotoxiques (TC) se fixent à leur cible en reconnaissant l'antigène et les déterminants du CMH.
2. Les cellules NK reconnaissent les déterminants exprimés sur les cellules tumorales.
3. Les cellules K reconnaissent la région Fc des IgG fixées à des antigènes à la surface des cellules-cibles.
4. Expérimentalement, des glycoprotéines de surface des deux cellules peuvent être liées par des lectines.

Ces trois types d'interactions correspondent davantage à des catégories fonctionnelles qu'à des caractéristiques propres à chaque type cellulaire défini par sa morphologie. Un même type cellulaire peut participer à différentes interactions (une même cellule peut avoir une activité K ou NK selon la présence ou l'absence d'anticorps dirigés contre la cible (NdT)). D'autres interactions ligand-récepteur sont également capables de stabiliser la liaison entre la cellule cytotoxique et la cellule-cible et peuvent, dans certains cas, participer au déclenchement du phénomène de lyse (Fig. 8.7). Des anticorps dirigés contre les molécules CD3, CD2 ou CD16 (un récepteur de Fcγ) peuvent induire l'activité cytotoxique de cellules Tc (ou NK (NdT)), ce qui suggère que les ligands physiologiques de ces mêmes molécules peuvent aussi déclencher la réaction cytotoxique.

Interactions entre lymphocytes Tc et cellules-cibles

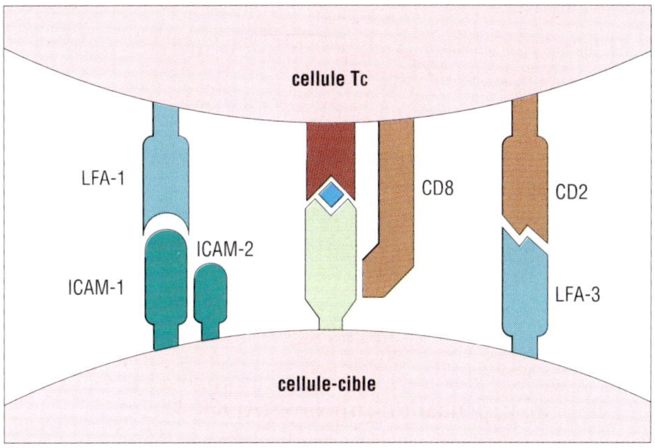

Fig. 8.7 Les molécules de surface et leurs ligands qui participent à l'interaction entre cellules T cytotoxiques et leurs cibles.

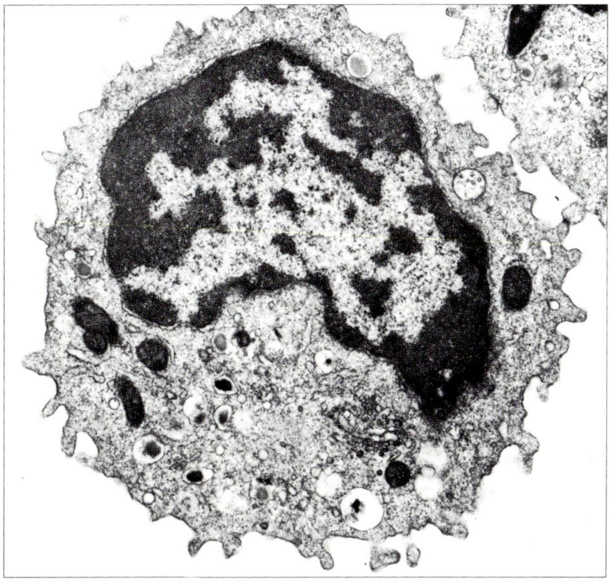

Fig. 8.8 Un grand lymphocyte granulaire (LGL). Les grands lymphocytes granulaires, isolés par centrifugation en gradient de densité, contiennent l'essentiel de l'activité NK du sang périphérique.

CYTOTOXICITÉ À MÉDIATION CELLULAIRE INDÉPENDANTE DES ANTICORPS

Cellules T cytotoxiques restreintes par le CMH

Les cellules T cytotoxiques, dont l'activité est restreinte par les produits du CMH, représentent une sous-population de petits lymphocytes dérivés de précurseurs radiosensibles non cytotoxiques. La plupart sont $CD8^+$ et reconnaissent l'antigène associé aux molécules de classe I du CMH syngénique, ou bien des molécules de classe I sur des cellules allogéniques ou xénogéniques. Les molécules de classe I reconnues comme étrangères peuvent en effet ressember à des molécules de classe I syngéniques associées à des antigènes exogènes. Environ 10 % des cellules T cytotoxiques sont $CD4^+$ et leur activité est restreinte par les antigènes de classe II. La liaison des molécules CD4 ou CD8 aux molécules du CMH stabilise probablement l'interaction cellulaire (Fig. 8.7). Des anticorps contre l'une ou l'autre de ces molécules de surface inhibent la lyse. Le rôle principal de ces cellules consiste probablement à éliminer les cellules infectées par des virus (voir chapitre 15). Il apparaît donc logique que les cellules Tc reconnaissent surtout des antigènes associés aux molécules de classe I puisque celles-ci sont exprimées sur la plupart des cellules nucléées.

Cellules cytotoxiques non spécifiques et non restreintes par le CMH

Plusieurs populations cellulaires qui se recouvrent partiellement ont la propriété de lyser des cellules de façon non spécifique et indépendamment du CMH. Elles comprennent :

1. Des cellules, présentes normalement dans la rate et le sang circulant, que l'on appelle cellules NK ("natural killer").
2. Des cellules que l'on peut activer en culture par des concentrations relativement élevées d'interleukine-2 (IL-2), que l'on appelle LAK ("lymphokine activated killer cells").
3. Des populations cellulaires hétérogènes possédant une activité cytotoxique non spécifique et qui se développent dans les cultures lymphocytaires mixtes ou des cultures stimulées par une lectine comme la phytohémagglutinine (PHA).

Cellules NK

Ces cellules sont dans leur majorité dérivées des grands lymphocytes granulaires (LGL, "large granular lymphocytes") qui représentent environ 5% des cellules lymphoïdes du sang circulant chez l'homme (Fig. 8.8). La majorité des cellules NK sont $CD3^-$, $CD16^+$, $CD56^+$; les gènes du TCR ne sont pas réarrangés de façon productive dans ces cellules. Chez les rongeurs, les cellules NK portent un asialo-GM1 que l'on trouve également sur les macrophages et les granulocytes, bien que la distribution tissulaire des cellules NK soit différente de celle des macrophages. Les cellules NK clonées sont hétérogènes dans leur spécificité : on ne sait pas si cette hétérogénéité correspond à des lignées indépendantes, à des clones différents au sein d'une même lignée, à des variations dans le degré d'activation, ou à l'intervention de plusieurs autres récepteurs dans la liaison de la cellule NK à la cellule-cible et dans le déclenchement de la lyse.

Cellules LAK Plusieurs arguments indiquent que l'activité cytotoxique des cellules spléniques ou sanguines activées *in vitro* par l'IL-2 est essentiellement due à des cellules dérivant de précurseurs que l'on ne peut pas distinguer des cellules NK. Ainsi les cellules LAK ne constituent vraisemblablement pas une lignée particulière, et leur plus grande activité est la conséquence de leur activation *in vitro.* Leur spécificité particulière peut également être reliée aux phénomènes d'activation et à l'apparition de nouveaux récepteurs. Ce type cellulaire a fait l'objet d'essais thérapeutiques dans certains cancers chez l'homme. Les lymphocytes du malade sont prélevés, stimulés *in vitro* avec de l'IL-2, puis réinjectés au malade.

Populations hétérogènes de cellules cytotoxiques non spécifiques

La stimulation de cellules du sang circulant par des cellules tumorales autologues, ou par une culture lymphocytaire mixte, induit l'apparition de nombreuses cellules $CD3^+$ $CD8^+$ qui se comportent comme des cellules cytotoxiques typiques, restreintes par les antigènes de classe I. Cependant l'analyse des clones cellulaires dans ces cultures complexes, en particulier lorsqu'on a utilisé la PHA pour les stimuler, révèle l'existence d'un petit nombre de cellules $CD3^+$ qui expriment les chaînes α et β ou bien γ et δ du TCR, et qui peuvent exercer une activité cytotoxique peu ou pas restreinte par le CMH. Il est possible que les cellules de ce type reconnaissent simplement des déterminants partagés par un grand nombre de cellules-cibles ; il est également possible que ces cellules reconnaissent des éléments de restriction non encore identifiés. La situation est compliquée par la présence, dans ce type de culture, de cellules LAK, probablement dérivées des cellules NK stimulées par l'IL-2 libérée dans la culture.

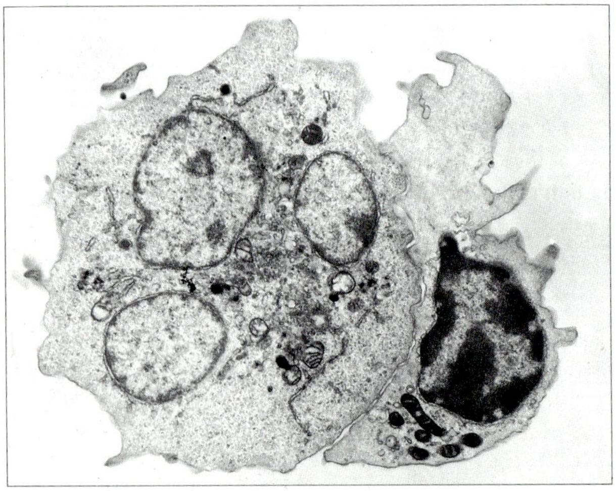

Fig. 8.9 Activité des cellules K. Lymphocyte (à droite) formant un conjugué avec une cellule cible sensibilisée par un anticorps (à gauche). x 2 500 (Document du Dr. P. Penfold).

CYTOTOXICITÉ À MÉDIATION CELLULAIRE DÉPENDANT D'ANTICORPS (ADCC)

Les cellules cytotoxiques ayant des récepteurs de Fcγ peuvent se fixer aux cellules-cibles recouvertes d'anticorps IgG et les lyser (Fig. 8.9). Ces cellules sont habituellement appelées cellules K (pour "killer") mais il est bien clair qu'il s'agit là d'une fonction et non d'une population cellulaire particulière. Certaines cellules Tc et les cellules NK ont des récepteurs de Fc et peuvent dès lors exercer cette fonction. L'étude de cellules isolées a permis d'établir que les activités K et NK pouvaient être exercées par la même cellule. Les principaux modèles d'activité K concernent les anticorps dirigés contre des antigènes viraux exprimés à la membrane de la cellule-cible, des antigènes tumoraux, des molécules du CMH, des haptènes comme le TNP conjugué aux protéines membranaires, et enfin les membranes des érythrocytes nucléés des oiseaux. Les cellules myéloïdes exprimant des récepteurs de Fc ont aussi une activité K qui, cependant, met en jeu des mécanismes cytotoxiques différents (voir ci-dessous). Ainsi les monocytes et même, selon certaines publications controversées, les polynucléaires pourraient lyser des cellules tumorales recouvertes d'anticorps. Les monocytes et les éosinophiles sont capables d'induire des lésions dans les larves de schistosomes recouvertes d'anticorps (voir chapitre 16).

Dans cette réaction, qui peut aussi s'appliquer à d'autres parasites, les classes d'anticorps efficaces sont celles qui induisent les réactions anaphylactiques (IgE dans toutes les espèces, IgG1 chez la souris et IgG2a chez le rat). Il serait donc possible que l'IgE stimule d'abord les mastocytes, qui libèrent un facteur chimiotactique pour les éosinophiles qui viendraient se fixer sur le parasite (Fig. 8.10). Ce profil de mécanismes effecteurs est typique de celui mis en jeu par les cellules TH2 (Fig. 8.5) puisque l'IL-4 et l'IL-5 produites

Double rôle de l'anticorps dans une réaction anti-schistosomes

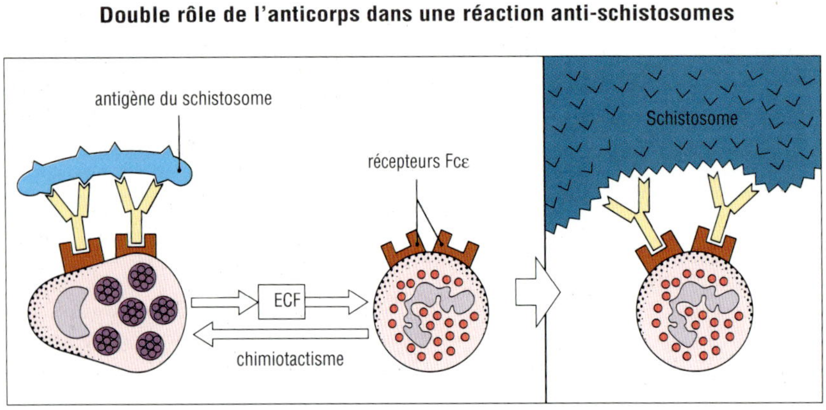

Fig. 8.10 Les mastocytes, sensibilisés par des IgE anti-schistosomes, libèrent un facteur chimiotactique pour les éosinophiles (ECF) en présence d'antigène (à gauche). Les éosinophiles attirés se fixent aux parasites recouverts d'anticorps, au moyen de leurs récepteurs de Fc et provoquent des lésions du parasite (à droite). Cette réaction est une forme de cytotoxicité dépendante d'anticorps (ADCC), où les cellules effectrices sont d'origine myéloïde.

par ces cellules stimulent la production des éosinophiles, des mastocytes et des anticorps IgE.

MÉCANISMES DE LA CYTOTOXICITÉ À MÉDIATION CELLULAIRE

Il semble que les mécanismes impliqués dans la cytotoxicité sont les mêmes pour les CTL, les cellules K ou les cellules NK, quelle que soit l'interaction ligand-récepteur impliquée (Fig. 8.11). Les cellules myéloïdes utilisent des mécanismes différents. L'activité cytotoxique des cellules lymphoïdes s'organise en trois phases :

1. La liaison à la cellule-cible,
2. Une phase dépendante du Ca^{2+} qui implique la sécrétion de vésicules dont le contenu modifie la cellule-cible et la conduit irrréversiblement vers la mort,
3. Une phase tardive au cours de laquelle la cellule-cible subit le phénomène d'apoptose.

Ce modèle est construit sur l'observation que les granules des LGL, des cellules NK, et de certaines lymphocytes cytotoxiques, contiennent de la perforine, une protéine monomérique apparentée au composant lytique (C9) du complément, et capable de former des pores dans les membranes. Ils contiennent également une sérine estérase (cf enzymes du système du complément) qui pourrait jouer un rôle dans l'assemblage du complexe lytique. En présence de calcium, les monomères de perforine se lient à la membrane de la cellule-cible et se polymérisent pour former des canaux transmembranaires. La cellule cytotoxique survit et peut continuer à lyser d'autres cellules-cibles. On imagine qu'elle est protégée de l'autodestruction par un protéoglycane (une chondroïtine sulfate A), présent également dans les granules, et capable de se lier à la perforine.

Il semble que la cytotoxicité relève d'un mécanisme différent de la lyse provoquée par le complément. On observe en effet une apoptose, avec une fragmentation de l'ADN, des bourgeonnements de la membrane cytoplasmique, et la désintégration de la cellule en petits fragments appelée "corps apoptotiques". En outre, certains lymphocytes cytotoxiques, qui ne semblent pas contenir de perforine, sont capables de détruire les cellules-cibles en l'absence de calcium. C'est le cas en particulier des lymphocytes cytotoxiques primaires produits *in vivo.* Certains ont suggéré que ces cellules faisaient appel à un autre mécanisme (Fig. 8.11) et que l'aptitude à utiliser la perforine n'apparaitrait qu'après exposition des cellules effectrices à de fortes concentrations d'IL-2.

Les granules peuvent aussi contenir du facteur de nécrose des tumeurs α (TNFα), de la lymphotoxine (LT ou TNFβ), et un facteur cytotoxique des cellules NK (NKCF) qui est neutralisé partiellement par des anticorps anti-TNF. Le rôle de ces cytokines est incertain car les réactions cytotoxiques qu'elles déclenchent exigent plus de temps que les 3 à 4 heures nécessaires à l'activité des lymphocytes Tc.

En revanche, le TNFα intervient certainement dans la lyse de certaines cellules tumorales par les macrophages, et agit en synergie avec l'IFNγ libéré par les cellules T ou les cellules NK.

Cytotoxicité à médiation cellulaire

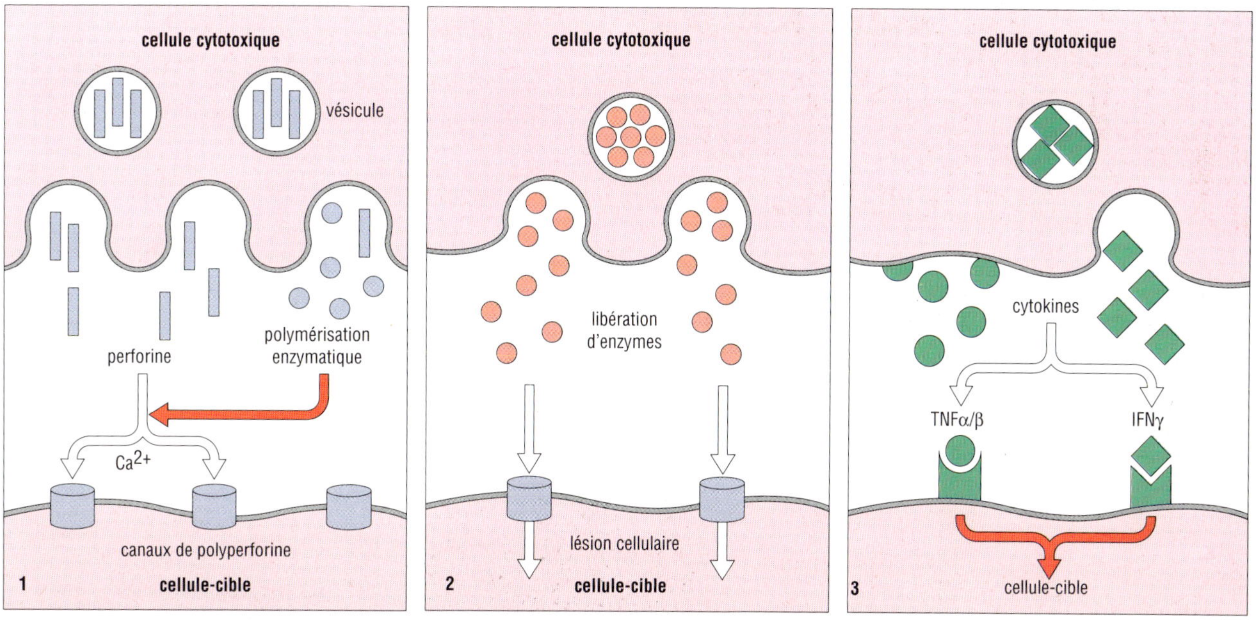

Fig. 8.11 Trois mécanismes de cytotoxicité sont illustrés.
1. La cellule lymphoïde cytotoxique, libérant de la perforine et différentes enzymes au voisinage immédiat de la membrane de la cellule-cible. En présence de calcium, la perforine est polymérisée par une enzyme et forme des canaux de polyperforine dans la membrane de la cellule-cible.
2. Des enzymes protéolytiques, et d'autres substances toxiques libérées par la cellule cytotoxique, empruntent ces canaux pour pénétrer dans la cellule-cible et exercer leur effet toxique.
3. Des cytokines, comme le TNFα ou la lymphotoxine (TNFβ) produits par les cellules lymphoïdes cytotoxiques ou les macrophages, ainsi que l'IFNγ produit par la cellule cytotoxique ou par d'autres cellules lymphoïdes, se fixent à leurs récepteurs spécifiques sur la membrane de la cellule-cible. Les cellules sensibles à ces cytokines meurent. Ce processus dure quelques heures.

Le mécanisme d'activité cytotoxique de ces cytokines est mal connu. Elles stimulent l'activité des cyclooxygénases et lipoxygénases des cellules-cibles avec libération de radicaux libres toxiques. On observe également des modifications de la synthèse protéique.

En plus du TNFα, les cellules myéloïdes disposent de nombreux autres mécanismes cytotoxiques et il est difficile de savoir lequel d'entre eux est mis en jeu dans chaque système expérimental. Parmi ces mécanismes, on peut citer le monoxyde d'azote et les dérivés réduits de l'oxygène moléculaire, les protéines cationiques, et les hydrolases. Ces mécanismes sont décrits en détail dans le chapitre 15 en relation avec les propriétés bactéricides, mais ils peuvent aussi être mis en jeu dans la cytotoxicité des cellules de mammifères.

Les différents mécanismes de cytotoxicité des cellules lymphoïdes et myéloïdes sont illustrés dans les Fig. 8.12 et 8.13. Certains de ces mécanismes nécessitent l'activation des macrophages par des lymphokines.

Mécanismes participant à la cytotoxicité des cellules myéloïdes

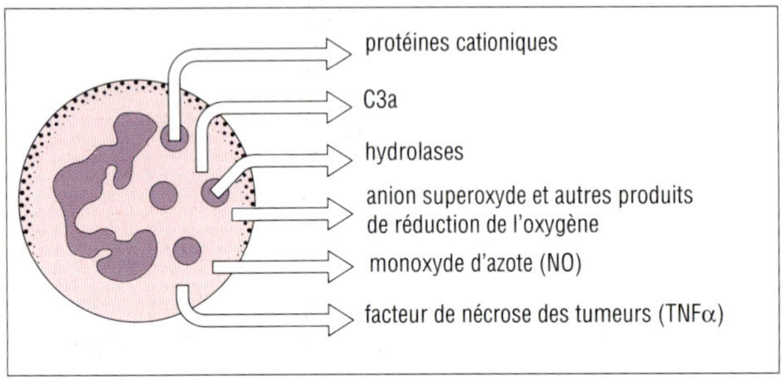

Fig. 8.12 Les dérivés actifs de l'oxygène et le monoxyde d'azote (NO), les protéines cationiques, les hydrolases et les protéines du complément produites par les cellules myéloïdes, peuvent créer des lésions de la cellule-cible et ajouter leurs effets toxiques à ceux des cytokines.

ACTIVATION DES MACROPHAGES PAR LES LYMPHOKINES

Les macrophages sont impliqués à tous les stades de la réponse immunitaire. Ils assurent d'abord un mécanisme de protection rapide intervenant avant le développement de la réponse cellulaire T. Ils participent à l'initiation de celle-ci par la dégradation et la présentation de l'antigène (chapitre 6). Enfin, au stade effecteur de la réponse des cellules T, ils interviennent comme cellules inflammatoires tumoricides et microbicides. Les rôles des macrophages dans les réponses immunitaires sont illustrés dans la figure 8.13 tandis que ceux mis en jeu dans la réparation tissulaire sont présentés dans la figure 8.14.

Les fonctions effectrices des macrophages qui s'expriment en l'absence des cellules T ont été décrites précédemment (voir Fig. 8.2). Par exemple les monocytes circulants ont la capacité de tuer certains microorganismes (chapitre 16). Cette capacité disparaît après culture *in vitro*, mais elle peut être restaurée par des lymphokines, en particulier l'IFNγ. Ce dernier active aussi des mécanismes cytotoxiques dont les monocytes normaux sont dépourvus. La destruction de nombreux parasites intracellulaires et de certaines cellules tumorales *in vitro* nécessite l'activation des macrophages par des lymphokines (Fig. 8.15). Cela avait déjà été démontré dans des expériences où des animaux, immunisés par le BCG puis inoculés avec la tuberculine PPD, un antigène du BCG qui stimule les cellules T,

Principaux rôles des macrophages dans la réponse immunitaire à l'infection

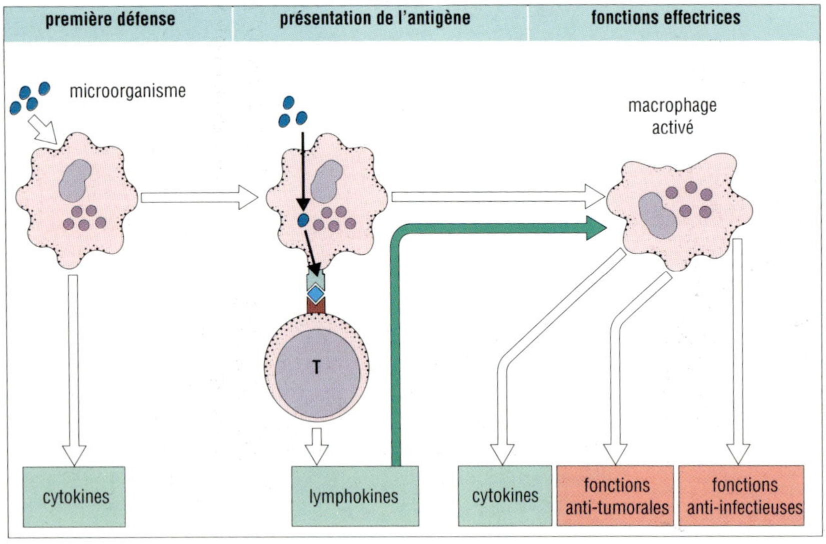

Fig. 8.13 Les macrophages interviennent comme première ligne de défense non spécifique en phagocytant les microorganismes et en libérant des cytokines. Ils jouent le rôle de CPA. Ce sont aussi des cellules effectrices susceptibles d'être activées par les lymphokines libérées par les cellules T stimulées par l'antigène.

étaient aussi protégés contre *Listeria monocytogenes.* Ces expériences avaient permis de conclure que l'activation des macrophages nécessitait un mécanisme spécifique d'antigène, mais que l'augmentation de l'activité bactéricide n'était pas elle-même spécifique vis-à-vis du microorganisme immunogène. La spécificité antigénique est une propriété des lymphocytes et l'activité bactéricide une propriété des macrophages. L'étape suivante a consisté à démontrer que les lymphocytes dérivés d'une souris immunisée par le BCG, cultivés *in vitro* avec l'antigène spécifique, par exemple la PPD, libéraient des médiateurs qui augmentaient la capacité bactéricide ou bactériostatique des macrophages vis-à-vis du microorganisme inoculé *in vivo* (ex: BCG) mais aussi celle d'autres microorganismes. Les médiateurs mis en évidence dans ces expériences sont des lymphokines.

HÉTÉROGÉNÉITÉ DES MACROPHAGES ACTIVÉS

L'activation des macrophages est un phénomène complexe et les fonctions effectrices qui en résultent peuvent être dissociées les unes des autres. Ainsi peut-on activer des macrophages de souris, de façon à augmenter leur aptitude à tuer *Listeria monocytogenes* sans pour autant stimuler leur cytotoxicité vis-à-vis de cellules tumorales ou de mycobactéries. L'IFNγ, utilisé seul, permet aux monocytes humains de tuer *Legionella* tout en augmentant la multiplication de *Mycobacterium tuberculosis.* Plusieurs raisons peuvent rendre compte de cette complexité.

1. L'activation des macrophages peut stimuler de nombreuses fonctions effectrices qui sont récapitulées dans la figure 8.14. Les fonctions antimicrobiennes sont présentées en détail dans le chapitre 15.

Rôle central des macrophages dans l'immunité et dans l'inflammation

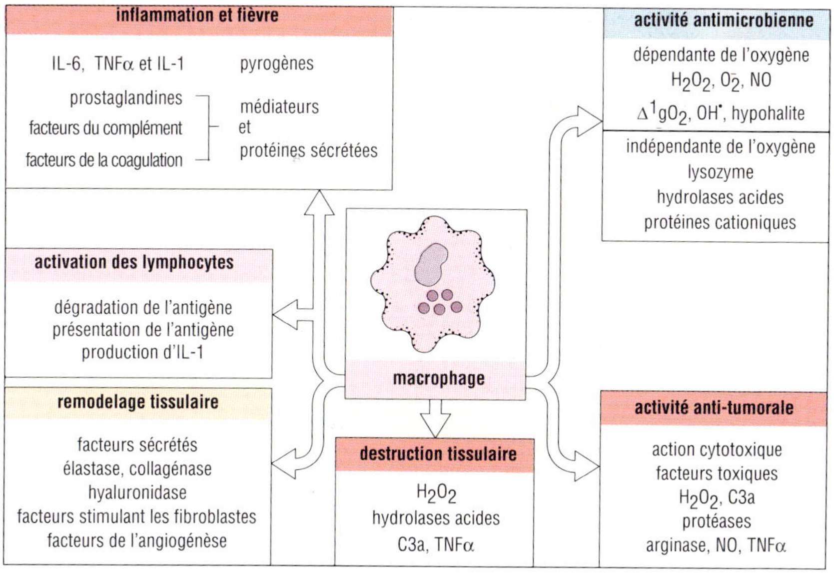

Fig. 8.14 Les macrophages et leurs produits interviennent dans l'induction de l'inflammation et dans sa résorbtion ultérieure (à gauche). Leurs fonctions effectrices anti-tumorales et anti-bactériennes (à droite), peuvent aussi être à l'origine de lésions tissulaires (au milieu), par exemple dans l'hypersensibilité retardée.

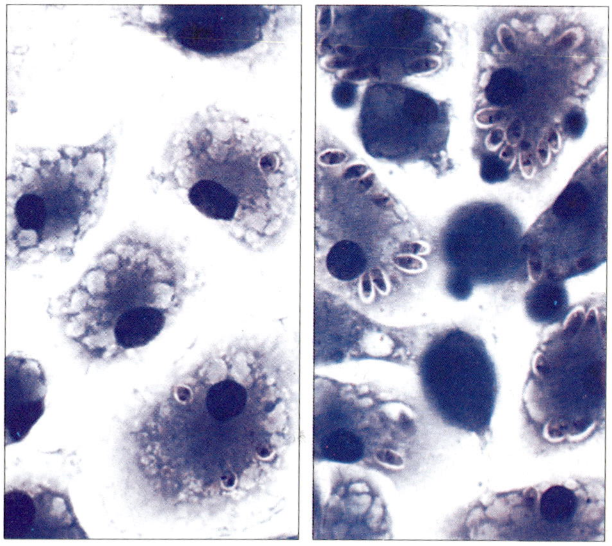

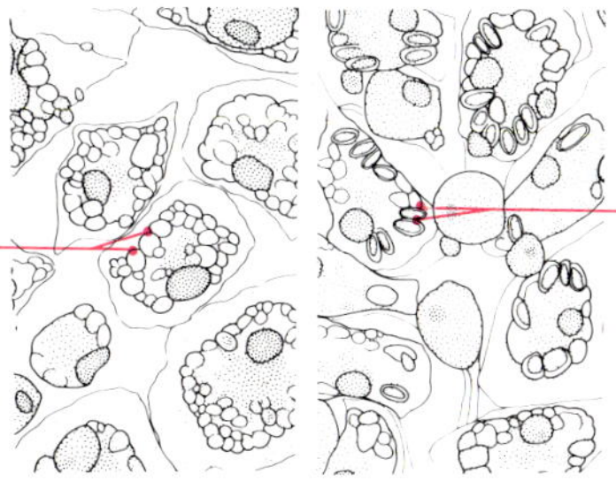

Fig. 8.15 Destruction de *Leishmania* par des macrophages activés. La destruction de *Leishmania enriettii* par des macrophages de souris de souche C57, est augmentée par de lymphokines. Les parasites sont détruits en 48 h de culture en présence de lymphokines (à gauche). Ces résultats sont comparés à des cultures témoins qui ne contiennent pas de lymphokines (à droite). Coloration de Giemsa, x800 (Document du Dr. J. Manuel).

2. Les cellules de type monocyte/macrophage sont très hétérogènes et, selon leur provenance, diffèrent par leur niveau d'expression de molécules de classe II du CMH et de récepteurs de Fc, leur production de peroxydase et leur réponse aux lymphokines. Pour la plupart des auteurs, cependant, il n'existerait qu'une seule lignée de macrophages, et ces différences proviendraient de l'environnement et du stade de maturation.

L'activation des macrophages

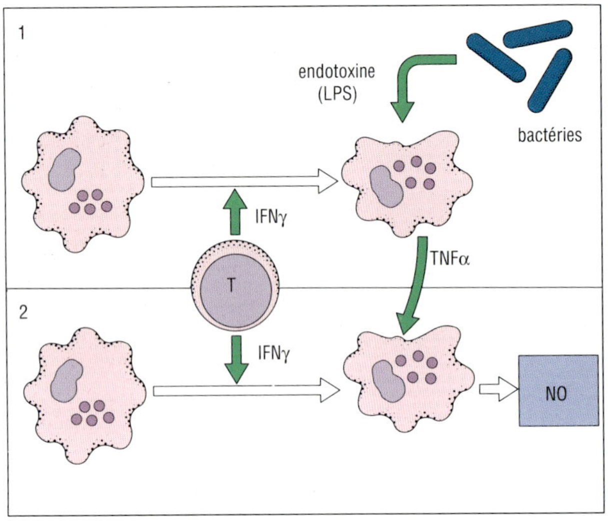

Fig. 8.16 L'activation des macrophages peut nécessiter l'interaction de plusieurs lymphokines et de facteurs microbiens.
1. La sécrétion optimale de TNFα par les macrophages nécessite leur activation par l'IFNγ, suivie de l'exposition à des substances microbiennes, comme l'endotoxine, qui induisent la synthèse de cytokines. Le TNFα, à fortes concentrations, stimule directement la voie n° 2.
2. L'IFNγ, en présence de TNFα, induit la production de NO par les macrophages.

3. Les fonctions qui peuvent être activées ne dépendent pas seulement du macrophage lui-même mais du "mélange" précis de lymphokines et du stimulus inflammatoire. Par exemple, des macrophages de souris, mis en présence d'un surnageant de cellules spléniques riche en lymphokines, deviennent résistants à l'infection intracellulaire par *Leishmania, Candida, Trypanosoma cruzi, Rickettsia* et *Legionella.* Il s'agit là d'un exemple d'action synergique des lymphokines, puisque cet effet ne peut être reproduit par l'IL-2, l'IL-4, le GM-CSF ou l'IFNγ ajoutés isolément. Par contre un mélange d'IFNγ avec l'une des autres lymphokines est efficace. La seule cytokine active isolément dans ce système est le TNFα. On peut ainsi définir différents profils d'effets induits par les cytokines :

1. Les effets inductibles par une seule lymphokine agissant isolément
2. Des effets quantitatifs qui augmentent ou diminuent en fonction des signaux secondaires
3. Des effets coopératifs ou synergiques, où chaque médiateur n'est efficace qu'en présence d'un second médiateur ou de produits d'origine bactérienne.

Par exemple, la formation de monoxyde d'azote à partir de l'arginase est activée par l'IFNγ mais se trouve fortement augmentée par l'exposition ultérieure du macrophage au TNFα (Fig. 8.16).

L'activation des macrophages procède par stades successifs contrôlés par des stimulus séquentiels comprenant les lymphokines, les endotoxines, différents médiateurs et régulateurs de l'inflammation, y compris, dans les expériences *in vitro,* l'adhérence aux surfaces de verre ou de plastique, et les substances activatrices contenues dans le milieu de culture. Différentes fonctions effectrices peuvent apparaître à chaque stade, en association avec des modifications morphologiques et fonctionnelles caractéristiques. Un exemple de cette activation séquentielle est illustré dans la figure 8.17 qui montre l'acquisition de la capacité tumoricide des macrophages péritonéaux de souris.

Activation séquentielle des macrophages de souris

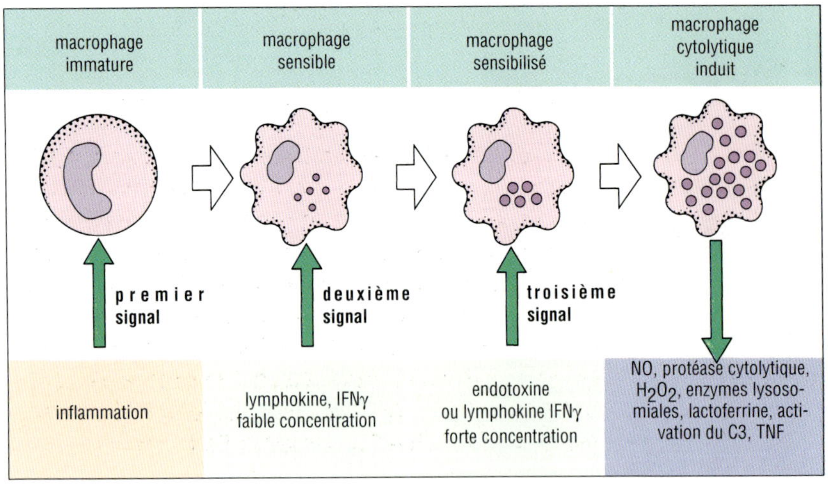

Fig. 8.17 Modèle hypothétique de l'activation des macrophages péritonéaux de souris montrant les étapes d'acquisition de l'activité cytotoxique vis-à-vis des cellules tumorales.

RÔLE DU CALCITRIOL DANS L'ACTIVATION DES MACROPHAGES HUMAINS

L'IFNγ induit l'expression d'une 1-hydroxylase dans les macrophages humains mais apparemment pas dans les macrophages de souris. Cette enzyme permet de transformer le 25-hydroxycholécalciferol circulant inactif en un métabolite actif, le 1,25-dihydroxycholécalciférol (vitamine D3 ou calcitriol). En se liant à des récepteurs spécifiques, ce dérivé exerce des effets coactivateurs des macrophages (Fig. 8.18) et a peut-être des effets inhibiteurs sur les lymphocytes. Chez l'homme, le calcitriol produit par les macrophages activés peut être libéré dans la circulation et exercer ses effets connus sur le métabolisme du calcium et du phosphore. Une hypercalcémie peut en résulter.

INHIBITION DES FONCTIONS EFFECTRICES DU MACROPHAGE

Après activation, des macrophages peuvent subir des phénomènes de désactivation. Les prostaglandines de la série E peuvent exercer cet effet. Certains mécanismes effecteurs des macrophages activés sont sensibles aux corcitostéroïdes. Un facteur de désactivation des macrophages (MDF) a été purifié à partir de surnageants de cellules tumorales. Ce facteur antagonise la production de dérivés actifs de l'oxygène moléculaire et, dans une certaine mesure, du monoxyde d'azote produit par les macrophages stimulés par IFNγ (Fig. 8.19). Des propriétés analogues ont été décrites pour l'IL-4, le CGRT ("calcitonin gene related peptide"), les TGFβ1, TGFβ2 et TGFβ3.

Le rôle du calcitriol (1,25-dihydroxycholécalciférol) dans l'activation des macrophages humains

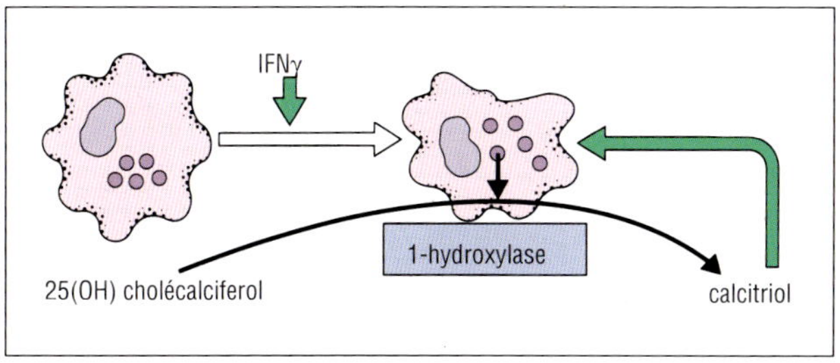

Fig. 8.18 Le traitement des macrophages humains par l'interféron γ augmente l'expression de l'enzyme 1-hydroxylase et confère aux macrophages la capacité de transformer le 25-dihydroxycholécalciferol inactif en calcitriol. Ce mécanisme est un exemple de boucle de rétroaction autocrine qui accroît l'activation du macrophage.

Régulation négative de l'activation des macrophages

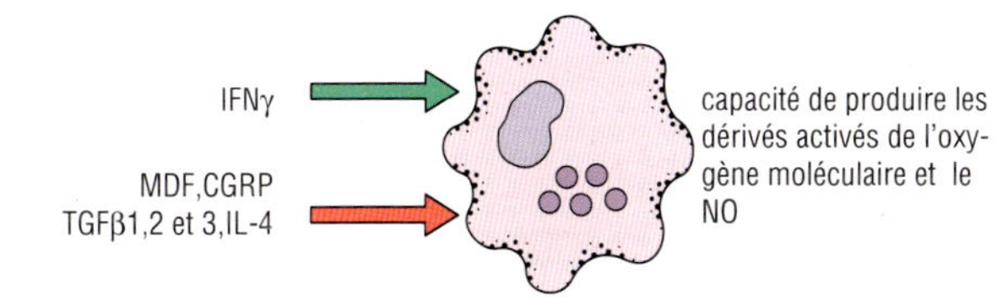

Fig. 8.19 L'IFNγ augmente la capacité des macrophages de libérer les dérivés actifs de l'oxygène et le NO, tandis que d'autres médiateurs antagonisent cette activation. MDF : "macrophage deactivating factor" ; CGRP : "calcitonin gene related peptide".

FORMATION DES GRANULOMES

Il arrive que des réponses cellulaires ne parviennent pas à éliminer l'agent infectieux ou que le matériel antigénique ne puisse pas être éliminé du fait de sa résistance à la dégradation ou de sa production permanente à partir de constituants de l'organisme. Dans ces situations, si les cellules T continuent à s'accumuler et à sécréter des lymphokines, on aboutit à la formation d'un granulome.

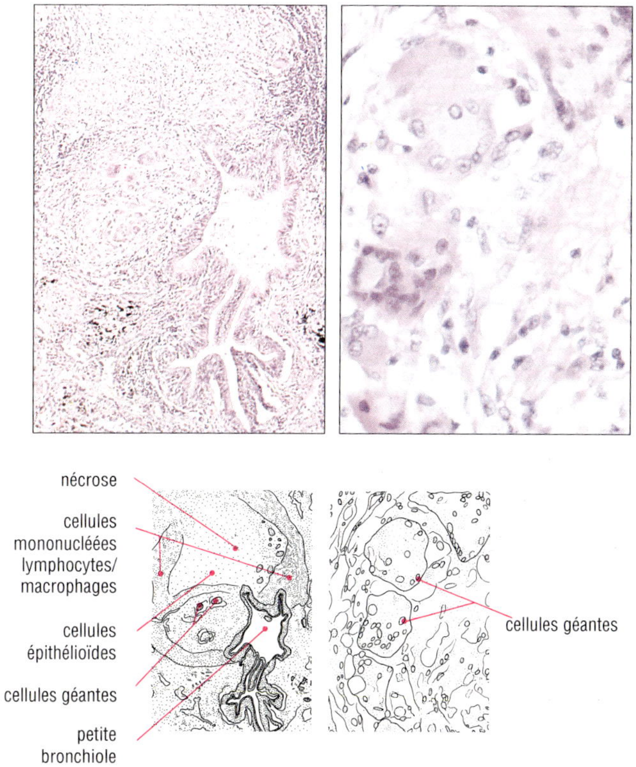

Fig. 8.20 Réaction granulomateuse dans la tuberculose pulmonaire. La zone centrale de nécrose caséeuse, dans laquelle les structures cellulaires sont presque totalement détruites, est une lésion caractéristique de la tuberculose pulmonaire (cf chapitre 15). Elle est entourée d'un anneau de cellules épithélioïdes et de cellules mononucléées. On remarque également la présence de cellules géantes multinucléées (à gauche x 170), dont on pense qu'elles sont produites par la fusion des cellules épithélioïdes. A droite, cellules géantes à plus fort grossissement (x 270). Coloration H & E (Document du Dr. G. Boyd).

Les granulomes sont caractéristiques des infections par des parasites intracellulaires facultatifs (par exemple *Mycobacterium tuberculosis, M. Leprae, Leishmaniae* et *Listeria monocytogenes*) ou bien par des parasites volumineux persistant pendant de longues périodes tels que les oeufs de schistosomes.

Les granulomes contiennent différentes cellules dérivées des macrophages, stimulés de façon prolongée par des lymphokines.en particulier des cellules épithélioïdes et des cellules géantes multinucléées aux fonctions encore imprécises (Fig. 8.20). Leur morphologie évoque des fonctions sécrétrices plutôt que phagocytaires. On peut produire expérimentalement un granulome en injectant un antigène soluble conjugué à des particules insolubles comme des billes de sépharose. Des billes recouvertes d'antigène induisent un granulome dépendant des cellules T chez les souris immunisées par cet antigène, alors que des billes non recouvertes d'antigène ne le font pas. Les foyers granulomateux contiennent des cellules T $CD4^+$ localisées au centre et $CD8^+$ vers la périphérie. Les cellules $CD4^+$ (TH) joueraient donc un rôle essentiel dans l'accumulation et l'activation des autres lymphocytes et des macrophages (Fig. 8.21). Si l'on cultive de tels granulomes *in vitro*, on observe la libération de lymphokines ayant des propriétés de chimiotactisme et d'activation des macrophages. Chez la souris, des granulomes T-dépendants peuvent être induits par des oeufs de schistosomes. Ces granulomes peuvent disparaître spontanément sous l'influence de cellules T suppressives.

IMMUNOPATHOLOGIE

Dans certaines circonstances, la réponse immunitaire à médiation cellulaire est elle-même responsable d'une partie des lésions tissulaires de la maladie infectieuse. Ces mécanismes immunopathologiques peuvent aussi intervenir dans l'auto-immunité (Fig. 8.22). Ils sont décrits en détail dans les chapitres 15 et 22. Quatre mécanismes principaux peuvent être mis en jeu :

1. Des cellules Tc peuvent tuer des cellules-cibles infectées par un virus mais qui sont essentielles pour la survie de l'hôte, comme c'est le cas des cellules du système nerveux central. Les lésions tissulaires relèvent alors de mécanismes immunopathologiques même si le virus n'est pas cytopathogène.
2. Des réactions à médiation cellulaire peuvent être dirigées contre des autoantigènes (ou encore contre des microorganismes saprophytes ou non indentifiés) créant ainsi des lésions inflammatoires chroniques comme c'est le cas dans la polyarthrite rhumatoïde, la maladie de Crohn, la sarcoïdose, le psoriasis, la sclérose en plaques, etc... Les rôles relatifs d'éventuels agents infectieux et de l'auto-immunité sont souvent difficiles à déterminer, comme c'est le cas pour la destruction des îlots de Langerhans du pancréas conduisant au diabète insulino-dépendant.
3. Le développement des granulomes dans certaines localisations peut altérer les tissus de l'hôte ; par exemple les granulomes provoqués par *M. leprae* créent des lésions des nerfs périphériques ; les granulomes de la rétine ou du cerveau peuvent avoir des conséquences fonctionnelles sévères.
4. La production excessive de cytokines, en particulier de $TNF\alpha$, peut provoquer des syndromes de choc, des nécroses hémorragiques, une réaction de Shwartzman, ou des nécroses au site de la réaction cellulaire (ex: phénomène de Koch). Ces mécanismes sont décrits dans le chapitre 15.

LE RÉSEAU DES CYTOKINES

Les cytokines (qui comprennent l'ensemble des lymphokines et des interleukines) sont des polypeptides ou des glycoprotéines qui ressemblent, par certains aspects, aux hormones. Elles ont été mentionnées à plusieurs reprises dans ce chapitre car elles agissent en parallèle avec d'autres signaux induits par le contact cellulaire, et elles constituent un réseau de communication impliqué dans chaque fonction de la réponse immunitaire. Le terme "lymphokine" s'appliquait initialement aux médiateurs produits par les lymphocytes. Le mot "interleukine" a été forgé dans l'espoir de créer une nomenclature universelle basée sur la numérotation de ces médiateurs (IL-1, IL-2, etc...). Le terme interleukine est plutôt mal choisi car il suppose que ces médiateurs ne servent de signaux intercellulaires que pour les leucocytes. Si beaucoup d'interleukines répondent à cette définition, la plupart agissent en outre sur d'autres cellules que les leucocytes. Le meilleur terme est celui de "cytokine" qui peut être utilisé pour désigner tout médiateur qui agit comme signal entre des cellules, quel que soit leur type.

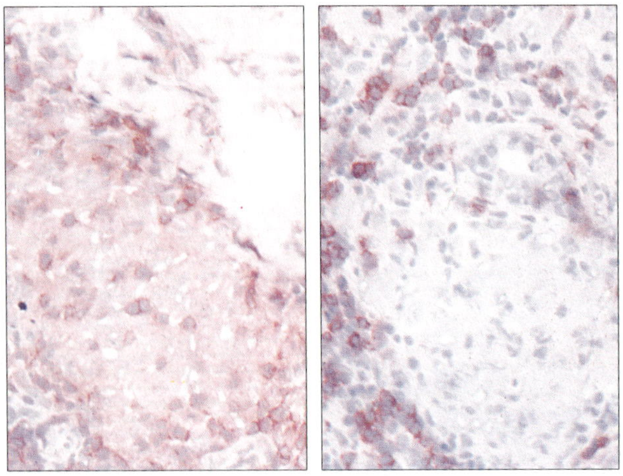

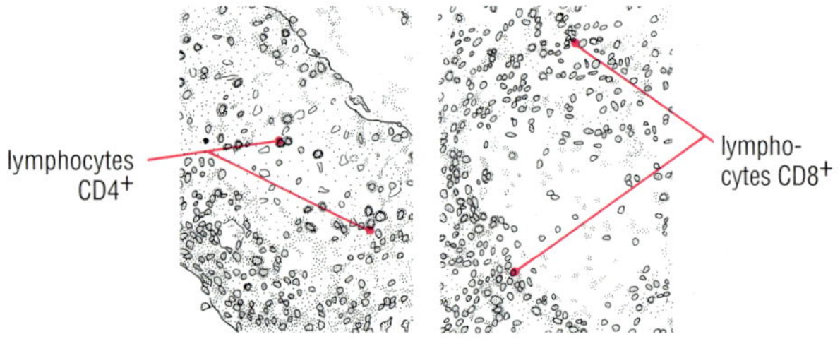

Fig. 8.21 Cellules $CD4^+$ et $CD8^+$ dans un granulome. Coupe d'un granulome prélevé dans la peau d'un malade atteint de lèpre tuberculoïde, coloriée en rouge par des anticorps anti-CD4 (à gauche) et par des anticorps anti-CD8 (à droite). Les cellules TH sont à l'intérieur et à proximité du granulome, alors que les cellules $CD8^+$ sont plus périphériques (Document du Dr. R.L. Modlin et du Dr. T.H. Rea).

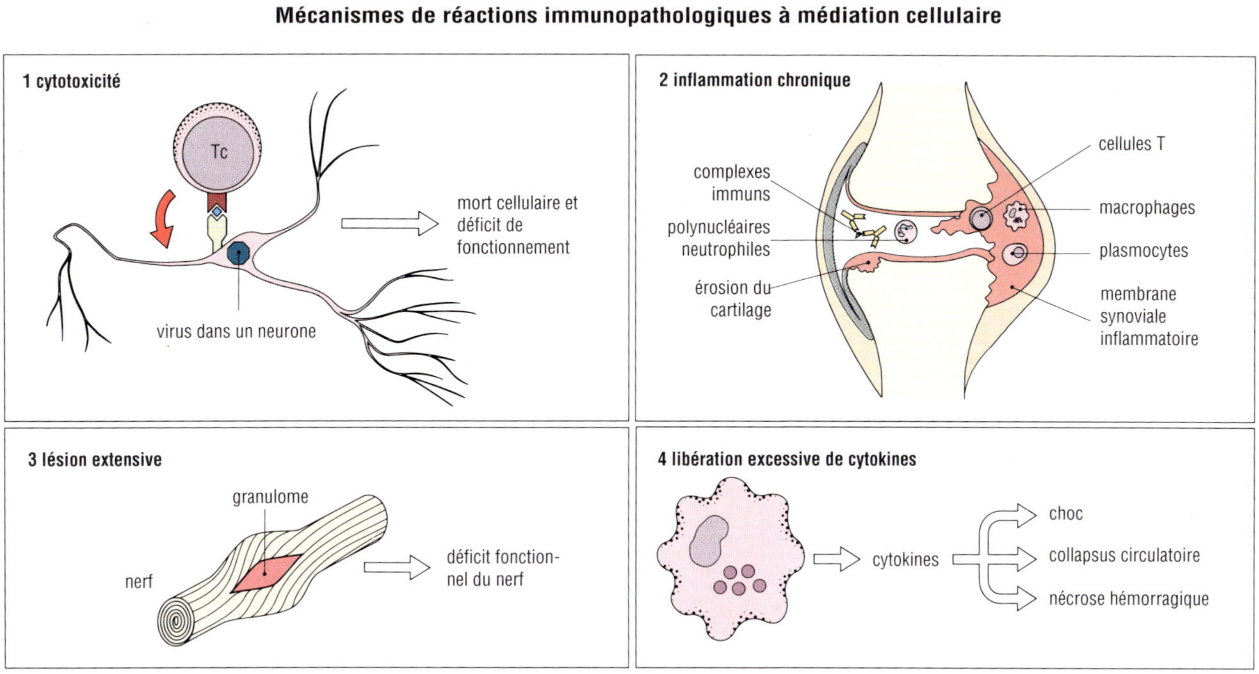

Fig. 8.22 Quatre exemples de mécanismes lésionnels sont illustrés.
1. Lors d'une infection virale, des cellules cytotoxiques peuvent détruire des cellules de l'hôte essentielles pour la survie (ex: poliomyélite antérieure aigue, NdT).
2. La réponse immunitaire peut être dirigée contre des autoantigènes (ou contre des antigènes d'agents infectieux non identifiés), aboutissant à une inflammation chronique.
3. Une réaction granulomateuse, volumineuse, peut créer des lésions par compression de tissus voisins tels que le cerveau, la rétine, ou les nerfs.
4. La libération excessive de cytokines peut provoquer différents types de lésions tissulaires décrits en détail au chapitre 15.

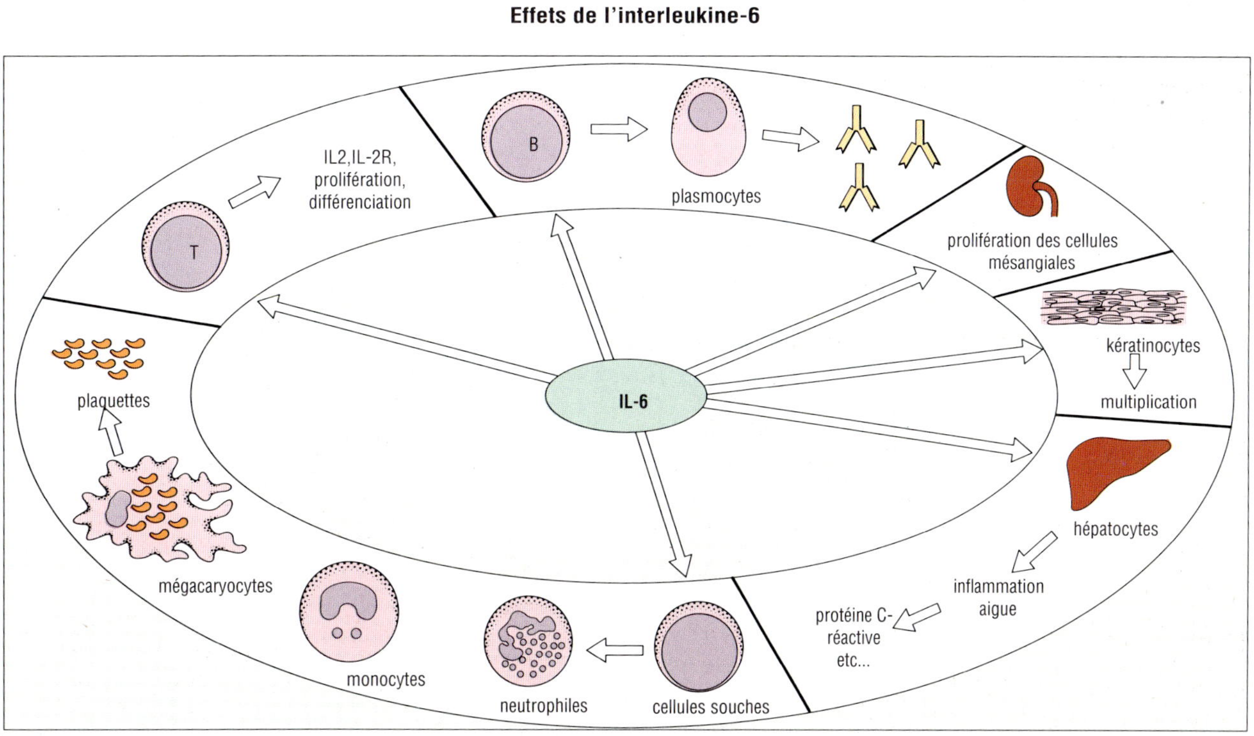

Fig. 8.23 L'interleukine-6 est une cytokine typiquement pléïotropique, exercant ses effets sur un vaste ensemble d'organes et de cellules.

Une partie de la confusion qui entoure cette nomenclature tient au caractère multifonctionnel des cytokines. De nombreuses cytokines ont été découvertes indépendemment dans différents laboratoires travaillant sur des systèmes expérimentaux différents. Un bon exemple est l'interleukine-6 (IL-6). L'IL-6 a été décrite comme un facteur stimulant les hépatocytes et les cellules B, un facteur de croissance des hybridomes et des plasmocytomes, un inducteur des monocytes/granulocytes et d'interféron β2. Le clonage des gènes a montré que toutes ces activités étaient dues à une seule protéine (Fig. 8.23). Le TNFα a été découvert presque simultanément dans deux laboratoires dont l'un étudiait la perte de poids dans l'infection chronique, cette cytokine a donc été appelée "cachectine".

L'analyse des fonctions des cytokines *in vitro* a été grandement facilitée par l'utilisation de cytokines recombinantes pures, mais les résultats des expériences *in vitro* ne sont pas directement applicables à la situation *in vivo*. Cette limitation tient à plusieurs raisons :

1. Les cytokines n'agissent pas séparément *in vivo*. On devrait peut-être considérer chaque cytokine comme un "mot" dans une "phrase" de cytokines. Chaque cellule répond à la phrase entière. Même l'ordre d'exposition à chacun de ces médiateurs peut être important. Un mélange de cytokines peut exercer des effets qui ne seront pas observés avec chacune des cytokines utilisée seule. Il peut y avoir des effets synergiques ou antagonistes (Fig. 8.24) comme on l'a déjà vu dans le cas de TH1/TH2 (Fig. 8.5) ou dans l'activation des macrophages (Fig. 8.19).

2. Il existe des inhibiteurs de cytokines *in vivo*. Ces inhibiteurs peuvent fonctionner de trois façons différentes (Fig. 8.25) :

i) Des médiateurs de type cytokine peuvent se fixer au récepteur sans induire de signal de transduction. C'est le cas de l'inhibiteur de l'IL-1 ("IL-1 Receptor Antagonist") qui se fixe de façon compétitive avec l'IL-1 aux récepteurs de cette cytokine.

ii) Des domaines extra-cellulaires de récepteurs de cytokines peuvent être libérés hors de la cellule. En se liant à la cytokine, ils empêchent l'interaction avec les récepteurs des membranes cellulaires. Les récepteurs solubles de TNFα ont cet effet.

iii) Une cytokine peut bloquer la réponse à une autre cytokine en agissant sur un récepteur différent.

Les cytokines exercent souvent leurs effets sur le mode autocrine c'est-à-dire sur la cellule même qui les produit. Même ce mode autocrine n'est pas à l'abri de l'action d'inhibiteurs libérés par d'autres cellules *in vivo*. Seules des expériences *in vivo* peuvent établir le rôle biologique réel de ces cytokines aux fonctions multiples. Les cytokines peuvent être injectées ou libérées lentement à partir de mini-pompes osmotiques implantées dans les tissus.

Exemples d'interactions entre les cytokines

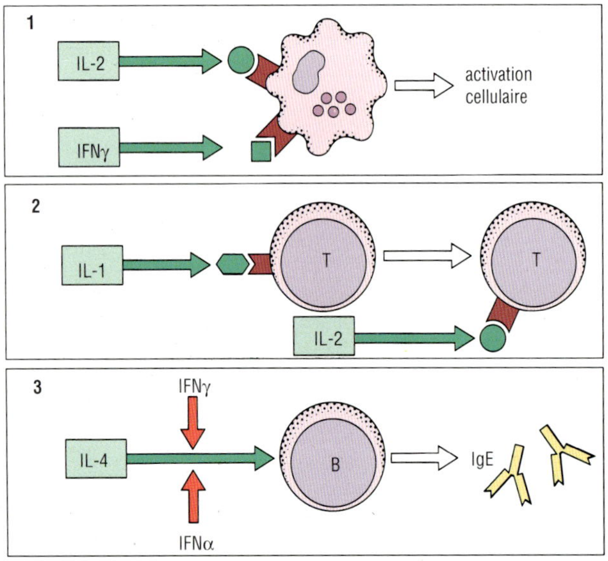

Fig. 8.24 Trois types d'interactions fonctionnelles entre les cytokines sont illustrés:

1. Synergie. Certaines cytokines, par exemple l'IL-2 et l'IFNγ, agissent de concert pour augmenter l'activation cellulaire.

2. Induction de récepteurs. Certaines cytokines induisent sur leurs cibles l'expression de récepteurs pour une autre cytokine, ce qui est à l'origine d'un effet en cascade.

3. Antagonisme. Certaines cytokines sont directement antagonistes comme le montrent les effets opposés de l'IL-4 et de l'IFNγ sur la production d'IgE.

Trois types d'inhibiteurs de cytokines

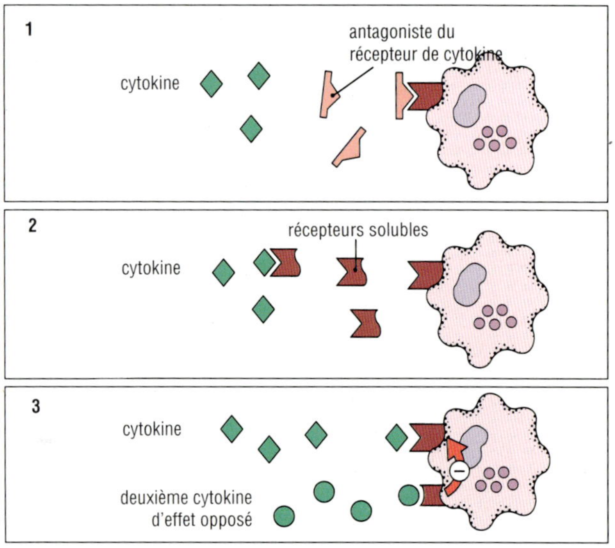

Fig. 8.25 1. Des molécules, homologues de la cytokine, susceptibles de se fixer aux mêmes récepteurs sans induire de signal de transduction, agissent comme des inhibiteurs compétitifs. Le gène de l'antagoniste du récepteur d'IL-1 (IL-1 RA) qui entre dans cette catégorie a été cloné.

2. Les domaines extracellulaires des récepteurs de TNF ou d'IL-1 peuvent être libérés. Ils se fixent à leurs cytokines dans le milieu extracellulaire, et la cytokine ainsi complexée ne peut plus atteindre son récepteur sur la membrane cellulaire.

3. D'autres médiateurs agissant sur des récepteurs différents, sur la même cellule-cible, peuvent exercer des effets opposés à ceux de la cytokine (voir aussi Fig. 8.5 et 8.21).

On peut créer des animaux transgéniques qui surexpriment la cytokine choisie (ou bien, par recombinaison homologue, des animaux homozygotes dont les deux gènes allèles de cytokine ont été inactivés au stade précoce du développement embryonnaire (NdT)). On peut aussi traiter les animaux avec des anticorps neutralisant la cytokine. Il est préférable de rendre les souris préalablement tolérantes aux IgG de lapin avant de leur administrer chaque semaine des anticorps de lapin de classe IgG dirigés contre une cytokine murine.

Ces expériences *in vivo* ont apporté des résultats inattendus qui n'avaient pas été prévus à partir des expériences *in vitro*. On savait par exemple que l'IL-6 était multifonctionnelle mais ce sont les souris transgéniques surexprimant le gène de l'IL-6 humaine qui ont permis de montrer les effets remarquables de cette cytokine sur la production des mégacaryocytes et des plaquettes. En réalité ces expériences *in vivo* peuvent être difficiles à interpréter car les effets observés peuvent être des effets secondaires induits indirectement par la cytokine selon un mécanisme de cascade.

LE RÔLE DU RÉSEAU DES CYTOKINES

On a souvent souligné les similitudes d'évolution et de fonction entre le système immunitaire et le système nerveux. L'un et l'autre ont des fonctions d'apprentissage et de mémoire basées sur les communications intercellulaires et ils ont de nombreux médiateurs, récepteurs, et antigènes en commun. Les deux systèmes ont besoin d'un réseau de communication interne mais aussi d'un réseau leur permettant de contrôler d'autres systèmes et d'interagir avec d'autres organes. Le système nerveux est directement connecté à la plupart des organes par les nerfs mais il utilise aussi l'axe hypothalamus-hypophyse-surrénale pour envoyer des signaux à la périphérie. Le système immunitaire, pour sa part, est essentiellement composé de cellules mobiles ; les contacts intercellulaires sont intermittents et consacrés surtout aux communications internes. La communication avec les autres organes est essentiellement assurée par les cytokines. Comme le système nerveux, le système immunitaire peut envoyer des signaux en utilisant l'axe hypothalamus-hypophyse-surrénale puisque plusieurs cytokines comme l'IL-1, l'IL-6 et le TNF ont des effets directs sur l'hypothalamus ou l'hypophyse. La Fig. 8.26 montre comment ces deux systèmes sont reliés.

La Fig. 8.27 représente un résumé des fonctions connues des cytokines actuellement identifiées. En fonction des commentaires précédents, il est évident que le lecteur doit être mis en garde en rappelant que les fonctions figurant sur ce tableau ont été décrites dans des expériences *in vitro* avec des cytokines recombinantes isolées et que les résultats de ces expériences ne sont pas toutes applicables *in vivo* .

Les rôles physiologiques du réseau des cytokines

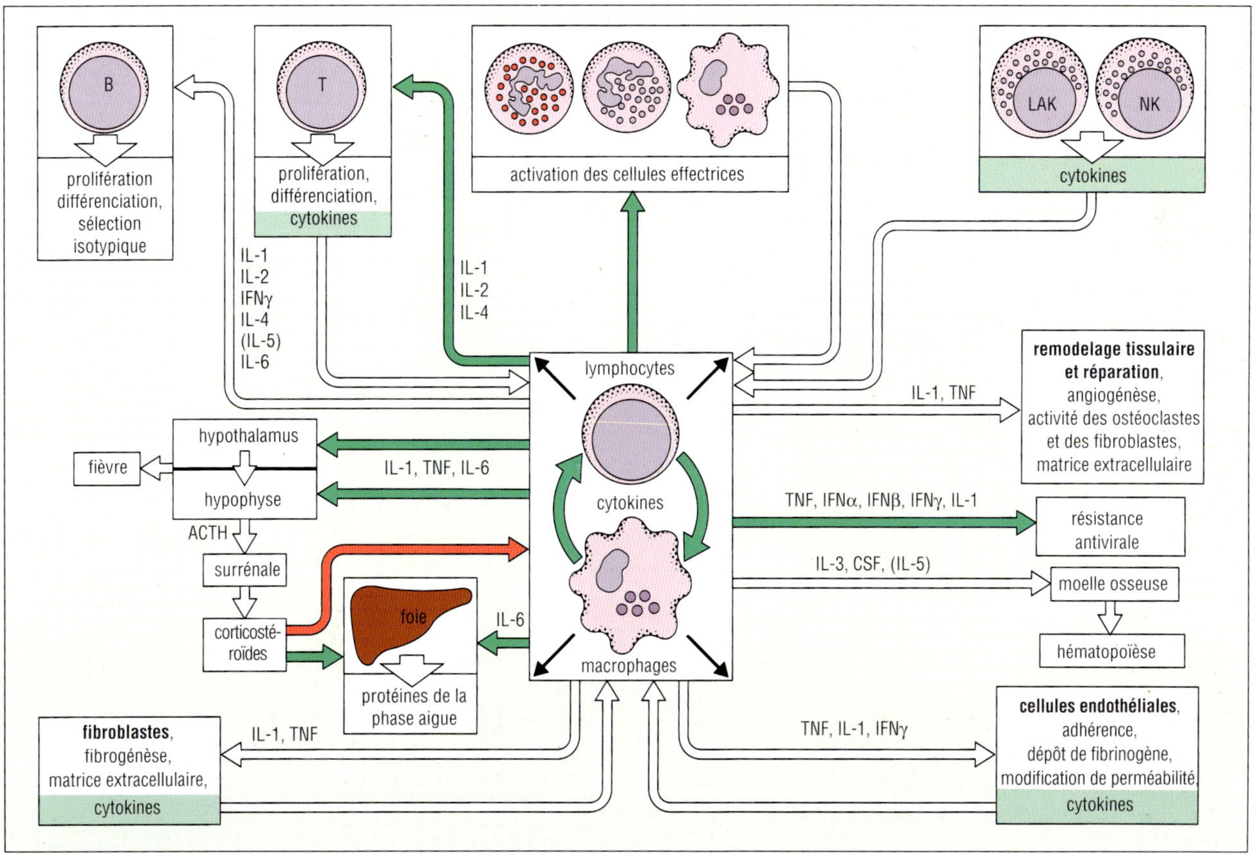

Fig. 8.26 Les cytokines agissent comme médiateurs intercellulaires au sein du système immunitaire et entre les composants de ce système et d'autres organes.

LECTURES COMPLÉMENTAIRES

Adams D. Molecules, membranes, and macrophage activation. *Immunol Today* 1982;**3**:285.

Bloom BR, Salgame P, Diamond B. Revisiting and revising suppressor T cells. *Immunol Today* 1992;**13**:131-136.

Carrick L, Boros DL. The artificial granuloma 1. *In vitro* lymphokine production by pulmonary artificial hypersensitivity granulomas. *Clin Immunol Immunopath* 1980;**17**:415.

Cerami A, Beutler B. The role of cachectin/TNF in endotoxin shock and cachexia. *Immunol Today* 1988;**9**:28-31.

Eckels DD, Lamb P, Lake P, Woody JN, Johnson AH, Hartzman R. Antigen-specific human T lymphocyte clones. Genetic restriction of influenza virus-specific responses to HLA-D region genes. *Hum Immunol* 1982;**4**:313.

Filley EA, Rook GA. Effect of mycobacteria on sensitivity to the cytotoxic effects of tumor necrosis factor. *Infect Immun* 1991;**59**:2567-72.

Goldberg AL, Rock KL. Proteolysis, proteasomes and antigen presentation. *Nature* 1992;**357**:375-79.

Janeway CA. The immune system evolved to discriminate infectious self from noninfectious self. *Immunol Today* 1992;**13**:11-16.

Kohl S, Loo LS. Protection of neonatal mice against *herpes simplex* virus infections:probable *in vivo* antibody-dependent cellular cytotoxicity. *J Immunol* 1982;**129**:370-76.

McMichael AJ, Gotch F, Noble GR. Cytotoxic T cell immunity to influenza. *New Engl J Med* 1983;**309**:13-17.

Moretta L, Ciccone E, Moretta A, Höglund P, Ohlén C, Kärre K. Allorecognition by NK cells:nonself or no self. *Immunol Today* 1992;**13**:300-06.

Mosmann TR, Coffman RL. Different patterns of lymphokine secretion lead to different functional properties. *Annu Rev Immunol* 1989;**7**:145-73.

Nathan CF, Murray HW, Wiebe ME, Rubin BY. Identification of interferon-g as the lymphokine that activates human macrophage oxidative metabolism and antimicrobial activity. *J Exp Med* 1983;**158**:670-89.

Oppenheim JJ, Gery I. Interleukin-1 is more than an interleukin. *Immunol Today* 1982;**3**:113-19.

Ritz J, Schmidt RE, Michon J, Hercend T, Schlossman SF. Characterisation of funcitonal surface structures on human natural killer cells. *Adv Immunol* 1988;**42**:181-211.

Romagnani S. Human TH1 and TH2 subsets: doubt no more. *Immunol Today* 1991;**12**:256-57.

Rook GAW. The role of activated macrophages in the immunopathology of tuberculosis. *Br Med Bull* 1988;**44**:624,

Rosenstein M, Eberlein FJ, Rosenberg SA. Adoptive immunotherapy of established syngeneic solid tumours: role of lymphoid subpopulations. *J Immunol* 1984;**132**:2117-22.

Steinman RM, Nussenzweig MC. Dendritic cells: features and functions. *Immunol Rev* 1980;**53**:127-147.

Unanue ER. Cellular studies on antigen presentation by class II MHC molecules. *Curr Op Immunol* 1992;**4**:63-69.

Vassalli P. The pathophysiology of tumour necrosis factor. *Annu Rev Immunol* 1992;**10**:411-52.

Warner JF, Dennert G. Effects of a cloned cell line NK activity on bone marrow transplants, tumour development, and metastasis *in vivo. Nature* 1982;**300**:31-34.

Young JD, Liu C. Multiple mechanisms of lymphocyte mediated killing. *Immunol Today* 1988;**9**:140-44.

Zinkernagel RM, Doherty PC. MHC-restricted cytotoxic T cells. Studies on the biological role of polymorphic major transplantation antigens determining T cell restriction specificity and responsiveness. *Adv Immunol* 1979;**27:**51-177.

chapitre 9

Régulation de la réponse immunitaire

Comme tous les systèmes biologiques, le système immunitaire est soumis à un ensemble de mécanismes régulateurs qui permettent de le ramener à un état d'équilibre lorsque la réponse à l'antigène n'est plus nécessaire. Une réponse immunitaire efficace est la résultante d'interactions entre l'antigène et un réseau de cellules immunologiquement compétentes. Les paramètres qualitatifs et quantitatifs d'une réponse immunitaire sont déterminés par de nombreux facteurs, parmi lesquels il faut citer le mode et la voie d'administration de l'antigène, la constitution génétique de l'individu, son exposition préalable au même antigène, ou à un antigène à réaction croisée, ou encore à un anticorps spécifique de cet antigène. Certains de ces facteurs sont discutés dans les chapitres 10, 15, 18 et 22 et ne seront pas détaillés ici.

RÉGULATION PAR L'ANTIGÈNE

Les cellules T et B sont activées par interaction de l'antigène avec leurs récepteurs spécifiques. Dans le cas des cellules T, le récepteur interagit avec un peptide antigénique présenté en association avec des molécules de classe I ou de classe II du CMH (voir chapitre 6). Une fois activée, la cellule T répond par la production de cytokines et l'expression de récepteurs de cytokines, permettant ainsi l'expansion clonale et le déclenchement de fonctions effectrices. Dans le cas des cellules B, l'activation stimule l'expression des récepteurs de cytokines, l'expansion clonale et la différenciation en lymphocytes B à mémoire ou en plasmocytes qui sécrètent de grandes quantités d'anticorps spécifiques de l'antigène inducteur. Une réponse immunitaire efficace aboutit à l'élimination de l'antigène. Les cellules T et B retournent alors à un état de repos car leur maintien en phase d'expansion clonale nécessite la présence de l'antigène.

Certains antigènes, par exemple ceux des parasites intracellulaires, ne sont pas éliminés de façon aussi efficace et peuvent induire une réponse immunitaire prolongée, ayant parfois des conséquences pathologiques (voir chapitre 16).

RÉGULATION PAR L'ANTICORPS

L'anticorps lui-même peut exercer un rétrocontrôle négatif sur sa propre production. L'administration passive d'anticorps IgM, associée à l'antigène, augmente la réponse anticorps spécifique, tandis que celle d'anticorps de classe IgG la supprime. Les expériences initiales ont été réalisées avec des anticorps polyclonaux mais leurs résultats ont été confirmés à l'aide d'anticorps monoclonaux (Fig. 9.1). La diminution de la réponse immunitaire consécutive à l'administration passive d'anticorps a plusieurs conséquences cliniques. Certains vaccins, par exemple contre les oreillons ou la rougeole, ne sont injectés qu'après l'âge d'un an, car jusqu'à l'âge de 6 mois le nouveau-né a encore des taux élevés d'anticorps IgG maternels. La présence de ces anticorps, introduits passivement par transfert placentaire, pourrait empêcher le nourrisson de répondre correctement au vaccin. Cependant la suppression de la réponse immunitaire par administration passive de l'anticorps peut avoir des avantages. Dans l'incompatibilité Rhesus (Rh), l'administration d'anticorps anti-D aux mères Rh^- empêche la sensibilisation vis-à-vis des érythrocytes foetaux Rh^+, probablement en éliminant ces érythrocytes de la circulation maternelle.

Les mécanismes par lesquels l'anticorps modifie la réponse immunitaire ne sont pas parfaitement élucidés. L'augmentation de la réponse par administration d'IgM peut s'interpréter de deux façons. Selon une première hypothèse, l'anticorps induit une réponse anti-idiotypique qui va amplifier la réponse anticorps (voir ci-dessous). Selon la seconde hypothèse, l'IgM, en se complexant à l'antigène, facilite sa liaison par les récepteurs de Fc ou de C3 aux cellules présentatrices d'antigènes. Elle augmente ainsi la captation et la présentation de l'antigène.

Rétrocontrôle par l'anticorps

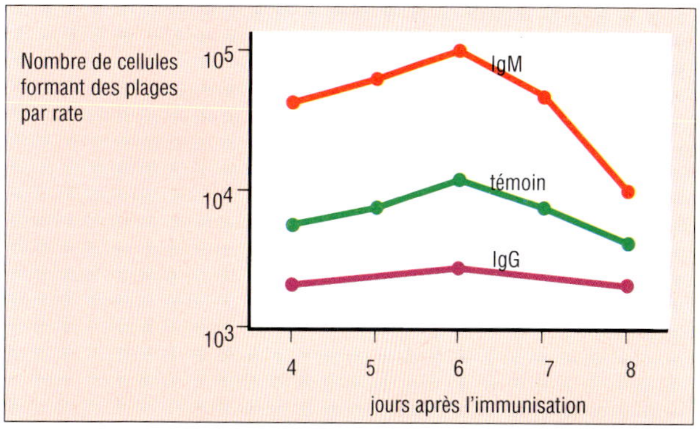

Fig. 9.1 Trois groupes de souris ont été injectés avec un anticorps monoclonal IgM anti-GRM (globules rouges de mouton), IgG anti-GRM ou avec une solution saline (contrôle). Deux heures plus tard les souris ont été immunisées avec des GRM. La réponse anticorps au cours des huit jours suivant l'immunisation est augmentée par l'IgM et supprimée par l'IgG.

SUPPRESSION DE LA RÉPONSE ANTICORPS

La suppression induite par les anticorps IgG peut mettre en jeu différents mécanismes. En se fixant à l'antigène, l'anticorps administré passivement peut entrer en compétition avec les récepteurs des cellules B (Fig. 9.2). Dans ce cas, la suppression dépend de la concentration de l'anticorps administré et de son affinité pour l'antigène comparée à celle des récepteurs des cellules B. Seules les cellules B porteuses de récepteurs de haute affinité pourront encore être stimulées. La partie Fc de l'anticorps n'intervient pas dans ce mécanisme, mais, dans d'autres modèles, l'anticorps peut aussi exercer son effet par l'intermédiaire de sa partie Fc. Les expériences qui démontrent ce mécanisme ont été réalisées *in vitro,* car *in vivo* les fragments $F(ab')_2$ sont très rapidement éliminés de la circulation. Ces expériences démontrent qu'un anticorps peut inhiber la différenciation des cellules B par pontage du récepteur d'antigène avec les récepteurs de Fc (Fig. 9.2). Les doses d'anticorps qui sont insuffisantes pour bloquer complètement la production d'anticorps ont pour effet d'augmenter l'affinité moyenne des anticorps, car seules les cellules B portant des récepteurs de haute affinité sont susceptibles de déplacer l'anticorps lié à l'antigène. C'est pour cette raison que le rétrocontrôle par l'anticorps est susceptible de jouer un rôle important dans la maturation d'affinité (Fig. 9.3).

RÉGULATION PAR LES COMPLEXES IMMUNS

Dans le paragraphe précédent, l'un des moyens par lesquels l'anticorps, IgM ou IgG, pouvait moduler la réponse anticorps impliquait la formation de complexes immuns avec l'antigène et l'induction de signaux *via* les récepteurs de Fc (Fig. 9.4). Des complexes immuns peuvent inhiber ou augmenter la réponse immunitaire.

La réponse anticorps de malades porteurs de tumeurs malignes est souvent diminuée. Ceci pourrait être le résultat de la présence de complexes immuns circulants formés d'antigènes provenant des cellules tumorales et d'anticorps.

RÉGULATION PAR LES LYMPHOCYTES

Les lymphocytes T exercent un effet positif sur la réponse immunitaire grâce à la fonction amplificatrice des cellules TH. Selon le type de cellules stimulées, TH1 ou TH2, la réponse à médiation cellulaire ou la production d'anticorps sera favorisée. Il est bien établi, par ailleurs, que certaines cellules T peuvent diminuer les réponses immunitaires (Fig. 9.5). Il est particulièrement intéressant d'observer que dans plusieurs modèles expérimentaux de maladies auto-immunes, les cellules T $CD4^+$, induites par l'administration de fortes doses d'antigènes sous forme soluble ou désa-

Régulation des cellules B par les anticorps

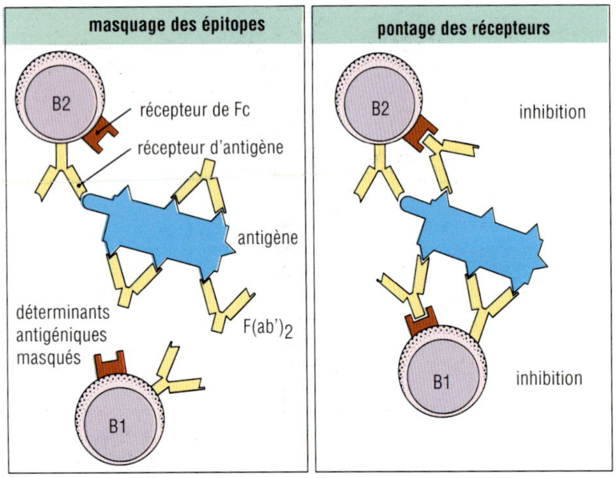

Fig. 9.2 Blocage des récepteurs: l'anticorps ou ses fragments $F(ab')_2$ à fortes doses bloquent l'interaction entre un épitope et les récepteurs des cellules B, ce qui les rend incapables de reconnaître l'antigène (B1). Ce mécanisme empêche la primo-sensibilisation des cellules B. Les cellules B2 spécifiques d'un autre épitope ne sont pas bloquées.
Pontage des récepteurs: l'anticorps à faibles doses, mais pas les fragments $F(ab')_2$, permettent un pontage des récepteurs de Fc et des récepteurs d'antigène des cellules B. Ceci empêche la production d'anticorps mais non la primo-sensibilisation. Cet effet n'est pas spécifique d'épitope.

Rétrocontrôle de la maturation d'affinité par l'anticorps

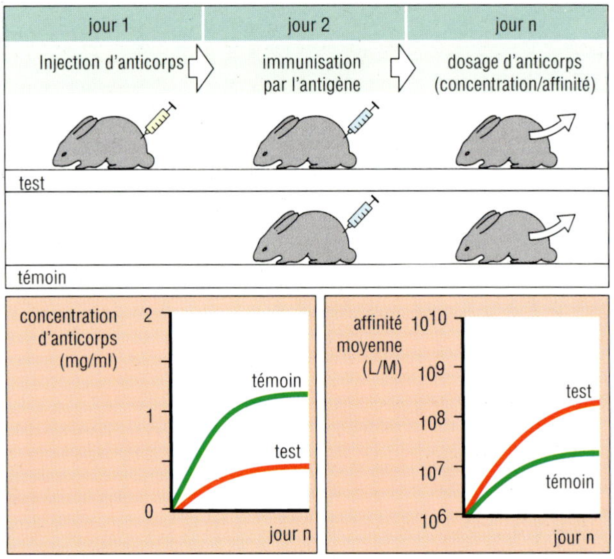

Fig. 9.3 Effet de l'administration d'anticorps sur l'affinité et la concentration des anticorps sécrétés. Deux lapins sont utilisés, l'un reçoit une injection d'anticorps (anticorps passif au jour 1). Les deux lapins sont ensuite immunisés au jour 2 ; l'affinité et la concentration des anticorps produits sont mesurées plus tard (jour n). L'anticorps passif réduit la concentration et augmente l'affinité de l'anticorps sécrété.

grégée, empêchent l'induction ultérieure d'une réaction auto-immune. Par exemple, des cellules T $CD4^+$ peuvent empêcher la production d'autoanticorps anti-thyroglobuline (Fig. 9.6). Leur mécanisme d'action n'est pas parfaitement élucidé, mais les observations récentes suggèrent que la production de cytokines comme le TGFβ, ou encore l'IL-4 ou l'IL-10 par les cellules TH2, pourrait inhiber partiellement ou totalement une réponse immunitaire.

La production de cytokines différentes par les populations TH1 et TH2 permet probablement d'expliquer certaines observations sur la régulation de la synthèse des IgE. Les réponses de classe IgE sont habituellement de courte durée, tendant à disparaître au moment du développement d'une

Effets régulateurs des complexes immuns

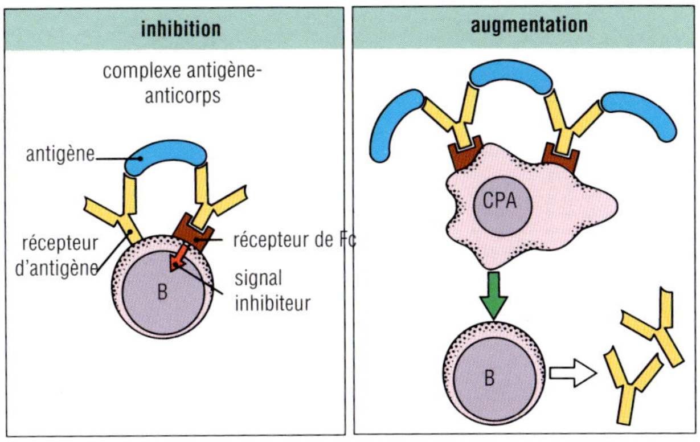

Fig. 9.5 Inhibition: quand leur récepteur de Fc et leur récepteur d'antigène sont pontés par des complexes antigène-anticorps, les cellules B reçoivent un signal les empêchant de proliférer et d'entrer dans la phase de production de l'anticorps. L'administration passive d'IgG peut avoir cet effet. **augmentation**: la présence d'anticorps sur une cellule présentatrice d'antigène (CPA) favorise la présentation de l'antigène aux cellules B. Les complexes peuvent aussi activer le complément et se fixer aux CPA par leurs récepteurs de C3b. L'administration passive d'IgM peut avoir le même effet.

Cellules suppressives dans la tolérance immunitaire

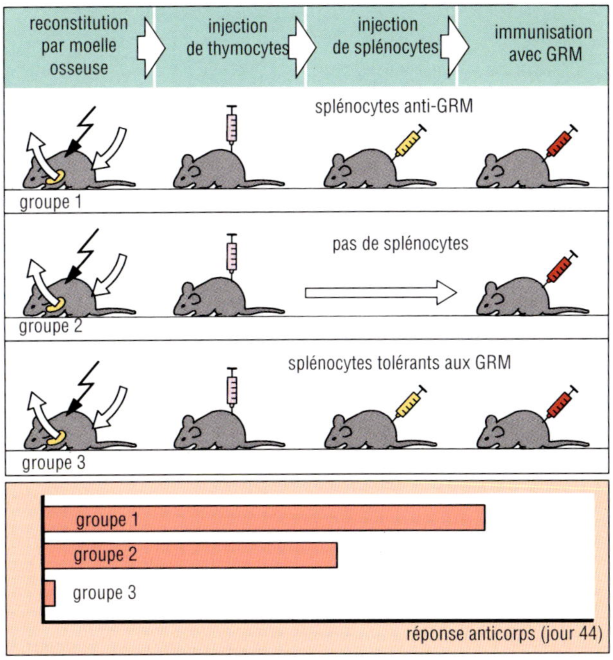

Fig. 9.5 Des souris thymectomisées, irradiées, reconstituées par des cellules de moelle osseuse, reçoivent à J30 des thymocytes et splénocytes avant d'être immunisées par des GRM. Le taux d'anticorps anti-GRM, mesuré à J44, est maximum chez les souris ayant reçu des splénocytes de donneurs immunisés à l'aide de GRM ; il est intermédiaire chez les animaux n'ayant pas reçu de splénocytes (2) et nul chez les animaux ayant reçu des splénocytes de donneurs rendus tolérants aux GRM par administration de fortes doses d'antigène (3). L'expérience montre que les cellules d'animaux rendus tolérants suppriment la réponse chez le receveur.

Transfert de tolérance par les cellules T $CD4^+$

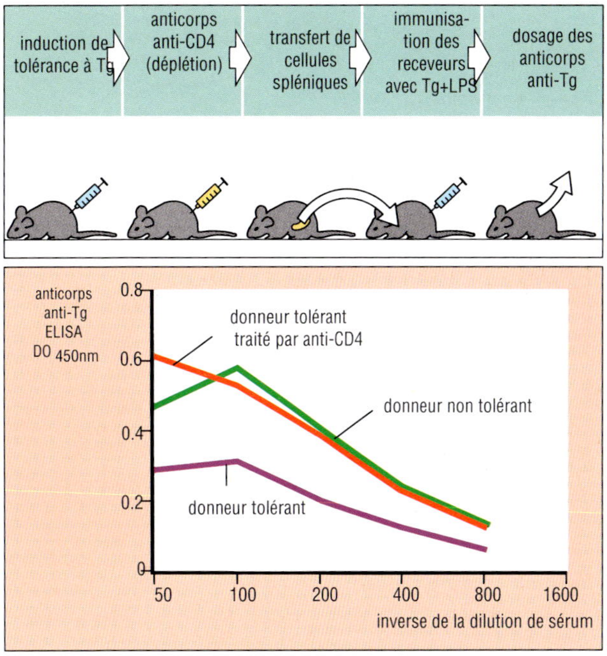

Fig. 9.6 Une tolérance spécifique est induite par l'injection de 200 µg de thyroglobuline murine (Tg). Une partie des souris rendues tolérantes est ensuite traitée par des anticorps anti-CD4 induisant une déplétion des cellules $CD4^+$. Les cellules spléniques de chaque souris sont ensuite transférées à un receveur syngénique irradié. Les receveurs sont injectés avec de la thyroglobuline de souris et du LPS, puis leur titre d'anticorps anti-Tg est mesuré par ELISA. Le traitement par anti-CD4 supprime la capacité de transmettre la tolérance.

forte réponse de classe IgG. Cependant, on a montré que la production d'IgE pouvait être augmentée par différents traitements dirigés contre les cellules T, notamment les sérums anti-thymocytes, l'irradiation à doses sublétales, la thymectomie adulte et la splénectomie. Dans ces situations, l'augmentation de la réponse IgE peut elle même être supprimée par transfert de cellules T (Fig. 9.7). On sait que, parmi les cytokines produites par les cellules T, l'IL-4 augmente la production d'IgE et l'IFNγ la diminue (voir chapitre 8). La suppression de la synthèse d'IgE par les cellules T dans les expériences précédentes s'explique probablement par la production d'IFNγ.

Des expériences récentes ont montré que les réponses immunitaires etaient anormales chez les rats appauvris en cellules $CD4^+$ TH2 qui produisent l'IL-4 et l'IL-10. Ces résultats suggèrent que la régulation de la réponse immunitaire par les cellules $CD4^+$ TH2 (plutôt que par les cellules $CD8^+$ ou les cellules TH1), est un phénomène physiologique normal et non un artéfact.

Suppression isotypique par les cellules T

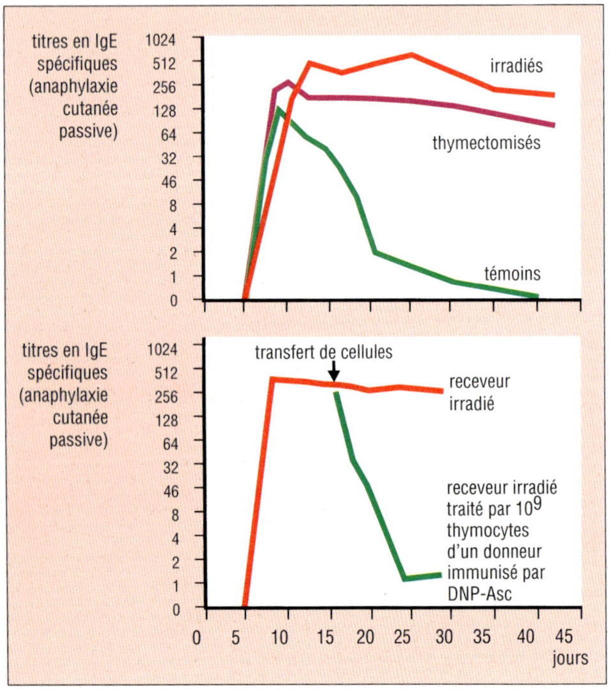

Fig. 9.7 En haut: des rats sont immunisés avec DNP conjugué à l'antigène d'Ascaris (DNP-Asc) avec *B. pertussis* comme adjuvant. Ils produisent une réponse anticorps IgE anti-Ascaris à J5 qui disparaît à J35 (témoin). Cette réponse IgE persiste si les animaux sont irradiés ou thymectomisés.
En bas : les thymocytes d'une souris immunisée avec DNP-Asc en adjuvant complet de Freund sont transférés à un animal irradié sensibilisé avec DNP-Asc avec *B. pertussis* comme adjuvant. Ces thymocytes bloquent la réponse IgE. Le degré d'inhibition dépend du nombre de thymocytes transférés. Dans d'autres expériences les splénocytes se révèlent aussi efficaces que les thymocytes.

MODULATION IDIOTYPIQUE

La tolérance vis-à-vis des antigènes du "soi" s'établit durant l'ontogénèse (voir chapitre 10). Durant la période néonatale, chaque récepteur d'antigène des cellules T ou B est représenté en nombre trop faible pour que puisse s'établir une tolérance vis-à-vis des épitopes formés par les acides aminés qui constituent le site de liaison ou qui le jouxtent. Ces épitopes, appelés idiotopes, sont particuliers à chaque récepteur ou à chaque anticorps. Si l'on considère les anticorps sériques, la tolérance peut se développer vis-à-vis de leurs régions Fc qui sont présentes en nombre suffisant, mais pas vis-à-vis des idiotopes qui sont présents chacun en nombre très faible. Les idiotypes des récepteurs des cellules T et des immunoglobulines peuvent être immunogéniques. Les anticorps anti-idiotypiques peuvent influencer la réponse immunitaire.

Les déterminants idiotypiques peuvent être codés par des segments génétiques VH et VL germinaux ou bien être créés par les processus de recombinaison et de mutation somatique impliqués dans la production de régions V fonctionnelles. Les épitopes immunogéniques, séquentiels ou

Idiotopes associés avec le site anticorps

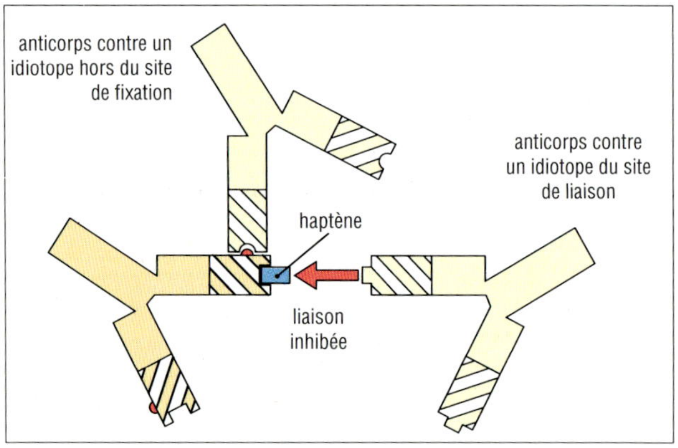

Fig. 9.8 Un sérum anti-idiotype peut contenir des anticorps dirigés contre des idiotopes présents sur le site anticorps ; leur fixation est inhibée par l'haptène. Par contre la fixation d'anticorps dirigés contre des idiotopes situés en dehors du site anticorps n'est pas inhibée par l'haptène.

conformationnels, situés au niveau du site de liaison ou à sa proximité, sont appelés idiotopes (Fig. 9.8). N.K. Jerne a proposé la théorie d'un réseau immunitaire au sein de l'organisme, formé d'éléments associés entre eux par des interactions entre idiotypes et anti-idiotypes. Selon cette théorie, lorsque l'antigène induit la production d'un anticorps, celui-ci va susciter, à son tour, une réponse anti-idiotypique contre lui-même. Cette hypothèse est très attrayante en tant que concept, mais le rôle physiologique du réseau idiotypique dans la régulation de la réponse immunitaire normale fait encore l'objet de vives controverses.

INTERACTIONS IDIOTYPIQUES ET IMMUNORÉGULATION

Il est bien établi que des anti-idiotypes peuvent influencer l'expression des idiotypes qu'ils reconnaissent au cours d'une réponse immunitaire. Par exemple, lorsque des souris de souche C57BL/6 sont immunisées avec l'haptène NP couplé à un porteur, elles produisent des anticorps anti-NP dont la plupart n'expriment que quelques idiotypes connus, par exemple l'idiotype 146. Des anti-idiotypes anti-146 peuvent augmenter ou diminuer la production d'anticorps portant l'idiotype 146 lorsque les souris sont ultérieurement immunisées par l'haptène NP couplé à un porteur. Les effets dépendent de la quantité d'anti-idiotypes administrés (Fig. 9.9) et ils sont limités à l'expression de l'idiotype 146, car le niveau total d'anticorps anti-NP produit est peu modifié. Dans ces expériences, les quantités d'anti-idiotypes utilisées sont du même ordre de grandeur que la quantité totale d'anticorps comportant l'idiotype 146 dans l'organisme, ce qui suggère que la régulation idiotypique pourrait intervenir *in vivo*. Des observations analogues ont été faites dans d'autres systèmes idiotypiques.

Lorsque l'anti-idiotype est administré à la naissance, ses effets peuvent perdurer pendant toute la vie de l'animal. Par exemple, l'injection d'un anti-idiotype spécifique de T15 chez les souris nouveaux-nées diminue fortement, pendant plusieurs mois, la capacité de produire des anticorps anti-phosphorylcholine (T15 est l'idiotype majeur des anticorps anti-phosphorylcholine). Les anticorps anti-phosphorylcholine produits par ces animaux expriment, pour la plupart, un idiotype autre que T15 (Fig. 9.10).

MODULATION NEUROENDOCRINIENNE DES RÉPONSES IMMUNITAIRES

Les signaux issus du système nerveux et du système endocrinien peuvent modifier la réponse immunitaire. Ces deux systèmes ont des interactions régulatrices entre eux et avec le système immunitaire.

Les conditions de stress, surtout quand elles ne sont pas rapidement contrôlées, peuvent conduire à l'inhibition de certaines fonctions immunitaires comme la réponse des lymphocytes aux mitogènes *in vitro*, ou bien empêcher la guérison d'une infection. L'explication de ces observations

Modulation de l'idiotype par l'anti-idiotype

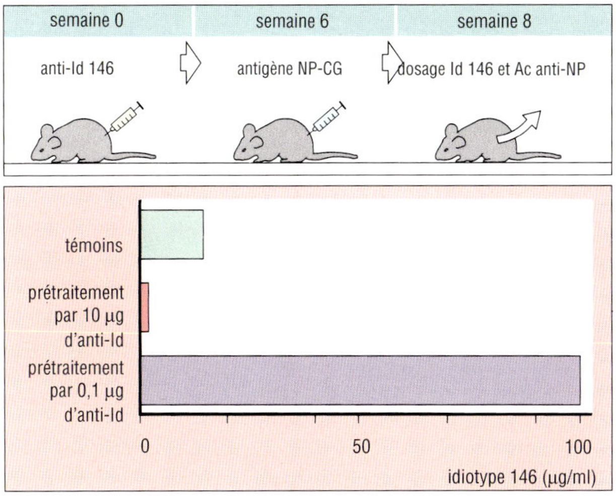

Fig. 9.9 Des souris ont été injectées au temps 0 avec 10 mg ou 0,1 mg d'anti-idiotype (anti-Id) dirigé contre l'anticorps anti-nitrophényl (NP)146. Les animaux ont été immunisés six semaines plus tard avec NP sur le porteur globuline de poulet (CG). 2 semaines plus tard les titres sériques de l'idiotype 146 (diagramme) et anti-NP (non présenté) ont été mesurés. Les souris traitées avec 10 µg d'anti-Id ont une suppression de l'idiotype 146, tandis que les souris traitées avec 0,1 µg ont une augmentation de la production de l'idiotype 146, bien que les niveaux totaux d'anticorps anti-NP soient similaires dans les deux groupes.

Effet suppresseur des anti-idiotypes sur les cellules B

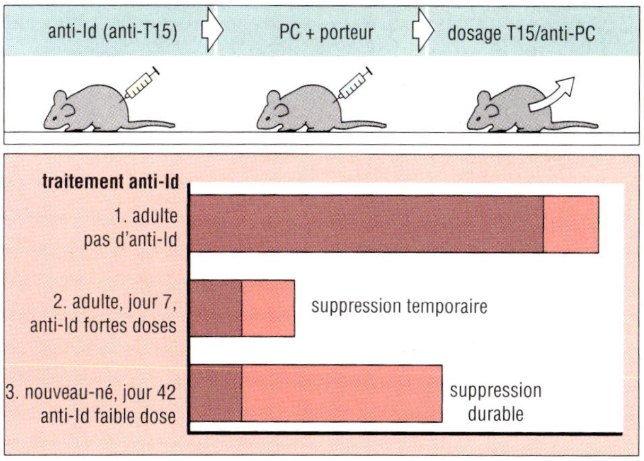

Fig. 9.10 Des souris nouveaux-nées ou adultes ont été traitées par l'anticorps anti-T15 (anti-Id), puis ultérieurement immunisées avec l'haptène PC couplé à un porteur. On a mesuré ensuite le taux d'anticorps anti-PC et le taux d'anticorps exprimant l'idiotype T15 (zone sombre). Les souris adultes normales font une bonne réponse à PC. La majorité des anticorps anti-PC est d'idiotype T15 (1). L'injection d'anti-T15 chez l'adulte induit une diminution temporaire de la réponse anticorps anti-PC, avec perte du composant T15 (2). Le même anticorps injecté pendant la période néonatale induit une suppression prolongée de l'expression de l'idiotype T15 par les cellules B, compensée par la production d'anticorps anti-PC ne portant pas l'idiotype T15 (3)

par des interactions cellulaires et moléculaires est relativement complexe. Très schématiquement, deux voies principales permettent au système nerveux central (SNC) de moduler la fonction immunitaire (Fig. 9.11).

La plupart des tissus lymphoïdes reçoivent une innervation sympathique à la fois par les vaisseaux sanguins qui les traversent et par des synapses neuro-lymphocytaires.

Le système nerveux contrôle directement ou indirectement la sécrétion d'hormones, comme les corticostéroïdes, l'hormone de croissance, la thyroxine et l'adrénaline.

Les lymphocytes expriment des récepteurs pour de nombreuses hormones, neurotransmetteurs et neuropeptides, en particulier pour les stéroïdes, les catécholamines (adrénaline et noradrénaline), les enképhalines, l'endorphine, la substance P et le petide intestinal vasoactif (VIP).

Action du système neuro-endocrinien sur le système immunitaire

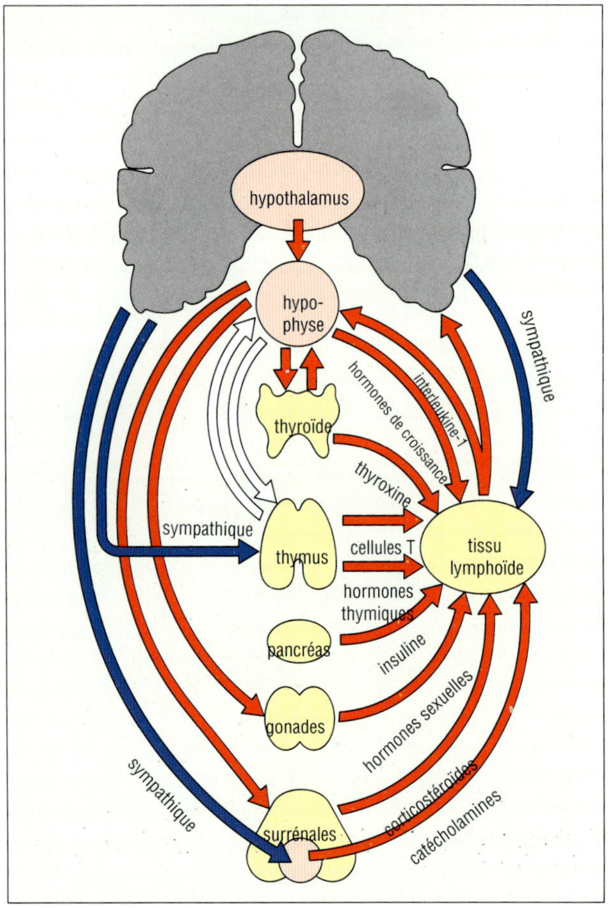

Fig. 9.11 Ce schéma montre quelques connections potentielles entre les systèmes endocrinien, nerveux et immunitaire. Les flèches bleues indiquent les connections nerveuses, les flèches rouges les interactions hormonales et les flèches blanches montrent des connections pour lesquelles les molécules effectrices n'ont pas été identifiées.

L'expression des récepteurs et la réponse cellulaire varient selon les sous-populations lymphocytaires et monocytaires, de sorte que l'effet de différents médiateurs peut être différent selon les circonstances. Cependant, un contrôle particulièrement important est assuré par les corticostéroïdes, les endorphines et les enképhalines, qui sont libérés au cours du stress et qui ont des activités immunosuppressives *in vivo.* Les effets des endorphines sur les réactions immunitaires *in vitro* sont très variables selon les doses et le système expérimental, certaines concentrations étant inhibitrices et d'autres stimulantes. Les corticostéroïdes jouent un rôle majeur de rétrocontrôle négatif sur les réponses immunitaires. Les lymphocytes eux-mêmes peuvent répondre au CRF ("corticotrophin releasing factor") en produisant leur propre ACTH qui induit à son tour la sécrétion de corticostéroïdes.

CONTRÔLE GÉNÉTIQUE DE LA RÉPONSE IMMUNITAIRE

Les facteurs génétiques peuvent influencer la réponse immunitaire de multiples façons. On sait depuis longtemps que la capacité de s'immuniser vis-à-vis d'un antigène varie selon les individus. Les profils de susceptibilité à l'infection par *Corynebacterium diphteriae* au sein des familles laissaient déjà penser que la résistance ou la susceptibilité pouvaient être un trait héréditaire. Cette hypothèse fut renforcée par la démonstration d'une transmission héréditaire de la résistance à la diphtérie, qui diffère selon les souches de cobaye. En 1943, Fjord-Scheibel parvint à démontrer, par des expériences de sélection génétique chez le cobaye, que la production d'anticorps anti-toxine diphtérique était contrôlée par un gène unique hérité sur le mode dominant. Cette étude apportait la première démonstration de la dominance du caractère "bon répondeur". Parmi les hybrides issus du croisement de deux cobayes "bons répondeurs", on trouvait 90 % d'animaux produisant des titres élevés d'anti-toxine, alors que cinq générations issues du croisement sélectif de "mauvais répondeurs" étaient nécessaires pour obtenir 90 % de "mauvais répondeurs" au sein de la descendance.

Grâce au développement de lignées de souris consanguines permettant une analyse génétique plus rigoureuse, le rôle des facteurs génétiques dans le contrôle de la réponse immunitaire a pu être clairement établi. En particulier, la réponse vis-à-vis d'agents infectieux est sous le contrôle de gènes situés dans le CMH (voir chapitres 4 et 6).

Des progrès considérables ont été réalisés au cours des dernières années avec la détermination de la structure tridimensionnelle des molécules de classe I (et, par analogie, de classe II) du CMH, l'analyse des résidus polymorphiques de ces molécules et de leur influence sur la liaison du peptide, l'étude du répertoire des cellules T et de la structure du TCR, et le développement des méthodes de transgénèse chez la souris. Toutes ces méthodes ont apporté une moisson d'informations sur les facteurs génétiques qui influencent la réponse immunitaire. Cependant, les gènes qui influencent la réponse immunitaire ne sont pas tous liés au CMH, comme en témoignent les déficits immunitaires combinés sévères par absence de gène de recombinase, ou par mutation du gène de la chaîne β2 des intégrines, conduisant à un défaut d'expression de ces molécules avec déficit d'adhérence leucocytaire.

LES GÈNES DE LA RÉPONSE IMMUNITAIRE LIÉS AU CMH

Les premières études expérimentales du contrôle de la réponse immunitaire faisaient appel à des antigènes complexes et à des animaux non consanguins. Ces études ont conduit à des observations importantes sur le contrôle héréditaire de ces réponses, mais les progrès les plus significatifs n'ont été réalisés qu'avec des lignées pures de souris et des antigènes de structure simple et parfaitement définie, tels que des polypeptides synthétiques. La réponse à ces antigènes s'est révélée être sous le contrôle de gènes alléliques (un bon répondeur à un antigène est un mauvais répondeur à un autre). Les gènes du caractère bon répondeur sont dominants et liés au CMH de la souris (Fig. 9.12). La cartographie de ces gènes appelés Ir pour "immune response" a été établie à l'aide de souches de souris recombinantes et les gènes Ir ont pu être localisés au sein du CMH (Fig. 9.13). On a pu montrer que le contrôle des gènes Ir s'exerçait sur la réponse aux polypeptides artificiels, formés d'unités simples répétitives, comme (T,G)-A—L,(H,G)-A—L ou GT, ainsi qu'aux antigènes complexes comme la thyroglobuline (Fig. 9.14). Ces derniers peuvent être fonctionnellement équivalents à des antigènes plus simples dans la mesure où l'organisme est devenu tolérant vis-à-vis de la plupart de leurs épitopes au cours de l'ontogénèse (voir chapitre 11).

Un ensemble d'expériences, aujourd'hui classiques, a permis de démontrer que les gènes Ir agissaient au niveau de la

Variations de la réponse anticorps selon les souches

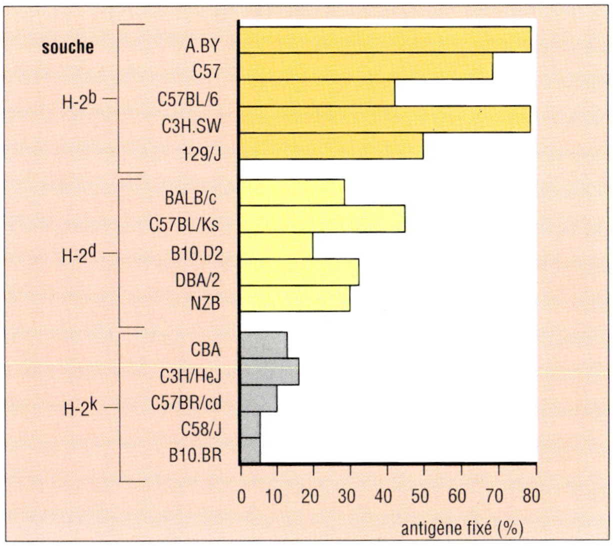

Fig. 9.12 Quinze lignées de souris ont reçu une dose standard de l'antigène synthétique (T,G)-A—L. Les réponses anticorps sont mesurées par la capacité des antisérums à fixer l'antigène. Les animaux d'haplotype H-2^b sont bons répondeurs, H-2^d sont intermédiaires et H-2^k sont mauvais répondeurs. Noter que des haplotypes différents ont parfois une réponse équivalente. Les gènes liés à H-2 ne sont donc pas les seuls à contrôler la réponse.

Localisation des gènes Ir

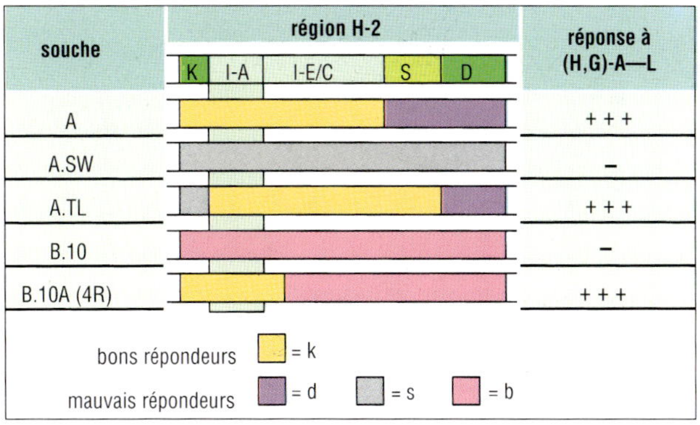

Fig. 9.13 Le gène Ir contrôle les réponses à (H,G)-A—L. Les régions H-2 de cinq lignées de souris sont représentées, trois lignées sont de bonnes répondeuses à (H,G)-A—L et deux sont de mauvaises répondeuses ; les trois lignées bonnes répondeuses ont seulement la région H-2^k I-A en commun, indiquant que le gène, présent chez les souris H-2^k, contrôlant la réponse immune à (H,G)-A—L est dans la région I-A. Chaque couleur représente un haplotype.

Haplotypes haut et bas répondeurs

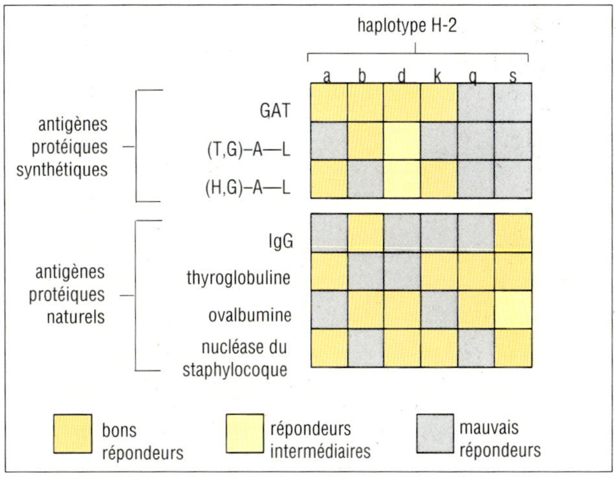

Fig. 9.14 Ce tableau illustre la réponse de six lignées pures de souris, ayant différents haplotypes H-2, vis-à-vis de sept antigènes différents. Les bons répondeurs vis-à-vis de certains antigènes produisent des faibles réponses vis-à-vis d'autres, et ceci de façon non systématique. Même contre des antigènes aussi proches que (T,G)-A—L et (H,G)-A—L, la réponse des souches H-2^a et H-2^b est différente.

Effet des gènes Ir sur la présentation des antigènes

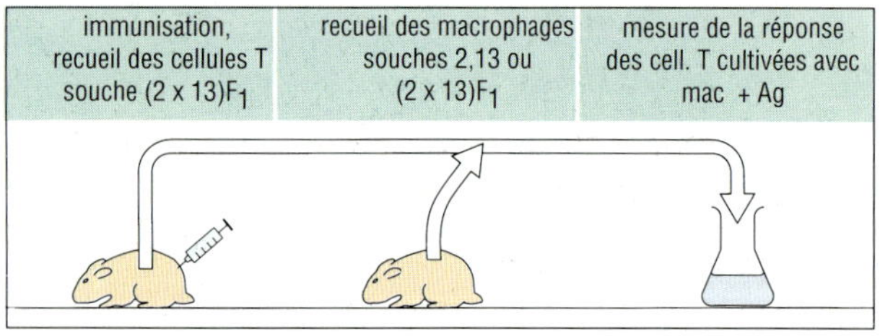

réponse des cellules T (2x13)F_1 cultivées avec :			
macrophages (souche)	antigène		
	DNP-GL	GT	PPD
2	+	–	+
13	–	+	+
(2x13)F1	+	+	+

Fig. 9.15 Les cobayes de souche 2 répondent à DNP-GL, mais pas à GT. Dans la souche 13, le profil de réponse est inversé. Les deux souches répondent également à la PPD. Les cellules T d'un hybride (2x13)F_1 sont cultivées avec les macrophages des souches parentales ou F_1 avec différents antigènes. La réponse proliférative des cellules T est alors mesurée. Bien que les cellules T des cobayes F_1 soient potentiellement capables de répondre à tous ces antigènes, elles ne le font qu'en présence de macrophages d'animaux de la souche répondeuse ou bien de F_1. Ceci indique que les gènes de réponse immune (Ir) sont exprimés sur les CPA. L'expression de ces gènes est codominante puisque les macrophages de F_1 présentent tous ces antigènes.

Inhibition de la présentation des ag par des ac anti-classe II

réponse des cellules T (2x13)F_1 cultivées avec des macrophages (2x13)F_1 et :			
antisérum	antigène		
	DNP	GT	PPD
aucun (témoin)	+ + +	+ + +	+ + +
anti-Ia souche 2	–	+ + +	+
anti-Ia souche 13	+ + +	–	–

Fig. 9.16 Le protocole expérimental est analogue à celui de la fig. 9.15. On a mesuré la réponse proliférative de cellules T (1x13) F_1 cultivées avec des macrophages (2x13) F_1 avec ou sans addition d'antisérum spécifique des molécules de classe II du CMH de chaque haplotype. En l'absence d'anticorps (témoin), les cellules T répondent aux trois antigènes. L'addition d'anticorps anti-Ia de l'haplotype 2 élimine la réponse à DNP-GL, diminue celle à PPD, mais ne modifie pas la réponse à GT. Les anticorps anti-Ia 13 suppriment la réponse à GT mais pas à DNP-GL et réduisent celle à PPD. Dans chaque cas les anticorps dirigés contre les molécules Ia de l'haplotype répondeur bloquent la présentation de l'antigène

présentation de l'antigène et que les anticorps dirigés contre les molécules de classe II du CMH pouvaient bloquer la présentation de l'antigène (Fig. 9.15 et 9.16). En confrontant les résultats obtenus avec les souches de différents haplotypes H-2, on est arrivé à la conclusion que les produits des gènes Ir liés au CMH étaient les molécules de classe II elles-mêmes. L'importance des molécules de classe I du CMH a été mise en évidence par l'analyse des réponses T cytotoxiques vis-à-vis de cellules cibles infectées par un virus ou bien exprimant des antigènes du soi modifiés chimiquement, ou encore de cellules porteuses d'antigènes d'histocompatibilité mineurs tels que l'antigène H-Y dont l'expression est sous le contrôle d'un gène du chromosome Y. Les cellules T cytotoxiques (Tc $CD8^+$) ne lysent des cellules cibles infectées par un virus que si celles-ci partagent avec la cellule Tc une identité dans les régions H-2K ou H-2D (Fig. 9.17). Cette restriction de la reconnaissance par le CMH est acquise durant l'ontogénèse (Fig. 9.18). Elle est imposée par l'haplotype du CMH exprimé sur les cellules non lymphoïdes du thymus (Fig. 9.19). C'est donc au cours de la maturation intrathymique que les cellules T

Restriction génétique des cellules cytotoxiques

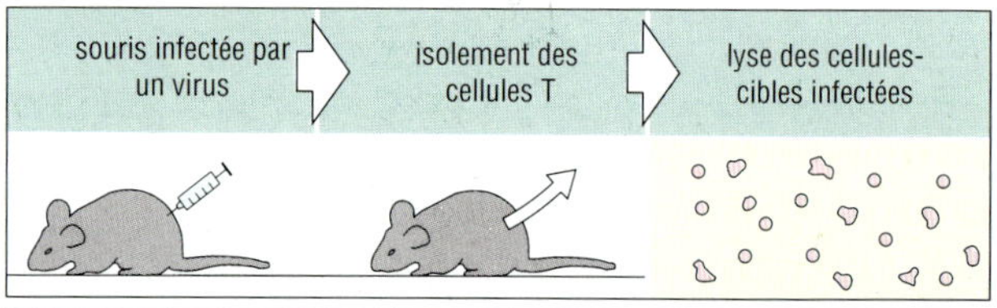

virus	souche de souris	région H-2	pourcentage de lyse des cibles infectées selon l'haplotype H-2		
		K I S D	$H-2^s$	$H-2^k$	$H-2^d$
CML	A.TL		25	1	64
Sendai	A.TL		63	4	24
CML	CBA		2	34	1
CML	A/J		0	30	64

Fig. 9.17 La cytotoxicité des cellules Tc de différentes lignées de souris adultes, infectées par un virus, a été testée contre des cellules cibles provenant de souris de différents haplotypes H-2 (k,s et d) infectées par ce virus. La souche A.TL est $H-2K^s$, $H-2L^k$, et $H-2D^d$ et ses cellules tuent des cellules-cibles infectées par le virus de la chorioméningite lymphocytaire (CML) seulement si elles expriment l'haplotype $H-2^s$ ou $H-2D^d$. L'identité entre les cellules-cibles et les cellules T au niveau du locus H-2I ne permet pas la cytotoxicité. On note que la cytotoxicité est ici déterminée principalement par le locus H-2D. En comparaison, chez des souris A.TL infectées par le virus de Sendai, la cytotoxicité est déterminée principalement par le locus H-2K. L'infection de souris CBA avec le même CML confirme l'importance de la restriction génétique de ces réponses, tandis que l'infection de la souche A/J avec le CML confirme que la cytotoxicité vis-à-vis de CML est plus forte en cas de compatibilité au locus H-2D. Différents virus s'associent préférentiellement aux molécules H-2D ou H-2K lors de la présentation de la cible aux cellules Tc.

sont "éduquées" par sélection de façon à reconnaître les produits du CMH.

La réponse immunitaire dépend de l'activation de clones de lymphocytes. Les cellules T, par leurs TCR, reconnaissent l'antigène sous forme d'un peptide associé aux antigènes de classe I ou II du CMH. Le répertoire des cellules T périphériques est donc influencé à la fois par l'ensemble des antigènes polymorphiques endogènes du soi et par les molécules du CMH de l'individu. La capacité d'un peptide à se lier à une molécule du CMH est déterminée par les séquences d'acides aminés présentes dans le site de liaison de chaque molécule du CMH. L'étude de la structure tridimensionnelle des molécules HLA-A2 et HLA-Aw68 a permis de localiser les résidus polymorphiques dans la cavité de liaison du peptide. La nature et la position des résidus polymorphiques déterminent l'affinité du peptide pour la molécule du CMH. Le très fort degré de polymorphisme des molécules du CMH a donc un puissant impact sur la liaison du peptide et, par conséquent, sur l'activation des cellules T. Au cours de leur développement intrathymique, les cellules T sont soumises à deux processus de sélection :

1. une sélection positive qui dépend de l'interaction du TCR avec les produits du CMH sur l'épithélium cortical thymique
2. une sélection négative, résultat d'une interaction de forte affinité entre le TCR et un complexe peptide-CMH sur les cellules dérivées de la moelle osseuse dans la médullaire thymique.

SÉLECTION POSITIVE DANS LE THYMUS

Les premières études dans ce domaine utilisaient des protocoles complexes comportant thymectomie, irradiation, reconstitution par la moelle osseuse et greffe de thymus. Ces méthodes ont permis de montrer que les cellules Tc étaient très spécifiques et ne lysaient que les cellules cibles portant les mêmes antigènes du CMH que ceux exprimés dans le thymus au sein duquel les cellules T s'étaient différenciées (voir Fig. 9.19). Ceci, ajouté à d'autres résultats, suggérait que la cellule T, au cours de son développement, apprenait à ne reconnaître que l'antigène associé aux produits du CMH initialement rencontrés dans le thymus. Les expériences réalisées chez les souris transgéniques ont permis de mieux comprendre ce processus. On peut en effet produire une souris transgénique dont la plupart des cellules T expriment un même TCR qui reconnaît un antigène particulier. Cet antigène peut être lui-même le produit d'un transgène.

Spécificité des cellules Tc

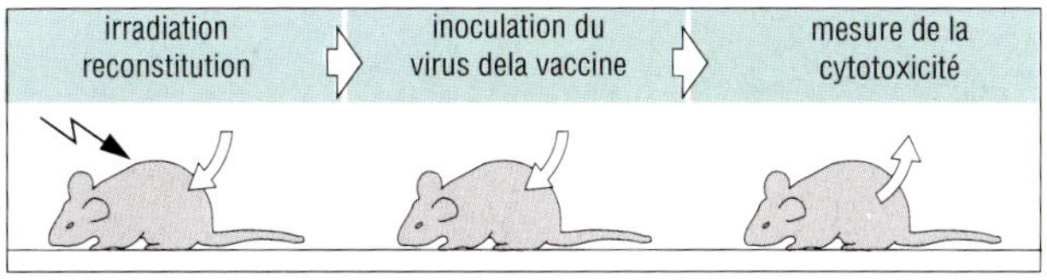

Expérience	donneur	receveur	cellules cytotoxicité vis-à-vis de cibles infectées par la vaccine	
			cible A	cible B
1	MO (AxB)	A	+	–
2	MO (AxB)	B	–	+
3	rate (AxB)	A	+	+
4	rate (AxB)	B	+	+

Fig. 9.18 Des souris receveuses (de type A et de type B) ont été irradiées et reconstituées avec des lymphocytes de donneur (cellules de moelle osseuse ou cellules spléniques). Ceci produit des animaux chimères dans lesquels les lymphocytes sont du type du donneur et les autres tissus du type du receveur. Les chimères ont été ensuite inoculées par le virus de la vaccine et leurs cellules spléniques ont été testées pour leur activité cytotoxique vis-à-vis de cellules-cibles de type A ou de type B infectés par ce virus. Les souris reconstituées par des cellules de moelle AxB (M O) peuvent tuer seulement des cellules-cibles infectées de même type que le receveur (1 et 2). Les cellules spléniques de souris adultes AxB peuvent tuer à la fois des cellules infectées A et B (3 et 4). L'interprétation est que les cellules souches immatures (M O) sont éduquées après la greffe pour reconnaître l'antigène seulement en association avec l'haplotype H-2 du receveur, tandis que les cellules spléniques matures ont déjà été éduquées auparavant. Dans la plupart des cas, donneur et receveur doivent avoir en commun au moins les gènes de classe II d'un haplotype pour que l'éducation thymique des cellules du donneur puisse avoir lieu.

Importance de l'haplotype du thymus dans le développement des cell. T

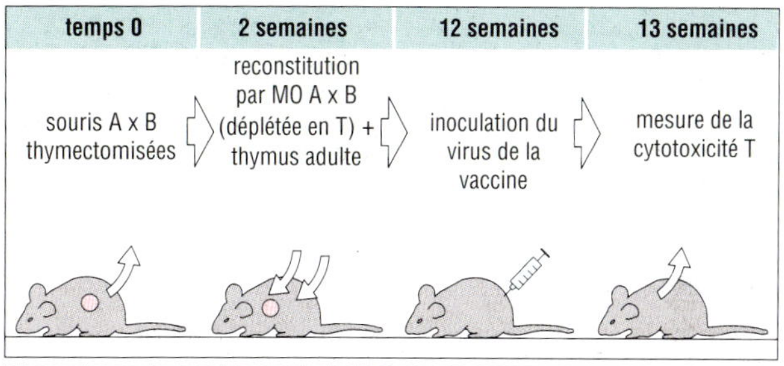

haplotype du donneur de thymus	haplotype des cellules cibles	
	A	B
A	+	–
B	–	+

Fig. 9.19 Des souris hybrides de génotype H-2 (AxB) ont été, à l'âge de 8 semaines, thymectomisées, irradiées et reconstituées avec de la moelle osseuse traitée par anti-Thy1.2 et complément pour éliminer les cellules T. Chaque souris a reçu sous forme d'implants cutanés un thymus adulte d'haplotype A ou B. Le tissu greffé a été irradié pour détruire les cellules T matures en laissant intactes les cellules stromales. Environ 20 % des animaux survivent et récupèrent une fonction immunitaire. Dix semaines après la greffe, ces souris sont infectées par le virus de la vaccine ; une semaine plus tard on mesure l'activité cytotoxique de leurs splénocytes vis-à-vis de cellules-cibles d'haplotype A ou B, infectées par le même virus. Les animaux reconstitués avec le thymus de type A ne tuent que les cellules-cibles d'haplotype A et ceux greffés avec un thymus B ne tuent que les cibles d'haplotype B.

Sélection positive dans le thymus

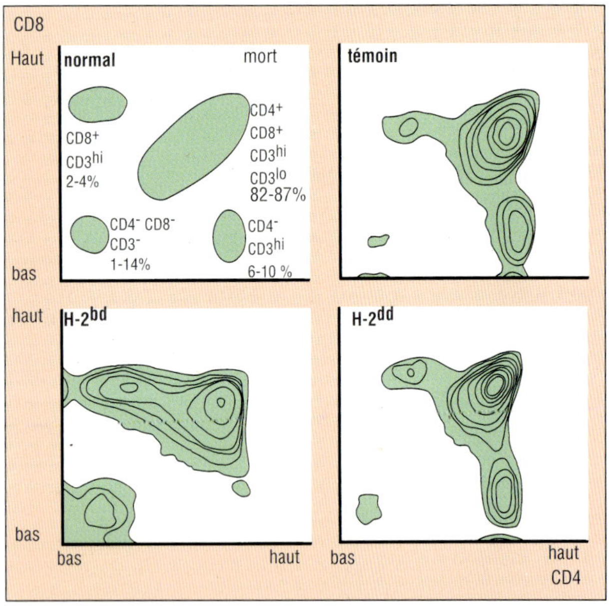

Fig. 9.20 L'expérience est réalisée sur des souris transgéniques exprimant le TCR d'une cellule T $CD8^+$ qui reconnait le virus CML dans des cellules d'haplotype H-2^b. Les thymocytes sont analysés en cytométrie avec coloration par un anticorps anti-CD8 (axe vertical) et anti-CD4 (axe horizontal). Le niveau d'expression de la molécule CD3 faible ($CD3^{lo}$) ou élevé ($CD3^{hi}$) a été mesuré. Lors du développement normal, les cellules $CD4^-$ $CD8^-$ deviennent $CD4^+$ $CD8^+$ et se différencient ensuite en $CD4^+$ $CD8^-$, ou $CD4^-$ $CD8^+$, ou bien meurent. Le thymus de la souris témoin (non transgénique) contient une majorité de cellules $CD4^+$ $CD8^+$ avec de petits contingents de $CD4^+$ $CD8^-$et $CD4^-$ $CD8^+$. Dans la souris transgénique exprimant un allèle H-2^b, les cellules T sont sélectionnées positivement dans le thymus avec prédominance de la population $CD4^-$ $CD8^+$. Une telle sélection n'a pas lieu en l'absence de l'allèle H-2^b.

Délétion clonale des cellules T par les superantigènes

région V	antigène reconnu	% de cellules T exprimant la région V	après tolérance par délétion clonale
Vβ17a	I-E, peptide de cellules B	5,6 %	0,9 %
Vβ6	Mls^a	12,4 %	0,3 %
Vβ8.1	Mls^a	7,5 %	0,2 %
Vβ3	Mls-2	4,1 %	0,1 %
Vβ3	EBS	5,7 %	1,2 %
Vβ8	EBS	18,9 %	0,0 %
Vβ11	I-E, peptide	5,0 %	0,5 %

Fig. 9.21 Les superantigènes peuvent provoquer la délétion de clones des cellules T exprimant certaines chaînes Vβ. Le nombre absolu de cellules T utilisant des chaînes Vβ d'une famille particulière varie selon la souche de souris. Ce tableau montre un exemple des niveaux de délétion observés dans certaines souches ; bien que les taux absolus varient de souche à souche, le phénomène de délétion est bien vérifié (EBS = entérotoxine B du staphylocoque).

Le grand avantage de ces modèles, c'est que les cellules T étudiées représentent la majorité de la population et peuvent être identifiées à l'aide d'anticorps anti-clonotypes ou anti-Vβ. On peut ainsi obtenir une souris dont les cellules T expriment pour la plupart le TCR d'un clone Tc $CD8^+$ $V\beta8^+$ qui reconnaît une glycoprotéine du virus de la chorioméningite lymphocytaire (VCML) présenté par une molécule de classe I H-$2D^b$. Ces cellules T vont faire l'objet d'une sélection positive. Leur TCR peut être identifié par un anticorps spécifique des produits de la famille Vβ8.

La sélection positive a lieu dans les cellules épithéliales du cortex thymique. Les molécules du CMH d'haplotypes différents n'ont pas le même effet sur la maturation des cellules T $CD8^+$ exprimant le TCR transgénique (Fig. 9.20). Seules les souris exprimant la molécule H-$2D^b$ permettent une multiplication des cellules T $CD8^+$ exprimant la chaîne Vβ8 du TCR transgénique. Ceci démontre que seuls les lymphocytes ayant ce type de récepteur sont positivement sélectionnés chez les souris exprimant la molécule du CMH appropriée.

SÉLECTION NEGATIVE DANS LE THYMUS

La sélection négative par délétion clonale a été démontrée à l'aide d'anticorps spécifiques des chaînes Vβ du TCR murin. Par cette méthode, on a pu identifier et compter les cellules T ayant un TCR utilisant une chaîne Vβ particulière et l'on a pu montrer que les souris exprimant l'antigène I-E avaient une délétion de la populaiton Vβ $17a^+$ dans le thymus. Cette délétion aurait lieu au stade des cellules doubles positives $CD4^+$ $CD8^+$, car on trouve dans ces thymus des cellules T $V\beta17a^+$ $CD4^+$ $CD8^+$ mais pas de cellules T matures $V17a^+$ $CD4^+$ ou bien $V17a^+$ $CD8^+$. La délétion nécessite l'expression d'un ligand endogène associé à la molécule I-E.

Reconnaissance de MLs-1^a par les cellules Tc

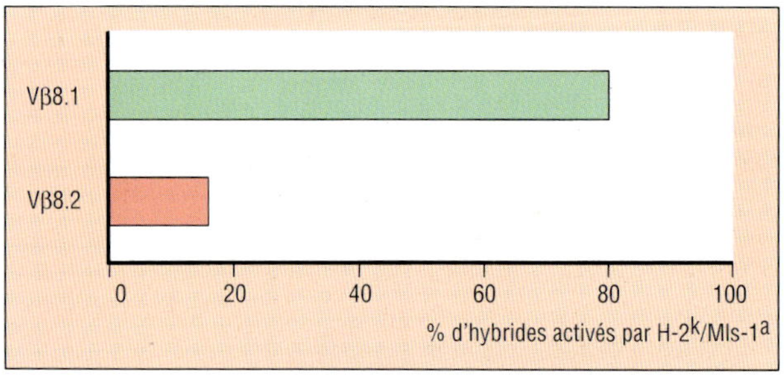

Fig. 9.22 Une forte proportion de cellules T exprimant Vβ8.1 reconnaîssent Mls-1^a. Des hybridomes T ont été obtenus par fusion de blastes T exprimant Vβ8.1 ou Vβ8.2 provenant de ganglions de souris B10.BR (Mls-1^b) avec un variant du thymome BW5147 n'exprimant ni Vα ni Vβ. Ces hybrides ont été séparés à l'aide d'anticorps monoclonaux spécifiques reconnaissant les produits de Vβ8.1 et Vβ8.2. La stimulation de ces hybridomes par des cellules H-2^k exprimant Mls-1^a a été testée. La plupart des hybridomes expriment Vβ8.1 et seulement une minorité Vβ8.2. Ces résultats montrent l'utilisation préférentielle de Vβ8.1 dans la reconnaissance de Mls-1^a

De même, les souris exprimant l'antigène mineur de stimulation lymphocytaire (Mls) Mls^a et certaines molécules de classe II du CMH ont une délétion des cellules T $V\beta6^+$ et $V\beta8.1^+$ (Fig. 9.21). Le fait qu'une famille entière de cellules T, exprimant le même gène Vβ, puisse reconnaître Mls explique l'intense prolifération observée en co-culture de cellules Mls incompatibles (Fig. 9.22). On appelle "superantigène" les antigènes, exogènes ou endogènes, qui ont la propriété de stimuler l'ensemble des cellules T exprimant les produits des segments Vβ d'une ou plusieurs familles. Un exemple de superantigène exogène est l'entérotoxine B du Staphylocoque (EBS). Chez la souris, les cellules T qui répondent à cette toxine possèdent les chaînes Vβ3 ou Vβ8 dans leur TCR. L'antigène Mls est un exemple de superantigène endogène (voir chapitre 7). On sait maintenant que le type Mls de chaque souche est déterminé par la présence du virus des tumeurs mammaires murines (MMTV) dans le génome de la souris. Les antigènes Mls sont eux-mêmes codés par des segments localisés dans les cadres ouverts de lecture au sein des séquences répétitives en 3' de ces génomes viraux endogènes. Les cellules T exprimant Vβ6 ou Vβ6.1 répondent à Mls^a (défini par MMTV-7). Ces superantigènes endogènes sont exprimés dans le thymus et provoquent la destruction, par sélection négative, des cellules T dont les TCR utilisent Vβ6 ou Vβ8.1.

Tolérance au VCML chez les souris transgéniques

souris transgéniques anti-VCML (Vβ8.1)	infection néonatale par VCML	réponse primaire anti-VCML	nombre de thymocytes	
			$CD4^+$ $CD8^+$	$CD8^+$
$Mls\text{-}1^b$	–	+ + +	normal	normal
$Mls\text{-}1^a$	–	–	normal	faible
$Mls\text{-}1^b$	+	–	faible	faible

Fig. 9.23 L'induction d'une tolérance chez les souris transgéniques diffère selon l'antigène. Des souris transgéniques exprimant un TCR spécifique du virus de la chorioméningite lymphocytaire (VCML) dans le contexte $H\text{-}2D^b$ ont été infectées par ce virus et les réponses prolifératives et cytotoxiques de leurs lymphocytes T vis-à-vis de cellules infectées par le VCML ont été mesurées. Comme ce TCR exprime aussi Vβ8.1, on peut examiner l'influence de la présence de $Mls\text{-}1^a$ sur la réponse au VCML (cf Fig. 9.22). Les souris peuvent aussi être inoculées à la naissance avec le VCML de façon à étudier l'effet de l'exposition depuis la naissance à l'antigène reconnu par le TCR transgénique. Les souris exprimant $Mls\text{-}1^a$ ont une réduction partielle des réponses prolifératives et cytotoxiques et une suppression complète des réponses après infection néonatale. Les souris tolérantes au VCML ont une diminution du nombre de thymocytes $CD4^+$ et $CD8^+$ et des cellules T $CD8^+$ matures. D'autre part, l'exposition au superantigène du soi ($Mls\text{-}1^a$), seul, n'induit que la délétion des cellules $CD8^+$ matures. Cette expérience suggère que différents antigènes peuvent induire une tolérance des cellules T à différentes étapes de leur déve-

La sélection négative a pu être démontrée dans le modèle des souris transgéniques précédemment décrites, dont la majorité des cellules T reconnaît la glycoprotéine du VCML dans le contexte $H\text{-}2D^b$. Ces souris, inoculées à la naissance par le VCML, deviennent tolérantes et porteuses chroniques du virus. A l'âge adulte, ces souris présentent une forte diminution de la population $CD4^+$ $CD8^+$ dans le thymus, ce qui suggère que la délétion clonale des cellules T a eu lieu à un stade précoce de l'ontogénèse (Fig. 9.23). On pense que cette sélection négative est le résultat de la présentation de l'antigène à des cellules T immatures par des cellules dérivées de la moelle osseuse au sein de la médullaire thymique. Les cellules épithéliales thymiques pourraient, elles aussi, délivrer ce signal négatif, mais ce point demeure discuté.

Le répertoire exprimé par les cellules T périphériques est donc façonné à la fois par la sélection positive et la sélection négative (Fig. 9.24).

Sélection positive et négative dans le thymus

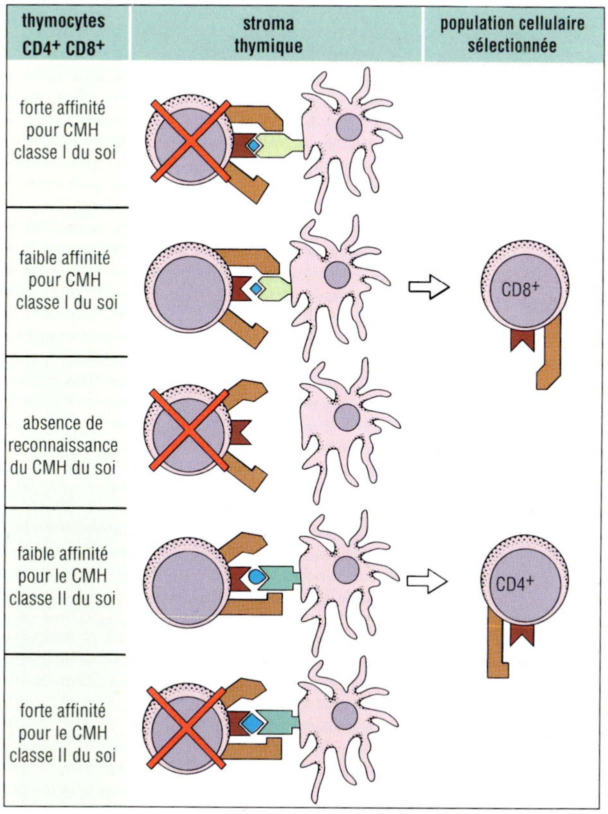

Fig. 9.24 Les thymocytes $CD4^+$ $CD8^+$ interagissent avec des cellules stromales thymiques exprimant des molécules de classe I et de classe II du CMH, complexées à des peptides du soi. Les clones ayant une forte affinité pour ces complexes sont détruits, de même que ceux qui sont incapables de reconnaître les molécules du CMH du soi. Les clones ayant une faible affinité pour les molécules de classe I du soi perdent leur CD4 et deviennent des cellules T $CD8^+$. Réciproquement, ceux qui interagissent faiblement avec les molécules de classe II du soi se différencient en cellules $CD4^+$ matures.

CONTRÔLE DE LA RÉPONSE AUX INFECTIONS PAR LES GÈNES LIÉS AU CMH

On a montré que des gènes liés au CMH jouaient un rôle dans la réponse immunitaire aux agents infectieux et aussi aux antigènes du soi. Le gène impliqué peut être soit un gène du CMH lui-même soit un gène en déséquilibre de liaison avec le CMH.

La première observation concerne les gènes *Ts-1* et *Ts-2* qui contrôlent la susceptibilité à l'infection par le parasite *Trichinella spiralis* chez la souris. Cette observation est d'autant plus remarquable qu'il s'agit d'un organisme d'une grande complexité antigénique dont les antigènes varient en fonction des stades du cycle biologique et utilisent différents types de CPA pour leur présentation. L'infection expérimentale de différentes souches recombinantes par *T. Spiralis* montre que la résistance ou la susceptibilité sont sous le contrôle du locus I-E. Les souches qui expriment I-E sont susceptibles (Fig. 9.25). Un autre gène, qui ne code pas pour un produit du CMH proprement dit mais qui est en déséquilibre de liaison avec le CMH, influence la réponse à *T. spiralis*. Ce gène, appelé *Ts-2*, est localisé entre les locus S et D, à proximité des gènes du TNF.

La sous-région I-E influence aussi la susceptibilité à *Leishmania donovani*. Les souris de souche H-2 congéniques qui expriment I-E sont incapables de résister à la leishmaniose viscérale. L'administration d'anticorps anti-I-E, mais pas celle d'anticorps anti-I-A, augmente la clairance du parasite, ce qui montre que c'est bien le produit de I-E qui contrôle la susceptibilité.

EFFETS DES GÈNES LIÉS AU CMH SUR LES MALADIES AUTO-IMMUNES

Des gènes de susceptibilité associés au CMH ont été décrits pour un grand nombre de maladies auto-immunes. Par exemple, le diabète insulinodépendant, une maladie auto-immune où les cellules β du pancréas sont détruites par les cellules du système immunitaire, est associé à HLA-DR3 et HLA-DR4. Le risque est plus élevé chez les hétérozygotes DR3/4. En fait, l'association est déterminée par DQ et le risque associé à DR est du au déséquilibre de liaison. Les techniques de génétique moléculaire ont montré que, dans les populations de race blanche, le plus haut risque de diabète était associé à l'allèle DQB1*0302. Dans la polyarthrite rhumatoïde l'association prédominante est avec HLA-DR4 et il y a très peu d'association à HLA-DQ. Les mécanismes biologiques impliqués dans ces associations ne sont pas encore connus. Plusieurs hypothèses peuvent être proposées, notamment un biais dans le répertoire par les sélections positives et négatives dépendant de différents gènes de classe II, ou encore l'association préférentielle d'épitopes d'antigènes bactériens ou viraux, inducteurs de réactions auto-immunes, à certaines molécules du CMH.

Un autre exemple de déséquilibre de liaison est celui de l'association de la maladie auto-immune des souris (NZB/NZW) F1 avec l'haplotype $H2^z$ de la lignée parentale NZW. La maladie n'est pas associée à un gène du CMH proprement dit, mais au gène du TNFα localisé dans le CMH. L'allèle TNFα de NZW détermine un phénotype faible producteur de TNFα. L'administration de cette cytokine à doses suffisantes protège les souris vis-à-vis de la glomérulonéphrite lupique (Fig. 9.26).

Les réponses immunitaires peuvent être aussi contrôlées par d'autres gènes liés au CMH identifiés récemment. Ce sont les gènes impliqués dans la production de fragments peptidiques d'antigènes par protéolyse, et dans leur transport intracellulaire. Ces gènes sont polymorphiques et ce polymorphisme a des conséquences fonctionnelles. Par exemple, chez le rat, les allèles du locus *cim* contrôlent la fixation du peptide sur les molécules de classe I et influencent, de ce fait, la capacité des molécules de classe I à être reconnues comme un alloantigène. On peut dès lors envisager que certaines associations au CMH de maladies précédemment décrites pourraient en fait impliquer des gènes intervenant à plusieurs niveaux de la présentation de l'antigène aux cellules du système immunitaire comme la pro-

Susceptibilité à *Trypanosoma spiralis*

souche de souris	haplotype H-2	expression de I-E	index de résistance	phénotype de résistance
B10.BR	k	+	0	sus
B10.P	p	+	-22	sus
B10.RIII	r	+	33	sus
B10	b	–	63	res/int
B10.S	s	–	100	res
B10.M	f	–	104	res
B10.Q	q	–	105	res

Fig. 9.25 Susceptibilité (sus) ou résistance (res) de différentes souches de souris en fonction de leur haplotype H-2 et de l'expression des molécules I-E de surface. L'index de résistance est mesuré par le nombre de parasites présents après une même inoculation, par référence à la souche B10.BR (susceptible = 0% de résistance) et B10.S (resistant = 100 % de résistance).

TNFα et néphropathie lupique

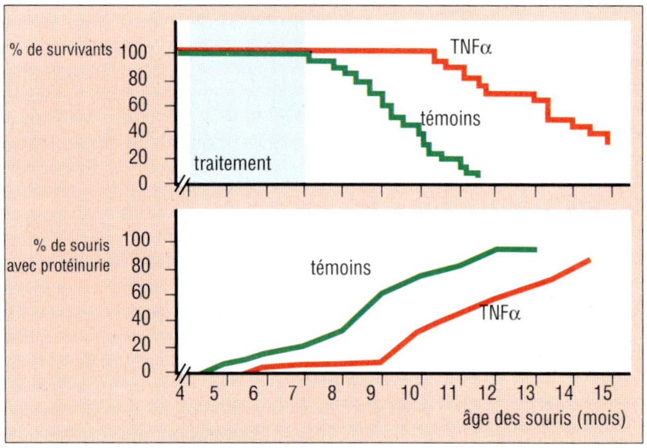

Fig. 9.26 En haut : Vingt souris femelles (NZBxNZW)F_1 ont reçu du TNFα murin recombinant. Leur survie est comparée à celle de souris F1 de même sexe et de même âge (témoins). En bas : fréquence cumulée de la protéinurie (> 3 g/l) chez les souris F1 (NZBxNZW) traitées par l'interféron α par comparaison avec les témoins.

téolyse de l'antigène, le transport intracellulaire des peptides, ou leur association aux molécules du CMH.

GÈNES DE LA RÉPONSE IMMUNITAIRE NON LIÉS AU CMH

Certains gènes situés hors du CMH peuvent aussi contrôler la réponse immunitaire. Ceci a été démontré très clairement dans les études génétiques de susceptibilité et de résistance aux maladies auto-immunes et aux infections (Fig. 9.27). Les sujets ayant un déficit dans le composant C3 du complément ont une plus grande susceptibilité aux infections bactériennes et une prédisposition aux maladies par complexes immuns.

EFFET DES GÈNES NON LIÉS AU CMH SUR LA RÉPONSE AUX INFECTIONS

Les macrophages ont un rôle clef dans le système immunitaire et les gènes qui régulent leur activité peuvent donc contrôler bon nombre de réponses immunitaires. Un bon exemple est celui du gène *Lsh/Ity/Bcg*. Ce gène contrôle la réponse initiale aux infections par *Leishmania donovani, Salmonella typhimurium, Mycobacterium bovis, M. lepraemurium* et *M. intracellulare.* Son influence ne s'exerce qu'à la phase initiale de la sensibilisation et de l'activation du macrophage, mais elle a de multiple conséquences biologiques (Fig. 9.28). L'allèle résistant de *Lsh/Ity/Bcg* augmente l'expression des antigènes de classe II du CMH et, par conséquent, la capacité des macrophages à présenter des antigènes aux cellules T.

G. Biozzi a obtenu deux lignées de souris par une sélection génétique basée sur le niveau de production d'anticorps vis-à-vis d'antigènes érythrocytaires. Les deux lignées, "bonne productrice" (BP) et "mauvaise productrice" (MP) d'anticorps, diffèrent par le taux d'Ig sériques et l'amplitude de la réponse anticorps à n'importe quel antigène. Elles diffèrent ainsi par leur activité macrophagique, plus importante chez les mauvaises productrices d'anticorps. Elles présentent des susceptibilités très différentes vis-à-vis d'infections microbiennes ou parasitaires, les bonnes productrices d'anticorps étant plus résistantes à certaines infections (notamment par les bactéries extracellulaires) alors qu'elles sont plus sensibles vis-à-vis d'autres agents infectieux (Fig. 9.29).

Les éosinophiles jouent un rôle important dans la réponse de l'hôte aux infections parasitaires. Le degré d'éosinophilie induit par une infection est sous contrôle génétique, avec des différences importantes en fonction des souches de souris. Des observations analogues ont été faites chez le cobaye et le mouton, et la résistance à l'infection par les nématodes est positivement corrélée aux taux d'éosinophiles.

INFLUENCE DES GÈNES NON LIÉS AU CMH SUR LES MALADIES AUTO-IMMUNES

La plupart des maladies auto-immunes sont influencées non seulement par des gènes liés au CMH mais par d'autres gènes non liés à ce complexe. De grands progrès ont été récemment réalisés dans la cartographie des locus qui contrôlent la susceptibilité au diabète insulino-dépendant.Ces travaux ont été réalisés principalement dans la souche de souris NOD (Non Obese Diabetes) qui

Rôle des gènes situés hors du MCH dans la résistance à l'infection

microorganisme	résistantes		susceptibles	
	souche	haplotype	souche	haplotype
Mycobacterium lepraemurium	DBA/2J C3H/HeJ	d k	BALB/cJ C3H/A	d k
Salmonella typhimurium	DBA/2J	d	B10.D2, BALB/c	d d
M. tuberculosis	CBA, C3H	k	B10.BR	k
Listeria monocytogenes	B10.A B10.D2 B10.BR	a d k	A/J DBA/2, BALB/c CBA, C3H	a d k
Rickettsia tsutsugamushi	AKR SWR BALB/c	k q d	C3H, CBA DBA/1 DBA/2	k q d

Fig. 9.27 Les souches de souris sont classées en fonction de leur résistance ou de leur susceptiblité à des infections expérimentales par différents microorganismes. On remarque que des souris de même haplotype H-2 peuvent être sensibles ou résistantes, ce qui montre que les gènes contrôlant la résistance ne sont pas (ou pas seulement) associés au CMH.

Effet du gène *Lsh* sur l'activité macrophagique

augmentation de la production de dérivés de l'oxygène
activité antitumorale accrue
activité antimicrobienne accrue
augmentation de l'expression des molécules de classe II du CMH

Fig. 9.28 Le gène *Lsh/Ity/Bcg* augmente différentes activités des macrophages en particulier la présentation de l'antigène.

Réponse des souris de Biozzi aux infections parasitaires

microorganisme	Biozzi BP	Biozzi MP
T. cruzi	résistant	susceptible
P. berghei	résistant	susceptible
P. yoelii	résistant	susceptible
L. major	susceptible	résistant
S. mansoni	susceptible	résistant

Fig. 9.29 Par sélection génétique, Biozzi a obtenu des souris bonnes productrices (BP) et mauvaises productrices (MP) d'anticorps. Ces deux lignées diffèrent dans leur résistance vis-à-vis de différentes infections parasitaires, mais ce caractère n'est pas corrélé au taux de production d'anticorps.

développe une maladie qui ressemble au diabète insulino-dépendant humain. On a identifié au moins cinq locus de susceptibilité chez la souris NOD (*Idd-1,2,3,4, et 5*). Un seul d'entre eux (*Idd-1*) est lié au CMH sur le chromosome 17 et code probablement pour des molécules de classe II. Les autres gènes *Idd-2,3,4* et *5* ont été localisés sur les chromosomes 9, 3,11 et 1, respectivement, mais la structure de ces gènes reste à préciser.

Les souris porteuses du gène de lymphoprolifération (*lpr*) ont un syndrome clinique tout à fait caractéristique avec des anticorps anti-ADN, des facteurs rhumatoïdes, des complexes immuns circulants et une glomérulonéphrite. Elles ont aussi une lymphadénopathie constituée principalement de cellules T $CD4^-$ $CD8^-$. Ces cellules T ne sont pas monoclonales ; les gènes de leur TCR sont recombinés de façon différente. Ce syndrome a été attribué à un défaut de sélection négative mais on comprenait difficilement comment le gène *lpr* pouvait être à l'origine de ce défaut. On a montré récemment que les souris ayant ce gène *lpr* avaient un défaut de l'antigène Fas/Apo-1 codé par un gène du chromosome 19. Ce défaut rend les cellules résistantes à la mort programmée ou apoptose et rend par conséquent inopérante la sélection négative des cellules T dans le thymus. Dès lors, des cellules T autoréactives pourraient gagner la périphérie et être à l'origine d'un syndrome auto-immun.

Les mêmes travaux ont montré qu'une mutation du gène *gld* pourrait être à l'origine d'un syndrome lymphoprolifératif associé à une maladie auto-immune. Le produit de *gld* serait le ligand de l'antigène Fas. Les souris homozygotes *gld/gld* n'expriment pas le ligand, échappent à la sélection négative et ont une maladie auto-immune. Le gène *gld* est localisé sur le chromosome 1 chez la souris. Il représente un autre exemple d'un gène non lié au CMH mais affectant la fonction immunitaire.

LECTURES COMPLÉMENTAIRES

Blalock JE, Bost KL, eds. Neuroimmunoendocrinology. *Allergy*; vol **43**. Basel: Karger.

Coffman RL, Savelkoul HFJ, Lebman DA. Cytokine regulation of immunoglobulin isotype switch and expression. *Semin Immunol* 1989;**1**:55.

Cohen PL, Eisenberg RA. The lpr and gld genes in systemic autoimmunity: life an death in the *fas* lane. *Immunol Today* 1992; **13**:427.

Gershon RK, Kondo K. Infectious immunological tolerance. *Immunology* 1972;**21**:903.

Gaulton GN, Greene MI. Idiotypic mimicry of biological receptors. *Ann Rev Immunol* 1986;**4**:253.

Goodnow CC, Aldelstein S, Basten A. The need for central and peripheral tolerance in the B cell repertoire. *Science.* 1990;**248**:1373.

Herman A, Kappler JW, Marrack P, Pullen A. Superantigens: mechanisms of T cell stimulation and role in immune responses. *Ann Rev Immunol* 1991;**9**:745.

Jerne NJ. Towards a network theory of the immune system. *Ann Immunol* (Paris) 1974;**1235c**:373.

Mason D, MacPhee I, Antoni F. The role of the neuroendocrine system in determining genetic susceptibility to experimental allergic encephalomyelitis in the rat. *Immunology* 1990;**70**:1-5.

Stein KE, Soderstrom T. Neonatal administration of idiotype or anti-idiotype primes for protection against *Escherichia coli* K13 infection in mice. *J Exp Med* 1984;**160**:101.

Schwartz RH. A cell culture method for T cell clonal anergy. *Science* 1990;**248**:1349.

Wakelin D, Blackwell JK. Genetic variations in immunity to parasite infection. In: *Immunology and Molecular Biology of Parasitic Infections.* Oxford: Blackwell Scientific Publications, 1991.

Zinkernagel RM, Pircher HP, Ohashi P, *et al.* T and B cell tolerance and responses to viral antigens in transgenic mice: implications for the pathogenesis of autoimmune versus immunopathological disease. *Immunol Rev* 1991;**122**:133.

chapitre 10

La tolérance immunologique

La tolérance immunologique désigne un état de non-réponse, qui est spécifique d'un antigène et induit par un premier contact de l'organisme avec cet antigène. La tolérance peut être induite vis-à-vis d'antigènes de l'environnement ("non-soi"), mais son rôle physiologique majeur concerne la tolérance vis-à-vis du soi, qui empêche le système immunitaire de détruire les propres constituants de l'organisme. Or, un tel risque existe dans la mesure où sont produits, au hasard, des récepteurs d'antigènes très diversifiés (voir Chapitre 5), dont certains vont reconnaître des antigènes du soi. Les cellules portant de tels récepteurs doivent être éliminées, soit fonctionnellement, soit physiquement.

L'élimination de l'autoréactivité n'est pas programmée génétiquement ; elle est acquise au cours du développement. Des animaux de lignées A et B histo-incompatibles rejettent mutuellement des greffes de peau de l'autre lignée, mais les hybrides (AxB) F1 qui expriment les antigènes des deux lignées parentales ne rejettent les greffes d'aucune des deux lignées parentales. Cependant, la capacité de rejeter ces greffes réapparait chez les homozygotes F2 de la deuxième génération. Par conséquent, la distinction du soi et du non-soi fait l'objet d'un apprentissage au cours du développement. Le soi immunologique correspond à l'ensemble des épitopes codés par l'ADN d'un individu, les autres épitopes étant considérés comme le non-soi.

La structure moléculaire d'un épitope n'est cependant pas seule en cause dans la réaction qu'il peut induire au sein du système immunitaire d'un organisme. D'autres caractéristiques doivent être prises en compte, notamment le moment du premier contact des lymphocytes avec cet épitope, le site anatomique où a lieu ce contact, la nature de la cellule qui présente les épitopes et son aptitude à délivrer des signaux de costimulation des lymphocytes.

BASES HISTORIQUES

Dès que fut établie la spécificité des anticorps, on a réalisé que certains mécanismes devaient entrer en jeu pour empêcher la formation d'autoanticorps. Au début du siècle, Ehrlich avait forgé le terme "*horror autotoxicus*", impliquant qu'un artifice régulateur devait arrêter la production des autoanticorps. En 1938, Traub induisit une tolérance spécifique au virus de la chorioméningite lymphocytaire par inoculation *in utero* chez la souris, à l'origine d'une infection chronique persistant pendant toute la vie. A la différence des souris normales, ces souris inoculées *in utero* ne produisaient pas d'anticorps neutralisants lorsqu'on leur injectait le virus à l'âge adulte. Le développement, chez un même hôte, de cellules génétiquement et antigéniquement différentes, fut décrit en 1945 par Owen chez des veaux dizygotes, chez qui la fusion des placentas avait entraîné un échange de cellules souches hématopoïétiques pendant la vie foetale. Dans cette expérience de la nature, chaque animal était une chimère possédant les deux populations érythrocytaires différentes de chaque jumeau. Tout au long de leur vie, ces animaux demeuraient incapables de produire des anticorps contre les antigènes érythrocytaires de l'autre jumeau (Fig. 10.1). A la suite de cette observation, Burnet et Fenner firent en 1949 l'hypothèse selon laquelle chaque cellule de l'organisme portait des marqueurs du soi et que le moment de la rencontre de ces marqueurs avec le système immunitaire contrôlait la capacité de les reconnaître comme constituants du soi ou du non-soi. Cette hypothèse semblait logique, dans la mesure où le système immunitaire est confronté avant la naissance à la plupart des constituants du soi, mais seulement plus tard aux antigènes de l'environnement. La démonstration expérimentale de cette hypothèse fut apportée en 1953 par Medawar et ses collègues, qui purent induire chez la souris une tolérance immunologique aux allogreffes de peau par injection néonatale de cellules allogéniques (Fig. 10.2). Cette observation est en accord avec la théorie de la sélection clonale de Burnet (1957), qui stipule que chaque immunocyte est sélectionné par l'antigène pour se multiplier et donner un clone de cellules-filles ayant toutes la même spécificité. Les antigènes rencontrés après la naissance activent les clones spécifiques qui prolifèrent et produisent des anticorps, tandis que les antigènes rencontrés avant la naissance provoquent la délétion clonale de ces cellules que Burnet désignait sous le nom de "clones interdits".

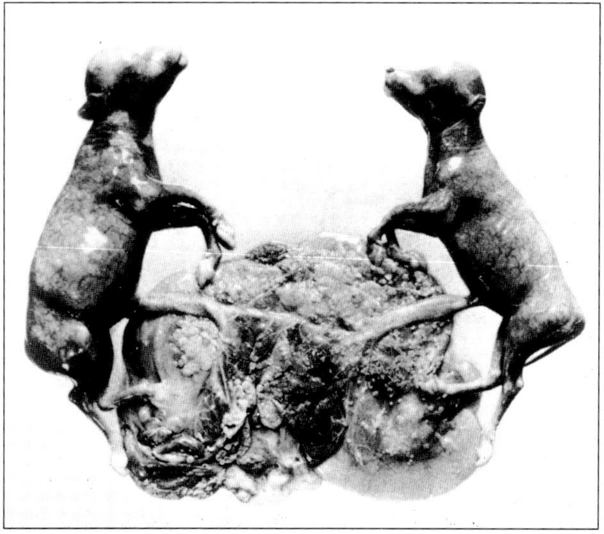

Fig. 10.1 Jumeaux dizygotes de bovidés avec placenta fusionnés. La fusion des placentas a entraîné un échange de cellules sanguines pendant la vie foetale. Après la naissance, chaque animal conserve en permanence des cellules de l'autre jumeau et reste tolérant aux greffes de tissus identiques à ceux de son jumeau.

Cette théorie implique que tout le répertoire immunologique est constitué avant la naissance, alors qu'en fait les lymphocytes continuent à se différencier longtemps après. Ce n'est donc pas tant le stade de développement de l'organisme qui va contrôler la réponse, mais plutôt le degré de maturité du lymphocyte au moment où il rencontre l'antigène. Ce concept fut introduit par Lederberg en 1959 dans sa formulation modifiée de la théorie de la sélection clonale : l'antigène présenté aux lymphocytes immatures induit une délétion clonale, tandis qu'il active les cellules matures. Chez le foetus et le nouveau-né, la plupart des cellules immunitaires n'ont pas encore atteint leur maturité, de sorte que l'organisme est particulièrement susceptible à l'induction de tolérance à ce stade.

Les grandes découvertes des années 60 allaient mettre en place les connaissances permettant une étude approfondie des mécanismes cellulaires de la tolérance : compétence immunologique du petit lymphocyte, rôle du thymus dans le développement du système immunitaire, existence de deux populations lymphocytaires interactives, T et B. Il fut démontré que, selon les circonstances, les cellules T et B pouvaient être l'une et l'autre rendues tolérantes de façon indépendante, les cellules T étant plus sensibles à l'induction de tolérance que les cellules B.

Induction d'une tolérance spécifique chez la souris

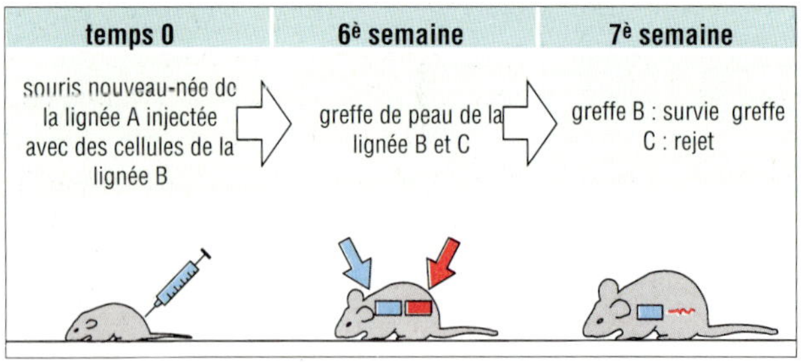

Fig. 10.2 L'expérience de Billingham, Brent et Medawar démontre que l'on peut induire chez la souris une tolérance spécifique à une greffe de peau par l'injection néonatale de cellules spléniques allogéniques. Les souris de la lignée A rejettent normalement les greffes de peau de la lignée B. Si l'on injecte à des souriceaux A nouveaux-nés des cellules de souris de la lignée B et si on leur greffe six semaines plus tard la peau de souris B et C, ces souris A présentent une tolérance vis-à-vis du greffon B mais non du greffon C.

MÉTHODES EXPÉRIMENTALES

Jusqu'à une période récente, l'étude de la tolérance faisait appel à l'inoculation d'antigènes ou de cellules étrangères à un animal et à l'étude de la réponse des cellules T et B dans différentes conditions expérimentales. On ne savait pas dans quelle mesure ces modèles expérimentaux artificiels permettaient de comprendre les mécanismes de la tolérance naturelle vis-à-vis du soi.

Les méthodes de transgénèse permettent aujourd'hui une étude directe de la tolérance vis-à-vis du soi. Ces méthodes permettent d'introduire un gène particulier chez des souris de constitution génétique connue, et d'analyser les conséquences de cette manipulation sur le développement du système immunitaire. Si l'antigène est associé à un promoteur spécifique de tissu, son expression est limitée à certains types cellulaires. Par exemple, un gène d'histocompatibilité associé au promoteur de l'insuline ne sera exprimé que par

Différenciation intrathymique des cellules T

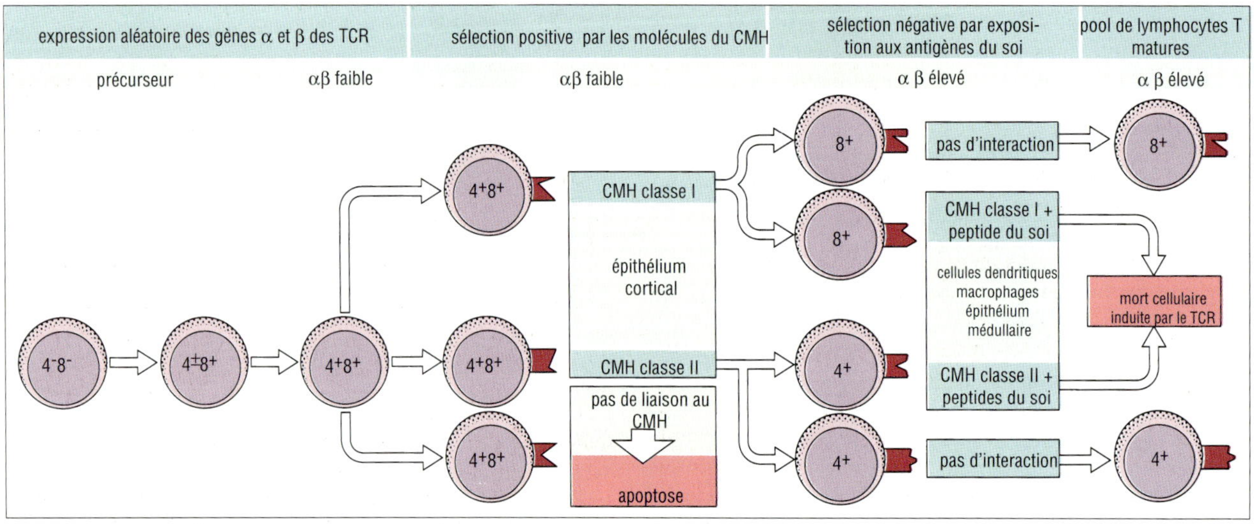

Fig. 10.3 Les prothymocytes migrent vers le cortex où ils deviennent des cellules doublement positives ($CD4^+$ $CD8^+$) exprimant de faibles taux de TCRαβ. L'interaction avec les molécules de classe I ou de classe II du CMH sur l'épithélium cortical entraîne une sélection positive. Les cellules non sélectionnées (la majorité) meurent par apoptose. Les cellules qui interagissent avec les molécules de classe I du CMH perdent l'antigène CD4, celles qui interagissent avec les molécules de classe II perdent CD8. Enfin, les cellules autoréactives sont éliminées par interaction avec les peptides du soi présentés par les cellules de la jonction cortico-médullaire et de la médullaire.

les cellules insulino-sécrétrices des îlots du pancréas. La protéine codée par le transgène est traitée par le système immunitaire comme s'il s'agissait d'un authentique antigène du soi et ses effets peuvent être étudiés *in vivo* en l'absence du traumatisme et de l'inflammation provoqués par la greffe de cellules ou de tissus étrangers. Par ailleurs, la souche parentale et la souche transgénique étant génétiquement identiques, à l'exception du transgène (lignées congéniques), cette situation apporte un contrôle expérimental idéal et se prête parfaitement aux transferts de cellules.

MODES D'INDUCTION DE LA TOLÉRANCE

La réaction des lymphocytes autoréactifs vis-à-vis des constituants du soi peut être supprimée selon quatre façons différentes :

1. par la destruction physique des lymphocytes (délétion clonale)
2. en ,bloquant leur différenciation à partir de cellules immatures (arrêt du développement clonal)
3. en bloquant leurs mécanismes d'activation par l'antigène (anergie clonale)
4. en inhibant cette réponse grâce à l'interaction permanente d'autres types cellulaires, notamment ceux qui produisent des lymphokines inhibitrices (cellules suppressives, par ex. cellules TH2 - voir Chapitre 7) ou par des cellules anti-idiotypiques qui reconnaissent le récepteur d'antigène.

La mise en jeu de chacun de ces quatre mécanismes dépend de nombreux facteurs, tels que le stade de maturation des lymphocytes, leur localisation tissulaire selon leur programme de différenciation, leur affinité pour l'autoantigène, la nature de cet antigène, sa concentration, ainsi que la présence de signaux de costimulation. En règle générale, une cellule qui ne reçoit pas ce deuxième signal de costimulation a tendance à devenir anergique plutôt qu'à être activée lorsqu'elle est exposée à l'antigène. Cependant, les interactions moléculaires et les mécanismes de signalisation intracellulaire nécessaires pour induire des états d'anergie, de délétion ou d'arrêt de développement clonal, demeurent imparfaitement connus.

TOLÉRANCE DES CELLULES T AUX ANTIGÈNES DU SOI

C'est dans le thymus que se développent les cellules T, à partir de précurseurs qui n'ont pas encore réarrangé les gènes de leurs récepteurs (TCR). C'est là aussi que les cellules T sont "éduquées" à ne répondre qu'aux antigènes associés aux molécules du CMH du soi (voir chapitre 6). Le thymus est donc vraisemblablement le premier site de contrôle des cellules T autoréactives.

DÉLETION CLONALE INTRATHYMIQUE

La grande majorité des thymocytes, en particulier les cellules doublement positives, ($CD4^+$ $CD8^+$) ont un taux de prolifération et une mortalité très élevées (chapitre 3 et 11). La mort cellulaire peut être due à une recombinaison non productive des gènes du TCR, à une sélection négative, ou à l'inaptitude à répondre à des signaux de sélection positive (Fig. 10.3 ; voir aussi chapitre 11). La sélection positive concerne les cellules T dont les récepteurs ont une certaine affinité de liaison aux régions polymorphiques des molécules du CMH du soi portées par les cellules épithéliales corticales. Cette liaison protégerait ces cellules vis-à-vis d'une mort programmée (voir chapitre 11). La sélection positive confère aux cellules T matures la restriction par le CMH du soi, c'est-à-dire la capacité de ne reconnaître que des peptides associés aux molécules du CMH du soi. La sélection négative, par ailleurs, élimine les cellules T autoréactives, c'est-à-dire celles qui reconnaissent des antigènes du soi présentés dans le thymus. Par exemple, des superantigènes peuvent s'associer aux molécules de classe II du CMH et former ainsi des ligands qui vont stimuler les cellules T dont les récepteurs utilisent certaines familles de gènes Vβ. Chez la souris, ces TCR particuliers peuvent être identifiés à l'aide d'anticorps monoclonaux ; ils sont alors détectés dans la population de thymocytes immatures, mais pas parmi les thymocytes matures ou les cellules T périphériques (Fig. 10.4). Ces cellules T ont donc été détruites pendant leur différenciation intrathymique. De plus, chez

Sélection intrathymique par les superantigènes

Segment Vβ du TC Rutilisé	superantigène reconnu (+ CMH classe II)	% de lymphocytes T exprimant le segment Vβ chez les souris	
		Ag^- (immature)	Ag^+ (après tolérance)
Vβ3	Mls-2^a Mls-3^a EAS, EDS	4	< 0,5
Vβ6	Mls-1^a	12	<0,5
Vβ8.1-8.3	EBS	19	0
Vβ8.1	Mls-1^a	7	<0,5
Vβ11	I-E + peptide	5	0,5
Vβ17a	I-E + peptide	6	1

Fig. 10.4 Les cellules portant des TCR qui utilisent certains gènes Vβ peuvent être reconnues par des anticorps monoclonaux spécifiques. Certaines de ces régions Vβ peuvent interagir avec des superantigènes tels que la molécule I-E du CMH ou des allèles du locus mineur de stimulation des lymphocytes (Mls). Chez les souris exprimant ces alloantigènes ou bien chez celles inoculées avec des superantigènes exogènes, tels que les entérotoxines A, B ou D du Staphylocoque (EAS, EBS, EDS), les cellules T exprimant ces TCR particuliers se trouvent dans la population immature des thymocytes mais pas parmi les thymocytes matures ou les lymphocytes T périphériques. Ces lymphocytes T ont donc été éliminés au cours de leur différenciation intrathymique.

les souris transgéniques portant un TCR spécifique de l'antigène H-Y associé à la molécule de classe I du CMH, H-$2D^b$, les cellules T autoréactives anti-H-Y sont détruites chez les souris mâles, mais pas chez les femelles qui n'expriment pas H-Y.

Cellules du thymus impliquées dans la sélection négative

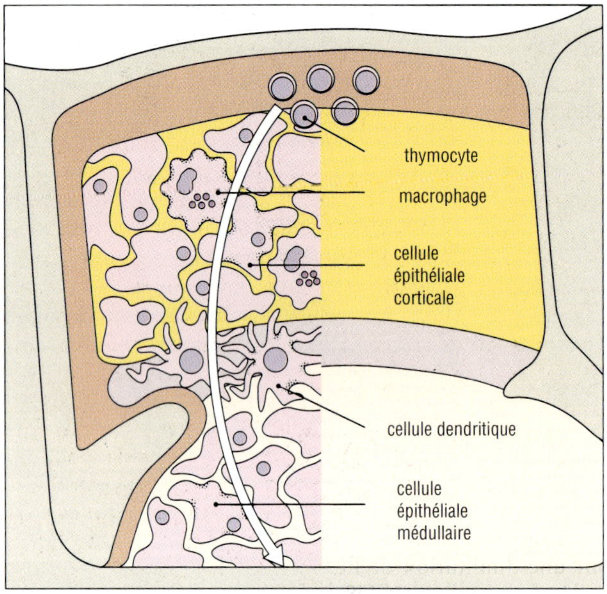

Fig. 10.5 Plusieurs populations cellulaires interviennent dans la sélection négative des thymocytes autoréactifs : les macrophages et cellules dendritiques d'origine médullaire localisés surtout à la jonction cortico-médullaire, les thymocytes eux-mêmes par leur fonction veto et, probablement, certaines cellules épithéliales de la médullaire.

L'effet véto

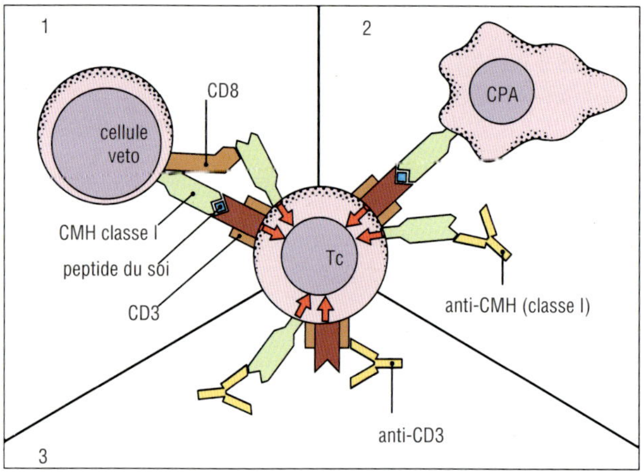

Fig. 10.6 1. Des lymphocytes T spécialisés $CD8^+$ appelés "véto" exprimant des épitopes du soi, peuvent détruire les clones autoréactifs.
2. L'effet véto peut être reproduit en utilisant des CPA présentant des antigènes du soi aux lymphocytes T, en association avec un anticorps monoclonal qui se fixe sur les molécules de classe I du CMH du lymphocyte T.
3. L'effet véto peut aussi être reproduit avec un anticorps monoclonal anti-classe I comme en (2) et un deuxième anticorps monoclonal anti-CD3 à la place de la CPA. Cette expérience montre que le phénomène véto nécessite un signal intracellulaire délivré au lymphocyte T cytotoxique par le complexe TCR-CD3 et des molécules de classe I du CMH .

Induction de tolérance post-thymique

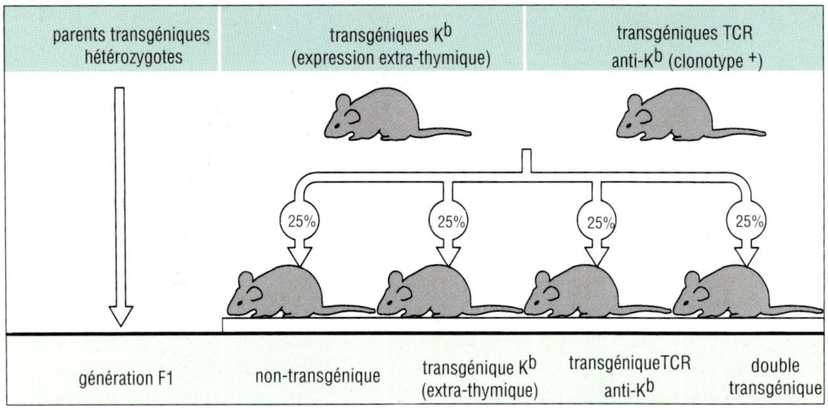

tolérance à K^b		non	oui	non	oui
cellules T anti-K^b (clonotype +)	thymus	absent	absent	présent	présent
	périphérie	absent	absent	présent	présent

Fig. 10.7 Chez des souris transgéniques d'un haplotype autre que H-2^b, le gène H-$2K^b$ a été exprimé dans tous les tissus sauf le thymus. Ces souris transgéniques sont croisées avec d'autres souris transgéniques dont 90 % des cellules T expriment un TCR anti-H-$2K^b$. Les hybrides F1 expriment les produits de H-$2K^b$ dans les tissus extra-thymiques et ont des lymphocytes T anti-H-$2K^b$. Ils sont cependant tolérants vis-à-vis des molécules H-$2K^b$ des tissus extra-thymiques (des greffes de peau incompatibles pour le seul locus K^b ne sont pas rejetées). La présence de cellules T anti-H-$2K^b$ peut être démontrée dans le thymus et à la périphérie à l'aide d'anticorps anti-clonotypes. Ces lymphocytes T sont donc anergiques.

Le site et le moment de la sélection négative dans le thymus dépendent d'un ensemble de facteurs, notamment de la nature des cellules inductrices de la délétion, de l'accessibilité de l'autoantigène aux cellules T en cours de développement, et de l'avidité combinée du TCR et des molécules accessoires CD8 ou CD4 (voir chapitre 2) vis-à-vis du complexe peptide-molécules du CMH du soi. Ce sont les cellules dendritiques du thymus et les macrophages riches en molécules de classes I et II, situées principalement à la jonction cortico-médullaire, qui assurent l'élimination des cellules autoréactives (Fig. 10.5). Quelques cellules épithéliales de la médullaire ou du cortex pourraient aussi avoir cette fonction, de même que les thymocytes eux-mêmes. La destruction des clones autoréactifs pourrait être due à un signal délivré par des cellules véto spécialisées exprimant des épitopes du soi (Fig. 10.6). Dans les conditions physiologiques, le signal véto survient quand une cellule T autoréactive se fixe par son TCR sur une cellule T véto exprimant des épitopes du soi, en association avec une molécule de classe I, tandis que la molécule CD8 de la cellule véto se lie à la molécule de classe I de la cellule T. Cette double liaison entraîne la mort de la cellule T.

Réponse des lymphocytes B aux antigènes du soi et du non-soi

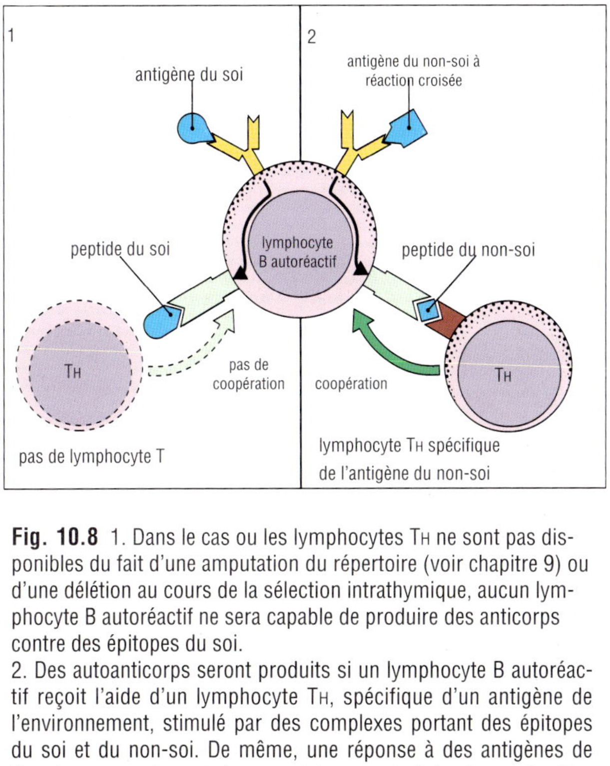

Fig. 10.8 1. Dans le cas ou les lymphocytes TH ne sont pas disponibles du fait d'une amputation du répertoire (voir chapitre 9) ou d'une délétion au cours de la sélection intrathymique, aucun lymphocyte B autoréactif ne sera capable de produire des anticorps contre des épitopes du soi.
2. Des autoanticorps seront produits si un lymphocyte B autoréactif reçoit l'aide d'un lymphocyte TH, spécifique d'un antigène de l'environnement, stimulé par des complexes portant des épitopes du soi et du non-soi. De même, une réponse à des antigènes de l'environnement peut dans certains cas induire la production d'autoanticorps par réaction croisée entre antigène du soi et du non-soi. Les lymphocytes B autoréactifs sont probablement éliminés ou inactivés.

TOLÉRANCE POST-THYMIQUE

Hors du thymus, des antigènes ne déclenchent pas de réponse immunitaire s'ils remplissent une des conditions suivantes :
1. ils sont séquestrés dans un site immunologiquement privilégié
2. ils sont exposés sur certains types cellulaires dépourvus de molécules du CMH qui sont, dès lors, incapables de présenter ces antigènes aux cellules T
3. ils sont exprimés en trop faible quantité pour pouvoir être détectés par les cellules T.

Enfin, si l'avidité combinée du TCR et des molécules accessoires n'est pas suffisante pour établir un contact efficace avec la cellule présentatrice d'antigènes, l'antigène extrathymique ne pourra pas activer les cellules T. Cette absence d'activation, quel qu'en soit le mécanisme, n'est pas synonyme de tolérance car l'antigène présenté sous forme immunogénique pourra induire une réponse immunitaire.

Ces mécanismes, par lesquels des autoantigènes éviteraient d'être reconnus par le système immunitaire hors du thymus, n'apportent pas une sécurité suffisante vis-à-vis des réactions auto-immunes, dans la mesure où des molécules libérées par des cellules mortes pourraient parfaitement être captées et présentées par les macrophages. Il doit donc exister d'autres dispositifs de sécurité permettant d'induire la tolérance des cellules T périphériques vis-à-vis d'autoantigènes extra-thymiques. Par exemple, des cellules T autoréactives peuvent être anergiques ; elles ne sont pas détruites, au moins au début, mais elles sont incapables de répondre. Elles ont une diminution de l'expression de leurs TCR ou de molécules accessoires (CD8), ou des deux (Fig. 10.7).

TOLÉRANCE DES CELLULES B AUX ANTIGÈNES DU SOI

La production d'anticorps IgG de haute affinité dépend de la coopération de cellules TH (voir Chapitre 7). De ce fait, comme le seuil d'induction de tolérance est plus bas pour les cellules T que pour les cellules B, l'absence de cellules B autoréactives peut être expliquée tout simplement par le manque de cellules TH. Dans certaines circonstances, cependant, les cellules B elles-mêmes doivent être rendues directement tolérantes. Par exemple, des antigènes de microorganismes peuvent être constitués d'épitopes peptidiques du non-soi reconnus par les cellules T, et d'épitopes ayant des réactions croisées avec les antigènes du soi, et capables de stimuler les cellules B. De tels antigènes pourraient induire une forte réponse anticorps contre les antigènes du soi (Fig. 10.8). De plus, à la différence des TCR, les récepteurs d'antigène des cellules B matures font l'objet de très nombreuses mutations après stimulation antigénique et peuvent dès lors acquérir la capacité de se lier à des antigènes du soi. Il faut donc que les cellules B puissent être rendues tolérantes à la fois pendant leur développement et après stimulation antigénique dans les tissus lymphoïdes secondaires.

Le devenir des cellules B autoréactives a pu être étudié par des expériences de transgénèse. Les expériences décrites dans les figures 10.9 et 10.10 montrent que l'induction de tolérance vis-à-vis d'antigènes du soi codés par des transgènes peut être réalisée de différentes façons. Le résultat dépend de l'affinité du récepteur d'antigène des cellules B et de la nature de l'antigène, selon qu'il s'agit d'une protéine membranaire comme une molécule de classe I du CMH, ou bien d'une protéine soluble présente essentiellement sous forme monomérique dans la circulation.

DÉLETION CLONALE

Une cellule B sera détruite si elle rencontre des antigènes du soi, exprimés à la surface d'une autre cellule, susceptibles d'agréger ses récepteurs (Ig membranaires) avec une forte avidité. Cet exemple est illustré dans le modèle de transgenèse de la figure 10.9. Ce type de tolérance est induit par des autoantigènes des cellules de la moelle osseuse ou d'autres tissus. Dans un cas comme dans l'autre, la moelle osseuse contient des cellules B autoréactives résiduelles, ce qui suggère que les cellules B immatures sont moins facilement détruites que les cellules T immatures pendant le stade précoce de leur différenciation.

ANERGIE CLONALE

Lorsque les cellules B autoréactives sont exposées à des antigènes solubles, sous forme monomérique, c'est-à-dire incapables d'assurer un pontage des récepteurs, ces cellules ne sont pas détruites mais seulement rendues anergiques ; on les trouve en nombre normal dans les tissus lymphoïdes secondaires. Cet effet, illustré dans la figure 10.10, n'apparaît qu'au-delà d'une concentration critique d'antigène. L'anergie s'accompagne d'une diminution de l'expression membranaire du récepteur IgM (modulation). La maturation des cellules B autoréactives est arrêtée dans la couronne du follicule et on observe une forte diminution du

Tolérance par délétion clonale des lymphocytes B périphériques

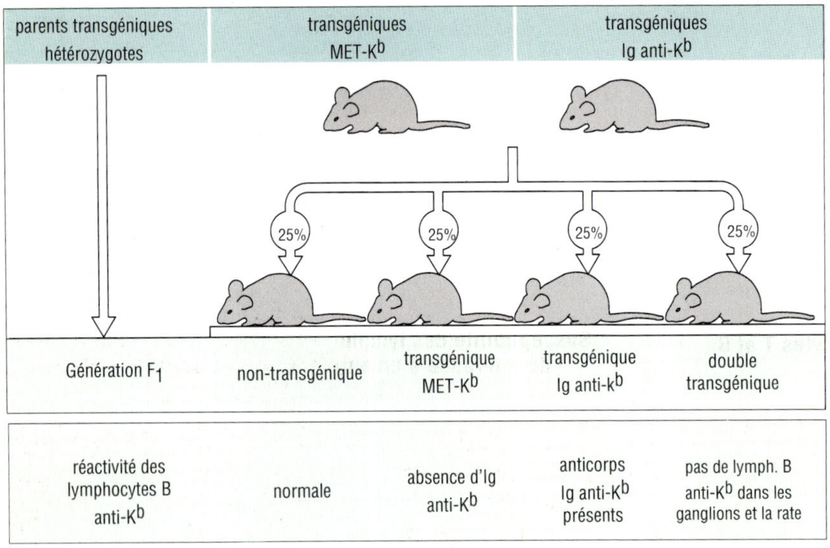

Fig. 10.9 Des souris d'haplotype H-2 non "b" ont reçu le gène H-2K^b avec le promoteur de la métallothionéine activé dans différents tissus tels que le foie (souris transgénique MET-K^b). Ces souris ont été croisées avec d'autres souris transgéniques d'haplotype H-2 non "b" ayant reçu le gène des anticorps anti-H-2K^b (transgène anti-k^{b}Ig). Les hybrides F1, doubles transgènes, expriment les molécules H-2K^b à la surface des hépatocytes et leur moelle osseuse produit des cellules B anti-H-2K^b. Ces lymphocytes B sont en partie détruits dans la rate et totalement dans les ganglions, de sorte qu'aucun idiotype caractéristique de l'anticorps anti-K^b présent dans la lignée transgénique parentale n'est détecté chez les hybrides.

Anergie clonale des lymphocytes B induite par une protéine soluble

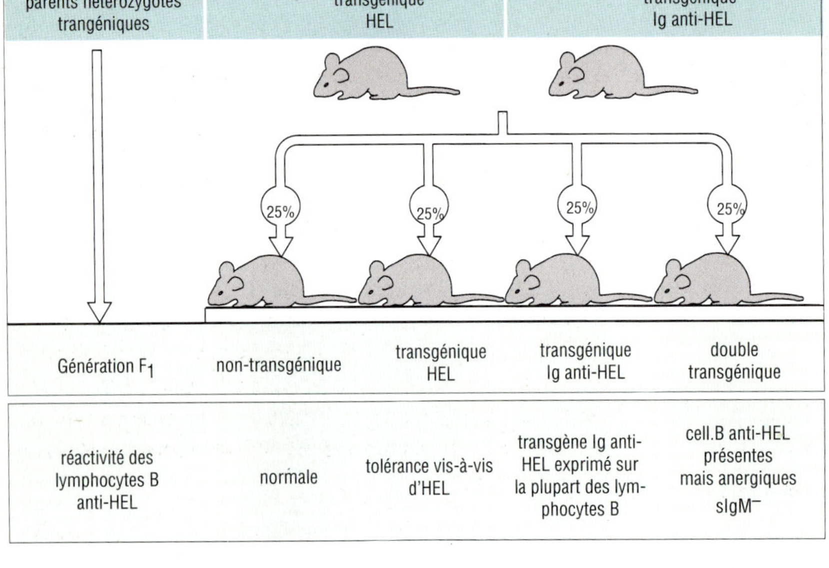

Fig. 10.10 Une lignée de souris a reçu le gène du lysozyme d'oeuf de poule (HEL) associé à un promoteur spécifique de tissu. La sécrétion d'HEL induit une tolérance des lymphocytes T et B. Une deuxième souris transgénique (anti-HEL-Ig) a reçu les gènes réarrangés des chaînes H et L d'un anticorps de haute affinité anti-HEL. Un marqueur allotypique (IgH^a) permet de distinguer cet anticorps des Ig endogènes (IgH^b). La majorité de ces transgènes exprime des IgM et des IgD de l'haplotype "a". Les hybrides de ces deux transgènes sont tolérants à HEL et dépourvus d'anticorps et de cellules productrices d'anticorps anti-HEL. Les lymphocytes B autoréactifs anti-HEL sont présents et l'antigène entraîne la modulation de leurs IgM et IgD membranaires. Ils se comportent comme des cellules anergiques.

nombre de cellules B exprimant de grandes quantités d'IgM membranaires dans la zone marginale. Ni cellules T suppressives ni cellules B anti-idiotypiques n'ont pu être mises en évidence dans ces modèles transgéniques.

TOLÉRANCE INDUITE ARTIFICIELLEMENT *IN VIVO*

Différents procédés permettent d'induire artificiellement une tolérance *in vivo*.

1. La tolérance peut être induite par injection de cellules allogéniques à un receveur nouveau-né. Cette méthode peut aussi s'appliquer chez l'adulte après un traitement immunosuppresseur tel que l'irradiation corporelle totale, l'administration de médicaments (ex: cyclosporine A) ou d'anticorps anti-lymphocytes (ex: globulines antilymphocytaires, anticorps anti-CD4). Le maintien de la tolérance dépend d'un certain degré de chimérisme, c'est-à-dire de la persistance des cellules allogéniques chez le receveur. A ce titre, les cellules capables d'auto-renouvellement (ex: cellules de la moelle osseuse) sont plus efficaces.
2. La tolérance vis-à-vis des allogreffes de tissus a pu être induite chez l'adulte par des anticorps monoclonaux dirigés contre CD4 et CD8, que ces anticorps induisent ou non une lymphopénie. Dans cette situation, la tolérance aux allogreffes de peau peut être observée même en l'absence de chimérisme hématopoïétique.
3. La tolérance peut être induite chez des animaux nouveaux-nés ou adultes par l'injection d'antigènes protéiques sous forme désagrégée. *In vivo*, les conditions d'induction de tolérance au niveau des cellules T et des cellules B ne sont pas les mêmes. Par exemple, la tolérance des cellules T de la rate et du thymus est obtenue avec de faibles doses d'antigènes et ceci en quelques heures. La tolérance des cellules B nécessite une exposition de plus longue durée à des doses plus fortes (Fig. 10.11). Les quantités d'antigène nécessaires pour induire la tolérance des cellules B sont environ 100 fois plus faibles chez le nouveau-né que chez l'adulte (Fig. 10.12).
4. La tolérance des cellules T, et à un moindre degré celle des cellules B, peuvent être dues à l'épuisement clonal, résultat final d'une forte réponse immunitaire. Les stimulations antigéniques répétées peuvent engager toutes les cellules spécifiques de l'antigène à se différencier en cellules matures à courte durée de vie ; il n'y a alors plus de cellule capable de répondre à une stimulation ultérieure par le même antigène.
5. Du fait de leur faible catabolisme *in vivo*, les antigènes T_{ind} peuvent induire une tolérance de longue durée, au

Susceptibilité relative des lymphocytes T et B à la tolérisation *in vivo*

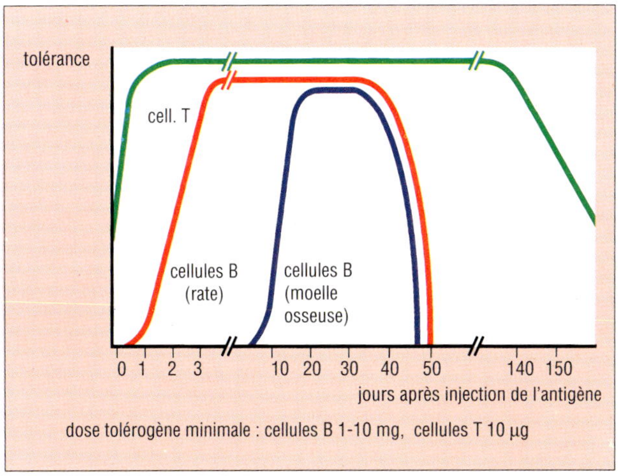

Fig. 10.11 Une souris reçoit un antigène (gammaglobulines humaines, antigène T_{dep}) à une dose tolérogène et on étudie la cinétique de cette tolérance. La tolérance des lymphocytes T est induite plus rapidement et dure plus longtemps que celle des cellules B, que celles-ci proviennent de la rate ou de la moelle osseuse. Le délai nécessaire à l'induction de tolérance est plus long pour les cellules B spléniques que pour les cellules B de la moelle osseuse. En règle générale, des doses d'antigène beaucoup plus faibles suffisent à rendre les lymphocytes T tolérants : 1-10 µg au lieu de 10 mg pour les lymphocytes B

Susceptibilité des lymphocytes B néonataux à l'induction de tolérance à un antigène T_{ind} *in vivo* et *in vitro*

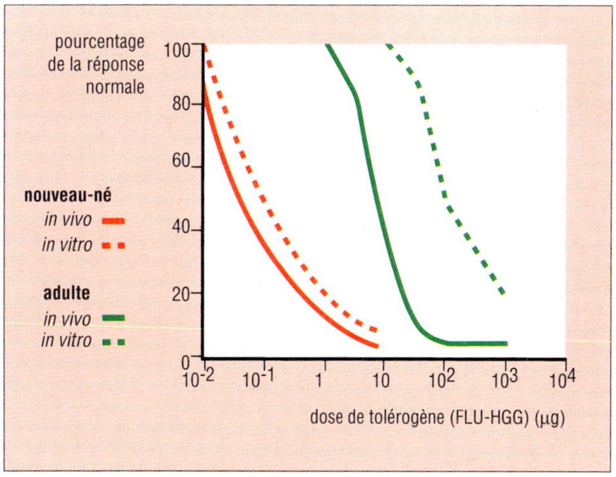

Fig. 10.12 La réponse anticorps contre un antigène T_{ind} (FLU-HGG) *in vivo* et *in vitro* est représentée en pourcentage de la réponse normale. La dose nécessaire pour obtenir un état de tolérance chez le nouveau-né est environ 100 fois plus faible que chez l'adulte. En période néonatale, tous les lymphocytes B sont relativement faciles à rendre tolérants. L'induction de tolérance des cellules B est plus facile *in vivo*, probablement en raison de différents modes de présentation de l'antigène dans le tissu lymphoïde.

niveau des cellules B, si ces antigènes sont injectés à fortes doses (Fig. 10.13). A forte concentration, ces antigènes peuvent agréger les récepteurs membranaires des cellules B différenciées sécrétrices d'anticorps (CSA) et bloquer ainsi la production des anticorps (Fig. 10.14).

6. Le site de liaison de l'anticorps peut fonctionner comme un antigène et induire la formation d'anticorps anti-idiotypiques. Ces derniers peuvent bloquer l'activation de la cellule B en provoquant l'agrégation de ses Ig de surface. La tolérance vis-à-vis de l'antigène est alors partielle car elle ne concerne que les cellules B exprimant l'idiotype reconnu par l'anticorps anti-idiotypique (Fig. 10.15). Dans certains cas particuliers où la plupart des anticorps dirigés contre le même antigène portent le même idiotype, la suppression idiotypique peut diminuer la production d'anticorps spécifiques.

7. Dans certains systèmes, il semble que la tolérance puisse être induite et transmise par des cellules véto (voir Fig. 10.6) ou par des cellules T suppressives (Ts) qui n'ont pas encore été parfaitement caractérisées. Un candidat possible pour la fonction Ts est la sous-population TH2. Les cellules TH1 et TH2 se distinguent par leurs fonctions et leur profil de production de cytokines (chapitre 8). Les cellules TH1 produisent de l'IL-2 et de l'IFNγ ; elles sont responsables des réactions d'hypersensibilité retardée (HSR). Les cellules TH2 sécrètent l'IL-4, l'IL-5, l'IL-10 et elles aident les cellules B à produire des anticorps. L'IL-10 peut aussi supprimer les activités des cellules TH1 en agissant sur les cellules présentatrices d'antigènes (CPA) et en bloquant la production des lymphokines TH1 qui agissent dans les réactions d'HSR (Fig. 10.16).

Réponse aux antigènes T_{ind} en fonction de la dose injectée

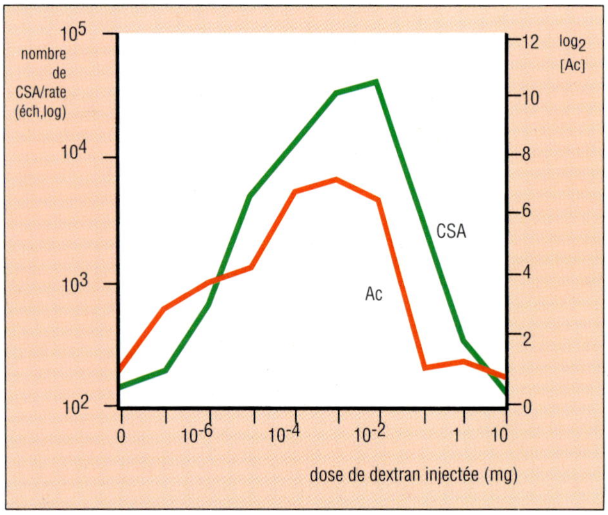

Fig. 10.13 Des souris ont été injectées avec différentes doses de dextran B512. On a mesuré le taux d'anticorps (Ac) et le nombre de cellules spléniques sécrétrices d'anticorps (CSA). La dose de dextran nécessaire pour induire la tolérance, mesurée par le taux d'anticorps sériques, paraît plus faible que si on se base sur le nombre des CSA. Cela s'explique par la neutralisation des anticorps sériques par les fortes doses d'antigène. La courbe des CSA représente ainsi la tolérance au niveau des lymphocytes B.

LE MAINTIEN DE LA TOLÉRANCE

La persistance de l'antigène joue un rôle essentiel dans le maintien de l'état de tolérance *in vivo*. La réactivité immunologique réapparaît lorsque la concentration de l'antigène diminue au-dessous d'un certain seuil. Si la tolérance est due à une délétion clonale ou à une anergie permanente, la rupture de tolérance dépend du temps nécessaire pour la production de nouveaux lymphocytes à partir des cellules souches. Dans ce cas elle peut être retardée par la thymectomie.

TOLÉRANCE INDUITE ARTIFICIELLEMENT *IN VITRO*

Les cellules B peuvent être facilement rendues tolérantes *in vitro*, en particulier par des antigènes dépourvus de capacité mitogénique intrinsèque, mais susceptibles d'agréger les récepteurs membranaires. La tolérance est induite avec de faibles concentrations de ligands pour les cellules B immatures ; de plus fortes concentrations sont nécessaires pour les cellules B matures. Par exemple, un anticorps monoclonal anti-IgM a été utilisé comme substitut de l'antigène pour agréger les Ig de surface des cellules B. A fortes concentrations cet anticorps provoque un arrêt du développement clonal des cellules pré-B en empêchant leur différenciation en cellules B exprimant des IgM membranaires. Les cellules pré-B exposées au même anticorps à plus faibles concentrations se développent en cellules totalement anergiques bien qu'elles présentent une morphologie normale de lymphocytes B, sans diminution du nombre d'Ig membranaires

Elimination clonale des lymphocytes B et blocage des CSA

type de tolérance	dose tolérogénique minimale		susceptibilité des isotypes	niveau de tolérance atteint
	dextran (500 kDa)	levan (6 kDa)		
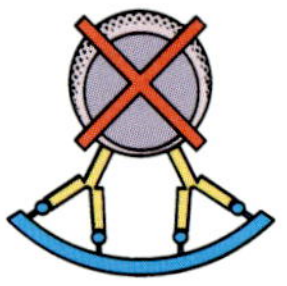 élimination fonctionnelle des lymphocytes B	1 mg	10 mg	IgG>IgM	complet
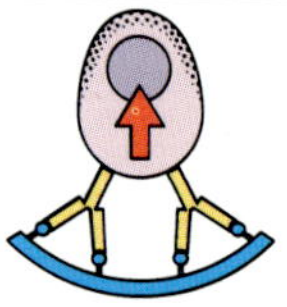 blocage des CSA	0,01 mg	inactif	IgG<IgM	partiel

Fig. 10.14 La fixation d'antigène T_{ind} aux récepteurs d'un lymphocyte B peut aboutir à l'élimination fonctionnelle du clone dérivé de ce lymphocyte B, ou bien réduire la production d'anticorps par interférence avec les mécanismes responsables de leur sécrétion. Ces deux mécanismes d'induction de tolérance se distinguent par les doses minimales de tolérogène nécessaires, le poids moléculaire de l'antigène, les susceptibilités relatives des différentes classes d'anticorps qui sont affectées, et le niveau de tolérance que l'on peut atteindre.

(Fig. 10.17). Ainsi, d'une part le nombre et d'autre part la fonction des cellules B peuvent être contrôlés par l'intermédiaire de leurs récepteurs de surface à l'étape critique d'acquisition des Ig membranaires c'est-à-dire à la transition entre cellules pré-B et cellules B.

Comme on l'a déjà signalé, on pense que le premier signal délivré par l'antigène est tolérogène en l'absence d'un deuxième signal de costimulation. La nature du deuxième signal n'est pas parfaitement connue mais il pourrait être délivré par des cytokines produites par des cellules TH et par certaines molécules de membrane. En ce qui concerne le type de tolérance, le niveau d'occupation et d'agrégation des récepteurs semble déterminer la capacité d'un antigène à induire soit l'anergie soit l'arrêt du développement clonal au niveau des cellules B. Parmi les facteurs qui contrôlent le devenir des cellules B, il faut citer la valence et la concentration de l'antigène, l'affinité du récepteur pour l'épitope, ainsi que l'état de maturation de la cellule B. A une extrémité de l'éventail des réponses des cellules B, on observe un arrêt du développement clonal, qui concerne surtout les cellules les moins matures, plus particulièrement celles qui ont des récepteurs de haute affinité ou qui sont exposées à des antigènes multivalents à fortes concentrations (Fig. 10.18). A l'autre extrêmité, aucun effet ne sera observé à faibles concentrations d'antigène ou avec des récepteurs de faible affinité. Les conditions permettant d'induire une anergie clonale se situent entre ces deux extrêmes. Les différents types de réponses peuvent se résumer ainsi :

Effet suppresseur des anticorps anti-idiotypiques

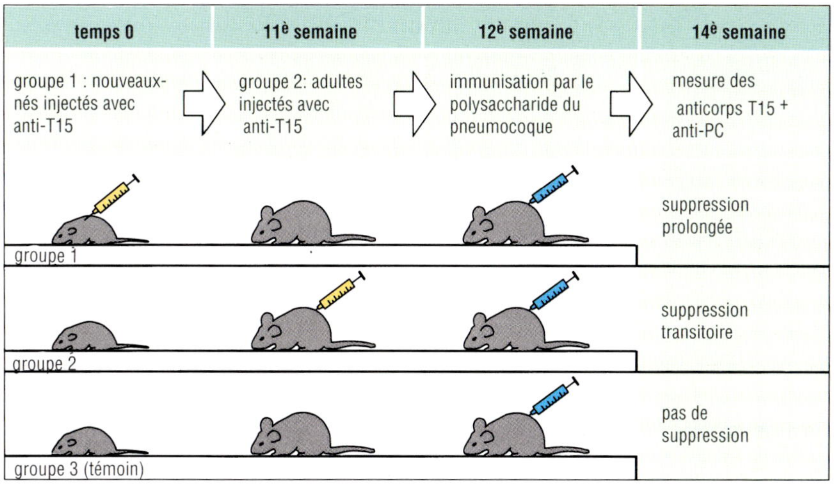

Fig. 10.15 Les souris BALB/c produisent des anticorps d'idiotype T15 spécifiques de la phosphorylcholine (PC) de l'antigène C du pneumocoque. L'injection d'anticorps anti-idiotypique (anti-T15) à la naissance induit une suppression prolongée de la réponse T15 anti-PC, tandis que la même injection n'induit qu'une suppression transitoire chez l'adulte. On suppose que la suppression prolongée est due à une élimination des clones B T15+ tandis que la diminution temporaire chez l'adulte serait due à un épuisement des cellules B et à un blocage des CSA. La tolérance est induite passivement dans cet exemple puisque le tolérogène (anti-T15) n'est pas produit par l'individu mais lui est injecté.

Suppression de la réponse immunitaire par les lymphocytes T

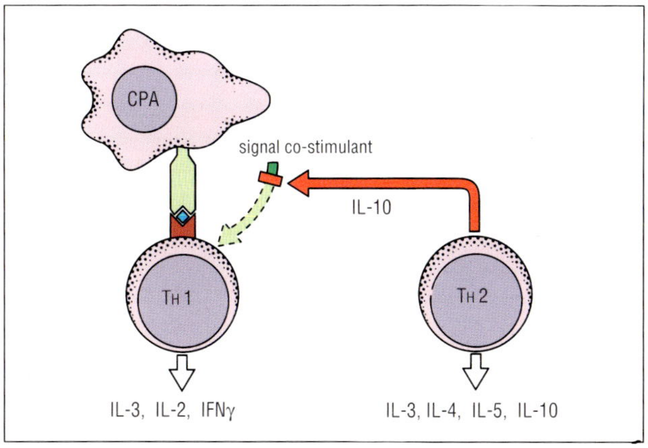

Fig. 10.16 On distingue deux sous-populations de lymphocytes TH : TH1 et TH2. Chacune est caractérisée par un profil particulier de production de cytokines. Par la production d'IL-10, les cellules TH2 peuvent rendre les TH1 anergiques, en bloquant le deuxième signal de costimulation normalement délivré par les CPA.

Sensibilité des cellules B aux anticorps anti-IgM

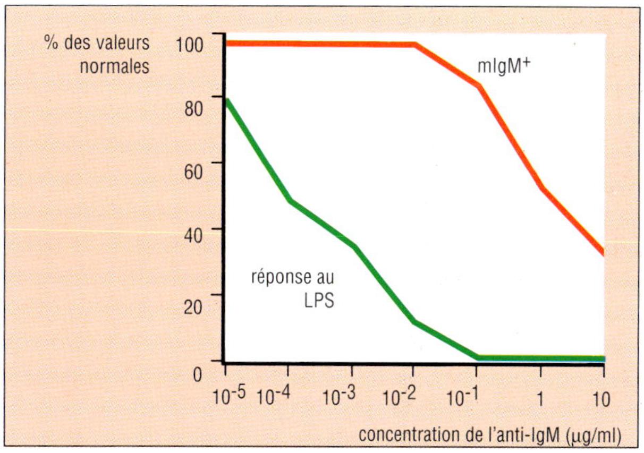

Fig. 10.17 Le niveau d'expression des IgM membranaires et la réponse au lipopolysaccharide (LPS) sont représentés en pourcentage des valeurs normales. Il faut environ 10 000 fois plus d'anticorps anti-IgM pour diminuer l'expression d'IgM membranaires que pour inhiber la réponse au LPS (celle-ci est abaissée en présence d'anti-IgM à 10 ng/ml).

1. Arrêt du développement clonal. Un antigène multivalent, administré à la dose convenable, peut entraîner l'arrêt du développement clonal des cellules B immatures en empêchant toute différenciation ultérieure. Les cellules pré-B sont très sensibles à ce mode d'induction de tolérance.
2. Délétion clonale. De très forts signaux négatifs peuvent provoquer la destruction des cellules B matures.
3. Anergie clonale. Des antigènes multivalents à concentration intermédiaire, permettent le développement de cellules pré-B en cellules B morphologiquement normales, avec un nombre normal de récepteurs Ig, mais ces cellules sont fortement anergiques.
4. Absence de reconnaissance ("clonal ignorance"). L'antigène n'a aucun effet sur les cellules B si sa concentration est trop faible ou si l'affinité des récepteurs d'antigène des cellules B est trop faible. Ceci n'est pas une forme de tolérance.
5. Blocage des CSA. Les cellules sécrétrices d'anticorps sont difficilement rendues tolérantes mais un excès d'antigène T_{ind} peut bloquer la sécrétion d'anticorps. Ce mécanisme est parfois appelé "paralysie immunitaire" (NdT).

Les cellules B sont aussi sensibles à l'induction de tolérance au moment de la production de cellules à mémoire (Fig. 10.18). *In vitro*, des cellules B à mémoire (provenant de cellules produites par stimulation T_{dep}) sont très susceptibles à l'induction de tolérance par des déterminants antigéniques multivalents présentés en l'absence de cellules T_H. Ce stade transitoire de susceptibilité à l'induction de tolérance permet probablement aux cellules B à mémoire nouvellement formées, ayant acquis une autoréactivité du fait de l'accumulation de mutations somatiques, d'être éliminées du répertoire.

Les cellules T peuvent aussi être rendues tolérantes *in vitro*. Par exemple, si un clone de cellules T spécifiques du virus influenza est exposé pendant quelques heures à 37°C à de fortes concentrations d'un peptide de ce virus en l'absence de CPA, les cellules T restent vivantes mais deviennent anergiques. L'induction de tolérance est fortement diminuée en présence de CPA, quelle que soit la concentration du peptide, de sorte qu'un signal de costimulation délivré par les CPA semble nécessaire pour l'activation des cellules T. Ce signal pourrait dépendre en partie de l'IL-2, car cette cytokine (mais non l'IFNγ ou l'IL-1) inhibe l'induction de tolérance. L'IL-2 peut aussi rompre un état de tolérance préétabli. Une des conséquences de l'induction de tolérance est la diminution de la production d'IL-2 par les cellules T.

APPLICATIONS THÉRAPEUTIQUES ÉVENTUELLES DE LA TOLÉRANCE

Une meilleure connaissance des mécanismes de la tolérance pourrait avoir de nombreuses applications. Elle pourrait être utilisée pour induire une tolérance aux greffes de tissus étrangers ou bien pour traiter certaines réactions d'hypersensibilité ou certaines maladies auto-immunes. Malheureusement il n'existe pas encore de méthode sûre permettant d'induire une tolérance immunologique spécifique chez l'adulte. Il est donc essentiel de mieux connaître les mécanismes de la "tolérance périphérique" et d'appliquer ces connaissances à de nouveaux protocoles en transplantation et dans le traitement de maladies auto-immunes ou allergiques. D'autre part, dans le traitement des tumeurs, la possibilité de rompre une tolérance spécifique à un constituant particulier du soi, tel que le produit d'un oncogène, pourrait permettre à l'organisme de développer une réponse active qui pourrait limiter l'extension de la tumeur.

Les expériences récentes montrant que des anticorps dirigés contre la molécule CD4 pouvaient induire une tolérance aux allogreffes, en l'absence de déplétion des lymphocytes $CD4^+$ périphériques, ont des implications thérapeutiques tout à fait évidentes.

Mécanismes d'induction de la tolérance au niveau des cell. B selon leur stade de développement

Stade de développement des cellules B	Force du signal négatif			
	très fort	fort	intermédiaire	faible
Pré-B——> B	arrêt dév.	arrêt dév.	anergie	pas d'effet
lymphocyte B	mort cell.	anergie	pas d'effet	pas d'effet
CPA	blocage	pas d'effet	pas d'effet	pas d'effet
cell. B mémoire ——> cell. B secondaire	arrêt dév.	arrêt dév.	anergie	pas d'effet

Fig. 10.18 Au cours de sa maturation jusqu'au stade de cellule sécrétrice d'anticorps (CSA), la cellule B devient de plus en plus résistante aux signaux tolérogènes. Les mécanismes de tolérance dépendent du stade de développement et de la force du signal tolérogène, qui, elle-même, dépend de l'affinité du récepteur d'antigène pour l'épitope spécifique, de la concentration et de la valence de l'antigène présenté à la cellule. On peut distinguer six stades différents en combinant ces différents paramètres.

LECTURES COMPLÉMENTAIRES

Basten A. Self tolerance: the key to autoimmunity. *Proc R Soc Lond (Biol)* 1989;**238**:1

Goodnow CC. Transgenic mice and analysis of B-cell tolerance. *Annu Rev Immunol* 1992;**10**:489-518.

Miller JFAP, Morahan G. Peripheral T cell tolerance. *Annu Rev Immunol* 1992;**10**: 51-69

Möller G, ed. Transgenic mice and immunological tolerance. *Immunol Rev* 1991;**122**:1-204.

Nossal GJV. Cellular mechanisms of immunological tolerance. *Annu Rev Immunol* 1983;**1**:33-62.

Waldmann H. Manipulation of T cell response with monoclonal antibodies. *Annu Rev Immunol* 1989;**7**:407-444.

chapitre 11

Développement du système immunitaire

L'efficacité du système immunitaire repose sur les interactions de nombreux composants, cellulaires et humoraux qui se développent lors de la vie foetale et après la naissance. Les cellules impliquées dans la réponse immunitaire se différencient à partir des cellules souches hématopoïétiques (CSH) sous l'influence de facteurs libérés dans leur microenvironnement (Fig. 11.1).

Chez le poulet, les CSH dérivent d'îlots hématopoïétiques localisés dans le sac vitellin et, un peu plus tard, dans la moelle osseuse. Chez les mammifères, les CSH sont localisés pendant la vie foetale dans le foie, la rate et la moelle osseuse ; après la naissance et tout au long de la vie adulte, elles ne subsistent normalement que dans la moelle osseuse. Ces CSH se renouvellent en permanence, sous l'action des différents facteurs de croissance et de différenciation. Elles donnent naissance à quatre lignées cellulaires principales : érythroïde (érythrocytes), magacaryocytaire (plaquettes), myéloïde (granulocytes et monocytes/macrophages) et lymphoïde (lymphocytes). Ces deux dernières lignées jouent un rôle particulièrement important dans le système immunitaire. Nous décrirons d'abord le développement des granulocytes et des phagocytes mononucléés.

Origine des cellules du système immunitaire

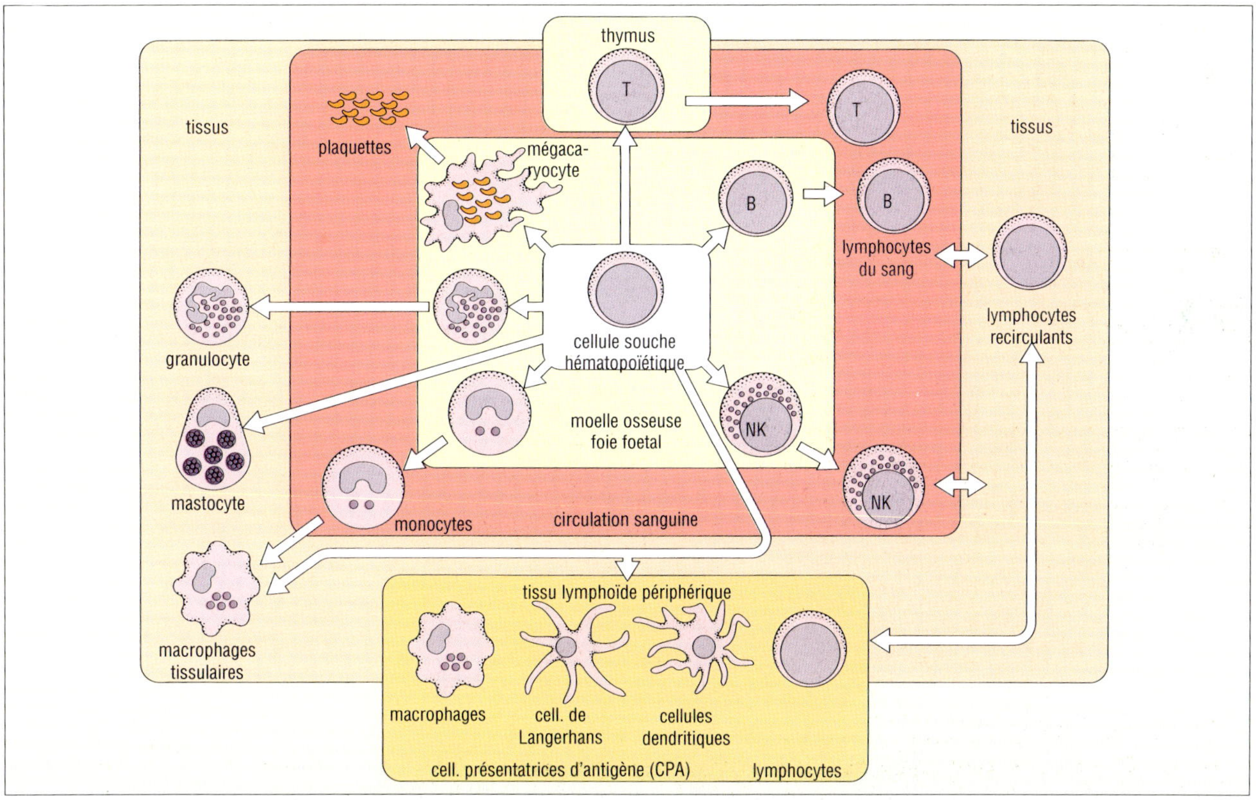

Fig. 11.1 Ces cellules sont issues de cellules souches hématopoïétiques. Les plaquettes produites par les mégacaryocytes sont libérées dans la circulation ; les granulocytes passent de la circulation dans les tissus. Les mastocytes sont trouvés dans tous les tissus. Les cellules B se développent dans le foie foetal et la moelle osseuse des mammifères et les cellules T dans le thymus. L'origine des grands lymphocytes à granules (LGL) responsables de l'activité NK, est incertaine. Les monocytes (à l'origine des macrophages tissulaires) et les lymphocytes peuvent recirculer dans les tissus lymphoïdes secondaires. Les cellules de Langerhans et les cellules dendritiques fonctionnent comme cellules présentant l'antigène dans les tissus lymphoïdes secondaires.

CELLULES MYÉLOIDES

La myélopoïèse commence vers la 6è semaine de gestation dans le foie foetal humain. Des expériences *in vitro* ont permis d'obtenir des colonies cellulaires à partir de cellules souches isolées. Ces expériences ont montré que les premières cellules issues des CSH étaient des cellules formant les colonies (CFU, Colony Forming Units) qui peuvent donner naissance à des granulocytes, des érythrocytes, des monocytes et des mégacaryocytes (CFU-GEMM). La maturation de ces cellules se poursuit sous l'influence de facteurs stimulant les colonies (CSF) et de plusieurs interleukines comme l'IL-1, l'IL-3, l'IL-4, l'IL-5, l'IL-6 (l'IL-7 et l'IL-12 ; NdT) (Fig. 11.2). Ces facteurs sont principalement produits par les cellules du stroma, mais également par les formes les plus matures des cellules myéloïdes et par les cellules lymphoïdes. D'autres cytokines, telles que le TGFβ, peuvent au contraire diminuer l'hématopoïèse.

Développement des granulocytes et des monocytes

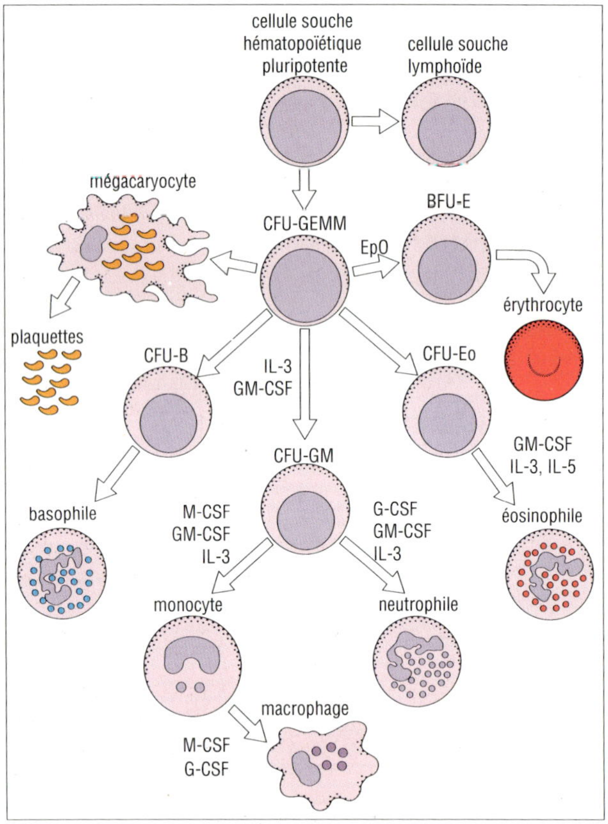

Fig. 11.2 Les cellules souches hématopoïétiques pluripotentes engendrent des CFU-GEMM, à l'origine de toutes les cellules sanguines sauf les lymphocytes. L'IL-3 et le GM-CSF sont nécessaires pour orienter cette cellule souche dans l'une ou l'autre des cinq voies de différenciation, à l'origine des mégacaryocytes, des érythrocytes (par l'intermédiaire des unités formant les bourgeons : BFU-E), des basophiles, des neutrophiles et des éosinophiles. Ces lymphokines sont aussi nécessaires pour que la différenciation des granulocytes et des monocytes se poursuive. La différenciation des éosinophiles à partir des CFU-Eo est induite par l'IL-5. Les neutrophiles et les monocytes dérivent des CFU-GM, sous l'influence du GM-CSF et du M-CSF respectivement. Le GM-CSF et le M-CSF de même que d'autres lymphokines stimulent la différenciation des monocytes en macrophages (B= basophiles, BFU= unité formant des bourgeons, CFU= unité formant des colonies, CSF= facteur stimulant les colonies, E= érythrocytes, Eo= éosinophiles, G= granulocytes, M= monocytes, MM= monocytes et mégacaryocytes).

DÉVELOPPEMENT DES GRANULOCYTES

A partir des CFU-GM , se développent plusieurs types cellulaires que l'on peut distinguer par leur morphologie. Les myéloblastes donnent naissance aux promyélocytes puis aux myélocytes qui aboutissent aux neutrophiles, basophiles ou éosinophiles libérés dans la circulation.

Morphologie et marqueurs des granulocytes et des monocytes au cours de leur développement

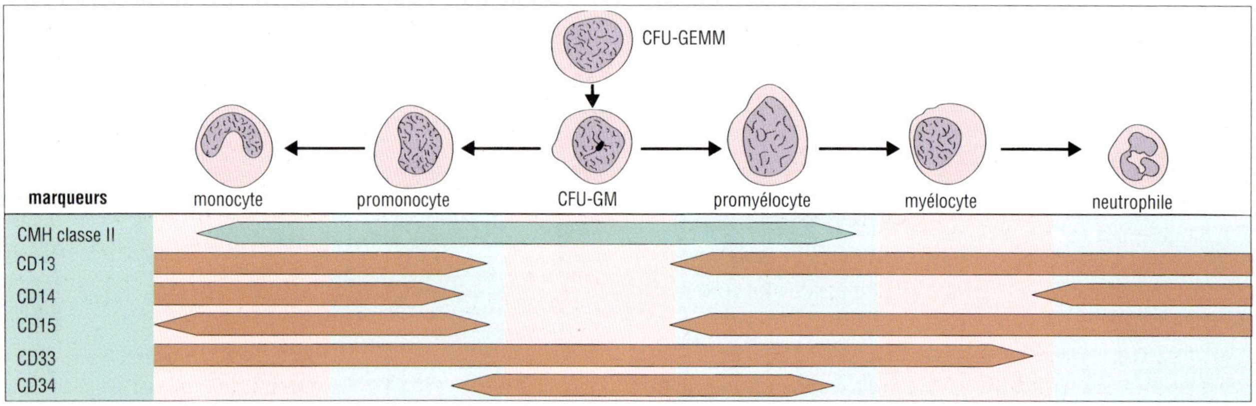

Fig. 11.3 Les cellules des lignées monocytaire et granulocytaire se développent à partir d'une même cellule souche, la CFU-GM. Les cellules de ces deux lignées perdent CD34 au cours de leur différenciation. CD33 et les molécules de classe II du CMH persistent sur les monocytes, mais pas sur les formes matures des neutrophiles. CD14 est exprimé sur les monocytes et faiblement sur certains granulocytes (qui sont peut-être activés).

La différenciation unidirectionnelle des CFU-GM en granulocytes matures résulte probablement de l'acquisition de récepteurs pour les facteurs de différenciation et de croissance, à différentes étapes du processus de maturation. Des marqueurs de différenciation membranaires disparaissent ou apparaissent au fur et à mesure que les cellules se transforment en granulocytes (Fig. 11.3). Par exemple, les CFU-GM expriment des molécules de classe II du CMH et CD34, qui ont disparu dans les neutrophiles matures. D'autres molécules apparaissent au cours du processus de différenciation, en particulier CD13, CD14 à faible densité, CD15 (l'haptène Le^x), l'intégrine β1, VLA-4 (CD49d, chaîne α), les intégrines β2, CD11a, b et c, associées à la chaîne β2 CD18, les récepteurs du complément, et le récepteur de Fc CD16 (voir Fig. 2.43).

Bien qu'il soit difficile d'évaluer l'activité fonctionnelle des granulocytes aux différentes étapes de leur développement, la totalité de leur potentiel fonctionnel n'est atteinte qu'aux stades les plus matures. La phagocytose et le chimiotactisme des neutrophiles sont moins intenses chez le foetus que chez l'adulte. Ceci est peut-être dû à une moindre aptitude du sérum foetal à opsoniser des particules plutôt qu'à une immaturité fonctionnelle des cellules elles-mêmes. Par ailleurs, pour êtres activés, les neutrophiles doivent interagir avec les microorganismes ou avec des cytokines libérées au cours de la réponse immunitaire.

Développement des fonctions macrophagiques

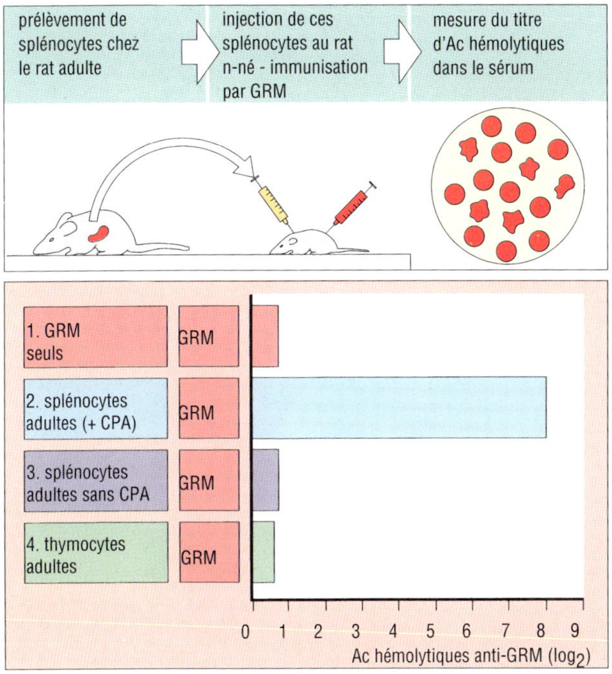

Fig. 11.4 Les macrophages acquièrent la propriété de dégrader et de présenter l'antigène. Dans cette expérience des groupes de rats nouveaux-nés ont été injectés avec des globules rouges de mouton (GRM) seuls (1), ou associés à des splénocytes de rats adultes, qui contiennent des CPA (2), des splénocytes de rats adultes après élimination des CPA (3) ou des thymocytes adultes (4). Toutes ces cellules provenaient d'animaux syngéniques. La mesure de la réponse anticorps montre que seuls les rats injectés avec des splénocytes contenant des CPA d'animaux adultes produisent des anticorps. L'expérience montre que les CPA du rat nouveau-né sont incapables de présenter l'antigène de façon efficace.

DÉVELOPPEMENT DES MONOCYTES

Les CFU-GM donnent aussi naissance à des monoblastes qui prolifèrent et se différencient en promonocytes, puis en monocytes matures circulants. Ces cellules vont ensuite remplacer les macrophages tissulaires. Différentes formes de macrophages constituent le système réticulo-hystiocytaire (voir chapitre 2).

Comme les neutrophiles, les monocytes et les macrophages perdent la molécule CD34 au cours de leur maturation. Cependant, à la différence des neutrophiles, ils conservent les molécules de classe II du CMH sur leur membrane (Fig. 11.3). Ces molécules jouent un rôle important dans la présentation de l'antigène aux cellules T. Les monocytes acquièrent également la plupart des molécules de surface qu'expriment les neutrophiles (voir Fig. 2.30).

Il est difficile d'évaluer précisément le potentiel fonctionnel des monocytes aux différents stades de leur développement. Cependant, l'étude des lignées de cellules myéloïdes tumorales *in vitro*, qui représentent probablement des cellules bloquées à différentes étapes de différenciation monocytaire, indique que l'activité phagocytaire et la cytotoxicité dépendante des récepteurs de Fc n'atteignent leur efficacité maximale que dans les macrophages matures. La production de cytokines, comme l'IL-1, par les monocytes est aussi bonne à la naissance que chez l'adulte. Comme celles des granulocytes, les fonctions des monocytes sont régulées par des cytokines.

DÉVELOPPEMENT DES CELLULES PRÉSENTANT L'ANTIGÈNE

La plupart des cellules présentant l'antigène (CPA), qui comprennent, en plus des macrophages, les cellules dendritiques folliculaires, les cellules de Langherans et les cellules interdigitantes, sont présentes dès la naissance. Leur origine reste obscure mais il est vraisemblable qu'elles dérivent toutes de cellules-souches de la moelle osseuse. Selon une première hypothèse, elles dériveraient toutes d'une même cellule-souche et c'est le microenvironnement local qui déterminerait leurs différences morphologiques, cytochimiques et fonctionnelles. Selon une seconde hypothèse, elles dériveraient de différentes cellules-souches et représenteraient l'aboutissement des voies de différenciation séparées . Les CPA existent dans le thymus très précocément, et leur rôle dans la restriction par le CMH suggère qu'au moins certaines d'entre elles sont déjà complètement différenciées.

L'activité fonctionnelle des CPA est cependant limitée au début de la vie. Ainsi, des rats nouveaux-nés, stimulés par des globules rouges de mouton, sont incapables de produire des anticorps, à moins qu'on ne leur injecte des CPA provenant d'un rat adulte (Fig. 11.4).

SYSTÈME DU COMPLÉMENT

Le système du complément est un autre constituant important du système immunitaire. Il joue un rôle essentiel dans la protection contre les microorganismes. Il est formé d'au moins une vingtaine de protéines plasmatiques (voir chapitre 12). Ces protéines apparaissent au cours du développement foetal et sont détectables avant l'apparition des IgM circulantes (Fig. 11.5). Elles sont présentes dans le sérum des nouveaux-nés à une concentration correspondant à 50-60 % de celles du sérum des adultes. L'apparition des composants du complément avant la synthèse d'IgM suggère qu'avec les cellules phagocytaires, le complément a assuré l'essentiel de la protection des espèces avant l'apparition des anticorps au cours de la phylogénie. Ainsi l'ontogénèse reproduit en partie la phylogénèse.

CELLULES LYMPHOIDES

Les cellules lymphoïdes se développent dans les organes lymphoïdes primaires : les cellules T dans le thymus et les cellules B dans la bourse de Fabricius chez les oiseaux, ou, chez les mammifères, dans le foie foetal et dans la moelle osseuse. Ces cellules émigrent ensuite vers les tissus lymphoïdes secondaires où elles peuvent être stimulées par l'antigène.

CELLULES T

Colonisation par les cellules-souches

Le rudiment thymique se développe à partir de la troisième (et dans certaines espèces la quatrième) poche pharyngée, sous la forme d'un diverticule de l'endoderme. Il est ensuite colonisé par voie sanguine par des cellules souches lymphoïdes peut-être issues du sac vitellin. Très peu de cellules souches suffisent à engendrer l'ensemble du répertoire des cellules T matures.

La migration des cellules souches dans le thymus n'est pas laissée au hasard. Elle dépend de facteurs chimiotactiques libérés par l'épithélium thymique. Chez les oiseaux, cette migration se fait en deux ou trois vagues successives, comme l'ont démontré les expériences de chimères de poulet et de caille (Fig. 11.6). Une fois arrivées dans le thymus, les cellules souches commencent leur différenciation en lymphocytes thymiques (thymocytes) sous l'influence du microenvironnement de l'épithélium thymique.

Développement du système du complément

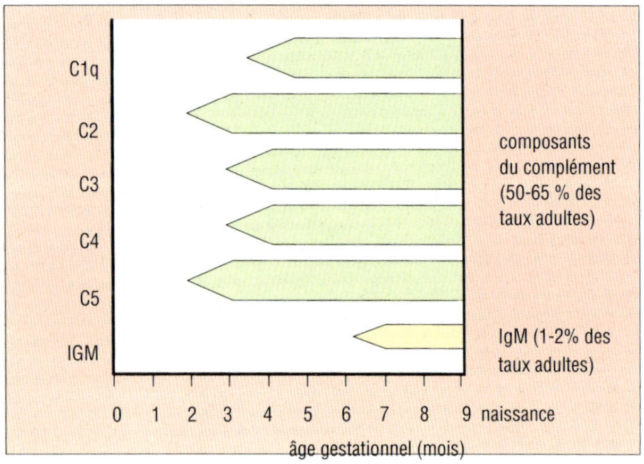

Fig. 11.5 L'origine de chaque barre correspond au stade le plus précoce auquel les composants du système du complément peuvent être détéctés dans les tissus foetaux chez l'homme. Les concentrations de ces composants atteignent plus de 50 % de leur niveau chez l'adulte dès la naissance. En comparaison, la production d'Ig endogènes est beaucoup plus tardive.

Colonisation du thymus de poulet par des cellules souches

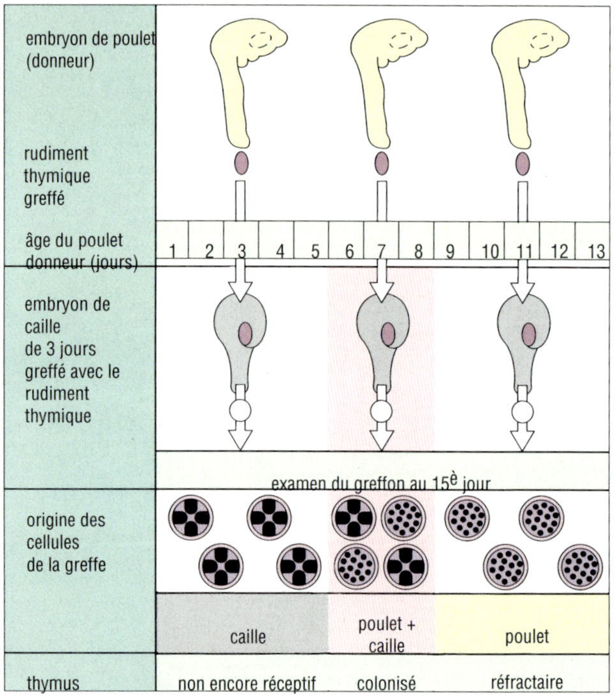

Fig. 11.6 Le rudiment thymique d'embryons de poulets à différents âges a été greffé chez un embryon de caille âgé de trois jours, puis examiné afin de déterminer l'origine des cellules thymiques. Les cellules de caille en interphase peuvent être distinguées des cellules de poulet par l'aspect condensé de leur chromatine. Si le greffon thymique a moins de six jours, il n'a pas encore été colonisé par les cellules souches de poulet et l'on constate qu'il renferme exclusivement des cellules de caille (a). Si le greffon a plus de huit jours, il a déjà été colonisé par les lymphocytes de poulet (c). Les greffons transplantés entre le 6è et le 8è jour renferment à la fois des cellules de poulet et de caille (b). L'interprétation est qu'avant six jours le thymus n'est pas prêt à recevoir les cellules souches. Suit un créneau de colonisation après lequel (à partir du 8è jour), le thymus devient réfractaire à toute nouvelle colonisation. D'autres études ont suggéré l'existence d'autres créneaux plus tardifs.

Que les cellules souches soient ou non des cellules pré-T, c'est-à-dire prédestinées à se différencier en thymocytes avant leur arrivée dans le thymus, fait encore l'objet de controverses. Bien qu'elles expriment CD7, ces cellules-souches sont néanmoins multipotentes.

Structure générale du thymus

Le thymus est organisé en lobules dans lesquels on distingue un cortex et une médullaire (chapitre 3) qui contiennent les cellules épithéliales, les macrophages et les cellules dendritiques dérivées de la moelle osseuse, riches en antigènes de classe II du CMH. Elles jouent un rôle important dans la différenciation des lymphocytes T (Fig. 11.17). Des cellules épithéliales spécialisées, situées dans la périphérie du cortex, les cellules thymiques "nourricières", contiennent des thymocytes au sein des vésicules de leur cytoplasme. Ces cellules pourraient être impliquées dans le processus d'éducation intrathymique (voir plus loin). La région sous-capsulaire est colonisée par les cellules pré-T issues de la moelle osseuse, qui se développent en grands lymphoblastes. Ceux-ci prolifèrent, s'auto-renouvellent et donnent naissance au reste des thymocytes. Les thymocytes corticaux représentent 85 à 90 % des thymocytes, le reste étant localisé dans la médullaire. Les thymocytes du cortex ont un degré de maturité moindre que les thymocytes de la médullaire. Certaines cellules corticales migrent et subissent une maturation dans la médullaire.

Les cellules corticales sont plus sensibles à de fortes concentrations de corticostéroïdes *in vitro* et ceci pourrait expliquer la diminution de cette population cellulaire au cours de la gestation chez la souris.

La plupart des cellules T médullaires matures quittent le thymus par les veinules post-capillaires situées à la jonction cortico-médullaire ; d'autres empruntent les vaisseaux lymphatiques.

Modifications phénotypiques accompagnant la maturation des cellules T

Des antigènes de différenciation, associés à certaines fonctions, apparaissent ou disparaissent au cours de la maturation des cellules pré-T en cellules T matures. L'analyse des réarrangements des gènes codant pour les deux récepteurs d'antigènes des cellules T (TCR), les gènes $\gamma\delta$ (TCR-1) et $\alpha\beta$ (TCR-2), ainsi que l'étude des antigènes de membrane, suggèrent qu'au moins deux voies de différenciation des cellules T co-existent dans le thymus. On ne sait pas aujourd'hui si ces deux voies sont séparées, mais il est probable qu'elles divergent d'une voie initiale commune. Le récepteur TCR-1 est exprimé sur au moins 1% des lymphocytes thymiques matures. La plupart des thymocytes se différencient en cellules exprimant un TCR-2 $\alpha\beta$. Ces cellules constituent la majorité des cellules T des tissus lymphoïdes secondaires et de la circulation (voir chapitres 3 et 4).

Localisation anatomique et structure du thymus

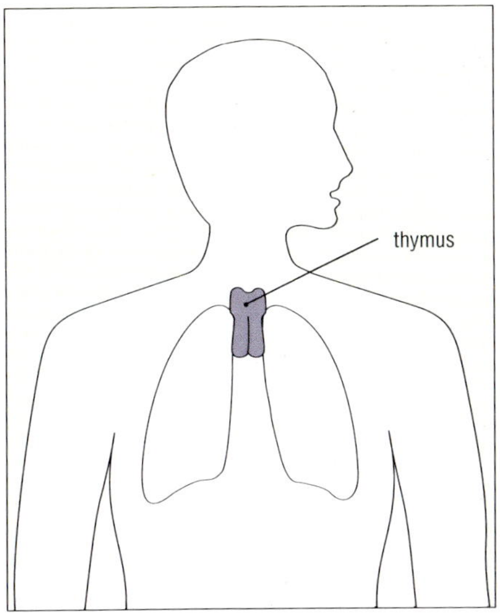

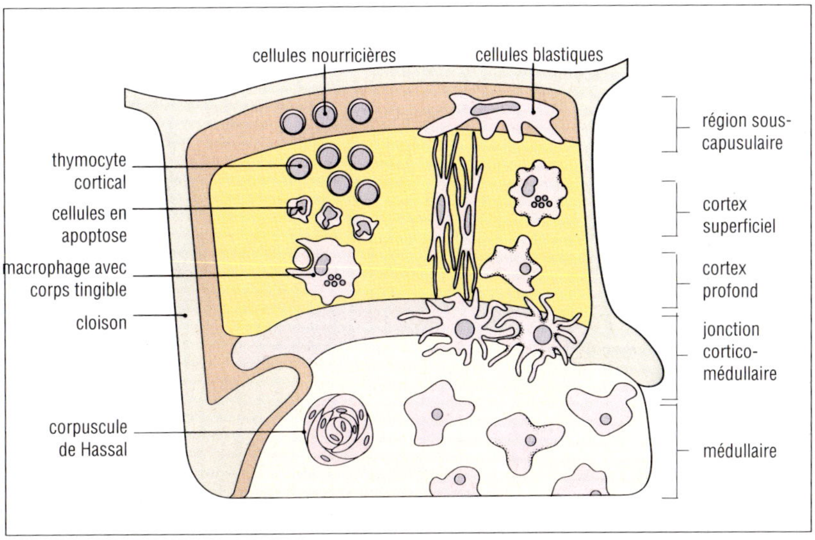

Fig. 11.7 Le thymus est un organe encapsulé divisé en lobules par des septa. Le cortex renferme des lymphocytes en voie de multiplication, étroitement insérés dans un réseau de cellules épithéliales, qui s'étend à l'intérieur de la médullaire. Celle-ci contient moins de lymphocytes mais on y trouve des cellules dendritiques d'origine médullaire en plus grand nombre. Noter l'étroite association des lymphocytes en développement avec les cellules épithéliales et dendritiques.

La fonction, s'il en existe une, des structures contournées désignées sous le nom de corpuscules de Hassall reste inconnue.

Les cellules exprimant un TCR-1 sont plus abondantes dans les épithéliums muqueux et la peau chez la souris. L'analyse des antigènes de membrane a permis de décrire une succession de modifications de l'expression de ces molécules au cours de la maturation des cellules T (Fig. 11.8). Ces variations phénotypiques peuvent être schématisées dans un modèle à trois étapes.

Les thymocytes précoces (stade I) expriment CD7 en association avec CD2 (le récepteur des érythrocytes de mouton) et CD5. A ce stade de différenciation, des marqueurs de prolifération comme le récepteur de la transferrine (CD71) et CD38 (un marqueur commun à tous les précurseurs précoces des cellules hématopoïétiques) sont également exprimés. On remarque qu'aucune de ces molécules n'est spécifique de la lignée T. Cependant, l'engagement irréversible des thymocytes les plus immatures vers la lignée T est indiqué par les réarrangements des gènes codant pour la chaîne β du TCR et par l'expression du complexe moléculaire CD3, associé au TCR, dans le cytoplasme, mais pas sur la membrane.

Thymocytes intermédiaires ou thymocytes communs (stade II). Ces cellules, qui représentent 85 % des cellules lymphoïdes du thymus à un moment donné sont caractérisées par l'apparition d'autres marqueurs de surface comme CD1, et par la co-expression de CD4 et de CD8 (ces cellules sont appelées "doubles positives"). Les gènes codant pour la chaîne α du TCR-2 sont réarrangés dans ces thymocytes intermédiaires et les deux chaînes α et β du TCR-2 sont exprimées en faible densité à la surface de ces cellules, en association avec le complexe CD3.

Thymocytes matures (stade III). Ces cellules ont subi des modifications phénotypiques importantes - la perte de CD1, l'expression membranaire de CD3 en forte densité, associé aux chaînes α et β du TCR-2 et la distinction de deux populations exprimant soit CD4 (cellules T auxiliaires ou TH), soit CD8 (cellules T cytotoxiques ou Tc). A ce stade, la majorité des thymocytes ne portent ni CD38 ni le récepteur de la transferrine ; il est à peu près impossible de les distinguer des cellules T matures circulantes. Toutes ces cellules expriment le récepteur CD44, impliqué dans la migration et l'écotaxie vers les tissus lymphoïdes périphériques.

Diversité des TCR produits dans le thymus. Les cellules T doivent reconnaître un grand nombre d'antigènes. Les chaînes α et β des TCR-2 et les chaînes γ et δ des TCR-1, sont chacune constituées de régions variables et constantes. Les peptides des régions variables sont codés par un ensemble de gènes présents dans toutes les cellules de l'organisme. Au cours du développement des cellules T à partir des cellules pré-T, ces gènes subissent des recombinaisons qui permettent de les rapprocher les uns des autres sur le même chromosome (voir chapitre 5). Les chaînes β et δ sont codées par les segments V, D et J, tandis que les chaînes α et γ utilisent seulement les segments V et J. Les premiers gènes de TCR recombinés au cours du développement des cellules T codent pour les chaînes γ. Viennent ensuite les recombinaisons des gènes de chaînes β puis α. Par l'association au hasard de différents segments génétiques, un grand nombre de recombinaisons productives peuvent être réalisées. Ceci aboutit à l'expression de régions variables hautement diversifiées dans les deux chaînes du TCR. Dans la région sous-capsulaire et le cortex superficiel du thymus, les cellules prolifèrent et les chaînes du TCR ne sont exprimées qu'en faible densité sur la membrane.

Différenciation des cellules T humaines

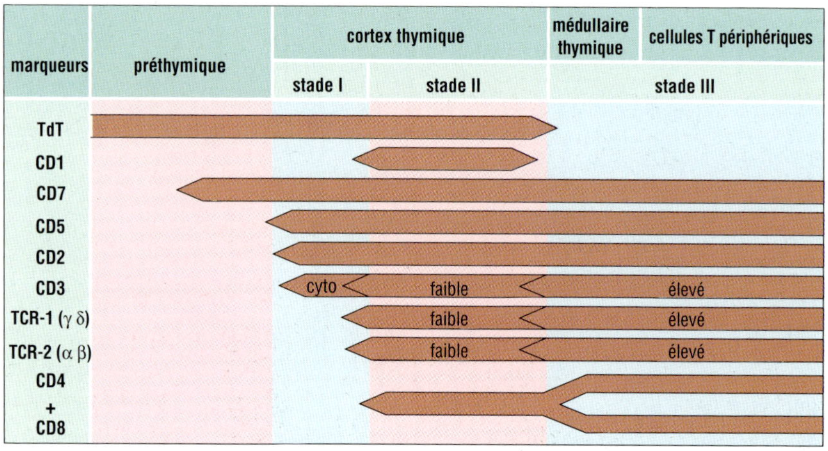

Fig. 11.8 On peut suivre le développement des cellules T humaines par différents marqueurs. La TdT (déoxynucléotidyl- transférase terminale) est une enzyme présente dans les cellules souches thymiques, dont l'expression diminue au stade II pour disparaître dans la médullaire. CD1 peut être observé sur les thymocytes corticaux au stade II mais disparaît dans la médullaire. CD7, puis CD5 apparaissent précocément au cours de la différenciation et demeurent présents sur les cellules T matures. CD3 apparaît dans le cytoplasme des cellules au stade II précoce (cyto) et il est exprimé à la surface cellulaire avec TCR-1 et TCR-2. Dans la plupart des cellules l'expression membranaire de CD3 et TCR-2 est faible au stade II ; elle augmente au stade III. CD4 et CD8 sont exprimés ensemble sur les cellules du stade II (double positives) et l'une de ces molécules a disparu au stade III.

Sélections positive et négative dans le thymus

Tandis que les cellules B reconnaissent les antigènes isolément, les cellules T ne reconnaissent que des antigènes associés aux molécules du CMH. Ces antigènes sont présentés aux cellules T par différentes CPA : les macrophages, les cellules dendritiques, les cellules B ou les cellules épithéliales. En général, les antigènes sont d'abord apprêtés par les CPA et présentés sous forme de courts peptides, dans les cavités des molécules de classe I et de classe II du CMH exprimées à la surface cellulaire (voir chapitre 4). Les cellules T reconnaissent par leur TCR à la fois les peptides antigéniques et les régions polymorphiques des molécules du CMH. La molécule CD4, présente sur une sous-population de lymphocytes T, se fixe aussi sur une région non polymorphique de la molécule de classe II. Parmi les cellules T dont les gènes de TCR ont été recombinés et qui expriment peu de molécules de TCR, sont sélectionnées dans le thymus celles dont le TCR interagit avec les régions polymorphiques des molécules du CMH exprimées sur les cellules épithéliales corticales. Il y a donc dans le thymus une sélection positive des cellules T capables de reconnaître les molécules du CMH du soi exprimées par des cellules épithéliales et non par des cellules dérivées de la moelle osseuse (Fig. 11.9). Les TCR des cellules T non sélectionnées ont une affinité très variable pour les molécules du CMH. Les cellules exprimant des TCR de très forte ou de très faible affinité meurent dans le cortex, ainsi que les cellules dont les réarrangements génomiques ne sont pas productifs. Ces cellules meurent par apoptose (suicide ou mort cellulaire programmée) due à l'activation d'endonucléases provoquant la fragmentation de l'ADN (Fig. 11.10).

Restriction des cellules T par les produits du CMH au cours du développement intrathymique

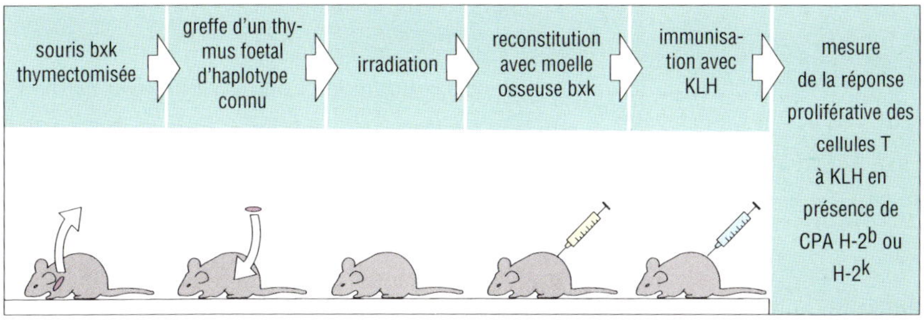

haplotype du thymus foetal greffé	haplotype des CPA	
	$H\text{-}2^b$	$H\text{-}2^k$
b x k	+ +	+ +
b	+ +	–
b (traité par dG)	+ +	–
k	–	+ +
k (traité par dG)	–	+ +

Fig. 11.9 Des souris ($H\text{-}2^b$x$H\text{-}2^k$)F1 ont été thymectomisées et greffées avec des thymus foetaux de 14 jours de différents génotypes. Elles ont ensuite été irradiées pour détruire les cellules T de l'hôte, puis reconstituées par des cellules souches de moelle osseuse isogénique (($H\text{-}2^b$x$H\text{-}2^k$)F1). Après immunisation par l'hémocyanine (KLH), on a mesuré les réponses prolifératives des cellules T ganglionnaires stimulées par KLH présentée par des CPA de chaque souche parentale. Dans certaines expériences, les lobes thymiques ont été traités par la déoxyguanosine (dG) avant d'être greffés, pour détruire les cellules dendritiques et les macrophages. L'expérience montre que l'environnement thymique est nécessaire pour que les cellules T "apprennent" à reconnaître les produits du CMH (restriction du répertoire par le CMH) et que les macrophages et les cellules dendritiques dérivés de la moelle osseuse ne sont pas nécessaires pour l'acquisition de cette restriction. (Adapté d'après Lo D., Sprent J. *Nature* 1986: **319**, 692).

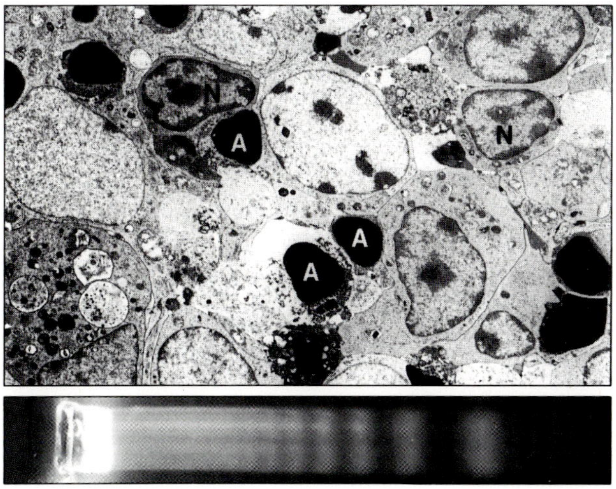

Fig. 11.10 Apoptose des thymocytes. En haut : des lobes de thymus foetal en culture ont été traités par des anticorps anti-CD3 qui simulent l'activation par le TCR et déclenchent la mort cellulaire programmée (apoptose). Cette coupe en microscopie électronique montre la condensation de la chromatine dans les noyaux apoptotiques (A), par comparaison avec la chromatine dispersée des noyaux normaux (N) (Document du Dr. C. Smith).
En bas: l'électrophorèse de l'ADN des noyaux apoptotiques montre l'aspect caractéristique en échelle des fragments d'ADN clivés par les endonucléases.

Les cellules T dont les récepteurs ont des affinités intermédiaires échappent à l'apoptose et poursuivent leur maturation. Certaines ont des récepteurs qui peuvent reconnaître des constituants du soi autres que les produits du CMH. Ces cellules sont éliminées par un processus de sélection négative par interaction avec l'antigène présenté par les cellules interdigitantes et les macrophages, dans le cortex profond, la jonction cortico-médullaire et la médullaire. Ce processus de sélection négative, parfois appelé "tolérance centrale" a été récemment confirmé par la démonstration de l'élimination spécifique de certaines familles Vβ par des superantigènes endogènes au cours du développement intrathymique chez la souris. Les cellules doubles positives ($CD4^+/CD8^+$) faisant l'objet de ce processus de sélection négative meurent par apoptose ; elles sont phagocytées par les macrophages du cortex profond, en même temps que les cellules qui n'ont pas fait l'objet d'une sélection positive.

A ce stade de maturation, les cellules T expriment une forte densité de TCR à leur membrane et perdent soit CD4, soit CD8, pour devenir des thymocytes matures "simples positifs". Ces cellules $CD4^+$ ou $CD8^+$ expriment des récepteurs d'écotaxie ("homing"). Elles quittent le thymus et migrent vers les zones T des tissus lymphoïdes périphériques où elles exercent les fonctions de cellules TH ou TC. Les cellules qui survivent à la sélection et quittent le thymus représentent moins de 5% de la population totale des thymocytes (Fig. 11.11).

Rôle des molécules d'adhérence et des cytokines dans le développement intrathymique

Les étapes de développement précédemment décrites dépendent du micro-environnement thymique en particulier des cellules non lymphoïdes et des cytokines. Les thymocytes en cours de maturation adhèrent aux cellules épithéliales et aux cellules accessoires. Cette adhérence, qui joue un rôle essentiel dans le développement des cellules T, met en jeu plusieurs paires de molécules complémentaires, telles que CD2 et LFA3 (CD58) d'une part, et LFA1 (CD11a, CD18) et ICAM-1 (CD54) d'autre part.

Différenciation des cellules T et sélections positive et négative dans le thymus

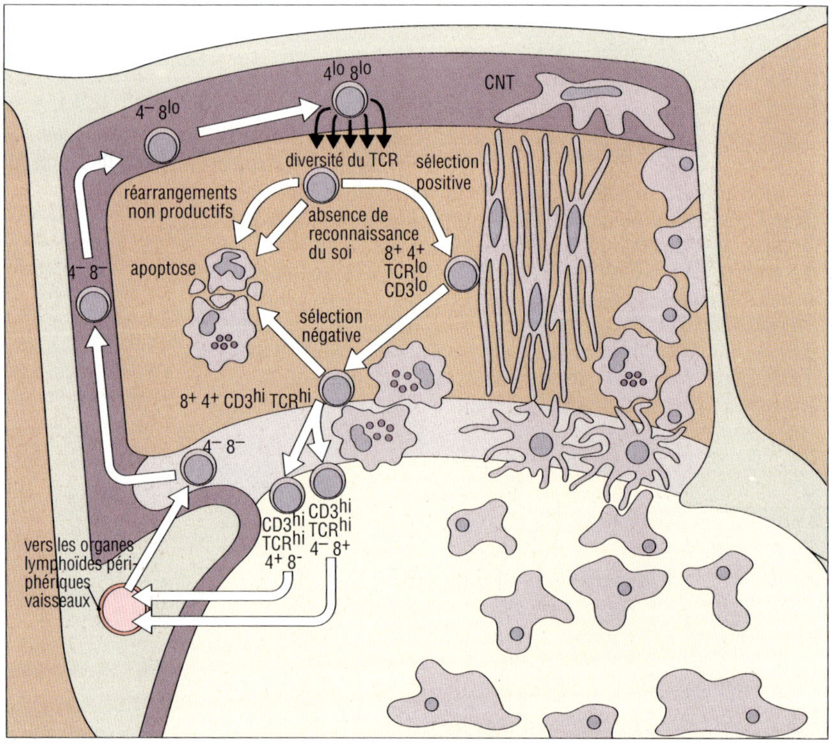

Fig. 11.11 Dans ce modèle, les prothymocytes pénètrent dans le rudiment thymique et prolifèrent dans la région sous-capsulaire. C'est à partir de cette population de lymphoblastes que vont se différencier les cellules T. La plupart de ces cellules sont associées aux cellules nourricières de l'épithélium thymique (CNT) sans que l'on connaisse précisément la signification de ces interactions. Dans cette région, les cellules expriment un faible taux de CD8 puis de CD4 ($CD4^{lo}$ $CD8^{lo}$). La recombinaison des gènes du TCR conduit à l'expression d'un faible taux de ces récepteurs à la surface cellulaire (TCR^{lo}). Au cours de leur maturation, ces cellules migrent vers le cortex profond où elles adhèrent aux cellules épithéliales dont la morphologie réticulaire assure une grande surface de contact avec les thymocytes. L'interaction des TCR avec les molécules du CMH des cellules épithéliales aboutit à une sélection positive. Les cellules non sélectionnées meurent par apoptose et sont phagocytées par les macrophages. Au cours de la migration vers le cortex profond, l'expression de TCR, CD3, CD4 et CD8 augmente. Les cellules T fortement autoréactives sont éliminées par sélection négative consécutive à l'interaction de leurs TCR avec des autoantigènes présentés par les macrophages et les cellules interdigitantes à la jonction cortico-médullaire. Les cellules épithéliales de la médullaire pourraient aussi participer à ce processus. Au-delà de ce stade, les thymocytes exprimant soit CD4 soit CD8 passent dans la circulation à travers les vaisseaux spécialisés de la jonction cortico-médullaire. Un processus de sélection négative pourrait aussi avoir lieu dans le cortex, aboutissant à l'élimination des cellules T ayant une forte affinité pour les produits du CMH du soi (lo: faible expression ; hi: forte expression).

Ces interactions induisent la production des cytokines IL-1, IL-3, IL-6 et GM-CSF qui sont nécessaires à la maturation intrathymique des lymphocytes T. Les thymocytes expriment aussi des récepteurs d'IL-2, et cette cytokine, avec d'autres molécules, permet la prolifération cellulaire qui a lieu surtout dans la zone sous-capsulaire et le cortex profond.

Sélection négative à la périphérie (tolérance périphérique)
Toutes les cellules T autoréactives ne sont pas éliminées pendant le développement intrathymique, probablement parce que la totalité des autoantigènes ne sont pas exprimés sur les tissus thymiques. La barrière thymique épithéliale peut aussi limiter l'accès des antigènes pénétrant dans ce tissu par voie sanguine. Un mécanisme périphérique est donc nécessaire pour empêcher les cellules T autoréactives d'attaquer l'organisme. Des expériences récentes utilisant des souris transgéniques suggèrent que l'inactivation périphérique des cellules T autoréactives peut être assurée par des deux mécanismes :

1. la diminution d'expression du TCR et de la molécule CD8 (dans les cellules Tc) de sorte que ces cellules sont incapables de réagir avec les autoantigènes des cellules-cibles.
2. l'anergie, due notamment à l'absence du second signal de co-activation produit par les cellules-cibles.

La tolérance périphérique est discutée en détail dans le chapitre 10.

Développement extrathymique des cellules T
Bien que la grande majorité des cellules T ne puisse se différencier qu'au sein d'un thymus fonctionnel, un petit nombre de cellules portant des marqueurs de cellules T (souvent de type oligoclonal) ont été trouvées chez les souris athymiques ("nude"). On ne peut pas exclure qu'il persiste chez ces animaux des vestiges d'épithélium thymique. Certaines expériences suggèrent que des cellules d'origine médullaire pourraient migrer dans les épithéliums muqueux et se différencier en cellules T fonctionnelles exprimant des TCR-1, sans intervention du thymus.

CELLULES B

Chez le poulet, la lymphopoïèse B primaire s'effectue dans un organe lympho-épithélial particulier, la bourse de Fabricius. Celui-ci se développe sous forme d'une évagination de l'endoderme intestinal, que colonisent des cellules souches par voie sanguine. L'étude de chimères poulet/caille a montré que la migration cellulaire se produit entre les 10e et 14e jours de la vie embryonnaire (voir chapitre 14). Des cellules pyroninophiles, dont on pense qu'elles sont les cellules souches, peuvent être observées au contact des cellules épithéliales. Chaque follicule de la bourse de Fabricius peut, comme un lobule thymique, dériver d'une seule ou d'un petit nombre de cellules souches qui prolifèrent pour constituer un cortex et une médullaire (Fig. 11.12).

Les mammifères ne possèdent pas d'organe spécialisé dans la lymphopoïèse B. Les cellules B se développent à partir des cellules souches lymphoïdes dans le tissu hématopoïétique du foie foetal (Fig. 11.13) à partir de 8 à 9 semaines de gestation chez l'homme et vers le 14e jour chez la souris. Le foie foetal est ensuite relayé par la moelle osseuse qui conserve cette fonction chez l'adulte. Cela s'applique également aux lignées hématopoïétiques à l'origine des érythrocytes, des granulocytes et des plaquettes. Des études récentes ont montré la présence des progéniteurs des cellules B dans l'épiplon des foetus humains et de souris. On ne sait pas si ces progéniteurs B apparaissent avant ou après ceux du foie foetal.

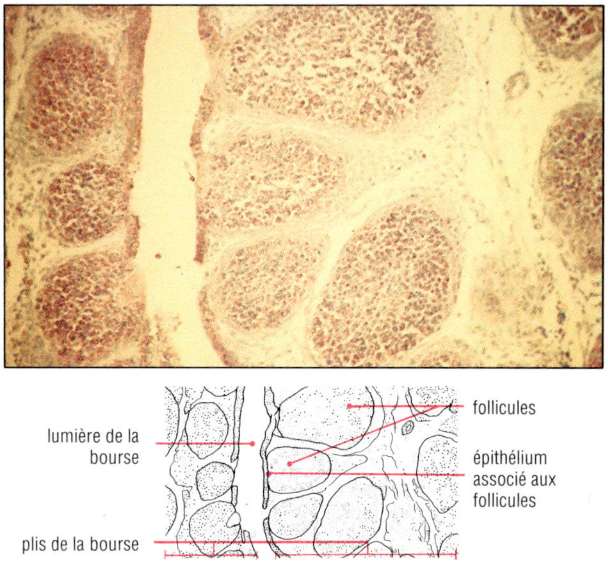

Fig.11.12 Coupe d'une bourse de Fabricius montrant des lymphocytes B en voie de développement dans les follicules. Comme le foie foetal, la bourse est un site de lymphopoïèse aussi bien que de myélopoïèse. Coloration H & E, x 50.

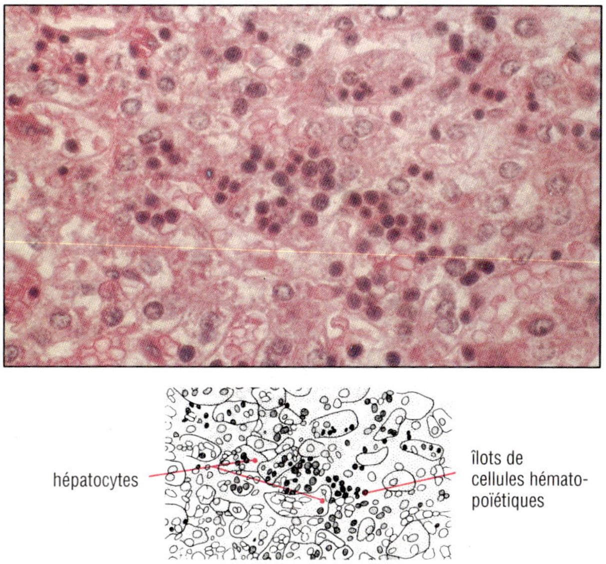

Fig. 11.13 Section de foie foetal humain montrant des îlots de cellules hématopoïétiques. Ces îlots, constitués par des cellules souches hématopoïétiques, donnent naissance aux différentes lignées hématopoïétiques, y compris les lymphocytes B.

Les cellules B ne sont pas produites dans un compartiment particulier de la moelle osseuse. Les progéniteurs des cellules B sont au contact de l'endostéum des lamelles osseuses. Chaque progéniteur B, au stade du réarrangement des gènes d'Ig, peut produire jusqu'à 64 cellules filles. Celles-ci migrent vers le centre de l'os spongieux et atteignent la lumière d'un sinusoïde veineux. Dans la moelle osseuse, des cellules B effectuent leur maturation en contact étroit avec les cellules réticulaires du stroma. Ces dernières se trouvent à la fois au contact de l'endostéum et à proximité du sinus central où on les appelle "cellules réticulaires adventitielles" (Fig. 11.14). Ces cellules réticulaires ont des marqueurs phénotypiques communs avec les fibroblastes, les cellules endothéliales et les cellules musculaires lisses. Elles produisent du collagène de type IV, de la laminine et l'isoforme d'actine du muscle lisse. Des expériences *in vitro* ont montré que les cellules réticulaires permettent la différenciation des lymphocytes B. Les cellules réticulaires adventitielles interviennent dans le transit des cellules B matures vers le sinus central. Comme les cellules T dans le thymus, la majorité des cellules B (plus de 75 %) qui se développent dans la moelle osseuse n'atteignent pas la circulation, mais subissent un processus de mort cellulaire programmée ou apoptose, aboutissant à leur phagocytose par les macrophages médullaires. Les interactions entre cellules B et cellules stromales pourraient assurer une forme de sélection positive permettant à une minorité de cellules B, ayant subi un réarrangement productif de leurs gènes d'Ig, d'échapper à la mort programmée. La sélection négative des cellules B autoréactives pourrait avoir lieu dans la moelle osseuse, et dans la rate vers laquelle migrent la plupart des cellules B nouvellement formées.

Des études cinétiques ont permis d'évaluer à environ $5x10^7$ le nombre de cellules B produites chaque jour chez la souris adulte. Comme la rate de ces animaux contient environ $7{,}5x10^7$ cellules B, il est probable qu'un grand nombre de cellules B meurent au stade pré-B. Le nombre de cellules pré-B est en effet deux fois plus élevé que celui des cellules B dans la moelle osseuse.

Le marqueur caractéristique de la lignée lymphocytaire B est constitué par les Ig qui, à la surface de la cellule, jouent le rôle de récepteur d'antigène. Les cellules souches lymphoïdes (qui expriment probablement l'enzyme TdT) prolifèrent et se différencient ; après la recombinaison des gènes des Ig (voir chapitre 4), apparaissent des cellules pré-B qui contiennent des chaînes lourdes μ dans leur cytoplasme. Quelques cellules pré-B expriment sur leur membrane, en faible densité, des chaînes μ associées avec les pseudo-

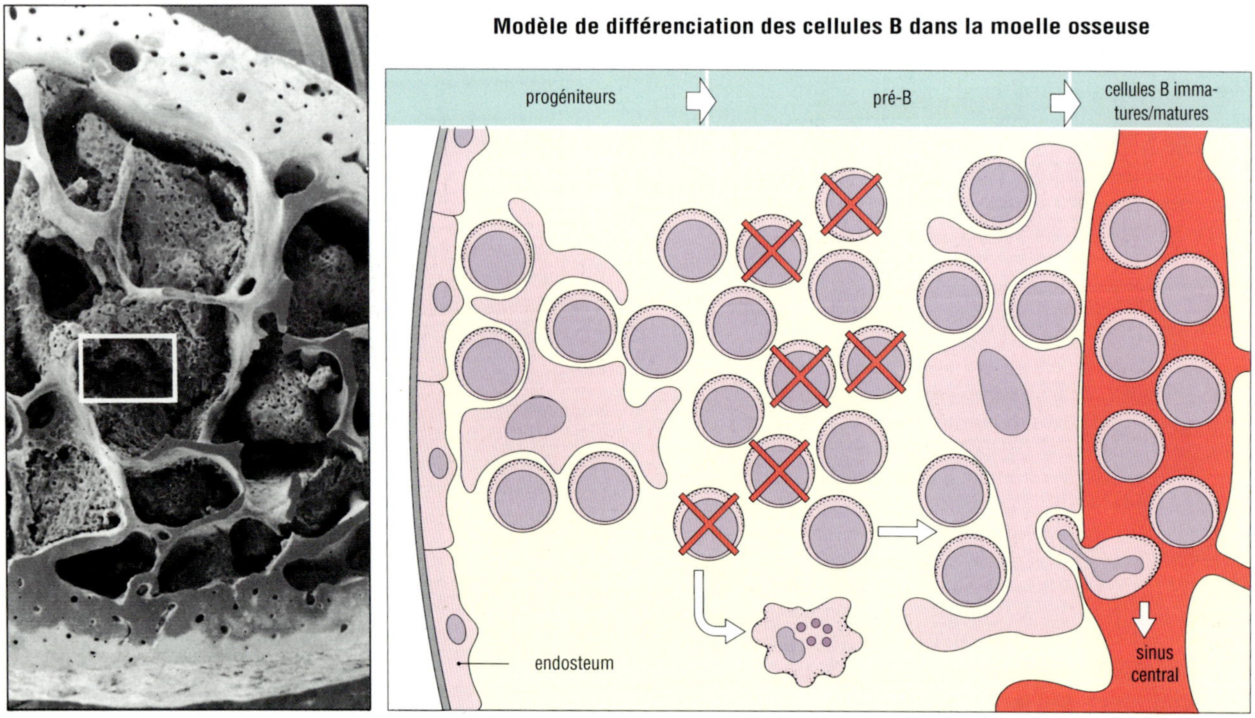

Fig. 11.14 A gauche: Sur cette photographie de microscopie électronique à balayage à faible grossissement, on voit l'architecture de l'os et de la moelle osseuse. La cavité encadrée est représentée schématiquement à droite (Document des Drs A. Stevens et J. Lowe).
A droite: La lymphopoïèse B a lieu dans une cavité d'os spongieux. La maturation s'effectue de l'endosteum vers le sinus veineux central. Les progéniteurs immatures, au contact des cellules endostéales, se différencient en cellules pré-B, dont la plupart meurent et sont phagocytées par les macrophages qui contiennent des corps tingibles (colorés par l'hématoxyline). Les cellules qui survivent poursuivent leur différenciation pour atteindre le sinus veineux central. Le microenvironnement des cellules réticulaires ainsi que des cytokines, comme l'IL-7, jouent un rôle essentiel dans cette différenciation des cellules B (D'après D. Osmond et R. Gallagher, *Immunol. Today* 1991, **12**: 1-3).

chaînes légères V pré-B et λ5. A ce stade, l'exclusion allélique des gènes des Ig paternelles ou maternelles s'est déjà produite. Les cellules pré-B prolifèrent et deviennent alors de plus petite taille. Dès qu'elle produit des chaînes légères, de type κ ou λ, la cellule B peut exprimer des IgM de membrane dont la spécificité détermine celle de la cellule. Ainsi, une cellule B ne peut produire que des anticorps d'une seule spécificité ; cette propriété constitue le fondement de la théorie de la sélection clonale. Un résumé de la différenciation des cellules B en relation avec l'expression des Ig et d'autres molécules ayant une signification fonctionnelle est illustré dans la figure 11.15.

Au cours de l'ontogénèse, les lymphocytes B subissent, comme les lymphocytes T (voir ci-dessus et chapitre 5), une séquence de modifications phénotypiques et de réorganisations des gènes d'Ig. Les recombinaisons des gènes de chaînes lourdes ont lieu dans les précurseurs de cellules B et représentent l'indication la plus précoce qu'une cellule appartient à la lignée B. Viennent ensuite les réorganisations des gènes des chaînes légères, qui ne se produisent que dans les cellules pré-B. Certains marqueurs de surface des cellules B apparaissent avant que les Ig puissent être détectées. C'est le cas des molécules de classe II du CMH, de C19, CD20, CD21 et CD10 (CALLA). CD10 est une endopeptidase neutre fortement conservée, exprimée de façon transitoire sur des précurseurs des cellules B qui précèdent les cellules pré-B contenant des chaînes μ intra-cytoplasmiques. CALLA est réexprimé lorsque les cellules B sont activées par l'antigène (voir Fig. 11.15). D'autres marqueurs, comme CD23 et CD25 (chaîne α du récepteur d'IL-2) sont exprimés surtout sur les cellules B activées.

Plusieurs facteurs de croissance et de différenciation sont nécessaires pour que les cellules B effectuent leur premier stade de développement. Les récepteurs de ces facteurs sont exprimés à différents stades de différenciation des cellules B. L'IL-7, l'IL-3 et le facteur de croissance des cellules B de faible poids moléculaire (L-BCGF), interviennent aux étapes initiales de la différenciation des cellules B, tandis que d'autres facteurs agissent à des stades plus tardifs (Fig. 11.16).

Après leur production dans le foie foetal, les cellules B émigrent et deviennent fonctionnelles dans le tissu lymphoïde secondaire. Les premières cellules qui émigrent dans les ganglions lymphatiques foetaux (à la 17e semaine chez

Différenciation des cellules B

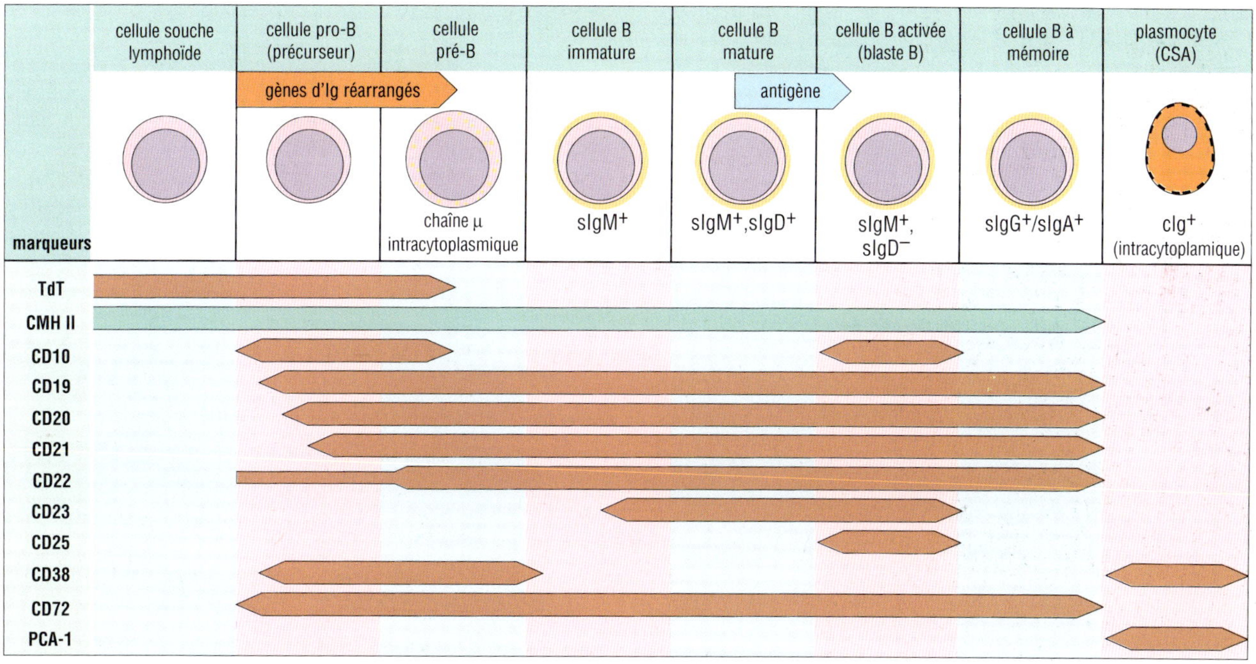

Fig. 11.15 Les cellules B se différencient à partir des cellules souches lymphoïdes en cellules B matures. La localisation cellulaire des Ig est indiquée en jaune. Les gènes codant pour les anticorps sont réorganisés au cours du développement des cellules souches. Les cellules pré-B expriment seulement des chaînes μ intracytoplasmiques. Les cellules B immatures n'ont que des IgM de surface et les cellules B matures d'autres isotypes d'Ig. Après stimulation antigénique, les cellules B sont activées, se transforment en lymphoblastes, prolifèrent et se différencient en plasmocytes (CSA) ou en cellules B à mémoire. Ces deux types cellulaires se localisent dans différents sites du tissu lymphoïde. L'enzyme TdT n'est exprimée qu'au stade précoce du développement. Le diagramme montre la chronologie d'apparition de différents marqueurs de surface. PCA-1 n'est exprimé que par les plasmocytes. Noter que CD38 est un exemple de molécule exprimée par les progéniteurs qui disparaît puis réapparaît sur les plasmocytes complètement différenciés.

l'homme) sont sIgM$^+$ et portent un marqueur des cellules T, CD5 (Ly-1$^+$ chez la souris). Les précurseurs des cellules B CD5$^+$ se trouvent dans l'omentum foetal. Chez l'adulte, un petit nombre de cellules B CD5$^+$ se trouvent en outre dans la couronne des follicules secondaires des ganglions lymphatiques. Ces cellules B CD5$^+$ produiraient surtout des autoanticorps.

Après stimulation antigénique, les cellules B matures peuvent se différencier en cellules sécrétrices d'anticorps (CSA) ou en cellules B à mémoire. Les plasmocytes, qui représentent le stade terminal de différenciation des CSA, sont pratiquement dépourvus d'Ig de surface (sIg) et sont devenus insensibles à la stimulation antigénique. Les cellules B matures et immatures répondent de façon différente aux antigènes. Dans ces deux types de cellules, l'agrégation des récepteurs membranaires, par des anticorps anti-IgM ou des antigènes spécifiques, entraîne leur redistribution ("capping") et leur endocytose. Les cellules B matures resynthétisent leurs sIgM en culture (Fig. 11.17), mais pas les cellules B immatures ; ceci pourrait être l'un des mécanismes par lesquels les cellules B autoréactives sont rendues tolérantes au cours de leur développement.

DIVERSITÉ DE SPÉCIFICITÉ DES ANTICORPS

Il existe des dizaines de milliers de motifs antigéniques naturels avec lesquels les anticorps peuvent réagir. Comme une cellule B ne fabrique qu'une seule espèce moléculaire d'anticorps, spécifique d'un antigène, de nombreuses cellules B portant des anticorps spécifiques différents doivent être produites à partir des cellules souches.

Les gènes codant pour les régions variables des molécules d'anticorps ont été décrits dans le chapitre 5. Les gènes des régions variables comprennent les segments V, D et J que l'on trouve en configuration germinale dans chaque cellule somatique. Au cours du développement des lymphocytes B, les gènes D et J sont assemblés avec délétion des séquences intermédiaires, puis les segments D-J sont associés à un gène V et ces trois segments codent pour le domaine variable de la chaîne lourde (VH) (voir Fig. 11.15). Les différents assemblages productifs de ces segments (un seul par cellule) sont transcrits et traduits en chaînes μ intracytoplasmiques dans les grandes cellules pré-B. Celles-ci prolifèrent et réorganisent leurs gènes Vκ, puis éventuellement Vλ si les réarrangements Vκ n'ont pas été productifs. Quand la cellule B a réalisé un réarrangement fonctionnel de gènes des chaînes légères, κ ou λ, celles-ci s'associent à la chaîne μ pour former une sIgM. Les cellules dont les recombinaisons n'aboutissent pas à un gène fonctionnel meurent, probablement par apoptose. Ceci explique pourquoi autant de cellules pré-B meurent au cours de leur développement. Les gènes de pseudo-chaînes légères (V pré-B et λ5) seraient exprimés avant les chaînes κ et λ, et leurs produits pourraient s'associer aux chaînes μ membranaires des cellules pré-B. Ces hétérodimères membranaires pourraient jouer un rôle dans la sélection des cellules pré-B précoces.

Lorsque les chaînes légères κ ou λ ont été synthétisées, l'IgM de surface des cellules B immatures fonctionne comme récepteur d'antigène. On pense que les réorganisations des segments V, D et J (chaînes H) et V et J (chaînes L) s'effectuent au hasard. Cependant, des observations réalisées chez les souris, les rats et les poulets sont en faveur d'un développement programmé séquentiel d'anticorps de différentes spécificités (Fig. 11.18). Contrairement à la reconnaissance de l'antigène par les cellules B, la production d'anticorps nécessite la présence de cellules T et d'APC.

Les raisons de ce développement séquentiel des spécificités anticorps selon un programme intrinsèque des cellules B demeurent obscures. Il peut s'agir d'un simple biais dans l'utilisation des segments génétiques V les plus proches des segments D et J avec un déplacement en 3' des recombinases au cours du développement. Une sélection négative de clones particuliers notamment autoréactifs, peut aussi être envisagée. De nombreuses cellules B, apparues précocement au cours de l'ontogénèse, expriment la molécule

Expression des récepteurs de cytokines au cours de la différenciation des cellules B

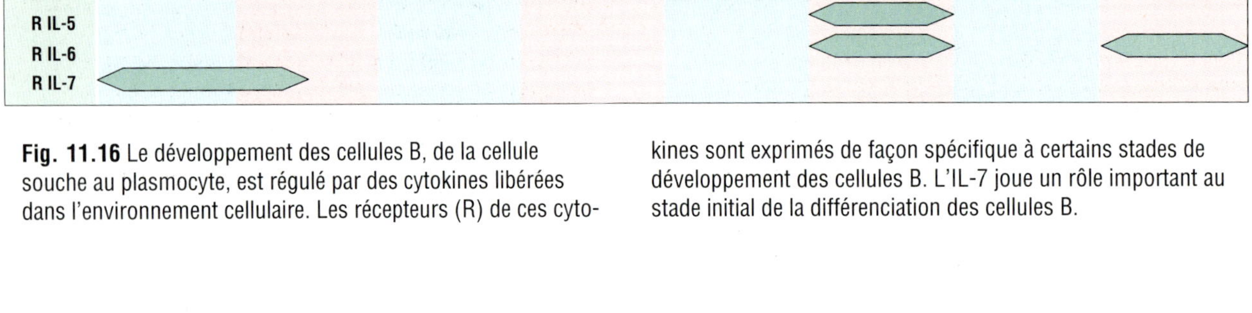

Fig. 11.16 Le développement des cellules B, de la cellule souche au plasmocyte, est régulé par des cytokines libérées dans l'environnement cellulaire. Les récepteurs (R) de ces cytokines sont exprimés de façon spécifique à certains stades de développement des cellules B. L'IL-7 joue un rôle important au stade initial de la différenciation des cellules B.

CD5 et produisent des Ig codées par des gènes ayant subi un très faible nombre de mutations. Ces cellules B $CD5^+$ synthétisent essentiellement des IgM (et aussi quelques IgG et IgA) de faible avidité. Elles produisent les anticorps naturels "polyréactifs" que l'on trouve en forte concentration dans le sérum adulte. Ces cellules B $CD5^+$ sont aussi impliquées dans l'apprêtement de l'antigène et sa présentation aux cellules T ; elles interviennent probablement dans la régulation positive ou négative des réponses anticorps. Les anticorps naturels pourraient assurer différentes fonctions : première ligne de défense contre les microorganismes, élimination des constituants cellulaires altérés et constitution du réseau idiotypique.

DIVERSITÉ DES CLASSES D' ANTICORPS

Les cellules B produisent 5 principales classes d'anticorps ou isotypes : les IgM, IgD, IgG, IgA et IgE. Les IgG se subdivisent en 4 sous-classes et les IgA en 2 sous-classes (voir chapitre 4). Chaque plasmocyte différencié, dérivé d'un lymphocyte B, ne produit qu'une seule classe ou sous-classe d'anticorps. On suppose que la diversité isotypique de la réponse anticorps est le résultat d'une évolution visant à répondre de différentes manières à la multitude des antigènes de l'environnement en différents sites anatomiques. Comme on l'a vu précédemment, les lymphocytes B immatures utilisent des IgM membranaires comme récepteur d'antigène avant d'exprimer d'autres classes d'Ig. Les cellules exprimant des sIg autres que des IgM dérivent de cellules B $sIgM^+$. En effet, l'administration d'anticorps anti-μ, chez les poulets ou les souris, bloque la production de toutes les classes d'anticorps.Les classes et sous-classes d'anticorps sont déterminées par les gènes codant pour les régions constantes des chaînes lourdes (CH). Ces gènes sont regroupés à l'extrêmité 3' du locus des chaînes lourdes d'Ig (IgH) et sont disposés selon une séquence particulière le long du chromosome 14 chez l'homme et du chromosome 12 chez la souris. Sur la base des études moléculaires, on pense que les lymphocytes B commutent de l'IgM à d'autres isotypes par un processus de recombinaison entre des séquences de commutation ("switch") fortement répétitives localisées en 3' de chaque gène CH, avec élimination, sous forme d'épisomes, des séquences intermédiaires contenant les autres gènes CH. Le détail de ce processus est décrit au chapitre 5. Certaines cellules B expriment plus d'un isotype à leur surface, grace à un épissage différentiel d'un long ARN primaire de plusieurs gènes CH.

Différenciation des cellules B

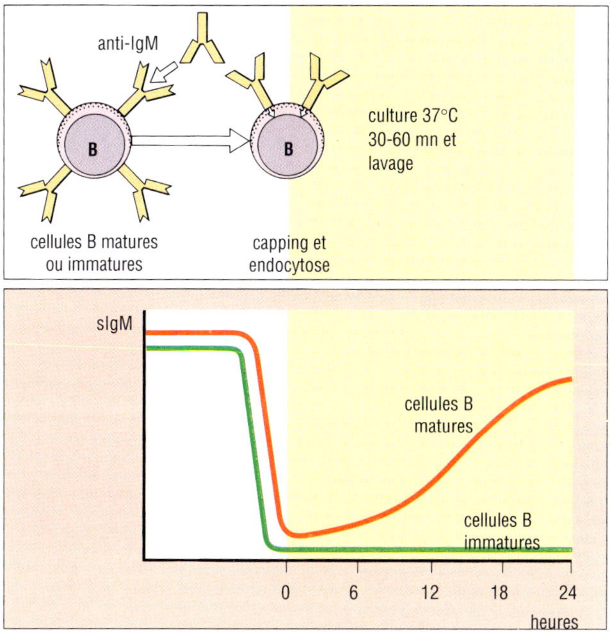

Fig. 11.17 L'incubation de cellules B matures (adultes) et immatures (néonatales) à 37°C en présence d'un anticorps anti-IgM dirigé contre les Ig de membrane pendant 30 à 60 mn entraîne la redistribution des Ig de membrane et leur internalisation par endocytose. Contrairement aux cellules B immatures, les cellules B matures resynthétisent leurs Ig de surface en 24 h.

Ontogénèse de la réponse immunitaire

âge (jours)	*Brucella*	GRM	GRA	KLH	SSS_{III}
0	4,7	0	0	0	0
1	5,3	0	0	0	0
2		0	0		
3	7,3	2,9	0	0	0
4		5,4	0		
7			0,6	0	0
10-11			3,0	7,7	0
14-15			4,3	10,4	16 %
20-22					70 %
28					88 %

Fig. 11.18 Les réponses anticorps à cinq antigènes (*Brucella abortus* ; globules rouges de mouton (GRM) ; globules rouges d'âne (GRA) ; hémocyanine (KLH) et polysaccharide pneumococcique de type III (SSS_{III})) ont été mesurées après injection à des rats nouveaux-nés d'âges différents. Les réponses aux 4 premiers antigènes sont exprimées en log_2 des titres en anticorps. La réponse à SSS_{III} est exprimée en pourcentage d'animaux répondeurs. Espaces blancs : non testé. La capacité de produire des anticorps contre ces différents antigènes apparaît de façon séquentielle après la naissance.

La commutation isotypique ne se produit probablement que dans les cellules en division et elle peut se produire avant toute interaction avec un antigène, pendant l'expansion clonale et la maturation des lymphocytes B (Fig. 11.19). Certaines cellules-filles des lymphocytes B immatures synthétisent des anticorps de différentes classes notamment IgG et IgA. Leur différenciation aboutit aussi à la synthèse d'IgD de surface, une classe d'anticorps exprimée presque exclusivement sous forme membranaire. Les trois classes d'Ig de surface exprimées par une même cellule B possèdent la même spécificité antigénique, la même chaîne légère, et la même région VH, même si une diversité supplémentaire peut apparaître à l'intérieur d'un même clone, par mutation somatique, après la commutation isotypique.

Le fait qu'une même séquence d'expression des classes d'Ig de surface puisse être observée sur les cellules B d'animaux élevés dans des conditions gnotobiotiques (virtuellement stériles), indique qu'un certain degré de diversité isotypique se développe en absence de stimulation antigénique extérieure.

Il est bien établi que certains antigènes induisent préférentiellement la production d'anticorps d'un isotype particulier. Chez la souris, par exemple, les polysaccharides de parois bactériennes induisent essentiellement une production d'anticorps IgG3, indépendante des cellules T, tandis que les virus induisent plutôt des anticorps de type IgG2a. Cette sélectivité isotypique peut être due à deux mécanismes différents : le premier est la sélection de clones de lymphocytes B qui ont déjà fait l'objet d'une commutation spontanée (voir Fig. 11.19). Le second est l'induction d'une commutation isotypique *de novo* sous l'influence de cytokines produites par les cellules accessoires stimulées par l'antigène. On connaît bien aujourd'hui le rôle des cellules T et de leurs cytokines dans la commutation isotypique. Chez la souris, les cellules T des muqueuses stimulent préférentiellement la production d'IgA. Après activation polyclonale par le lipopolysaccharide (LPS), les lymphocytes B de souris produisent des IgM et des IgG3 ; l'addition d'IL-4 produit une commutation aboutissant à la synthèse d'IgG1 et d'IgE (Fig. 11.20). L'addition d'IL-5 induit une augmentation de 5 à 10 fois de la synthèse d'IgA sans modifier celle des autres isotypes, tandis que l'IFNγ augmente la réponse IgG2a et supprime celle des autres isotypes. L'IL-4 et l'IFNγ, qui exerce une action antagoniste sur l'expression des isotypes d'anticorps, sont produites par des populations TH différentes. Les cellules TH1 produisent l'IFNγ chez la souris et les cellules TH2 produisent l'IL-4, l'IL-5 et l'IL-10 (voir chapitre 8). Des sous-populations équivalentes ont été décrites récemment chez l'homme, et l'IL-4 sécrétée

Différenciation des cellules B : diversité des classes d'Ig

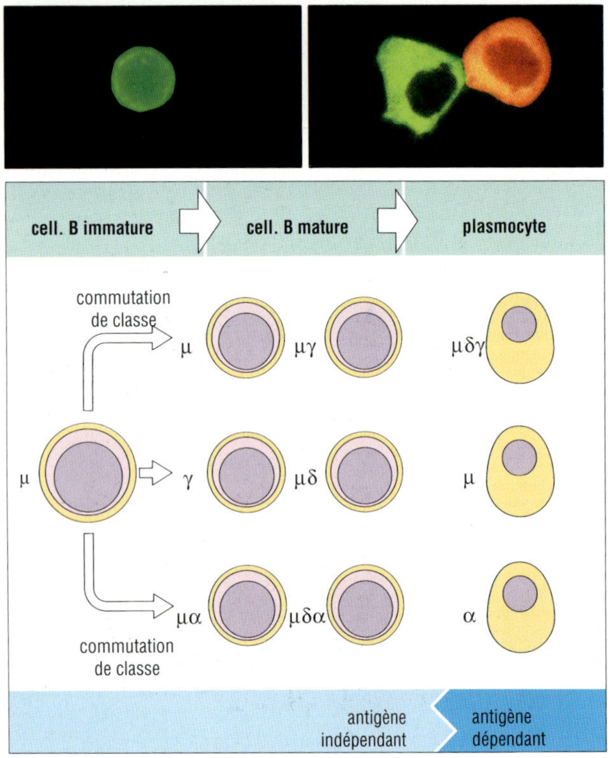

Fig. 11.19 Les cellules B immatures produisent presque exclusivement des IgM, tandis que les cellules B matures produisent différents isotypes d'Ig de surface, y compris des IgD. La maturation ne nécessite pas de stimulation antigénique ; en revanche la transformation en plasmocytes, qui ont peu d'Ig membranaires et beaucoup d'Ig intracytoplasmiques, requiert la présence de l'antigène et (en général) des cellules T auxiliaires (TH). A gauche, les cellules B sont colorées par un anticorps fluorescent anti-μ (révélant les IgM membranaires en vert) ; à droite les plasmocytes sont colorés par l'anti-μ (vert) et par un anti-γ (rouge).

Régulation isotypique chez la souris : rôle des cytokines

TH	cytokines	Isotypes d'immunoglobulines					
		IgG1	IgE	IgA	IgG3	IgG2b	IgG2a
TH-2	IL-4	↑	↑	↓	↓	↓	↓
	IL-5	=	=	↑	=	=	=
TH-1	IFNγ	↓	↓	↓	↓	↓	↑

Fig. 11.20 Deux sous-populations de cellules CD4+ peuvent être identifiées chez la souris : TH2 qui produisent, entre autres IL-4 et IL-5, et TH1 qui produit l'IFNγ. Ces cytokines peuvent entraîner une augmentation (↑), une diminution (↓) ou aucun effet (=) de la fréquence des cellules B synthétisant des Ig de différents isotypes après stimulation *in vitro* par un activateur polyclonal, le lipopolysaccharide (LPS). L'IFNγ induit l'isotype IgG2a, l'IL-4 induit l'IgG1 et l'IgE, l'IL-5 augmente la sécrétion d'IgA par les cellules B.

par les lymphocytes T semble être impliquée dans la production accrue d'IgE chez les individus atopiques.

La séquence d'apparition des classes d'Ig à la surface des cellules B peut être retrouvée dans le sérum chez le foetus humain et chez le nouveau-né. L'IgM est synthétisée avant la naissance alors que l'IgG et l'IgA n'apparaissent qu'aux environs de la naissance (Fig. 11.21). La concentration sérique des IgG n'atteint le niveau observé chez l'adulte qu'à l'âge de 1 à 2 ans, celle des IgA encore plus tard.

DÉVELOPPEMENT DES CELLULES B À MÉMOIRE

Après avoir été activés par l'antigène, les lymphocytes B se différencient en cellules sécrétrices d'anticorps (CSA) puis en plasmocytes ou bien en cellules à mémoire. Les centres germinatifs situés dans différents tissus lymphoïdes (voir chapitre 3) sont des sites privilégiés pour le développement des cellules B à mémoire. L'hypermutation des gènes VH, qui a lieu dans ces structures, conduit certains lymphocytes B à la mort par apoptose, tandis que les cellules qui produisent des récepteurs de haute affinité pour les antigènes présentés par les cellules dendritiques folliculaires échappent à la mort.

Immunoglobulines du sérum du foetus et de l'enfant nouveau-né

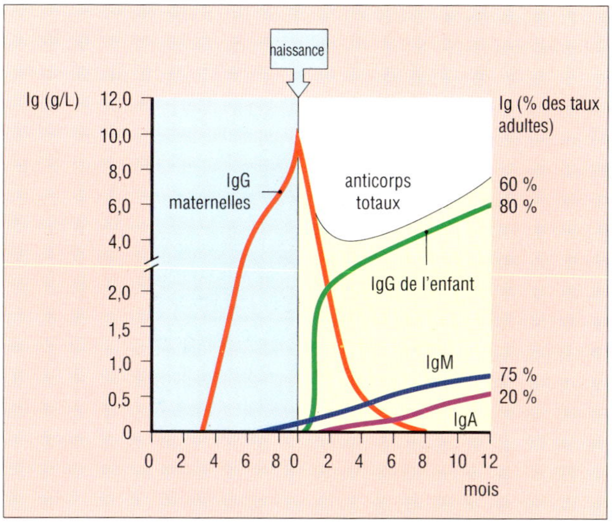

Fig. 11.21 Les IgG du foetus et du nouveau-né sont exclusivement d'origine maternelle. Elles disparaissent vers l'âge de 9 mois lorsque l'enfant synthétise ses propres IgG. Le nouveau-né produit ses IgM et ses IgA ; ces classes ne peuvent traverser le placenta. Vers l'âge de 12 mois, l'enfant produit, par rapport au taux de l'âge adulte, 60 % de ses IgG, 75 % de ses IgM et 20 % de ses IgA.

Les lymphocytes B spécifiques d'antigène, qui colonisent les follicules lymphoïdes primaires, sont activés par l'antigène et se transforment en cellules blastiques. Les centres germinatifs vont être formés à partir d'une seule ou de quelques cellules B (Fig. 11.22). Les lymphoblastes B prolifèrent rapidement et produisent jusqu'à 10^4 cellules en 3 à 4 jours. A partir du 4e jour, ces cellules se transforment en centroblastes dépourvus d'Ig de surface. Ces cellules migrent vers le pôle basal du follicule où elles forment la zone sombre. Les centroblastes donnent naissance aux

Organisation schématique des centres germinatifs

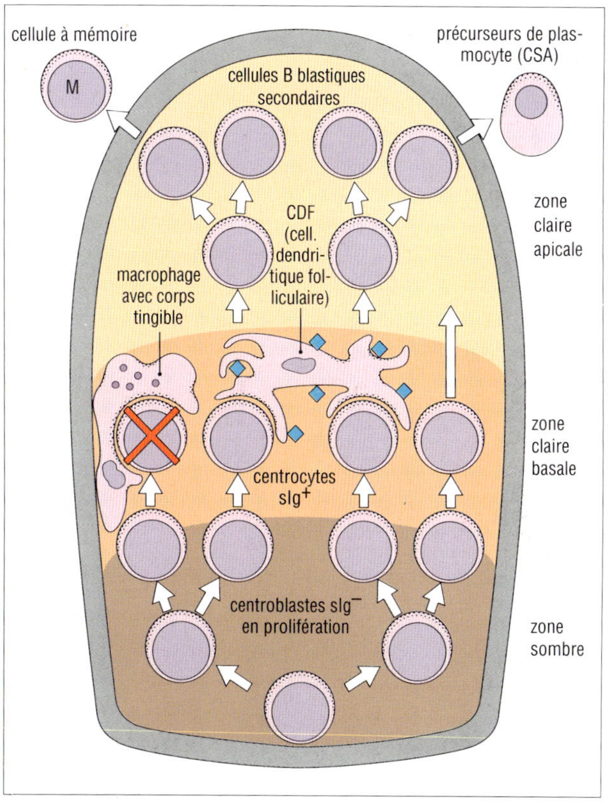

Fig. 11.22 Dans ce modèle, le centre germinatif est composé de 3 zones principales, une zone sombre, une zone claire basale et une zone claire apicale. On trouve respectivement, dans ces trois zones, des centroblastes, des centrocytes et des blastes secondaires. Des cellules blastiques B primaires ayant des Ig membranaires $sIgA^+$ pénètrent dans le follicule, tandis que les cellules qui quittent cette structure sont des cellules sécrétrices d'anticorps (CSA) ou des cellules B à mémoire. Les cellules dendritiques folliculaires (CDF), qui présentent l'antigène aux cellules B, sont localisées dans les deux zones profondes . La mort cellulaire par apoptose a lieu surtout dans la zone claire basale où l'on trouve des macrophages chargés de corps tingibles. (Adapté de Roitt I.M., *Essential Immunology 7e ed.* Oxford: Blackwell Scientific Press, 1991).

centrocytes qui ré-expriment des Ig de surface et occupent la zone claire basale du centre germinatif. Pendant cette période, les gènes VH subiraient une hypermutation après stimulation par l'antigène présenté par les cellules dendritiques folliculaires. Les centrocytes sont étroitement associés avec des cellules dendritiques folliculaires (CDF), grâce à l'interaction des molécules LFA-1 (CD11a/CD18) des lymphocytes avec ICAM-1 (CD54) exprimés par les CDF. Les centrocytes exprimant des récepteurs de haute affinité pour l'antigène présenté par les CDF deviennent des blastes secondaires qui quittent les follicules sous forme de cellules à mémoire ou de précurseurs de plasmocytes. L'absence d'interaction centrocytes-CDF conduit à la mort programmée par apoptose.

LECTURES COMPLÉMENTAIRES

Gallagher RB, Osmond DG. To B, or not to B: that is the question. *Immunol Today* 1991;**12**:1-3.

Hannet II, Erkeller-Yuksel F, Lydyard PM, Denys V, DeBruyère M. Developmental and maturational changes in human blood lymphocyte subpopulations. *Immunol Today* 1992;**13**:215-218.

Rajewsky K, von Boehmer H, eds. Lymphocyte development. *Curr Opin Immunol* 1992;**4**:131-81.

van Ewijk W. T-cell differentiation is influenced by thymic environment. *Annu Rev Immunol* 1991;**9**:591-615.

Welte K, *et al.* Recombinant human granulocyte colony stimulating factor:*in vitro* and *in vivo* effects on myelopoiesis. *Blood Cells* 1987;**13**:17-30.

Zouali M, MacLennan ICM. Molecular events in the development of the lymphocyte repertoire. *Immunol Today* 1992;**13**:41-43.

chapitre 12

Le complément

INTRODUCTION

HISTORIQUE

Le terme "complément" a d'abord été utilisé par Ehrlich pour décrire l'activité présente dans le sérum qui, combinée à un anticorps spécifique, conduisait à la lyse des bactéries. La découverte de cette activité thermosensible dans le sérum est habituellement attribuée à Bordet (1895), bien que Nuttal eût décrit une activité similaire quelques années auparavant. En 1907, Ferrata démontra que le complément pouvait être fractionné en deux composants C1 et C2, et que l'activité complémentaire n'était détectée que lorsque ces deux fractions étaient réunies. Sachs et Omorokow montrèrent un peu plus tard que le venin de cobra inactivait un autre composant (C'3), tandis que Gordon mit en évidence un nouveau composant qui pouvait être détruit par l'ammoniaque (C'4). La chronologie de la découverte de ces composants du complément ne correspond pas à leur ordre dans la cascade des réactions ; cela explique que la nomenclature utilisée soit quelque peu illogique.

La connaissance du système du complément a pu progresser avec le développement des techniques de purification des protéines. Pillemer, ainsi que Ecker et ses collègues réalisèrent en 1941 une purification partielle de C1 ; 15 ans plus tard, l'activité estérasique de C1 fut établie par Becker et par Pillemer et Lepow. Au cours des années 50, Mayer et ses collaborateurs étudièrent la cinétique de la réaction hémolytique et proposèrent un modèle de lyse érythrocytaire par un seul site d'attaque membranaire du complément ("one hit-model"). Une avancée majeure fut réalisée en 1960 par Müller-Eberhard qui purifia la protéine plasmatique β1c et qui démontra qu'il s'agissait de C3. Linscott et Nishioka, ainsi que Nelson et ses collègues, furent ensuite les premiers à purifier les 9 composants de la voie classique du complément.

Un système d'activation du complément, indépendant de la présence d'anticorps, fut d'abord suggéré par Pillmer et ses collègues au début des années 50 ; Krupp identifia une nouvelle molécule, la properdine, impliquée dans l'activation du complément par les levures et certaines bactéries. L'existence de cette voie alterne d'activation ne fut pas facilement acceptée et provoqua de très vives controverses.

Le rôle des protéines du complément dans les réactions d'adhérence de certaines bactéries à des leucocytes et aux érythrocytes fut négligé pendant de nombreuses années. Ainsi, bien que l'on sût dès les années 30 que les trypanosomes traités par un anticorps et le complément fixaient les érythrocytes de primates, ce phénomène ne fut analysé en détail qu'après 1950. Ces travaux conduisirent à la découverte de récepteurs spécifiques des protéines du complément.

NOMENCLATURE

L'étude du système du complément est rendue compliquée par la nomenclature des protéines qui le constituent. Les protéines de la voie classique et du complexe d'attaque membranaire ont chacune reçu un numéro et réagissent dans l'ordre suivant : C1q, C1r, C1s, C4, C2, C3, C5, C6, C7, C8, C9. Certaines parmi ces protéines sont des zymogènes, c'est-à-dire des pro-enzymes qui nécessitent un clivage protéolytique afin d'acquérir une activité enzymatique. Cette forme enzymatiquement active est distinguée de la forme précurseur par une barre au-dessus du symbole, par exemple, $\overline{C1r}$. Les produits de clivage des protéines du complément se distinguent des molécules parentales par les suffixes a, b, etc... De façon conventionnelle, le petit fragment initial de clivage est désigné par "a" et le grand fragment par "b", par exemple C3a et C3b. Cependant, le petit fragment de C2 fut originellement dénommé C2b et le grand fragment C2a, et cette nomenclature, conforme à la plupart des publications, sera utilisée dans ce chapitre.

Les protéines de la voie alterne ont reçu des lettres précédées par la lettre F (facteur). La lettre F peut être omise et les "facteur B" ou "facteur D" désignés simplement par "B" ou "D".

Les protéines de régulation sont symbolisées par des abréviations habituellement dérivées d'un nom reflètant l'activité fonctionnelle de la molécule considérée. Les récepteurs du complément sont désignés soit selon la nature de leurs ligands (ex: récepteur de C5a), soit selon un système de numérotation pour les récepteurs des fragments majeurs de C3 (CR1 à CR4), soit par le système des classes de différenciation (CD ou "cluster of differentiation"). La conséquence malheureuse de cette nomenclature est que certains récepteurs ont trois noms dans l'usage courant : par exemple le récepteur de C3b est appelé de façon indifférente "récepteur de C3b", "CR1" ou "CD35".

ACTIVITÉS DES PROTÉINES DU COMPLÉMENT

Le système du complément est l'un des mécanismes effecteurs majeurs des processus inflammatoires. Ses activités physiologiques *in vivo* sont illustrées par les effets délétères des déficits héréditaires ou acquis de certaines protéines du complément (cf chapitre 18). Les individus atteints de tels déficits ont une susceptibilité accrue aux infections récurrentes par les bactéries pyogéniques et présentent des maladies caractérisées par la production d'autoanticorps et de complexes immuns ; cela indique donc un rôle important du complément dans la défense contre les bactéries et dans la clairance de complexes immuns, ce qui a été confirmé par des études *in vitro*.

Les conséquences physiologiques de l'activation du complément sont : 1. l'opsonisation, 2. l'activation des leucocytes et 3. la lyse de cellules cibles (Fig. 12.1). L'opsonisation est assurée par la fixation covalente de certaines protéines du complément à la surface activatrice, permettant aux cellules phagocytaires, qui ont des récepteurs pour ces protéines, de fixer et d'internaliser les particules opsonisées. La liaison des protéines du complément aux récepteurs membranaires correspondants provoque en outre l'activation des leucocytes. Enfin, l'activation du complément libère, par clivage protéolytique, des petits fragments qui diffusent facilement et se lient à des récepteurs spécifiques sur les polynucléaires et les macrophages, provoquant la mobilisation de ces cellules (chimiotactisme) et leur activation. Des récepteurs similaires sur les lymphocytes et les cellules présentatrices de l'antigène permettent à ces cellules de capter les antigènes opsonisés et de stimuler les réponses immunitaires spécifiques. La troisième conséquence physiologique de l'activation du complément est la lyse provoquée par l'insertion d'un "canal hydrophobe" dans la couche bilipidique membranaire conduisant à la mort osmotique de la cellule cible.

Les trois activités biologiques majeures du complément

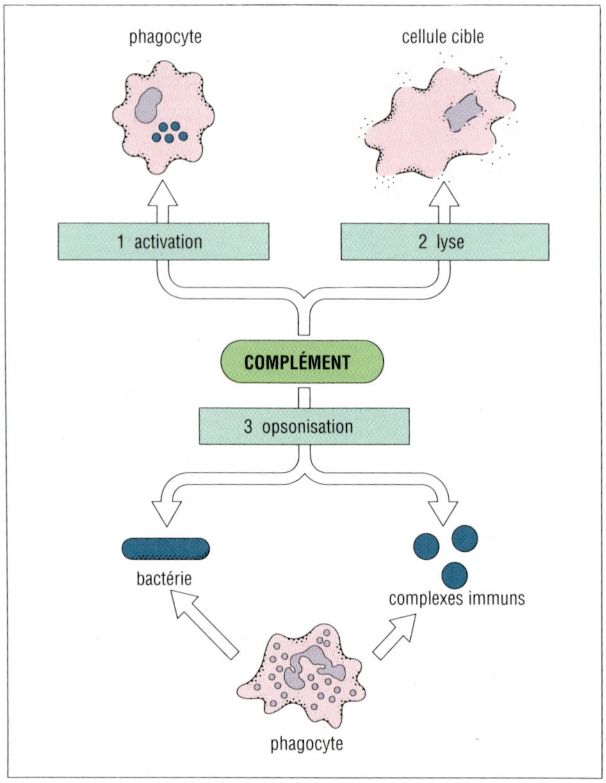

Fig. 12.1 (1) L'activation de phagocytes tels que les macrophages et les neutrophiles, (2) la cytolyse des cellules-cibles et (3) l'opsonisation des microorganismes et des complexes immuns par les cellules possèdant des récepteurs pour les composants du complément

FAMILLES DES PROTÉINES DU COMPLÉMENT

De nombreuses protéines peuvent être regroupées en "superfamilles" dont les membres partagent des homologies fonctionnelles et structurales étroites, comme c'est le cas de la superfamille des Ig (voir chapitre 4). De nombreuses protéines du système du complément appartiennent à de telles familles (Fig. 12.12). Les homologies structurales au sein des familles ont été mises en évidence grâce au clonage et au séquençage de la plupart des gènes impliqués. Il semble probable que certains exons aient été dupliqués et échangés entre différents gènes au cours de l'évolution. Ces gènes dupliqués ont alors évolué parallèlement et ont souvent maintenu des structures très similaires et des fonctions étroitement reliées, bien que, dans quelques cas, des activités dépendantes de certains exons aient été perdues ou acquises. De nombreuses protéines sont codées par des gènes constitués d'une mosaïque d'exons dérivés de différentes familles. Par exemple, C1s, une enzyme du complément qui clive C4 et C2, contient des exons des familles de la sérine estérase et du récepteur de LDL, ainsi que des séquences consensus répétitives appartenant à la superfamille des protéines de contrôle du complément.

La classification des protéines du complément en superfamilles procure un canevas pour comprendre les relations fonctionnelles et structurales existant entre certaines d'entre elles. Cela est illustré par une famille apparemment disparate de molécules qui partagent une région d'environ 60 acides aminés appelée "séquence consensus répétitive" qui peut se retrouver en plusieurs copies dans la même molécule. Il s'agit de la famille des protéines de contrôle du complément (PCC) encore appelée "régulateurs de l'activation du complément". Cette famille comprend :

1. Le facteur H, protéine plasmatique globulaire de conformation allongée
2. La protéine de liaison de C4 (C4-bp), une protéine plasmatique héptamérique avec une configuration en araignée
3. Le DAF (pour "decay accelerating factor" ; CD55), une protéine membranaire fixée à la couche lipidique par liaison phosphatidylinositol glycane.
4. La MCP ("membrane cofactor protein" ; CD46), une protéine transmembranaire qui sert de cofacteur pour le clivage de C3b
5. Les récepteurs du complément de type 1 et 2 (CR1 et CR2), récepteurs cellulaires possédant une région transmembranaire.

En dépit de leur structure apparemment différente, ces six protéines partagent des fonctions similaires et sont codées par des gènes étroitement liés sur le chromosome 1. Les séquences consensus répétitives de 60 acides aminés, codées par des exons homologues disposés en tandem, constituent la structure de base commune aux protéines de cette famille. Certaines de ces régions constituent le site de liaison spécifique de la protéine.

H, C4bp, DAF, MCP et CR1 inhibent tous la formation des deux enzymes C3-convertases, C4b2a, et C3bBb. Ces molécules partagent un certain nombre de fonctions qui sont :

1. inhiber l'association de C2 à C4b et de B à C3b
2. accélérer la dissociation entre C2a et C4b, et entre Bb et C3b
3. jouer le rôle de cofacteur du facteur I, l'enzyme responsable du clivage protéolytique et de l'inactivation de C3b et de C4b.

Le même domaine de 60 acides aminés a également été identifié dans la partie C2b de C2 et dans la partie Ba du facteur B (FB). C2 et FB ont eux-mêmes une structure et des fonctions très homologues et sont codés par des gènes disposés en tandem et localisés dans le CMH. La région C2b assure la liaison de C2 à C4b et la région Ba celle du FB à C3b. Cela suggère une participation directe de la séquence consensus à ces liaisons, ce qui n'a pas encore été démontré expérimentalement. Ce même domaine se retrouve dans d'autres molécules qui seraient susceptibles d'interagir avec le système du complément, en particulier le récepteur de l'IL-2, la β 2 glycoprotéine 1 et le facteur XIII de la coagulation.

ACTIVATION DU COMPLÉMENT

Le fondement de l'immunité est la distinction entre le "soi" et le "non-soi".On connaît bien le rôle des anticorps et des lymphocytes T dans la reconnaissance du non-soi, mais on oublie souvent que le système du complément permet aussi une discrimination similaire.

L'étape clé dans la distinction du soi et du non-soi par le complément est la liaison covalente de C3b aux particules, en général des microorganismes ou des complexes immuns. Une fois fixé, C3b fonctionne comme une opsonine. Alors que les surfaces du non-soi permettent une liaison rapide de nombreuses molécules de C3b, les surfaces du soi contiennent des molécules qui limitent très efficacement ce dépôt (voir ci-dessous).

C3 ET PROTÉINES CONTENANT DES GROUPES THIOESTERS

Le constituant majeur du système du complément est C3, que l'on trouve dans le plasma à une concentration d'environ 1g/L. L'activation de C3 par hydrolyse spontanée, ou par clivage protéolytique par une C3-convertase, est l'étape clé du processus d'activation du complément (Fig. 12.3).

Les familles des molécules du complément

caractéristiques structurales	FI	C1r C1s	FB C2	C4bp, FH CR1, CR2 DAF, MCP	C3 C4 C5*	C6, C7 C8 C9	CR3 p150, 95	C1inh	molécules apparentées
domaine sérine estérase	+	+	+						trypsine chymotrypsine
séquences consensus répétées	+	+	+						récepteur de l'IL-2 β_2 glycoprotéine I, F XIII
groupement thioester interne					+				α_2-macroglobuline
molécules formant des pores						+			polyperforine protéines cationiques des éosinophiles
intégrines							+		LFA-1
inhibiteur de sérine protéase								+	anti-thrombine III α_1-antitrypsine α_1-antichymotrypsine
domaines dE récepteur de LDL	+	+				+			récepteur de LDL

Fig. 12.2 Les composants du complément structurellement semblables sont regroupés en vert et leurs principales caractéristiques structurales sont indiquées à gauche. Certaines des molécules n'appartenant pas au système mais qui partagent certaines de ses propriétés sont montrées à droite. *C5 a des homologies structurales avec C3 et C4 mais ne contient pas de groupe interne thioester (LDL= lipoprotéines de basse densité).

Comparaison des voies classique et alterne d'activation du complément

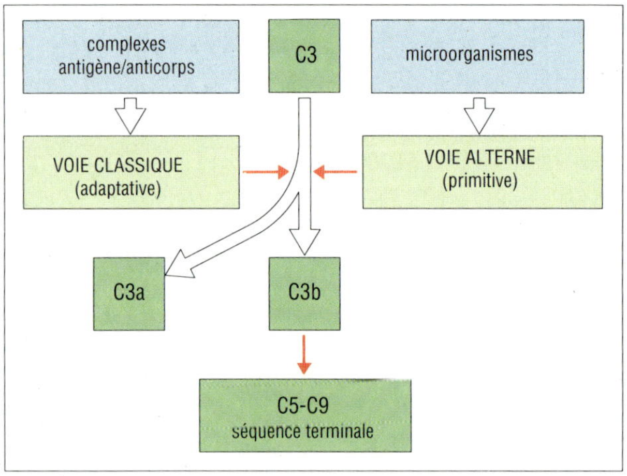

Fig. 12.3 Les deux voies génèrent une C3 convertase qui clive C3 en C3b, élément central de l'activation du complément. Le C3b active à son tour la séquence terminale lytique de C5 à C9. La première étape conduisant à la fixation de C3 par la voie classique est la combinaison d'un antigène avec son anticorps spécifique. La fixation de C3 par la voie alterne ne nécessite pas la présence de complexes antigène-anticorps, puisqu'elle peut être initiée par le composant saccharidique de la membrane cellulaire du microorganisme. La voie alterne permet une immunité non spécifique naturelle alors que la voie classique représente probablement un mécanisme adaptatif élaboré plus récemment.

C3 appartient à une famille de protéines qui subissent une modification structurale post-traductionnelle inhabituelle, conduisant à la formation d'une liaison thioester interne reliant une chaîne latérale d'une glutamine au groupement SH d'une cystéine avoisinante. Cette liaison est métastable et le groupe carbonyl-électrophile (accepteur d'électrons) ($-C^{+} = O$) de la glutamine est suceptible de réagir avec les groupes nucléophiles adjacents donneurs d'électrons tels que les groupements hydroxyles ou aminés des protéines et des sucres ; cette réaction rend compte de la fixation covalente de C3 à d'autres molécules (Fig. 12.4).

La liaison thioester, que l'on trouve à l'intérieur du C3 natif dans le plasma, subit spontanément une hydrolyse extrêmement lente. Il existe donc un niveau basal d'activation spontanée de C3 dans le plasma, formant une C3-convertase soluble "initiatrice" (Fig. 12.5). Le clivage du peptide C3a de la partie N-terminale de la chaîne α par les enzymes C3-convertases conduit à un changement conformationnel qui diminue fortement la stabilité de la liaison thioester interne. Celle-ci devient un site de liaison potentiel à l'intérieur de la molécule C3b* (* illustrant l'état métastable de la molécule possédant ce site de liaison activé) qui est alors extrêmement sensible à l'interaction avec les groupements nucléophiles adjacents. La majorité du

Activation du groupe thioester de C3

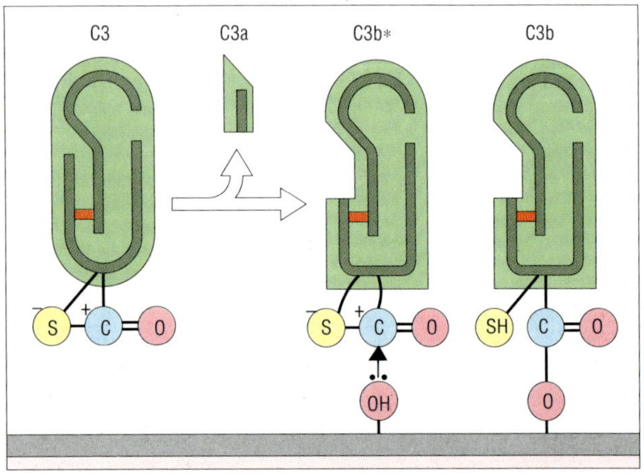

Fig. 12.4 La chaîne α de C3 contient une liaison thioester formée entre une cystéine et une glutamine. A la suite du clivage de C3 en C3a et C3b*, cette liaison devient instable et les groupes -OH et $-NH_2$ deviennent sensibles aux attaques nucléophiles d'électrons, permettant à C3b de former des liaisons covalentes avec des protéines et des sucres. Dans ce schéma et les figures suivantes, les chaînes peptidiques sont en vert sombre et les liaisons disulfure inter-chaînes en rouge.

La convertase initiatrice soluble de C3

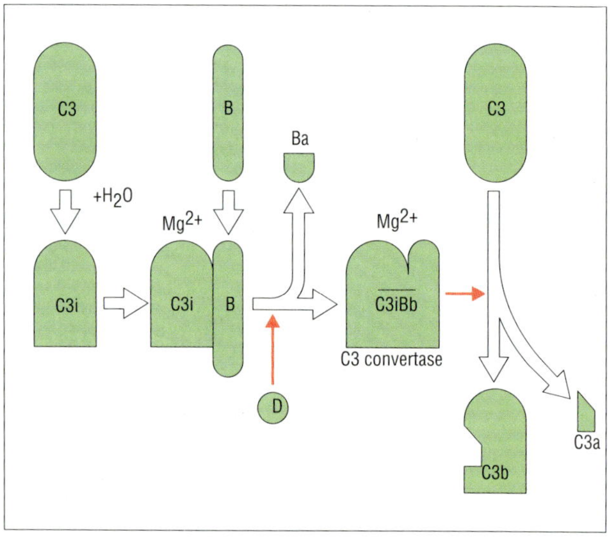

Fig. 12.5 La liaison thioester de C3 natif est hydrolysée par l'eau, formant du $C3(H_2O)$ qui se lie au facteur B en présence de Mg^{2+}, ce qui, à la suite du clivage du facteur B par le facteur D, forme la C3-convertase qui peut alors directement cliver C3 en C3a et C3b.

C3b* interagit avec l'eau, mais une partie se lie à des groupements hydroxyles ou amines situés sur des protéines ou des sucres adjacents. Comme les C3-convertases sont habituellement produites sur des surfaces du non-soi ou des complexes immuns, c'est sur ces structures que se fixe C3b.
La protéine C4 du complément contient également une liaison thioester interne au sein d'une séquence très homologue à celle de C3. Il existe deux isotypes de C4, C4A et C4B, codés par des gènes disposés en tandem à l'intérieur du CMH. C4A se lie préférentiellement aux groupements amines, formant ainsi une liaison amide, alors que C4B se lie principalement aux groupements hydroxyles, formant une liaison ester. Par conséquent C4A se lie principalement aux groupements amines des protéines et C4B aux groupements hydroxyles des sucres.

VOIE CLASSIQUE

La voie classique est la principale voie d'activation du complément induite par les anticorps. Elle est initiée par la liaison de deux ou plus des six domaines globulaires de C1q, aux domaines Cγ2 de la région Fc des molécules d'IgG agrégées ou complexées à un antigène. Le C1q peut aussi se lier aux domaines Cγ3 d'une seule molécule d'IgM. Les sites de liaison, masqués dans la configuration plane de l'IgM en solution, sont exposés dans la configuration en agrafe de l'IgM liée à l'antigène. C1q est également capable de se lier directement à certains microorganismes, notamment à certains rétrovirus et à certains mycoplasmes.
On a découvert récemment que C1q appartient à une famille de protéines comprenant la protéine de liaison des mannanes (MBP), la conglutinine et la protéine A du surfactant pulmonaire. La MBP est une lectine sérique spécifique des groupements mannoses, capable, après fixation au mannane, d'activer la voie classique du complément en l'absence d'anticorps, par interaction directe avec C1r et C1s, de la même façon que la molécule C1q elle-même. Certaines bactéries peuvent donc activer directement la voie classique en se liant à la MBP.
C1 est un complexe pentamoléculaire dépendant de Ca^{2+}, constitué d'une molécule de C1q, de deux molécules de C1r et de deux molécules de C1s (Fig. 12.6). La liaison multivalente des domaines globulaires de C1q conduit à un changement conformationnel à l'intérieur du complexe. Ceci entraîne l'activation de C1r par clivage autocatalytique ; les deux molécules de C1s sont alors clivées par C1r devenant ainsi des sérine estérases actives.

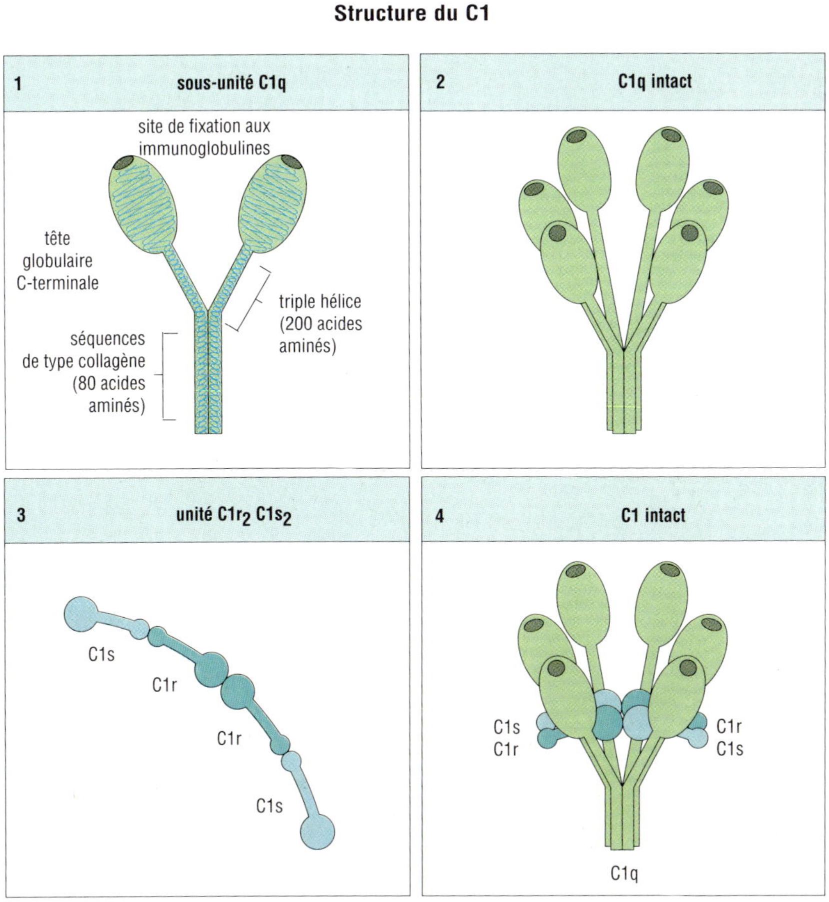

Fig. 12.6 C1q est formé de 18 chaînes polypeptidiques groupées en trois sous-unités de six chaînes chacune (1). Chaque sous-unité consiste en une paire en forme de Y de triples hélices jointes à leur base et se terminant par une tête globulaire. Les sites d'interaction avec les Fc d'Ig se situent dans les têtes globulaires, qui apparaissent comme un anneau dans la molécule entière de C1q (2). Une unité de C1r2, C1s2 (3) se situe au travers de la molécule C1q avec les sites catalytiques de C1r apposés au centre de l'anneau (4). La cohésion du complexe C1 est sous la dépendance du Ca^{2+}.

Les étapes ultérieures de l'activation de la voie classique amplifient la réponse et la concentrent sur la particule qui a initié l'activation. Le clivage de C4 par C1s conduit à la rupture de la liaison thioester, libérant C4a et un intermédiaire instable, C4b*, qui subit alors en quelques millisecondes une attaque nucléophilique de groupes amines ou hydroxyles de son voisinage immédiat. Cela conduit à la formation de liaisons amides (principalement avec C4b* de C4A) ou ester (principalement avec C4b* de C4B). Environ 1% seulement de C4 clivé se lie à des protéines ou des sucres ; le reste réagit avec des molécules d'eau pour former l'intermédiaire C4bi qui est rapidement catabolisé.

C4b lié aux surfaces agit alors comme un site de fixation de C2 qui, combiné avec C4b, devient un substrat pour C1s et est clivé en C2b et C2a. C4b2a représente l'enzyme C3-convertase de la voie classique qui clive C3 en C3a et en un intermédiaire instable, C3b*, d'une manière très analogue au clivage de C4 par C1s. C3b* se fixe surtout aux groupements hydroxyles et, à un moindre degré, aux groupements amines. Un certain pourcentage de C3b se lie à la surface activatrice et une petite partie se fixe sur le C4b de la C3-convertase C4b2a pour former la C5-convertase de la voie classique C4b2a3b (Fig. 12.7).

RÉGULATION DE L'ACTIVATION DE LA VOIE CLASSIQUE DU COMPLÉMENT

L'activation de la voie classique en phase liquide est contrôlée de façon très efficace par deux mécanimes : d'une part, par un inhibiteur de sérine protéases (*SERPIN* pour *SER*ine *P*rotease *IN*hibitors), l'inhibiteur de C1, qui se lie à C1r et C1s et les inactive ; et d'autre part, par l'inhibition de la C3-convertase de la voie classique, C4b2a. Celle-ci est rapidement inactivée en phase liquide par des protéines plasmatiques (le facteur I et la protéine liant le C4) qui clivent C4b et qui dissocient C2a du complexe C4b2a (par l'action de la C4-bp). Il existe également à la surface des

La voie classique

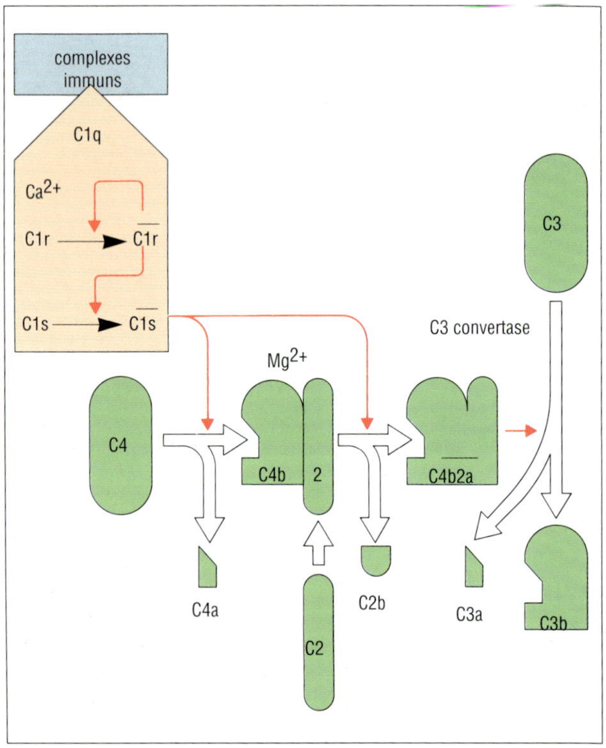

Fig. 12.7 A la suite de la fixation de C1q aux complexes immuns, C1r catalyse sa propre activation et celle de C1s. C1s clive C4a à partir de C4, libérant C4b qui se fixe immédiatement sur les protéines ou glycoprotéines adjacentes. Le C4b fixé sur les membranes se lie à C2 en présence de Mg^{2+}. C1s clive alors C2 pour libérer C2a (grand fragment) et C2b. Le complexe formé par C4b et C2a constitue la C3-convertase C4b2a de la voie classique.

Régulation des C3 convertases

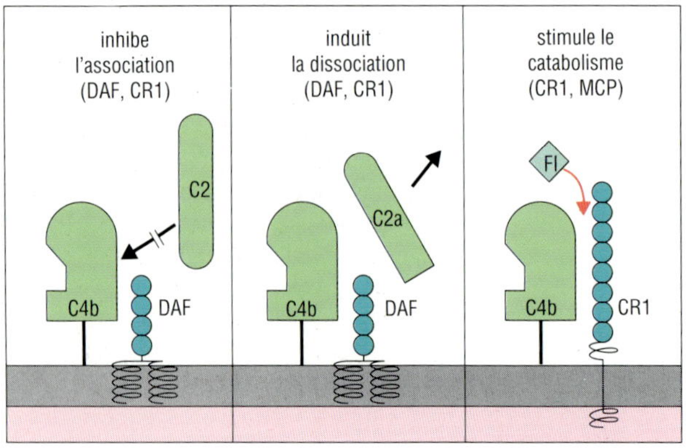

Fig. 12.8 Le facteur accélérant la dissociation (DAF ; CD55) et le CR1 (CD35) inhibent l'association entre C4b et C2 et stimulent la dissociation du complexe C4b2a. Le CR1 et le cofacteur protéique membranaire (MCP) augmentent le clivage de C4b par le facteur I (FI). Ces molécules contrôlent de la même façon les interactions entre C3b et facteur B (FB).

cellules autologues d'autres molécules importantes qui régulent l'activation de la voie classique : le facteur accélérant la dissociation (DAF), CR1 et le cofacteur protéique membranaire (MCP). Ces molécules :

1. inhibent la fixation de C2 à C4b (DAF et CR1)
2. stimulent la dissociation de C2a du complexe du C4b2a (DAF ou CR1)
3. augmentent le clivage de C4b par le facteur I (MCP, CR1 et C4bp) (Fig. 12.8).

ACTIVATION DE LA VOIE ALTERNE

Il existe des homologies fonctionnelles et structurales étroites entre les protéines qui participent à l'activation des voies classique et alterne (Fig. 12.9). C3 subit en permanence une faible hydrolyse de sa liaison thioester interne. Le produit de cette dégradation, C3i, peut se lier au facteur B (FB) tout comme C4b à C2. Le FB lié à C3i constitue alors un substrat pour le facteur D qui le clive en Ba et Bb (Fig. 12.5). $\overline{\text{C3iBb}}$ sérique est une enzyme de type C3-convertase qui clive ultérieurement C3 en C3b*, dont une partie va se lier de façon covalente aux surfaces adjacentes. Ce C3b ainsi lié peut alors agir comme un site de fixation pour d'autres molécules de FB, ce qui initie la boucle d'amplification décrite ci-dessous. Ce système d'activation provoque la fixation indiscriminée de C3b sur n'importe quelle surface adjacente ; cependant il existe des molécules sur les surfaces des cellules autologues qui empêchent la formation de C3-convertases stables (voir ci-dessous).

BOUCLE D'AMPLIFICATION

La fixation initiale de quelques molécules de C3b, par l'un ou l'autre des deux mécanismes détaillés ci-dessus, sur les surfaces qui activent fortement le complément, est suivie d'une étape d'amplification provoquant la fixation d'un nombre encore plus élevé de molécules C3b sur ces surfaces. Le facteur B (FB) qui est structurellement et

Analogies d'action entre les voies classique et alterne

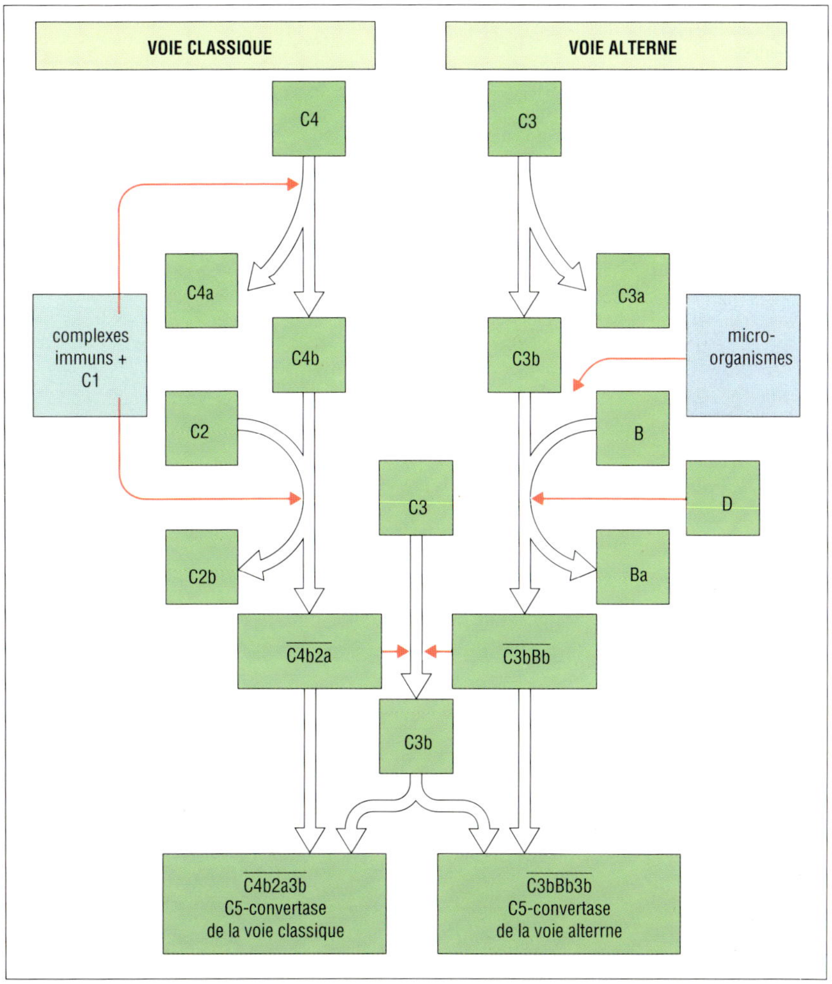

Fig. 12.9 Les deux voies d'activation passent par la formation d'une C3-convertase, $\overline{\text{C4b2a}}$ pour la voie classique, et $\overline{\text{C3bBb}}$ pour la voie alterne. Dans la voie classique, le C1 activé par l'anticorps complexé clive C4 et C2, ce qui s'accompagne de la perte des petits fragments C4a et C2b ; les grands fragments forment le complexe $\overline{\text{C4b2a}}$. Dans la voie alterne, le C3b préexistant se lie au facteur B qui est clivé et qui perd alors un petit fragment Ba. Le fragment principal Bb reste lié pour former le complexe $\overline{\text{C3bBb}}$. L'enzyme convertit plus de C3, perpétuant la boucle de rétroaction positive. Les surfaces activatrices situées, par exemple, sur des microorganismes, facilitent la liaison du facteur B et du C3b et favorisent l'activation de la voie alterne. Les C3-convertases des deux voies peuvent fixer davantage de C3b pour donner naissance aux complexes enzymatiques qui activent le composant suivant de la séquence, C5 ; on aboutit ainsi à la formation de la C5-convertase de la voie classique ($\overline{\text{C4b2a3b}}$), et de la C5-convertase de la voie alterne ($\overline{\text{C3bBb3b}}$) (CI = complexes immuns).

fonctionnellement l'homologue de C2, se lie à C3b. Il constitue alors sous cette forme un substrat pour une sérine protéase, le facteur D, qui possède la particularité d'être trouvée sous une forme active dans le sérum. Le clivage du FB aboutit à la libération d'un petit fragment Ba et à la formation de l'enzyme C3-convertase, C3bBb, qui clive encore plus de molécules de C3 dont certaines se lient alors de façon covalente à la surface activatrice (Fig.12.10). L'enzyme C3bBb se dissocie assez rapidement, sauf si elle est stabilisée par fixation de la properdine (P), formant ainsi le complexe C3bBbP. Ce système d'amplification du clivage de C3 est un système de rétrocontrôle positif qui fonctionnerait jusqu'à ce que toutes les molécules de C3 soient clivées, s'il n'existait une régulation adéquate de ce phénomène. En fait, cette boucle d'amplification n'a été vraiment élucidée que grâce à l'analyse du sérum d'un patient qui présentait un déficit héréditaire de facteur I. Chez ce patient, la boucle d'amplification avait fonctionné jusqu'à l'épuisement de C3, toutes les molécules C3 de son sérum ayant été converties en C3b.

RÉGULATION DE LA VOIE ALTERNE ET ACTIVATION DE LA BOUCLE D'AMPLIFICATION

L'activation de la voie alterne en phase liquide est un processus non fonctionnel puisqu'il n'entraîne pas la fixation de C3b à des surfaces activatrices. Cette activation est contrôlée par des protéines semblables ou identiques à celles qui inhibent l'activation de la voie classique. Le facteur H (FH), homologue de la protéine liant le C4, induit la dissociation de Bb du C3i et du C3b, et agit comme cofacteur du facteur I (FI) pour le catabolisme de ces dernières molécules (Fig. 12.11).

Sur les membranes cellulaires, DAF et CR1 accélèrent la dissociation de la C3-convertase C3bBb en libérant C3b ; le CR1 et la MCP agissent comme cofacteurs du facteur I permettant le clivage de C3b (Fig. 12.8). Ces réactions sont tout à fait analogues aux activités de DAF, MCP et CR1 dans le contrôle de la convertase C4b2a de la voie classique, fixée sur les membranes cellulaires.

Une fois fixé à une surface, selon les propriétés activatrices ou non-activatrices de cette surface, C3b peut être engagé dans l'une ou l'autre des voies suivantes :

1. soit fixer le FB, formant ainsi une convertase C3bBb, ce qui permet d'accroître le nombre de molécules de C3b fixées (amplification de la voie alterne)
2. soit subir un clivage par le FI qui utilise alors un des cofacteurs, FH, CR1 ou MCP (inhibition de la voie alterne).

La nature de la surface cellulaire, sur laquelle C3b est fixé, détermine le choix entre ces deux possibilités (Fig. 12.12). Les surfaces du soi, particulièrement les membranes cellulaires, contiennent des molécules telles que DAF, CR1 et MCP qui se lient à C3b et induisent la fixation du FH plutôt que du FB à C3b. Cela limite très efficacement la formation de la C3-convertase sur les membranes des cellules autologues. Par contre, les surfaces cellulaires du non-soi, par exemple les bactéries, ne contiennent pas de protéines régulatrices intrinsèques et C3b fixé à ces surfaces, se lie au FB plutôt qu'au FH. Ainsi, le dépôt de quelques molécules de C3b sur une surface du non-soi est-il suivi par la formation d'une C3-convertase C3bBbP relativement stable, ce qui accroît le nombre de molécules de C3 déposées sur cette surface.

La boucle d'amplification indépendante des anticorps

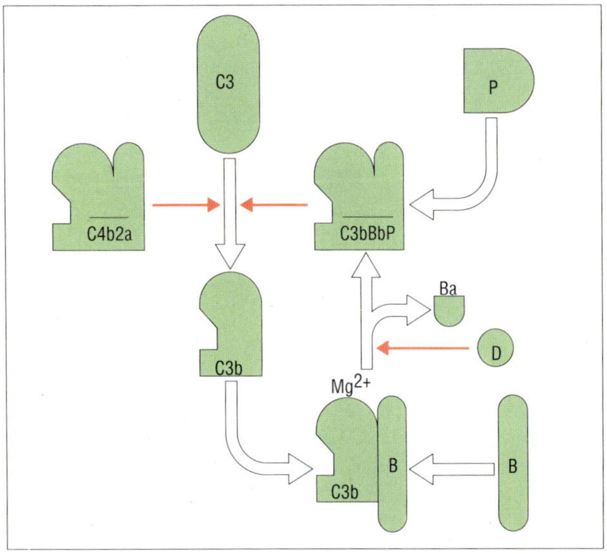

Fig. 12.10 C3b peut être produit par la convertase de la voie classique C4b2a ou par celle de la voie alterne. C3b se lie au facteur B pour former un complexe dépendant du Mg^{2+} qui est ensuite la cible du facteur D, ce qui conduit au relargage de Ba et à la génération de la C3-convertase de la voie alterne, C3bBb. Celle-ci, à son tour, peut agir sur de nouvelles molécules de C3 pour générer du C3b, ce qui constitue une boucle de rétroaction positive qui peut amplifier l'activation initiale du complément.

Clivage du C3b

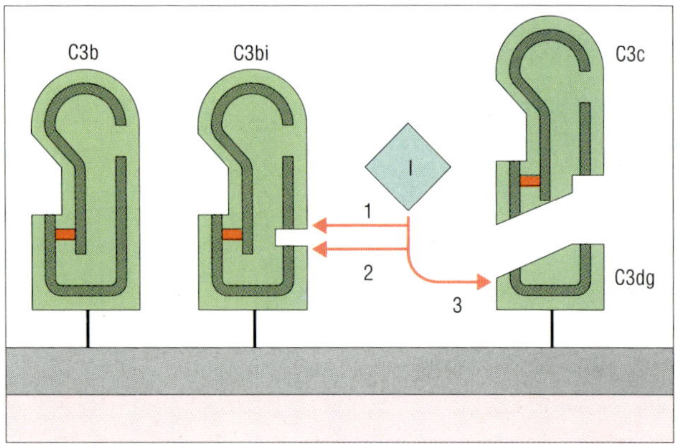

Fig. 12.11 Le facteur I clive C3b en trois sites, ce qui conduit à la libération de C3c, alors que C3dg, un fragment de la chaîne α, est encore lié au substrat. Les deux premiers clivages sont induits par le facteur H et le CR1, à l'origine de C3bi. Le troisième clivage est induit par le CR1.

Les Ig agrégées, par exemple dans les complexes immuns, constituent également comme un site favorisant la fixation de C3b. Bien que la structure précise de tels sites ne soit pas élucidée actuellement, leur composition en sucres semble être importante ; les acides sialiques membranaires semblent empêcher le dépôt accru de molécules de C3b sur les membranes cellulaires autologues.

COMPLEXE D'ATTAQUE MEMBRANAIRE

La phase finale d'activation de la cascade du complément est la formation du complexe d'attaque membranaire (CAM).

Lapremière étape de la formation du CAM correspond à la fin de la cascade de la voie classique et de la voie alterne où les C5-convertases vont effectuer un clivage enzymatique de C5. C5 est une protéine homologue à C3 et à C4, mais qui ne présente pas de groupe thioester interne. C5 doit être lié à C3b pour être sensible au clivage par les enzymes C5-convertases.

Des expériences récentes indiquent que l'enzyme C5-convertase de la voie classique est un complexe trimoléculaire composé de $\overline{C4b2a3b}$ dans lequel C3b est lié de façon covalente à C4b. La fixation sélective de C5 sur ce complexe s'explique par la forte affinité de C5 pour les dimères

Régulation de la boucle d'amplification

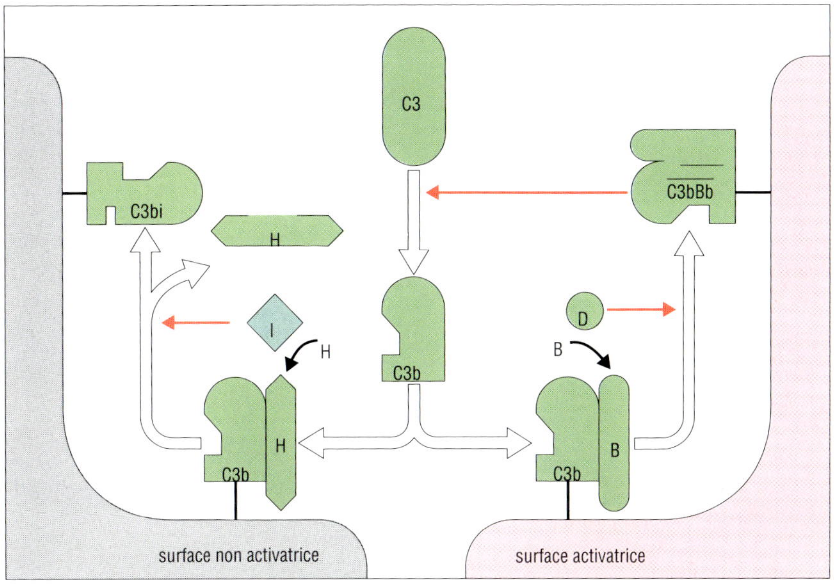

Fig. 12.12 L'activation de la voie alterne dépend de la présence de surfaces activatrices. Le C3b qui s'est fixé sur une surface activatrice, lie le facteur B ; la C3-convertase de la voie alterne, $\overline{C3bBb}$, est alors générée, ce qui conduit à la boucle d'amplification. Cependant, sur les surfaces non activatrices, la fixation du facteur H est favorisée, et le C3b est inactivé par le facteur I. Ainsi la fixation du facteur B ou du facteur H contrôle le développement des réactions de la voie alterne.

Production des C5-convertases

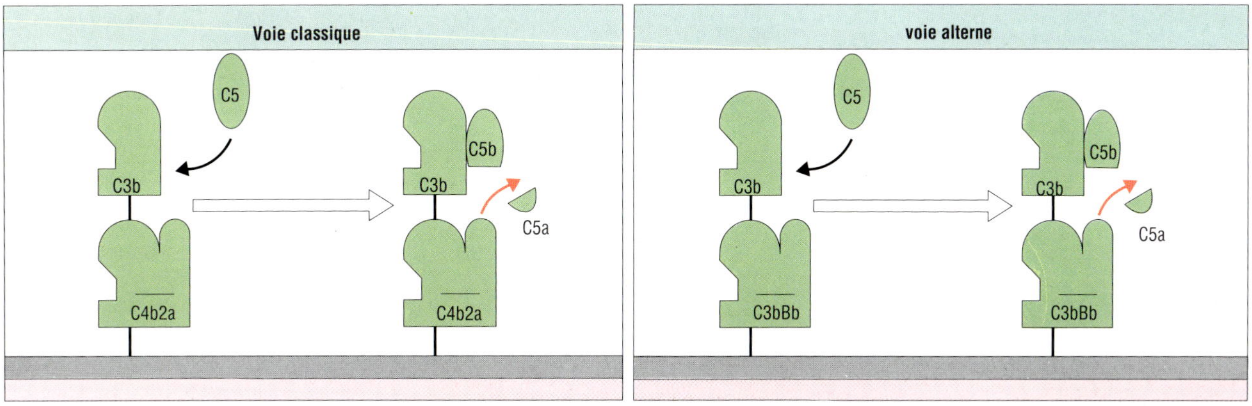

Fig. 12.13 On pense que C3b se fixe par liaison covalente aux C3-convertases de la voie classique ou de la voie alterne, ce qui conduit à la formation des C5-convertases. Celles-ci peuvent alors lier C5 qui devient la cible d'un clivage protéolytique soit par C2a soit par Bb. Le clivage de C5 aboutit à la formation de C5b, le premier composant de la voie lytique.

C4b3b par rapport à celle qu'il possède pour le C3b lié à d'autres molécules de la surface cellulaire. La C5-convertase de la voie alterne est aussi un complexe trimoléculaire C3bBb3b, contenant un dimère covalent de C3b (Fig.12.13).

La formation ultérieure du CAM n'implique pas d'activités enzymatiques. C5b fixe C6, pour former avec C7 un complexe C5b67 (Fig. 12.14). La fixation de C7 fait passer le complexe ainsi formé d'un état hydrophile à un état hydrophobe, permettant l'insertion dans la double couche lipidique membranaire. C8 et C9 se lient alors séquentiellement à ce complexe. C9 forme un polymère qui contient de 3 à 16 molécules de C9. Le complexe C5b678, très peu lytique par lui-même, catalyse la polymérisation de C9, et C9 polymérisé est responsable de l'essentiel de l'activité cytolytique. Ce complexe provoque la formation d'un "canal lytique" qui a été observé pour la première fois en microscopie électronique par Humphrey et Dourmashkin (Fig. 12.15). C5b6789 est habituellement abrégé par C5b-9 et les stades précédents sont désignés de la même façon, par ex. C5b-8.

Des molécules hydrophobes polymérisées, formant des pores dans la membrane d'une cellule-cible, interviennent dans différents mécanismes effecteurs de cytotoxicité cellulaire. Les lymphocytes T cytotoxiques tuent leurs cibles en insérant dans leur membrane une molécule provoquant la formation d'un pore, la perforine, homologue structural de C9 ; des molécules analogues ont été trouvées dans les granules des éosinophiles. Certaines toxines bactériennes, comme la streptolysine O, ont les mêmes propriétés.

RÉGULATION DU COMPLEXE D'ATTAQUE MEMBRANAIRE

Une fois formé, le complexe hydrophobe C5b67 peut s'insérer dans d'autres membranes à proximité de la première surface sur laquelle l'activation du complément s'est concentrée. Ce processus de "lyse réactive" pourrait donc avoir de graves conséquences pour les tissus autologues. Il existe en fait des protéines sériques qui inhibent ce processus en se liant à C5b67. La plus importante est la protéine S ou vitronectine, qui forme dans le plasma un complexe SC5b67 incapable de s'insérer dans la double couche lipidique des membranes cellulaires. Il existe également des récepteurs spécifiques de la protéine S, mais on ignore s'ils ont un rôle physiologique dans la clairance de SC5b67 du plasma. La liaison de C8, ou bien celle des lipoprotéines de faible densité (LDL), au complexe C5b67 sérique, aboutit également à la formation d'un complexe incapable de s'insérer dans la membrane.

L'activité lytique du CAM est contrôlée par des protéines membranaires. On avait observé que les érythrocytes n'étaient que faiblement lysés par du complément homologue, mais très facilement par du complément provenant d'autres espèces animales. Deux protéines liées à la couche lipidique par une liaison phosphatidylinositol-glycane sont responsables de cette restriction d'espèce. La première est une glycoprotéine de 19-23 kDa, CD59 (synonymes: MIRL, "membrane inhibitor of reactive lysis" ; protectine ; p18 ; "homologous restriction factor" HRF 20) exprimée sur les érythrocytes (25 à 30 000 sites), les leucocytes et les cellules endothéliales. CD59 se fixe à C5b-8 homologue et empêche la fixation de C9 à ce complexe ainsi que sa polymérisation. La seconde protéine est le facteur de restriction homologue, HRF, de haut poids moléculaire (65 kDa) ou protéine de liaison de C8 (C8-bp) ou protéine inhibitrice

La voie lytique

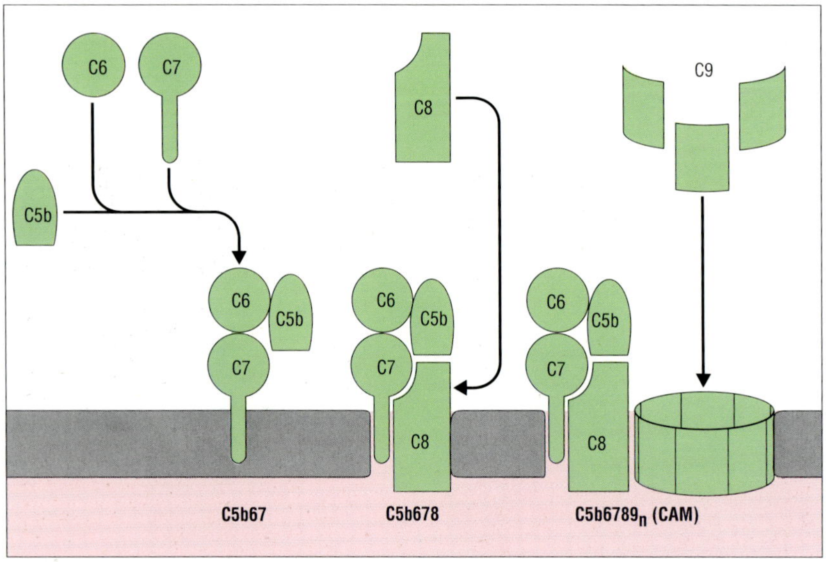

Fig. 12.14 C5b se lie à C6 et à C7 pour produire la molécule C5b67, complexe hydrophobe qui possède un site de liaison aux membranes. Ce complexe se fixe sur les membranes des cellules dans le voisinage immédiat du site de la réaction. C8 se lie alors à C5b et s'insère dans la membrane, où il peut ensuite polymériser l'assemblage d'un certain nombre de molécules C9 pour produire le complexe d'attaque membranaire (CAM).

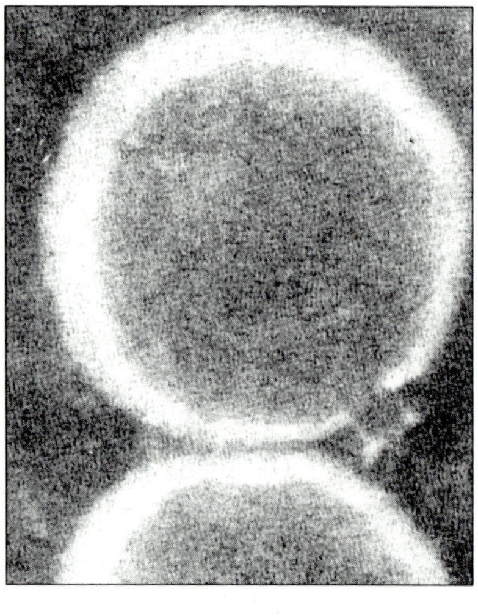

Fig. 12.15 Photographie en microscopie électronique du complexe d'attaque membranaire La lésion, en forme d'entonnoir, est due à un complexe de C5b-9 humain réincorporé dans des membranes liposomiales de lécithine. x 234 000. (Document du Pr. J. Tranum-Jensen et Dr. S. Bhadki).

du CAM, qui a la même distribution cellulaire que CD59 mais dont la séquence n'est pas encore connue. Cette protéine existe aussi sous forme soluble.

Les cellules nucléées sont beaucoup plus résistantes que les érythrocytes à la lyse par le complément. Elles sont capables d'éliminer activement le CAM de leur membrane cellulaire par des processus d'exocytose et d'endocytose des fragments de membrane contenant le CAM.

RÉCEPTEURS DU COMPLÉMENT

La fixation de fragments activés de protéines du complément à des récepteurs spécifiques sur les surfaces cellulaires est un mécanisme important pour la mise en jeu des effets physiologiques du complément. Elle permet en effet la capture de particules opsonisées par le complément et l'activation de la cellule portant les récepteurs ainsi occupés.

Récepteurs des fragments

récepteur	ligands	distribution cellulaire
CR1 (CD35)	C3b>>C3bi C4b	lymphocytes B neutrophiles monocytes, macrophages érythrocytes cellules dendritiques folliculaires cellules glomérulaires épithéliales
CR2 (CD21)	C3bi, C3dg virus d'Epstein-Barr interféron α	lymphocytes B cellules dendritiques folliculaires cellules épithéliales du col de l'utérus et du rhinopharynx
CR3 (CD11b/18)	C3bi zymosan certaines bactéries	monocytes, macrophages neutrophiles, cellules NK, cellules dendritiques folliculaires
CR4 (CD11c/18) (p150, 95)	C3bi	neutrophiles, monocytes macrophages tissulaires

Fig. 12.16 Le CR1 fixe beaucoup plus fortement C3b et C4b que C3bi. Ces récepteurs permettent aux cellules qui les expriment de fixer des microorganismes, des complexes immuns ou toute molécule liée à l'un de ces fragments.

Opsonisation et phagocytose

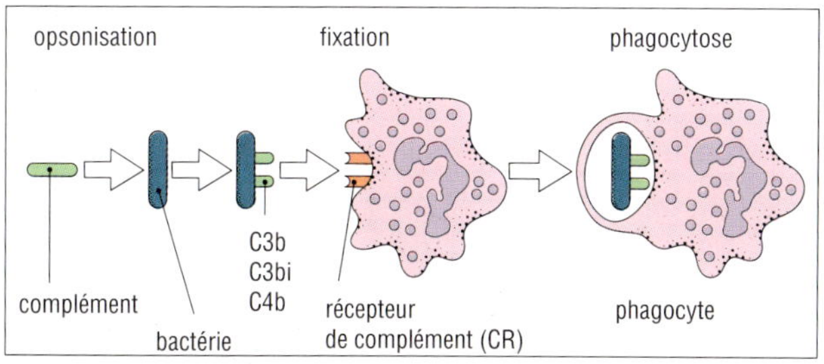

Fig. 12.17 Le schéma représente les différentes étapes de la capture d'une particule, telle qu'une bactérie, opsonisée par C3b ou C4b.

RÉCEPTEURS DE C3

Quatre récepteurs pour les fragments opsonisants dérivés de C3 (C3b, C3bi et C3dg) ont été caractérisés et nommés récepteurs de complément de type 1 à 4 (CR1, CR2, CR3 et CR4) ; leurs différents types de ligands ainsi que leur distribution cellulaire sont présentés dans la figure 12.16.

CR1 (CD35). La première démonstration du rôle opsonisant du complément a été la description d'un phénomène ultérieurement appelé "adhérence immune". On avait pu montrer que des trypanosomes opsonisés avec des anticorps et du complément adhéraient à des plaquettes de rongeurs et à des érythrocytes de primates.

Le récepteur responsable de cette adhérence est CR1, ou récepteur de l'adhérence immune ou récepteur de C3b/C4b ou encore CD35. Le CR1 possède sans doute quatre activités biologiques :

1. C'est un récepteur d'opsonine présent sur les neutrophiles, les monocytes et les macrophages, permettant l'endocytose et la phagocytose (Fig. 12.17).
2. C'est un cofacteur du facteur I, sérine estérase permettant le clivage de C3b en C3bi, puis celui de C3bi en C3c et C3dg (le facteur H est probablement plus important sur le plan physiologique que CR1 en tant que cofacteur du clivage de C3b en C3bi, mais CR1 est probablement le seul cofacteur qui permette le clivage de C3bi en C3dg). Par cette propriété, CR1 protège les cellules autologues de l'attaque par le complément.
3. Le CR1 des érythrocytes et des plaquettes permet la fixation et le transport de complexes immuns opsonisés ou de bactéries vers des phagocytes mononucléés tissulaires (Fig. 12.18).
4. Sur les lymphocytes B, il joue avec CR2 un rôle de récepteur de signaux d'activation, de prolifération ou de différenciation.

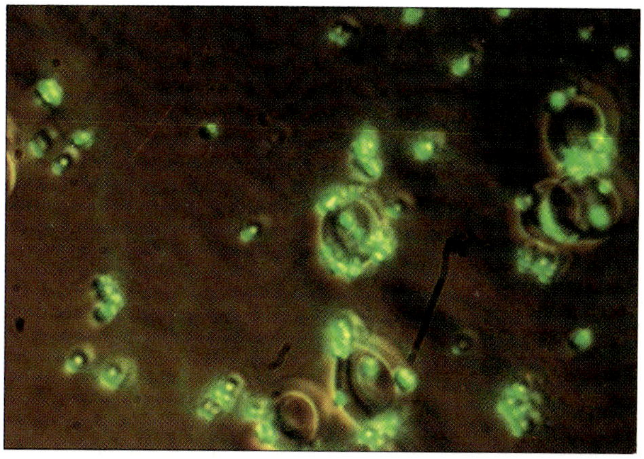

Fig. 12.18 Adhérence immune. Des bactéries marquées à la fluorescéine et opsonisées avec des anticorps et du complément adhèrent aux érythrocytes humains par l'intermédiaire de C3b, C4b (et à un moindre degré C3bi) présents sur les bactéries et liant le CR1 des érythrocytes (Document du Pr. G.D. Ross).

CR2 (CD21). CR2 est exprimé sur les lymphocytes B les cellules dendritiques folliculaires et certaines cellules épithéliales ; ses ligands sont C3bi, C3dg, le virus d'Epstein-Barr (EBV) et l'IFNα. Le rôle physiologique du CR2 des lymphocytes B n'est pas établi avec certitude bien que la liaison de certains ligands au CR2 induise *in vitro* la prolifération des lymphocytes B. D'autres expériences ont montré l'implication de C3 dans la localisation des complexes immuns sur les cellules dendritiques folliculaires des centres germinatifs. Cette propriété intervient dans la production de lymphocytes B à mémoire et la réponse anticorps secondaire. CR2 est probablement un corécepteur permettant au complexe C3b-antigène reconnu par les Ig de surface du lymphocyte B de délivrer un deuxième signal coactivateur.

Le rôle physiopathologique majeur de CR2 découle de son rôle de récepteur de l'EBV. La distribution tissulaire *in vivo* de ce virus est parallèle à celle de CR2. Il semble de plus très probable que l'EBV pénètre dans les cellules en se liant directement à ce récepteur, indépendemment du complément.

CR3 (CD18/11b). CR3 est un récepteur et une molécule d'adhérence des cellules de la lignée myéloïde, qui permet la phagocytose des particules opsonisées par C3bi. CR3 est aussi une lectine qui fixe certains sucres de la membrane de certaines levures comme *Saccharomyces cerevisiae*, ou d'autres microorganismes comme *Staphylococcus epidermidis* et *Histoplasma capsulatum*. Cette liaison s'effectue sans fixation du complément sur les microorganismes.

CR3 appartient à la famille des intégrines leucocytaires comprenant trois molécules formées d'une chaîne β commune (CD18) et d'une chaîne α parmi trois différentes (CD11a, 11b ou 11c). Les deux autres intégrines sont LFA-1 (CD18/11a ; "lymphocyte function associated antigen type-1") et CR4 (CD18/CD11c ; p150-95).

Ces trois molécules appartiennent à une superfamille de récepteurs membranaires et de molécules d'adhérence, les intégrines, qui comprend les récepteurs de fibronectine et de vitronectine (protéines S) et les récepteurs de fibrinogène sur les plaquettes. Les différentes familles d'intégrines ont chacune leurs propres chaînes β (β2 dans le cas des intégrines leucocytaires) qui s'associent à différentes chaînes α. Ces récepteurs fixent leurs ligands de façon calcium-dépendante. Certains d'entre eux ont une spécificité de liaison commune pour la séquence tripeptidique à arg-gly-asp (RGD), bien que des séquences additionnelles ou des déterminants conformationnels puissent influencer leurs spécificités individuelles de fixation du ligand.

CR4 (CD18/11c). CR4 (p150-95) est le moins bien caractérisé de ce groupe de récepteurs ; on a pu montrer qu'il liait C3bi de façon calcium-dépendante. CR4 est présent sur les cellules des lignées myéloïde et lymphoïde; il est fortement exprimé sur les macrophages infiltrant les tissus où il pourrait constituer un récepteur important pour les particules opsonisées par C3bi.

RÉCEPTEURS D'ANAPHYLATOXINES

Deux petits fragments peptidiques de protéines du complément, C3a et C5a, peuvent déclencher la dégranulation des mastocytes et sont appelés pour cette raison anaphylatoxines. Ces fragments agissent par fixation sur des récepteurs spécifiques. Celui fixant C5a a été partiellement caractérisé ; on en trouve environ 50 à 112 000 sur les neutrophiles et leur poids moléculaire est de 40 kDa. Le récepteur de C5a appartient à la superfamille des récepteurs de rhodopsine qui, après fixation de leurs ligands, génèrent un signal intracellulaire par interaction avec les protéines liant le GTP. Le récepteur de C5a a une structure homologue à celle du récepteur de fMLP (f-met-leu-phe) qui transmet un signal chimiotactique. Après liaison à son récepteur, C5a est internalisé et dégradé en fragments peptidiques inactifs ; cette dégradation participerait à la régulation de l'activité de C5a.

AUTRES RÉCEPTEURS

Une molécule de 70 kDa qui se fixe à la partie fibrillaire de type collagène de C1q a été identifiée (Fig. 12.6). Elle est localisée sur les polynucléaires, les monocytes, les macrophages, les lymphocytes B, les plaquettes et les cellules endothéliales. Sa fonction physiologique n'est pas connue, mais elle pourrait accroître l'adsorption des complexes immuns opsonisés par C1q.

Formation des anaphylatoxines

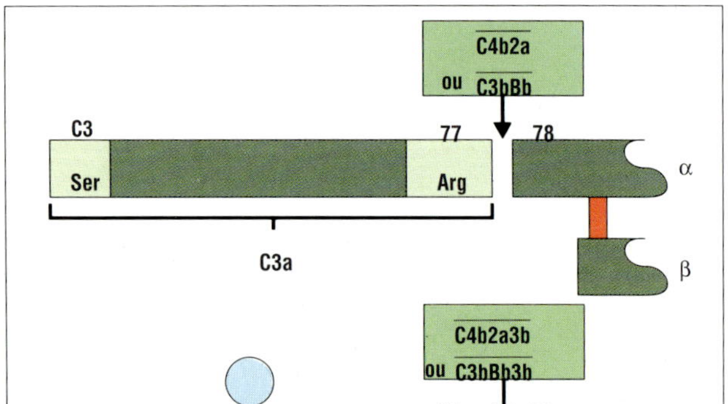

Fig. 12.19 Les extrémités N-terminales des chaînes α de C3 et de C5 sont indiquées. Un peptide de 77 acides aminés, C3a, est clivé de la molécule de C3 par la C3-convertase de la voie classique (C4b2a) ou de la voie alterne (C3bBb), exposant une arginine carboxy-terminale. Un peptide de 74 acides aminés, C5a, est clivé de C5 par la C5-convertase de la voie classique (C4b2a3b) ou de la voie alterne (C3bBb3b), exposant également une arginine carboxy-terminale. C5a contient un sucre indiqué par un cercle bleu.

Un récepteur pour le facteur H a été également partiellement caractérisé ; on le trouve sur les lymphocytes B, les monocytes et les neutrophiles ; il augmente également la captation des complexes immuns.

ACTIVATION DES RÉCEPTEURS DU COMPLÉMENT

On connaît encore mal les signaux intracellulaires engendrés par l'occupation des récepteurs du complément. Il semblerait que CR1, CR2 et CR3 subissent une phosphorylation réversible, permettant la mise en jeu de signaux aboutissant à la phagocytose ou à la production de dérivés acifs de l'oxygène. La fixation coopérative de ligands à d'autres récepteurs de la surface cellulaire, tels que ceux de la laminine ou de la fibronectine, pourrait stimuler cette étape d'activation.

EFFETS BIOLOGIQUES DU COMPLÉMENT

COMPLÉMENT, INFLAMMATION ET ANAPHYLATOXINES

L'activation du système du complément est un mécanisme puissant d'initiation et d'amplification de l'inflammation. Les produits d'activation des protéines du complément stimulent le chimiotactisme et l'activation des leucocytes. Les anaphylatoxines, C3a et C5a (Fig. 12.19), stimulent le chimiotactisme des neutrophiles et la dégranulation des basophiles et des mastocytes. L'ensemble de ces phénomènes conduit à une contraction des fibres musculaires lisses au niveau des vaisseaux, due à l'histamine et aux leucotriènes, à une perméabilité vasculaire accrue et à une migration des neutrophiles et des monocytes hors des vaisseaux sanguins (Fig. 12.20). Les fragments de C3 et de C4 fixés agissent comme des opsonines, augmentant la phagocytose. La fixation de ligands sur les récepteurs du complément des neutrophiles, des monocytes et des macrophages, pourrait également stimuler l'exocytose de granules contenant des enzymes protéolytiques extrêmement efficaces, ainsi que la production de radicaux libres au cours de la flambée oxydative (Fig. 12.21).

La cascade du complément interagit avec chacune des autres cascades enzymatiques majeures, celles de la coagulation, du système des kinines et de la fibrinolyse. L'inhibiteur de C1 inhibe non seulement C1r et C1s, mais également le facteur XIIa de la coagulation, la kallikréine du système kallikréine-kinine et la plasmine de la cascade fibrinolytique.

Les anaphylatoxines peuvent être produites, non seulement par l'activation du complément mais aussi grâce à l'activation d'enzymes qui clivent directement C3, C4 et C5 exactement comme les convertases du complément. Entrent dans cette catégorie : la plasmine, la kallikréine, les enzymes lysosomiales tissulaires et leucocytaires, ainsi que des protéases bactériennes.

Les anaphylatoxines ont des effets puissants sur les parois des vaisseaux sanguins ; elles provoquent la contraction des fibres musculaires lisses et l'augmentation de la perméabilité vasculaire. Ces effets aboutissent à une tachyphylaxie (la réponse diminue après stimulations itératives). Ils sont probablement dus à la production d'histamine par les mastocytes et peuvent être bloqués par des antihistaminiques. C5a est l'agoniste le plus puissant, environ 100 fois plus efficace que C3a et 1000 fois plus efficace que C4a et

Effets biologiques de C5a et C5a-des Arg

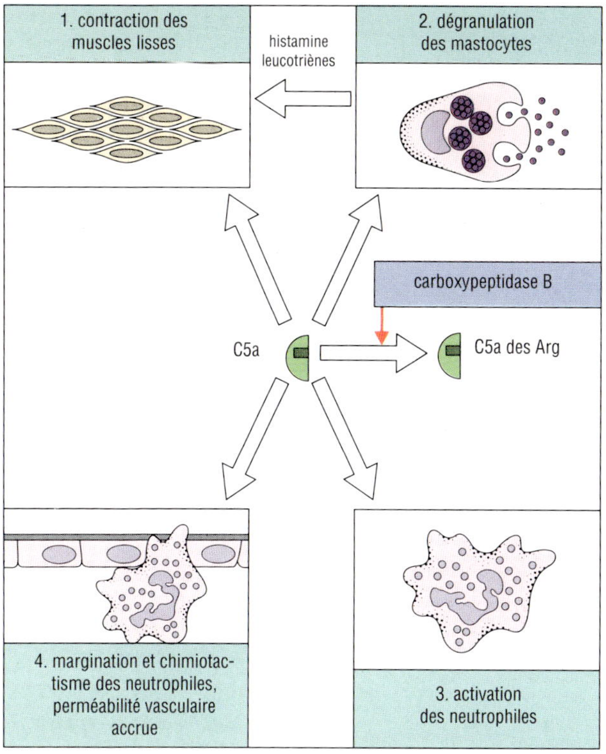

Fig. 12.20 C5a entraîne (1) la contraction des muscles lisses, (2) la dégranulation des mastocytes, (3) l'activation des neutrophiles, (4) la margination et le chimiotactisme des neutrophiles. La contraction musculaire lisse est encore augmentée par l'histamine libérée par la dégranulation des mastocytes. La perte du résidu arginine C-terminal après clivage par la carboxypeptidase B donne naissance au C5a-des Arg qui possède de faibles propriétés d'activation cellulaire.

Effets de C3b et de C4b

C3b et C4b augmentent les réactions suivantes :
fixation des bactéries, des virus et des complexes immuns aux neutrophiles, monocytes et macrophages
endocytose, phagocytose, réaction oxydative par liaison aux récepteurs CR1
phagocytose et cytotoxicité par les IgA (ADCC, activation des cellules NK)
élimination des complexes immuns circulants par fixation au CR1 des érythrocytes
fixation des complexes immuns sur les CPA
solubilisation des complexes immuns par rupture des agrégats

Fig. 12.21 C3b et C4b ont un grand nombre de fonctions qui vont de la fixation sur les bactéries à la solubilisation des complexes immuns.

C5a-des-Arg. Il peut stimuler très fortement le chimiotactisme des neutrophiles, l'adhérence, la flambée oxydative, la dégranulation et l'expression de molécules d'adhérence. La fixation de C5a sur les neutrophiles provoque le catabolisme de l'acide arachidonique membranaire qui est transformé en prostaglandines et leucotriènes, notamment le LTB4. Cette molécule est chimiotactique vis-à-vis des neutrophiles et des monocytes. C5a induit en outre la synthèse d'IL-1 par les monocytes. Au total, la production locale de C5a sur les lieux de l'inflammation renforce très fortement cette inflammation. Le rôle du complément dans l'inflammation et les réactions immunitaires est résumé dans la figure 12.22.

Résumé des activités du complément et de son rôle dans la réaction inflammatoire aiguë

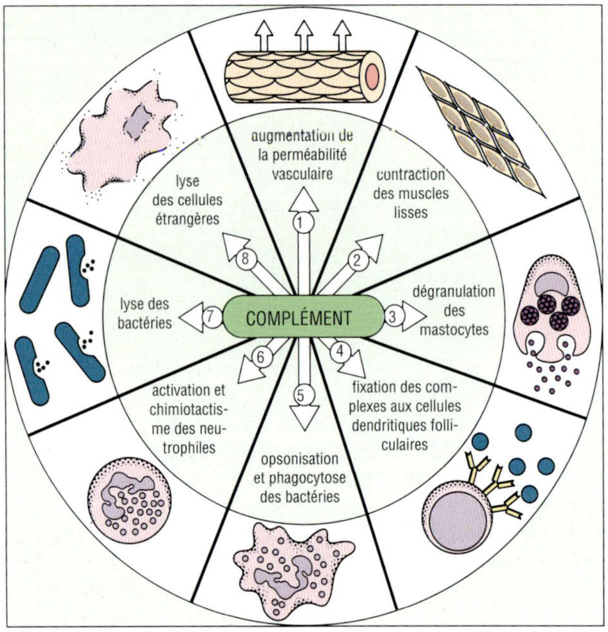

Fig. 12.22 Noter le mécanisme d'induction des éléments de la réaction : l'augmentation de la perméabilité vasculaire (1) due à l'action de C3a et de C5a sur les muscles lisses (2) et sur les mastocytes (3), permet l'exsudation des protéines du plasma. C3 facilite à la fois la localisation des complexes dans les centres germinatifs de la rate et des ganglions (4) et l'opsonisation et la phagocytose des bactéries et des complexes immuns (5). Des neutrophiles attirés vers le site de l'inflammation par le chimiotactisme (6) phagocytent les microorganismes opsonisés. Le complexe d'attaque membranaire, C5b-9, est responsable de la lyse des bactéries (7) et d'autres cellules reconnues comme étrangères (8).

COMPLEXE D'ATTAQUE MEMBRANAIRE ET LÉSIONS TISSULAIRES

Contrairement aux érythrocytes, les cellules nucléées sont relativement résistantes à la lyse osmotique produite par le CAM, grâce aux capacités d'endocytose et d'exocytose des portions de membrane cellulaire contenant le CAM.

Effets de la déplétion en complément sur la réponse IgG

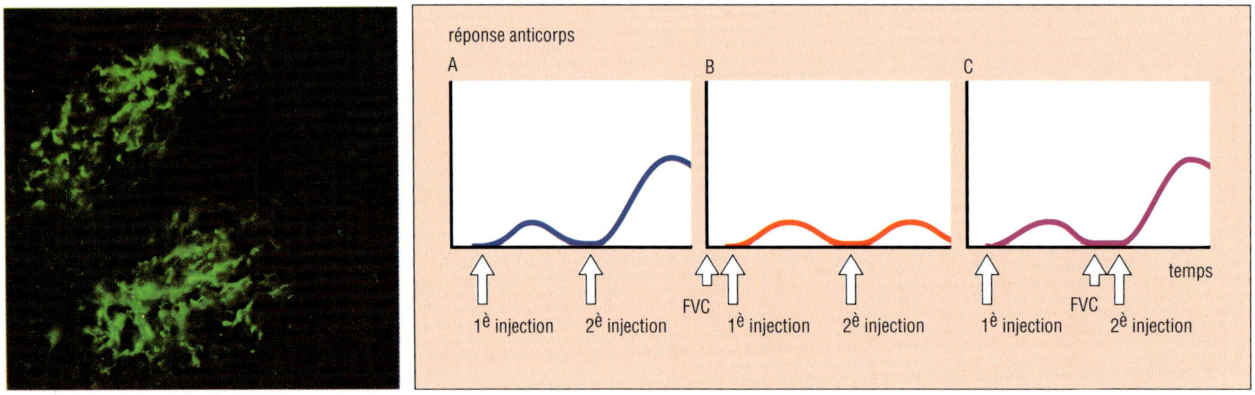

Fig. 12.23 L'injection d'une première dose (1è) d'antigène et d'une dose de rappel (2è) entraîne une réponse anticorps primaire et secondaire classique (A). Si l'animal est déplété en complément par l'administration du facteur de venin de Cobra (FVC) avant la réponse primaire, la mémoire immunologique ne se développe pas, et l'injection de rappel entraîne une autre réponse primaire (B). L'effet du FVC s'observe seulement si la déplétion en complément est effectuée avant la réponse primaire ; une déplétion ultérieure n'empêche pas une réponse secondaire normale (C). L'effet de la déplétion est probablement lié à un défaut de localisation des complexes antigène/anticorps dans les centres germinatifs. La photographie d'immunofluorescence montre l'antigène localisé dans les centres germinatifs de la rate de souris (24 h après l'injection de 1 mg d'IgG humaines agrégées, utilisées ici comme antigène), et lié de façon prédominante aux cellules dendritiques folliculaires . Cette localisation n'est pas observée après déplétion en complément (Document du Pr. J. Holborow).

Cependant, la perturbation de la double couche lipidique peut, selon les propriétés intrinsèques de la cellule, stimuler le métabolisme de l'acide arachidonique, la production de dérivés actifs de l'oxygène, la synthèse de cytokines ou l'exocytose de granules. Ces différents types de réactions peuvent jouer un rôle amplificateur majeur dans les réactions inflammatoires où le système du complément est activé.

COMPLÉMENT ET INDUCTION DES RÉPONSES IMMUNITAIRES

Le complément joue un rôle accessoire mais important dans l'induction des réponses anticorps. Il permet de concentrer les antigènes sur les cellules présentatrices d'antigènes et les lymphocytes B. La réponse immunitaire induite dans les centres germinatifs des ganglions lymphatiques par les complexes antigène/anticorps est un processus dépendant du complément (Fig. 12.23). Les lymphocytes B ont deux récepteurs de C3 : CR1 qui lie C3b et CR2 qui lie C3bi et C3dg. Les monocytes et les macrophages ont des récepteurs CR1 et CR3. Les cellules dendritiques folliculaires sont les seules cellules qui expriment les trois récepteurs CR1, CR2 et CR3. Il ne semble pas que les individus ayant un déficit héréditaire en C3 aient une diminution de leur production d'anticorps. Cependant, les réponses primaires et secondaires de cobaye déficient en C2, C3 ou C4 vis-à-vis de faibles doses d'antigènes T-dépendants sont notablement diminuées. Il semble donc, sur la base de nos connaissances actuelles, que le complément joue un rôle accessoire mais non indispensable dans la réponse anticorps.

COMPLÉMENT ET COMPLEXES IMMUNS

Heidelberger a obervé, au début des années 40, que le complément pouvait inhiber la formation des précipités de complexes antigène/anticorps. La taille des complexes immuns est influencée par de nombreux facteurs :

1. La concentration des anticorps et des antigènes dans la réaction
2. L'affinité de l'anticorps pour l'antigène
3. La valence à la fois de l'anticorps et de l'antigène, une valence élevée favorisant la formation de réseaux de molécules.

L'activation de la voie classique du complément inhibe la formation de précipités de complexes immuns dans le plasma, alors que celle de la voie alterne solubilise les complexes immuns préformés, y compris ceux situés dans les tissus. Ces effets sont obtenus par l'incorporation covalente de C3 dans les complexes immuns, ce qui dissocie les complexes en diminuant la valence de l'antigène et de l'anticorps, réduisant ainsi les possibilités de formation de grands complexes (voir chapitre 21).

Les conséquences de l'activation du complément par les complexes immuns sont normalement bénéfiques. Les complexes immuns sur lesquels est fixé du C3 sont retirés des tissus et de la circulation par les érythrocytes et les phagocytes. Cependant, dans certaines circonstances, l'activation du complément par les complexes immuns produits en grandes quantités peut devenir délétère. Par exemple, les effets inflammatoires des complexes immuns dans des maladies telles que l'endocardite infectieuse et le lupus érythémateux disséminé pourraient être en grande partie sous la dépendance du système du complément.

COMPLÉMENT ET DÉFENSE ANTI-INFECTIEUSE

Les microorganismes peuvent activer le complément soit par la voie classique soit par la voie alterne (Fig. 12.24). La pathogénicité de nombreuses souches bactériennes réside dans leur capacité à résister à la destruction par le complément. Cette résistance peut mettre en jeu différents mécanismes :

1. L'orientation de C3b et du CAM vers des sites particuliers de la surface bactérienne qui ne permettent pas l'opsonisation et la lyse. Cet échappement des bactéries peut être contrecarré par la production d'anticorps qui se fixent sur des sites permettant l'opsonisation ou la lyse.
2. La présence de molécules membranaires bactériennes qui s'opposent à l'activation de la voie alterne et à l'amplification du dépôt de molécules de C3.
3. La structure complexe des parois bactériennes et les propriétés de réparation membranaire et de division rapide confèrent aux bactéries une résistance remarquable vis-à-vis des lésions provoquées par le complément. La présence d'une

Les activateurs du complément

	immunoglobulines	microorganismes			autres activateurs
		virus	bactéries	autres	
voie classique	complexes contenant des IgM, IgG1, IgG2 ou IgG3	rétrovirus murins (virus de la stomatite vésiculaire)	–	mycoplasme	polycations PO_4^{3-} (ADN, lipide A, cardiolipine), SO_4^{2-} (sulfate de dextran héparine, sulfate de chondroïtine), groupements mannose terminaux (protéine du mannane)
voie alterne	complexes contenant des IgG, IgA ou IgE (moins efficace que la voie classique)	certaines cellules infectées par des virus (par ex: EBV)	nombreuses souches de bactéries gram(+) gram(–)	trypanosomes, *Leishmania*, nombreuses levures	sulfate de dextran, érythrocytes hétérologues sucres (ex : agarose)

Fig. 12.24 Ce tableau résume les activateurs de la voie classique et de la voie alterne.

capsule riche en acide sialique distingue certaines bactéries pathogènes gram positif de leurs équivalents non pathogènes. La fixation du facteur H, au détriment du facteur B sur C3b est favorisée, conduisant ainsi au clivage de C3b.

Le rôle physiologique du complément, en tant qu'opsonine et bactériolysine, est bien illustré dans deux situations de déficit héréditaire chez l'homme. Un profil identique d'infections bactériennes à pyogènes accompagne le déficit en composants de la voie classique et en C3, et le déficit en récepteurs de surface tels que CR3, CR4 et LFA-1. Le complément joue donc un rôle important dans l'immunité contre les bactéries pyogènes en permettant leur phagocytose et leur destruction intracellulaire. A l'inverse, des déficits en composants du CAM sont presque toujours associés à des infections récurrentes à *Nesseria meningitidis* ou *N. gonorrhoeae.* Ainsi, la défense de l'hôte contre ces bactéries qui se caractérisent par leur capacité à survivre dans le milieu extracellulaire dépend de leur destruction par le complément dans le plasma.

Le complément semble jouer un rôle moins important dans les défenses de l'hôte vis-à-vis des infections virales où les lymphocytes T ont un rôle majeur. Les déficits en composants du complément ne sont pas associés à une susceptibilité anormale aux infections virales. Cependant, il existe certains liens entre les virus et le système du complément ; le plus frappant est l'utilisation de CR2 par le virus d'Epstein-Barr comme récepteur pour pénétrer dans les cellules. Certains virus peuvent également pénétrer dans les cellules indirectement par les anticorps et le C3b fixés sur le virus. Ainsi en est-il de la captation dépendante d'anticorps des flavivirus (incluant le virus de la Dengue) par l'intermédiaire des récepteurs de Fc du macrophage, et la captation du virus du Nil de l'Ouest (également un flavivirus) par le récepteur CR3, via C3 fixé aux particules virales, chez la souris.

Des molécules présentes sur les microorganismes se comportent comme des récepteurs de Fc. Il s'agit de la protéine A du staphylocoque et des récepteurs de Fc présents sur de nombreux virus Herpès. Le virus *Herpes simplex* exprime une molécule fonctionnant comme un récepteur de complément. De telles molécules pourraient protéger les bactéries et les virus des conséquences normales de la fixation d'anticorps et de protéines du complément sur leur surface; les IgG ou C3 ainsi liés ne pourraient plus être fixés par les récepteurs d'opsonines des phagocytes de l'hôte.

COMPLÉMENT ET IMMUNOPATHOLOGIE

Dans certaines circonstances, les conséquences de l'activation du complément *in vivo* peuvent être délétères plutôt que bénéfiques. L'état de choc qui peut s'observer dans les infections à bactéries gram négatif est en partie provoqué par l'activation intravasculaire du complément par les endotoxines. La production de fortes quantités de C3a et de C5a qui en résulte provoque l'activation et la dégranulation des neutrophiles, des basophiles, et des mastocytes. Ces anaphylatoxines pourraient également stimuler l'agrégation intravasculaire des neutrophiles et conduire à la coagulation et à l'embolie des microvaisseaux pulmonaires, au cours de laquelle des molécules produites par les neutrophiles, comme l'élastase et les radicaux libres, provoquent un état de choc pulmonaire. Il apparaît alors un oedème pulmonaire interstitiel du aux lésions des petits vaisseaux sanguins, à la diapédèse transalvéolaire des neutrophiles et à une hypoxémie artérielle. La circulation sanguine extracorporelle, par exemple, utilisée en chirurgie cardiaque ou bien lors des dialyses des insuffisants rénaux sur rein artificiel avec membrane de cuprophane, peut également provoquer l'activation du complément. Une leucopénie transitoire, causée par l'agrégation de neutrophiles dans les poumons, est très fréquemment observée dans ces deux situations.

L'activation du complément peut aussi participer aux lésions tissulaires consécutives à l'infarctus du myocarde. L'ischémie provoque le dépôt de CAM dans les tissus. Dans les modèles expérimentaux d'infarctus du myocarde, la déplétion du complément réduit la taille de la nécrose et la perfusion de CR1 soluble aurait le même effet d'après des expériences récentes.

L'activation du complément est également une cause importante de lésions tissulaires dans les maladies par complexes antigène/anticorps. De tels complexes peuvent se former *in situ* dans les tissus, par exemple dans les glomérules de patients ayant des anticorps anti-basale glomérulaire (syndrome de Goodpasture) ainsi que dans les plaques motrices des malades ayant des anticorps dirigés contre les récepteurs de l'acétylcholine (myasthénie) (voir chapitres 20 et 21). Des complexes immuns circulants peuvent aussi être déposés dans les parois vasculaires. Cela survient par exemple dans le lupus érythémateux disséminé et dans l'endocardite infectieuse, où les complexes libérés à partir d'une valve cardiaque infectée vont se déposer dans les reins et dans l'ensemble des petits vaisseaux. Dans ces maladies, le complément est responsable de l'inflammation par deux mécanismes majeurs :

1. les leucocytes activés, qui sont attirés aux sites de dépôt des complexes par les anaphylatoxines produites localement, et qui se fixent aux molécules C3 et C4 des complexes par leurs récepteurs.
2. le complexe d'attaque membranaire (CAM), qui provoque la lyse cellulaire et stimule la synthèse de prostaglandines à partir de l'acide arachidonique des membranes cellulaires attaquées.

Ces deux mécanismes lésionnels sont bien documentés grâce à deux types de maladies glomérulaires. Les autoanticorps dirigés contre les membranes basales glomérulaires produisent une inflammation qui peut être inhibée par déplétion soit du complément soit des neutrophiles. A l'inverse, la glomérulonéphrite extramembraneuse, qui peut être induite expérimentalement par des anticorps dirigés contre les antigènes de la bordure en brosse des cellules épithéliales tubulaires, n'est pas modifiée par la déplétion des neutrophiles alors qu'elle est presque totalement inhibée chez les animaux déficients en C5. Dans cette maladie, la membrane basale agit sans doute comme une barrière physique empêchant la migration des neutrophiles, et la forte protéinurie semble provoquée par le dépôt du CAM.

[L'hémoglobinurie paroxystique nocturne est une maladie due à une mutation acquise de progéniteurs de la moelle osseuse donnant naissance à des clones anormaux d'érythrocytes, de monocytes, de polynucléaires, de plaquettes et parfois de lymphocytes. L'anomalie est un défaut d'expression des protéines membranaires fixées par liaison phosphatidylinositol-glycane (acétylcholinestérase, DAF, CD14, CD16, CD59 et HRF). Les érythrocytes de ces malades ont une sensibilité anormale à la lyse par le complément autologue, dont le niveau permet de définir trois degrés de gravité (types I à III) (NdT)].

LECTURES COMPLÉMENTAIRES

Arlaud GJ, Colomb MG, Gagnon J. A functional model of the human C1 complex. *Immunol Today* 1987;**8:**106-11

Atkinson JP, Farries T. Separation of self from non-self in the complement system. *Immunol Today* 1987;**8**:212-15.

Bhakdi S, Tranum-Jensen J. Mechanism of complement cytolysis and the concept of channel-forming proteins. *Philos Trans R Soc London (Biol)* 1984;**306**:311-24.

Campbell RD, Law SKA, Reid KBM, Sim RB. Structure, organisation, and regulation of the complement genes. *Annu Rev Immunol* 1988;**6**:161-95

Carrell RW, Boswell DR. Serpins: the superfamily of plasma serine proteinase inhibitors. In: Barrett A, Salveson G, eds. *Proteinase Inhibitors.* Amsterdam: Elsevier, 1986: 403-20.

Colten HR, Strunk RC, Perlmutter DH, Cole FS. Regulation of complement protein biosynthesis in mononuclear phagocytes. In: Evered D, Nugent J, O'Connor M, eds. *Ciba Symposium 118*: *Biochemistry of Macrophages.* London: Pitman Ltd, 1986:141-51.

Cooper NR. The classical complement pathway: activation and regulation of the first complement component. *Adv Immunol* 1985;**37**:151-216.

Couser WG, Baker PJ, Adler S. Complement and the direct mediation of immune glomerular injury: a new perspective. *Kidney Int* 1985;**28**:879-90.

Fearon DT. Cellular receptors for fragments of the third component of complement. *Immunol Today* 1984;**5**:105-10.

Gerard NP, Gerard C. The chemotactic receptor for C5a anaphylatoxin.*Nature* 1991;**349**:614-17.

Hourcade D, Holers VM, Atkinson JP. The regulators of complement activation (RCA) gene cluster. *Adv Immunol* 1989;**45**:381-416.

Kishimoto TK, Larson RS, Corbi AL, Dustin ML, Staunton DE, Springer TA. The leukocyte integrins. *Adv Immunol* 1989;**46**:149-182.

Klaus GGB, Humphrey JH. A re-evaluation of the role of C3 in B-cell activation. *Immunol Today* 1986;**7:**163-165.

Lachmann PJ. A common form of killing. *Nature.* 1986;**321**:560-560.

Lachmann PJ, Walport MJ. Deficiency of the effector mechanisms of the immune response and autoimmunity. In: Whelan J, ed. *Ciba Foundation Symposium 129: Autommunity and Autoimmune Diseases.* Chichester: Wiley, 1987:149-71.

Morgan BP. *Complement: clinical aspects and relevance to disease.* London and New York: Academic Press, 1990.

Muller-Eberhard HJ. The membrane attack complex of complement. *Annu Rev Immunol* 1984;**2**:503-28.

Muller-Eberhard HJ, Schreiber RD. Molecular biology and chemistry of the alternative pathway of complement. *Adv Immunol* 1980;**29**:1-53.

Porter RR, Reid KBM. The biochemistry of complement. *Nature* 1978;**275:**699-704.

Reid KBM, Prter RR. The proteolytic activation systems of complement. *Annu Rev Biochem* 1981;**50**:433-64.

Reid KBM, Day AJ. Structure-function relationships of the complement components. *Immunol Today* 1989;**10**:177-80.

Ross GD, ed. *Immunobiology of the Complement System.* New York: Academic Press, 1986.

Ross GD, Medof ME. Membrane complement receptors specific for bound framgnets of C3. *Adv Immunol* 1985;**37**:217-67.

Schifferli JA, Ng YC, Peters DK. The role of complement and its receptor in the elimination of immune complexes. *N Engl J Med* 1986;**315**:488-95.

Whaley K, ed. *Complement in Health and Disease.* Lancaster, UK: MTP Press, 1987.

chapitre 13

Migration cellulaire et inflammation

Dans les conditions normales, les leucocytes migrent à travers tous les tissus de l'organisme. Grace à cette circulation cellulaire, les lymphocytes spécifiques d'un antigène particulier, qui sont en nombre infime, vont pouvoir interagir avec cet antigène localisé dans un tissu. Lorsqu'une réaction immunologique a lieu dans un tissu, les lymphocytes et les cellules phagocytaires migrent vers le site de cette réaction (Fig. 13.1). Parmi les lymphocytes, seuls quelques uns sont spécifiques du pathogène ou de l'antigène mais la plupart ne le sont pas. Les cellules peuvent rester au site de l'inflammation jusqu'à ce que l'antigène à l'origine de la réaction soit éliminé ; elles retournent ensuite vers le système lymphatique.

On distingue deux étapes principales dans la migration des leucocytes. La première est la fixation des cellules circulantes à l'endothélium vasculaire (Fig. 13.2) ; la seconde est leur passage entre les cellules endothéliales ou à travers elles (Fig. 13.3). Les cellules qui ont traversé l'endothélium migrent vers le site de l'infection ou de l'inflammation sous l'influence de stimulus chimiotactiques. Ces processus sont contrôlés d'une part par des molécules de la surface des cellules en cours de migration, qui leur permettent d'interagir avec l'endothélium, les cellules des tissus, et la matrice extracellulaire, et d'autre part par un ensemble de médiateurs (cytokines et molécules chimiotactiques).

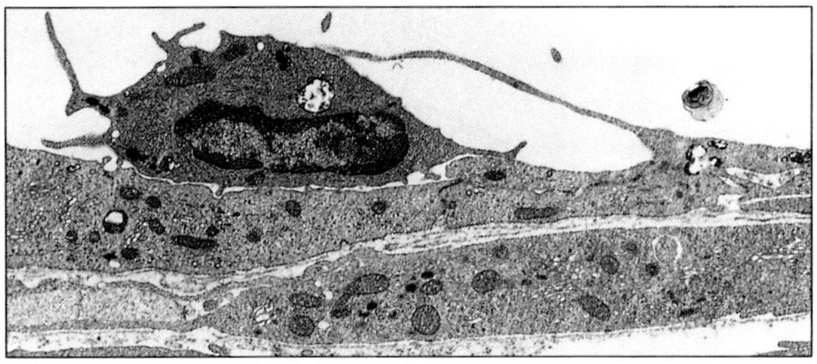

Fig. 13.1 Migration des lymphocytes. Cliché en microscopie électronique montrant un lymphocyte adhérant à l'endothélium cérébral près d'une jonction inter-endothéliale chez un animal atteint d'encéphalomyélite allergique expérimentale. L'adhérence précède la migration transendothéliale vers les sites inflammatoires. Document du Dr. C. Hawkins.

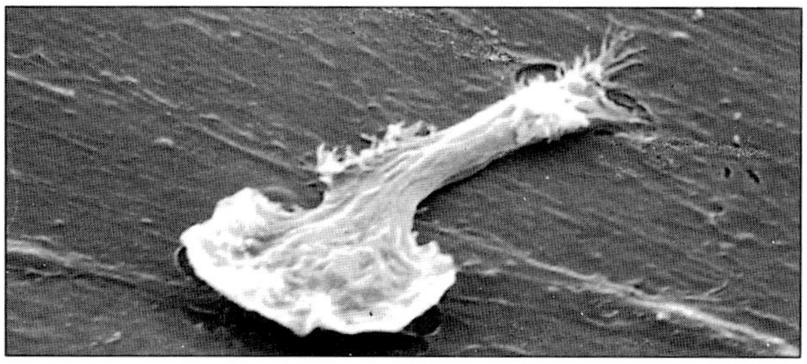

Fig. 13.2 Interaction d'un lymphocyte avec l'endothélium. Photographie en microscopie électronique à balayage montrant une cellule T, activée par l'antigène, adhérant à l'endothélium rétinien *in vitro.* La cellule circulante s'attache à l'endothélium puis étend ses pseudopodes jusqu'à ce qu'elle atteigne un site de migration.

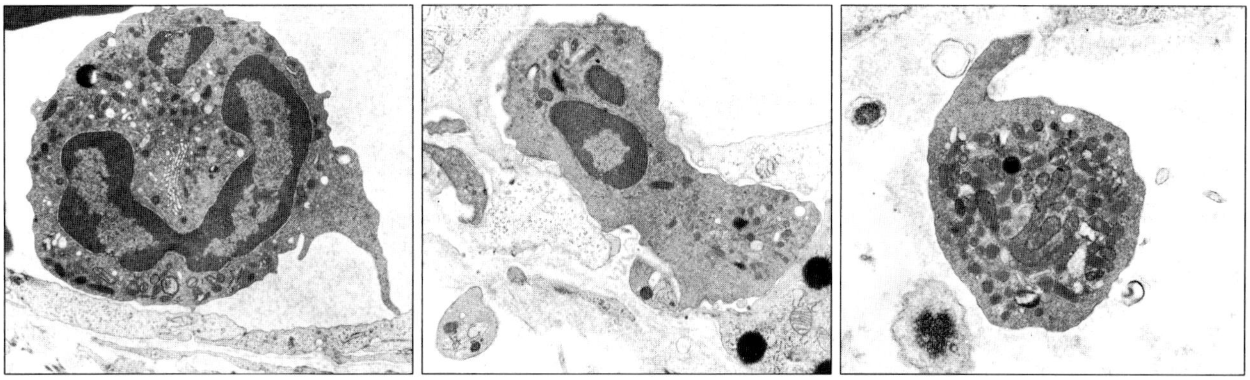

Fig. 13.3 Trois phases dans la migration des neutrophiles. On voit un polynucléaire qui adhère à l'endothélium du capillaire (à gauche) puis qui pénètre à travers cet endothélium (au milieu). Sur la photo de droite le leucocyte a franchi l'endothélium x 4000 (Document du Dr. I. Jovis).

MIGRATION ET LOCALISATION DES CELLULES

Les cellules du système immunitaire dérivent toutes de cellules souches hématopoïétiques, mais elles exercent leurs fonctions dans les tissus lymphoïdes et dans d'autres sites anatomiques (Fig.13.4). Elles doivent par conséquent migrer entre ces différents tissus par les vaisseaux lymphatiques. Les polynucléaires neutrophiles ne font qu'un seul passage sanguin, en transit de la moelle osseuse vers les tissus où ils exercent leurs fonctions effectrices, puis meurent. Par contre les lymphocytes et certains phagocytes mononucléés peuvent recirculer entre le système lymphatique et les autres tissus. Cette recirculation a pour but de transporter l'antigène vers les lymphocytes susceptibles de le reconnaître et d'acheminer les cellules effectrices vers les sites où elles vont exercer leurs fonctions. Les voies de migration cellulaire sont complexes ; elles dépendent du type cellulaire et de son stade de différenciation ou d'activation. La migration cellulaire subit aussi le contrôle de l'endothélium vasculaire dont les propriétés varient d'un tissu à l'autre. En particulier, dans les tissus lymphoïdes secondaires, les veinules post-capillaires sont caractérisées par un endothélium cubique que l'on ne trouve pas dans les autres tissus. L'expression des molécules de surface des cellules endothéliales est modifiée au cours des réactions inflammatoires. Tous ces facteurs vont intervenir dans la migration des cellules à travers la paroi endothéliale. En général, la migration des leucocytes dépend de la charge de surface des cellules en présence, de la force de cisaillement hémodynamique dans le lit vasculaire et de l'expression d'une série de molécules d'adhérence appariées sur les leucocytes et sur l'endothélium (Fig. 13.5). Quand ils ont quitté les vaisseaux, les leucocytes utilisent d'autres molécules d'adhérence pour migrer à travers les tissus.

On peut distinguer plusieurs types de migration leucocytaire.

1. Les lymphocytes vierges quittent les organes lymphoïdes primaires par voie sanguine pour gagner les tissus lymphoïdes secondaires.
2. Les lymphocytes activés quittent la rate et les ganglions pour migrer par voie sanguine vers les autres tissus lymphoïdes ou pour franchir l'endothélium vasculaire dans d'autres tissus.
3. Les cellules présentant l'antigène (CPA), telles que les macrophages et les cellules dendritiques, circulent aussi et peuvent transporter l'antigène par voie lymphatique des tissus périphériques vers les organes lymphoïdes.

Une même cellule peut suivre différentes voies de migration selon son stade d'activation ou de différenciation. Par exemple, les cellules T au repos migrent vers les tissus lymphoïdes secondaires à travers les veinules post-capillaires, tandis que les cellules T activées migrent plutôt vers les sites de l'inflammation. La localisation des cellules circulantes est contrôlée par les récepteurs des leucocytes qui interagissent avec des ligands complémentaires (contre-structures ou "addressines") sur l'endothélium.

Recirculation des lymphocytes et des cellules présentant l'antigène

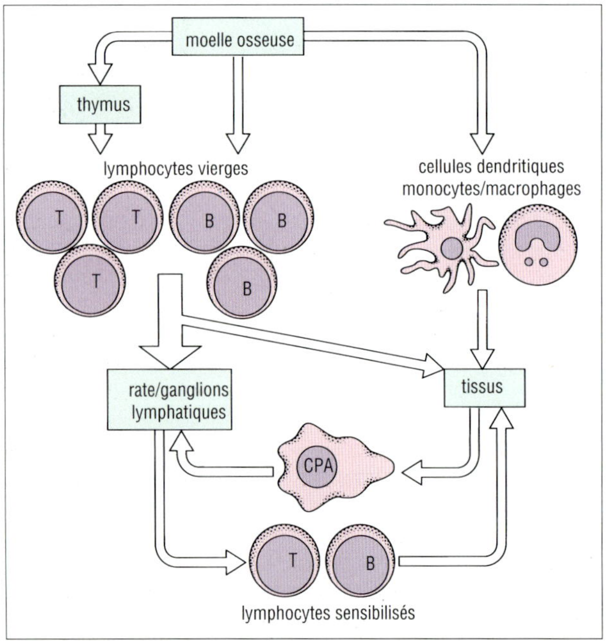

Fig. 13.4 Les lymphocytes vierges migrent des organes lymphoïdes primaires vers les tissus lymphoïdes secondaires (ex: rate et ganglions lymphatiques). Les cellules présentant l'antigène (CPA), comprenant les cellules dendritiques et les phagocytes mononucléés, dérivent aussi des cellules souches de la moelle osseuse. Ces CPA pénètrent dans les tissus, captent l'antigène et le transportent vers les tissus lymphoïdes. L'antigène est présenté aux cellules T et B. Les lymphocytes sensibilisés émigrent hors des tissus lymphoïdes et s'accumulent préférentiellement aux sites d'infection ou d'inflammation.

Facteurs contrôlant l'adhérence des leucocytes

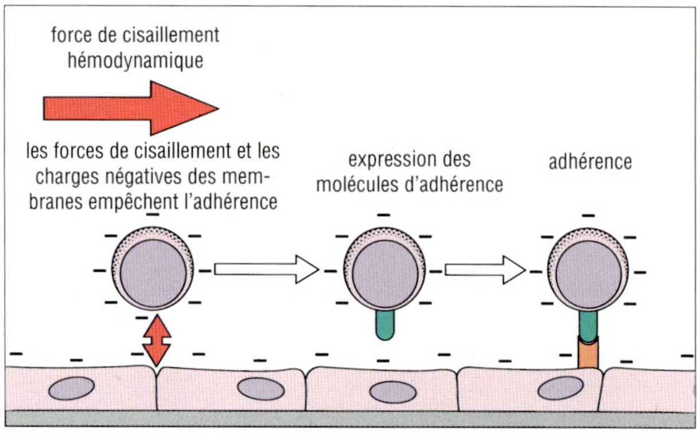

Fig. 13.5 Les leucocytes adhèrent à l'endothélium vasculaire quand l'interaction entre des paires de molécules d'adhérence est suffisante pour s'opposer aux forces de répulsion liées à la charge négative des membranes cellulaires. L'adhérence a lieu dans les sites où les forces de cisaillement hémodynamique sont faibles.

Dans les tissus, d'autres ensembles de molécules d'adhérence permettent aux leucocytes d'interagir avec les cellules ou avec les protéines de la matrice extracellulaire, telles que le collagène et la fibronectine.

Lors d'une stimulation antigénique dans un tissu, on observe l'arrivée de différentes populations cellulaires selon des modalités qui dépendent de la nature de l'antigène et du lieu de la réaction. Ce sont en général les neutrophiles qui arrivent les premiers sur le site d'une inflammation aiguë d'origine infectieuse, et qui vont persister pendant plusieurs jours. Les phagocytes mononucléés et les lymphocytes s'accumulent très progressivement à partir du premier jour. A l'inverse, dans les réactions auto-immunes chroniques, il y a peu de neutrophiles mais une prédominance de cellules T $CD4^+$ et de phagocytes mononucléés. Les infections parasitaires (ex: bilharziose) s'accompagnent souvent d'une accumulation d'éosinophiles. Les éosinophiles, les basophiles et les macrophages infiltrent la paroi bronchique après les crises d'asthme. Différentes sous-populations cellulaires peuvent se succéder au sein d'un même site inflammatoire. Par exemple, dans l'encéphalomyélite allergique expérimentale (une maladie auto-immune induite par l'immunisation avec de la myéline), les cellules T $CD4^+$ sont majoritaires pendant la période aiguë, tandis que les

Adhérence des leucocytes à l'endothélium

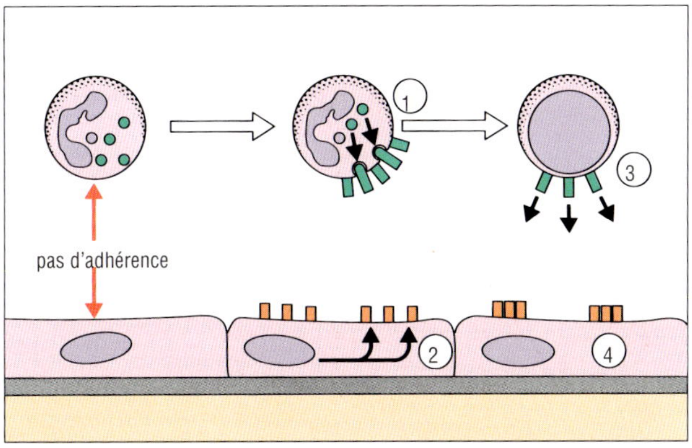

Fig. 13.6 La fixation des leucocytes à l'endothélium peut être accrue par quatre mécanismes. 1: de nombreuses cellules ont des réserves de molécules d'adhérence qui peuvent être rapidement déplacées vers la surface cellulaire. 2: au site de l'inflammation les cellules endothéliales peuvent synthétiser de nouvelles molécules d'adhérence. 3: des molécules comme LFA-1 augmentent leur affinité pour leurs ligands après activation cellulaire. 4: le regroupement des molécules d'adhérence à la surface de la cellule forme des agrégats de haute avidité. En pratique les cellules font appel à plusieurs mécanismes et l'augmentation d'affinité est induite par l'interaction initiale entre les cellules

cellules T $CD8^+$ prédominent ensuite pendant la phase de rémission.

Pour comprendre ces multiples modalités de migration cellulaire, il faut prendre en compte un grand nombre de facteurs qui agissent sur le mouvement des cellules, en particulier :

1. l'état d'activation des lymphocytes et des phagocytes
2. le type de molécules d'adhérence exprimé par l'endothélium vasculaire, qui dépend lui-même du site anatomique et de l'état d'activation de l'endothélium par les cytokines.
3. la présence de molécules chimiotactiques qui peuvent attirer préférentiellement certaines populations de leucocytes.

MOLÉCULES D'AHÉRENCE INTERCELLULAIRE

Il s'agit de molécules membranaires qui permettent à deux cellules voisines d'interagir entre elles. Ce sont souvent des molécules transmembranaires, liées au cytosquelette, que la cellule va utiliser comme point d'ancrage sur d'autres cellules ou sur la matrice extracellulaire pour pouvoir se déplacer. Une même molécule d'adhérence peut souvent fixer plusieurs ligands par l'intermédiaire de différents sites de liaison. Bien que l'affinité de liaison de chaque molécule d'adhérence pour ses ligands soit en général faible, la mise en jeu de multiples interactions, rendues possibles par le nombre et le regroupement des molécules d'adhérence et de leurs ligands, permet d'établir une liaison de haute avidité. Pour modifier leurs interactions avec d'autres types cellulaires, les leucocytes peuvent augmenter le nombre des molécules d'adhérence sur leur surface ou bien modifier leur affinité ou leur avidité (Fig. 13.6). L'augmentation du nombre des molécules d'adhérence sur la surface cellulaire peut être réalisée dans les minutes suivant l'activation de la cellule, par mobilisation d'un pool intracellulaire de molécules préformées stockées dans des vésicules, ou bien, en quelques heures, par la synthèse de novo de molécules d'adhérence et leur transport à la surface cellulaire.

On a identifié de multiples molécules d'adhérence classées, d'après leur structure, en un certain nombre de familles moléculaires. Les fonctions précises de chacune de ces molécules sont souvent difficiles à établir. On sait maintenant que toute interaction entre les leucocytes et l'endothélium met en jeu un grand nombre de paires de molécules complémentaires.

FAMILLES DE MOLÉCULES D'ADHÉRENCE

Les sélectines ou molécules d'adhérence intercellulaire de type lectines (LECCAMS), comprennent les molécules ELAM-1, GMP-140 et MEL-14 ("homing receptor"). Ce sont des molécules transmembranaires avec plusieurs domaines extracellulaires homologues de ceux des récepteurs de complément CR1 et CR2. La portion extracellulaire possède aussi un domaine d'homologie avec le récepteur du facteur de croissance épidermique (EGF), et enfin un domaine N-terminal qui a les propriétés d'une lectine (capacité de liaison à des oligosaccharides), d'où le nom de sélectines. Bien évidemment, les ligands de ces sélectines identifiés jusqu'à présent portent tous des résidus saccharidiques.

La superfamille des immunoglobulines comprend ICAM-1, ICAM-2 et VCAM. Tous les membres de cette famille sont exprimés sur l'endothélium vasculaire à l'état basal ou après activation. ICAM-1 a cinq domaines extracellulaires ; les deux domaines N-terminaux présentent une homologie structurale avec les deux domaines extracellulaires de ICAM-2. VCAM a six domaines extracellulaires (Fig. 13.7).

Les intégrines constituent le troisième principal groupe des molécules d'adhérence. Chaque membre de cette grande famille de molécules est un hétérodimère formé de deux polypeptides liés de façon non covalente (α et β), tous deux transmembranaires. Les intégrines sont classées en trois principales sous-familles, selon le type de leurs chaînes β : $\beta1$, $\beta2$ ou $\beta3$ (Fig. 13.8). Les travaux récents ont montré que l'appariement des chaînes α et β n'était pas aussi précis qu'on le pensait. Très shématiquement les intégrines $\beta1$ interviennent dans la liaison des cellules à la matrice extracellulaire, les intégrines $\beta2$ dans l'adhérence des leucocytes à l'endothélium ou à d'autres cellules immunitaires, et les intégrines $\beta3$ (cytoadhésines) dans les interactions des plaquettes et des neutrophiles dans les foyers inflammatoires ou les sites de lésions vasculaires. Ce schéma simplifié souffre de nombreuses exceptions.

Les addressines vasculaires constituent un autre groupe de molécules d'adhérence. Ces molécules sont exprimées sur les veinules post-capillaires dans différents territoires anatomiques, leur expression peut être induite sur les cellules endothéliales dans les foyers d'inflammation chronique (Fig. 13.9). Ces molécules contrôlent la pénétration des lymphocytes dans les tissus lymphoïdes secondaires et les foyers inflammatoires. Les veinules post-capillaires des ganglions et celles des tissus lymphoïdes muqueux, telles que les plaques de Peyer, possèdent des addressines différentes.

FONCTIONS DES MOLÉCULES D'ADHÉRENCE

Bien qu'il soit difficile d'assigner un type particulier de migration cellulaire à chaque couple de molécules d'adhérence, certains principes généraux peuvent être dégagés.

La migration initiale des neutrophiles vers les foyers d'inflammation aiguë s'explique en partie par l'interaction du déterminant asialo-Lewis X des glycoprotéines membranaires, avec la molécule ELAM de la surface des cellules endothéliales dont l'expression est induite par la réaction inflammatoire. *In vitro*, la stimulation de l'endothélium par des cytokines, telles que le TNFα ou l'IL-1, induit l'expression de ELAM qui augmente de 4 à 12 h puis disparaît à 24 h (Fig. 13.10). Les cellules transfectées avec l'antigène codant pour ELAM, qui expriment des taux élevés de cette molécule, adhèrent fortement aux neutrophiles. Les anticorps anti-ELAM empêchent cette liaison. ELAM joue donc un rôle important dans l'accumulation des neutrophiles.

Les intégrines $\beta2$ LFA-1 et CR3, exprimées par les leucocytes, interviennent dans la migration des neutrophiles, des lymphocytes et des monocytes. Les contre-structures de LFA-1 sont ICAM-1 et ICAM-2 sur l'endothélium vasculaire. *In vitro*, la cellule endothéliale exprime ICAM-2 à l'état basal et cette molécule permet la liaison des lympho-

Structure de trois molécules d'adhérence des cellules endothéliales

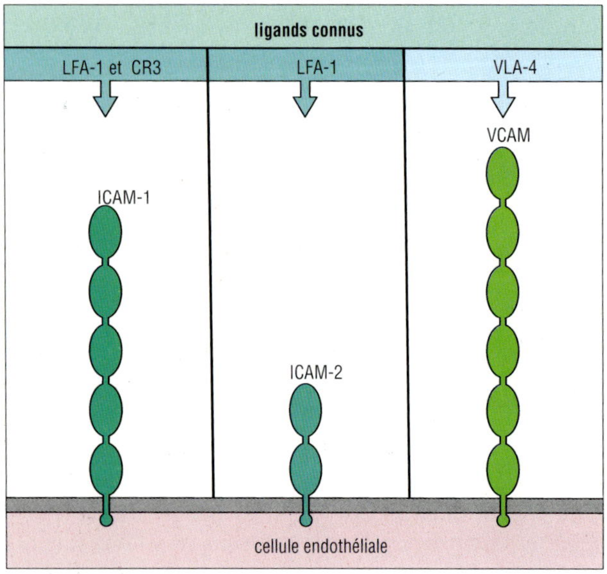

Fig. 13.7 Le schéma montre les molécules ICAM-1, ICAM-2 et VCAM, avec leur organisation en domaines de type immunoglobulinique. Leurs ligands identifiés sont inscrits dans la partie supérieure.

Les intégrines

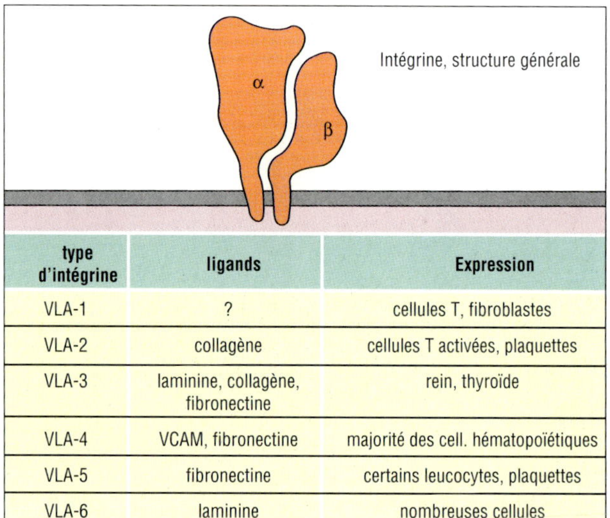

type d'intégrine	ligands	Expression
VLA-1	?	cellules T, fibroblastes
VLA-2	collagène	cellules T activées, plaquettes
VLA-3	laminine, collagène, fibronectine	rein, thyroïde
VLA-4	VCAM, fibronectine	majorité des cell. hématopoïétiques
VLA-5	fibronectine	certains leucocytes, plaquettes
VLA-6	laminine	nombreuses cellules
LFA-1	ICAM-1, ICAM-2	la plupart des leucocytes
CR3	C3b, C4b, ICAM-1 + endothélium	phagocytes mononucléés, neutrophiles
CR4	C3b, C4b, + endothélium	macrophages

Fig. 13.8 Le tableau représente les propriétés des intégrines β_1 (en jaune) etβ_2 (en rouge).

cytes à différents types d'endothélium. Par exemple, l'endothélium des vaisseaux cérébraux exprime très faiblement ICAM-2 et très peu de cellules peuvent traverser cet endothélium. Par contre, ICAM-1 est très faiblement exprimé à l'état basal mais peut être induit par des cytokines (TNF, IL-1 et IFNγ, selon les espèces). *In vitro*, ICAM-1 est induit en 24 à 96 h, ce qui correspond précisément au délai d'arrivée des monocytes et des lymphocytes (Fig. 13.10). Le rôle de CR3 dans l'accumulation des phagocytes est suggéré par les études *in vitro* qui démontrent l'inhibition de la migration des phagocytes par des anticorps anti-CR3. En particulier les malades qui sont atteints d'un syndrome de déficit en molécules d'adhérence (LAD) ont un défaut d'expression des intégrines β2 (LFA-1, CR3, CR4) et présentent des infections sévères par absence de recrutement des phagocytes dans les foyers inflammatoires. La spécificité des récepteurs CR3 et CR4 pour des produits de clivage du composant C3 du complément n'explique pas leur rôle dans la migration cellulaire et l'on pense que ces molécules pourraient avoir d'autres ligands sur la cellule endothéliale, peut-être ICAM-1.

Le rôle du couple LFA-1/ICAM-1 dans la migration lymphocytaire vers les foyers inflammatoires a été cité précédemment. Une autre molécule, VCAM, joue un rôle important dans la migration des lymphocytes; VCAM est induite par l'action des cytokines sur l'endothélium avec une cinétique comparable à celle d'ICAM-1. Il y a cependant des différences subtiles entre les agents inducteurs de ces deux molécules ; par exemple l'IFNγ induit ICAM-1 mais pas VCAM. La mosaïque des molécules d'adhérence des cellules endothéliales pourrait donc varier en fonction du mélange de cytokines produites dans chaque foyer inflammatoire. La contre-structure de la molécule VCAM est l'intégrine β1VLA-4 ; les anticorps anti-VLA-4 bloquent la liaison des lymphocytes à l'endothélium. L'inhibition de l'adhérence des lymphocytes aux cellules endothéliales pourrait avoir des applications thérapeutiques. Par exemple l'administration d'anticorps anti-VLA-4 peut empêcher l'apparition de l'encéphalomyélite allergique expérimentale ; ces nouvelles modalités de traitement n'ont pas encore été essayées dans l'espèce humaine.

Il est important de bien distinguer les molécules d'adhérence décrites ci-dessus, qui contrôlent les migrations cellulaires dans les foyers inflammatoires, des addressines qui interviennent dans la circulation lymphocytaire à l'état normal. Cependant il peut y avoir certains recoupements, puisque des veinules post-capillaires à endothélium cubique exprimant des molécules d'adhérence spécifiques peuvent être observées dans des foyers inflammatoires chroniques tels que les synoviales articulaires dans la polyarthrite rhumatoïde.

Une fois qu'ils ont traversé l'endothélium et pénétré dans les tissus, les leucocytes doivent interagir avec les protéines de la matrice extracellulaire (collagène, laminine, fibronectine, etc...), et avec les cellules. Ce passage s'accompagne de modifications phénotypiques permettant l'adaptation de la cellule à son nouvel environnement. Par exemple, les neutrophiles qui quittent les vaisseaux n'expriment plus certaines molécules de surface telles que ELAM.

Un grand nombre de molécules permettant l'interaction avec la matrice extracellulaire appartiennent au groupe des intégrines β1 encore appelées "antigènes très tardifs" (VLA) car on les trouve à la surface des lymphocytes T à un stade très tardif après l'activation. L'ensemble du groupe des intégrines β1 a été récemment dénommé "molécules VLA", bien que la plupart d'entre elles ne soient pas seulement exprimées par les lymphocytes. Ce groupe comprend les récepteurs du collagène (VLA-2 et VLA-3), de la laminine (VLA-3 et VLA-6) et de la fibronectine (VLA3, VLA-4 et VLA-5). L'expression très tardive de ces molécules après l'activation lymphocytaire suggère que les cellules T activées passent par des stades successifs de différenciation, l'une des dernières fonctions qui apparaisse étant la capacité d'interagir avec la matrice extracellulaire.

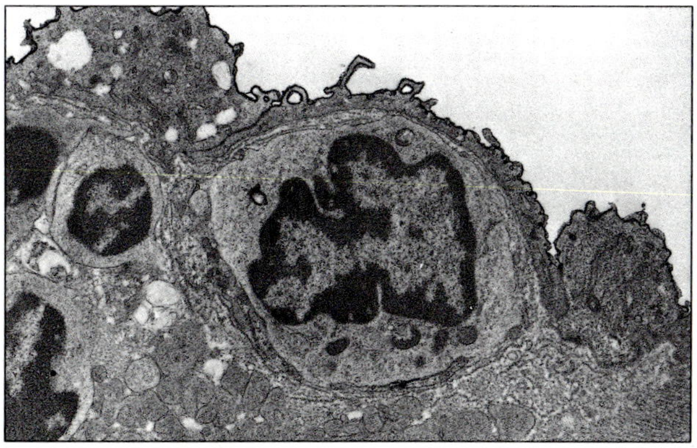

Fig. 13.9 L'addressine à la surface des cellules endothéliales. Cette photographie de microscopie électronique est colorée pour montrer l'addressine normalement présente sur les veinules post-capillaires. Dans cet exemple la molécule est exprimée sur l'endothélium cérébral chez des souris de Biozzi AB/H présentant une encéphalomyélite expérimentale chronique à rechute induite par immunisation avec la protéine basique de la myéline. (Document des Drs. J.K. O'Neill et C. Butter, avec la permission de *Immunology*).

Expression et induction des molécules d'adhérence des cellules endothéliales

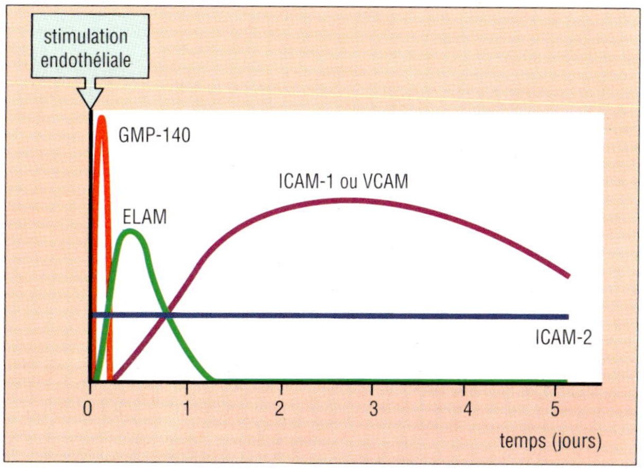

Fig. 13.10 Le graphique montre la cinétique d'induction de différentes molécules endothéliales après stimulation *in vitro* d'endothélium de la veine ombilicale humaine par le TNFα.

INFLAMMATION

L'inflammation est une réaction de l'organisme à la pénétration d'un agent infectieux, à la stimulation par un antigène, ou bien à une blessure. Tout comme l'exercice physique qui nécessite un flux sanguin accru pour apporter le glucose et l'oxygène nécessaires au métabolisme, la réaction physiologique aux infections et aux traumatismes met en jeu une accumulation locale des molécules et des cellules du système immunitaire. Trois évènements principaux interviennent dans cette réaction inflammatoire (Fig. 13.11).

1. Le flux sanguin augmente dans la zone inflammatoire
2. La perméabilité capillaire augmente, du fait de la rétraction des cellules endothéliales et peut être de l'augmentation du transport intra-vésiculaire à travers l'endothélium. Des macromolécules plasmatiques comme les anticorps, le complément et différents systèmes enzymatiques vont ainsi pouvoir diffuser dans le foyer inflammatoire et s'y accumuler.
3. Les polynucléaires neutrophiles et les macrophages, puis ultérieurement les lymphocytes, traversent la paroi vasculaire et gagnent les tissus où leur migration est dirigée par des facteurs chimiotactiques.

CONTRÔLE DE L'INFLAMMATION

Les différents types de réaction inflammatoire sont contrôlés par plusieurs groupes de médiateurs tels que les cytokines, les produits des systèmes enzymatiques du plasma et les substances vasoactives libérées par les mastocytes, les basophiles et les plaquettes (Fig. 13.12). Les médiateurs d'action rapide, tels que les amines vasoactives et les produits des systèmes des kinines, contrôlent la réponse immédiate. Ensuite les médiateurs néoformés tels que les leucotriènes interviennent dans l'accumulation et l'activation d'autres types cellulaires. Dès que les leucocytes atteignent

Inflammation

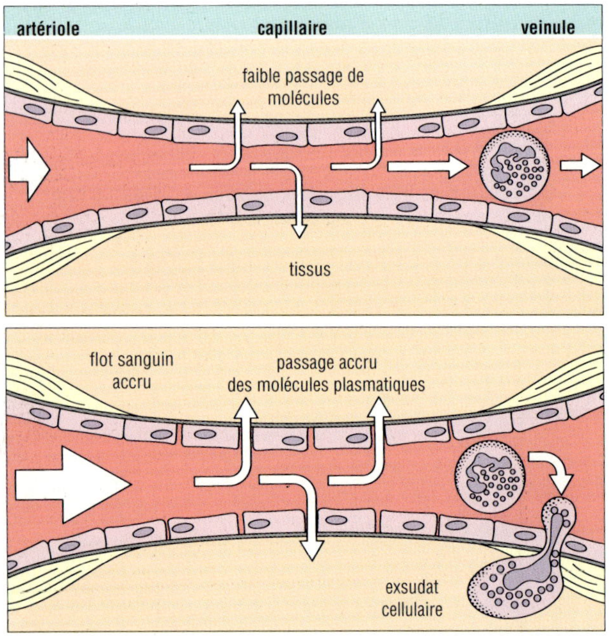

Fig. 13.11 Le schéma montre le tissu normal (en haut) et les trois principales modifications qui caractérisent l'inflammation (en bas). On observe une augmentation du flux sanguin, une augmentation de la perméabilité capillaire aux macromolécules du plasma, et la migration des leucocytes à travers les veinules.

Médiateurs de l'inflammation

médiateur	Origine	actions
histamine	mastocytes basophiles	perméabilité vasculaire, contraction des muscles lisses, mobilité cellulaire
5-hydroxy-tryptamine (5HT)= sérotonine	plaquettes, mastocytes (rongeurs)	perméabilité vasculaire, contraction des muscles lisses,
plaquettes, (PAF)	basophiles, neutrophiles, macrophages	libération des médiateurs des perméabilité vasculaire, contraction des muscles lisses, activation des neutrophiles
facteur chimiotactique des neutrophiles (NCF)	mastocytes	chimiotactisme des neutrophiles
IL-8	lymphocytes	migration des monocytes
C3a	complément C3	dégranulation des mastocytes, contraction des muscles lisses
C5a	complément C5	dégranulation des mastocytes, chimiotactisme des neutrophiles et des macrophages, activation des neutrophiles, contraction des muscles lisses, perméabilité vasculaire
bradykinine	système des kinines (kininogène)	vasodilatation, contraction du muscle lisse, perméabilité capillaire, douleur
fibrinopeptides et produits de dégradation de la fibrine	système de la coagulation	perméabilité vasculaire, chimiotactisme des neutrophiles et des macrophages
prostaglandine E_2 (PGE_2)	voie de la cyclooxygénase	vasodilatation, perméabilité vasculaire en synergie avec l'histamine et la bradykinine
leucotriène B_4 (LTB_4)	voie de la lipoxygénase	chimiotactisme des neutrophiles, synergie avec PGE_2 pour la perméabilité vasculaire
leucotriène D_4 (LTD_4)	voie de la lipoxygénase	contraction du muscle lisse, perméabilité vasculaire

Fig. 13.12 Ce tableau présente les principaux médiateurs de l'inflammation qui contrôlent le débit sanguin, la perméabilité vasculaire et les migrations cellulaires. Les principales sources de ces médiateurs sont inscrites dans la colonne centrale.

le foyer infectieux ou inflammatoire, ils libèrent des médiateurs qui contrôlent l'accumulation et la migration d'autres cellules. Cependant, dans les réactions inflammatoires d'origine immunologique, le contrôle ultime est exercé par l'antigène lui-même. C'est la raison pour laquelle les réactions inflammatoires où l'antigène peut être éliminé très rapidement sont tout à fait différentes de celles observées lors des infections chroniques ou des réactions auto-immunes, où l'antigène ne peut pas être éliminé.

Quatre systèmes enzymatiques du plasma, qui jouent un rôle important dans l'homéostase, interviennent dans l'inflammation. Il s'agit du système de la coagulation, de la fibrinolyse (plasmine), des kinines et du complément. Ce dernier établit un lien entre réactions immunologiques et inflammatoires (voir chapitre 12).

L'activation du système des kinines libère la bradykinine et la lysyl-bradykinine ou kallidine. La bradykinine est un nonapeptide vasoactif très puissant qui provoque la dilatation veineuse, l'augmentation de la perméabilité vasculaire et la contraction des muscles lisses. La bradykinine est produite par l'activation du facteur Hageman (XII) du système de la coagulation, tandis que la kallidine est produite par l'activation du système de la plasmine, ou bien par des enzymes libérés à partir des tissus lésés (Fig. 13.13).

Les cellules accessoires, parmi lesquelles les mastocytes, les basophiles et les plaquettes, sont des sources majeures d'histamine et de sérotonine (5-hydroxytryptamine), médiateurs vasoactifs qui provoquent la vasodilatation et l'augmentation de la perméabilité vasculaire. Bon nombre des effets pro-inflammatoires des peptides C3a et C5a sont dus à leur capacité d'induire la dégranulation des mastocytes, et peuvent être bloqués par des antihistaminiques.

La dégranulation des mastocytes et des basophiles peut aussi être déclenchée par le pontage des IgE membranaires par un antigène spécifique, ce mécanisme permettant à la réaction immunitaire spécifique (adaptative) de déclencher une réaction inflammatoire. Les interactions entre ces différents systèmes sont illustrées dans la figure 13.14. Les mastocytes produisent aussi des médiateurs inflammatoires d'action lente tels que les leucotriènes, les prostaglandines et les thromboxanes. Les propriétés de ces dérivés de l'acide arachidonique sont décrites dans le chapitre 19.

Les plaquettes peuvent elles-aussi être activées par le système immunitaire par leurs récepteurs de Fc qui peuvent être agrégés par des complexes immuns. Cette activation joue un rôle important dans les réactions d'hypersensibilité de type II et III.

Activation du système des kinines

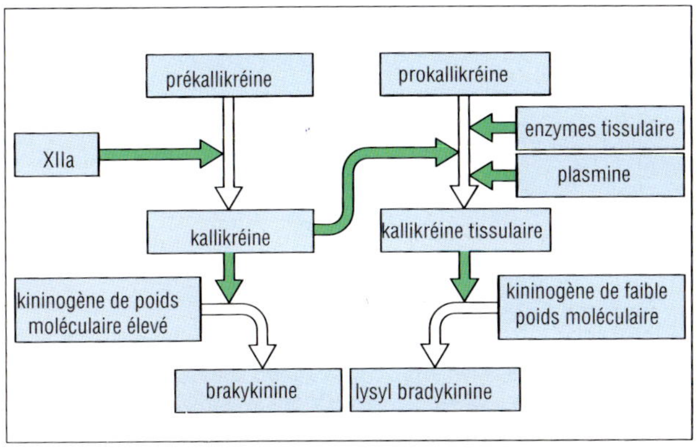

Fig. 13.13 Le facteur de Hageman activé (XIIa) agit sur la prékallikréine pour produire la kallikréine qui, à son tour, libère la bradykinine à partir du kininogène de haut poids moléculaire (HMWK). La prékallikréine et le HMWK circulent sous forme d'un complexe. Plusieurs enzymes activent la prokallikréine tissulaire qui libère la lysyl bradykinine à partir du kininogène de faible poids moléculaire.

Le système immunitaire dans l'inflammation aiguë

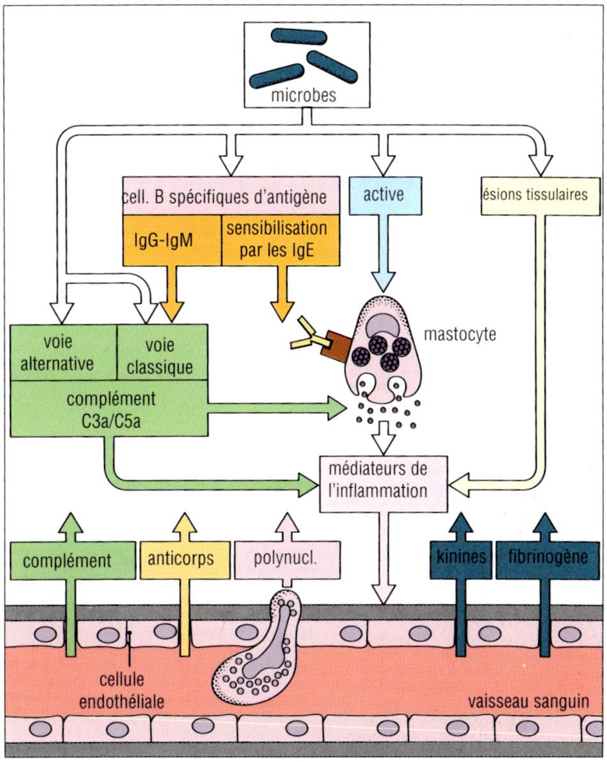

Fig. 13.14 Le système immunitaire spécifique module les réactions inflammatoires par la mise en jeu du système du complément. Les antigènes (ex: de microorganismes) stimulent la production d'anticorps par les cellules B, notamment des IgE qui se lient aux mastocytes, tandis que les IgG et les IgM activent le complément. Celui-ci peut aussi être activé directement par la voie alterne. Quand ils sont stimulés par l'antigène, les mastocytes libèrent les médiateurs contenus dans leurs granules et synthétisent les eicosanoïdes (produits du métabolisme de l'acide arachinoïque comprenant les prostaglandines et les leucotriènes). En association avec le complément, qui peut lui-même stimuler les mastocytes par le C3a et le C5a, ces médiateurs produisent une réaction inflammatoire locale facilitant l'arrivée des leucocytes et des enzymes plasmatiques.

Les cytokines constituent un autre ensemble de médiateurs intercellulaires intervenant dans les réactions inflammatoires. Au stade initial, des cytokines comme l'IL-1 ou l'IL-6 peuvent être produites par les cellules du foyer inflammatoire. Dès que les lymphocytes et les cellules mononucléées ont pénétré dans le foyer inflammatoire, ils peuvent être activés par l'antigène et sécréter leurs propres cytokines (IL-1, TNF, IL-4, IFNγ) qui agissent sur l'endothélium vasculaire et augmentent encore la migration cellulaire. D'autres cytokines comme l'IL-8 ont des effets chimiotactiques.

CHIMIOTACTISME

Le chimiotactisme est défini comme la migration de cellules dans la direction définie par un gradient de concentration d'une molécule chimiotactique, vers un foyer inflammatoire ou une réaction d'hypersensibilité. Plusieurs médiateurs, comme l'histamine, font augmenter la mobilité des cellules ("chemokinesis") sans induire leur migration dans une direction particulière. Le déclenchement d'une migration unidirectionnelle est le propre des facteurs chimiotactiques. Les leucocytes sont extraordinairement sensibles à ces signaux puisqu'une différence de concentrations en facteur chimiotactique aussi faible que 0,1 % entre les deux pôles de la cellule est suffisante pour induire la migration.

De nombreuses molécules chimiotactiques agissent sur les leucocytes, en particulier sur les neutrophiles et les macrophages (Fig. 13.15). Ces deux types de cellules ont des récepteurs pour le peptide fMet-Leu-Phe (fMLP). Ce récepteur reconnaît des peptides bloqués à leur extrêmité N-terminale par une méthionine formylée. Comme les procaryotes (ex: bactéries) utilisent cet acide aminé comme site initial de traduction de toutes les protéines, à la différence des eucaryotes, ce site constitue un signal spécifique très simple permettant aux phagocytes de reconnaître la présence de bactéries. Les neutrophiles et les macrophages ont aussi des récepteurs de C5a et de LTB4, libérés d'une part par l'activation du complément, et d'autre part par l'activation de différents types cellulaires tels les macrophages et les mastocytes dans les foyers inflammatoires. D'autres molécules produites par la coagulation, en particulier le peptide B de la fibrine et la thrombine, exercent une activité chimiotactique vis-à-vis des phagocytes.

Dans la mesure où elles sont activées localement, les premières cellules qui atteignent le foyer inflammatoire vont pouvoir attirer d'autres cellules. Par exemple, les monocytes activés sécrètent l'IL-8, une cytokine de faible poids moléculaire (10 kDa) qui exerce une activité chimiotactique vis-à-vis des neutrophiles et des basophiles. De même, l'activation des macrophages induit la libération de LTB4 qui a des propriétés chimiotactiques. Il est possible que la migration de sous-populations lymphocytaires distinctes soit contrôlée par différents médiateurs chimiotactiques, mais ceux-ci n'ont pas encore été clairement identifiés.

Molécules chimiotactiques

facteur	caractéristiques	source	cellules cibles
C5a	peptide de77 amino-acides	extrémité N-terminale de la chaîne α de C5	neutrophiles, éosinophiles, macrophages
f.Met-Leu-Phe	tripeptide avec extrémité N-terminale bloquée	procaryotes	neutrophiles, éosinophiles, macrophages
LTB_4	métabolite de l'acide arachidonique (voie de la lipoxygénase)	mastocytes, basophiles macrophages	neutrophiles macrophages éosinophiles (présent dans ECF)
IL-8	protéine de 10 kDa	monocytes activés	neutrophiles, basophiles

Fig. 13.15 Ces quatre molécules chimiotactiques provoquent la migration des leucocytes. Elles agissent au site de l'inflammation et ne diffusent que sur de courtes distances.

LECTURES COMPLÉMENTAIRES

Davies P, Bailey PJ, Goldenberg MM, Ford-Hutchinson AW. The role of arachidonic acid oxygenation products in pain and inflammations. *Annu Rev Immunol* 1984;**2**:335-58.

Dustin ML, Springer TA. Role of lymphocyte adhesion receptors in transient interactions and cell locomotion. *Annu Rev Immunol* 1991;**9**:27-66.

Hemler ME. VLA proteins in the integrin family: structures, functions and their role on leukocytes. *Annu Rev Immunol* 1990;**8**: 365-400.

Hynes RO. Integrins: a family of cell surface receptors. *Cell* 1987;**48**:349-54.

Male DK. Cell traffic and inflammation. In: Male DK, Champion B, Cooke A, Owen M. *Advanced Immunology*. 2nd ed. London: Gower Medical Publishing, 1991: Chapter 16.

Proud D, Kaplan AP. Kinin formation: mechanism and role in inflammatory disorders. *Annu Rev Immunol* 1988;**6**:49-83.

Shimizu Y, Newman W, Gopal TV, *et al.* Four molecular pathways of T cell adhesion to endothelial cells. Roles of LFA-1, VCAM-1 and ELAM-1 and changes of pathway hierarchy under different activation conditions. *J Cell Biol* 1991;**113**:1203-12.

Springer TA. Adhesion receptors in the immune system. *Nature* 1990;**346**:425-34.

chapitre 14

Évolution de l'immunité

L'étude comparée des systèmes de défense des vertébrés met en évidence leur évolution progressive vers le système immunitaire sophistiqué des mammifères. Les origines phylogénétiques du système immunitaire des vertébrés restent cependant imprécises, notamment au niveau moléculaire, malgré les recherches approfondies menées sur l'immunité des invertébrés. Sans doute avons-nous beaucoup à apprendre des origines de l'immunité "non spécifique" des vertébrés, comme la phagocytose, en étudiant les invertébrés. Les invertébrés représentent plus de 95 % des espèces animales ; ils comprennent des organismes qui vivent isolément ou au sein de colonies, des organismes dont le corps est plein (les acoelomés) et d'autres dont le corps est creux (les coelomés), des organismes avec et d'autres sans système vasculaire, de sorte que le choix d'un modèle animal expérimental est presque illimité.

La figure 14.1 représente un arbre phylogénétique simplifié du règne animal ; parmi les invertébrés coelomés, on distingue deux grands embranchements en fonction de différences embryologiques. Une de ces branches, qui comprend les mollusques, les annélides et les arthropodes (les protostomes), s'est individualisée précocément au cours de l'évolution de la voie qui a conduit aux échinodermes, aux tuniciers et aux vertébrés (les deutérostomes). L'essentiel des recherches sur le système immunitaire des invertébrés s'est concentré sur les protostomes parce que les arthropodes et les mollusques ont une importance économique considérable, par la menace qu'ils font peser sur l'agriculture ou en tant que vecteurs de nombreux pathogènes humains. Notre compréhension de l'évolution des réponses immunitaires chez les tuniciers et les échinodermes, proches des vertébrés est donc restée limitée. En outre, les ancêtres des vertébrés ont aujourd'hui disparu et les tentatives visant à reconstituer l'évolution de l'immunité des vertébrés par l'étude de groupes tels que les tuniciers (Fig. 14.2) repose sur l'hypothèse non vérifiée que certains animaux actuels de ce groupe seraient proches parents des ancêtres des vertébrés. La figure 14.1 montre certains phénomènes d'immunité cellulaire ou humorale découverts dans les phylums d'invertébrés.

CELLULES SANGUINES DES VERTÉBRÉS ET ÉVOLUTION DU SYSTÈME IMMUNITAIRE

La figure 14.3 représente les principales étapes de l'évolution des cellules sanguines et du système immunitaire chez les vertébrés. Elle montre que, malgré le succès des invertébrés, seuls les vertébrés possèdent des lymphocytes assurant une immunité adaptative spécifique avec une mémoire. Sous quelles pressions de l'environnement les vertébrés ont-ils développé un système immunitaire de plus en plus sophistiqué ? Le risque de cancer et d'infections virales chez les organismes complexes à longue durée de vie pourrait être l'une de ces pressions sélectives. Un système immunitaire parfaitement ajusté est alors nécessaire, avec des cellules effectrices circulantes qui reconnaissent les glycoprotéines du CMH à la surface des cellules infectées ou mutées.

Capacités immunitaires des vertébrés et des invertébrés

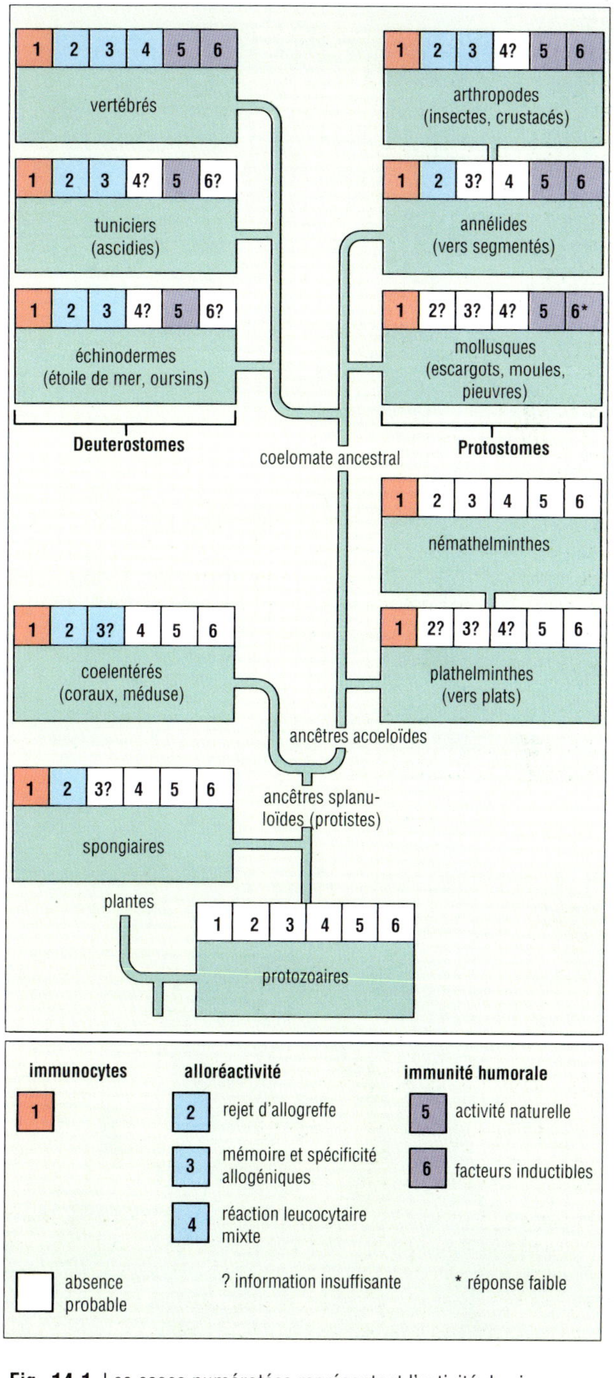

Fig. 14.1 Les cases numérotées représentent l'activité des immunocytes (1), ainsi que différents aspects des réactions immunitaires contre des alloantigènes (2-4) et de l'immunité humorale (5,6). 14.1

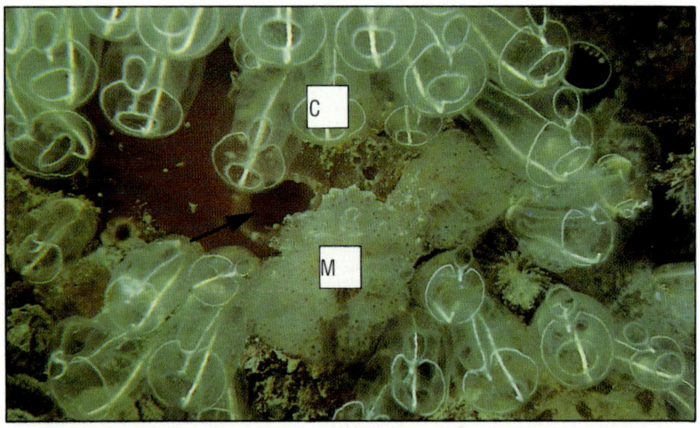

Fig. 14.2 Deux colonies d'outres de mer ou ascidies (tuniciers) *Clavenilina lepadiformis* (C) et *Morchellium argus* (M) en compétition pour leur espace. Un Tunicier isolé est visible vers le centre (flèche). Le diamètre d'un *clavenula* est d'environ 4 mm (Document du Dr. P. Dyrynda).

Evolution du système immunitaire

stade phylogénétique ou pression de sélection	implications immunologiques
unicellulaire	reconnaissance et discrimination
métazoaire (y compris colonies)	système d'histocompatibilité , reconnaissance allogénique, mémoire à court terme
mésoderme, circulation, nutrition et défense sont des fonctions séparées	cellules sanguines diversifiées circulant librement, érythrocytes, immunité cellulaire
cancers et infections virales associés à l'augmentation de complexité et de longévité	immunosurveillance reconnaissant les cellules infectées ou cancéreuses
protovertébrés ancestraux	augmentation des pouvoirs de reconnaissance et de discrimination ?
vertébrés inférieurs : longévité et diminution des capacités de reproduction par rapport aux invertébrés	véritables lymphocytes, tissu lymphoïde et augmentation de taille, de la production d'anticorps (IgM), mémoire à plus long terme
vertébrés terrestres : exposition aux irradiations, système circulatoire à haute pression	moelle osseuse, classes d'anticorps supplémentaires, lymphocytes T et B, organes lymphoïdes de plus grande complexité, GALT
amniotes (reptiles, oiseaux, mammifères avec perte des formes larvaires)	progrès dans la différenciation des cellules immunocompétentes avec système immunitaire diversifié et plus efficace
l'homéothermie favorise le développement des pathogènes	plus grande efficacité du système immunitaire,intégration des réponses cellulaires et humorales, centres germinatifs dans les organes lymphoïdes secondaires, ganglions lymphatiques
viviparité avec interactions materno-foetale	adaptation fine du système immunitaire et régulation évitant le rejet par la mère

Fig. 14.3 Phylogénèse des cellules sanguines et du système immunitaire en fonction de la spéciation et des possibles pressions de sélection (Adapté de Rowley A.F., Ratcliffe N.A. eds, *Vertebrate Blood cells*. Cambridge: Cambridge University Press: 1988, avec autorisation).

IMMUNITÉ DES INVERTÉBRÉS

IMMUNOCYTES

La plupart des invertébrés possèdent des leucocytes mais sont habituellement dépourvus d'érythrocytes. Les leucocytes peuvent être présents dans les tissus, mobiles dans les vaisseaux sanguins, ou encore occuper les cavités (coelomocytes) ou l'hémolymphe (hémocytes) située dans les poches liquidiennes de ces animaux. Les premières cellules sanguines sont probablement dérivées d'un ancêtre libre du type protozoaire. Chez les métazoaires primitifs comme les éponges, les coelentérés et les planaires, les amoebocytes phagocytaires participent non seulement à la défense de l'hôte mais aussi à la nutrition et à l'excrétion. Chez les coelomés (protostomes et deutérostomes), alors que les organismes augmentent en taille et en complexité, un système circulatoire devient nécessaire pour assurer le transport des nutriments et des excréments au sein de l'organisme. Par la suite, des cellules de type amoebocyte ont probablement abandonné leur rôle nutritionnel et migré du tissu conjonctif vers le système circulatoire. Dès lors, un ensemble de types cellulaires se sont progressivement spécialisés dans certaines fonctions de la réponse immunitaire (Fig. 14.4).

Cellules et tissus des systèmes immunitaires des invertébrés

cellules/tissus	rôle(s) dans l'immunité/la physiologie
mucus, cuticule, coquilles, carapaces ou barrière intestinale	barrière physicochimique s'opposant à l'invasion
cinq groupes de leucocytes libres et sessiles	assurent les défenses cellulaires et une partie des réactions humorales
I cellules progénitrices	peuvent servir de cellules-souches pour différents types cellulaires
II cellules phagocytaires	phagocytose, encapsulation, destruction, coagulation, cicatrisation
III cellules de l'hémostase	coagulation par agrégation cellulaire, reconnaissance du non-soi, production de lysozyme et d'agglutinine
IV cellules nutritives	réaction d'encapsulation et de cicatrisation ? rôle nutritif ?
V cellules pigmentées	rôle de défense (?), fonction respiratoire
cellules fixées telles que cellules du péricarde, néphrocytes, cellules des pores	pinocytose des colloïdes et des petites particules ; synthèse du lysozyme (cellulespéricardiques) et d'autres facteurs antimicrobiens ?
organes hématopoïétiques bien structurés chez certains invertébrés	hémopoïèse et phagocytose, synthèse de facteurs antimicrobiens chez quelques animaux.
corps adipeux (insectes), tube digestif et sinus (mollusques, crustacés)	synthétisent des protéines de l'immunité et des agglutinines (corps adipeux), phagocytose (cellules du tube digestif), élimination de particules étrangères (cellules bordant les sinus)

Fig. 14.4 Système immunitaire des invertébrés (adapté de Ratcliffe N.A., *Immunol. Lett.* 1985: **10**;253-270; Elsevier Science Publications 1985, avec autorisation).

Du fait de la grande diversité des espèces d'invertébrés, il est impossible de classer les leucocytes libres en catégories bien définies d'après leurs seules propriétés morphologiques et caractéristiques phénotypiques comme chez les vertébrés. On peut cependant établir une classification fonctionnelle en cinq principaux groupes de cellules : les progéniteurs, les cellules phagocytaires, les cellules hémostatiques, les cellules nutritives et les cellules pigmentées (voir Fig. 14.4). Les cellules progénitrices, avec différents tissus hématopoïétiques, sont des cellules-souches pour les autres lignées. À première vue, elles ressemblent aux lymphocytes des vertébrés (Fig. 14.5). Les cellules phagocytaires (Fig. 14.6) sont probablement le seul type de leucocytes présent dans tout le règne animal. Elles correspondent aux granulocytes et aux macrophages des mammifères, mais n'ont pas les mêmes marqueurs de surface. Les cellules hémostatiques sont impliquées dans la coagulation et la cicatrisation ; ce sont d'importants effecteurs de la reconnaissance du non-soi. Les cellules nutritives constituent une population minoritaire qui pourrait jouer un rôle dans la nutrition. Les cellules pigmentées pourraient contenir un pigment respiratoire et ressemblent aux érythrocytes des vertébrés.

DÉFENSES IMMUNITAIRES

Les systèmes immunitaires des invertébrés sont apparemment dépourvus d'immunoglobulines (Ig), de sous-populations lymphocytaires capables de coopérer entre elles et d'organes lymphoïdes. Le nombre considérable et la diversité des invertébrés témoignent cependant de l'efficacité de leurs mécanismes de défense. Comme les vertébrés, les invertébrés ont des barrières physico-chimiques très efficaces comme première ligne de défense (voir Fig. 14.4). Le corps de nombreux coelentérés, des annélides, des mollusques et de certains tuniciers est recouvert de mucus qui capte et détruit d'éventuels pathogènes (Fig. 14.7). Des exosquelettes très résistants comme les carapaces et les

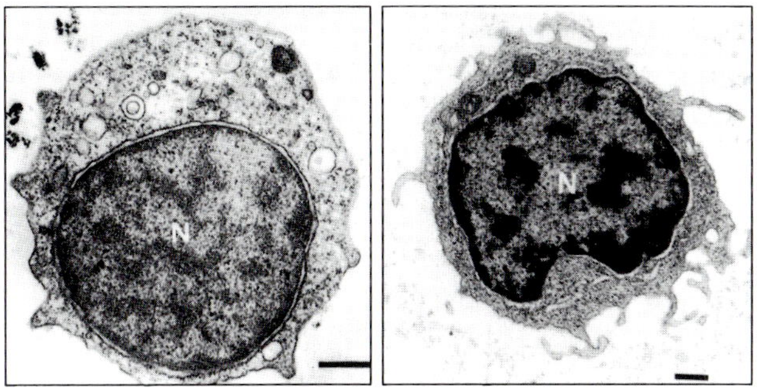

Fig. 14.5 Photographies en microscopie électronique d'une cellule de type lymphoïde du tunicier *Ciona intestinalis* (à gauche) et d'un lymphocyte d'un poisson, la blennie, *Blennius pholis* (à droite). Noter la similitude de morphologie ; les deux cellules possèdent un grand noyau entouré d'un petit cytoplasme indifférencié. Echelle : 0,5µm (Document du Dr. A.F. Rowley, d'après *Endeavour (New Series)* **13**, 72-77, avec autorisation, ©Maxwell Pergamon, McMillan plc1989)

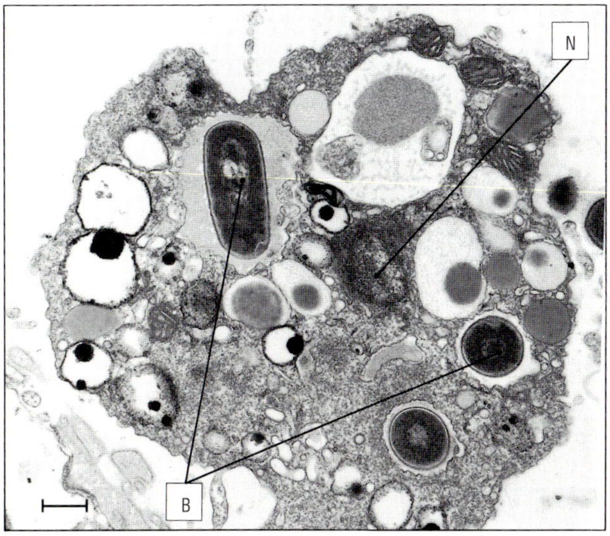

Fig. 14.6 Photographie en microscopie électronique d'une cellule phagocytaire du tunicier *Ciona intestinalis*. Cette cellule a ingéré trois bactéries (B) ; noyau (N) . Echelle : 0,5 µm (Document du Dr. A.F. Rowley).

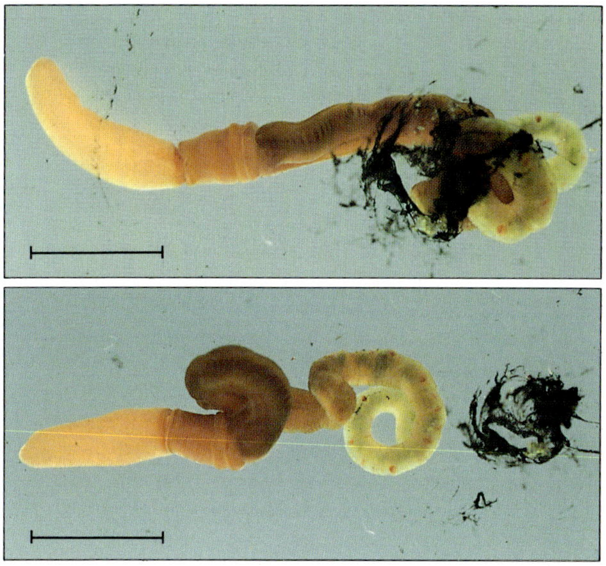

Fig. 14.7 Capture et élimination d'une particule étrangère par la couche muqueuse entourant le balanoglosse *Saccoglossus ruber*. Le specimen a été placé dans une suspension de carbone colloïdal dans l'eau de mer pendant 2 à 3 mn puis transféré dans l'eau de mer pure. Après 12 mn, de grandes quantités de carbone sont encore engluées dans la couche muqueuse entourant l'animal (en haut). Après 15 mn, le carbone a été complètement éliminé et enveloppé dans une boule de mucus (en bas). Les microorganismes sont probablement captés de la même façon. Les balanoglosses sont un groupe d'invertébrés supérieurs proches des tuniciers. Echelle : 5 µm (Document du Dr. D.A. Millar).

coquilles constituent des barrières efficaces chez certains coelentérés et mollusques, chez les échinodermes et les arthropodes. Si ces barrières sont franchies, les envahisseurs seraient alors exposés à un ensemble de réactions de défense, humorales et cellulaires. Celles-ci comprennent la coagulation et la cicatrisation, la phagocytose, l'encapsulation, ainsi que les facteurs antimicrobiens naturels ou inductibles. La plupart de ces réactions dépendent d'une reconnaissance du non-soi et de molécules réceptrices sur les cellules sanguines et dans le sang.

COAGULATION ET CICATRISATION

Les invertébrés, acoelomés et coelomés, obturent rapidement les blessures provoquées par un traumatisme ou un envahissement parasitaire et évitent ainsi la perte fatale de liquides biologiques. La blessure est refermée par différents mécanismes : extrusion du corps graisseux ou de l'intestin, contractions musculaires, coagulation, agrégation des leucocytes, formation d'un caillot, et/ou dépôt de mélanine. La migration des leucocytes vers le site de la blessure est probablement sous l'influence de facteurs de type cytokines (voir ci-dessous).

La gélification du plasma ou la coagulation au site des blessures interviennent surtout chez les arthropodes, mais aussi chez les annélides et les échinodermes. La coagulation met en jeu des cellules hémostatiques qui s'agrègent au site de la blessure et libèrent leur contenu, ce qui gélifie le plasma et renforce le caillot cellulaire. Dans de nombreuses espèces, le plasma participe aussi à la coagulation. Le processus de coagulation, comme chez les mammifères, implique une cascade enzymatique complexe activée au site de la blessure ou du tissu lésé par des composants microbiens ou des modifications de la concentration en Ca^{2+} ou du pH. Il ressemble à la voie alterne d'activation du complément. Ce système est si sensible que la coagulation peut être déclenchée chez la limule par une concentration de 4 ng/ml (Limulus test) d'endotoxines d'*Escherichia coli.* Ce système de la coagulation constitue un moyen extrêmement sensible de reconnaisssance des envahisseurs étrangers qui induisent la dégranulation des cellules hémostatiques. Un composant important du système de gélification est probablement l'enzyme prophénoloxydase (PpO), qui, par l'action d'une cascade de protéases à sérines, se convertit en phénoloxydase (PO) et libère des facteurs qui interviennent dans les phases tardives de la réaction immunitaire. La cascade PpO a récemment été mise en évidence chez d'autres invertébrés comme les annélides et les tuniciers.

PHAGOCYTOSE ET ENCAPSULATION

Les cellules phagocytaires existent chez tous les invertébrés et, avec les facteurs humoraux naturels (voir ci-dessous), elles constituent la première ligne de défense mise en jeu après l'invasion de microorganismes (voir Fig.14.5). Comme chez les vertébrés, on distingue des étapes de chimiotactisme, de fixation, d'ingestion et de destruction. Cependant, la reconnaissance ne met pas en jeu de récepteurs de Fc, et les récepteurs analogues à ceux du C3b n'ont été trouvés sur la surface des phagocytes que dans une seule espèce. Comme chez les vertébrés, la phagocytose chez les invertébrés peut avoir lieu en l'absence de facteurs opsonisants. Cependant elle est augmentée par des lectines plasmatiques et des composants de la cascade de la prophénoloxydase chez les mollusques, les arthropodes et les tuniciers. Si les pathogènes envahisseurs sont trop volumineux ou trop nombreux, ils sont enfermés dans des agrégats multicellulaires, appelés nodules ou capsules, qui ressemblent aux granulômes des mammifères (Fig. 14.8). On a montré récemment que la phagocytose et l'encapsulation dépendaient de la coopération entre cellules hémostatiques et phagocytaires (voir ci-dessous). Les microorganismes séquestrés sont tués par des mécanismes mal connus. Les leucocytes possèdent des enzymes lysosomiales et du lysozyme. La peroxydase et les dérivés actifs de l'oxygène ont été mis en évidence chez quelques annélides et mollusques.

IMMUNITÉ HUMORALE

Bien qu'ils n'aient pas d'Ig, les invertébrés possèdent toutes sortes de facteurs de défense humoraux naturels ou induits. Les substances naturelles comprennent les agglutinines (des lectines), le lysozyme et d'autres facteurs lytiques, des bactéricidines, des enzymes lysosomiales et des facteurs d'immobilisation. Certains composants du système du complément ont été trouvés chez les invertébrés. Des phagocytes portant des récepteurs semblables aux récepteurs de C3b et un système lytique humoral analogue au système du complément ont été observés chez des oursins. L'hémolymphe des larves d'un lépidoptère peut réagir avec du facteur de venin de cobra pour produire une activité de C3-convertase qui clive le C3 bovin en une molécule semblable à C3b. La séquence enzymatique qui active la prophénoloxydase de l'hémolymphe des arthropodes a été comparée

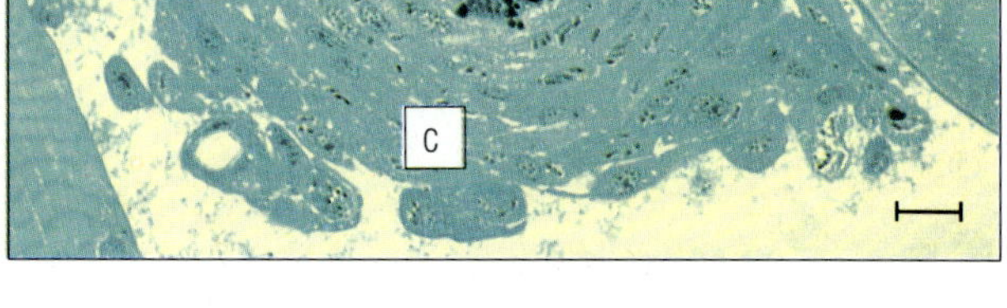

Fig. 14.8 Encapsulation de bactéries par les cellules sanguines de la chenille. Des bactéries (*Bacillus cereus*) tuées par la chaleur ont été injectées à des larves du papillon *Pieris brassicae.* 24 h plus tard, les capsules formées autour des bactéries sont excisées et sectionnées. Noter le noyau pigmenté sombre de mélanine (M), la gaine de cellules sanguines (C), les bactéries en forme de bâtonnets (B) et l'adhérence de la capsule aux tubules malpighiens (T). Echelle : 10 μm

à la voie alterne du système du complément car l'une et l'autre sont activées par des composants microbiens et mettent en jeu l'activité séquentielle de protéases. Cependant, en l'absence d'homologies moléculaires connues, on ne peut pas encore affirmer que les précurseurs de la voie alterne du complément soient apparus chez les invertébrés supérieurs.

Les taux d'agglutinine et d'hémolysine peuvent être augmentés chez les insectes à la suite d'infections. Des facteurs antimicrobiens inductibles pourraient exister chez d'autres invertébrés, mais leur identification précise est difficile tant que l'on ne connaît pas les bons immunogènes et les protocoles d'immunisation adaptés. Chez les insectes comme les phalènes, les mouches et les abeilles, jusqu'à 15 protéines antibactériennes peuvent être induites dans les heures suivant l'infection (Fig. 14.9). Beaucoup d'entre elles ont été purifiées et séquencées ; elles diffèrent des Ig des vertébrés par leur très large spectre d'activité et elles ne persistent que quelques jours. Des protéines anti-bactériennes similaires ont été récemment découvertes dans la peau du crapaud à griffes *Xenopus* et dans l'intestin grêle du porc. Ces molécules représentent des facteurs de défense anciens mais encore importants, présents à la fois chez les invertébrés et chez les vertébrés. L'une de ces protéines (cécropines) des insectes, appelée P4 ou hémolyne (Fig.14.9), a une homologie considérable (38 %) avec certains domaines d'Ig. Elle pourrait représenter une forme primitive d'Ig ou bien avoir évolué de façon indépendante chez les invertébrés. On a décrit plus récemment chez les blattes américaines une protéine de 700 kDa, inductible et plus proche des Ig des vertébrés. Elle est très spécifique et persiste cependant plusieurs semaines. L'homologie ne pourra cependant être affirmée qu'après connaissance de la structure moléculaire.

RECONNAISSANCE DU NON-SOI ET COOPÉRATION CELLULAIRE

De nombreux travaux montrent que les invertébrés peuvent parfois distinguer différentes substances étrangères de façon très spécifique. Les molécules de reconnaissance, présentes dans les liquides biologiques des invertébrés , comprennent les agglutinines et les composants de la cascade enzymatique de la prophénoloxydase. Des agglutinines purifiées à partir de l'hémolymphe de mollusques, d'insectes et de tuniciers, augmentent la reconnaissance de particules étrangères *in vitro* et leur élimination de la circulation *in vivo.* Ces agglutinines se trouvent aussi à la surface des cellules sanguines et elles pourraient servir de molécules de pontage entre le leucocyte et la particule étrangère, comme chez les mammifères. Le système de la prophénoloxydase (PpO) des arthropodes représente une autre source de facteurs de reconnaissance. Lors de la conversion de la PpO en phénoloxydase (PO), des facteurs de reconnaissance sont libérés à partir des cellules hémostatiques (granulaires). Ces facteurs augmentent la phagocytose et l'encapsulation. La reconnaissance du non-soi et la phagocytose qui en découlent impliquent une coopération intercellulaire entre les cellules granuleuses hémostatiques et les cellules phagocytaires (Fig. 14.10). En somme, bien que les invertébrés n'aient pas de cellules présentatrices d'antigène et de sous-populations lymphocytaires, les différents immunocytes coopèrent lors des réactions immunitaires à médiation cellulaire.

FACTEURS RESSEMBLANT AUX CYTOKINES

Chez les invertébrés, de nombreuses molécules ressemblant à des cytokines sont susceptibles de réguler les défenses de l'hôte par un réseau qui rappelle celui des vertébrés. Des molécules apparentées aux cytokines ont été isolées même chez des protozoaires, ce qui démontre leur distribution dans l'ensemble du règne animal. Par exemple, une phéromone de protozoaires, Er-1, a des similitudes structurales et fonctionnelles avec l'IL-2. Des activités du type IL-1α, IL-1β et TNF ont récemment été caractérisées chez les annélides, les échinodermes et les tuniciers. L'IL-1α et l'IL-1β ont été mises en évidence par le test de prolifération des thymocytes de souris, et ces activités sont inhibées par des antisérums polyclonaux spécifiques de l'IL-1 des vertébrés. L'IL-1 des invertébrés stimule les cellules de l'hémolymphe de ces animaux en induisant leur agrégation, leur activité phagocytaire et leur prolifération. Une activité de type TNF a été mise en évidence chez les invertébrés par le test de cytotoxicité sur la lignée L929, test normalement utilisé pour doser le TNF des vertébrés.

D'autres molécules ayant des activités de type cytokines ont été décrites chez les invertébrés. Chez les insectes, on a identifié un facteur de déplétion des plasmatocytes (leucocytes), un activateur des leucocytes appelé hémokinine, et différents stimulants de l'encapsulation et de la phagocytose. Un facteur produit par les leucocytes des échinodermes (le facteur de l'étoile de mer) est mitogénique pour les lymphocytes de mammifères et induit l'accumulation des leucocytes de l'étoile de mer. Enfin une cytokine inflammatoire des tuniciers agit sur la synthèse d'anticorps, la phagocytose et la cytotoxicité à médiation cellulaire chez les vertébrés et sur l'activité phagocytaire des leucocytes chez la crevette. La connaissance des structures moléculaires de ces facteurs permettra de mieux déchiffrer le réseau de cytokines des invertébrés.

Protéines de l'immunité, inductibles chez *Hyalofora cecropia*

protéines de l'immunité	masse moléculaire	fonction et propriétés
P4 (hémoline)	48 000	principales protéines de l'immunité, reconnaissance du non-soi ?
P5 attacines A-F	21-23 000	activité antibactérienne limitée à quelques espèces gram négatif
P7 (lysozyme)	15 000	tue certaines bactéries gram positif
cécropines A-F (6 protéines)	env. 4 000	certaines ont une activité antibactérienne de large spectre contre les bactéries gram+ et gram-

Fig. 14.9 Protéines de l'immunité inductibles de la phalène *Hyalofora cecropia*, isolées du sang 10 h après immunisation avec des bactéries (*Enterobacter cloacae*).

IMMUNITÉ DE TRANSPLANTATION

L'immunité des vertébrés est caractérisée par un haut niveau de spécificité et par une réactivité accrue (mémoire) dans la réponse anamnéstique à une deuxième exposition à l'antigène. Ces processus sont gouvernés par les lymphocytes et par le complexe majeur d'histocompatibilité (CMH). Les propriétés de spécificité et de mémorisation ont été recherchées par des expériences de transplantation, d'implantation et de cytotoxicité menées chez des invertébrés. L'étude de la reconnaissance allogénique ou xénogénique par des techniques de greffe pose des problèmes techniques considérables, notamment du fait des exosquelettes rigides ou des enveloppes fragiles à la surface de l'animal, ainsi que de la difficulté à définir la réaction de rejet. Malgré ces difficultés, on a pu démontrer que la plupart des invertébrés sont capables de détruire des xénogreffes. Une reconnaissance allogénique existe aussi chez les éponges, les coelentérés, les annélides, les insectes, les échinodermes et les tuniciers (voir Fig. 14.1, 14.11, 14.12 et 14.13). L'absence apparente de reconnaissance allogénique chez les mollusques est probablement due aux problèmes techniques de la greffe chez ces animaux. Le rejet d'allogreffe n'est pas toujours caractérisé par la spécificité et la mémoire qui, même lorsqu'elles sont présentes, sont souvent de courte durée (voir Fig. 14.1). Chez tous les invertébrés, le délai de rejet d'une greffe dépend de la température ambiante ; ce facteur a été méconnu dans certains travaux.

Il n'est pas surprenant que la reconnaissance allogénique existe dans des colonies d'invertébrés tels que les éponges, les coelentérés et les tuniciers, dans la mesure où l'intégrité de la colonie est constamment menacée par la prolifération des colonies adjacentes (Fig.14.2). Des travaux récents sur les larves de tuniciers ont montré que la reconnaissance allogénique et la fertilisation étaient contrôlées par un gène unique avec de multiples allèles. Il y a donc certaines similitudes entre le système des tuniciers et les gènes d'histocompatibilité de la souris.

Le manque relatif de spécificité et de mémoire dans la reconnaissance allogénique et xénogénique chez les invertébrés ne semble pas gêner le fonctionnement de leur système immunitaire, puisque ces espèces sont très abondantes et que la plupart répondent de façon efficace aux pathogènes et aux parasites.

Deux modèles de coopération cellulaire dans l'immunité des arthropodes

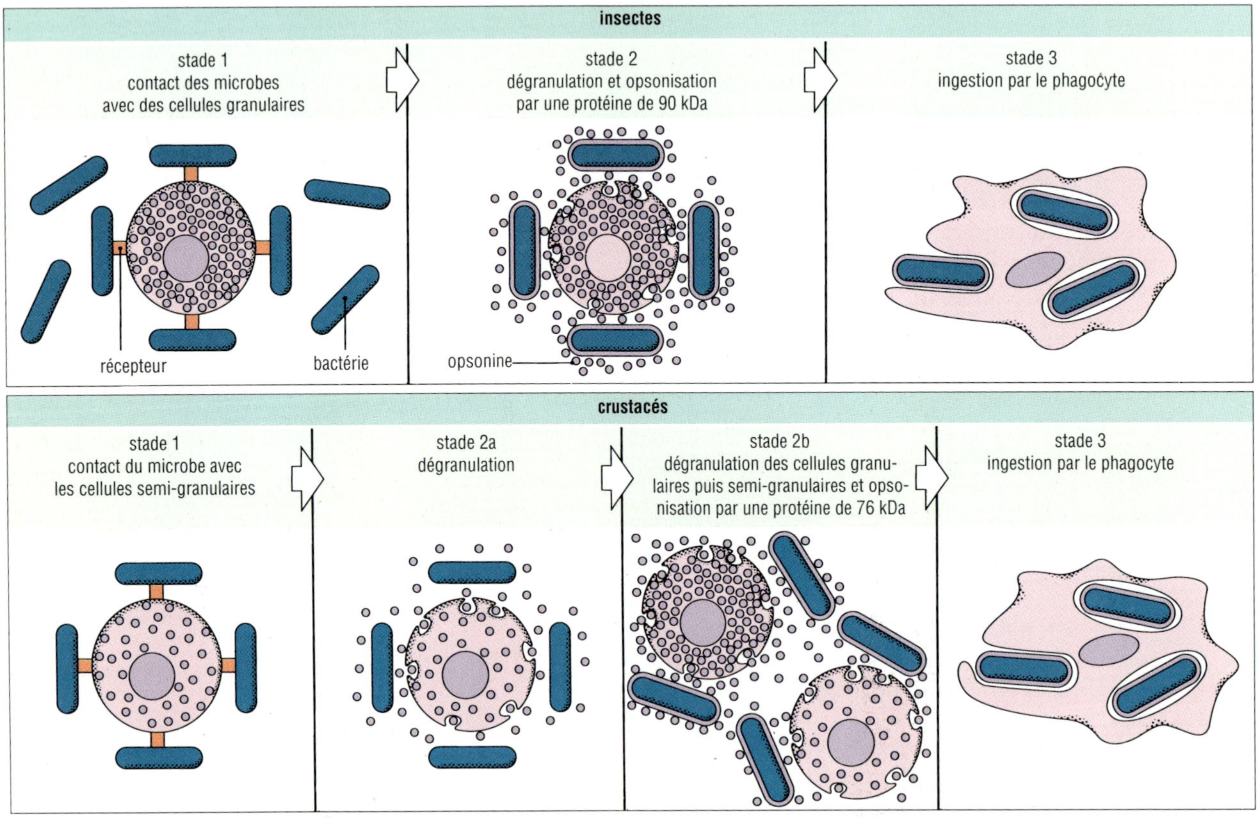

Fig. 14.10 Schéma montrant les réactions de populations de cellules sanguines purifées mises en présence de microorganismes. Chez les insectes, la reconnaissance du non-soi (stade 1) est assurée par des cellules granulaires et l'ingestion (stade 2) par des phagocytes. Chez les crustacés, le stade 2 est amplifié par l'interaction de cellules granuleuses et semi-granuleuses qui augmentent la réponse. Des protéines, de 90 kDa chez les insectes et de 76 kDa chez les crustacés, sont produites par l'activation de la cascade de la prophénoloxydase. Ces protéines sont des opsonines (fonctions de reconnaissance) (Adapté de Ratcliffe N.A. In: Warr GW, Cohen N, eds. *Phylogenesis of Immune Functions.* Oxford: CRC Press, 1991:**62**. Les données sur les crustacés proviennent du travail du Pr. K. Söderhäll et coll.)

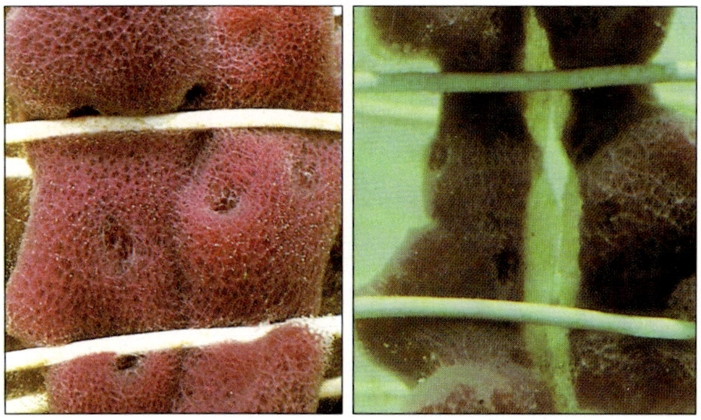

Fig. 14.11 Mise en évidence d'une immunité à médiation cellulaire chez les Spongiaires : compatibilité allogénique et compatibilité isogénique. Deux digitations intactes d'éponges (*Callyspongia* spp.), provenant de deux colonies différentes ou de la même colonie, ont été accolées en parabiose (fusion de la circulation) à l'aide d'un fil de fer recouvert de vinyl. L'interface entre les parabiontes isogéniques (de la même colonie) persiste indéfiniment (à gauche x 0,5). L'incompatibilité entre les parabiontes allogéniques (de colonies diffférentes) engendre une réaction cytotoxique : la nécrose du tissu mou est évidente 7 à 9 jours plus tard à 24-27°C (à droite x 0,75) (Document du Dr. W.H. Hildemann).

LE CMH ET LA SUPERFAMILLE DES IMMUNOGLOBULINES

L'existence d'une reconnaissance allogénique chez de nombreux invertébrés indique que des gènes ancestraux du CMH pourraient être présents chez ces animaux. Cette observation, associée à l'absence apparente d'Ig chez les invertébrés, a conduit à considérer le CMH comme ancestral et séparé du système des Ig des vertébrés. Le CMH aurait été conservé pendant toute l'évolution des invertébrés et le système des Ig y aurait été ajouté lors de l'émergence des vertébrés. Les Ig apportent des possibilités de reconnaissance plus précises sous forme d'anticorps circulants et de récepteurs de surface cellulaire. Au fur et à mesure de l'évolution des vertébrés, le CMH et le système des Ig seraient devenus davantage intégrés pour permettre le haut niveau de contrôle nécessaire aux interactions entre cellules présentatrices d'antigène (CPA) et lymphocytes T et B. Il ne s'agit là que d'une hypothèse et certains auteurs considèrent que le CMH n'est apparu qu'avec les vertébrés, d'autant qu'il n'existe pas de preuve structurale ou fonctionnelle de l'existence de glycoprotéines du CMH ou de récepteurs cellulaires dimériques pour les alloantigènes sur les cellules d'invertébrés. En outre, les invertébrés ne présentent pas de réaction lymphocytaire mixte (voir Fig.

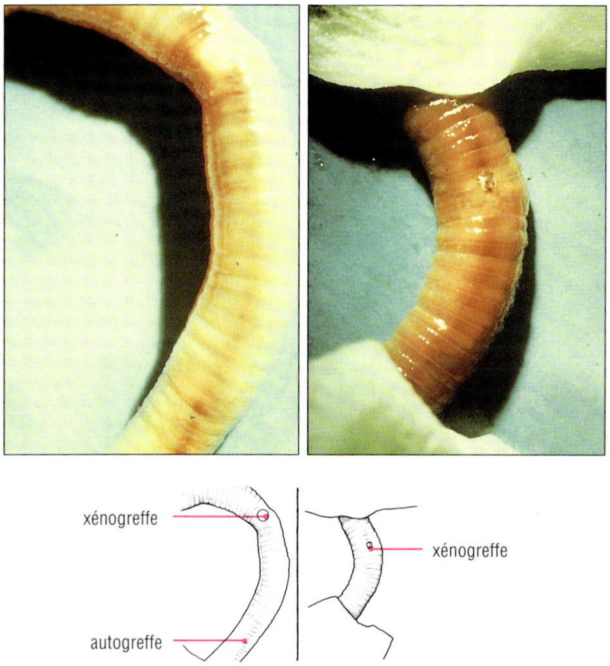

Fig. 14.12 Immunité de transplantation chez les annélides: rejet de greffe chez le ver de terre *Lumbricus*. Du tissu de la paroi du ver de terre *Eisenia* a été greffé sur le corps de *Lumbricus*. Vingt jours plus tard à 15°C cette xénogreffe apparaît comme une tache blanche non vascularisée, un gonflement et une zone d'oedème (à gauche) ; une autogreffe chez le même ver persiste indéfiniment. Au bout de 5 jours la xénogreffe a été détruite et laisse un bourrelet de collagène recouvert par des pigments (à droite). Ce sont les coelomocytes (cellules du sang) qui sont responsables du rejet des greffes chez les vers de terre (Document du Dr. E.L. Cooper).

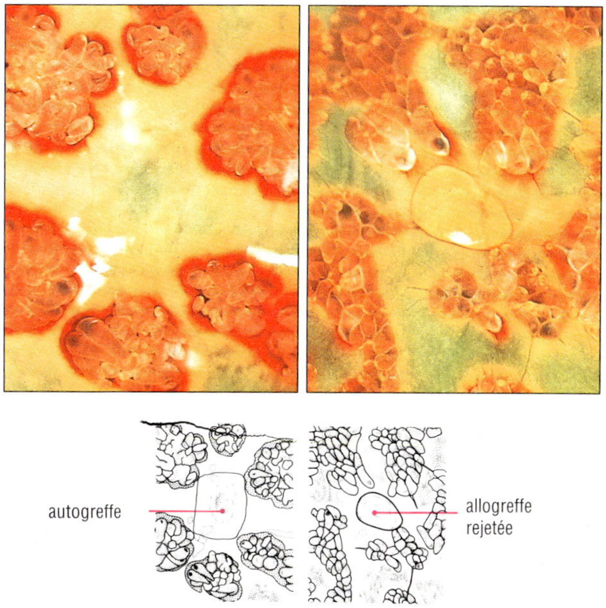

Fig. 14.13 Immunité de transplantation chez les échinodermes : rejet d'allogreffe chez l'étoile de mer *Dermasterias*. A gauche, malgré les difficultés techniques de l'expérience, l'autogreffe demeure parfaitement normale 300 jours après la transplantation; à droite, une allogreffe, rejetée à 287 jours (14-16 °C), est blanche et rétractée. Le rejet met en jeu des cellules lymphoïdes et des cellules phagocytaires plus grosses. x 4 (document du Dr.W.H. Hildemann).

Evolution du CMH et des cellules T

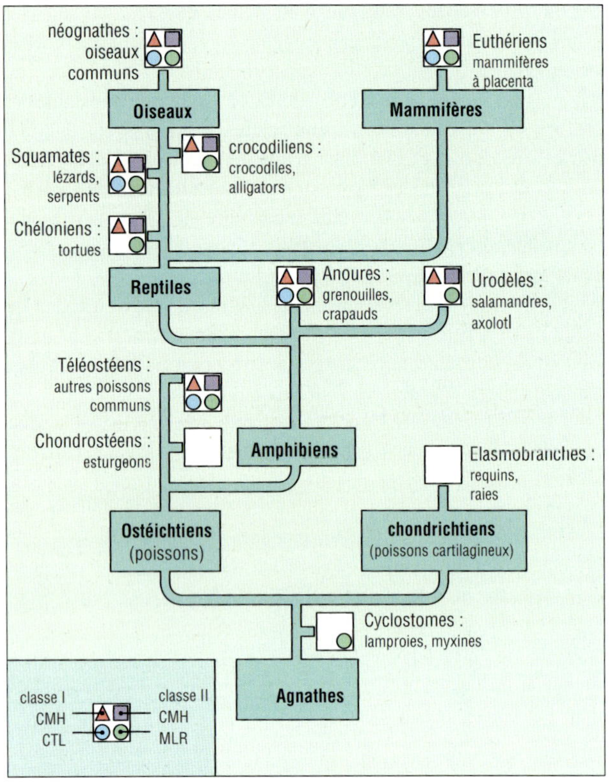

Fig. 14.14 Cet arbre phylogénique des vertébrés illustre certains aspects de l'évolution du CMH et des cellules T. Le schéma montre l'émergence d'une dichotomie fonctionnelle du CMH (classe I : CTL, classe II : réaction lymphocytaire mixte, MLR). On voit apparaître en parallèle la dichotomie structurale en molécules de classe I et de classe II du CMH. L'absence de sigle dans une case indique que le caractère correspondant n'est pas encore connu.

14.1) qui est le marqueur fonctionnel du CMH chez les vertébrés. La découverte de molécules du type de la β2-microglobuline (β2m) chez les vers de terre, les crustacés et les insectes est en faveur de l'existence de précurseurs du CMH chez les invertébrés. Bien qu'elle ne soit pas codée par un gène du CMH chez les vertébrés, la β2m est associée aux antigènes de classe I du CMH et partage un certain degré d'homologie structurale avec les chaînes lourdes des molécules de classe I, les chaînes α et β des molécules de classe II et les domaines constants des chaînes d'Ig. Elle pourrait représenter une molécule ancestrale établissant un lien entre vertébrés et invertébrés, conduisant au CMH et au système des Ig par recombinaisons, duplications géniques et sélection naturelle.

La β2m possède également des homologies avec Thy-1, une glycoprotéine que l'on trouve dans le cerveau d'un protostome, le calamar, et avec d'autres protéines des insectes (l'amalgame, la facicline II, la neuroglie et l'hémoline) organisées en domaines et appartenant à la superfamille des Ig. Ces molécules auraient évolué pour assurer des fonctions d'adhérence intercellulaire à partir desquelles le système immunitaire des vertébrés aurait pu se développer vers la reconnaissance du non-soi. Cette évolution aurait déjà été amorcée avec l'hémoline des insectes qui se fixe sur les parois bactériennes.

IMMUNITÉ DES VERTÉBRÉS

Contrastant avec l'immense diversité des formes observées dans l'ensemble des phylums des invertébrés, tous les vertébrés possèdent un plan d'organisation de base à peu près semblable. Les vertébrés faisant partie d'un seul phylum - les chordés - on peut s'attendre à certaines similitudes des cellules et des molécules de leurs systèmes immunitaires.

Organisation du CMH dans différentes espèces

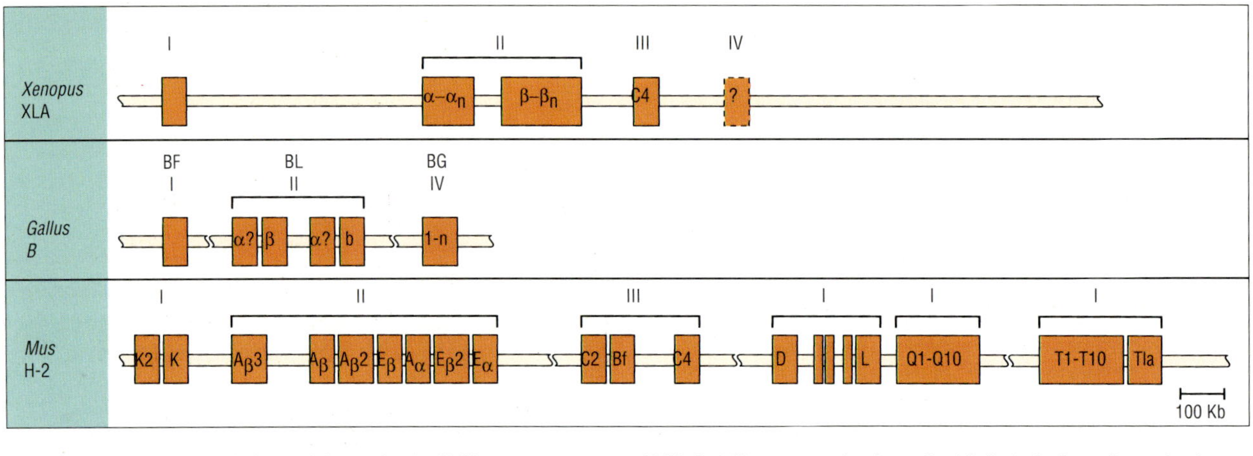

Fig. 14.15 La structure génétique élémentaire du CMH est apparue chez un ancêtre commun des grenouilles/crapauds et des mammifères. Le schéma montre l'organisation hypothétique des locus du CMH chez *Xenopus* et chez le poulet (*Gallus*) ainsi que l'organisation du complexe H-2 chez la souris (*Mus*). Les distances en Kb chez *Xenopus* et *Gallus* sont arbitraires (Document du Dr. L. Du Pasquier).

Ce phylum comprend les poissons, les amphibiens, les reptiles, les oiseaux et les mammifères. Une spécialisation progressive du tissu lymphoïde, des cellules T et B, des antigènes d'histocompatibilité, des Ig et des autres molécules du système immunitaire comme les protéines du complément, va cependant de pair avec une organisation plus complète qui suit la divergence d'évolution au sein des vertébrés. Les systèmes immunitaires fonctionnellement et structuralement les plus complexes sont sans aucun doute ceux des mammifères.

CELLULES T ET ÉVOLUTION DU CMH

Chez les mammifères, les sous-populations de cellules T cytotoxiques (Tc) et T auxiliaires (TH) reconnaissent par leurs récepteurs (TCR) α β, les antigènes étrangers présentés en association avec les molécules du CMH de classe I et de classe II respectivement. Il est donc intéressant d'étudier la phylogénie de certaines populations T [(ex. lymphocytes Tc et lymphocytes T impliqués dans la réaction lymphocytaire mixte (MLR)], ainsi que l'évolution du CMH (Fig. 14.14). En dehors de son rôle dans la présentation des pathogènes aux cellules T, le CMH joue aussi d'importantes fonctions non immunologiques (ex. choix du partenaire pour l'accouplement, interactions cellulaires dans le développement et transport des IgG). On a pu étudier le CMH des mammifères, des oiseaux, des grenouilles/crapauds et des poissons (téléostéens), à la fois en ce qui concerne ses propriétés fonctionnelles et la structure moléculaire de ses gènes et de leurs produits. Les critères fonctionnels comprennent la réaction lymphocytaire mixte et le rejet des allogreffes, qui sont contrôlés par une seule région génétique polymorphique, l'interaction entre cellules T et B, la production de cellules Tc spécifiques d'antigène (ex. vis-à-vis de cellules allogéniques) et l'éducation des cellules T dans le thymus.

ORGANISATION GÉNÉTIQUE DU CMH

L'organisation des gènes du CMH (XLA) du crapaud *Xenopus* est représentée sur la figure 14.15 en comparaison avec le locus B du poulet et le locus H-2 de la souris. Le CMH a dû apparaître il y a environ 350 millions d'années au moment où batraciens et mammifères ont divergé à partir d'un ancêtre commun, et dès l'émergence des poissons téléostéens. Chez *Xenopus,* les gènes de classe I du CMH codent pour des molécules de 40-44 kDa, associées de façon non covalente à la β2m dont le gène est situé hors du CMH. Le séquençage de ces gènes révèle certaines homologies avec les gènes de classe I des vertébrés supérieurs. Les molécules de classe I sont exprimées à la surface de toutes les cellules adultes. Les molécules de classe II de *Xenopus* sont composées de deux chaînes α et β codées par des gènes du CMH ; ce sont des glycoprotéines transmembranaires de 30 à 35 kDa, exprimées seulement sur quelques types cellulaires chez l'adulte, notamment les thymocytes, les cellules T et B et différentes CPA parmi lesquelles l'équivalent des cellules de Langherans de l'épiderme (voir Fig. 14.6). *Xenopus* possède environ 20 allèles de classe I et 30 de classe II. Les protéines de classe I ne sont pas exprimées à la surface cellulaire avant la métamorphose, contrairement aux molécules de classe II qui apparaissent précocément au stade larvaire sur les cellules B, et sur différentes cellules épithéliales du têtard en contact direct avec le milieu extérieur. Ainsi l'expression des molécules de classe I n'est-elle pas nécessaire au développement précoce ou au fonctionnement du système immunitaire des larves, et ce sont probablement les réactions immunitaires cellulaires restreintes aux classes II qui jouent un rôle pendant cette période de l'ontogénèse. La distribution des molécules de classe II plus étendue chez les têtards que chez les adultes, suggère que la présentation de l'antigène par ces molécules est une caractéristique des systèmes immunitaires les plus primitifs. Les Axolotls, dont les cellules T réagissent faiblement aux alloantigènes, possèdent des molécules de classe II, α et β peu polymorphiques. Ils expriment des antigènes érythrocytaires codés par le CMH, similaires aux chaînes α de classe I (44 kDa) et aux molécules polymorphiques de classe IV des érythrocytes nucléés des poulets. Celles-ci pourraient aussi exister chez *Xenopus.*

Des TCR et des molécules CD4 et CD8 existent chez les oiseaux. Les molécules du TCR (α, β, et peut-être γδ), ainsi qu'un marqueur de type CD8 de 35 kDa, ont été identifiés sur les cellules de *Xenopus* à l'aide d'anticorps monoclonaux. Les TCR et les molécules accessoires associées existeraient aussi chez les serpents et les poissons téléostéens car les cellules de ces animaux répondent bien en réaction lymphocytaire mixte *in vitro* et produisent des CTL. On a récemment identifié des chaînes α de classe I et des chaînes β de classe II chez les poissons téléostéens et les chaînes α de classe I et des molécules hétérodimériques de classe II chez différents reptiles.

FONCTION DES CELLULES T CHEZ LES POISSONS PRIMITIFS

On ne dispose que d'informations très partielles en faveur de l'existence de cellules T fonctionnelles et de molécules du CMH chez les Poissons les plus primitifs comme les chondrostéens (esturgeons et spatules), les poissons cartilagineux (requins et raies) et les poissons agnathes (myxines et lamproies). La réaction lymphocytaire mixte obtenue avec les leucocytes de myxine est due à l'activation de cellules B

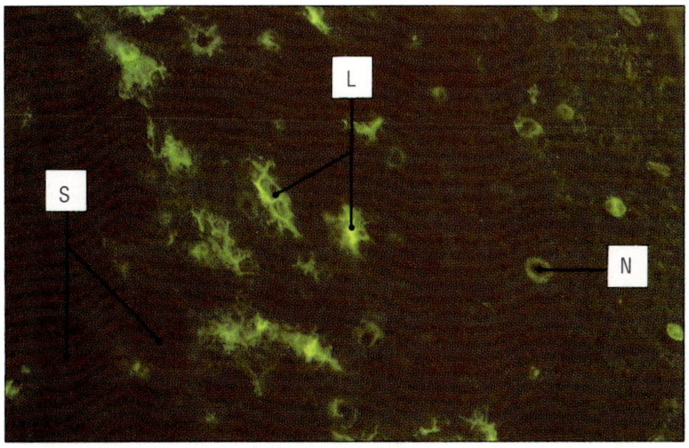

Fig. 14.16 Cellules dendritiques exprimant les antigènes de classe II du CMH chez *Xenopus*. De nombreuses cellules de "type Langerhans" (L) sont visibles dans la couche basale de l'épiderme. Noter l'absence de molécule de classe II dans les cellules des glandes cutanées dans le derme (S) et dans le canal traversant l'épiderme (N) x 100.

portant des Ig de membrane. Les poissons cartilagineux ont une activité NK (due aux macrophages) et une cytotoxicité à médiation cellulaire dépendant d'anticorps (ADCC) mais il n'y a pas de cellules T à ce stade de l'évolution. Des grands lymphocytes granuleux avec activité NK participent à l'immunité contre les protozoaires chez les poissons téléostéens. La température joue un rôle déterminant dans les réponses immunitaires de ces espèces. Les basses températures inhibent la prolifération des cellules T, mais pas celle des cellules B qui ont un contenu plus élevé en acides oléiques. Un régime riche en certains acides gras permettrait aux poissons de mieux s'adapter aux basses températures.

Evolution des isotypes d'immunoglobulines chez les vertébrés

groupe de vertébrés	synthèse d'anticorps	chaînes lourdes d'immunoglobulines				
		M	G/Y	A	D	E
mammifères	présence/homologie	présence/homologie	présence/homologie	présence/homologie	présence/homologie	présence/homologie
oiseaux	présence/homologie	présence/homologie	présence/homologie	présence/homologie	absence probable	absence probable
reptiles	présence/homologie	présence/homologie	présence/homologie	?	absence probable	absence probable
grenouilles/ crapauds	présence/homologie	présence/homologie	présence/homologie	présence probable	absence probable	absence probable
salamandres/ tritons	présence/homologie	présence/homologie	présence/homologie	absence probable	absence probable	absence probable
poissons à poumon	présence/homologie	présence/homologie	présence/homologie	absence probable	absence probable	absence probable
téléostéens	présence/homologie	présence/homologie	?	absence probable	absence probable	absence probable
élasmobranches	présence/homologie	présence/homologie	présence/homologie	absence probable	absence probable	absence probable
poissons agnathes	présence/homologie	présence probable	absence probable	absence probable	absence probable	absence probable

Légende : présence/ homologie — présence probable — absence probable — ? données insuffisantes

Fig. 14.17 En dehors des chaînes μ, différentes chaînes lourdes sont observées dans certains groupes de vertébrés mais leur rôle est souvent mal connu.

EVOLUTION DES CELLULES B ET DES IMMUNOGLOBULINES

Tous les vertébrés produisent des anticorps formés de chaînes polypeptidiques H et L comportant plusieurs domaines. Même chez le poisson agnathe, le vertébré le plus primitif, il existe des chaînes lourdes de type IgM, mais celles-ci ne sont pas stabilisées par les ponts disulfures caractéristiques des Ig des vertébrés supérieurs. Les chaînes légères n'existent pas chez les lamproies. Les IgM polymériques existent chez tous les vertébrés en dehors des agnathes et représentent l'isotype le plus conservé (Fig. 14.17). Chaque chaîne lourde μ comprend quatre domaines constants et un domaine variable ; les chaînes H et L sont reliées par des ponts disulfures. La chaîne μ a fait l'objet d'une grande diversification phylogénique ; par exemple il n'y a que 25 % d'homologie de séquence des acides aminés entre les chaînes μ du poisson-chat et de la souris. Des isotypes autres que l'IgM existent chez les poissons, les amphibiens et les reptiles. Par exemple, des Ig de type IgG, avec des chaînes lourdes à trois domaines constants, sont trouvées chez quelques poissons cartilagineux, alors que des Ig non IgM avec des chaînes à quatre domaines constants ont été identifiées chez trois amphibiens : *Xenopus* (IgY et IgX), *Rana* et l'axolotl (IgY). Bien que l'on ne connaisse pas les fonctions précises de ces différents isotypes, l'IgY du *Xenopus* est thymodépendante alors que l'IgM et l'IgX ne le sont pas. L'IgX de *Xenopus* est probablement l'équivalent de l'IgA sécrétoire des mammifères, car elle ne se trouve que dans l'intestin. L'IgY des axolotls pourrait être aussi une Ig sécrétoire et cet isotype s'associe à des molécules de type composant sécrétoire dans l'intestin. Les poissons et les amphibiens n'ont pas d'IgE, mais les téléostéens ont des réactions d'hypersensibilité de type I qui pourraient être dues à des anticorps homocytotropes fixés sur les tissus.

Il y a aussi une diversité des chaînes légères chez les poïkilothermes. On a pu démontrer l'existence de chaînes L antigéniquement distinctes chez le poisson-chat, le crapaud

La bourse de Fabricius

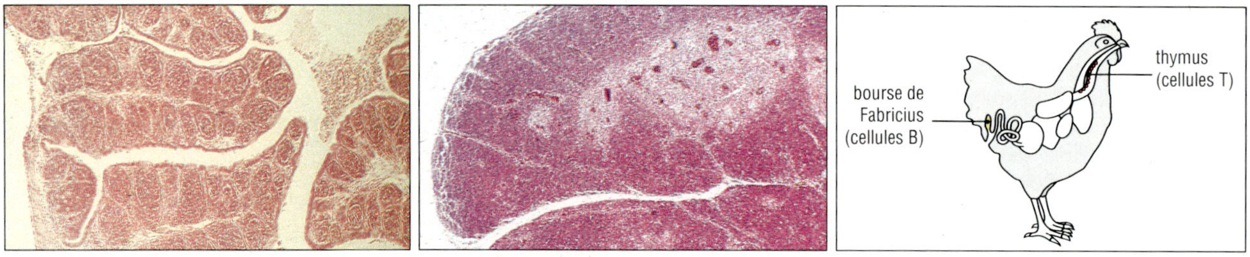

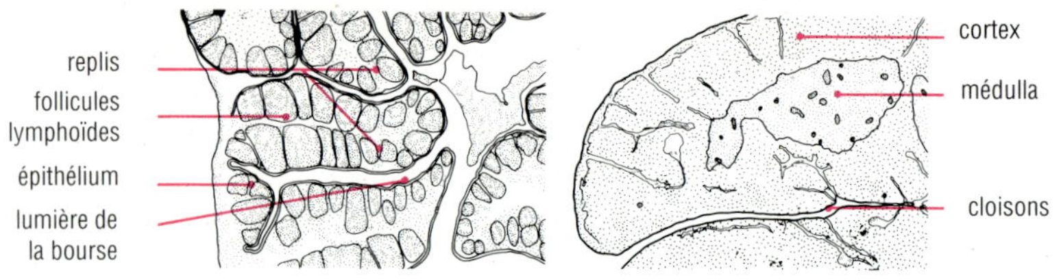

Fig. 14.18 Les deux organes centraux du système immunitaire des oiseaux sont le thymus (au centre) et la bourse de Fabricius (à gauche). Le thymus produit les lymphocytes T et la bourse les lymphocytes B. Coloration H & E, x 20.

et probablement chez les reptiles.Les grenouilles, les crapauds et certains amphibiens urodèles et poissons téléostéens ont des cellules T et des cellules B qui peuvent être identifiées à l'aide d'anticorps monoclonaux anti-cellules T ou anti-Ig. On pensait initialement que les Ig étaient le seul type de récepteur spécifique d'antigène utilisé par les poissons primitifs, car tous leurs leucocytes étaient reconnus par des anticorps polyclonaux anti-Ig. Des travaux ultérieurs à l'aide d'anticorps monoclonaux anti-Ig ont mis en évidence des leucocytes Ig^+ et Ig^- chez la myxine, mais le rôle des cellules non B n'est pas encore précisé.

A la différence des autres vertébrés, les oiseaux possèdent un site particulier où se différencient les cellules B, la bourse de Fabricius, située au niveau du cloaque (Fig. 14.18). Les expériences de transplantation entre les embryons de caille et de poulet ont montré que la bourse est colonisée par un petit nombre de cellules-souches pendant une période limitée de quelques jours au cours du développement embryonnaire précoce. Les cellules-souches prolifèrent ensuite et se différencient en lymphocytes B dans les follicules de la bourse. La diversité des anticorps résulte chez les oiseaux d'un mécanisme différent de celui des mammifères. Ainsi, chez le poulet, le seul gène VL fonctionnel est d'abord recombiné et assemblé à une seule unité J-C (Fig. 14.19). Ce phénomène ne peut avoir lieu qu'au début de la colonisation de la bourse, alors que chez les mammifères, les recombinaisons des gènes d'Ig dans les précurseurs des cellules B se produisent tout au long de la vie. Par la suite, certaines séquences de nucléotides provenant de pseudogènes adjacents au gène V unique prennent la place de segments longs de 10 à 120 paires de bases dans la séquence du gène recombiné des Ig du poulet ; ce mécanisme de conversion génique fonctionne pendant toute la période où les cellules B prolifèrent dans la bourse.

La structure des gènes d'Ig chez les poissons téléostéens et chez *Xenopus* ressemble à celle des mammifères, avec de multiples gènes V et J mais avec une moindre diversité puisque *Xenopus* ne produit que 5×10^5 molécules d'anticorps différents. Les mutations somatiques jouent un rôle minime dans la diversité des anticorps, probablement pour des raisons d'économie de cellules chez un animal qui a moins de 1×10^5 lymphocytes spléniques à l'état larvaire : le gaspillage cellulaire dû aux mutants non productifs pourrait être une menace dans un tel système lymphoïde. Chez *Xenopus*, le réarrangement des gènes V pendant l'ontogénèse se déroulerait en deux phases successives : la première, à l'état larvaire, impliquerait un petit nombre de cellules B, la seconde, après la métamorphose, permettrait de créer un plus grand répertoire d'anticorps spécifiques.

La situation des Ig du requin est différente de celle des anoures et des poissons téléostéens. Les requins ont de multiples sous-unités V-D-J-C étroitement liées, ce qui restreint le nombre de combinaisons possibles et explique la diversité très limitée (restriction clonale) des réponses anticorps dans cette espèce (Fig. 14.20).L'organisation des gènes d'Ig des poissons cartilagineux représente peut-être

Bases génétiques de la diversité des anticorps chez le poulet

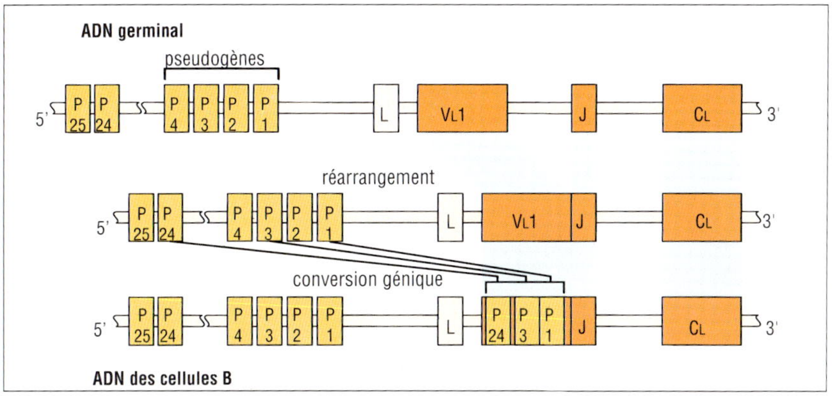

Fig. 14.19 La configuration germinale des gènes codant pour les chaînes L d'Ig chez le poulet s'étend sur moins de 30 kb d'ADN. Un seul gène fonctionnel (VL) est situé à 2 kb en amont d'une seule unité J-C, à côté d'un ensemble de 25 pseudogènes (P) dans une région de 19 kb. La réorganisation du gène VL se produit rapidement au cours du développement précoce des cellules B. La diversité des anticorps résulte d'une conversion génique ultérieure entre les pseudogènes et la séquence réorganisée. La recombinaison servant d'illustration (P_1, P_3 et P_{24}) en est un exemple. Les segments impliqués dans la conversion génique ne sont pas nécessairement ordonnés dans le segment du gène V.

Locus VH chez le requin

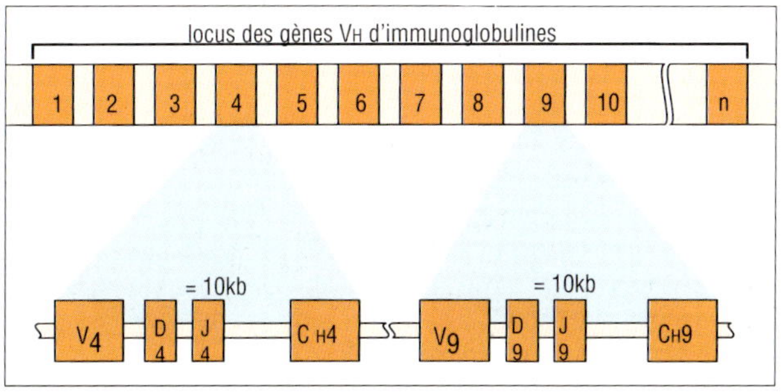

Fig. 14.20 Chez le requin, il y a une série de locus de gènes de chaînes lourdes contenant chacun un seul segment V, D, J et C. Le 4^{è} et le 9^{è} locus sont agrandis. Les segments VH, DH et JH sont étroitement associés et s'étendent sur une courte distance d'environ 1,3 kb. Avec les segments CH, ils occupent environ 10 à 15 kb. Les recombinaisons semblent se produire sélectivement à l'intérieur de chacun des groupes de gènes, et ceci rend peut-être compte de l'absence de variations inter-individuelles associées à la réponse immunitaire dans cette espèce (d'après les données du Dr. G.W. Litman).

celle d'une famille primitive de gènes d'Ig chez un ancêtre commun ; à moins qu'elle ne soit unique à ces vertébrés inférieurs.

MÉDIATEURS NON SPÉCIFIQUES DE L'IMMUNITÉ

A l'exception des poissons agnathes qui ne possèderaient que les composants terminaux du complément, les voies classique et alterne du complément ont été retrouvées dans toutes les classes des vertébrés. Les gènes codant pour l'ensemble du système du complément et pour les molécules d'Ig sont donc peut-être apparus à la même période de l'évolution.

Le gène de C3 de *Xenopus* présente une forte homologie avec le gène de C3 des mammifères. On retrouve chez les poissons et les amphibiens les principales propriétés du complément des mammifères (thermolabilité, nécessité d'ions Ca^{2+} et Mg^{2+}), bien que le complément des poïkilothermes soit actif sur une plus grande échelle de températures : l'activité persiste à 4°C et l'inactivation par la chaleur peut être obtenue à une température inférieure (ex: le sérum de *Xenopus* est totalement décomplémenté en 40 mn à 45°C). On peut utiliser du complément de cobaye pour tester *in vitro* l'activité des anticorps hémolytiques d'amphibiens adultes, alors que dans la plupart des espèces de poissons et dans la forme larvaire de *Xenopus*, du complément isogénique, ou du complément provenant d'une espèce très proche, doit être employé.

Les poissons et les amphibiens produisent des leucotriènes et d'autres médiateurs lipidiques (les éicosanoïdes) qui jouent un rôle important dans la réaction inflammatoire. Par exemple, le leucotriène B4 stimule la migration des leucocytes des poissons.

L'évolution des cytokines chez les vertébrés suscite actuellement une attention particulière. Par exemple, des facteurs de croissance pour les cellules T, ressemblant à l'IL-2 et capables de promouvoir la prolifération des lymphoblastes T *in vitro*, ont été mis en évidence dans des surnageants de lymphocytes stimulés provenant de poissons téléostéens, de grenouilles/crapauds, de serpents et de poulets (Fig. 14.21). Une éventuelle conservation de la structure de l'IL-2 et des récepteurs lymphocytaires au cours de l'évolution est en cours d'étude. Par exemple, l'IL-2 de *Xenopus* est une protéine de 15 à 25 kDa ; de anticorps monoclonaux contre un éventuel récepteur d'IL-2 de *Xenopus* ont été produits. Des surnageants de splénocytes stimulés par des mitogènes des cellules T ou des alloantigènes contiennent probablement un mélange de cytokines. Chez *Xenopus*, ces surnageants peuvent induire la prolifération des cellules B des têtards normaux et l'expression d'Ig à la surface des splénocytes d'animaux thymectomisés. Une activité ressemblant à celle de l'IL-1 a été mise en évidence dans les macrophages de téléostéens, d'anoures et d'oiseaux. Un facteur de type interféron, ayant des propriétés antivirales et d'activation des macrophages, a été découvert chez les poïkilothermes (ex. poissons d'élevage qui peuvent être particulièrement susceptibles à certaines infections virales).

Facteurs de croissance des cellules T chez *Xenopus*

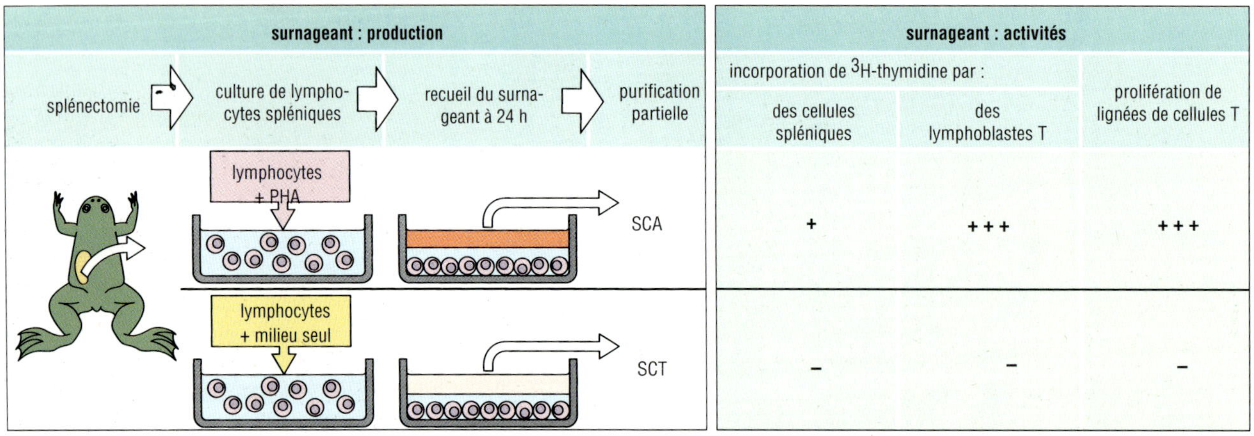

Fig. 14.21 Des surnageants de culture actifs (SCA) ont été recueillis à partir d'une culture de cellules spléniques de *Xenopus* stimulées par de la PHA, et comparés à des surnageants provenant de culture témoin (SCT). Les surnageants ont été partiellement purifiés par précipitation au sulfate d'ammonium, dialysés et la PHA a été éliminée par incubation avec des érythrocytes de poulet. Les SCA contiennent des cytokines qui induisent la prolifération de lymphoblastes T (et à un moindre degré celle de cellules spléniques au repos) et permettent la croissance de lignées de cellules T alloréactives. Les SCT n'ont aucun de ces effets. Une activité de même type, mais moins intense, peut être induite par des surnageants de culture lymphocytaire mixte ; on peut l'attribuer à des molécules fonctionnellement homologues aux facteurs de croissance des cellules T des mammifères, comme l'IL-2.

TISSUS LYMPHOÏDES CHEZ LES VERTÉBRÉS INFÉRIEURS

Le système lymphomyéloïde produit et garde en réserve des lymphocytes, des granulocytes et d'autres cellules sanguines. Chez les mammifères, les tissus lymphoïdes contiennent principalement des lymphocytes ; ils sont séparés anatomiquement des tissus myéloïdes comme la moelle osseuse, où prédominent les granulocytes et les autres types de cellules sanguines. Chez les vertébrés inférieurs comme les poissons et les amphibiens, les compartiments lymphoïdes et myéloïdes sont plus entremêlés.

Chez les poissons, le tissu lymphomyéloïde est incomplet ; il est dépourvu de moelle osseuse, de ganglions lymphatiques et de tissu lymphoïde associé aux muqueuses (MALT) (Fig. 14.22). Les poissons possèdent cependant un thymus convenablement développé, une rate et du tissu lymphomyéloïde associé aux reins et au foie (Fig. 14.23). La lamproie ne possède pas de thymus à proprement parler et n'a qu'une rate rudimentaire.

Evolution des tissus lymphomyéloïdes chez les vertébrés

groupe de vertébrés	tissu lymphomyéloïde					
	thymus	rate	moelle osseuse	ganglions lymphatiques	GALT	rein/foie
mammifères	présence/homologie	présence/homologie	présence/homologie	présence/homologie	présence/homologie	présence/homologie
oiseaux	présence/homologie	présence/homologie	présence/homologie	présence/homologie	présence/homologie	présence/homologie
reptiles	présence/homologie	présence/homologie	présence/homologie	présence probable	présence/homologie	présence/homologie
grenouilles/crapauds	présence/homologie	présence/homologie	présence/homologie	présence probable	présence/homologie	présence/homologie
salamandres/tritons	présence/homologie	présence/homologie	absence probable	absence probable	présence probable	présence/homologie
poissons à poumon	présence/homologie	présence/homologie	absence probable	absence probable	présence probable	présence/homologie
téléostéens	présence/homologie	présence/homologie	absence probable	absence probable	présence probable	présence/homologie
élasmobranches	présence/homologie	présence/homologie	absence probable	absence probable	présence probable	présence/homologie
poissons agnathes	absence probable	présence probable	absence probable	absence probable	présence probable	présence/homologie

présence/homologie — présence probable — absence probable

Fig. 14.22 Les compartiments lymphoïdes et myéloïdes sont étroitement intriqués chez les poissons et les amphibiens.

Tissu lymphomyéloïde dans différentes espèces de poissons

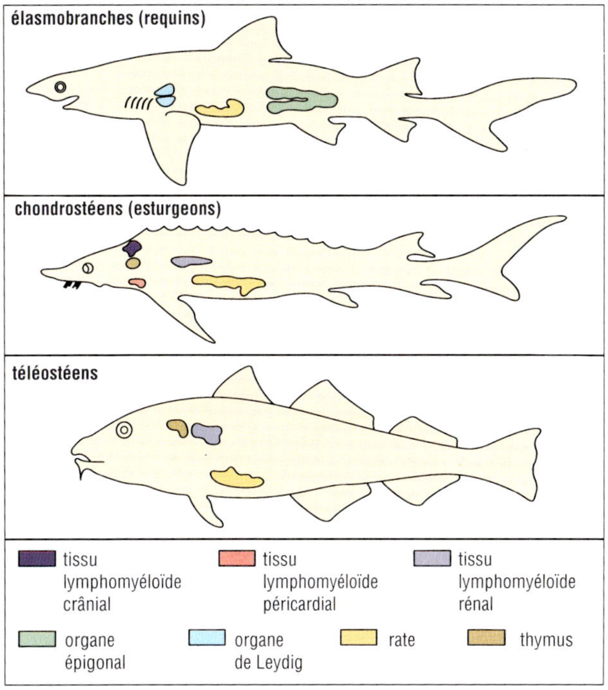

Fig. 14.23 Noter que l'intestin des élasmobranches et des chondrostéens est riche en tissu lymphomyéloïde (dans la valve spirale). (Document du Dr. R. Fänge).

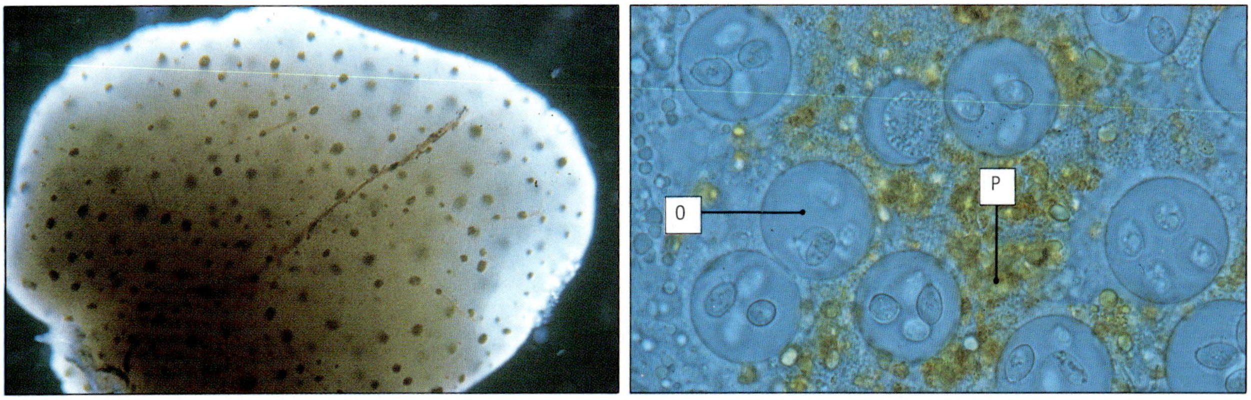

Fig. 14.24 Centres mélanomacrophagiques (CMM) dans le foie de poisson. Vues macroscopique et microscopique du foie d'un poisson cyptinodontide (*Rivulus marmoratus*) infecté expérimentalement par le parasite *Calyptospora funduli*, pour montrer la formation de CMM. 60 jours après l'infection, des CMM distincts sont apparus (à gauche x 60). La préparation de droite montre que ces CMM sont composés des oocystes du parasite en voie de dégénerescence (O) associés aux pigments de l'hôte (P). Les phagocytes mononucléés jouent un rôle important dans la formation des CMM (Document du Dr. W.K. Vogelbein).

Une caractéristique tout à fait remarquable du tissu lymphomyéloïde des poissons est l'abondance des centres mélanomacrophagiques dans le foie des formes les plus primitives ou dans la rate et les reins des téléostéens (Fig. 14.24). Ces centres sont particulièrement riches en pigments comme l'hémosidérine, la céroïde, la mélanine et, plus encore, la lipofuscine. Ces centres mélanomacrophagiques pourraient représenter un analogue primitif des centres germinatifs qui apparaissent dans le tissu lymphoïde des oiseaux. L'accumulation de pigments dans les agrégats macrophagiques des poissons peut en partie s'expliquer par les concentrations élevées de lipides insaturés qui, chez les poissons, déterminent la fluidité des membranes aux basses températures ; ces lipides sont particulièrement sensibles à la peroxydation et sont à l'origine de la lipofuscine.

Deux espèces d'amphibiens anoures - la grenouille léopard *Rana pipiens* et le crapaud à griffes *Xenopus laevis* - constituent deux exemples typiques illustrant les caractéristiques histologiques des tissus lymphoïdes observées chez les vertébrés poïkilothermes.

THYMUS

Chez la grenouille adulte, le thymus est situé juste sous la peau, derrière l'oreille moyenne. Au cours du développement, le thymus s'individualise précocément de l'épithélium pharyngé, comme chez la plupart des vertébrés, à l'exception des oissons téléostéens. Il se différencie en un cortex externe et une médulla centrale. Les lymphocytes corticaux, qui prolifèrent rapidement, sont particulièrement sensibles à l'irradiation (Fig. 14.25).

Toute une série d'arguments indiquent que, comme celui des homéothermes, le thymus des poïkilothermes produit des lymphocytes ayant les fonctions des cellules T. L'ultrastructure des lymphocytes thymiques et des cellules épithéliales qui les entourent est illustrée dans la figure 14.26. D'autres types de cellules du stroma peuvent être observés dans la médulla du thymus, bien que certaines, comme les cellules granulaires, n'apparaissent qu'après la métamorphose. On trouve des cellules myoïdes dans le thymus des mammifères, des reptiles et de plusieurs espèces d'amphibiens (voir Fig. 14.26) ; ces cellules seraient impliquées dans la circulation des liquides à l'intérieur du thymus et pourraient constituer une source d'antigènes du "soi". Comme les cellules épithéliales thymiques et les cellules interdigitantes, ces cellules myoïdes sont peut-être impliquées dans l'éducation des cellules T au cours de l'apprentissage de la tolérance aux antigènes du "soi" et de l'établissement de la restriction aux antigènes du CMH. On trouve également des cellules B dans le thymus de plusieurs espèces de vertébrés et dans celui des amphibiens, même si cet organe n'est sans doute pas impliqué dans la production de ces lymphocytes.

RATE

La rate est le principal organe lymphoïde chez tous les vertébrés à mâchoires. Avec les ganglions lymphatiques et les reins, elle séquestre l'antigène, elle contient les lymphocytes qui prolifèrent après avoir été stimulés par l'antigène et elle assure la libération de ces cellules et de leurs produits. Des zones lymphoïdes thymodépendantes et thymo-indépendantes peuvent être mises en évidence dans la rate de *Xenopus* (Fig. 14.27). La pulpe blanche des follicules est riche en cellules B (Fig. 14.28) identifiées par des anticorps monoclonaux anti-Ig. Les cellules T spléniques sont localisées dans les régions périfolliculaires (zone marginale). Elles ne possèdent pas d'Ig de surface, mais une sous-population peut être marquée par un anticorps monoclonal (XT-1) dirigé contre les thymocytes (Fig. 14.28)

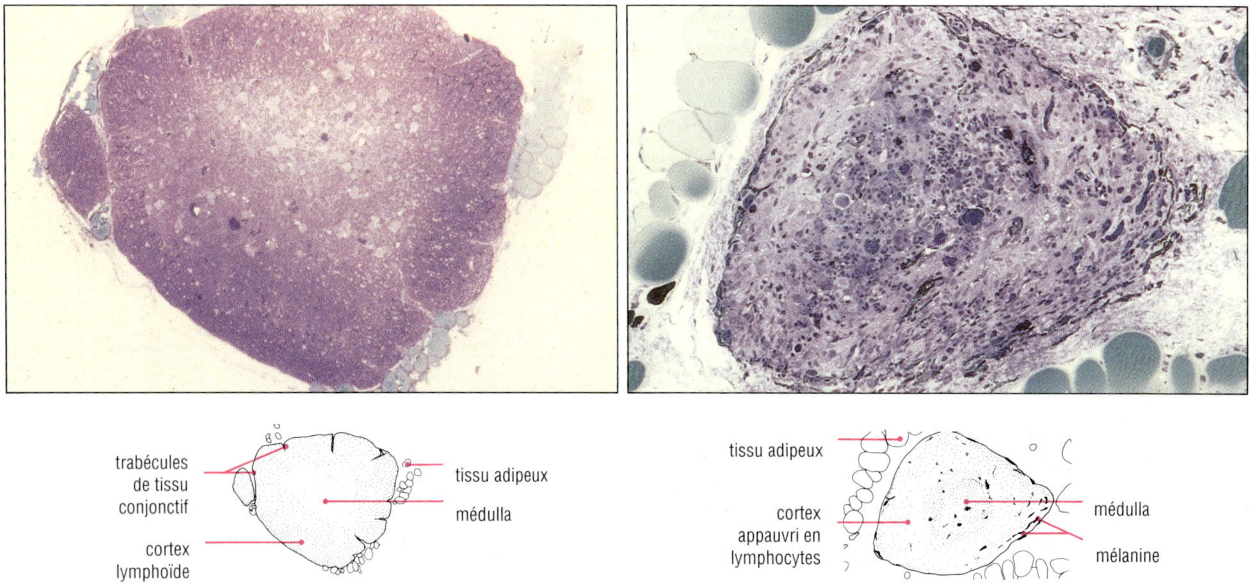

Fig. 14.25 Thymus d'un jeune *Xenopus* adulte: effet de l'irradiation. Le thymus normal (à gauche, x 35) possède un cortex très riche et une médulla moins riche en cellules, colorée moins intensément. Un thymus irradié par des rayons γ (9 jours après une irradiation de 3000 rads) est montré à droite (x 90). Remarquer la diminution considérable de lymphocytes corticaux après l'irradiation, alors que des lymphocytes sont encore trouvés dans la médulla. Le thymus irradié a une taille réduite (coloration au bleu de Toluidine).

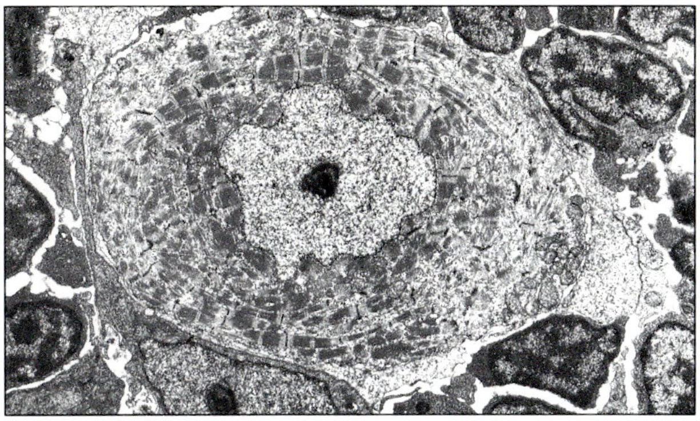

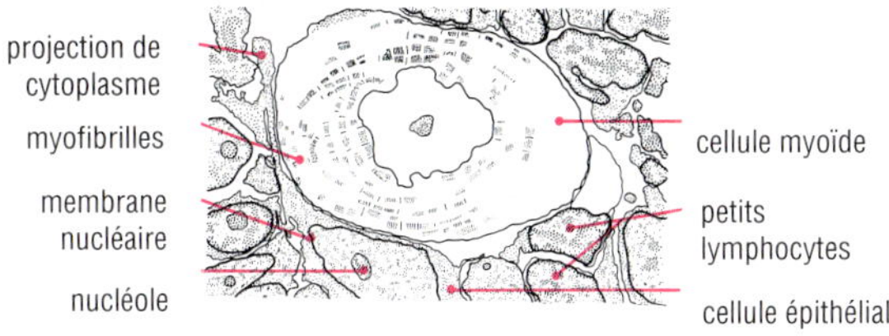

Fig. 14.26 Etude ultrastructurale de la médulla thymique de *Xenopus* La cellule myoïde a un noyau entouré d'anneaux concentriques de myofibrilles striées qui ressemblent à celles du muscle squelettique. La chromatine nucléaire des petits lymphocytes est organisée en une série de zones denses aux électrons ; le cytoplasme est parsemé de quelques organites. Les noyaux des cellules épithéliales contiennent une chromatine dispersée de façon homogène avec des nucléoles proéminants ; le cytoplasme envoie des projections qui s'interpénètrent avec les lymphocytes et d'autres types cellulaires pour former un réseau. x 700 (Document du Dr. J.J. Rimmer).

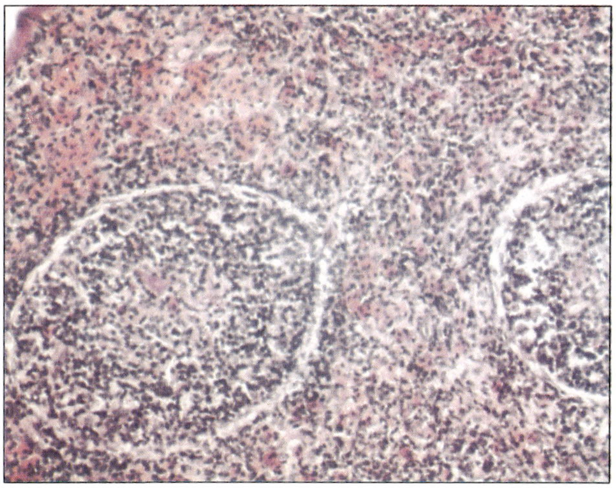

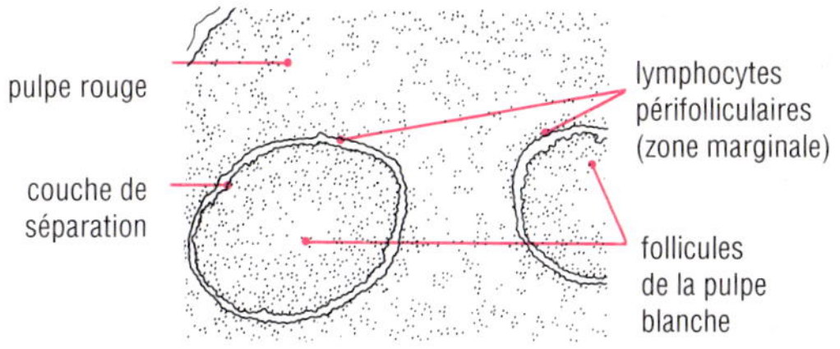

Fig. 14.27 Coupe de rate d'un *Xenopus* adulte montrant des aires T-dépendantes (périfolliculaires) et T-indépendantes (pulpe blanche). Chez *Xenopus* (à la différence de nombreux autres poïkilotermes), la pulpe blanche est clairement séparée de la pulpe rouge environnante par une couche de cellules plus colorées. Des concentrations de lymphocytes sont également observées dans la pulpe rouge (Coloration H & E, x 80).

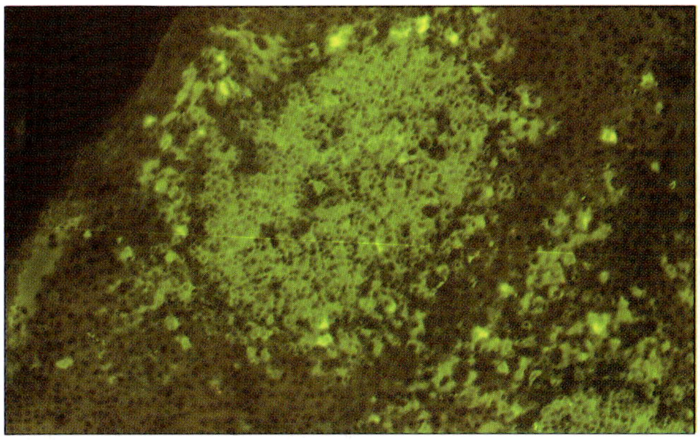

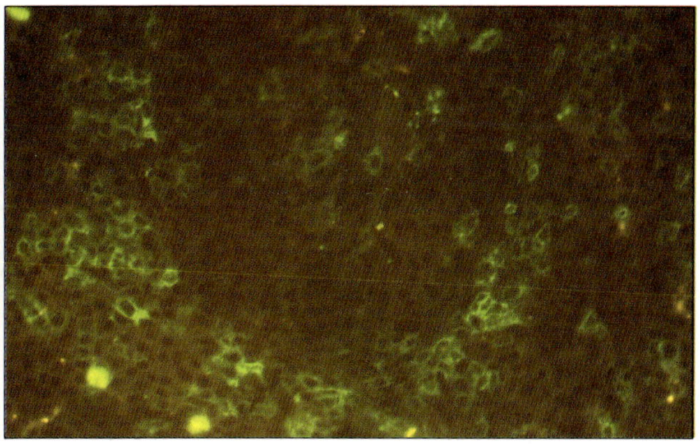

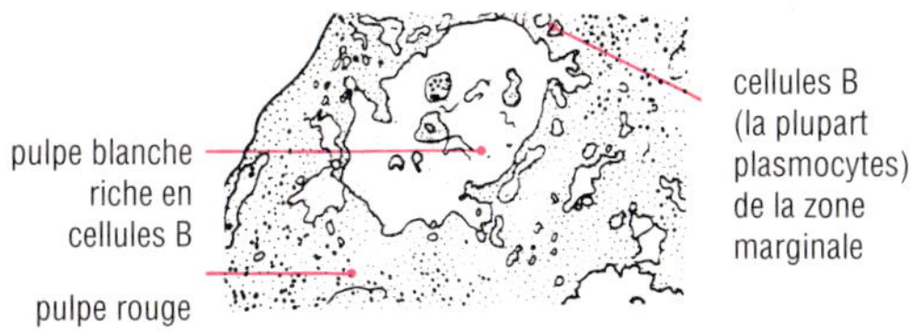

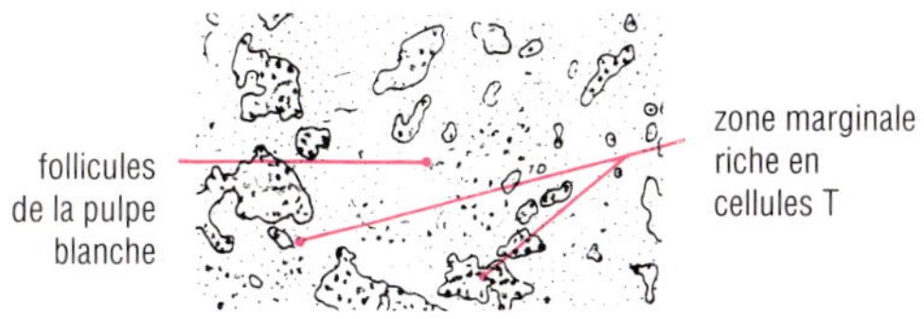

Fig. 14.28 Rate de *Xenopus* adulte montrant les zones riches en cellules T et B. A gauche, les cellules B, colorées par un anticorps monoclonal anti-IgM, sont situées dans les follicules de la pulpe blanche ; la zone marginale et la pulpe rouge contiennent des plasmocytes fortement colorés x 100. A droite, les cellules T sont concentrées dans la zone marginale (périfolliculaire) autour du follicule dans la pulpe blanche. Ces cellules ont été colorées à l'aide d'un anticorps monoclonal spécifique des cellules T, x 200.

Les vaisseaux sanguins entrent dans la rate en traversant la pulpe blanche, à partir de laquelle partent des capillaires qui se déversent dans la pulpe rouge environnante. Des études expérimentales utilisant de l'encre de Chine et des antigènes marqués à la fluorescéine ont montré que c'est la pulpe rouge qui, la première, reçoit le matériel provenant du sang circulant. Les antigènes circulants sont ensuite séquestrés dans les follicules de la pulpe blanche où ils sont mis en contact étroit avec les cellules capables de produire des anticorps (Fig. 14.29). L'antigène est exposé à la surface de grandes cellules dendritiques dont les expansions cytoplasmiques s'étendent en direction de la zone marginale riche en lymphocytes T. L'architecture d'ensemble de la pulpe blanche des amphibiens n'est pas très différente de celle des mammifères. La rate des amphibiens anoures joue un rôle important dans le développement des cellules B, à la fois chez la larve (de même que le foie) et chez l'adulte où elle constitue le site principal de différenciation des lymphocytes B.

GANGLIONS LYMPHOMYÉLOÏDES

Les ganglions lymphomyéloïdes, qui apparaissent au cours de l'évolution des vertébrés chez certains amphibiens anoures fonctionnent à première vue comme les ganglions lymphatiques des vertébrés homéothermes bien que leur structure histologique soit beaucoup moins élaborée que celle des ganglions lymphatiques des mammifères (Fig. 14.30). Ce sont essentiellement des organes qui filtrent le sang, même s'ils contribuent également à piéger du matériel provenant de la lymphe environnante. Ils sont formés de simples agrégats de cellules lymphoïdes et myéloïdes situés à l'intérieur des canaux lymphatiques. Chez le crapaud adulte, des ganglions lymphatiques possédant une structure semblable à celle des glandes lymphatiques larvaires (Fig. 14.30) peuvent être observés dans la région axillaire et dans le cou.

TISSU LYMPHOÏDE ASSOCIÉ À L'INTESTIN

Des nodules de tissu lymphoïde associé à l'intestin (GALT), analogues au système GALT des mammifères, sont disséminés le long de l'intestin grêle des grenouilles (Fig. 14.31). De petits agrégats de lymphocytes, plus ou moins associés au tissu intestinal, s'observent à travers toute l'évolution des vertébrés. Par sa localisation, ce tissu peut constituer une première ligne de défense contre les antigènes de l'intestin. Chez *Xenopus*, on ne trouve des IgX que dans le tissu lymphoïde associé à l'intestin ; ces Ig représentent peut être l'équivalent des IgA des mammifères.

REINS ET FOIE

Les reins constituent un organe lymphomyéloïde majeur chez les poissons et les amphibiens mais cette fonction disparaît chez les reptiles, les oiseaux et les mammifères. Chez les anoures, c'est dans les reins et le foie que commence le développement ontogénique des lymphocytes B. Ces organes sont étroitement impliqués dans la différenciation

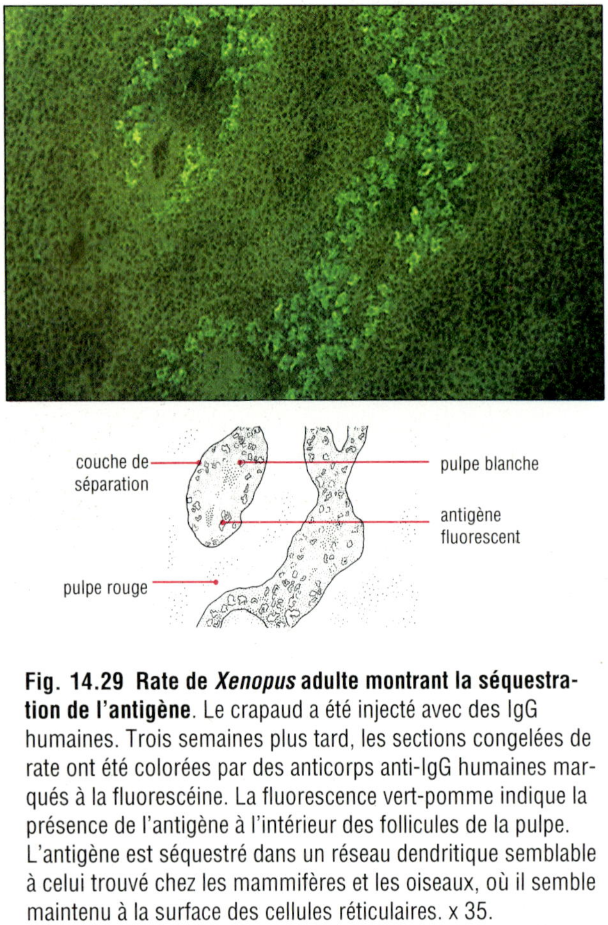

Fig. 14.29 Rate de *Xenopus* adulte montrant la séquestration de l'antigène. Le crapaud a été injecté avec des IgG humaines. Trois semaines plus tard, les sections congelées de rate ont été colorées par des anticorps anti-IgG humaines marqués à la fluorescéine. La fluorescence vert-pomme indique la présence de l'antigène à l'intérieur des follicules de la pulpe. L'antigène est séquestré dans un réseau dendritique semblable à celui trouvé chez les mammifères et les oiseaux, où il semble maintenu à la surface des cellules réticulaires. x 35.

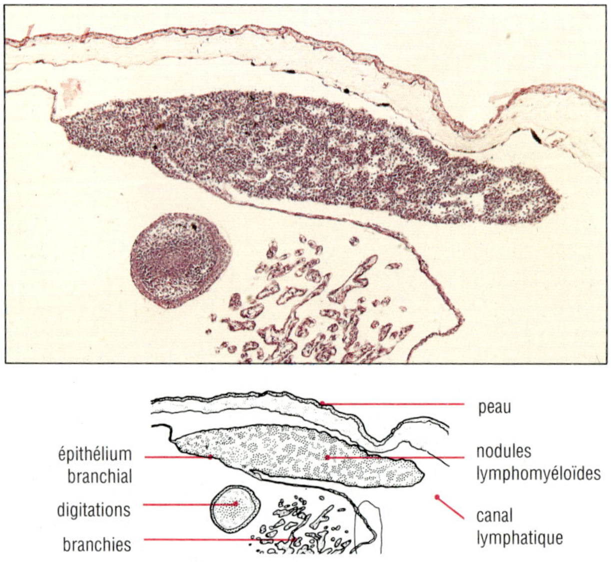

Fig. 14.30 Section d'une glande lymphatique d'une larve *Rana*. Le nodule lymphomyéloïde allongé, attaché généralement à l'épithélium de la chambre branchiale, se projette à l'intérieur d'un grand canal lymphatique. Les branchies et une digitation du poumon antérieur dans la chambre branchiale sont vues en coupe, la peau larvaire se trouvant latéralement. La glande lymphatique consiste en un parenchyme lymphoïde étendu, interrompu par des sinusoïdes et des phagocytes (Coloration pâle) Coloration H & E, x 25.

précoce des cellules érythroïdes, lymphoïdes et myéloïdes chez divers vertébrés. Une coupe de reins de *Rana* (Fig. 14.32) permet de voir le tissu hématopoïétique.

MOËLLE OSSEUSE

La moelle osseuse apparaît chez les amphibiens ; son rôle immunologique à ce stade de l'évolution n'est pas clairement défini. Il est facile de mettre en évidence du tissu lymphomyéloïde dans la moelle osseuse de la grenouille *Rana pipiens* adulte (Fig. 14.33) et ce site est un lieu de production d'anticorps. Par contre chez *Xenopus* la moelle osseuse semble plus rudimentaire ; la moelle fémorale constitue le principal site de différenciation des polynucléaires neutrophiles (Fig. 14.33).

ASPECTS DE L'IMMUNOLOGIE DES AMPHIBIENS

Les grenouilles et les crapauds, particulièrement *Xenopus*, constituent un excellent modèle pour l'étude du développement ontogénique du système immunitaire. Au cours des dernières années, on a établi des lignées histocompatibles de plusieurs espèces d'amphibiens et plusieurs familles isogéniques ou consanguines de *Xenopus* sont maintenant disponibles pour ce type de travaux. Ces familles sont soit compatibles au niveau du CMH (mais histo-incompatibles au niveau de systèmes mineurs) ou bien ne diffèrent que par un ou deux antigènes du CMH. Elles constituent des outils précieux pour les greffes de peau et les études immunologiques *in vitro*.

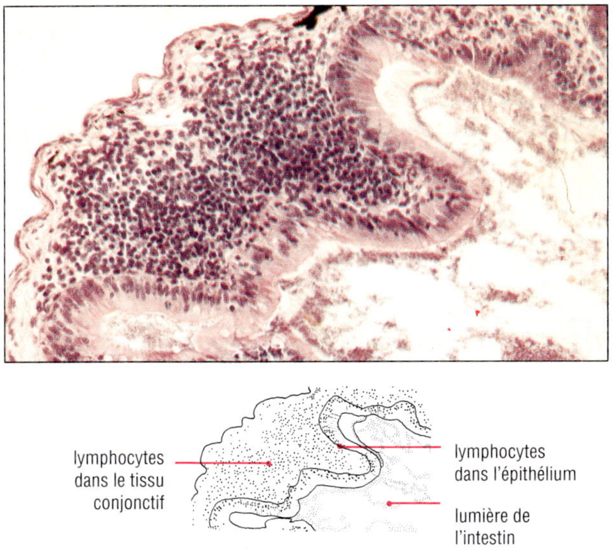

Fig. 14.31 Section de tissu lymphoïde nodulaire associé à l'intestin chez *Rana* adulte. Les lymphocytes se trouvent dans le tissu conjonctif sous-épithélial ainsi que dans l'épithélium recouvrant l'intestin. Coloration H & E, x 50.

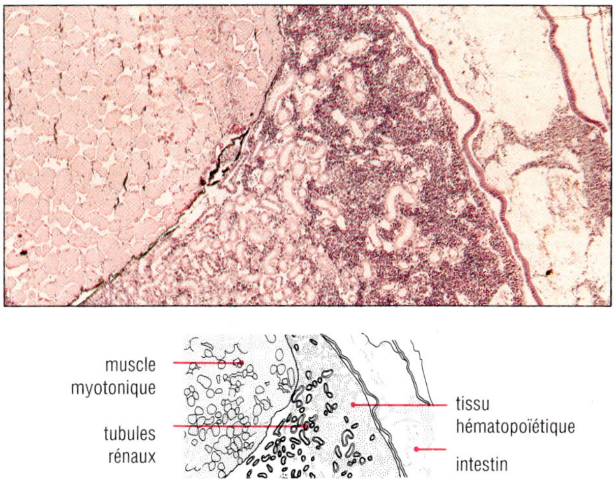

Fig. 14.32 Section de rein chez la larve de *Rana* montrant le tissu hématopoïétique. Le tissu hématopoïétique est important dans les régions intertubulaires où l'on trouve des lymphocytes, des granulocytes et d'autres cellules hématopoïétiques. Des myotomes et une boucle de l'intestin sont adjacents au mésonephros. Coloration H & E, x 25.

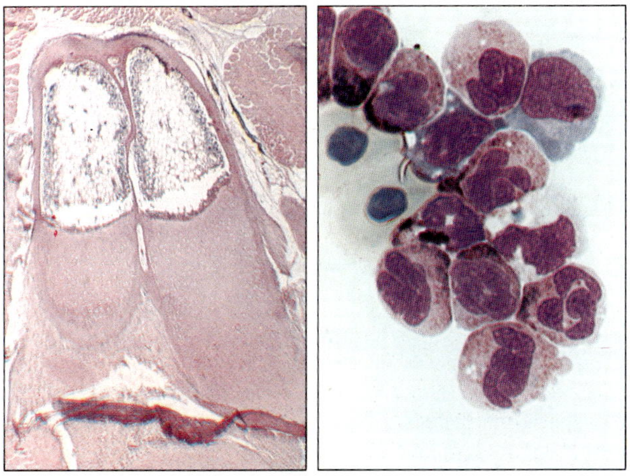

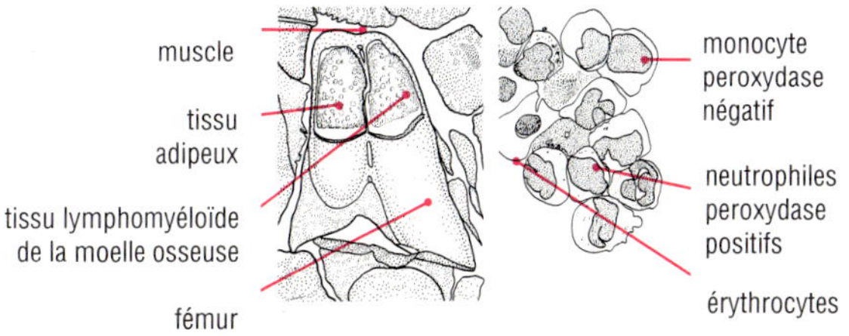

Fig. 14.33 Moelle osseuse. Le tissu lymphomyéloïde de la moelle osseuse de *Rana*, source importante de cellules productrices d'anticorps, est montré à gauche. Coloration H & E, x 20. A droite, une préparation par cytocentrifugation de moelle osseuse provenant de *Xenopus* montre plusieurs granulocytes neutrophiles avec une réaction de peroxydase positive. x 700. (Document du Dr. I. Hadji-Azimi).

DÉVELOPPEMENT DU THYMUS ET EXPÉRIENCES DE THYMECTOMIE

Xenopus et un modèle particulièrement approprié pour étudier le rôle du thymus dans le développement du système immunitaire puisque ses larves peuvent être thymectomisées très précocément alors que le thymus n'en est qu'à une étape rudimentaire de son histogénèse (Fig.14.34 et 14.35) Différentes paires de poches branchiales sont à l'origine des bourgeons thymiques de différents vertébrés. Chez les anoures, le thymus bilobé se développe à partir de l'épithélium dorsal des secondes poches pharyngiennes. Des études

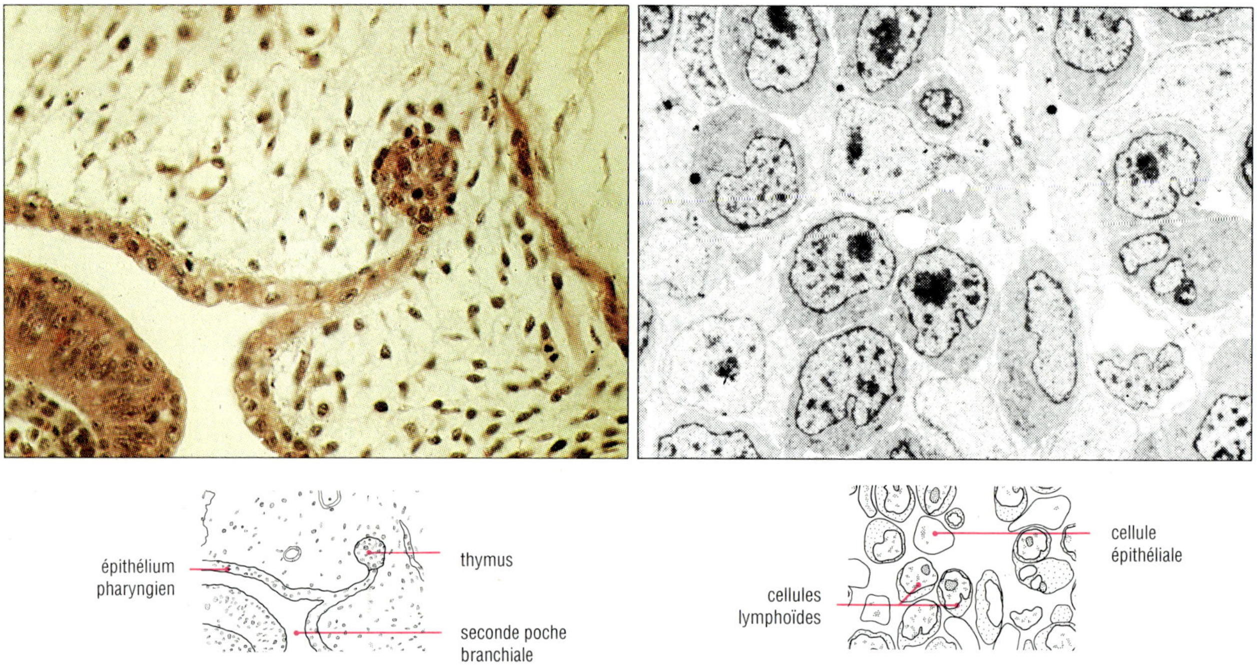

Fig. 14.34 Thymus de *Xenopus* à 3 et 7 jours. A 3 jours (à gauche, coloration H&E x 100), le thymus en cours de développement est encore attaché à l'épithélium du pharynx et contient essentiellement des cellules épithéliales. A 7 jours (à droite, microscopie électronique, x 500), le thymus est constitué de moins de 1000 cellules qui sont de deux types majeurs : les cellules épithéliales, avec un nucléole proéminant, une chromatine dispersée et un cytoplasme à coloration pâle ; les cellules lymphoïdes, avec un cytoplasme abondant à coloration dense contenant de nombreux ribosomes libres et des mitochondries. Au jour 7, le marqueur XT-1 commence à apparaître sur la population de cellules lymphoïdes thymiques ; les protéines de classe II du CMH sont d'abord exprimées sur les cellules épithéliales.

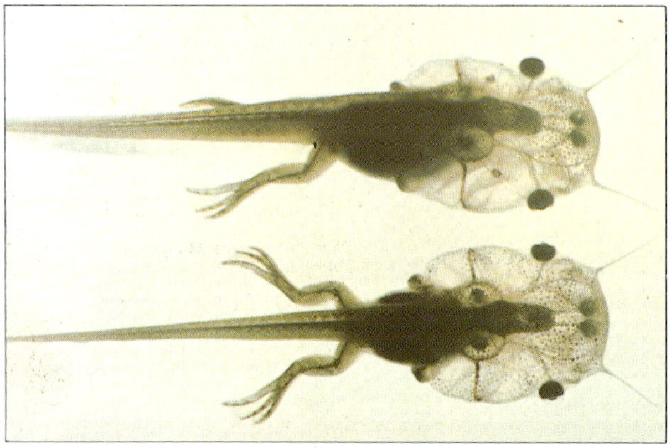

Fig. 14.35 Thymus de *Xenopus* à 38 jours. Le thymus bilobé pigmenté se trouve derrière les yeux (en haut) ; son absence est visible chez un animal thymectomisé à 7 jours (en bas).

Effet de la thymectomie chez *Xenopus*

	réponse anticorps au(x) :		rejet de greffe	réponse mitogénique à :	
	LPS (Tind)	GRM (Tdep)		LPS (cell. B)	PHA (cell. T)
normale	+	+	rapide	+	+
thymectomisée	+	–	lent	+	–

Fig. 14.36 La réponse anticorps, la réponse à médiation cellulaire et la réponse aux mitogènes *in vitro* , ont été mesurées chez *Xenopus* thymectomisé à 4-8 jours (LPS = lipopolysaccharide ; GRM = globules rouges de mouton ; PHA = phytohémagglutinine).

expérimentales ont montré que les précurseurs des cellules lymphoïdes colonisent les cellules épithéliales dans les rudiments thymiques aux 3è et 4è jours de développement. Un antigène de différenciation des cellules T (le marqueur XT-1, qu'on peut mettre en évidence par un anticorps monoclonal de souris dirigé contre les thymocytes) apparaît dans la population des cellules lymphoïdes thymiques au 7è jour, avant l'apparition des cellules XT-1^+ à la périphérie. Le thymus involue à la métamorphose, lorsque survient une nouvelle colonisation par les cellules-souches; après la métamorphose, le nombre de thymocytes augmente et atteint son taux maximum vers 15-16 mois.

Des expériences de thymectomie à l'âge de 4-8 jours ont clairement démontré l'existence de composantes immunitaires T-dépendantes ($T_{dép.}$) et T-indépendantes ($T_{ind.}$) (Fig. 14.36). Après thymectomie, les cellules T XT-1^+ ont disparu des organes lymphoïdes de la larve et de l'adulte alors que les lymphocytes B porteurs d'Ig de surface restent en abondance (Fig. 14.37). Il n'est pas exclu cependant que, chez *Xenopus,* les cellules alloréactives puissent emprunter une voie de maturation extrathymique ; en effet, les grenouilles thymectomisées dès les jours 4 à 7 sont parfois capables de rejeter des greffes cutanées présentant des antigènes du CMH différents et, après ce rejet, leurs cellules spléniques répondent en culture lymphocytaire mixte alors qu'elles ne répondent pas aux mitogènes des cellules T comme la PHA. De plus, des splénocytes exprimant des marqueurs des cellules T apparaissent après thymectomie chez les *Xenopus* plus âgés.

Des expériences de thymectomie, réalisées chez des larves d'anoures à différents stades de leur développement, suggèrent que la présence du thymus est nécessaire pendant certaines périodes pour que les cellules T puissent exercer différentes fonctions une fois établies à la périphérie (Fig. 14.38). Chez les animaux intacts, l'alloréactivité *in vivo* aussi bien qu'*in vitro,* de même que l'aptitude des cellules spléniques à répondre à des mitogènes des cellules T, apparaissent précocément au cours de la vie larvaire ; au contraire, les réponses primaires impliquant des anticorps IgY n'apparaissent que chez la jeune grenouille.

Populations de cellules T et B chez *Xenopus*

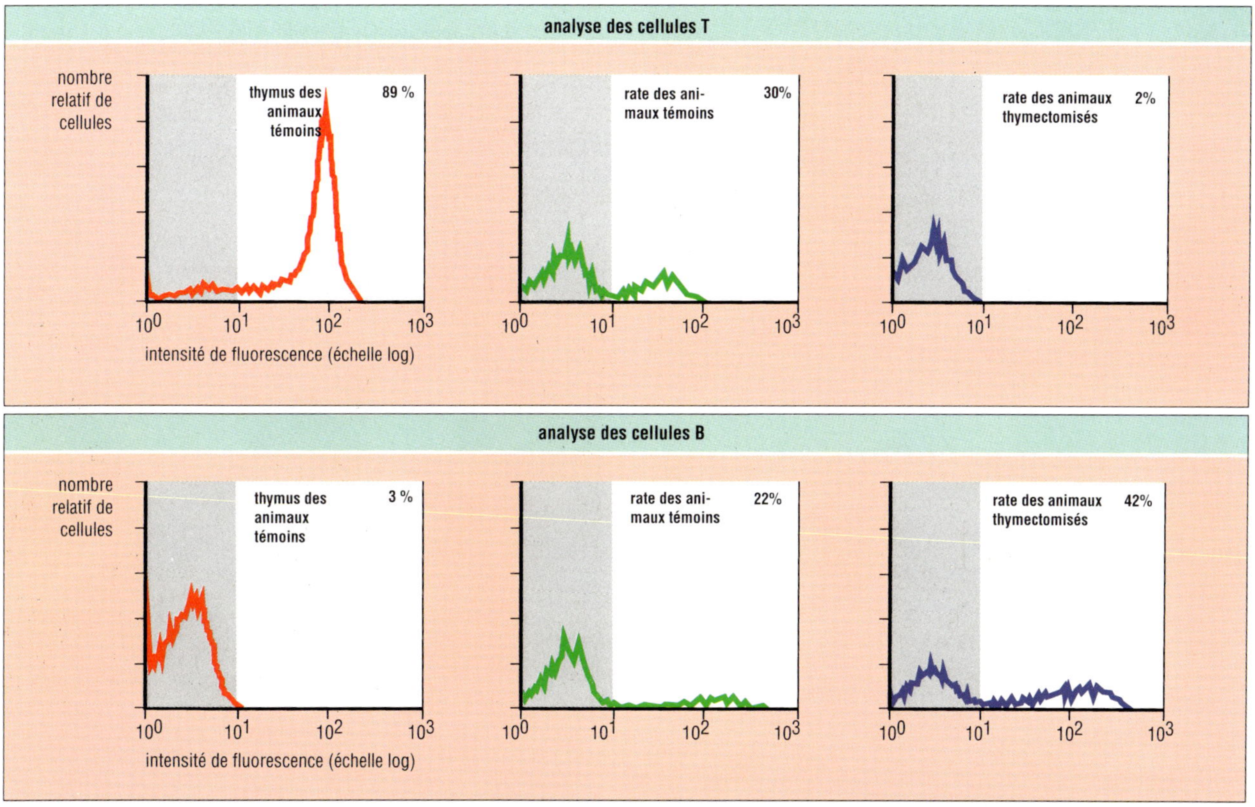

Fig. 14.37 Les cellules du thymus et de la rate de *Xenopus* thymectomisé à l'âge de 7 jours et d'un témoin non thymectomisé, tous deux âgés de 4 mois, sont marquées avec un anticorps monoclonal murin anti-cellules T (XT-1) ou anti-cellules B (anti-IgM). La fixation de ces anticorps est révélée par un anticorps anti-Ig de souris couplé à la fluorescéine. Les cellules T et B sont identifiées par cytofluorométrie. La thymectomie précoce chez la larve fait disparaître la population XT-1^+ de la rate, cette diminution étant compensée par une augmentation relative des cellules B. Les pourcentages dans chaque groupe représentent la proportion de cellules, marquées par l'anticorps, dont l'intensité de fluorescence est supérieure au bruit de fond.

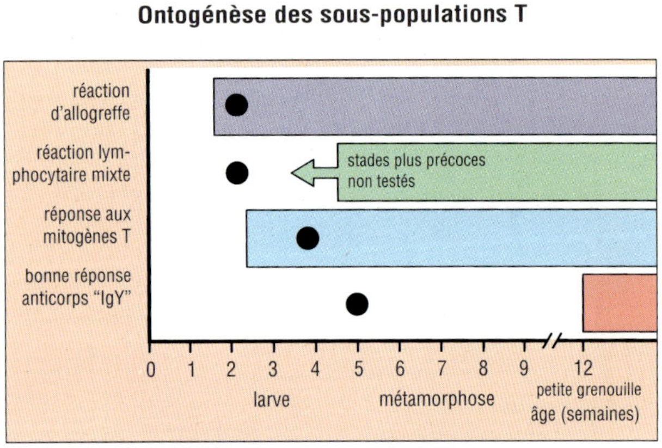

Fig. 14.38 Le rejet des allogreffes, les réponses lors des réactions lymphocytaires mixtes ainsi que les réponses aux mitogènes T-dépendants apparaissent précocément. Le développement des cellules TH qui permettent la réponse anticorps "IgY" primaire est plus tardive. • indique l'âge au-delà duquel la thymectomie n'abolit pas la fonction étudiée.

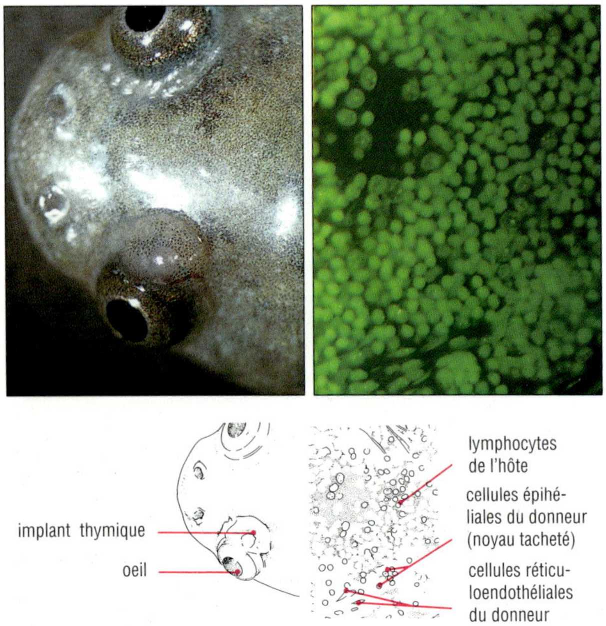

Fig. 14.39 Implantation de thymus chez *Xenopus* thymectomisé Le crapaud *Xenopus laevis* a été thymectomisé a l'âge de 7 jours et un thymus provenant d'une larve de *X. borealis* a été implanté sous la peau à une phase tardive de la vie larvaire. Cet implant thymique se développe et se trouve après la métamorphose à côté de l'oeil gauche (à gauche). A droite, une section de ce thymus colorée par de la quinacrine est examinée en microscopie à fluorescence (x 300). Les cellules provenant du donneur peuvent être distinguées des cellules de l'hôte parce que les noyaux de *X. borealis* apparaissent comme des points brillants alors que les cellules de *X. laevis* sont colorées de façon homogène en vert pâle. Le thymus est maintenant repeuplé par des lymphocytes de l'hôte alors que de nombreuses cellules du stroma sont colorées brillamment et proviennent donc du donneur.

ÉDUCATION THYMIQUE

Des greffes de thymus étranger à des *Xenopus* thymectomisés peuvent induire la différenciation des cellules précurseurs de l'hôte en cellules T (Fig. 14.39). On a pu construire *in vivo* chez l'embryon d'amphibiens, des thymus possédant des compartiments épithéliaux et lymphoïdes différant en ce qui concerne leur expression d'antigènes du CMH. Cette méthode consiste à assembler l'extrêmité antérieure d'un embryon de 24 h, qui contient les bourgeons épithéliaux thymiques, à l'extrémité postérieure d'un embryon incompatible pour les antigènes du CMH, qui contient les cellules hématopoïétiques à partir desquelles les lymphocytes se différencient (Fig. 14.40).

Ces systèmes expérimentaux sont utilisés pour explorer le rôle joué par les cellules du stroma thymique dans l'éducation thymique, c'est à dire la sélection négative (tolérance des cellules T aux antigènes du soi) et la sélection positive (restriction des cellules T aux spécificités du CMH avec lesquelles les populations TH et TC interagissent préférentiellement). Ces expériences chez *Xenopus* ont démontré l'implication de l'épithélium thymique dans l'induction de la tolérance envers les greffes de peau portant les mêmes antigènes du CMH que le thymus, encore que cette tolérance ne semble pas empêcher le développement d'une réaction lymphocytaire mixte envers les cellules du donneur. Des observations similaires ont été récemment faites chez les embryons d'oiseaux et de mammifères. Cependant, il est couramment admis chez les mammifères que l'induction de la tolérance des thymocytes envers les antigènes du CMH dépend des cellules interdigitées du thymus (d'origine médullaire) plutôt que des cellules épithéliales. Les expériences *in vivo* avec des *Xenopus* chimériques permettent

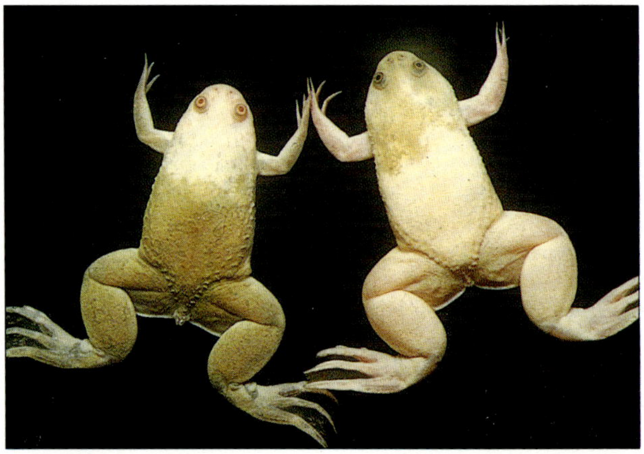

Fig. 14.40 Crapauds chimériques. Les *Xenopus* chimères ont été obtenues en échangeant les régions postérieures et antérieures de deux embryons, 24 h après la fécondation. A ce stade les rudiments thymiques (c'est-à-dire l'épithélium thymique) sont situés dans la région antérieure, alors que tous les précurseurs des lymphocytes sont situés dans la région postérieure. Un des embryons provenait d'un variant albinos avec une peau blanche et des yeux rouges. L'autre embryon provenait d'un *Xenopus* normal. Ces chimères sont utiles pour étudier le phénomène de l'éducation thymique (document du Dr. Martin Flajnik et du Dr. Louis Du Pasquier).

d'envisager un rôle du thymus dans la sélection positive des cellules T.

ONTOGÈNIE DE LA RÉACTION ALLOGÉNIQUE

Le développement des réactions immunitaires contre les alloantigènes dans les larves des anoures accompagne la maturation des thymocytes et probablement l'apparition des cellules T alloréactives dans les organes périphériques (Fig. 14.41). Plus tard, on peut observer une alloréactivité plus intense, alors que les organes lymphoïdes se différencient rapidement. Cependant, des larves immunocompétentes, mais non des adultes, peuvent être rendues tolérantes aux allogreffes de peau, particulièrement au moment de la métamorphose (Fig. 14.42). La taille des greffes et le degré d'histo-incompatibilité sont des paramètres déterminants. Par exemple, des greffes de peau différant par une histo-incompatibilité mineure sont toujours tolérées par les formes larvaires et les formes proches de la métamorphose de *Xenopus*. Ces "déficits" des réactions d'allogreffes chez les têtards doivent être rapprochés de l'absence d'expression des molécules de classe I du CMH avant la métamorphose (voir ci-dessus).

IMMUNOLOGIE DE LA MÉTAMORPHOSE

Une question intrigante pour les immunologistes, est de comprendre comment les amphibiens échappent aux risques mortels d'une maladie auto-immune au moment de la métamorphose. Il est en effet nécessaire que ces animaux immunocompétents deviennent tolérants aux déterminants spécifiques de l'adulte auxquels ils sont alors exposés pour la première fois. L'implication de populations de cellules suppressives apparaît vraisemblable. D'un autre côté, la métamorphose s'accompagne d'une élévation de la concentration des corticostéroïdes plasmatiques qui sont susceptibles de déprimer la réaction immunitaire à médiation cellulaire, peut-être en inhibant la production d'IL-2. L'expression des antigènes de classe I du CMH seulement après la métamorphose a probablement une signification physiologique qui reste actuellement inconnue. La métamorphose des Amphibiens constitue un moment privilégié pour évaluer les interactions entre système immunitaire et endocrinien. Ces travaux auront sans doute des développements dépassant le cadre des études purement phylogénétiques.

MODÈLES D'ÉTUDE DE L'ORIGINE DES CELLULES LYMPHOÏDES

La transplantation, chez l'embryon, de bourgeons de poches branchiales portant un marqueur diploïde de *Rana pipiens, Xenopus laevis* et plus récemment de *Pleurodeles waltlii* , a révélé que les lymphocytes thymiques se développent à partir de cellules précurseurs qui colonisent le thymus. Chez *Xenopus*, les précurseurs des cellules lymphoïdes destinés au thymus se développent à partir du feuillet de mésoderme ventro-latéral (îlots sanguins ventraux) et du feuillet de mésoderme dorso-latéral de l'embryon.

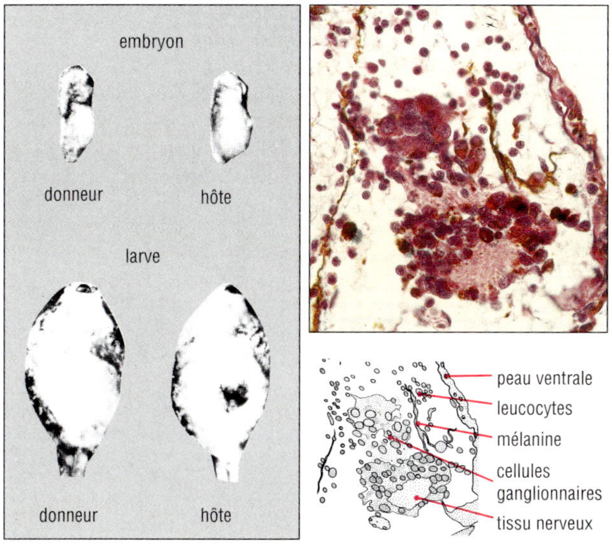

Fig. 14.41 Transplantation de tissu embryonnaire chez *Rana*. Ontogénèse de l'allo-immunité. Un morceau du feuillet neural prélevé sur un embryon (stade têtard, en haut et à gauche) est transplanté dans la surface ventrale d'un autre embryon (hôte). Les cellules de la crête neurale qui sont des précurseurs de différents types cellulaires, y compris des cellules pigmentées, sont intimement associées au feuillet neural. Les cellules pigmentées qui se différencient fournissent un marqueur externe visible permettant de suivre le développement du transplant embryonnaire. La larve hôte a développé une masse distincte de cellules pigmentées dérivées de la greffe. La section à droite montre les éléments de la greffe différenciée (grandes cellules ganglionnaires avec des nucléoles proéminants, autres tissus nerveux et mélanine, 15 jours après la transplantation). En dépit du caractère précoce de la transplantation, des lymphocytes et des granulocytes envahissent la greffe. Coloration H & E, x 100. (Document du Dr. E.P. Volpe).

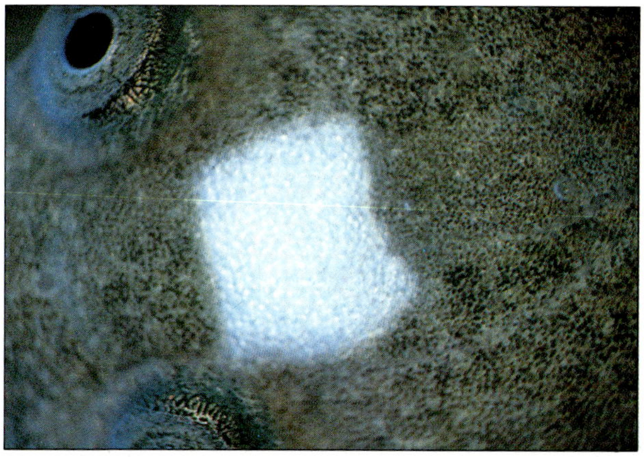

Fig. 14.42 Tolérance d'une greffe de peau chez *Xenopus*. Une greffe de peau allogénique, même provenant d'un donneur différent par le CMH, peut être tolérée par un receveur au stade larvaire ou au stade de métamorphose. Ultérieurement, des greffes de peau (ici un morceau de peau blanche de l'abdomen) provenant du même donneur sont tolérées par la grenouille adulte alors que des allogreffes de peau venant d'un troisième animal sont rejetés en moins de 3 semaines à 25°C.

Des expériences de transplantation de cellules de mésoderme ventral portant différents marqueurs cytogénétiques (triploïdes/diploïdes) ont récemment révélé que les lignées de thymocytes et de lymphocytes B se développent à partir de précurseurs spécifiques appartenant à ce feuillet embryonnaire, aux environs de la 20e h de la vie. Ces expériences illustrent la façon dont l'étude des embryons d'amphibiens permet d'explorer les origines embryonnaires des lymphocytes T et B.

RÉSUMÉ DE L'ÉVOLUTION DU SYSTÈME IMMUNITAIRE

La phylogénie du système immunitaire des vertébrés et des invertébrés est résumée dans la figure 14.43. La structure des gènes et des molécules d'Ig du CMH, du récepteur T, du complément et des cytokines est en cours d'étude chez les vertébrés inférieurs.

Evolution des réponses immunitaires chez les Invertébrés et les Vertébrés

invertébrés
la phagocytose et l'encapsulation sont importantes pour éliminer le matériel étranger
immunité primitive à médiation cellulaire détectée tôt dans l'évolution
différentes classes et sous-classes d'immunocytes et du tissu hématopoïétique existent chez les coelomates
immunité humorale inductible à spectre large chez certains coelomates mais aucun phylum ne possède d'immunoglobulines
des lectines et la prophénoloxydase sont impliquées dans la reconnaissance du soi et du non-soi, au moins dans certains phylums

vertébrés
tous possèdent une immunité à médiation cellulaire et humorale
tous possèdent des tissus lymphoïdes qui deviennent plus complexes dans les formes les plus évoluées
tous possèdent des lymphocytes B ; les lymphocytes T sont identifiés chez les poissons et tous les vertébrés terrestres
tous ont des IgM, certains vertébrés à mâchoires ont en outre d'autres chaînes lourdes non μ

Fig. 14.43 Résumé des réponses immunitaires observées chez les phylum d'invertébrés et de vertébrés.

LECTURES COMPLÉMENTAIRES

Beck G, Habicht GS. Primitive cytokines: harbingers of vertebrate defence. *Immunol Today* 1991;**12**:183.

Brehelin M, ed. *Immunity in Invertebrates.* Heidelberg: Springer-Verlag, 1986.

Cohen N, Sigel MM, eds. *The Reticuloendothelial System. Ontogeny and Phylogeny.* New York: Plenum, 1982.

Cohen N, ed. First international symposium on the immunology of ectothermic vertebrates. *Devel Comp Immunol* 1987;**11**:435.

Cooper EL, ed. *Developmental and Comparative Immunology.* New York: Pergamon Press, 1992.

Cooper EL, Langlet C, Bierne J, eds. *Developmental and Comparative Immunology.* New York: AR Liss, 1987.

Du Pasquier L. Evolution of the immune system. In: Paul WE. *Fundamental Immunology.* 2nd ed. New York: Raven Press, 1989.

Du Pasquier L, Schwager J, Flajnik MF. The immune system of *Xenopus. Annu Rev Immunol* 1989;**7**:251.

Ellis AE, Tatner MF, eds. *Fish and Shellfish Immunology.* London: Academic Press, 1992.

Flajnik M, Hsu E, Kaufman JF, Du Pasquier L. Changes in the immune system during metamorphosis of *Xenopus.. Immunol Today* 1987;**8**:58.

Horton JD. Immune system of *Xenopus*: T cell biology. In: Tinsley RC, Kubel HR, eds. *The Biology of Xenopus.* Oxford: Oxford University Press, 1993.

Lackie AM, ed. *Immune mechanisms in invertebrate vectors. Zoological Society of London Symposia, 56.* Oxford: Oxford University Press, 1986.

Litman GW, Hinds K, Kobubu F. The structure and organisation of immunoglobulin genes in lower vertebrates. In: *Immunoglobulin Genes.* London: Academic Press, 1988.

Manning MJ, Tatner MF, eds. *Fish Immunology.* London: Academic Press, 1985.

Manning MJ, Turner RJ. *Comparative Immunobiology.* Glasgow Blackie, 1976.

Manning MJ, Tatner MF, Secombes CJ, eds. Immunology and disease control mechanisms of fish. *J Fish Biol* 1987;**31(A)**.

Ratcliffe NA, Rowley AF, eds. *Invertebrate Blood Cells. Vol 1 & 2* London: Academic Press, 1981.

Ratcliffe NA, Rowley AF, Fitzgerald SW, Rhodes CP. Invertebrate immunity: basic concepts and recent advances. *Int Rev Cytol* 1985;**97**:183.

Rowley AF, Ratcliffe NA, eds. *Vertebrate Blood Cells.* Cambridge. Cambridge University Press, 1988.

Smith LC, Davidson EH. The echinoid immune system and the phylogenetic occurrence of immune mechanisms in deuterostomes. *Immunol Today* 1992;**13**:356.

Solomon JB. Invertebrate receptors and recognition molecules involved in immunity and determination of self and non-self. In: *Receptors in Cellular Recognition and Developmental Processes.* London: Academic Press, 1986.

Tournefier A, Charlemagne J, eds. *Evolution of the Vertebrate Immune System.* Telford Press, 1992.

Warr G, Cohen N, eds. *Phylogenesis of Immune Functions.* Oxford CRC Press, 1991.

Zapata AG, Varas A, Torroba M. Seasonal variations in the immune system of lower vertebrates. *Immunol Today 1*992;**13**:142.

chapitre 15

Immunité antivirale, antibactérienne et antifongique

IMMUNITÉ ANTIVIRALE

Les virus se multiplient dans une cellule "hôte" car il leur manque l'ensemble des mécanismes nécessaires à la synthèse des protéines et au métabolisme des sucres. Chez certains virus, les enzymes nécessaires à la réplication de l'acide nucléique sont aussi absentes. Le nombre de gènes portés par les virus peut être compris entre 3 et 250, ce nombre étant toujours très inférieur à celui des gènes de la plus petite bactérie. Les étapes d'une infection virale généralisée sont illustrées dans la figure 15.1

Les prions, décrits à l'origine comme des virus lents, font partie de la même famille. Ils comprennent les agents responsables de la scrapie, une maladie neurologique du mouton, et de deux maladies humaines, le kuru et la maladie de Creutzfeld-Jakob. Les prions sont de petites particules infectieuses de nature protéique. Aucun acide nucléique n'y a été identifié. Ils sont associés à une protéine (PrP 27-30) qui peut se polymériser en filaments de type amyloïde, conduisant à la formation de plaques d'amylose dans le cerveau des animaux infectés. Des gènes codant pour des protéines de la même famille sont présents dans le génome normal et exprimés dans le cerveau. Il n'est pas encore certain que les prions soient de vrais virus.

Les maladies produites par les infections virales sont aussi variées que les virus eux-mêmes. La maladie peut être aiguë, chronique, récurrente, latente (infection "dormante" où le virus n'est pas détectable mais peut réapparaître) ; il peut s'agir enfin d'une infection inapparente ou asymptômatique, (aiguë ou chronique, infraclinique, où la présence de virus peut cependant être mise en évidence). Les réponses immunitaires induites par ces microorganismes sont très variées. Les infections par les prions ne provoquent pas de fièvre ou de réaction inflammatoire ; les prions ne sont donc probablement pas reconnus par le système immunitaire, peut-être à cause de la présence de protéines homologues aux prions chez les individus normaux. Par contre, beaucoup de maladies virales provoquent des réponses immunitaires vigoureuses et durables, certaines d'entre elles pouvant cependant aboutir à un état d'immunopathologie chronique (Fig. 15.2).

Schéma récapitulatif des cycles viraux

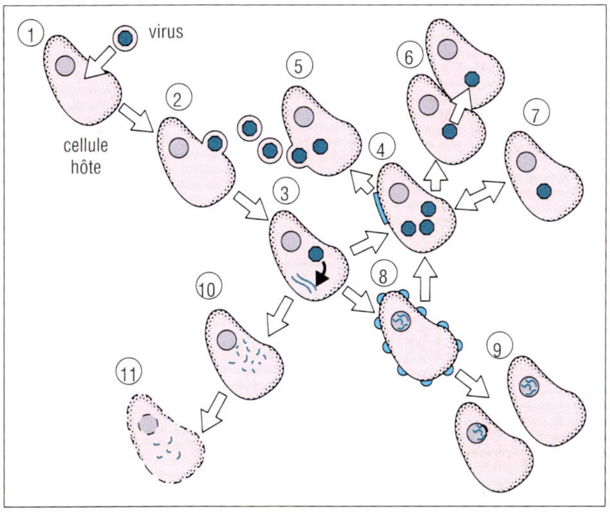

Fig. 15.1 Le virus se fixe sur les récepteurs de la cellule hôte (1) puis pénètre dans la cellule en perdant son enveloppe (2 et 3). Quelques virus répliquent leurs composants, qui s'assemblent (4) et sont libérés par bourgeonnement de la membrane cellulaire (5). Une autre possibilité est la dissémination lors de contacts intercellulaires (6). Des virus peuvent aussi rester quiescents à l'intérieur des cellules et être réactivés plus tard (7). Certains sont capables d'insérer leur matériel génétique dans le génome de la cellule hôte, où ils restent à l'état latent (8) ; cette cellule peut ensuite produire des virus (4) ou, dans certaines circonstances, donner naissance à une tumeur maligne (9). Certaines infections virales avortent (10) lorsque la cellule hôte n'est pas permissive vis-à-vis du virus ou lorsque le virus est défectif. De toute façon, les infections productives aussi bien qu'abortives peuvent être responsables de mort cellulaire (11).

Infections virales et maladies

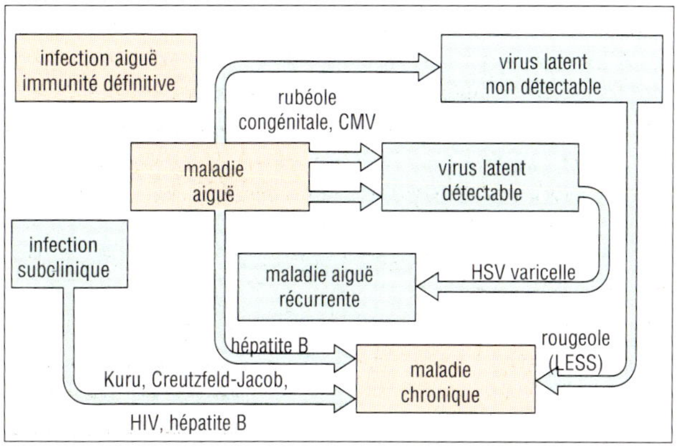

Fig. 15.2 Les différentes infections virales sont indiquées dans les rectangles rouges. De nombreux virus engendrent une maladie aiguë suivie d'une immunité quasi définitive, tandis que d'autres sont responsables de récurrence due à la survie intracellulaire latente du virus. (CMV = virus cytomégalique ; HSV = virus herpès simplex ; LESS = leucoencéphalite subaiguë sclérosante).

Ce chapitre est consacré aux infections aiguës, où il est clair que les réactions immunologiques jouent un rôle, à l'opposé des infections virales récurrentes, latentes ou infracliniques, où leur importance reste encore incertaine. Les résultats concernant les infections virales aiguës doivent cependant être interprétés avec précaution. Bien qu'il soit possible de détruire *in vitro* des virus ou des cellules infectées, il est difficile d'évaluer l'importance de ces mécanismes *in vivo*. Ce problème est crucial pour la vaccination. Puisque nous ne connaissons pas les fonctions effectrices qui constituent le mécanisme de protection normale contre les infections virales chez l'homme, la préparation de vaccins reste empirique. Il existe toujours le danger d'activer des fonctions effectrices inappropriées, provoquant des maladies plus sévères, et un état immunopathologique. Même si nous connaissions les fonctions effectrices qu'il faut induire, nous ne savons pas encore comment modifier les vaccins de façon à ce qu'ils activent les cellules appropriées.

Ce chapitre décrit une liste de mécanismes effecteurs dont l'importance relative dans les infections humaines reste incertaine.

L'INFECTION VIRALE

Une infection virale typique débute par l'invasion locale d'une surface épithéliale, et se poursuit par une ou plusieurs phases de virémie, aboutissant à l'infection de l'organe-cible, par exemple la peau ou le système nerveux. Chaque virus infecte un type particulier de cellule en fonction de l'expression de récepteurs pour ce virus sur les différentes cellules. Par exemple, le virus d'Epstein-Barr infecte les cellules B car il se lie aux récepteurs de complément CR2 et le virus de l'immunodéficience humaine (VIH) infecte les cellules exprimant la molécule CD4 (Fig. 15.3). Puisque la nature et la localisation (intracellulaire ou extracellulaire) de l'antigène détermine le mécanisme de défense qui est mis en jeu, les réactions dépendent de la façon dont les antigènes viraux et les virions sont rencontrés par le système immunitaire. La protection induite dépend donc de la phase de l'infection et de la biologie du virus (Fig. 15.4).

L'interféron joue un rôle protecteur non spécifique avant que le virus ne pénètre dans la cellule, en induisant un état de résistance à la multiplication virale. L'interféron représente l'un des mécanismes effecteurs de l'immunité naturelle.

Récepteurs de virus

virus	récepteurs	type de cellules infectées
virus de l'immuno-déficience humaine (VIH)	molécule CD4	cellules T $CD4^+$
virus de la rage	récepteur d'acétylcholine	neurones
virus de la vaccine	récepteur du facteur de croissance de l'épiderme	cellules épidermiques
virus d'Epstein-Barr	récepteur de complément type 2 (CR2, CD21)	cellules B
virus de la grippe (influenza A)	récepteur de la glycophorine	nombreux types cellulaires

Fig. 15.3 Les virus s'attachent aux cellules par l'intermédiaire de récepteurs spécifiques. Ceux-ci déterminent en partie quel type cellulaire peut être infecté.

Mécanismes de défense contre une infection virale généralisée

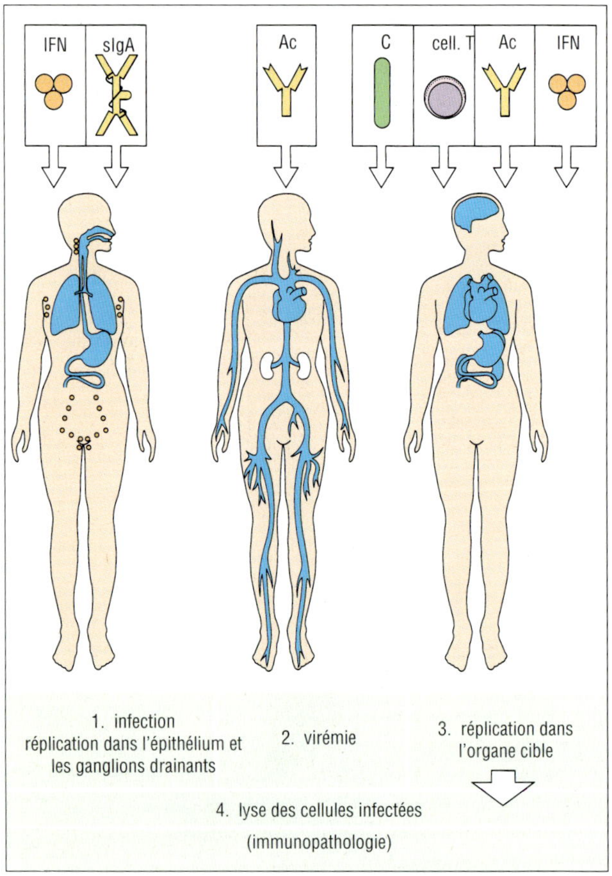

Fig. 15.4 La première ligne de défense est l'interféron (IFN) et les IgA sécrétoires des surfaces épithéliales (1) ; certains virus qui se répliquent sur ces surfaces peuvent être attaqués à cette étape. D'autres virus ont une ou deux phases virémiques, sensibles aux anticorps sériques (2). Les virus intracellulaires sont attaqués par divers mécanismes cellulaires et humoraux (3). En général la lyse des cellules infectées par des virus est bénéfique pour l'organisme (4). Les mécanismes immunitaires peuvent s'emballer et devenir plus néfastes que l'infection d'origine, provoquant des phénomènes immunopathologiques.

L'immunité adaptative utilise les anticorps et les cellules T qui reconnaissent, par leurs récepteurs spécifiques, les antigènes du virus extracellulaire ou de la membrane des cellules infectées.

L'anticorps ne peut se fixer qu'à des virus extracellulaires, les IgG et les IgM n'étant présentes que dans le plasma et les liquides extracellulaires. Par contre, les IgA sécrétoires peuvent protéger les surfaces épithéliales, et jouer un rôle important dans la protection contre les virus n'ayant pas de phase virémique. Des anticorps, en association avec le complément (C1-C9), tuent les cellules portant des antigènes viraux, ou détruisent directement les virus à enveloppe. Les réactions d'immunité cellulaire (cellules T cytotoxiques, cellules K) sont mises en jeu lorsque les virus induisent des antigènes viraux à la membrane des cellules infectées.

Il est important de distinguer les antigènes viraux, codés par le génome viral, des antigènes induits dans la cellule par la présence du virus, et donc codés par le génome de l'hôte (Fig. 15.5). Bien que ces derniers soient des marqueurs utiles de l'infection virale, ils ne jouent qu'un rôle mineur dans la protection.

Les antigènes viraux sont en général des protéines ou des glycoprotéines. Les glycoprotéines sont souvent glycosylées par la cellule-hôte lors du bourgeonnement. Les antigènes internes du virion peuvent jouer un rôle important dans la réponse des cellules T, mais en règle générale ils n'induisent pas la production d'anticorps protecteurs (Fig. 15.6).

RECONNAISSANCE DES ANTIGÈNES VIRAUX PAR LES CELLULES T

La réponse antivirale est quasiment entièrement dépendante des cellules T, qu'il s'agisse de la production d'anticorps ou de celle des cellules T cytotoxiques (Tc). Une susceptibilité accrue aux infections virales est caractéristique des déficits immunitaires portant sur les cellules T. La reconnaissance des antigènes du virus de la grippe par des cellules Tc restreintes aux antigènes de classe II, nécessite la digestion préalable des antigènes dans les endosomes des CPA. Elle ressemble à la digestion nécessaire à la reconnaissance par les cellules Th restreintes aux antigènes de classe II, et elle peut être bloquée par des agents lysosomotropiques, comme la chloroquine. Ces cellules Tc peuvent reconnaître des cellules non infectées en présence d'antigènes exogènes, ce qui suggère que l'antigène intact est digéré dans les endosomes avant d'être associé aux molécules de classe II. En revanche, la reconnaissance de cellules infectées par un

Antigènes viraux sur les cellules infectées

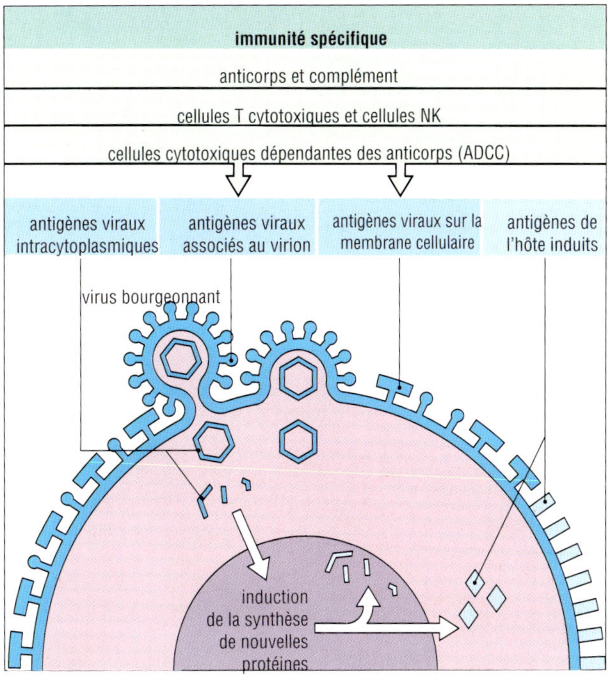

Fig. 15.5 Une cellule infectée présente des antigènes codés par un virus (bleu foncé). Les antigènes peuvent être localisés dans la cellule, sur la membrane cellulaire ou associés aux virions ou au métabolisme viral. Les virus induisent chez l'hôte la synthèse de nouvelles protéines (bleu clair) exprimées dans le noyau, ou le cytoplasme ou à la membrane plasmique. La réponse immunitaire ne s'adresse qu'aux antigènes exprimés sur la surface cellulaire.

Antigènes viraux internes et externes

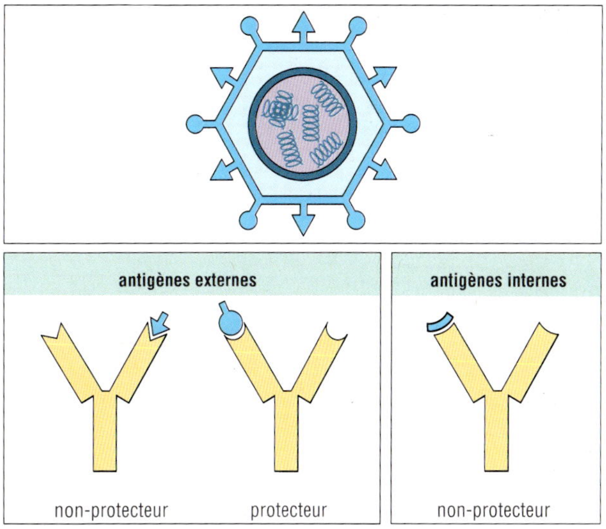

Fig. 15.6 Schéma d'un virus portant des antigènes internes et externes situés autour du matériel génétique viral. Des anticorps peuvent être produits contre tous les antigènes viraux, mais ils ne peuvent se lier qu'aux antigènes externes. Les anticorps IgG et IgM peuvent avoir un effet protecteur dans le plasma et les liquides interstitiels, tandis que les anticorps IgA sécrétoires peuvent protéger les surfaces épithéliales. Les anticorps dirigés contre les antigènes internes ne sont pas protecteurs, contrairement aux cellules T cytotoxiques qui pourraient reconnaître ces antigènes.

virus par des lymphocytes Tc restreints aux antigènes de classe I, n'est pas affectée par la chloroquine, mais nécessite une synthèse protéique. Ces lymphocytes Tc ne reconnaissent pas les cellules non infectées en présence d'antigènes exogènes. De plus, ils reconnaissent les cellules L (une lignée cellulaire murine d'origine fibroblastique) transfectées par un gène codant pour l'antigène viral et un gène codant pour la molécule de classe I appropriée. Ceci implique que l'antigène s'associe avec la molécule de classe I, pendant ou après sa production, mais ne nécessite pas d'apprêtement dans les endosomes.

Evolution moléculaire des virus de la grippe

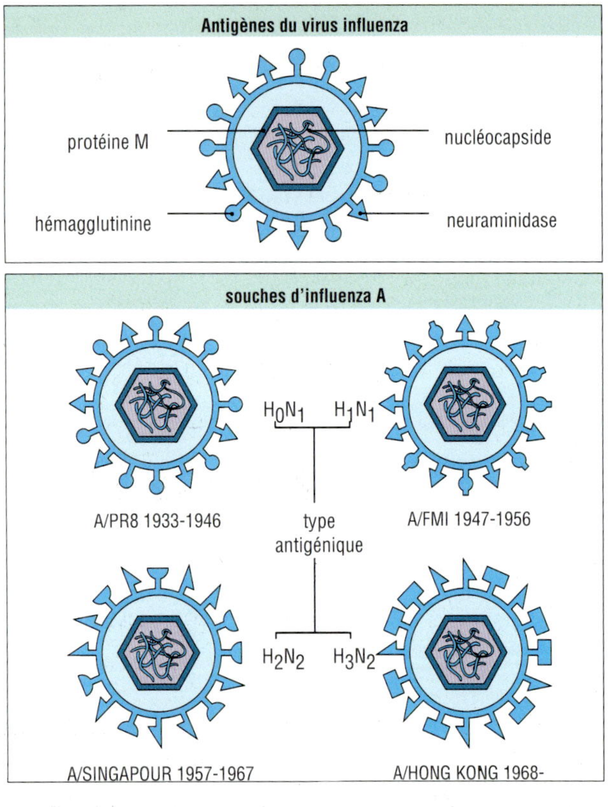

Fig. 15.7 Les antigènes de surface prédominants sont l'hémagglutinine et la neuraminidase. L'hémagglutinine est impliquée dans la fixation aux cellules, les anticorps anti-hémagglutinine étant protecteurs. Les anticorps contre la neuraminidase sont beaucoup moins efficaces, et ceux contre les composants internes totalement inefficaces. La surface du virus de la grippe peut se modifier légèrement ("drift") ou complètement ("shift") ; des modifications de la structure de l'hémagglutinine empêchent l'action des anticorps et permettent la propagation du nouveau virus. Le diagramme indique les nouvelles souches qui ont émergé par "shift antigénique" depuis 1933. La nomenclature officielle du virus grippal est basée sur le type d'hémagglutinine (H_0, H_1 etc...) et de neuraminidase (N_1, N_2 etc...). Les antigènes internes restent inchangés.

EFFETS DES ANTICORPS

Les anticorps peuvent bloquer les interactions entre les virus et les cellules en inhibant l'adsorption, la pénétration, la perte de l'enveloppe ou la réplication des virus. Après leur entrée dans la vacuole phagocytaire, certains virus ont des enveloppes qui interagissent avec la membrane vacuolaire et provoquent sa dissolution. L'acide nucléique viral est libéré dans le cytoplasme. Cependant, l'interaction avec la membrane vacuolaire peut être bloquée si le virion est recouvert d'anticorps.

Des anticorps dirigés contre certains sites critiques de la surface du virus (comme l'hémagglutinine du virus influenza) jouent un rôle neutralisant plus important que les anticorps dirigés contre d'autres sites non critiques (ex: neuraminidase) (Fig. 15.7). Le complément aide à la neutralisation, en recouvrant les virus ou en lysant ceux qui ont une membrane lipidique. Les anticorps peuvent tuer un certain nombre de lignées de cellules humaines infectées par les virus de la rougeole, de la grippe ou des oreillons. L'activation de la voie alterne du complément doit compléter celle de la voie classique pour aboutir à la cytolyse.

L'anticorps peut aussi bien avoir un effet préjudiciable pour l'hôte (Fig. 15.8). Il peut, par exemple, empêcher l'expression des antigènes viraux à la surface cellulaire (modulation antigénique), ce qui rend la cellule insensible vis-à-vis des cellules Tc. L'anticorps peut aussi permettre la pénétration du virus dans les cellules ayant des récepteurs de Fc, comme cela a été décrit dans le cas du VIH. L'infection concomitante par des virus tel que le virus cytomégalique (CMV), qui induit l'expression de récepteurs de Fc, pourrait en principe augmenter l'infection cellulaire par le VIH.

L'importance relative des anticorps et des défenses cellulaires dans les infections virales reste peu claire. Par exemple, dans le modèle du virus influenza, le transfert passif d'anticorps à des souris athymiques ne provoque pas la disparition des virus, bien qu'il contrôle l'infection en supprimant la libération du virus infectieux à partir des cellules. D'autre part, des souris rendues artificiellement agammaglobulinémiques, et qui ne produisent donc pas d'anticorps contre l'hémagglutinine, sont capables de lutter contre l'infection par le virus influenza. Les cellules T jouent donc un rôle important dans ce modèle.

Chez l'homme, les anticorps, administrés de façon passive, peuvent exercer un effet protecteur vis-à-vis d'infections telles que la rougeole, les hépatites A et B, la varicelle, et peut être les oreillons et la rubéole, à condition d'être administrés avant ou immédiatement après le contact avec le virus.

CYTOTOXICITÉ À MÉDIATION CELLULAIRE DÉPENDANT DES ANTICORPS

Les cellules K, qui ont une activité cytotoxique et qui expriment des récepteurs de Fc sur leur membrane, peuvent participer à l'immunité antivirale en lysant des cellules infectées par un virus après fixation des anticorps spécifiques à la surface cellulaire (voir chapitre 8).

L'immunité vis-à-vis du virus de la vaccine est contrôlée par les cellules exprimant des récepteurs de Fc, ce qui est le cas des cellules K mais non des lymphocytes Tc (Fig. 15.9). Le rôle de ce mécanisme dans les infections cliniques demeure inconnu. Il pourrait être plus important chez l'homme que chez la souris.

CELLULES NK ET IMMUNITÉ ANTIVIRALE

Les cellules NK ("natural killer") jouent un rôle, chez la souris, dans l'immunité contre les virus cytomégaliques (CMV). L'administration d'anticorps anti-asialo-GM1, qui détruit les cellules NK, rend les souris très sensibles à l'infection par ce virus, tandis que le transfert de cellules spléniques enrichies en cellules NK, ou de cellules NK clonées, à des souriceaux nouveaux-nés, les protège contre l'infection. On ne sait pas s'il en est de même chez l'homme *in vivo*, mais *in vitro*, des cellules NK humaines lysent de façon efficace des cellules cibles infectées par le CMV.

Effets des anticorps anti-viraux

effecteurs	avantages		inconvénients
anticorps seuls	blocage de sites critiques ⇨	neutralisation	persistance du génome viral
anticorps + complément	lyse de virus à membrane lipidique ⇨	neutralisation	
anticorps + complément	fixation ⇨	capture par les phagocytes par les récepteurs de C3	infection possible des phagocytes
anticorps + voie alterne du complément	lyse de cellules infectées		peut dénuder le virus et protéger les cellules d'autres mécanismes

Fig. 15.8 Il est important de noter que les anticorps spécifiques d'un virus n'ont pas toujours un effet protecteur.

Immunité contre l'infection par le virus de la vaccine

Cellules effectrices	fibroblastes et cellules-cibles	action sur la cible
1. leucocytes	infectés	lyse
2. leucocytes	non infectés	pas d'effet
3. cellules non-T	infectés	lyse
4. leucocytes	allogéniques infectés	lyse
5. cellules sans récepteur de Fc	infectés	pas d'effet
6. leucocytes à récepteurs de Fc bloqués	infectés	pas d'effet

Fig. 15.9 Des volontaires humains vaccinés pendant l'enfance ont été revaccinés avec du virus de la vaccine. Les leucocytes périphériques (cellules effectrices), prélevés 7 jours après la vaccination, tuent les cellules cibles infectées par le virus (1), mais pas les cellules non infectées (2). Ce phénomène n'est apparamment pas du aux cellules Tc puisque des cellules non-T ont le même effet (3) et que la cytotoxicité n'est pas restreinte à des cibles HLA-identiques (4). La cytotoxicité est due aux cellules K puisqu'elle disparaît si les cellules exprimant des récepteurs de Fc sont tuées (5) et que le blocage de la liaison de l'anticorps au récepteur de Fc (avec un $(Fab')_2$ anti-RFc) empêche également la cytotoxicité (6).

CELLULES T CYTOTOXIQUES ET RESTRICTION AU CMH

On a la preuve que des lymphocytes Tc sont impliqués dans la réponse à certaines infections virales. Chez l'homme, la vaccination par le virus influenza A inactivé augmente la réponse T cytotoxique *in vitro*. La cytotoxicité est HLA-restreinte et s'exerce vis-à-vis de cellules infectées par différents sérotypes du même virus. L'absence de spécificité de souche est en accord avec les observations faites chez la souris, montrant que les lymphocytes Tc développés contre un variant peuvent protéger contre des variants sérologiquement distincts. Ce mécanisme pourrait être important pour la conception des vaccins car le virus influenza A échappe régulièrement à la réponse anticorps en modifiant ses glycoprotéines de surface (hémagglutinine et neuraminidase) au fil des années.

Lymphocytes Tc anti-virus influenza A chez l'homme

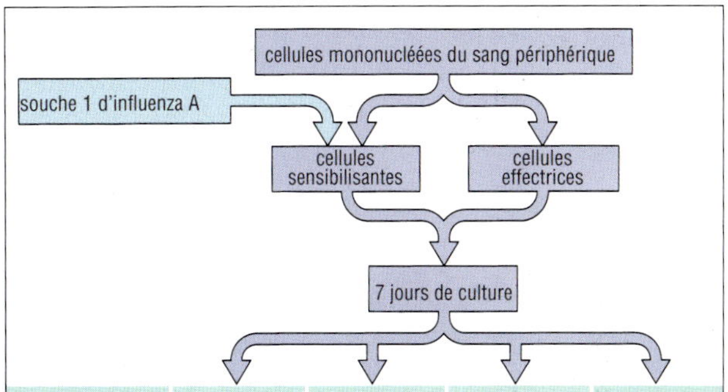

	A	B	C	D
cellules cibles :	autologues	autologues	allogéniques	autologues
infectées par :	rien	souche 1	souche1	souche 2
résultat :	pas d'effet	lyse	pas d'effet	lyse

Fig. 15.10 Des lymphocytes périphériques d'une personne vaccinée 28 jours plus tôt avec du virus influenza A inactivé (souche 1) sont divisés en deux groupes : 10 % sont incubés avec la souche 1 d'influenza A pendant 90 minutes ; ces cellules infectées sont ensuite cultivées pendant 7 jours avec les 90 % restant de cellules non infectées. Les cellules cytotoxiques développées pendant la culture sont testées avec des cibles autologues (HLA-identiques) et allogéniques HLA-incompatibles infectées avec des virus de souche 1 ou de souche 2. Les cellules effectrices tuent les cellules-cibles infectées HLA-compatibles (B) mais pas les cellules non infectées (A) ni les cibles infectées non compatibles (C). Les cellules T cytotoxiques ne sont pas spécifiques de la souche virale (D). Cette cytotoxicité implique les cellules TC puisqu'elle est restreinte au CMH.

Les anticorps dirigés contre ces glycoprotéines sont spécifiques de type et par conséquent ne bloquent pas l'infection par des variants antigéniques. La restriciton HLA signifie que ce sont des lymphocytes Tc, et non des cellules K, qui sont impliqués dans la réaction de cytolyse.

Chez l'homme, l'immunité paraît spécifique des souches virales, mais ceci n'exclut pas que les cellules cytotoxiques jouent un rôle dans la guérison de l'infection grippale. Les lymphocytes Tc à mémoire interviennent peut être dans la guérison d'une infection déclarée, mais la stimulation de cette réponse secondaire est de courte durée et ces cellules sont probablement incapables d'empêcher une nouvelle infection par une autre souche.

Des études utilisant des volontaires humains ont montré que, lorsque l'activité cytotoxique est forte avant l'inoculation du virus vivant, la libération de particules virales est faible ou nulle, ce qui correspond à un état de protection.

HYPERSENSIBILITÉ RETARDÉE VIS-À-VIS DES ANTIGÈNES VIRAUX

Chez la souris, dans le système influenza, la réaction d'hypersensibilité retardée peut être transférée à des receveurs syngéniques par des cellules T $CD4^+$ restreintes aux molécules de classe II du CMH, ou bien par des cellules T $CD8^+$ restreintes aux molécules de classe I. Les cellules $CD8^+$ assurent une protection, tandis que le transfert de cellules $CD4^+$ provoque la mort accélérée lors de l'injection de virus vivant (Fig. 15.11). Ce résultat démontre l'hétérogénéité des phénomènes inclus sous le terme d'"hypersensibilité retardée".

LES INTERFÉRONS

Le terme interféron (IFN) désigne un groupe hétérogène de protéines à activité antivirale. Certaines d'entre elles sont glycosylées. La classification de ces molécules est en perpétuel changement et de nouvelles classes et sous-types sont actuellement décrits.

Il existe au moins 15 sous-types d'IFNα dont les gènes présentent 95 % d'homologie. L'IFNβ, qui formait à l'origine l'IFN de type 1 avec l'IFNα, ne présente que 30 % d'homologie avec la famille de l'IFNα. L'IFNγ a été appelé à l'origine IFN de type II ou immun. Il n'a aucune homologie avec l'IFNα ou β. L'IFNγ est autant une lymphokine qu'un IFN. Il existe deux types de récepteurs pour les IFN : l'un pour l'IFNγ, et l'autre pour les IFNα et β.

Les IFN sont produits par de nombreux types cellulaires en réponse aux infections virales, à l'ARN double brin, à l'endotoxine (lipopolysaccharide, LPS) et à des stimulus mitogéniques et antigéniques. L'IFNγ diffère des autres en ce qu'il est une lymphokine produite par les lymphocytes T activés.

Les effets anti-viraux des IFN s'exercent par divers mécanismes (Fig. 15.12) qui sont :

1. Une augmentation d'expression des glycoprotéines de classe I et de classe II du CMH, facilitant la reconnaissance des antigènes viraux par le système immunitaire.
2. L'activation des cellules ayant la capacité de tuer des cellules-cibles infectées par des virus, comme les cellules NK et les macrophages.
3. Une inhibition directe de la réplication virale.

Plusieurs mécanismes contribuent à ce dernier effet. L'IFN se lie aux récepteurs exprimés sur des cellules voisines et

Absence de corrélation, chez la souris, entre l'hypersensibilité retardée et la protection contre la grippe murine

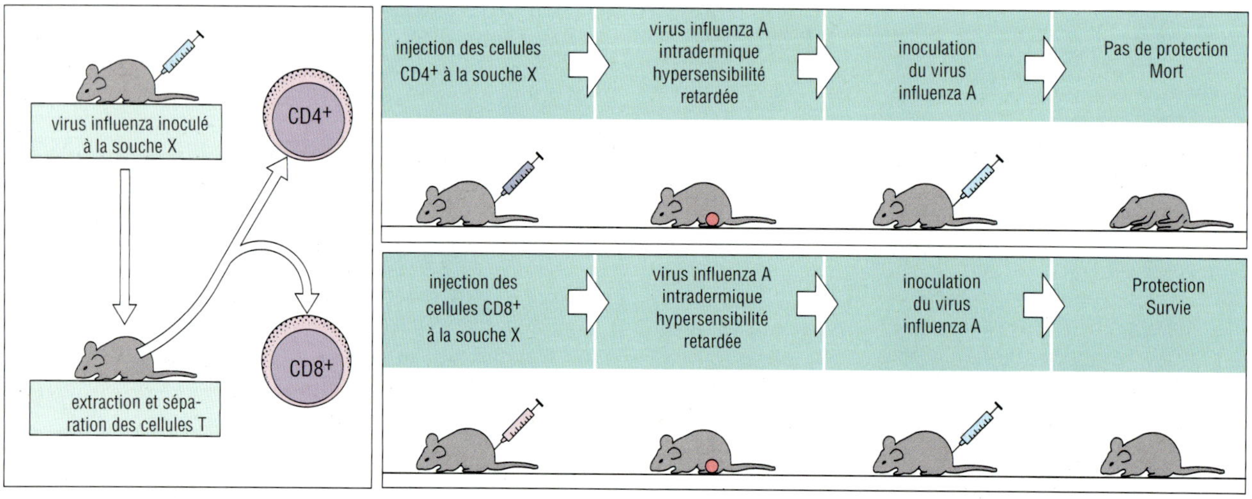

Fig. 15.11 Une souche X de souris est inoculée avec du virus influenza A. Les cellules sont ensuite isolées et séparées selon leur phénotype $CD4^+$ ou $CD8^+$. Ces cellules sont injectées à des souris de souche X. Une réaction d'hypersensibilité retardée est ensuite induite dans les deux groupes de souris par inoculation de virus influenza A. Une nouvelle injection de virus induit une mort accélérée des souris qui ont reçu les cellules T $CD4^+$; celles qui ont reçu les cellules T $CD8^+$ sont protégées. Ainsi, l'existence d'une réaction d'hypersensibilité retardée vis-à-vis d'un virus ne préjuge pas de la protection immunitaire contre celui-ci.

Plusieurs mécanismes contribuent à ce dernier effet. L'IFN se lie aux récepteurs exprimés sur des cellules voisines et induit la synthèse de protéines à activité antivirale comprenant une protéine-kinase et la 2',5'adényl-synthétase, qui sont toutes deux activées par l'ARN à double brin qui est produit pendant le métabolisme du virus dans la cellule infectée. La kinase inactive une enzyme nécessaire à l'assemblage des ribosomes, et la synthétase catalyse une cascade d'enzymes induisant le clivage de l'ARNm. Ces mécanismes, avec d'autres, inhibent de façon partiellement spécifique la synthèse de protéines virales. Cependant cette sélectivité n'est pas absolue, ce qui explique la capacité de l'interféron à inhiber la croissance cellulaire, à exercer parfois une activité antitumorale, et peut-être à diminuer les réponses à médiation cellulaire au stade précoce des infections virales.

Les interférons peuvent également inhiber d'autres processus comme la pénétration des virus, leur bourgeonnement à la membrane cellulaire et la libération de l'acide nucléique viral.

La démonstration la plus claire d'un rôle des interférons dans la lutte antivirale *in vivo* provient d'expériences montrant que des souris traitées avec des anticorps anti-interféron murin sont tuées par une dose de virus 100 fois moindre que les souris non traitées.

EFFETS ANTIVIRAUX DU FACTEUR DE NÉCROSE DES TUMEURS (TNF)

Les activités antivirales du TNF sont comparables à celles de l'IFNγ mais elles impliquent apparemment des mécanismes différents. Le pré-traitement de cellules en culture par le TNF pendant 24 h avant l'addition du virus de la stomatite vésiculaire (VSV) diminue la réplication virale, tandis que l'IFNγ n'a pas d'effet. Par contre, l'IFNγ est plus efficace que le TNF lorsqu'on utilise le virus de l'encéphalomyocardite (EMCV). Quand on les ajoute ensemble, TNF et IFNγ ont des effets inhibiteurs synergiques, non seulement sur les virus à ARN mais aussi sur les virus à ADN comme le virus *Herpes simplex* (HSV). Le TNF peut tuer des cellules infectées par un virus *in vitro*, même si la lignée non infectée est résistante au TNF. Cet effet est également synergique avec celui de l'IFNγ.

Les actions de l'interféron

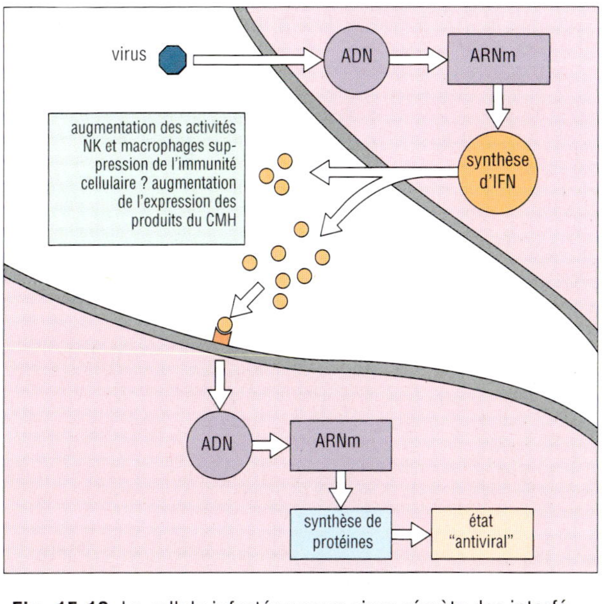

Fig. 15.12 La cellule infectée par un virus sécrète des interférons qui se fixent à des récepteurs spécifiques sur les autres cellules (les interférons sont spécifiques d'espèce ; ceci reflète probablement la spécificité de leur récepteur). L'interféron induit la production de protéines antivirales qui sont activées lorsque le virus pénètre dans une autre cellule. L'interféron a également d'autres actions effectrices dont certaines sont encore mal définies.

LE VIRUS DE L'IMMUNODÉFICIENCE HUMAINE (VIH)

Certains mécanismes décrits précédemment s'appliquent aux rétrovirus responsables du syndrome d'immunodéficience acquise (SIDA). L'infection par le VIH est caractérisée par une période prolongée de latence clinique, une réponse immunitaire inefficace, des mutations répétées du virus, une atteinte du système nerveux et une tendance à infecter les lymphocytes et d'autres cellules dérivées de la moelle osseuse (voir chapitre 18).

Le VIH est capté par les cellules T après liaison de la glycoprotéine gp120 à la molécule CD4 (Fig. 15.13). Par ce même récepteur, le VIH pénètre aussi dans les macrophages et d'autres cellules présentant l'antigène (CPA). Sa pénétration dans les cellules portant des récepteurs de Fc peut être accrue en présence d'anticorps, ce qui pourrait constituer une voie alterne de pénétration dans les phagocytes ou une amplification de la voie du CD4. Après la primo-infection il y a une période de latence clinique d'une dizaine d'années chez environ 50 % des malades. Pendant cette période, le VIH est sous forme de provirus intégré dans l'ADN génomique de l'hôte et les gènes du provirus ne sont pas transcrits. Différents signaux peuvent activer la transcription. *In vitro*, le TNF et l'IL-6 provoquent la production de virus infectieux à partir de lignées cellulaires T ayant une infection latente. Ce mécanisme pourrait jouer un rôle important *in vivo* car les monocytes des sujets infectés par le VIH produisent des quantités accrues de ces cytokines, ce qui pourrait stimuler la transcription virale (Fig. 15.13). L'infection pourrait s'étendre à d'autres cellules et la sécrétion de TNF et d'IL-6 pourrait être augmentée. *In vitro*, la production de virus infectieux est augmentée par d'autres cytokines, par des mitogènes et par des esters de phorbol. Parmi les autres facteurs qui peuvent augmenter la production virale, il faut citer la co-infection par les virus herpès et les adénovirus. L'absence d'élimination du virus, dûe en partie à la latence et aux mutations virales entraînant de rapides modifications des antigènes viraux, expliquerait l'apparition progressive de l'immunodéficience.

IMMUNOPATHOLOGIE

La réponse antivirale peut être néfaste à l'hôte en provoquant la formation de complexes immuns ou en tuant les cellules infectées. Les complexes peuvent se former dans le milieu extracellulaire ou bien à la surface des cellules, après redistribution membranaire des antigènes viraux et libération de virus à partir des cellules. L'injection néo-natale du virus de la chorioméningite lymphocytaire (CML) chez la souris provoque l'apparition d'une glomérulonéphrite chronique à complexes immuns (Fig. 15.14). La lyse des cellules infectées par les lymphocytes Tc est responsable de la plupart des destructions tissulaires observées lors de l'infection de souris adultes par le virus de la CML. Le même mécanisme pourrait être à l'origine des épisodes répétés de cytolyse hépatique au cours des hépatites chroniques actives par les virus HBV et HCV. Dans l'infection par le VIH, la sécrétion inappropriée de cytokines par les cellules microgliales pourrait expliquer une partie du syndrome neuropathologique.

VIRUS ET AUTO-IMMUNITÉ

Les virus peuvent aussi provoquer des réactions auto-immunes, en libérant des antigènes normalement inaccessibles au système immunitaire, ou en induisant l'expression d'antigènes embryonnaires ou en stimulant directement des cellules autoréactives. Les rétrovirus intégrés dans l'ADN génomique de l'hôte pourraient induire *de novo* l'expression d'antigènes d'histocompatibilité.

IMMUNITÉ ANTIBACTÉRIENNE

Les mécanismes de défense contre l'infection bactérienne dépendent de la structure des bactéries, du mécanisme de leurs effets pathogènes et du type de réponse immunitaire qu'elles sont susceptibles d'induire.

LA STRUCTURE DES BACTÉRIES

Selon la structure de leurs parois, les bactéries peuvent être classées en quatre groupes principaux (Fig. 15.15) :
1. les gram-positif
2. les gram-négatif
3. les mycobactéries
4. les spirochètes.

La double couche lipidique externe des bactéries gram-négatif peut être sensible à la lyse par le complément et par certaines cellules cytotoxiques. La destruction des autres espèces bactériennes nécessite en général leur phagocytose.

La surface externe des bactéries peut aussi contenir des flagelles ou fimbriae, ou bien être recouverte d'une capsule protectrice contenant des protéines et des polysaccharides qui empêchent l'activation du complément par la voie alterne, et par conséquent la fixation aux membranes des phagocytes, mais constituent néanmoins des cibles pour l'action des anticorps spécifiques.

MÉCANISMES DE L'EFFET PATHOGÈNE DES BACTÉRIES

Les bactéries mettent en jeu un ensemble de mécanismes lésionnels ou l'on trouve à une extrémité la toxicité sans invasion et à l'autre extrémité l'invasion sans toxicité (Fig. 15.16).

Infection des lymphocytes et des macrophages par le VIH

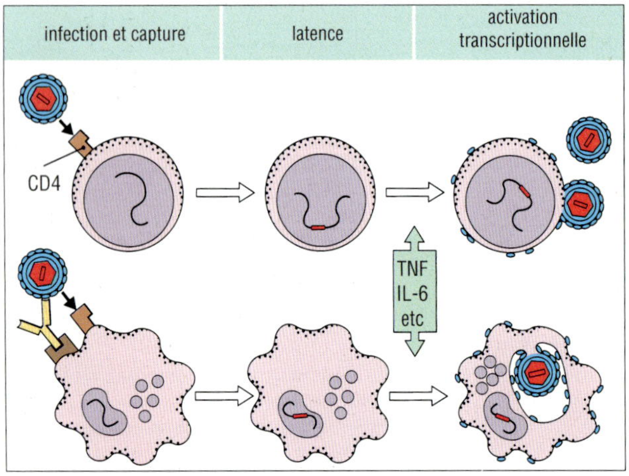

Fig. 15.13 La glycoprotéine gp 120 à la surface des virions VIH se fixe sur la molécule CD4 de la membrane des lymphocytes, ce qui déclenche l'internalisation. Le virus peut aussi pénétrer dans les macrophages qui expriment beaucoup moins de CD4, mais ceci peut être amplifié par mise en jeu d'anticorps et de récepteurs de Fc. Le virus demeure latent sous forme de provirus intégré dans le génome de la cellule hôte jusqu'à ce qu'un stimulus (ex: cytokines) induise la transcription. Après l'assemblage, le virus bourgeonne sur la membrane externe des cellules T ou dans les vacuoles intracytoplasmiques des macrophages, ce qui constitue un réservoir de particules virales.

Virus de la chorioméningite lymphocytaire (CML) chez la souris

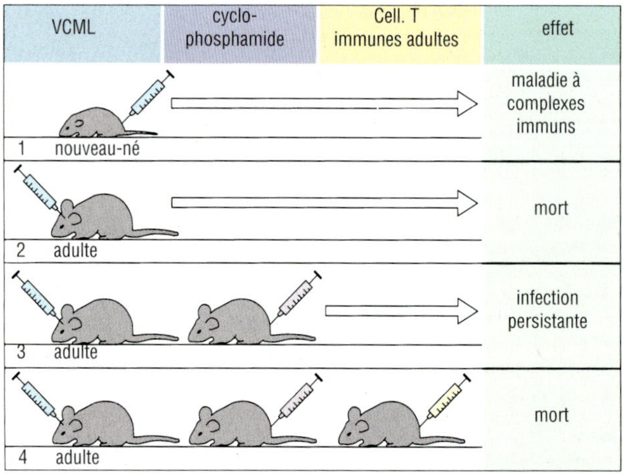

Fig. 15.14 Les différents effets du virus dépendent de l'état du système immunitaire. L'infection néo-natale (1) conduit à une libération chronique du virus et à une maladie à complexes immuns avec glomérulonéphrite et vascularite. L'infection intracérébrale de souris adultes (2) provoque la mort. Celle-ci est due aux cellules T, car l'immunosuppression par du cyclophosphamide (3) laisse persister l'infection mais empêche la mort. L'effet du cyclophosphamide peut être levé par le transfert de cellules T issues d'un animal immunocompétent (4).

En fait, la plupart des bactéries sont douées d'un certain degré d'invasion qui met en jeu des toxines d'action locale et des facteurs de diffusion tels que des enzymes dégradant les tissus. *Corynebacterium diphteriae* et *Vibrio cholerae* sont des exemples de microorganismes non invasifs mais dont l'effet pathogène dépend entièrement de la production de toxines. Les anticorps neutralisants la toxine sont probablement suffisants pour assurer la protection, bien que des anticorps se fixant sur les bactéries elles-mêmes et empêchant l'adhérence à l'épithélium puissent aussi jouer un rôle protecteur important.

Parois bactériennes

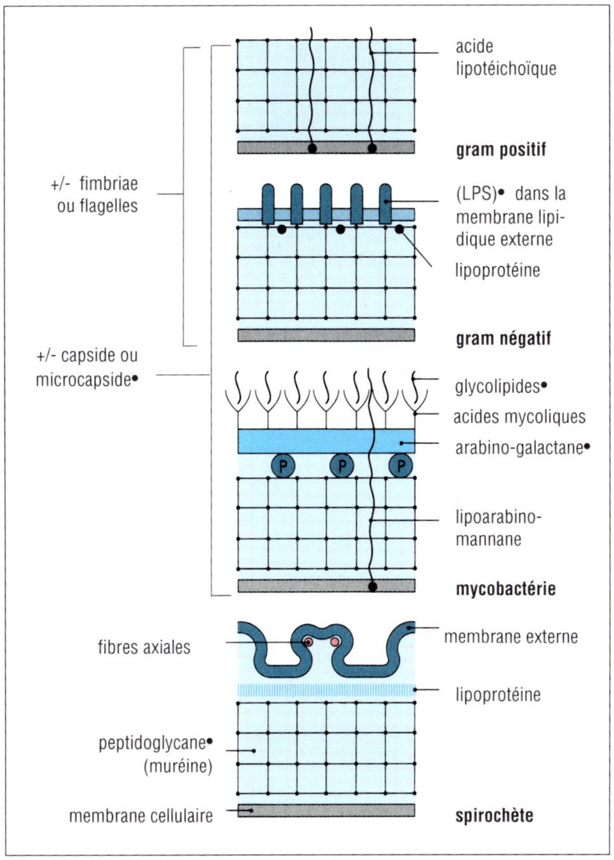

Fig. 15.15 L'efficacité des différents mécanismes capables de détruire les bactéries dépend de la structure de la paroi. Tous les types de bactéries ont une membrane cellulaire entourée d'une paroi constituée de peptidoglycanes. Les bactéries gram négatif ont également une couche lipidique externe dans laquelle on trouve du lipopolysaccharide (LPS). Les enzymes lysosomiales et le lysozyme détruisent la couche des peptidoglycanes, tandis que les protéines cationiques (défensines) et le complément attaquent la membrane lipidique externe des bactéries gram négatif. La paroi bactérienne des mycobactéries est extrêmement résistante. Il est probable que sa rupture nécessite l'assistance d'enzymes situées à l'intérieur des bactéries. Certaines bactéries peuvent avoir des flagelles servant de cibles pour les anticorps, d'autres ont une capsule externe qui les rend plus résistantes à la phagocytose ou au complément. Les astérisques indiquent les composants à propriétés adjuvantes, qui activent de façon non spécifique le système immunitaire.

Effets pathogènes des bactéries

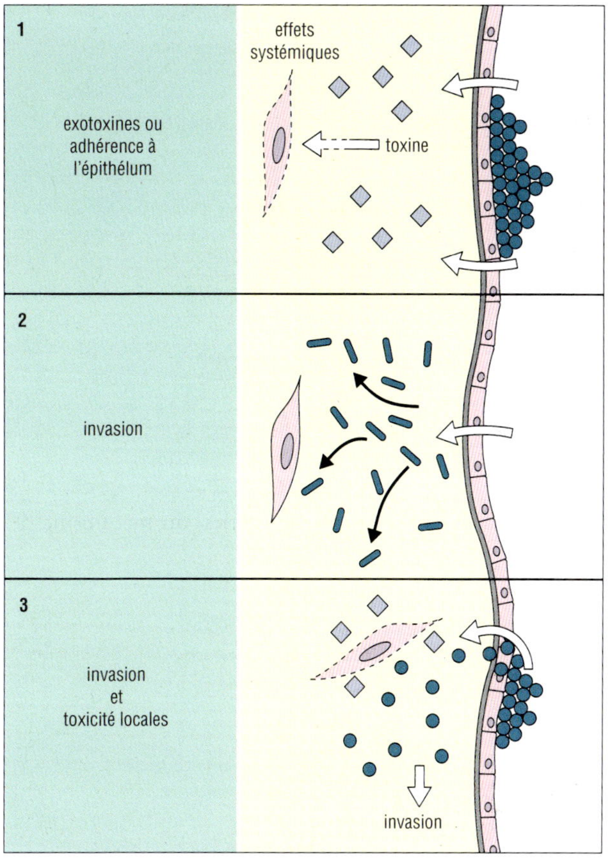

Fig. 15.16 Immunité de protection en fonction des différents mécanismes pathogènes

1. Certaines bactéries sont pathogènes par sécrétion d'une toxine (ex: *Corynebacterium diphteriae, Clostridium tetani*) ou du fait de leur capacité de s'attacher aux surfaces épithéliales sans envahir les tissus de l'hôte (angine par streptocoques du groupe A). Des anticorps bloquant ces différentes fonctions peuvent être protecteurs.
2. A l'autre extrême se situent les microorganismes qui exercent leur effet pathogène par l'invasion, la multiplication ou des réactions immunopathologiques (ex: lèpre lépromateuse). Ces organismes ne peuvent être détruits que par une réponse cellulaire T-dépendante.
3. La plupart des microorganismes se situent entre ces deux extrêmes et exercent leur effet pathogène par leur capacité d'invasion et la toxicité de leurs enzymes qui dégradent la matrice extracellulaire (ex: *Staphylococcus aureus, Clostridium perfingens*). La résistance de l'hôte dépend alors des réponses cellulaire et humorale.

A l'inverse, la plupart des bactéries invasives ne sécrètent pas qu'une seule toxine et la protection ne peut être assurée que par la destruction des bactéries.

MÉCANISMES PROTECTEURS NON SPÉCIFIQUES

La première ligne de défense contre les bactéries pathogènes est constituée par les barrières anatomiques destinées à empêcher la pénétration des bactéries et le développement d'une infection. C'est ainsi que la peau et les surfaces muqueuses ont des systèmes de protection qui s'opposent à la pénétration des bactéries (Fig. 15.17). C'est seulement une infime portion des bactéries pathogènes de notre environnement qui peut atteindre nos tissus.

RECONNAISSANCE DE STRUCTURES COMMUNES À DIFFÉRENTES BACTÉRIES

La pénétration de bactéries à travers la barrière cutanéo-muqueuse déclenche des mécanismes d'immunité naturelle. De nombreux constituants bactériens sont reconnus par des éléments de l'immunité naturelle développée avant l'apparition des anticorps et des cellules T spécifiques d'antigène au cours de l'évolution. De nombreux microorganismes tels que les cocci non pathogènes sont probablement éliminés grâce à ces mécanismes, sans faire appel à l'immunité spécifique adaptative. La figure 15.18 montre certains constituants bactériens susceptibles de déclencher ces réponses non spécifiques. Il est intéressant de remarquer que l'un des tests utilisés pour mettre en évidence les lipopolysaccharides (LPS) est basé sur un des mécanismes de l'immunité non spécifique des invertébrés ; il s'agit du test du "*Limulus*". Chez le crabe en fer à cheval *Limulus polyphemus*, des quantités infimes de LPS provoquent la formation de fibrine qui isole les bactéries portant ces LPS.

Ces mécanismes de reconnaissance des bactéries qui ne mettent pas en jeu les lymphocytes ont différentes conséquences.

Activation du complément par la voie alterne. Cette activation peut aboutir à la destruction des bactéries, notamment celles qui ont une double couche lipidique externe, sensible à la lyse par le complexe C5-9. L'activation du complément libère aussi les produits chimiotactiques C3a et C5a qui provoquent la contraction du muscle lisse, la dégranulation des mastocytes, l'attraction et l'activation des neutrophiles, puis, par un effet en cascade, la libération d'histamine et de leucotriènes qui vont encore augmenter la perméabilité vasculaire. La fixation des dérivés de C3 sur les bactéries permet leur interaction avec les cellules phagocytaires.

Chimiotactisme. Les substances chimiotactiques peuvent être produites directement par les bactéries ou bien libérées par l'activation du complément ; elles attirent davantage de phagocytes au site de l'infection.

Sécrétion de cytokines. La libération rapide de cytokines, telles que le TNF ou l'IL-1 à partir des macrophages, provoque l'activation des cellules phagocytaires, augmente leur adhérence à l'endothélium et facilite ainsi leur passage dans le foyer inflammatoire.

Sécrétion de lymphokines par les cellules NK. Lorsque les cellules NK de souris sont stimulées par des constituants microbiens et par le TNF, elles synthétisent l'IFNγ. Celui-ci à son tour active les macrophages. Ce mécanisme de protection, indépendant des cellules T, permet d'expliquer la résistance vis-à-vis d'infections par *Listeria monocytogenes* chez les souris SCID (Severe Combined Immunodeficiency) ayant un défaut de maturation des cellules T et B.

Effets adjuvants. Le terme "adjuvant" est dérivé du latin *adjuvare* qui signifie aider. Il désigne la propriété de constituants bactériens qui, administrés en même temps que l'antigène, augmentent les réponses spécifiques des cellules T et B vis-à-vis de l'antigène. Les composants bactériens ayant cette propriété sont indiqués dans la figure 15.15. Le plus largement utilisé chez les animaux de laboratoire est

Mécanismes non spécifiques de résistance à l'infection

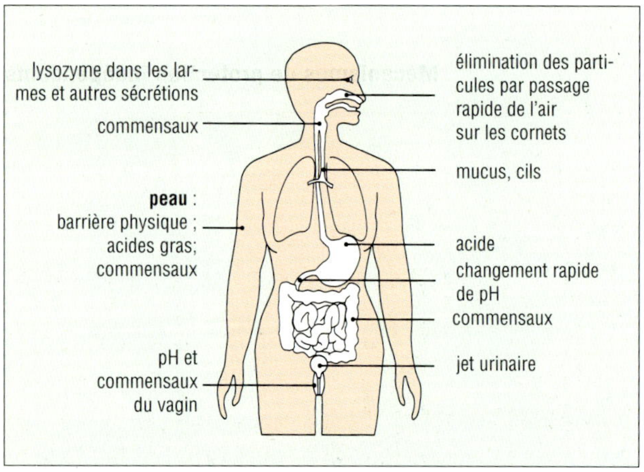

Fig. 15.17 L'invasion par des organismes potentiellement pathogènes est limitée par divers mécanismes non spécifiques :
1. La peau intacte est imperméable à la plupart des bactéries. Les acides gras qu'elle synthétise sont toxiques pour de nombreux organismes. La pathogénicité de certaines souches est directement reliée à leur capacité de survie sur la peau.
2. Les bactéries sont éloignées des cellules épithéliales par l'action de cils vibratiles au niveau de la trachée ou par le jet urinaire au niveau de l'urètre.
3. L'acidité de l'estomac et du vagin permet la destruction de nombreuses bactéries. Dans le vagin, l'épithélium sécrète du glycogène qui est métabolisé par des bactéries commensales produisant de l'acide lactique.
4. Les commensaux occupent des zones écologiques particulières et interdisent l'accès aux pathogènes. Ainsi les infections à *Candida* ou à *Clostridium difficile* peuvent résulter d'une destruction de la flore normale par des antibiotiques.

l'adjuvant complet de Freund constitué de *Mycobacterium tuberculosis* tué en suspension dans l'huile minérale, mélangé à la solution aqueuse contenant l'antigène en présence d'un agent émulsifiant. La réponse immunitaire à un antigène bactérien purifié, injecté sans adjuvant, peut être considérée comme une situation artificielle qui n'existe pas dans la nature. Le caractère immunogène des antigènes bactériens, lors de l'infection naturelle, est probablement du à l'action adjuvante de différents constituants bactériens au sein du tissu infecté.

Sélection de la réaction lymphocytaire appropriée. L'effet adjuvant s'exerce préférentiellement sur différents paramètres de la réponse immunitaire en fonction du type de bactéries. Ceci reflète peut-être la nécessité pour le système immunitaire d'effectuer une sorte de taxonomie élémentaire des bactéries invasives afin de choisir les mécanismes effecteurs les plus adaptés. Ce choix peut être aussi orienté par les cytokines dont la production est directement induite par les bactéries (voir chapitre 8).

Stimulation de réponses lymphocytaires inappropriées. L'effet adjuvant est une propriété développée par l'hôte pour sa protection. Cependant certains microorganismes peuvent l'exploiter pour modifier la régulation de la réponse immunitaire et activer une sous-population de lymphocytes TH favorisant leur survie plutôt que leur élimination. Ceci a été très clairement démontré dans le modèle de l'infection des souris par le parasite protozoaire *Leishmania major*. Dans ce modèle, l'activation des cellules TH2 conduit à une maladie mortelle, alors que celle des cellules TH1 assure la protection.

Syndrome de choc. Si la libération de cytokines est brutale et massive, un syndrome de choc septique avec de multiples lésions tissulaires peut survenir. Ce choc peut être mortel. Il sera décrit dans les chapitres consacrés à l'immunopathologie.

RÔLE DES ANTICORPS ET DU COMPLÉMENT

Interaction des anticorps avec les bactéries

Il est évident que les anticorps jouent un rôle majeur dans l'immunité contre les exotoxines bactériennes. L'anticorps neutralise la toxine diphtérique en empêchant sa fixation sur le récepteur des cellules sensibles à cette toxine. De même les anticorps peuvent neutraliser les toxines d'action locale ou les enzymes dégradant la matrice extracellulaire qui permettent la diffusion des bactéries ; ils peuvent enfin se fixer aux flagelles et immobiliser les bactéries. Au niveau des épithéliums muqueux, les anticorps IgA sécrétoires peuvent empêcher la fixation des bactéries aux cellules épithéliales et la colonisation. Par exemple, des anticorps contre la

Mécanismes de protection indépendants des cellules T et B spécifiques d'antigène

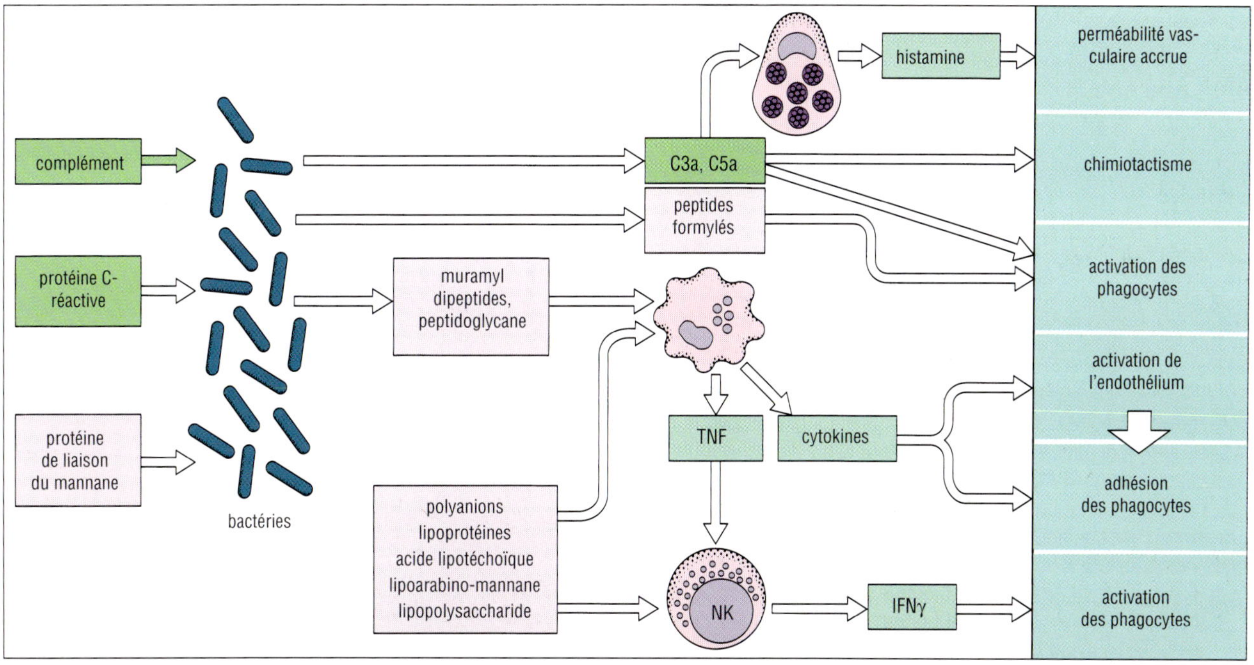

Fig. 15.18 Différents constituants bactériens sont reconnus par des molécules du plasma ou des récepteurs cellulaires. Cette reconnaissance induit les réponses suivantes : activation de la voie alterne du complément (C3, B, D, P, C5), avec libération de C3a et C5a ; activation des neutrophiles et des macrophages ; libération de cytokines ; dégranulation des mastocytes, qui entraîne l'augmentation du flux sanguin ; augmentation de l'adhérence des cellules et de la fibrine aux cellules endothéliales. Ces mécanismes, combinés aux lésions tissulaires directement induites par les bactéries, peuvent activer le système de la coagulation et la formation de fibrine qui limitent la diffusion bactérienne.

protéine M des streptocoques de groupe A confèrent une immunité spécifique de sérotype vis-à-vis d'angines streptococciques. Certains anticorps dirigés contre des déterminants de la surface bactérienne peuvent bloquer des fonctions vitales en inhibant l'entrée des nutriments ou l'action de chélateurs du fer (Fig. 15.19). Le principal rôle protecteur des anticorps vis-à-vis des bactéries qui ne produisent pas d'exotoxines demeure le ciblage de l'action du complément. C'est grace aux anticorps que des bactéries incapables d'activer la voie alterne du complément peuvent être lysées par le complexe C5-C9 ou opsonisées par les produits de C3, ce qui permet leur capture par les phagocytes (Fig. 15.20 et 15.21). Les anticorps les plus susceptibles d'activer le complément sont les IgM, les IgG1 et les IgG3, ces deux dernières sous-classes ayant en outre la plus forte affinité pour les récepteurs de Fc.

Mécanismes de protection par les anticorps antibactériens

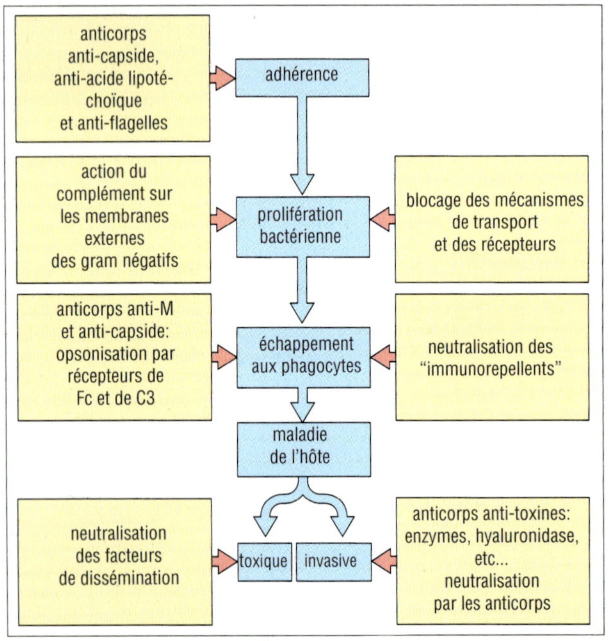

Fig. 15.19 Ce schéma présente les effets antibactériens des anticorps (jaune) selon les étapes de l'infection (bleu). Des anticorps anti-flagelles, anti-acide lipotéchoïque ou dirigés contre certaines capsules, bloquent la fixation des bactéries à la membrane cellulaire. La prolifération bactérienne active le complément qui crée des lésions des membranes lipidiques externes des bactéries gram négatif. Des anticorps bloquent directement les protéines des surfaces bactériennes qui permettent le transport des substances nutritives. Des anticorps contre les protéines M et les capsules opsonisent les bactéries par l'intermédiaire de récepteurs de Fc et de C3. Les "immunorepellents", facteurs qui entravent la phagocytose et peuvent être toxiques pour les leucocytes, sont neutralisés. Enfin les toxines bactériennes, ainsi que les facteurs bactériens facilitant l'invasion (par ex en détruisant les tissus conjonctifs ou la fibrine) peuvent être neutralisés par l'anticorps.

Echappement de bactéries pathogènes à l'action du complément

De nombreux microorganismes ont développé des stratégies de résistance vis-à-vis des effets délétères du complément (Fig. 15.22). Les capsules bactériennes activent très peu la voie alterne. Les longues chaînes latérales des lipopolysaccharides (antigènes O) peuvent fixer le C3b à distance de la couche bilipidique sensible à l'action lytique. De même des bactéries gram-négatif de type "smooth" (*Escherichia coli, Salmonella* spp., *Pseudomonas* spp.) peuvent fixer le complexe C5b-C9 mais l'éliminent très rapidement de leur membrane. D'autres bactéries utilisent les mécanismes physiologiques qui protègent les cellules de l'hôte de la destruction par le complément.

Effet des anticorps et du complément dans l'épuration sanguine des bactéries virulentes

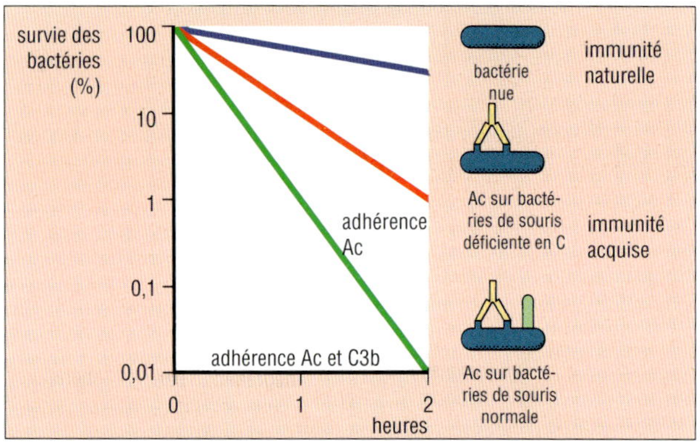

Fig. 15.20 Spontanément les bactéries sont phagocytées assez lentement (immunité naturelle). Recouvertes d'anticorps, elles adhèrent beaucoup mieux aux phagocytes (immunité acquise). L'adhérence est plutôt moins efficace chez les animaux appauvris en complément (C).

Molécules d'interaction entre bactéries et phagocytes

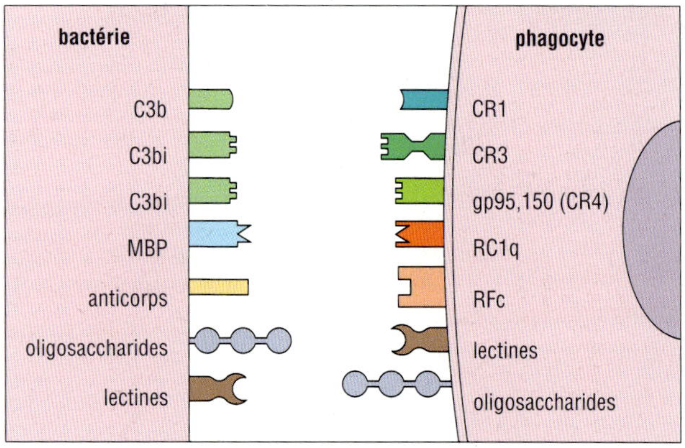

Fig. 15.21 Différentes molécules facilitent la fixation des microorganismes aux membranes des phagocytes. Chacune de ces interactions moléculaires contrôle la fixation des bactéries et la mise en jeu des mécanismes bactéricides.

Quand le C3b se fixe sur une surface, il peut interagir avec le facteur B qui stimule la boucle d'amplification du C3, ou bien être inactivé par les facteurs H et I. L'abondance de l'acide sialique, qui caractérise les membranes de la cellule-hôte, s'observe aussi sur les capsules de *Nesseria meningitidis,* d'*E. coli* K1, et des streptocoques du groupe B. Elle permet leur résistance à la fixation du complément par interaction préférentielle avec les facteurs H et I. La protéine M des streptocoques du groupe A est un récepteur du facteur H qui favorise la dissociation de C3bB. Enfin certaines bactéries ont un gène codant pour une protéase spécifique de C5a.

Echappement à l'action du complément

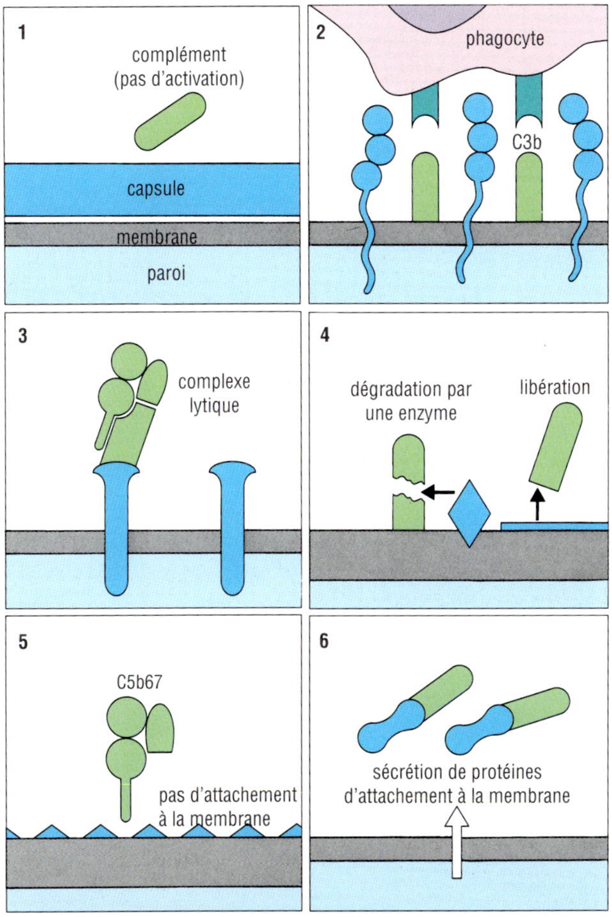

Fig. 15.22 Les bactéries ont développé différentes stratégies pour éviter l'action destructrice du complément : (1) la formation d'une capsule externe qui empêche l'activation du complément, (2) la modification de la surface externe de façon à empêcher l'accès des récepteurs de complément des cellules phagocytaires au C3b fixé ; (3) l'expression de molécules membranaires qui provoquent la fixation du complexe lytique hors de la membrane cellulaire, ou l'exocytose de ce complexe (4) la dégradation du complément fixé ou sa libération ; (5) une membrane externe qui résiste à l'insertion du complément lytique et (6) la sécrétion de protéines qui lient le complément et empêchent son adhérence à la bactérie.

INTERACTIONS AVEC LES PHAGOCYTES

La plupart des bactéries sont finalement détruites par les phagocytes. Ce processus met en jeu plusieurs étapes (Fig. 15.23).

Le chimiotactisme permet à des composants bactériens tels que f-Met.Leu.Phe, et des produits du complément, tels que C5a, d'attirer les phagocytes.

Fixation du microorganisme sur le phagocyte. Cette étape de fixation, qui conditionne la phagocytose ultérieure, peut mettre en jeu différents types d'interactions moléculaires.

1. Des lectines du microorganisme peuvent se fixer sur des oligosaccharides de la cellule-hôte, par exemple les fimbriae de *E. coli* ont une lectine réceptrice du mannose.
2. Le phagocyte possède des lectines qui peuvent fixer des sucres bactériens. En particulier les récepteurs de complément CR3 et CR4 (p150,95), ainsi que l'intégrine LFA-1 ont de multiples sites de liaison pour différents oligosaccharides. Ils peuvent fixer les β-glycanes et les lipopolysaccharides des bactéries gram-négatif.
3. Le complément, activé par la voie classique ou la voie alterne, se fixe aux membranes bactériennes (C4b, C3b). Le complément peut aussi être fixé par une lectine spécifique du mannose présente dans le sérum, qui peut elle-même se fixer aux récepteurs de C1q.
4. Les récepteurs de Fc peuvent à leur tour interagir avec l'anticorps fixé sur la surface bactérienne (Fig. 15.20).

Destruction des bactéries par les phagocytes

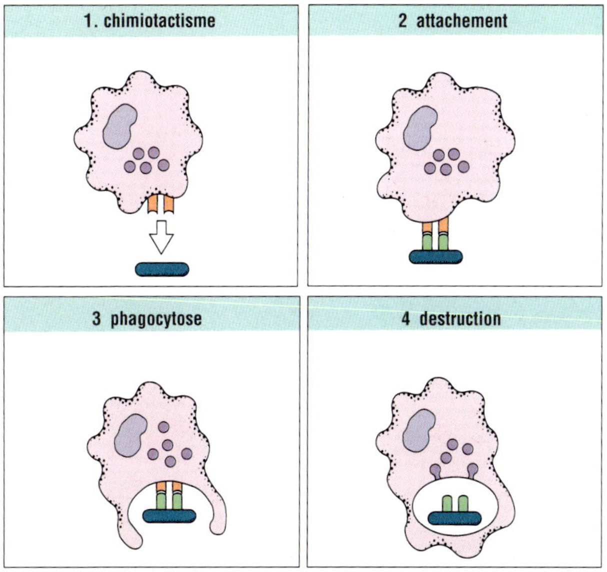

Fig. 15.23 Les phagocytes sont attirés vers le site infectieux par chimiotactisme. Ils se fixent aux bactéries par l'intermédiaire de récepteurs de C3b et d'autres récepteurs (cf Fig. 15.21). Les bactéries sont phagocytées. Enfin les lysosomes fusionnent avec le phagosome en libérant dans le phagolysosome des composés bactéricides et des enzymes.

Déclenchement de l'internalisation. La fixation d'un microorganisme sur un récepteur de la membrane des macrophages ne conduit pas nécessairement à son internalisation. Par exemple, les particules de zymosan, dérivé de la levure, se fixent à un site de type lectine du récepteur CR3 et sont internalisées, alors que les érythrocytes recouverts de C3bi, qui se fixent à un autre site de la même molécule CR3, ne sont pas internalisés.

Déclenchement de l'activité bactéricide. De même que la fixation d'une bactérie sur les récepteurs membranaires n'implique pas nécessairement son internalisation, de même l'internalisation n'est pas nécessairement suivie d'un processus bactéricide. Il semble que l'interaction avec CR3 favorise la destruction des bactéries phagocytées.

MÉCANISMES DE DESTRUCTION DES BACTÉRIES PHAGOCYTÉES

Dès qu'un microorganisme a été phagocyté, il est exposé à un ensemble de mécanismes de lyse.

Mécanismes de lyse dépendants de l'oxygène

Intermédiaires activés de l'oxygène. Cette voie met en jeu une enzyme de la membrane des phagocytes qui réduit l'oxygène moléculaire (O_2) en anions superoxydes (O_2^-), qui génère à son tour d'autres intermédiaires oxydés (Fig. 15.24). Les cellules de patients atteints de maladie granulomateuse chronique sont incapables d'exercer ce mécanisme, et par conséquent de tuer certains microorganismes. Cette maladie est caractérisée par des lésions inflammatoires chroniques dûes à des bactéries pyogènes (par ex. staphylocoque). Les monocytes de malades atteints de déficit congénital en myéloperoxydase, peuvent avoir un déficit de la bactéricidie. Enfin les macrophages tissulaires ne contiennent pas de peroxydase et sont donc incapables de mettre en jeu les réactions dépendantes de cette enzyme.

Dérivés oxydés de l'azote. Cette voie métabolique de découverte récente est probablement très importante (Fig. 15.25). Elle aboutit à la formation de monoxyde d'azote (NO) qui est toxique pour les bactéries et les cellules tumorales. La production de NO par les macrophages nécessite leur activation préalable par l'IFNγ ou leur stimulation par le TNF. C'est ce mécanisme qui permet aux macrophages de souris de tuer les mycobactéries.

Mécanismes de lyse indépendants de l'oxygène

Ces mécanismes sont probablement plus importants qu'on ne le pensait jusqu'à maintenant, car de nombreuses bactéries peuvent être tuées par les phagocytes de sujets atteints de maladie granulomateuse chronique qui ne produisent pas de dérivés actifs de l'oxygène, ou par ceux des sujets atteints de déficit en myéloperoxydase qui ne produisent pas d'halides. L'oxyde nitrique pourrait jouer un rôle bactéricide chez ces malades mais de nombreux microorganismes peuvent être tués dans des conditions d'anaérobie, ce qui suggère que d'autres mécanismes de bactéricidie peuvent jouer un rôle.

Protéines cationiques douées de propriétés antibiotiques. Les défensines sont des peptides cationiques riches en cystéine et en arginine de 30 à 33 acides aminés, formant de 30 à 50 % des protéines des granules des macrophages de lapin et des neutrophiles humains. Ces polypeptides forment des canaux ioniques dans les couches bilipidiques. Leur activité est maximale à un pH de 7,0, de sorte qu'elles agissent précocément après la formation des phagolysosomes avant que n'interviennent leur acidification. Les défensines peuvent tuer différents microorganismes tels que *Staphylococcus aureus, Pseudomonas aeruginosa, Escherichia coli, Cryptococcus neoformans,* et le virus enveloppé *Herpes simplex.* Il existe d'autres protéines cationiques qui agissent à différents pH, en particulier la cathepsine G et l'azurocidine, l'une et l'autre homologues de l'élastase et capables de tuer des bactéries gram-négatif indépendamment de leur activité enzymatique.

Activités bactéricides dépendantes de l'oxygène

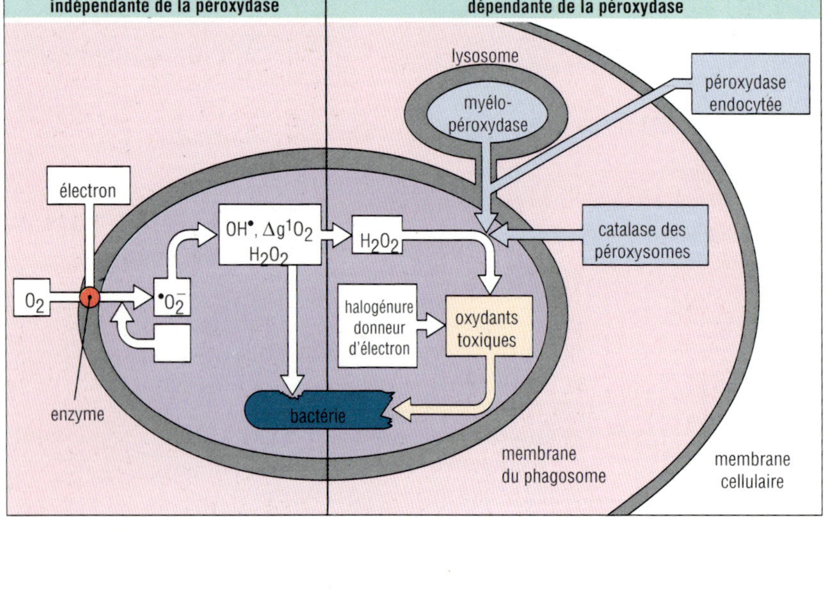

Fig. 15.24 Une enzyme de la membrane du phagosome (une oxydase ou un cytochrome b) réduit l'oxygène en anions superoxydes ($^{\bullet}O_2^-$). Cette réaction produit des radicaux hydroxyles ($OH^{\bullet}$), du singulet d'oxygène (Δg^1O_2) et du peroxyde d'hydrogène (H_2O_2), qui sont potentiellement toxiques. La fusion lysosomiale n'est pas nécessaire à cette réaction, qui se produit spontanément après l'internalisation du phagosome. Après fusion lysosomiale, la myéloperoxydase peut entrer dans le phagosome. En présence de peroxydase (ou dans certaines circonstances en présence de catalase des peroxysomes) et d'halogénures (surtout d'iodures), d'autres oxydants toxiques comme l'hypohalite sont produits (HIO, HClO).

Autres mécanismes microbicides. Après la fusion avec le lysosome, il se produit une augmentation transitoire du pH suivi d'une acidification des phagolysosomes en 10 à 15 minutes environ. Certains microorganismes sont alors détruits par mise en jeu des enzymes lysosomiales actives à pH acide. Certaines bactéries gram-positif recouvertes de peptidoglycanes peuvent être tuées par le lysozyme. D'autres substances bactéricides produites par les polynucléaires neutrophiles ont été identifiées, en particulier la lactoferrine qui fixe le fer même à pH acide et en prive ainsi les bactéries ; les polynucléaires surchargés en fer perdent une partie de leur pouvoir bactéricide. Ces différents mécanismes nécessitent tous la fusion du phagolysosome (Fig. 15.26 et 15.27).

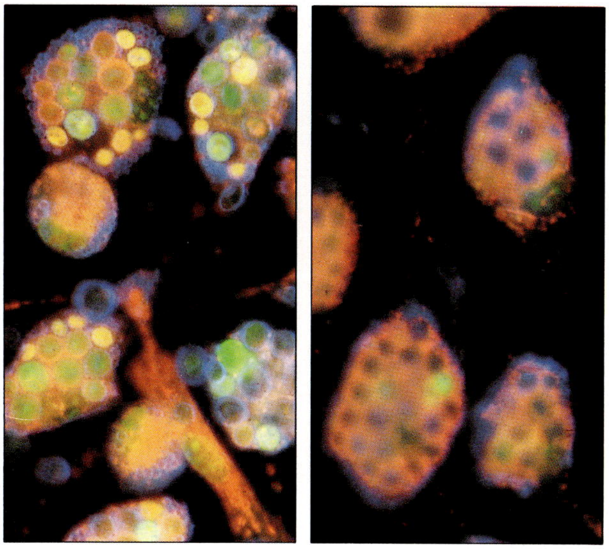

Fig. 15.26 Inhibition de la fusion des lysosomes secondaires avec des phagosomes contenant des levures, par l'addition de chlorure d'ammonium. Des macrophages péritonéaux de souris ont été incubés dans de l'acridine orange qui se concentre dans les lysosomes secondaires contenant du lysozyme. De la levure de boulanger a été ensuite ajoutée, ce qui donne un aspect de "trous" dans la cellule. En l'absence de chlorure d'ammonium, les lysosomes secondaires fusionnent avec le phagosome, dans lequel l'acridine orange pénètre et engendre une fluorescence verte, jaune ou orange selon sa concentration (à gauche). La présence de chlorure d'ammonium empêche la fusion et laisse persister les "trous" (à droite). Un tel blocage de la fusion des lysosomes peut être utilisé par *M. tuberculosis* et par certaines leishmanies qui sécrètent de l'ammoniaque. Quelques polyanions comme l'acide polyglutamique ou la suramine peuvent également provoquer cette inhibition (Document de M.R. Young et du Dr. P.D. Hart).

La voie de l'oxyde nitrique

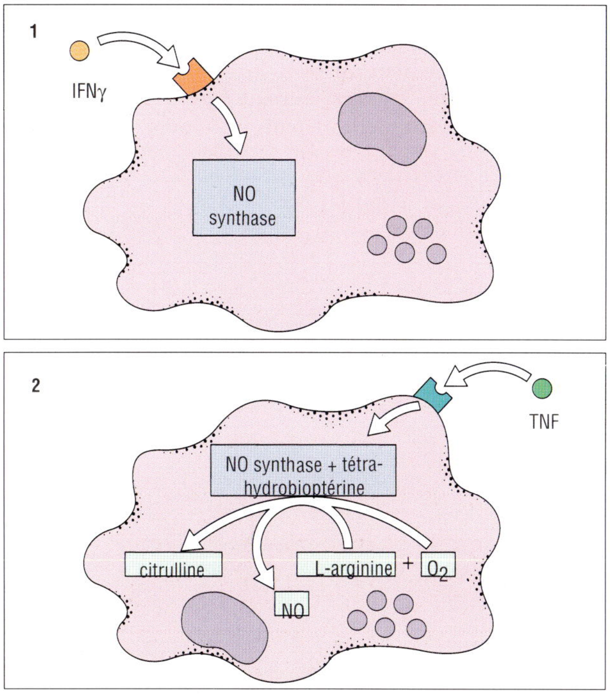

Fig. 15.25 En présence de NO synthase, l'oxygène se combine avec l'azote de la L-arginine pour donner le NO qui est toxique pour les bactéries et les cellules tumorales. La tetrahydrobioptérine est un co-facteur indispensable. L'IFNγ active cette voie (1) qui est stimulée de façon plus puissante par le TNF (2). Les polynucléaires neutrophiles humains et d'autres types cellulaires peuvent produire de la tétrahydrobioptérine mais il n'est pas certain que les macrophages en produisent. La voie du NO pourrait être un mécanisme de défense important pour les cellules non immunes.

Mécanismes impliqués dans la lyse bactérienne

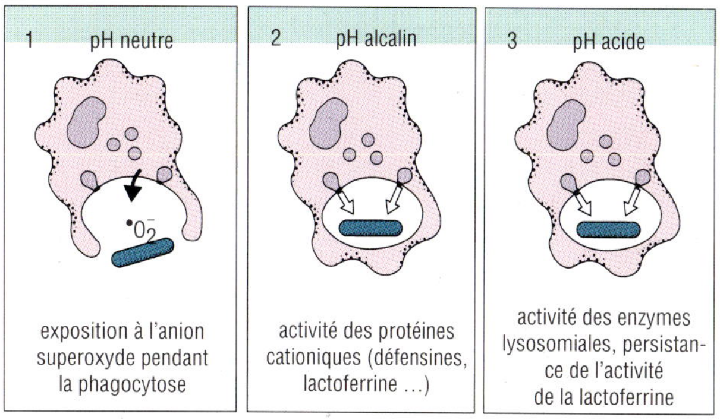

Fig. 15.27 Pendant la phagocytose, il y a une production très rapide d'anions superoxydes (1) qui entraîne une augmentation transitoire du pH permettant la mise en jeu de protéines cationiques (2). Ensuite, le pH s'abaisse lorsque les ions H^+ pénètrent dans le phagolysosome, ce qui permet la mise en jeu des enzymes lysosomiales actives à pH acide (3). La lactoferrine, chélateur du fer, peut agir à pH acide ou alcalin.

L'ACTIVATION DES MACROPHAGES

Bien que les monocytes et macrophages soient dotés de mécanismes de bactéricidie à l'état basal, ces mécanismes effecteurs peuvent être accrus et d'autres peuvent apparaître lorsque ces cellules sont activées. L'activation peut être due à des substances d'origine bactérienne ou bien à des lymphokines produites par des lymphocytes T. Lorsque ces cellules sont cultivées une semaine *in vitro*, elles perdent leurs propriétés bactéricides, mais celles-ci peuvent être réactivées par des agents appropriés (Fig. 15.28).

Activation par des substances d'origine microbienne

Plusieurs constituants de microorganismes peuvent activer directement les monocytes et les macrophages ou bien provoquer la synthèse de cytokines qui vont elles-mêmes induire l'activation des phagocytes par effet autocrine.

Activation par les lymphokines

In vivo, l'activation complète des phagocytes dépend souvent de la production de lymphokines par les cellules T. La plus importante est l'IFNγ qui augmente les mécanismes de bactéricidie dépendants et indépendants de l'oxygène. D'autres lymphokines pourraient être impliquées dans ces mécanismes, en particulier l'IL-2, le GM-CSF et le TNF. Certaines fonctions effectrices nécessitent l'action conjointe de plusieurs lymphokines (voir chapitre 8).

In vivo, les lymphokines peuvent induire l'attraction et l'activation des phagocytes. Le rôle relatif de ces deux activités dépend du type de bactéries. Par exemple, la résistance à *Listeria monocytogenes* met en jeu essentiellement la mobilisation des monocytes et des neutrophiles vers le site du foyer infectieux, la destruction de ces bactéries par les réactions oxydatives de ces cellules ayant lieu en l'absence de stimulation additionnelle. Par contre, une telle activation est absolument indispensable pour la lyse intracellulaire de *Mycobacterium tuberculosis.*

Différences entre les macrophages de l'homme et de la souris

La complexité de ce problème est bien illustrée par les réactions vis-à-vis des mycobactéries. L'IFNγ peut stimuler les macrophages de souris pour induire la destruction complète des mycobactéries. Ceci semble dû à la mise en jeu de la voie de l'oxyde nitrique.Cependant le même IFNγ n'induit au mieux qu'une faible inhibition de croissance de *M. tuberculosis* dans les macrophages humains et au pire une augmentation de croissance. Ceci est peut être dû au fait que les macrophages humains, à la différence des macrophages de souris, sont incapables de produire la tétrahydrobioptérine, un cofacteur essentiel pour la production d'oxyde nitrique (Fig. 15.25). Par contre, l'IFNγ peut induire la production de l'enzyme 1-hydroxylase par les macrophages humains, mais pas par les macrophages de souris. Cette enzyme transforme la forme inactive de la vitamine D3 (21-hydroxycholécalciférol) en un métabolite actif, le 1,25-dihydroxycholécalciférol. Ce métabolite active de façon plus efficace que l'IFNγ lui-même les mécanismes de lyse des mycobactéries.

Mécanismes d'échappement à la lyse des bactéries

Comme la plupart des bactéries sont finalement tuées par les cellules phagocytaires, il n'est pas surprenant d'observer que certaines souches pathogènes ont développé un ensemble de mécanismes destinés à assurer leur protection (Fig. 15.29).

ACTIVITÉ ANTIBACTÉRIENNE DES CELLULES NON PHAGOCYTAIRES

Contact direct

Certains microorganismes, en particulier les bactéries gram-négatif, pourraient être tués par contact direct avec des cellules NK ou même des cellules Tc. Cette destruction met en jeu la capacité de lyse des membranes lipidiques par ces cellules (voir chapitre 8) puisque la présence d'une double

Fonction antibactérienne des monocytes et des macrophages humains

microorganisme	cellules J0 non stim.	cell. cultivées 7 jours	
		sans IFNγ	avec IFNγ
Escherichia coli	tué	tué	
Salmonella thyphimurium	tué	non tué	tué (cet effet de l'IFNγ n'est pas bloqué par les glucocorticoïdes)
Listeria monocytogenes	tué	non tué	
Legionella pneumophila	non tué	non tué	tué
Nocardia asteroides	tué	?	tué (cet effet de l'IFNγ est bloqué par les glucocorticoïdes)
Mycobacterium tuberculosis	non tué	non tué	une certaine stase sans lyse des cellules chez certains donneurs ou une croissance accrue chez les autres variable le 1,25 $(OH)_2$ cholécalciférol est plus actif que l'IFNγ dans ce système
Chlamydia psittaci	tué	non tué	tué
Chlamydia trachomatis	tué	tué	?
C. trachomatis Biovar lymphogranuloma venereum	tué	non tué	non tué

Fig. 15.28 Des monocytes et des macrophages ont la capacité de tuer des bactéries de différentes souches. Cette propriété peut être perdue en partie après 7 jours de culture, mais elle peut être reconstituée par addition d'IFNγ. Certains microorganismes ne sont tués qu'après activation par des lymphokines, et certains sont totalement résistants. Ceci illustre la complexité des mécanismes bactéricides.

couche lipidique externe est l'une des caractéristiques des bactéries gram-négatif.

Lyse des cellules infectées par les lymphocytes Tc
Certains microorganismes, en particulier les mycobactéries, se développent à l'intérieur des cellules phagocytaires de l'hôte. Les cellules Tc pourraient détruire ces phagocytes en libérant ainsi les parasites intracellulaires qui deviendraient susceptibles à d'autres mécanismes de lyse.

Lymphocytes Tγδ
Une forte proportion de lymphocytes T ayant des récepteurs γδ peuvent être activés par des antigènes bactériens. Ces cellules se localisent préférentiellement au contact des surfaces épithéliales où elles pourraient jouer un rôle de défense anti-infectieuse. Ces cellules sont souvent cytotoxiques et pourraient détruire les cellules infectées.

Activation des mécanismes protecteurs dans les tissus
On oublie souvent que les tissus qui n'appartiennent pas au système immunitaire peuvent aussi abriter des bactéries telles *M. leprae,* les souches invasives de *Shigella* et de *Salmonella* ou encore de *Rickettsia* ou de *Chlamydia.* L'activation des fibroblastes par l'IFNγ peut empêcher la multiplication de tels microorganismes, probablement par la voie de l'oxyde nitrique qui n'est pas une exclusivité des cellules phagocytaires.

MÉCANISMES IMMUNOPATHOLOGIQUES INDUITS PAR LES BACTÉRIES

Choc septique par les endotoxines
Ce choc peut apparaître à la suite de la libération massive de cytokines par l'action des endotoxines (LPS) au cours des septicémies. Il est caractérisé par une fièvre très élevée, un collapsus cardio-vasculaire, une coagulation intravasculaire disséminée et des nécroses hémorragiques aboutissant à un état de défaillance multiviscérale (Fig. 15.30).

La réaction de Shwartzman
Shwartzman a observé qu'une première injection de bactéries gram-négatif dans le derme du lapin, suivie d'une deuxième injection par voie intraveineuse 24 h plus tard, produisait une nécrose hémorragique au site de la première injection. C'est la réaction de Shwartzman (Fig. 15.31). Il a également noté que deux injections intraveineuses à 24 h d'intervalle provoquaient une réaction systémique avec collapsus circulatoire et nécrose corticale bilatérale de reins. Sanarelli avait fait les mêmes observations et on appelle ces réactions généralisées "réaction de Shwartzman systémique" ou "réaction de Sanarelli-Shwartzman". La nécrose du pancréas, de l'hypophyse, des surrénales et de l'intestin, peut également accompagner ces réactions. Il se produit une coagulation intravasculaire disséminée et des thromboses. D'autres bactéries sont capables de "préparer" la peau, telles que le streptocoque, les mycobactéries, *Haemophilus* spp, les corynébactéries et même le virus de la vaccine. Le déclenchement de la réaction lors de l'injection intraveineuse est dû à l'endotoxine (LPS). Ces réactions sont caractérisées par des modifications de l'endothélium ainsi que par l'accumulation et la dégranulation des neutrophiles. Ces effets sont probablement dus au TNF et à l'IL-1 (voir chapitre 8). L'injection de TNF dans des sites préparés par une première injection de bactéries provoque le même type de nécrose, en se substituant probablement au TNF qui arrive par la circulation après l'injection d'endotoxine par voie intraveineuse.

Ce phénomène explique le purpura hémorragique observé chez les enfants atteints de méningite méningococcique. Lors d'un premier épisode de septicémie, la diffusion du méningocoque dans de nombreux sites du derme crée des

Echappement aux cellules phagocytaires

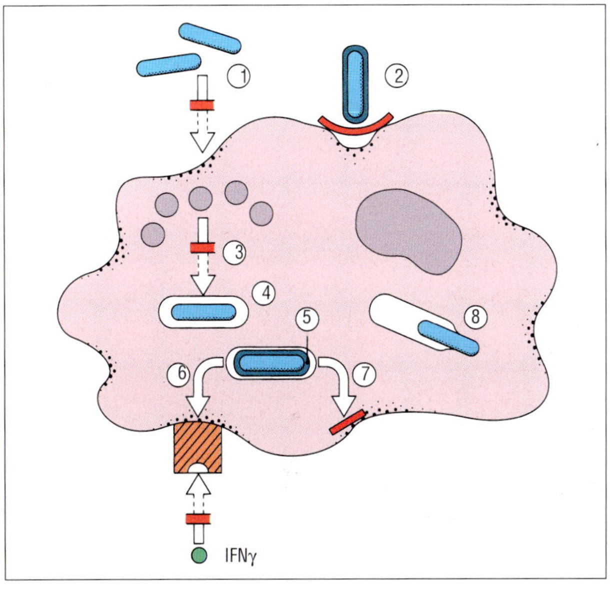

Fig. 15.29 Les bactéries ont évolué de façon à échapper à la lyse par les cellules phagocytaires. Certaines peuvent sécréter des "repellents" ou des toxines qui inhibent le chimiotactisme (1). D'autres ont des capsules qui inhibent leur fixation aux phagocytes (2). D'autres comme *Mycobacterium tuberculosis* sécrètent des molécules qui, une fois ingérées, inhibent la fusion des lysosomes (3) ou bien une catalase qui neutralise le peroxyde d'hydrogène (4). Des bactéries comme *M. leprae* ont des membranes externes extrêmement résistantes ou bien produisent un glycolipide phénolique qui neutralise les radicaux libres (5). Les mycobactéries relachent également un arabinomannane lipidique qui bloque la capacité des macrophages à répondre aux effets activateurs de l'IFNγ (6). Les cellules infectées peuvent perdre leur capacité de présenter l'antigène (7). Plusieurs microorganismes (par ex: *M. leprae*) peuvent échapper aux phagosomes pour se multiplier même dans le cytoplasme (8). Enfin certains, comme *M. tuberculosis* peuvent tuer le phagocyte.

lésions inflammatoires infracliniques qui demeurent sensibles aux cytokines et qui vont former autant de sites de nécrose lors de la libération de cytokines qui accompagne la septicémie à méningocoques.

Le phénomène de Koch

Robert Koch avait décrit que l'injection intradermique de *M. tuberculosis* ou d'antigène de ce bacille, chez un cobaye tuberculeux, provoquait une réaction nécrotique (Fig. 15.32). La nécrose est l'une des caractéristiques des lésions de la tuberculose. Elle s'explique en partie par la libération de cytokines produites par les cellules T au sein d'un foyer inflammatoire (réaction d'hypersensibilité retardée). Les sites de ces réactions sont extrêmement sensibles aux lésions tissulaires induites par les cytokines.

La figure 15.33 présente quelques exemples illustrant les relations entre la nature du microorganisme, la maladie, les phénomènes immunopathologiques qu'elle entraîne et les mécanismes immunitaires permettant d'obtenir un état de protection.

NOUVEAUX THÈMES EN IMMUNOLOGIE BACTÉRIENNE

Les superantigènes

Ces constituants bactériens doivent leur nom à leurs propriétés de se lier à certaines séquences Vβ du TCR appartenant à une ou plusieurs familles Vβ, en établissant un pontage avec les molécules du CMH des CPA. Toutes les cellules T exprimant les molécules Vβ reconnues par le superantigène sont alors activées, sans qu'il y ait eu apprêtement et présentation du superantigène sous forme de peptide associé aux produits du CMH. De tels superantigènes ont été décrits dans les staphylocoques, les mycoplasmes et probablement les mycobactéries. Ce mécanisme d'adaptation des mycobactéries au système immunitaire de l'hôte, dont on comprend encore mal le rôle, est à l'origine du syndrome toxique provoqué par la libération massive de cytokines consécutive à l'activation d'un grand nombre de lymphocytes T. Les exotoxines staphylococciques, responsables du syndrome de choc toxique (TSST-1, etc...), exercent leurs effets pathogènes par ce mécanisme.

Les protéines de choc thermique (protéines de stress)

Ces protéines existent dans toutes les cellules eucaryotes et procaryotes ; elles ont un rôle essentiel dans l'assemblage, le pliage et le transport d'autres molécules. Leur concentration intracellulaire augmente lorsque les cellules sont exposées à des températures élevées, ce qui reflète leur rôle dans la stabilisation de la structure tertiaire des protéines. Les séquences d'acides aminés de ces protéines du stress sont hautement conservées dans l'évolution et l'on s'interroge actuellement sur le rôle possible de ces protéines dans le déclenchement de l'auto-immunité, du fait des fortes homologies entre les protéines de choc thermique des bactéries et celles de l'homme.

Malgré leur grande similitude avec les protéines de l'hôte,

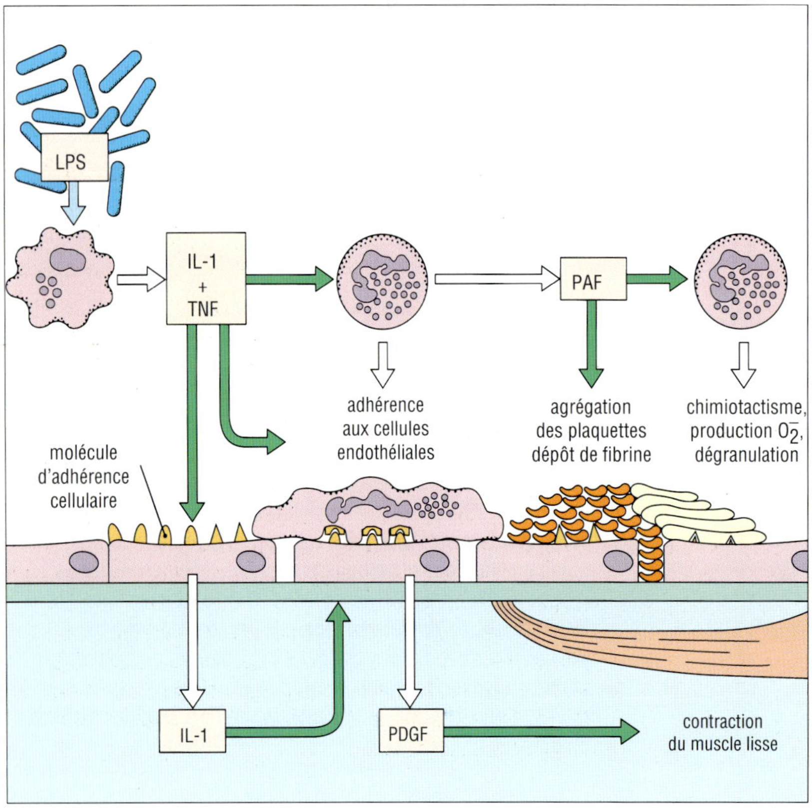

Fig. 15.30 La libération excessive de cytokines, souvent déclenchée par l'endotoxine (LPS) des bactéries gram négatif, peut entraîner une coagulation intravasculaire disséminée (CID) avec troubles de la coagulation, augmentation de la perméabilité vasculaire, extravasation du liquide interstitiel, chute de la pression artérielle, collapsus cardiovasculaire, nécrose hémorragique particulièrement dans l'intestin. Cette figure illustre certains mécanismes cellulaires du choc septique. Les cytokines TNF et IL-1 augmentent l'expression des molécules d'adhérence et de la thromboplastine tissulaire par les cellules endothéliales. Ceci induit l'adhérence des leucocytes circulants et des dépôts de fibrine. Le facteur d'activation des plaquettes (PAF) augmente ces effets. Dans les modèles expérimentaux, le choc peut être bloqué par des anticorps neutralisants anti-TNF et diminué par des anticorps anti-thromboplastine ou des inhibiteurs du PAF. Les bactéries gram négatif peuvent aussi induire un choc (PDGF = facteur de croissance dérivé des plaquettes, produit par les plaquettes et l'endothélium).

ces protéines représentent de façon paradoxale des antigènes cibles de l'immunité de protection vis-à-vis de nombreux agents infectieux.

IMMUNITÉ ANTIFONGIQUE

Les mécanismes précis de l'immunité antifongique sont extrêmement mal connus, mais on pense qu'ils sont très proches de ceux impliqués dans la résistance aux infections bactériennes. Les infections fongiques de l'homme se regroupent en quatre principales catégories :

1. Mycoses superficielles. Les dermatophytes sont habituellement limités à la kératine des phanères ou de la couche superficielle (non vivante) de l'épiderme.
2. Mycoses sous-cutanées dûes à des champignons saprophytes, qui, après effraction traumatique, peuvent provoquer des nodules chroniques ou des ulcères (chromomycoses, sporotrichoses, mycétomes...).
3. Mycoses respiratoires dûes à des champignons souvent telluriques, à l'origine d'affections pulmonaires aiguës (rarement disséminées) ou latentes, généralement granulomateuses (histoplasmose, coccidiomycose...).
4. *Candida albicans.* Il s'agit d'un commensal ubiquitaire responsable d'infections cutanéo-muqueuses superficielles, rarement systémiques.

Les mycoses cutanées sont habituellement limitées et leur guérison s'accompagne d'un certain degré de résistance à la réinfection. La résistance est apparamment basée sur l'immunité à médiation cellulaire puisque les malades développent des réactions d'hypersensibilité retardée aux antigènes fongiques, réactions absentes chez les patients atteints d'infections chroniques. L'immunité à médiation cellulaire T est également impliquée dans la résistance à d'autres mycoses puisque ces résistances peuvent parfois être transférées à l'aide de lymphocytes T immuns.

On pense que les lymphocytes T sécrètent des lymphokines qui activent la destruction des levures par les macrophages (Fig. 15.34). Dans les mycoses respiratoires, l'éventail des formes cliniques de la maladie ressemble à celui obervé dans la lèpre (voir chapitre 22). Les immunosuppresseurs et les antibiotiques, qui détruisent la flore normale, peuvent favoriser l'invasion candidosique. Les candidoses sont également fréquentes au cours des déficits immunitaires (déficit immunitaire combiné sévère, aplasie thymique, SIDA, etc...), suggérant l'intervention du système immunitaire dans le confinement normal de ces champignons à leurs sites commensaux.

Les neutrophiles sont impliqués dans l'immunité vis-à-vis de quelques mycoses respiratoires comme la mucormycose (Fig. 15.35). Il est probable que les protéines cationiques (défensines) sont importantes pour la protection contre les levures, puisque des cellules de malades ayant des défauts du processus de réduction de l'oxygène tuent habituellement les levures de façon sensiblement normale (Fig. 15.36). Cependant, la voie de l'oxyde nitrique est active contre le *Cryptococcus* et ce mécanisme de défense pourrait être important vis-à-vis de nombreuses levures.

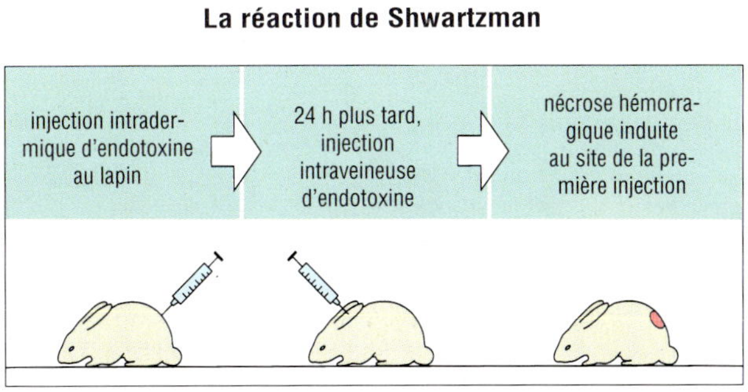

Fig. 15.31 La réaction de Shwartzman est induite par injection de bactéries gram négatif dans la peau du lapin, suivie d'une injection intraveineuse d'un nombre plus élevé de bactéries 24 h plus tard. Ceci provoque une nécrose hémorragique sur le site de la première injection. Le LPS a le même effet. Au site de l'injection intradermique initiale, la peau devient extrêmement sensible aux cytokines produites lors de l'injection intraveineuse. Ce phénomène reproduit au niveau local les mécanismes décrits dans la Fig. 15.30, mais le système du complément et les neutrophiles jouent aussi un rôle.

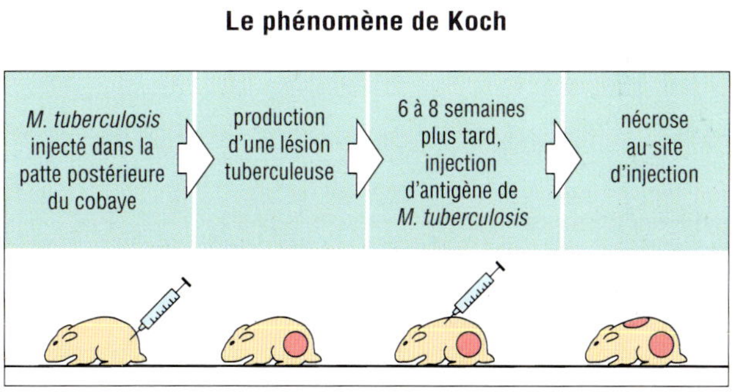

Fig. 15.32 Robert Koch a montré que l'injection de *M. tuberculosis* ou d'antigènes solubles de cette bactérie dans la peau de cobaye tuberculeux induisait une lésion nécrosante au site de l'injection et au niveau de la lésion tuberculeuse initiale. Ceci est du au moins en partie au fait que la réaction d'hypersensibilité retardée aux antigènes mycobactériens peut s'accompagner d'une augmentation de sensibilité à la toxicité des cytokines. Celles-ci peuvent être produites dans le site même du test cutané. La même réaction est observée chez les sujets porteurs d'une tuberculose active ou guérie. L'injection intradermique de tuberculine après vaccination par le BCG ne provoque habituellement pas de nécrose.

LA CONCEPTION DES VACCINS

Pour concevoir un nouveau vaccin efficace, il est nécessaire de trouver les réponses aux questions suivantes :

1. Quels sont les antigènes du microorganisme impliqués dans la protection ?
2. Dans quel site anatomique la protection doit-elle s'exercer ?
3. Quels sont les effecteurs immunologiques qui interviennent dans la protection ?
4. Quel adjuvant et quel protocole d'immunisation sont susceptibles d'être les plus efficaces et les plus dénués d'effets secondaires (Fig. 15.37) ?

Quand on s'adresse à des agents infectieux dont l'effet pathogène est dû à une toxine unique immunogène et bien identifiée, les réponses à ces quatre questions sont claires. Les toxines comme celles de *Corynebacterium diphteriae* et de *Clostridium tetani* perdent leur toxicité lorsqu'on les chauffe, mais conservent leur immunogénicité. Elles induisent alors une réponse anticorps systémique lorsqu'on les injecte en présence d'un adjuvant simple comme l'hydroxyde d'aluminium ($Al(OH)_3$) ou *Bordetella Pertussis* tué. Ces adjuvants ne posent pas de problème pour l'induction d'une réponse anticorps systémique. En dehors de ces exemples, la conception de vaccins se heurte souvent à des difficultés importantes comme on va le voir plus loin.

CHOIX DES ANTIGÈNES MICROBIENS

Des bactéries telles que *Streptococcus pyogenes* et *Streptococcus pneumoniae* ont un grand nombre de sérotypes, ce qui rend la réalisation d'un vaccin à la fois onéreuse et aléatoire. Les problèmes sont même plus grands quand il existe de nombreux produits toxiques, ou lorsqu'on ne connaît pas exactement quels sont les antigènes protecteurs ou quel est le mécanisme de la protection. *B. pertussis* en est un exemple, où l'efficacité du vaccin anti-coqueluche, composé de bactéries tuées, est dûe plutôt à la chance qu'à la science. Ni son mécanisme d'action, ni celui des lésions d'encéphalite qu'il peut exceptionnellement provoquer, ne sont compris, et par conséquent un vaccin rationnel et sûr ne peut pas être produit. Pour de nombreuses espèces bactériennes comme *Mycobacterium leprae* ou *M. tuberculosis*, les antigènes responsables de la protection n'ont pas encore été identifiés et on ne sait même pas si la protection dépend d'un seul ou de plusieurs antigènes de ces microorganismes complexes.

LOCALISATION DE L'EFFET

Il est parfois nécessaire d'induire une immunité locale, par exemple au niveau du tractus urogénital ou de l'intestin, pour lutter contre les agents infectieux qui se développent dans ces muqueuses. L'immunisation intravaginale directe expérimentale avec des antigènes comme *Nesseria gonorrhoeae* est beaucoup plus efficace que l'immunisation systémique pour induire une réponse locale.Le vaccin conventionnel contre *Vibrio cholerae*, utilisant des vibrions tués injectés par voie intramusculaire, a un très faible effet pro-

Immunité vis-à-vis de certaines infections bactériennes

infection	pathogénèse	principaux mécanismes de défense
Corynebacterium diphteriae	pharyngite non invasive toxine	anticorps neutralisants
Vibrio cholerae	entérite non invasive toxine	anticorps neutralisants et bloquant l'adhérence
Neisseria meningitidis (gram negatif)	nasopharynx —> bactériémie —> méningite —> endotoxinémie	tué par anticorps et complément, opsonisation, phagocytose,
Staphylococcus aureus (gram positif)	invasion locale, effet toxique dans la peau etc ...	opsonisation par anticorps et complément, tué par les phagocytes
Mycobacterium tuberculosis	invasion, lésions immunopathologiques, action toxique ?	activation des macrophages par les cytokines des cellules T ?
Mycobacterium leprae	invasion, compression effet immunopathologique	

Fig. 15.33 Les exemples présentés dans ce tableau montrent comment on essaye de prévoir les mécanismes de protection en fonction de la nature du microorganisme et de ses mécanismes pathogènes.

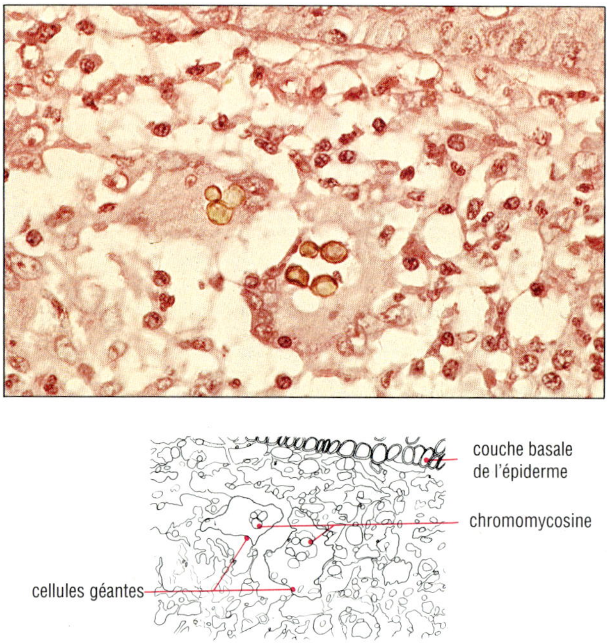

Fig. 15.34 Immunité à médiation cellulaire T dans la chromomycose. Les levures pigmentées de la chromomycose souscutanée sont visibles dans les cellules géantes du derme d'un malade atteint de ce type de mycose. La région est entourée d'un infiltrat à prédominance de cellules mononucléées. Coloration H & E, x 400 (Document du Dr. R.J. Hay).

tecteur, alors que les vaccins par voie orale sont plus efficaces. Il est en fait très difficile d'induire une immunité stable locale et systémique par un vaccin administré par voie orale. Plusieurs stratégies sont en cours d'évaluation. L'une d'entre elles fait appel à des mutants de souches pathogènes susceptibles de coloniser l'épithélium ou de pénétrer dans le tissu lymphoïde, mais qui meurent après un nombre limité de cycles de réplication. C'est le cas des mutants de *Salmonella typhimurium*. L'application de ce procédé à d'autres espèces microbiennes peut être réalisée par le transfert des gènes mutants ou bien au contraire l'insertion des gènes codant pour des déterminants antigéniques provenant d'autres pathogènes dans le mutant, dans l'espoir qu'ils seront exprimés de façon à induire des réponses appropriées.

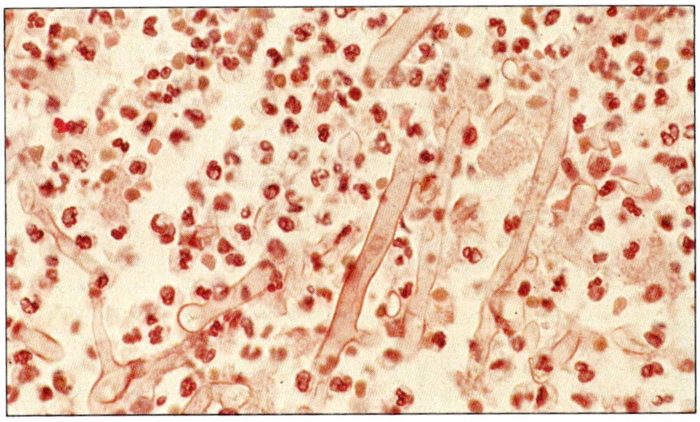

Fig. 15.35 Infiltrat formé de neutrophiles dans une mucormicose. Coupe de poumon au cours d'une mucormycose, infection opportuniste chez un malade immunodéprimé. La réaction inflammatoire est exclusivement constituée de polynucléaires neutrophiles situés autour des filaments mycéliens. La maladie est associée à une neutropénie. Coloration à l'argent, x 400 (Document du Dr. R.J. Hay).

MÉCANISMES IMMUNOLOGIQUES

Lorsque les mécanismes protecteurs sont à médiation cellulaire, il faut trouver un adjuvant utilisable dans l'espèce humaine et susceptible d'activer la sous-population de lymphocytes TH qui contrôle la bonne réponse. Dans le cas de l'infection par *Leishmania*, l'activation des lymphocytes TH2 conduirait à une plus grande susceptibilité et non à une protection. En fait on connaît très mal les mécanismes qui contrôlent l'activation préférentielle de telle ou telle sous-population TH. Pour de nombreuses infections, seuls des vaccins vivants atténués sont efficaces. Différentes stratégies sont en cours d'évaluation actuellement. On peut citer, par exemple, l'expression d'antigènes microbiens spécifiques dans des vecteurs déjà utilisés pour la vaccination chez

Lyse des levures par les monocytes et les macrophages

organisme	origine des monocytes/macrophages		
	normal	maladie granulomateuse chronique	déficit en myéloperoxydase
Candida albicans	+	(+)	(+)
Candida parapsilosis	+	–	?
Cryptococcus neoformans	+	?	+
Aspergillus fumigatus conidia	+	+	?
Aspergillus fumigatus hyphae	+	+	?

Fig. 15.36 De nombreuses levures sont tuées par les monocytes et les macrophages. Puisque les cell. de patients atteints de granulomatose chronique ou de déficit en myéloperoxydase exercent également cette lyse, elle se produit probablement par des mécanismes indépendants de l'oxygène dont elle illustre l'importance. + indique la lyse; – l'absence de lyse ; ? l'absence d'information.

Conception des vaccins

organisme	antigène	mécanisme	adjuvant	site
Corynebacterium diphteriae *Clostridium tetani*	toxine	anticorps neutralisant	Al $(OH)_3$ ou *B. pertussis*	systémique
Streptococcus pneumoniae	polysaccharide de la capsule, nombreux sérotypes	anticorps	inconnu	systémique
Bordetella pertussis	inconnu nombreuses toxines	? anticorps	inconnu	systémique et sécrétoire
Neisseria gonorrhoeae	pili, LPS	anticorps	? commensal recombinant	tractus génito-urinaire
Vibrio cholerae	toxine, LPS	anticorps	? microorgan. recombinant	intestin
Mycobacterium tuberculosis	inconnu	? activation des macrophages dépendant des cellules T	BCG- mais souvent inefficace. Vaccin vivant	systémique

Fig. 15.37 Chaque microorganisme nécessite une stratégie de vaccination particulière. Ceux situés à la partie inférieure du tableau soulèvent les problèmes les plus difficiles.

l'homme comme, par exemple, le BCG (bacille de Calmette et Guérin, une souche de *Mycobacterium bovis* de virulence atténuée) ou bien encore les mutants de *Salmonella* administrés par voie orale ou le virus de la vaccine.

LES ADJUVANTS

Des tentatives ont été faites pour produire des adjuvants sûrs dérivés du concept de l'adjuvant complet de Freund. Ce dernier est une émulsion d'eau dans l'huile contenant des mycobactéries ; il a des effets secondaires très sévères qui rendent sont utilisation impossible chez l'homme (voir p. 15.11). Des composants adjuvants actifs qui peuvent être extraits de bactéries ou produits par synthèse chimique, comme les dérivés du muramyl dipeptide ainsi que des huiles métabolisables comme le squalène, seront probablement utilisables chez l'homme.

Des exemples de problèmes soulevés par la production de vaccins sont illustrés dans la figure 15.37.

LECTURE COMPLÉMENTAIRES

Généralités

Roitt IM, Delves PJ, eds. *Encyclopedia of Immunology.* London: Academic Press, 1992 (See numerous entries under names of individual fungi and bacteria and viruses).

Virus

Bean B. Antiviral therapy: current concepts and practices. *Clin Microbiol Rev* 1992;**5**:146-82.

Borden EG, Rosenzweig IB, Byrne GI. Interferons: from virus inhibitor to modulator of amino acid and lipid metabolism. *J Interferon Res* 1987;**7**:591.

Doherty PC, Allan W, Eichelberger M, Carding SR. Roles of α/β and γ/δ T cell subsets in viral immunity. *Annu Rev Immunol* 1992;**10**123-51.

Mims CA, White DW. *Viral Pathogenesis and Immunology.* Oxford: Blackwell Scientific Publications, 1984.

Moore JB, Smith GL. Steroid hormone synthesis by a vaccinia enzyme: a new type of virulence factor. *EMBO J* 1992;**11**:1973-80.

Murray K. Application of recombinant DNA techniques in the development of viral vaccines. *Vaccine* 1988;**6**:164.

Nash AA, Jayasuriya A, Phelan J, Cobbold SP, Waldman H, Prospero T. Different roles for L3T4$^+$ and Lyt2$^+$ T cell subsets in the control of an acute herpes simplex virus infection of the skin and nervous system. *J Gen Virol* 1987;**68**:825.

Ray CA, Black RA, Kronheim SK, *et al.* Viral inhibition of inflammation: cowpox virus encodes an inhibitor of the interleukin-1β converting enzyme. *Cell* 1992;**69**:597-604.

Sissons JG, Oldstone MBA. Antibody-mediated destruction of virus-infected cells. *Adv Immunol* 1980;**29**:209-260.

Strop WG, Baringer JR. Persistent slow and latent viral infections. *Prog Med Virol* 1982:**28**:1.

Wilex DC, Wilson IA, Skehel JJ. Structural identification of the antibody binding sites of Hong Kong influenza haemagglutinin and their involvement in antigenic variation. *Nature* 1981;**289**:373-378.

Wrath DC. The recognition of influenza A virus-infected cells by cytotoxic T lymphocytes. *Immunol Today* 1987;**8**:239-246.

Zinkernagel RM, Doherty PC. MHC-restricted cytotoxic T cells. Studies on the biological role of polymorphic major transplantation antigens determining T cell restriction, specificity, function and responsiveness. *Adv Immunol* 1979;**27**:51-177.

Bactéries

Catterall JR, Black CM, Leventhal JP, Rizk NW, Wachtel JS, Remington JS. Nonoxidative microbicidal activity in normal human alveolar and peritoneal macrophages. *Infect Immun* 1987;**55**:635.

Chan J, Xing Y, Magliozzo RS, Bloom BR. Killing of virulent *Mycobacterium tuberculosis* by reactive nitrogen intermediates produced by activated murine macrophages. *J Exp Med* 1992;**175**:1111-22.

De Libero G, Kaufmann SHE. Antigen-specific Lyt2+ cytolytic T lymphocytes from mice infected with the intracellular bacterium *Listeria monocytogenes. J Immunol* 1986;**137**:2688-94.

Ganz T, Selsted ME, Szklarek D, *et al.* Defensins: natural peptide antibiotics of human neutrophils. *J Clin Invest* 1985;**76**:1427-35.

Joiner KA, Brown EF, Frank MM. Complement and bacteria: chemistry and biology in host defence. *Annu Rev Immunol* 1984;**2**:461-91.

Lynn WA, Golenbock DT. Lipopolysaccharide antagonists. *Immunol Today* 1992;**13**:271-76.

Mims CA. *The Pathogenesis of Infectious Disease.* 3rd ed. London: Academic Press, 1987.

Mitchell GF. The way ahead for vaccines and vaccination: symposium summary. *Vaccine* 1988;**6**:200.

Ofek I, Sharon N. Lectinophagocytosis: a molecular mechanism of recognition between cell surfaces sugars and lectins in the phagocytosis of bacteria. *Infect Immun* 1988;**56**:539.

Rook GAW, Al Attiyah R. Cytokines and the Koch phenomenon. *Tubercle* 1991;**72**:13-20.

Rothstein JL, Schreiber H. Synergy between tumour necrosis factor and bacterial products causes haemorrhagic necrosis and lethal shock in normal mice. *Proc Natl Acad Sci USA* 1988;**85**:607-611.

Sibley LD, Krahenbuhl JL. *Mycobacterium leprae*-burdened macrophages are refractory to activation by gamma-interferon. *Infect Immunity* 1987;**55**:446.

Yamamura M, Uyemura K, Deans RJ, *et al.* Defining protective responses to pathogens: cytokine profiles in leprosy lesions. *Science* 1991;**254**:277-79.

Champignons

Bullock WE, Wright SD. Role of the adherence promoting receptors CR3 LFA-1 and p150,95 in binding of *Histoplasma capsulatum* by human macrophages. *J Exp Med* 1987;**165**:195-210.

Calderon RA, Hay RJ. Cell-mediated immunity in experimental murine dermatophytosis. Adoptive transfer of immunity to dermatophyte infection by lymphoid cells from donors with acute or chronic infections. *Immunol* 1984;**53**:465-72.

Cox RA. Immunologic studies of patients with histoplasmosis. *Am Rev Respir Dis* 1979;**120**:143.

Murphy JW. Mechanisms of natural resistance to human pathogenic fungi. *Annu Rev Microbiol* 1991;**45**:509-38.

Rogers TG, Balish E. Immunity to *Candida albicans. Microbiol Rev* 1980;**44**:660.

chapitre 16

Immunité vis-à-vis des protozoaires et des helminthes

Les infections parasitaires stimulent à la fois les réponses immunitaires humorale et cellulaire ; l'importance relative de ces deux composantes dépend du parasite et du stade évolutif de l'infection. Afin d'illustrer les principes généraux de l'immunité antiparasitaire, nous décrirons quelques exemples choisis parmi les principales parasitoses humaines.

Les protozoaires parasites de l'homme comprennent : les amibes, qui vivent dans le tractus digestif, les parasites sanguicoles trouvés sous forme libre (ex: les trypanosomes africains) ou dans les globules rouges (ex: *Plasmodium* spp.), ceux qui vivent dans les macrophages (ex: *Leishmania* spp., *Toxoplasma gondii*) y compris dans les phagocytes mononucléés du foie, de la rate et de la moelle osseuse (ex: *Trypanosoma cruzi* et *Leishmania* spp.), ou bien dans les cellules musculaires lisses et striées (ex: *T. cruzi*).

Les vers parasites de l'homme regroupent quelques trématodes (ex: les schistomoses), quelques cestodes (ex: les ténias) et les nématodes (ex: *Trichinella spiralis*, les ankylostomes, l'ascaris et les filaires). Les vers plats et les ankylostomes sont des hôtes de l'intestin, alors que les schistosomes adultes vivent dans les vaisseaux sanguins. D'autres vers, comme les filaires, vivent dans les vaisseaux lymphatiques. De nombreux vers parasites passent par des cycles compliqués, migrant entre les différentes parties du corps de l'hôte, se développant sous différentes formes dans différents organes et terminant leur maturation dans un autre site où ils passent le reste de leur vie.

Les parasites infectent un grand nombre d'individus dans le monde (Fig. 16.1) et posent un problème majeur de Santé Publique, particulièrement dans les pays tropicaux ; le paludisme par exemple tue de un à deux millions de personnes chaque année. Les infections causées par les parasites sont très diverses, ainsi que les réponses immunitaires qu'ils engendrent. Les infections parasitaires ont cependant en commun un certain nombre de caractéristiques.

Principales infections parasitaires humaines

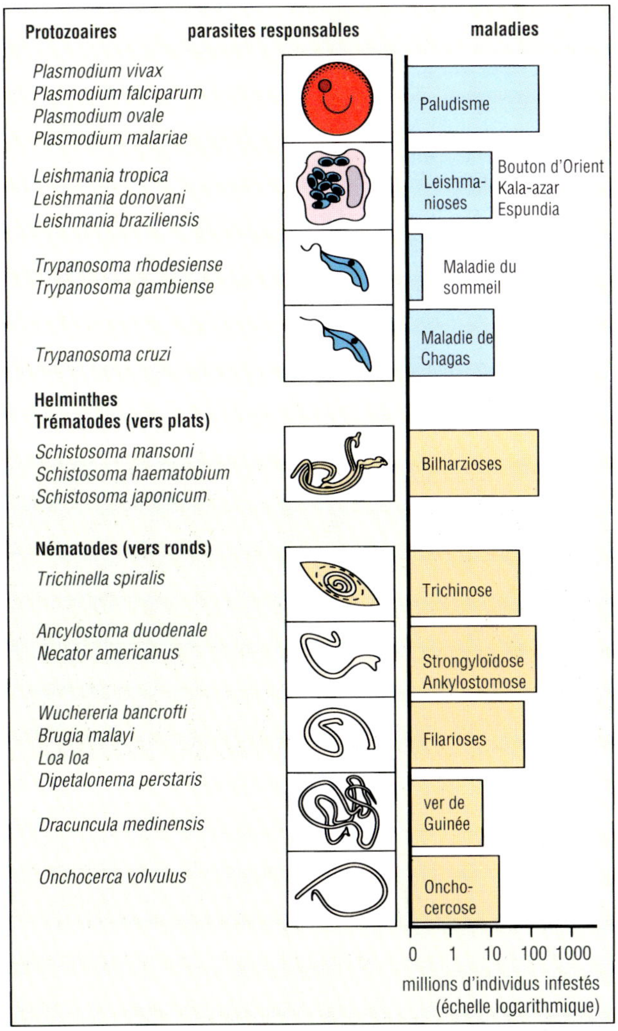

Fig. 16.1 Données publiées par l'Organisation Mondiale de la Santé (1990).

CARACTÉRISTIQUES GÉNÉRALES DES INFECTIONS PARASITAIRES

Les protozoaires et les helminthes sont de plus grande taille que les autres agents infectieux, bactéries ou virus (Fig. 16.2), mais certains parasites sont suffisamment petits pour vivre à l'intérieur des cellules humaines. Pour pénétrer dans la cellule hôte et s'y développer, ils ont mis au point des mécanismes particuliers : par exemple le mérozoïte, forme invasive du stade sanguin du parasite du paludisme, se fixe à certains récepteurs de membrane des érythrocytes et utilise une structure spécialisée, la rhoptrie, pour pénétrer dans la cellule. Les leishmanies, qui vivent dans les macrophages, se laissent phagocyter puis développent des stratégies particulières de survie dans ce milieu hostile. Les antigènes portés par les parasites de plus grande taille sont plus nombreux et plus diversifiés ; leur expression peut changer au cours de l'infection (variation antigénique). Chez les parasites à cycle évolutif complexe, certains antigènes peuvent être spécifiques d'un stade particulier du développement, de sorte que la réponse immunitaire de l'hôte, est, elle-aussi spécifique du stade. Par exemple, la protéine de surface du sporozoïte, la forme infectieuse du parasite du paludisme transmis par un moustique, n'est pas reconnue par les anticorps spécifiques du stade intra-érythrocytaire de ce même parasite.

Au cours des millions d'années d'évolution, les parasites qui ont survécu se sont bien adaptés à leurs hôtes pour lesquels ils montrent une nette spécificité. Par exemple, il existe des plasmodiums parasitant les oiseaux, les rongeurs ou l'homme, qui ne peuvent se multiplier que chez leurs hôtes respectifs. Il existe des exceptions à cette règle générale : le ténia du porc est également capable d'infecter l'homme, mais, le plus souvent, le parasite ne peut accomplir son cycle évolutif que chez son hôte habituel. Dans une même espèce, différentes lignées peuvent être plus ou moins résistantes à un parasite ; cette résistance dépend d'un ensemble de gènes de la réponse immunitaire. Chez la souris et chez l'homme, les gènes du CMH contrôlent la reconnaissance de peptides des sporozoïtes par les cellules T et, indirectement, la réponse anticorps contre ces antigènes. D'autres gènes n'appartenant pas au CMH peuvent jouer un rôle important. Par exemple, la résistance naturelle des souris à l'infection par *Leishmania donovani* et à plusieurs autres parasitoses est sous la dépendance d'un gène unique dominant, *Lsh,* qui contrôle l'activation des macrophages (voir chapitre 9).

Il y a toujours plusieurs mécanismes immunologiques effecteurs impliqués dans la défense de l'hôte contre tel ou tel parasite, et les parasites ont élaboré différents mécanismes d'échappement. Certains parasites utilisent même les cellules et les molécules du système immunitaire à leur propre avantage : par exemple *Leishmania* spp. vit dans les macrophages et utilise les récepteurs de complément pour pénétrer dans ces cellules, échappant ainsi à la destruction par les dérivés actifs de l'oxygène.

Il n'est pas dans l'intérêt du parasite de tuer son hôte ; la plupart des infections parasitaires ont donc des formes chroniques. L'une des conséquences de l'infection chronique est la présence d'antigènes parasitaires circulants, la persistance d'une stimulation antigénique et la formation de complexes immuns (Fig. 16.3). Certaines infections s'accompagnent d'une augmentation caractéristique des taux d'Ig : IgM dans la trypanosomiase et le paludisme, IgG dans le paludisme et la leishmaniose viscérale, IgE dans les helminthiases. Une splénomégalie importante est observée dans de nombreuses parasitoses et l'on sait que certains antigènes parasitaires sont des activateurs polyclonaux des lymphocytes. La réponse immunitaire contre les parasites s'accompagne souvent d'effets immunopathologiques et immunosuppresseurs.

D'une façon générale, les réponses à médiation cellulaire sont plus efficaces contre les protozoaires intracellulaires, alors que les anticorps sont efficaces contre les parasites qui vivent librement dans le sang ou les liquides extracellulaires, mais le type de réponse assurant la plus grande protection de l'hôte dépend du parasite. L'anticorps seul ou associé au complément peut atteindre certains parasites extracellulaires mais il agit surtout en association avec certaines cellules effectrices, par son effet opsonisant favorisant la phagocytose ou par l'induction d'une réaction de cytotoxicité cellulaire dépendant des anticorps (ADCC). De nombreux types cellulaires sécrétant différents médiateurs peuvent se localiser dans les sites des réactions antiparasitaires.

Dans une même infection, différentes réponses immunitaires peuvent se développer contre le parasite à différents stades de son développement. Par exemple dans le paludisme, l'immunité à médiation cellulaire semble empêcher le développement du parasite à l'intérieur des hépatocytes, alors que les anticorps contre les formes extracellulaires bloquent la capacité des parasites à pénétrer dans de nouvelles cellules. Ceci a pu être démontré chez les souris immunisées par *Salmonella typhimurium* exprimant le gène codant un antigène recombinant normalement exprimé à la surface du sporozoïte. Ces souris développent une immunité protectrice envers les sporozoïtes bien qu'elles ne produisent pas d'anticorps.

Tailles comparées des agents infectieux

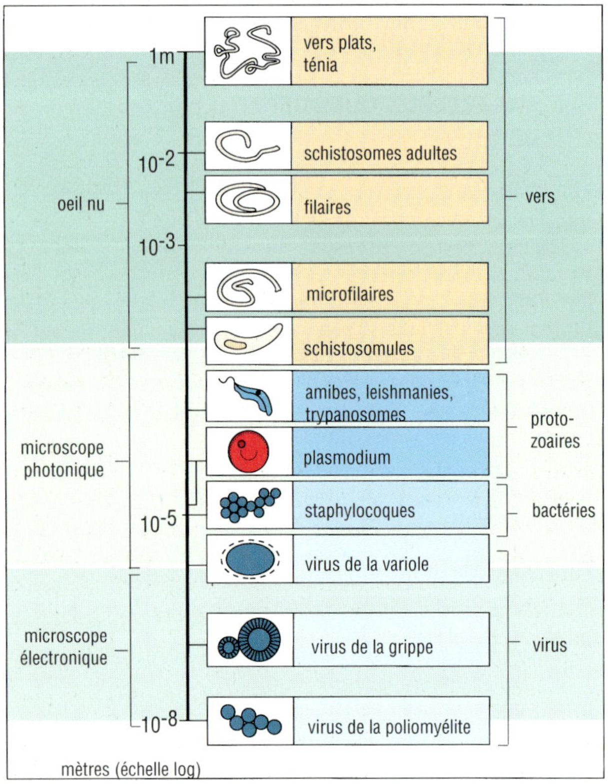

Fig. 16.2 Noter que la taille de ces différents agents infectieux s'étend sur 8 ordres de grandeur.

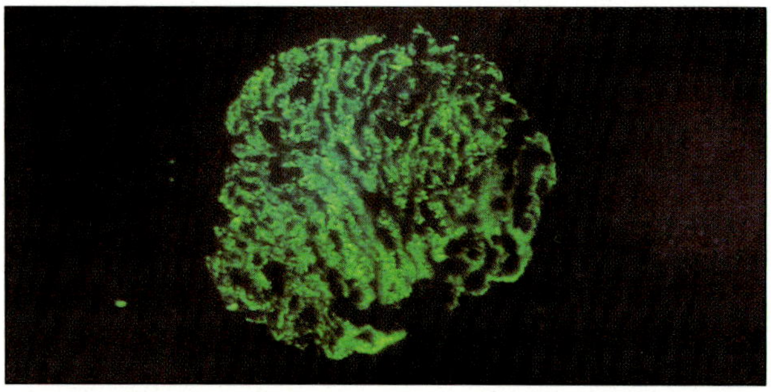

Fig. 16.3 Dépôts de complexes immuns dans le syndrome néphrotique de la fièvre quarte. Images en fluorescence de glomérule rénal dans une biopsie provenant d'un enfant nigérian atteint de paludisme. L'infection à *Plasmodium malariae* peut provoquer une glomérulonéphrite par dépôts de complexes immuns dans les glomérules rénaux. La coupe a été traitée par des anticorps anti-IgG conjugués au FITC. Elle montre un dépôt granulaire d'Ig le long des anses capillaires (Document Dr. V. Houba).

MÉCANISMES EFFECTEURS

Différents types de cellules effectrices, les macrophages, les neutrophiles, les éosinophiles et les plaquettes participent à la défense de l'hôte contre l'invasion parasitaire et permettent de contrôler la multiplication et la dissémination des parasites. La localisation anatomique de ces cellules effectrices est à l'évidence très importante. Par exemple, l'élimination expérimentale des éosinophiles, neutrophiles et macrophages des tissus cutanés de souris immunisées augmente leur sensibilité à l'infection par des cercaires de *Schistosoma mansoni*. Ceci indique qu'un mécanisme effecteur cutané contribue à l'immunité.

La plupart des activités antiparasitaires des cellules effectrices sont stimulées par des cytokines libérées par d'autres types cellulaires en réponse à l'infection ; les cytokines peuvent également modifier la migration cellulaire. La plupart des cytokines sont sécrétées par des lymphocytes T et par les macrophages, d'autres par les lymphocytes B, les fibroblastes ou les cellules endothéliales des vaisseaux sanguins. Certaines cytokines peuvent elles-mêmes induire la libération d'autres cytokines par les cellules endothéliales, et nombreuses sont celles qui agissent en synergie les unes avec les autres, amplifiant encore les réponses inflammatoires. Certaines cytokines peuvent induire également l'expression des antigènes du CMH et la sécrétion de métabolites actifs de l'oxygène par les cellules endothéliales. Ces métabolites sont toxiques pour les parasites mais ils peuvent aussi léser les tissus de l'hôte.

Infections parasitaires chez des souris dépourvues de cellules T

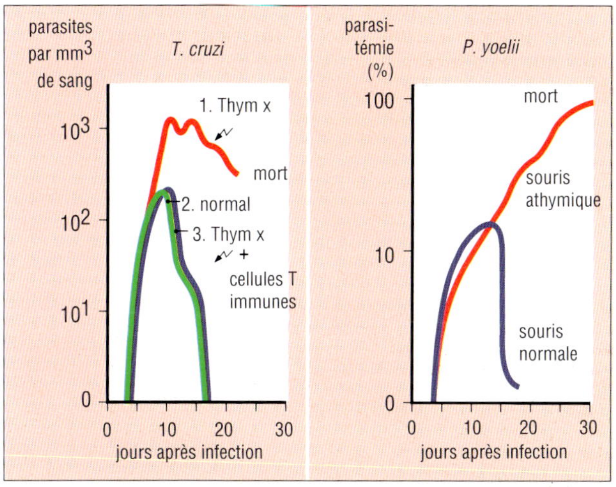

Fig. 16.4 Ce schéma montre l'évolution de la parasitémie chez des souris infectées. *T. Cruzi* se multiplie plus rapidement et donne des parasitémies fatales chez des souris thymectomisées (Thym x) et irradiées (↯). (1) Chez les souris normales, les parasites sont éliminés au16è jour (2). La reconstitution des souris thymectomisées avec des cellules T provenant de souris immunisées restaure leur capacité à contrôler la parasitémie (3). Dans ces expériences, les groupes 1 et 3 ont reçu des cellules foetales hépatiques afin de restaurer les fonctions hématopoïétiques. Chez les souris normales infectées par *P. yoelii*, les parasites sont éliminés de la circulation sanguine au 20è jour. Chez les souris athymiques, les parasites continuent à se multiplier et tuent l'animal en un mois.

CELLULES T

Les cellules T jouent un rôle important dans le contrôle de la multiplication des parasites. Dans la plupart des infections parasitaires, la protection peut être transférée à des animaux normaux par des cellules spléniques, notamment des cellules T, provenant d'animaux immunisés. Dans certains cas, le transfert de cellules T d'animaux au stade d'infection aiguë peut au contraire supprimer la réponse protectrice et provoquer la mort des receveurs (comme, par exemple, dans l'infection due à *Leishmania tropica*).

La nécessité de cellules T peut être démontrée par l'incapacité de souris athymiques (nude), ou de souris appauvries en lymphocytes T, à se débarrasser d'infections non mortelles chez l'animal normal. C'est le cas du paludisme des rongeurs ou des infections provoquées par *Trypanosoma cruzi* (Fig. 16.4).

Les types de cellules T impliqués dans la protection, et la façon dont ces cellules agissent, dépendent de la nature de l'infection et du stade de développement du parasite. Le transfert de cellules T $CD4^+$ de souris immunisées, de souche résistante, à des souches sensibles, peut conférer une protection contre *L. major* et *L. tropica*, les parasites responsables de la leishmaniose cutanée. Des anticorps monoclonaux anti-CD4 augmentent la taille des lésions cutanées dans les souches de souris résistantes et augmentent le nombre de parasites. Des cellules T $CD4^+$ sont également nécessaires pour que les souris puissent se débarrasser du parasite *Giardia muris* qui vit dans la lumière intestinale.

Dans le paludisme, il faut à la fois des lymphocytes T $CD4^+$ et $CD8^+$ pour protéger l'hôte aux différents stades de l'infection. Par exemple, les cellules T $CD4^+$ assurent l'immunité contre les stades sanguins de *P. yoelii*, alors que les lymphocytes T $CD8^+$ protègent les souris contre le stade hépatique de l'infection par *P. berghei* (les souris immunisées appauvries en cellules $CD8^+$ deviennent susceptibles à l'infection par les sporozoïdes). Les lymphocytes T $CD8^+$ détruisent les hépatocytes infectés et sécrètent l'IFNγ qui inhibe la multiplication des parasites dans les hépatocytes. Comme les hépatocytes n'expriment pas de molécule de classe II du CMH, ils sont incapables de stimuler la sécrétion de l'IFNγ par les cellules $CD4^+$. Des lymphocytes T cytotoxiques restreints aux antigènes de classe I du CMH peuvent détruire les cellules infectées par *Theleria parva*, un parasite qui vit dans les lymphocytes du bétail.

SÉCRÉTION DES CYTOKINES PAR LES CELLULES T.

Le rôle des cytokines dans les infections parasitaires a pu être analysé en administrant la cytokine étudiée aux animaux infectés, ou bien en neutralisant son activité à l'aide d'anticorps monoclonaux. La plupart des cytokines agissent en augmentant le nombre des cellules effectrices ou leurs capacités cytotoxiques ou cytostatiques. La monocytose et la splénomégalie caractéristiques du paludisme sont dues à une énorme augmentation du nombre de cellules spléniques sous l'influence des lymphocytes T ; de même, l'accumulation des macrophages dans les granulomes qui se développent dans le foie des malades atteints de schistosomiase, ou bien l'éosinophilie caractéristique des infections par les helminthes, sont sous le contrôle des cellules T. Les cellules T activées sécrètent une famille de cytokines stimulant la formation de colonies de cellules hématopoïétiques.

L'IL-3 et le GM-CSF augmentent le nombre de cellules de la lignée myéloïde et stimulent leur différenciation. Ainsi, les éosinophiles tuent plus efficacement les larves de schistosomes lorsqu'ils ont été activés par l'IL-3 et le GM-CSF. Dans certains cas, cependant, la sécrétion d'une cytokine peut être défavorable à l'hôte. L'administration d'IL-3 à des souris infectées par *L. major*, par exemple, exacerbe l'infection locale et augmente la dissémination des parasites, probablement en stimulant la prolifération des précurseurs médullaires des cellules dans lesquelles les parasites se développent.

Certains résultats apparamment paradoxaux ont été élucidés par la mise en évidence des sous-populations TH1 et TH2 des lymphocytes T CD4+. Les lymphocytes TH1 contrôleraient plutôt les infections à parasites intracellulaires et les TH2 celles dues aux parasites extracellulaires. La plupart des réponses immunitaires aux infections parasitaires peuvent être classées en fonction du rôle des cellules TH1 et TH2 et l'équilibre entre les deux sous-populations peut varier en fonction de l'âge.

L'effet des cytokines dépend aussi de l'hôte. Chez l'homme, l'immunité contre la schistosomiase dépend des cellules TH2. Chez la souris la protection est assurée par les cellules TH1 et l'IFNγ, et les cellules TH2 pourraient être impliquées dans les phénomènes immunopathologiques.

En général, c'est l'un ou l'autre type de cellule T qui prédomine. Chez les souris infectées par les leishmanies, les lymphocytes TH1 sont nécessaires pour l'immunité. La résistance de certaines souches de souris à l'infection par *L. major* dépend donc de la production d'IFNγ. Chez les souris susceptibles, qui développent une maladie progressive, les lymphocytes CD4+ ne sécrètent pas d'IFNγ mais de l'IL-3 et de l'IL-4 (Fig. 16.5). Le transfert de lymphocytes CD4+ sécrétant de l'IL-4 inhibe les effets bénéfiques de l'IFNγ et provoque une exacerbation de la maladie. *In vitro*, l'IL-4 inhibe l'activité des monocytes humains contre *L. donovani* induite par l'IFNγ (Fig. 16.6). Les peptides qui activent préférentiellement les lymphocytes TH1 sont ceux qui confèrent la meilleure protection vis-à-vis des leishmanies.

Les deux sous-populations de lymphocytes TH peuvent être

IL-4 et dissémination de l'infection

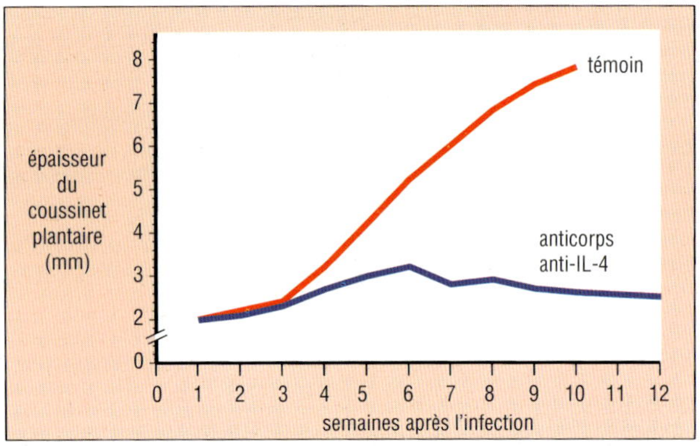

Fig. 16.5 La susceptibilité d'une lignée de souris sensible à l'infection par *Leishmania major* est due à la production d'IL-4. La taille des lésions, après inoculation du parasite dans le coussinet plantaire, a été mesurée chaque semaine. L'injection hebdomadaire d'un anticorps monoclonal anti-IL-4 empêche la multiplication du parasite.

Rôle des cellules TH1 et TH2 dans la Leishmaniose

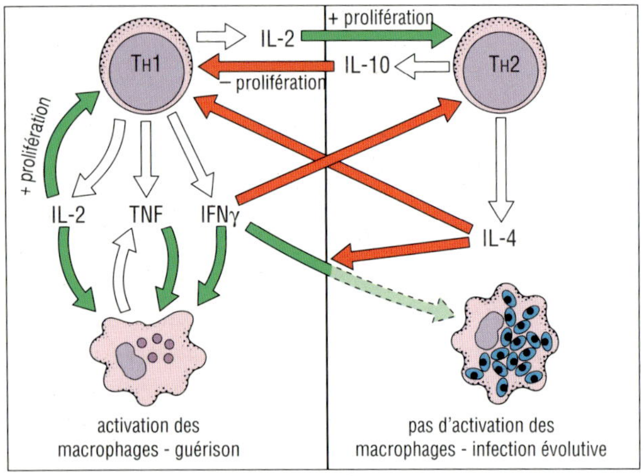

Fig. 16.6 Réponse immunitaire dans la leishmaniose : les cytokines sécrétées par les différentes sous-populations de cellules T déterminent l'évolution de la maladie.

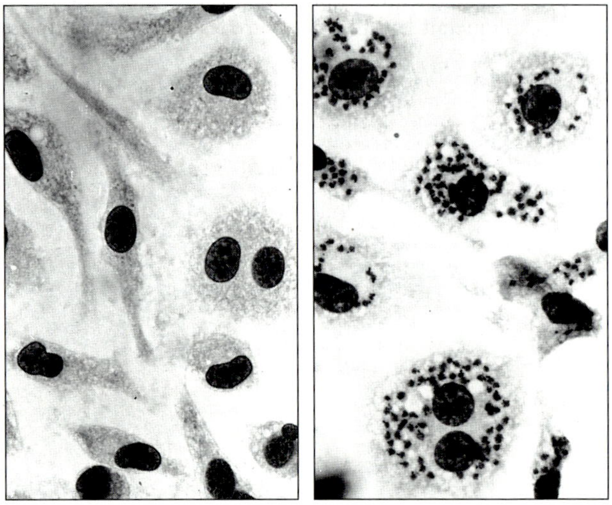

Fig. 16.7 Inhibition de la multiplication parasitaire dans des macrophages traités par des cytokines. Les macrophages péritonéaux de souris BALB/c infectées 72 h plus tôt par 10^7 amastigotes de *Leishamania donovani*, ont été traités soit avec un surnageant de cellules T activées (riche en lymphokines), soit par un surnageant témoin. Les cellules traitées par les cytokines ne contiennent aucun parasite (à gauche) alors que les macrophages non traités contiennent de nombreux parasites (à droite). (Document du Dr. D.H. Murray, avec la permission du *J. Immunol.* 1982, **129**: 344-357, © par l'American Association of Immunologists).

stimulées de façon séquentielle au cours d'une infection d'extension limitée. Les lymphocytes TH1 interviennent souvent au début de l'infection et sécrètent l'IFNγ qui active de façon non spécifique les cellules effectrices, augmente l'expression des récepteurs des phagocytes mononucléés et stimule la phagocytose, ce qui diminue la multiplication des parasites. Il augmente aussi l'expression des molécules de classe II du CMH et favorise ainsi la présentation d'antigènes.

Dans une seconde phase, les lymphocytes TH2 ont un rôle prédominant en stimulant la production d'anticorps spécifiques. Dans le paludisme, par exemple, où la protection contre le stade sanguin dépend des lymphocytes $CD4^+$, l'élimination du parasite peut avoir lieu dans la rate, par cytotoxicité dépendant d'anticorps et de cellules effectrices activées. Dans ce modèle, les cellules spléniques normales, qui ne contiennent pas ces cellules capables d'ADCC, ne peuvent pas assurer l'élimination du parasite.

Le profil de production des cytokines peut être différent selon que l'hôte infecté développe ou non une réaction immunitaire protectrice. Chez les souris infectées par *Schistosoma mansoni*, par exemple, les lymphocytes TH2, produisant de l'IL-5, prédominent au cours de l'infection, tandis que chez les souris rendues résistantes par vaccination avec des cercaires irradiés, les taux d'IgE et le nombre d'éosinophiles sont bas et les cellules TH1 produisant de l'IFNγ sont prédominantes. Un antigène de l'oeuf du parasite, libéré au stade où le ver adulte commence la ponte, semble susceptible de diminuer la fonction TH1 et les taux d'IFNγ et d'augmenter la production d'IL-5 par les TH2, ce qui expliquerait la différence entre les souris susceptibles et résistantes.

Interleukine-2. Dans certaines infections parasitaires telles que le paludisme, la trypanosomiase africaine et la maladie de Chagas, il y a un déficit de production d'IL-2 par les lymphocytes T activés. Lorsque les cellules T de souris infectées par *Trypanosoma brucei* sont cultivées en présence de mitogènes, la production d'IL-2 et l'expression des récepteurs d'IL-2 sont anormalement faibles. Chez les souris infectées par *T. cruzi*, l'injection d'IL-2 restaure l'activité des cellules TH en stimulant la production d'anticorps spécifiques IgM et IgG, ce qui réduit le nombre de parasites dans le sang et prolonge la survie des animaux.

Effet protecteur de l'IFNγ

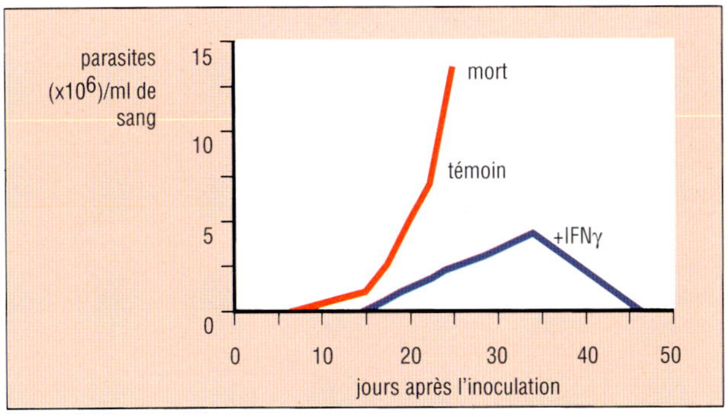

Fig. 16.8 Effet de l'IFNγ dans l'infection par *Trypanosoma cruzi*. Dans la lignée de souris utilisée, les parasites se multiplient et tuent leur hôte en trois semaines environ. L'injection d'IFNγ murin recombinant ralentit la multiplication des parasites, qui finissent par être éliminés.

Interféron-γ (IFNγ). L'IFNγ joue un rôle dans les mécanismes immunologiques qui contrôlent la multiplication de nombreux parasites, probablement par sa capacité d'activer les cellules effectrices. *In vitro*, le traitement des macrophages par l'IFNγ les rend résistants à l'envahissement par certains parasites à multiplication intracellulaire (ex: *Toxoplasma gondii* et *Leishmania* spp.) et leur permet d'éliminer les parasites déjà présents. Des surnageants de lymphocytes T activés contenant un mélange de cytokines confèrent aux macrophages la capacité de tuer ces parasites (Fig. 16.7) ; cet effet est aboli par les anticorps anti-IFNγ. L'IFNγ exerce un effet protecteur *in vivo* chez les souris infectées par *Trypanosoma cruzi* (Fig. 16.8). L'administration d'anticorps qui bloquent la liaison de l'IFNγ à son récepteur entraîne la mort de souris infectées par une souche normalement avirulante de *Toxoplasma gondii*. Les macrophages péritonéaux extraits des souris ainsi traitées ne sont pas activés et permettent la multiplication du parasite, contrairement aux macrophages péritonéaux extraits de souris témoins.

De la même façon, la résistance à *Leishmania donovani* est corrélée avec la production d'IFNγ, l'activation des macrophages et le développement de granulome. Ces trois réactions n'ont pas lieu chez les souris athymiques, chez qui les parasites se multiplient de façon incontrôlée. Les cellules spléniques, prélevées pendant la phase aiguë de l'infection chez des souris génétiquement résistantes et cultivées en présence d'antigènes parasitaires, ne sécrètent pas d'IFNγ ou d'IL-2, mais les cellules prélevées au début de la guérison produisent ces cytokines. L'administration d'IFNγ *in vivo* pendant la phase aiguë arrête la multiplication des parasites. De même, le traitement des souris par un anticorps anti-IFNγ supprime la résistance naturelle et permet la dissémination des parasites. Chez l'homme, les lymphocytes T, prélevés chez des patients infectés, ne produisent pas d'IFNγ *in vitro* lorsqu'ils sont stimulés par l'antigène parasitaire.

Des parasites extracellulaires comme *Entamoeba histolytica* et *Schistosoma mansoni*, sont aussi susceptibles aux effets de l'activation des macrophages par l'IFNγ. Comme ces effets sont augmentés en présence d'anticorps, ils agissent probablement par un mécanisme d'ADCC.

Dans le paludisme, l'administration d'IFNγ à des chimpanzés infectés par des sporozoïtes de *Plasmodium vivax*, diminue la parasitémie ; l'aptitude de souris immunisées à résister à des sporozoïtes de *P. berghei* peut être supprimée par le traitement par un anticorps monoclonal contre l'IFNγ.

MACROPHAGES

En dehors de leur rôle comme cellules présentatrices d'antigènes dans l'induction d'une réponse immunitaire, les macrophages peuvent modifier l'évolution des infections parasitaires de deux manières.

1. Ils fonctionnent comme des cellules effectrices qui inhibent la multiplication des parasites ou les détruisent.
2. Ils sécrètent des molécules qui régulent la réaction inflammatoire. Certaines, comme l'IL-1, le TNFα et les

CSF, augmentent l'immunité en activant d'autres cellules ou en stimulant leur prolifération. D'autres, comme les prostaglandines et le TGFβ, peuvent avoir un effet immunosuppresseur.

L'activation des macrophages est une caractéristique habituelle des stades précoces de l'infection où toutes les fonctions de ces cellules sont stimulées. Les macrophages, sont activés principalement par les cytokines produites par les cellules T (ex: IFNγ, GM-CSF, IL-3 et IL-4), mais leur activation ne dépend pas exclusivement des cellules T. Certains produits parasitaires comme les antigènes solubles de *Plasmodium* ou de *Trypanosoma brucei*, peuvent induire la sécrétion d'IFNγ par les cellules NK ou celle de TNFα par les macrophages ; ces cytokines vont activer d'autres macrophages.

Phagocytose. La phagocytose par les macrophages joue un rôle important dans la défense de l'hôte contre les plus petits parasites et son efficacité est considérablement augmentée par l'opsonisation du parasite par les anticorps et le composant C3b du complément, qui contribuent l'un et l'autre à une diminution plus rapide de la parasitémie. Ainsi, les trypanosomes africains comme *T. brucei* sont-ils rapidement phagocytés par les macropahges hépatiques, surtout lorsqu'ils ont été opsonisés par des anticorps et du C3b. L'étude de la résistance à l'infection par *T. rhodesiense*, chez des souris porteuses de divers déficits immunitaires, a montré que la phagocytose et la destruction des parasites par les macrophages constituaient les mécanismes effecteurs essentiels dans la trypanosomiase.

La phagocytose offre en même temps une voie de pénétration dans les macrophages aux parasites qui se multiplient dans ces cellules. Les promastygotes de *L. donovani* activent le complément par la voie alternative et se lient aux CR3 de la membrane des macrophages, qui stimulent leur phagocytose. La fixation peut être bloquée par des anticorps monoclonaux dirigés contre ces récepteurs. Les parasites se lient également à un récepteur pour le mannose et le fucose présent à la surface des macrophages, qui facilite également leur pénétration.

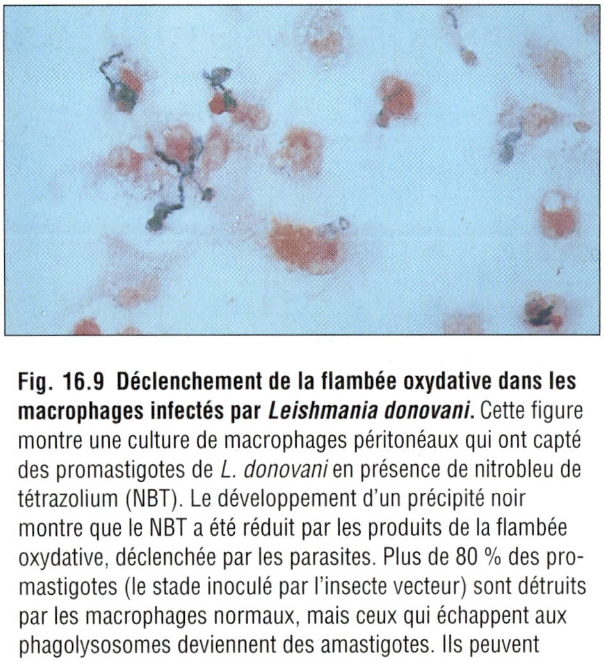

Fig. 16.9 Déclenchement de la flambée oxydative dans les macrophages infectés par *Leishmania donovani*. Cette figure montre une culture de macrophages péritonéaux qui ont capté des promastigotes de *L. donovani* en présence de nitrobleu de tétrazolium (NBT). Le développement d'un précipité noir montre que le NBT a été réduit par les produits de la flambée oxydative, déclenchée par les parasites. Plus de 80 % des promastigotes (le stade inoculé par l'insecte vecteur) sont détruits par les macrophages normaux, mais ceux qui échappent aux phagolysosomes deviennent des amastigotes. Ils peuvent cependant être éliminés *in vitro* par l'incubation des cellules avec des lymphokines. Les deux stades sont tués par H_2O_2 et non par les autres métabolites de l'oxygène (Document du Dr. J. Blackwell).

Destruction des parasites. Les macrophages sécrètent de nombreux facteurs solubles, dont un grand nombre peuvent être cytotoxiques et détruire des parasites par des mécanismes indépendants de leur ingestion.

Les macrophages activés peuvent tuer de petits parasites comme *Plasmodium* au stade érythrocytaire, mais également des parasites de plus grande taille comme les stades larvaires des schistosomes. Ils peuvent également fonctionner comme des cellules cytotoxiques en présence d'anticorps (ADCC) : des anticorps IgG et IgE spécifiques stimulent leur propriété de destruction des schistosomules. Ils sécrètent aussi différentes cytokines (ex: TNFα et IL-1) qui interagissent avec d'autres types cellulaires et qui peuvent, par exemple, rendre les hépatocytes résistants aux parasites du paludisme.

Les métabolites de l'oxygène (O_2^-, H_2O_2, $OH^\bullet$) sont produits par les macrophages et les polynucléaires lors de la phagocytose de nombreux parasites tels que *Trypanosoma cruzi, Toxoplasma gondii, Leishmania* spp., les parasites du paludisme, les filaires et les schistosomes (Fig. 16.9). Les macrophages activés par les cytokines libèrent davantage de superoxyde et d'eau oxygénée que les macrophages résidents normaux, et leurs mécanismes de cytotoxicité indépendants de l'oxygène sont plus efficaces. Les macrophages humains détruisent *T. gondii* par un mécanisme indépendant de l'oxygène. Ceci expliquerait notre résistance naturelle vis-à-vis de la toxoplasmose et la sensibilité des sujets immunodéprimés.

Le monoxyde d'azote (NO) est l'un des produits cytotoxiques dont la synthèse est fortement stimulée par des cytokines telles que le TNFα et l'IFNγ qui agissent en synergie. C'est un métabolite de la L-arginine, produit par les macrophages et les cellules endothéliales. Il contribue à la résistance de l'hôte dans les leishmanioses, les schistosomiases et le paludisme (Fig. 16.10).

Le facteur de nécrose des tumeurs (TNFα). Le TNFα est produit par les lymphocytes mais surtout par les macrophages activés. Il est responsable de la protection contre divers protozoaires (ex: *Leishmania*) (Fig. 16.11) et Helminthes (ex: *Schistosoma mansoni*). Mais le TNFα peut aussi avoir des effets délétères s'il est produit en grande quantité et s'il diffuse hors de son site de synthèse. L'administration de TNFα guérit des souris de lignées susceptibles, infectées par *Plasmodium chabaudi*, l'agent du paludisme des rongeurs, mais il provoque la mort des souris de lignées résistantes. Ces souris sont probablement capables de produire suffisamment de TNFα pour contrôler la réplication des parasites, et un excès de cette cytokine a des effets toxiques.

Effet toxique de NO sur *Leishmania in vitro*

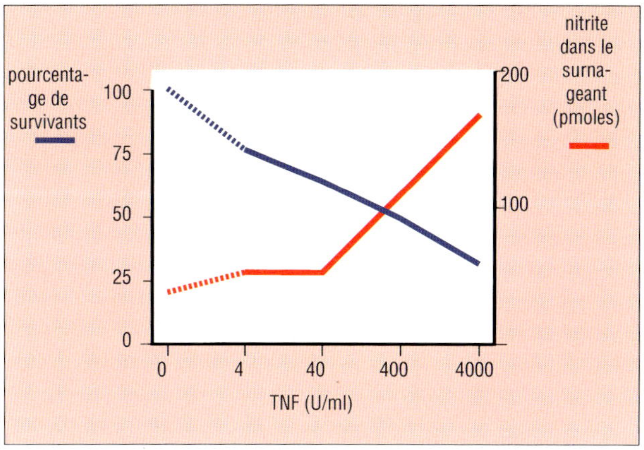

Fig. 16.10 La destruction de *Leishmania major* par les macrophages activés est corrélée avec la libération d'oxyde nitrique. Les macrophages en culture ont été activés par des concentrations croissantes de TNF recombinant. La plus forte dose diminue la survie du parasite des 2/3 par rapport aux cultures témoins non traitées. La quantité de NO libérée dans le milieu de culture (mesurée sous forme de nitrite), augmente parallèlement. Le parasite survit en bloquant la production de NO (D'après les données Liew, Li, Millott, *Immunol.* 1990; **71**: 556).

Effet du TNF sur la leishmaniose cutanée

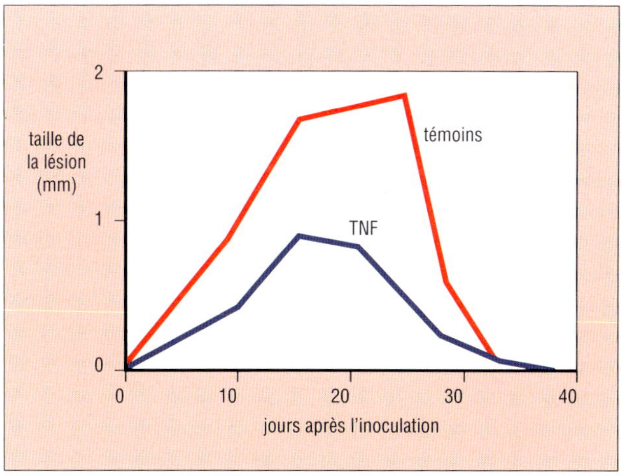

Fig. 16.11 Le TNF diminue la taille des lésions dans la leishmaniose cutanée murine. Les courbes représentent la taille moyenne de la lésion induite par l'inoculation de *L. major* dans le coussinet plantaire de différents groupes de souris. Les cellules ganglionnaires de lignées de souris résistantes infectées par le parasite, sécrètent du TNF lorsqu'elles sont cultivées en présence de l'antigène spécifique. Celles de lignées sensibles n'en produisent pas (D'après Titus et coll. J. Exp. Med. 1989; **170**: 2097).

En les activant, le TNFα permet aux macrophages, aux éosinophiles et aux plaquettes de tuer les formes larvaires de *Schistosoma mansoni* ; ces effets sont augmentés par l'IFNγ. La cytotoxicité des macrophages activés pour des schistosomules semble être due au TNFα, car elle est fortement diminuée par des anticorps anti-TNFα. Elle n'est cependant pas abolie, ce qui suggère l'intervention d'autres facteurs.

Formation de granulomes dans le foie et encapsulation fibreuse. Dans certaines infections parasitaires, le système immunitaire ne peut pas éliminer complètement le parasite et l'organisme limite l'extension des lésions en enfermant le parasite dans une capsule de cellules inflammatoires. Cette réaction chronique, T-dépendante, est une réponse à médiation cellulaire aux antigènes libérés localement ; elle met en jeu des cytokines, en particulier l'IFNγ et le TNFα. Les macrophages s'accumulent et libèrent des facteurs fibrogènes qui stimulent la formation de tissu granulomateux et la fibrose. Dans la schistosomiase, le granulome se constitue autour des oeufs de parasites piégés dans le foie, en réponse à la libération d'un antigène soluble. Cette réaction protège l'hôte, en isolant les cellules hépatiques des toxines sécrétées par les oeufs du parasite, mais elle est pathogène et constitue la cause principale des lésions hépatiques, à l'origine de la cirrhose et de la perte de la fonction hépatique. En l'absence de cellules T, il n'y a pas de formation de granulome et pas d'encapsulation fibreuse (Fig. 16.12).

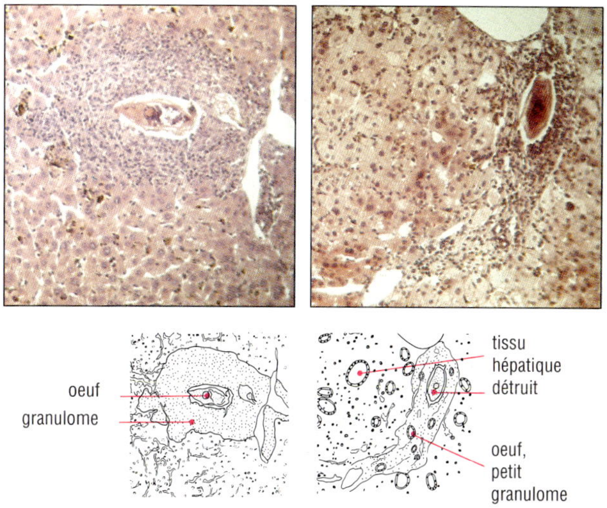

Fig. 16.12 La formation de granulomes hépatiques autour des oeufs de schistosome dépend des cellules T. Dans la bilharziose intestinale, de nombreux oeufs de schistosomes atteignent le foie où ils sont encapsulés par des cellules inflammatoires. Chez les souris normales, ces granulomes sont principalement constitués d'éosinophiles et dépendent des cellules T (à gauche). Chez la souris dépourvue de cellules T, les oeufs de schistosomes n'induisent pas de granulome capable de limiter la diffusion des produits toxiques de l'oeuf et la constitution de lésions hépatiques (à droite) (Document du Dr. M. Doenoff).

Interactions cellulaires dans les réponses anti-Helminthes

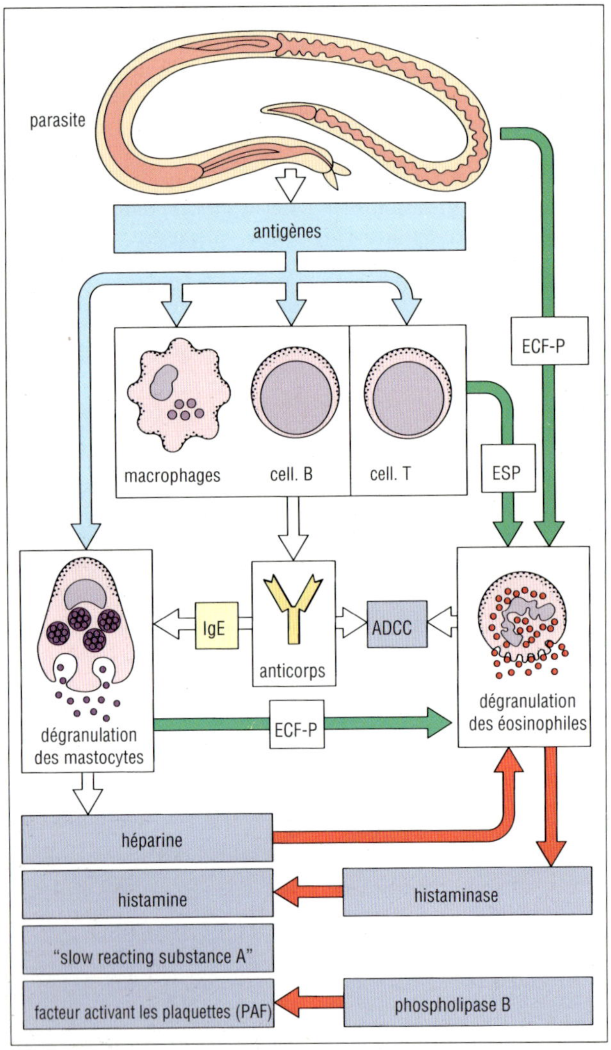

Fig. 16.13 Les antigènes libérés par le parasite stimulent les cellules T et les macrophages qui coopèrent avec les cellules B pour induire une réponse anticorps. Les IgE spécifiques sensibilisent les mastocytes qui se dégranulent au contact de l'antigène et libèrent diverses molécules effectrices (comme l'histamine), et des facteurs chimiotactiques pour les éosinophiles (ECF). Les éosinophiles sont attirés par un facteur chimiotactique (ECF-P) libéré par le parasite et sont activés par l'ESP ("eosionphil stimulation promoter") que libèrent les cellules T stimulées par l'antigène. Les éosinophiles agissent par deux voies principales :

1. Ils tuent les parasites par une réaction de cytotoxicité dépendant des anticorps (ADCC).
2. Ils produisent des enzymes qui inhibent l'activité des substances libérées par les mastocytes. L'héparine réduit la dégradation des éosinophiles (les flèches vertes indiquent une stimulation, les flèches rouges une inhibition).

GRANULOCYTES

Neutrophiles. Comme les macrophages, avec qui ils partagent de nombreuses propriétés effectrices, les neutrophiles sont des cellules phagocytaires capables de tuer toutes sortes de parasites, grands et petits. Ils peuvent exercer des activités cytotoxiques dépendant ou non de l'oxygène, y compris par l'acide nitrique ; ils produisent une réaction oxydative plus intense que les macrophages et leurs granules contiennent des protéines extrêmement cytotoxiques.

Les neutrophiles sont activés par des cytokines (IFNγ et le TNFα). Les neutrophiles stimulés par du GM-CSF tuent plus rapidement *Trypanosoma cruzi* : la destruction extracellulaire est due à H_2O_2, tandis que les constituants granulaires participent à la destruction des parasites intracellulaires. Les neutrophiles sont présents dans les lésions inflammatoires, autour des parasites ; ils éliminent probablement les parasites sortant des cellules infectées. Grâce à leurs récepteurs de Fc et de C3, les neutrophiles sont très efficaces dans les réactions cytotoxiques dépendant des anticorps. Ainsi, ils peuvent détruire la larve de *S. mansoni* en présence d'anticorps et de complément. Ils peuvent être plus destructeurs que les éosinophiles envers plusieurs espèces de nématodes comme *Trichinella spiralis,* bien que l'efficacité relative des deux types cellulaires dépende aussi de l'isotype et de la spécificité des anticorps.

Eosinophiles. L'hyperéosinophilie et la production accrue d'IgE sont des conséquences habituelles des infections par les Helminthes. Les éosinophiles seraient les principales cellules effectrices contre les stades tissulaires des parasites dont la taille empêche la phagocytose. Les réactions mastocytaires induites par les IgE auraient évolué principalement pour maintenir les éosinophiles à proximité des parasites et stimuler leurs activités anti-parasitaires.

L'augmentation du nombre des éosinophiles dans les infections par les schistosomes ou les ascaris dépend des lymphocytes T dont l'activité est augmentée. Dans la schistosomiase humaine et les autres helminthiases, les effets de type TH2 semblent associés à l'immunité. La synthèse d'IgE et l'éosinophilie, qui caractérisent ces infections, sont contrôlées par des cytokines sécrétées par les lymphocytes TH2. Chez la souris, l'administration d'anticorps anti-IL-4 ou anti-IL-5 supprime respectivement la production d'IgE et l'éosinophilie induites par l'infection parasitaire.

Les cellules T recrutent également des éosinophiles qui pénètrent dans la muqueuse intestinale au cours des parasitoses du tractus gastro-intestinal. Ce recrutement est dû à un facteur spécifique, l'ESP (Eosinophil Stimulation Promotor) (Fig. 16.13). L'importance de ces cellules effectrices *in vivo* a pu être démontrée expérimentalement : des souris infectées par *Trichinella spiralis* et traitées par des sérums anti-éosinophiles développent davantage de kystes musculaires que les souris témoins ; en l'absence de protection par les éosinophiles, ces souris sont incapables d'éliminer les parasites et les enkystent, ce qui limite les lésions. De même, le traitement par un sérum anti-éosinophile supprime la résistance des souris immunisées à l'infection par *Schistosoma mansoni.*

Les éosinophiles sont moins phagocytaires que les neutrophiles mais, comme les neutrophiles, ils peuvent détruire des parasites par des mécanismes dépendants ou indépendants de l'oxygène. Leur activité est augmentée par des cytokines (TNFα et GM-CSF). Ils dégranulent en réponse à une perturbation de leur membrane cytoplasmique de sorte que, lorsqu'ils se fixent à la surface des larves (de *S. mansoni* ou de *T. spiralis* par exemple, surtout lorsque ces larves sont recouvertes d'IgE ou d'IgG), le contenu des granules est libéré au contact des parasites, ce qui entraîne leur destruction. Les lésions des schistosomes peuvent être provoquées par la protéine basique majeure (MBP) du cristalloïde des granules éosinophiles (Fig. 16.14 et 16.15). La MBP n'a pas de spécificité particulière, mais elle demeure confinée aux espaces qui séparent l'éosinophile du schistosome, et provoque peu de lésions des cellules voisines. La destruction de *S. mansoni* par les éosinophiles est augmentée par les produits des mastocytes et les éosinophiles des malades atteints de schistosomiase sont plus efficaces *in vitro* que les éosinophiles de sujets normaux. Les antigènes parasitaires libérés induisent la dégranulation locale des mastocytes par un mécanisme dépendant des IgE. Les médiateurs libérés attirent sélectivement les éosinophiles et stimulent leur activité. Secondairement, d'autres produits libérés par des éosinophiles inhibent des réactions mastocytaires. L'importance de ces mécanismes effecteurs *in vivo* a

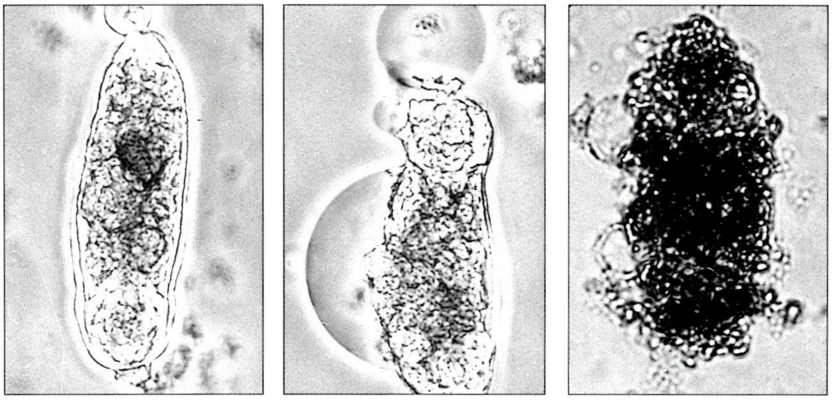

Fig. 16.14 Effet de la protéine basique des éosinophiles sur les larves de schistosomules. Des schistosomules peuvent être tués par la protéine basique majeure contenue dans les granules des éosinophiles. Ces figures montrent l'altération progressive de la surface de la larve et sa dislocation *in vitro* en présence de cette protéine ; schistosomules intactes (à gauche), stade initial des altérations de la surface du parasite (au milieu), destruction totale du parasite (à droite). (Document du Dr. D. McLaren).

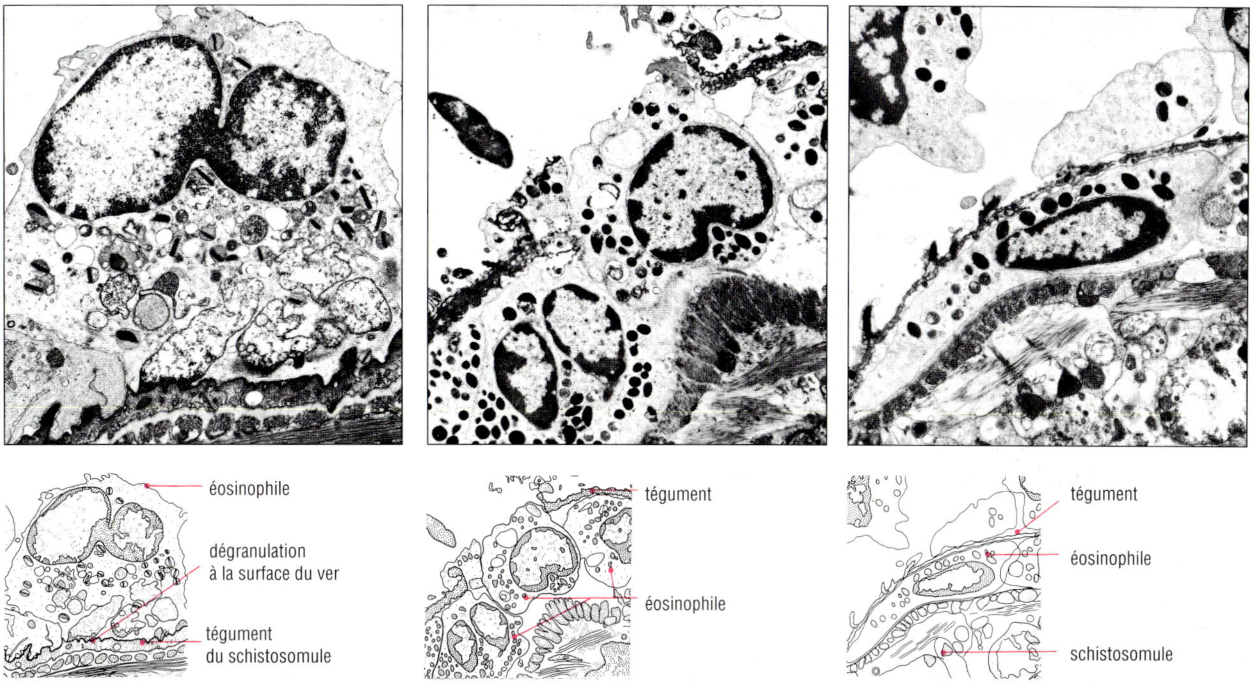

Fig. 16.15 Destruction des larves de schistosomes par des éosinophiles. Les éosinophiles peuvent adhérer aux schistosomules et les tuer. Les lésions sont dues à la dégranulation des éosinophiles et à la libération du contenu de leurs granules à la surface du parasite. Ces photos de microscopie électronique montrent l'adhérence de l'éosinophile et sa dégranulation à la surface de la larve (à gauche), la formation de lésions dans le tégument du parasite et la migration des éosinophiles à travers ces lésions (au milieu et à droite). (Document du Dr. D. McLaren).

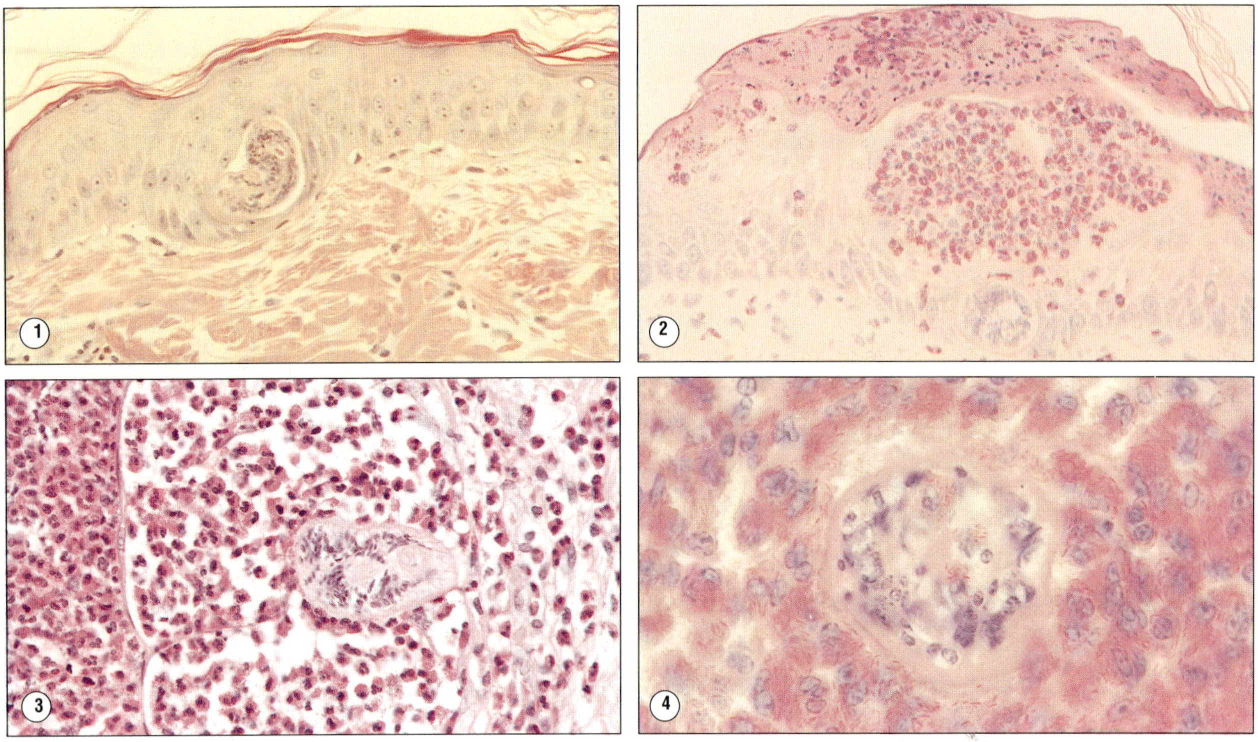

Fig. 16.16 Immunité contre *Schistosoma mansoni in vivo*. Des babouins, normaux ou déjà infectés, ont été inoculés par voie percutanée avec 1000 cercaires de *S. mansoni*.

1. Chez les animaux témoins, 72 h après l'inoculation, on n'observe ni réaction inflammatoire, ni réaction immunitaire et les schistosomes intacts sont localisés au dessus de la membrane basale (Coloration H & E, x 160).
2. Chez les animaux infectés depuis deux ans, une infiltration inflammatoire constituée principalement d'éosinophiles entoure le schistosome 24 h après l'infection (Giemsa, x 160).
3. 24 h après l'infection chez les animaux immunisés, le schistosomule est enfermé dans un abcès d'éosinophiles adhérents (Giemsa, x 25).
4. Le même animal qu'en 3, montrant un parasite détruit et envahi par les éosinophiles. x 640 (Document du Dr. B.J. Cottrell et du Dr H.M. Seitz).

Expulsion biphasique des nématodes de l'intestin

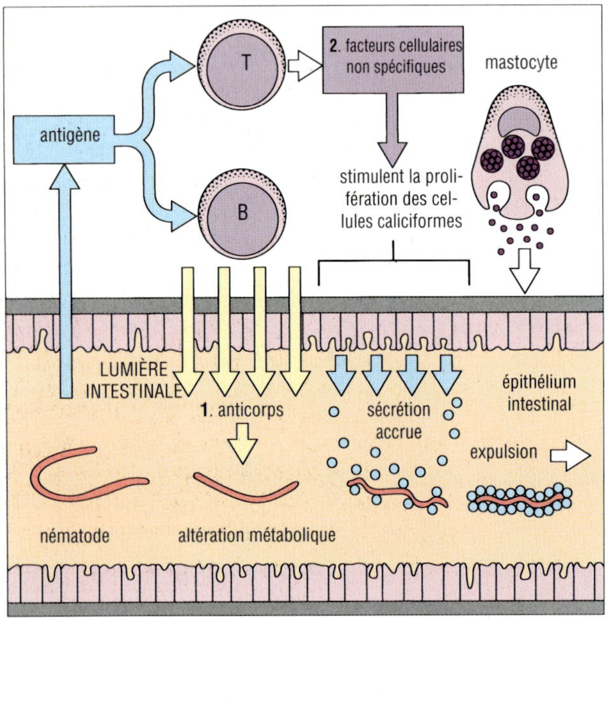

Fig. 16.17 Certains nématodes intestinaux sont éliminés spontanément quelques semaines après la primo-infection. Cette expulsion procède en deux étapes qui suivent la sensibilisation des cellules T et B spécifiques.

1. La production d'anticorps (principalement IgG1) endommage les vers mais ne les élimine pas.
2. Les cellules T n'adhèrent pas aux vers, mais libèrent des facteurs non spécifiques qui activent la sécrétion de mucus par les cellules caliciformes de l'épithélium intestinal. Le mucus qui recouvre les vers favorise leur élimination. Le nombre de cellules caliciformes dans l'épithélium jéjunal et la sécrétion de mucus augmentent avec le nombre de parasites. Les cellules T effectrices apparaissent très tôt dans l'infection dont le développement est limité par la réponse anticorps.

été démontrée chez les singes où la destruction des schistosomes s'accompagne de l'accumulation d'éosinophiles (Fig. 16.16).

MASTOCYTES

Les granules intracytoplasmiques des mastocytes contiennent de nombreux médiateurs préformés (voir chapitre 19). Les mastocytes sont aussi une source de cytokines, parmi lesquelles l'IL-3, l'IL-4, l'IL-5, l'IL-6, le GM-CSF et le TNFα. Les mastocytes d'exsudat péritonéal non stimulé contiennent environ deux fois plus de TNFα que les macrophages péritonéaux stimulés. Le TNFα préformé, stocké dans les granules, peut être libéré immédiatement lors de l'activation cellulaire, alors qu'un certain délai est nécessaire pour la néosynthèse de TNFα par les mastocytes et les macrophages activés.

Les mastocytes des muqueuses sont induits par les lymphocytes T activés par l'antigène au cours des infections parasitaires. Les médiateurs libérés par ces mastocytes stimulent différents mécanismes effecteurs ; ils interagissent avec les éosinophiles et jouent un rôle important, bien que non essentiel, en accélérant l'expulsion des nématodes hors de l'intestin (Fig. 16.17). Certains produits mastocytaires, parmi lesquels une protéinase, modifient la perméabilité de l'intestin et le renouvellement de l'épithélium, ce qui peut contribuer à l'élimination de certains parasites protozoaires. Dans les infections intestinales dues aux nématodes, les parasites sont entourés de mucus juste avant leur expulsion (Fig. 16.18). Dans un nouvel hôte, ces vers peuvent se fixer à la paroi intestinale, mais chez des animaux immunisés, ils sont piégés dans le mucus, ce qui les empêche d'atteindre la paroi intestinale. Les anticorps et le complément augmentent cet effet du mucus, et les médiateurs mastocytaires, en modifiant la perméabilité de la muqueuse, permettent aux anticorps et au complément de passer à travers la muqueuse pour atteindre la lumière intestinale. Les médiateurs peuvent aussi agir sur les muscles lisses de l'intestin en augmentant le péristaltisme pour favoriser l'expulsion.

PLAQUETTES

Les plaquettes peuvent détruire divers types de parasites, les schistosomules, *T. gondii* et *T. cruzi* et, comme celle des autres cellules effectrices, leur activité cytotoxique est augmentée par des cytokines (ex: IFNγ et TNFα). L'activation des plaquettes en cellules cytotoxiques vis-à-vis des larves peut être observée au cours de l'infection de rats par *S. mansoni* avant que des anticorps puissent être détéctés, lorsque les protéines de la phase aiguë apparaissent dans le sérum ; l'incubation de plaquettes normales dans le sérum prélevé à ce moment peut induire leur activation. En outre les plaquettes expriment des récepteurs pour la portion Fc des IgE par lesquels elles exercent une ADCC.

ANTICORPS

Certaines infections parasitaires qui induisent une réponse anticorps spécifique provoquent également une hypergammaglobulinémie non spécifique. Les réponses spécifiques sont essentiellement T-dépendantes, alors que la production d'anticorps non spécifiques est probablement due à la libération de substances parasitaires qui agissent comme des mitogènes B. Les anticorps spécifiques jouent un rôle important dans le contrôle des parasites extracellulaires ; ils empêchent la pénétration des parasites intracellulaires au moment de leur passage dans le sang mais ils sont sans effet dès que le parasite a pénétré dans la cellule-hôte. L'importance relative des réponses dépendantes ou indépendantes des anticorps varient selon le type d'infection (Fig. 16.19). Les mécanismes par lesquels les anticorps spécifiques contrôlent l'infection parasitaire sont résumés dans la figure 16.20. Ce sont les suivants:

1. L'anticorps peut directement endommager un protozoaire soit par lui-même soit par son interaction avec le système du complément (Fig. 16.21).
2. L'anticorps peut directement neutraliser un parasite en empêchant sa fixation sur une nouvelle cellule, comme dans l'infection à *Plasmodium* spp., où la pénétration des mérozoïtes dans les globules rouges, par l'intermédiaire d'un récepteur spécifique, peut être inhibée par des anticorps spécifiques (Fig. 16.22). Les anticorps peuvent aussi prévenir l'extension de l'infestation, par exemple au cours de la phase aiguë de l'infection par *Trypanosoma cruzi.*
3. Les anticorps peuvent stimuler la phagocytose par les macrophages, par mise en jeu des récepteurs de Fc et de C3b dont le nombre est augmenté lors de l'activation des macrophages. La phagocytose joue un rôle important dans le contrôle des infections à *Plasmodium* spp. et à *T. brucei.*

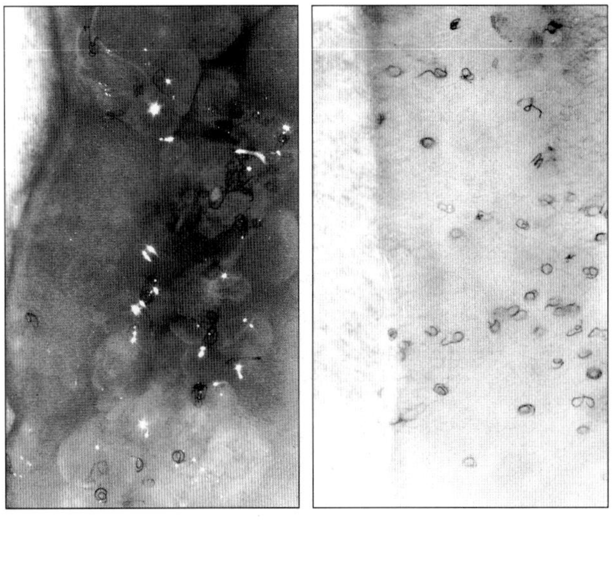

Fig. 16.18 Effet de la sécrétion de mucus sur l'expulsion d'Helminthes. Intestin infecté avec 1000 parasites (*Nippostrongylus brasiliensis*) 2 h plus tôt. Les rats dont provient l'échantillon situé à gauche ont été immunisés 18 jours auparavant par une injection sous-cutanée du parasite ; chez ces animaux, les vers sont enfermés dans des globules de mucus. Chez les rats non immunisés (à droite), les vers peuvent s'attacher aux parois de l'intestin et l'on n'observe pas de production de mucus (Document du Dr. H.R.P. Miller ; avec la permission de *Immunology* 1981 ; **44**: 419-429).

Importance relative de la réponse cellulaire et de la réponse anticorps dans les infections à protozoaires

parasite et habitat		Anticorps			immunité cellulaire	
		importance	mécanismes	moyens d'échappement	importance	mécanismes
T. brucei libre dans le sang	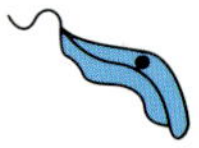	+ + +	lyse et phagocytose complément dépendantes	variation antigénique	–	
Plasmodium dans le globule rouge	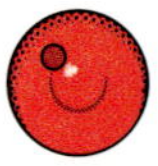	+ + +	inhibent l'infection permettent la phagocytose	habitat intracellulaire variation antigénique	stade sanguin + + + stade hépatique + + +	activation macrophagique
T. cruzi dans le macrophage	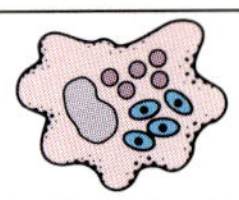	+ +	limitent la propagation dans l'infection aiguë, stimulent l'ADCC	habitat intracellulaire	+ + + (phase chronique)	activation macrophagique par les lymphokines et lyse par NO et par les métabolites de O_2
Leishmania dans le macrophage	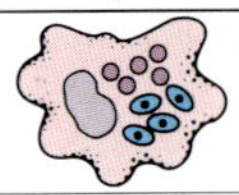	+	limitent la propagation	habitat intracellulaire	+ + + +	

Fig. 16.19 Ce tableau résume l'importance relative des deux réponses immunitaires, les mécanismes impliqués et les moyens par lesquels les parasites échappent aux anticorps. Les anticorps constituent la principale défense contre des parasites sanguicoles tels que les trypanosomes africains et les plasmodiums ; l'immunité cellulaire est efficace sur les parasites intracellulaires comme les leishmanies. Les anticorps peuvent directement léser les parasites, augmenter leur élimination par les phagocytes, activer le complément ou bloquer leur pénétration dans les cellules hôtes et limiter ainsi la propagation de l'infection. Une fois dans la cellule, le parasite est à l'abri des anticorps. *T. cruzi* et les leishmanies sont sensibles à l'action de métabolites de l'oxygène libérés par la flambée oxydative des macrophages, et à l'oxyde nitrique. Le traitement des macrophages par des cytokines libérées par des cellules T augmente la libération de ces produits toxiques et diminue à la fois la pénétration et la survie des parasites. Les plasmodiums peuvent être détruits à l'intérieur des globules rouges par l'eau oxygénée et d'autres facteurs cytotoxiques produits par les macrophages activés.

Contrôle des infections parasitaires par des anticorps spécifiques

parasite	sporozoïte de *Plasmodium*, vers intestinaux, trypanosome	schizontes de *Plasmodium* dans les hématies mérozoïtes libérés invasion d'une hématie intacte	*Plasmodium*, trypanosome	schistosomes *Trichinella spiralis*, vers filaires
mécanisme	1 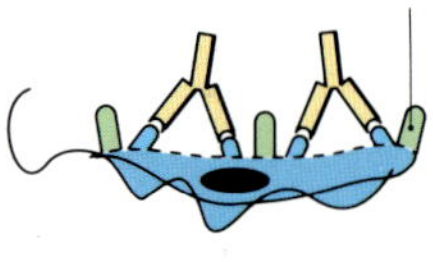	2 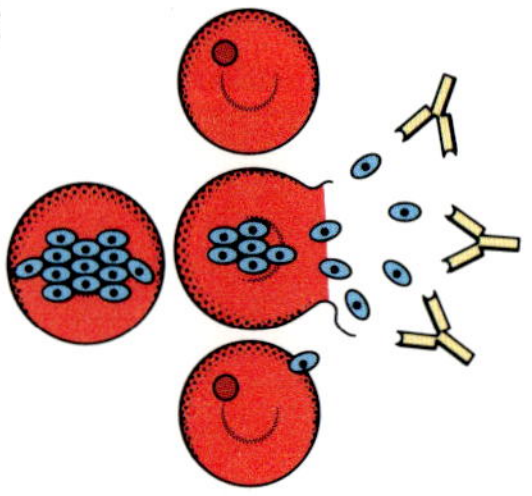	3 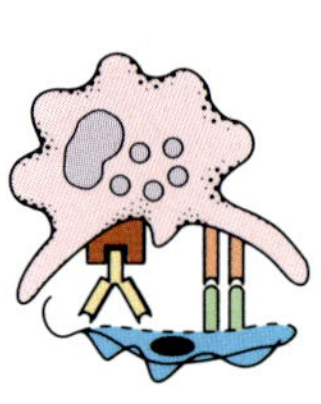	4 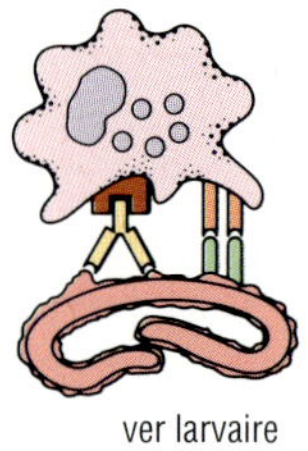
effet	destruction directe ou lyse par l'intermédiaire du complément	empêche la propagation en neutralisant le site de fixation, empêche l'échappement hors de la vacuole lysosomiale, empêche l'inhibition de la fusion lysosomiale	renforcement de la phagocytose	cytotoxicité dépendant des anticorps (ADCC)

Fig. 16.20 1. Cytotoxicité. L'activation de la voie classique du complément par les anticorps induit les altérations de la membrane du parasite et augmente la sensibilité à d'autres médiateurs
2. Neutralisation. Des parasites comme *Plasmodium* spp. se propagent à de nouvelles cellules par fixation à des récepteurs spécifiques ; le blocage du site de fixation du mérozoïte par l'anticorps empêche sa liaison au globule rouge , nécessaire à sa multiplication.
3. Augmentation de la phagocytose. Le parasite, opsonisé par un fragment C3b lié à sa membrane, est phagocyté par les cellules portant des récepteurs de C3b (ex: macrophages). Les macrophages ont également des récepteurs de Fc.
4. ADCC. Les éosinophiles, les neutrophiles, les plaquettes et les macrophages peuvent être cytotoxiques pour certains parasites recouverts d'anticorps spécifiques (ADCC). La réaction est augmentée par le complément.

4. Les anticorps sont aussi impliqués dans l'ADCC, par exemple dans les infections à *Trypanosoma cruzi, Trichinella spiralis, Schistosoma mansoni* et dans les filarioses. Les cellules cytotoxiques, comme les macrophages, les neutrophiles et les éosinophiles, se fixent aux parasites recouverts d'anticorps au moyen de leurs récepteurs de Fc et de C3 (Fig. 16.23) et libèrent le contenu de leurs granules ou les dérivés actifs de l'oxygène au contact du parasite. Différents types de cellules et d'anticorps peuvent agir à différents stades du cycle du parasite. Par exemple, les éosinophiles sont plus efficaces que les autres cellules contre des jeunes larves de *T. spiralis* ; les macrophages sont plus efficaces contre les microfilaires, et, dans tous les cas, les anticorps impliqués dans la réaction sont spécifiques du stade du parasite. Les IgG peuvent activer les propriétés cytotoxiques des éosinophiles et les IgE celles des macrophages.

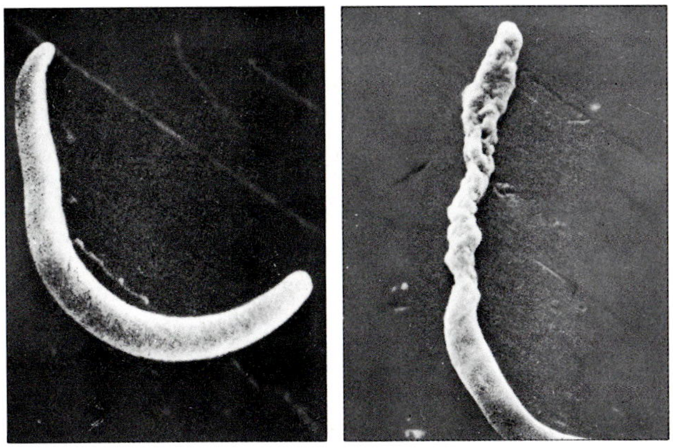

Fig. 16.21 Effet direct des anticorps spécifiques sur les stades sporozoïtes des parasites du paludisme. Ces images en microscopie électronique à balayage montrent un sporozoïte de *P. berghei*, (l'agent du paludisme des rongeurs) avant (photo de gauche) et après incubation dans un sérum immun (photo de droite). La surface du parasite est altérée. L'anticorps spécifique protège contre l'infection par *Plasmodium* spp. à plusieurs des stades extracellulaires du parasite. Il est spécifique de stade. L'anticorps spécifique endommage la membrane externe qui laisse s'échapper le contenu cellulaire (Document du Dr. Nussenzweig).

Effet des anticorps sur les parasites du paludisme

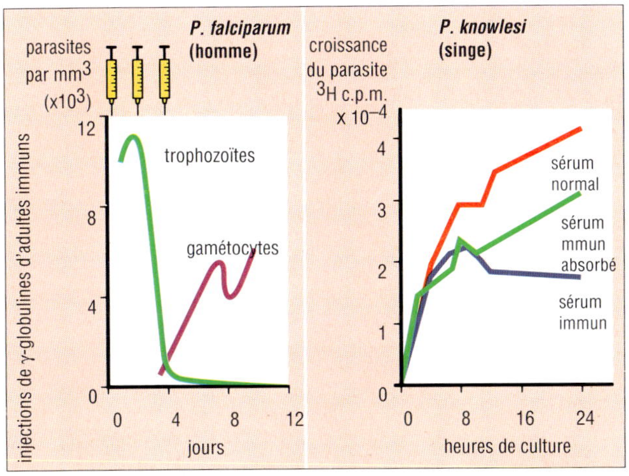

Fig. 16.22 *Plasmodium falciparum.* Chez l'homme, le transfert des IgG d'un sujet immunisé à un enfant infecté par *P. falciparum*, entraîne une baisse rapide de la parasitémie. Les anticorps spécifiques, qui agissent au stade mérozoïte, bloquent la mise en route d'autres cycles de multiplication extracellulaire. Le développement de gamétocytes à partir de formes intracellulaires n'est pas affecté.
Plasmodium knowlesi. Le sérum immun bloque l'augmentation du nombre de *P. knowlesi* (parasite du singe) mesurée par l'incorporation de ^{3}H-leucine en culture. Il arrête la multiplication après la rupture des schizontes, en empêchant les mérozoïtes libérés d'envahir d'autres globules rouges. L'activité inhibitrice du sérum immun disparaît si les anticorps spécifiques sont adsorbés sur des schizontes.

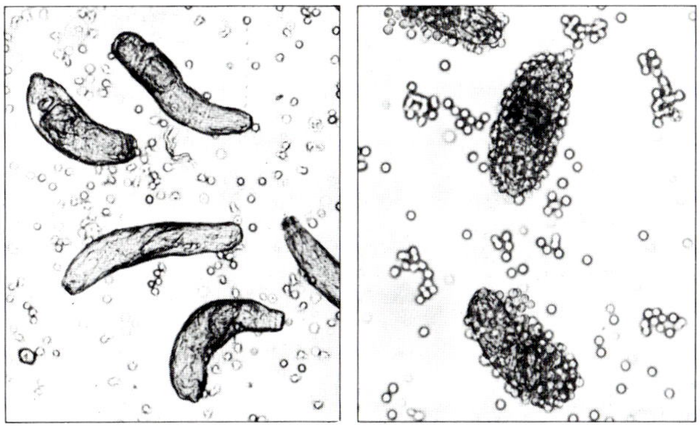

Fig. 16.23 Cytotoxicité dépendant des anticorps (ADCC) exercée par des neutrophiles sur des schistosomes
Ces photos montrent un schistosomule de *S. mansoni* incubé avec des neutrophiles en présence de sérum de rat normal (à gauche) et en présence de sérum immun frais (qui contient du complément actif ; à droite). Elles montrent l'adhérence des neutrophiles à la surface de la larve, en présence d'anticorps et de complément ; c'est la première étape de la cytotoxicité. Le schistosomule est probablement tué par l'eau oxygénée et les autres métabolites de l'oxygène libérés par le neutrophile pendant la flambée oxydative induite par le contact du neutrophile et du parasite. Les neutrophiles de patients atteints de granulomatose chronique sont incapables de produire de l'eau oxygénée. Leur cytotoxicité pour les schistosomules est très diminuée mais non abolie. Ceci suggère le rôle d'autres mécanismes cytotoxiques, indépendants de l'oxygène (Document du Dr. D. McLaren).

Des anticorps de divers isotypes peuvent avoir des effets différents. En Gambie, chez les enfants infectés par *Schistosoma haematobium*, les IgE spécifiques du parasite sont associées à une protection vis-à-vis du ver adulte et les réinfections sont d'autant plus rares que le taux d'IgE spécifique est plus élevé. L'IgG4 bloque cette action et la réinfection est plus fréquente chez les enfants qui ont des taux élevés d'IgG4. Le développement d'une immunité protectrice semble dépendre d'une commutation d'IgG4 en IgE qui survient en fonction de l'âge, les taux d'infection étant les plus élevés entre 10 et 14 ans au moment où les taux d'IgE sont les plus hauts.

Dans de nombreuses infections, il est difficile de distinguer les réponses à médiation cellulaire des réponses anticorps qui s'exercent ensemble contre le parasite. Ceci est illustré dans la figure 16.24 qui résume les réactions immunitaires vis-à-vis des larves de Schistosome.

MÉCANISMES EFFECTEURS NON SPÉCIFIQUES

Les macrophages tissulaires, les monocytes et les granulocytes ont tous une certaine activité antiparasitaire intrinsèque, mais celle-ci est fortement augmentée par l'action des cytokines et des anticorps.

Parmi les facteurs solubles du sérum, les composants de la voie classique du complément sont activés par l'interaction avec l'anticorps spécifique. Divers parasites, parmi lesquels les vers adultes et les larves de *Trichinella spiralis* et les schistosomules de *S. mansoni*, activent directement la voie alterne par certaines molécules de leurs membranes.

MÉCANISMES D'ÉCHAPPEMENT

Le succès d'une infection parasitaire dépend de différents mécanismes par lesquels le parasite peut échapper aux réactions immunitaires de l'organisme qu'il infecte.

La virulence est souvent associée à une capacité de résister à la lyse par le complément. *Leishmania tropica*, très sensible à l'action lytique du complément, provoque une infection localisée spontanément résolutive de la peau, tandis que *L. donovani*, qui est dix fois plus résistant à l'action du complément, provoque une infection polyviscérale souvent fatale. Différents mécanismes permettent au parasite de résister à l'action du complément. Le revêtement de lipophosphoglycanes à la surface de *Leishmania major* active le complément mais le complexe est rapidement clivé, ce qui permet au parasite d'échapper à la lyse. Les trypomastigotes de *T. cruzi* ont une glycoprotéine de surface dont l'activité ressemble à celle du DAF et qui limite l'action du complément.

SÉQUESTRATION ANATOMIQUE

Un grand nombre de parasites sont protégés contre les défenses de l'hôte par leur inaccessibilité anatomique. Certains ont une localisation intracellulaire et échappent ainsi à l'effet des anticorps, d'autres sont protégés par des kystes (ex: *Trichinella spiralis, Entamoeba histolytica*), d'autres vivent dans le tube digestif (nématodes intestinaux).

Ceux qui vivent dans les macrophages ont développé différents moyens pour échapper à l'effet cytotoxique des métabolites de l'oxygène et des enzymes lysosomiales

Réponse coordonnée contre les schistosomules

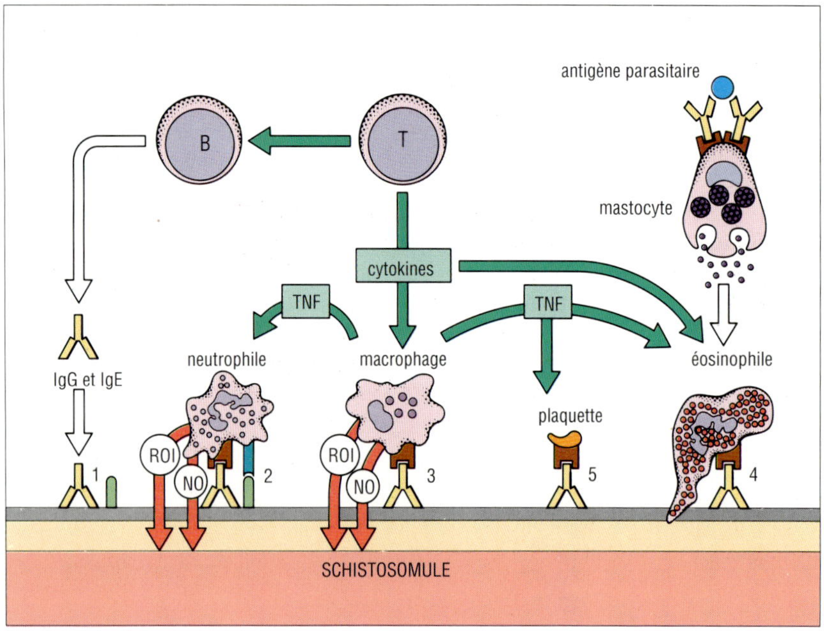

Fig. 16.24 Ce diagramme illustre les différents mécanismes effecteurs susceptibles de détruire les schistosomes in vitro. Des anticorps et du complément à forte concentration endommagent les vers (1) ; à plus faibles concentrations, les anticorps sensibilisent les neutrophiles (2), les macrophages (3), les éosinophiles (4) et les plaquettes (5) qui sont capables de cytotoxicité à médiation cellulaire dépendant d'anticorps. Les neutrophiles et les macrophages agissent probablement en libérant des produits toxiques dérivés du métabolisme de l'oxygène et de l'oxyde nitrique, alors que les éosinophiles endommagent les téguments du ver par la protéine basique qu'ils libèrent. La réponse est potentialisée par des cytokines (ex: TNF) et les anticorps de classe IgE sensibilisent d'une part les éosinophiles, et d'autre part les mastocytes qui libèrent différents médiateurs dont certains activent les éosinophiles.

(Fig. 16.25 et 16.26). *Toxoplasma gondii* pénètre dans le macrophage par une voie non phagocytaire et évite ainsi le déclenchement de la flambée oxydative. *Leishmania* utilise pour sa pénétration la fixation aux récepteurs de complément et évite aussi l'induction d'une réaction oxydative. Ces parasites possèdent en outre des enzymes comme la superoxyde dismutase, qui les protège contre l'action des ions superoxydes, et un revêtement de lipophosphoglycanes qui piègent les métabolites de l'oxygène et assurent une protection contre l'action des enzymes. La glycoprotéine

Mécanismes permettant aux protozoaires d'échapper à l'action des enzymes lysosomiales

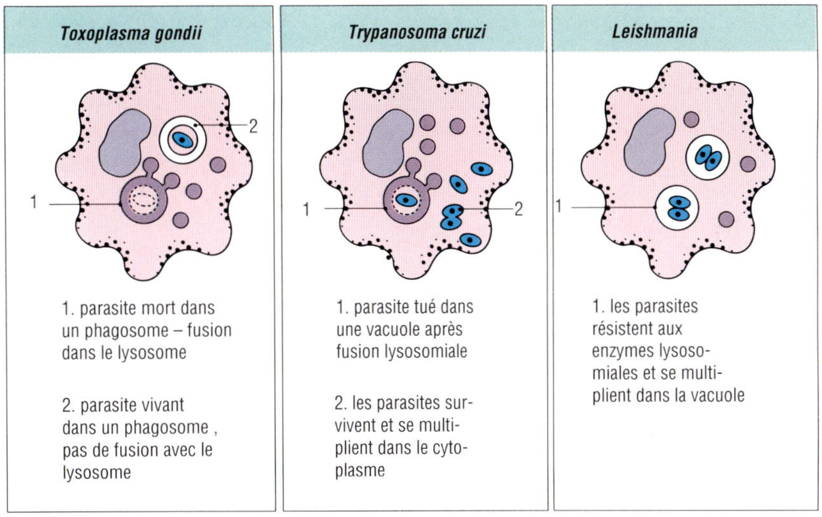

Fig. 16.25 *Toxoplasma gondii.* Les parasites vivants recouverts par la laminine de l'hôte pénètrent activement dans la cellule en se fixant sur un récepteur de la famille des intégrines à la surface du macrophage. Ils forment une vacuole où ils sont à l'abri des enzymes car les lysosomes ne fusionnent pas avec cette vacuole. Les parasites tués recouverts d'anticorps (qui interagissent avec les récepteurs de Fc des macrophages) pénètrent dans un phagosome qui fusionne avec des lysosomes dont les enzymes les détruisent. *Trypanosome cruzi.* La survie de ces parasites dépend de leur stade de développement. Les trypomastigotes s'échappent de la vacuole et se divisent dans le cytoplasme, alors que les épimastigotes sont tués dans la vacuole. La proportion de parasites dans le cytoplasme est réduite lorsque les macrophages sont activés. *Leishmania* spp. Ces parasites se multiplient dans le phagosome et l'expression d'une protéase de surface leur permet de résister à la digestion. Si les macrophages sont préalablement activés par des cytokines, le nombre de parasites qui pénètrent dans les cellules et qui se multiplient diminue.

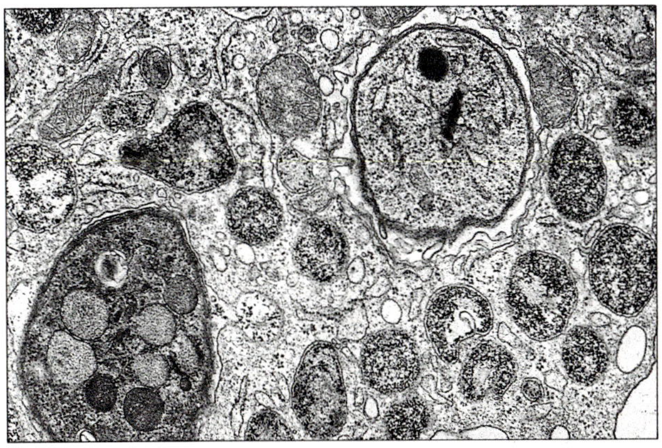

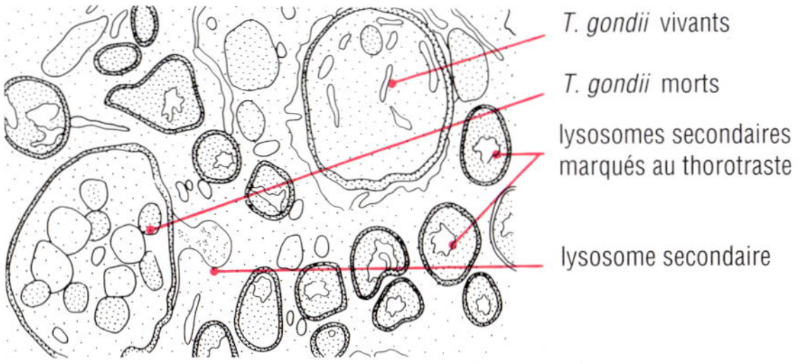

Fig. 16.26 Ultrastructure d'un macrophage infecté par *Toxoplasma gondii*. Des macrophages ont été traités avec du thorotraste afin de rendre le contenu des lysosomes secondaires dense aux électrons. Les parasites vivants ont inhibé la fusion des lysosomes secondaires avec le phagosome. Par contre, les parasites morts sont dans les vacuoles qui contiennent du thorotraste et on peut observer qu'un lysosome qui fusionne avec la vacuole y vide son contenu. x 14 000 (Document du Pr. T.C. Jones)

Deux antigènes de surface de Leishmania

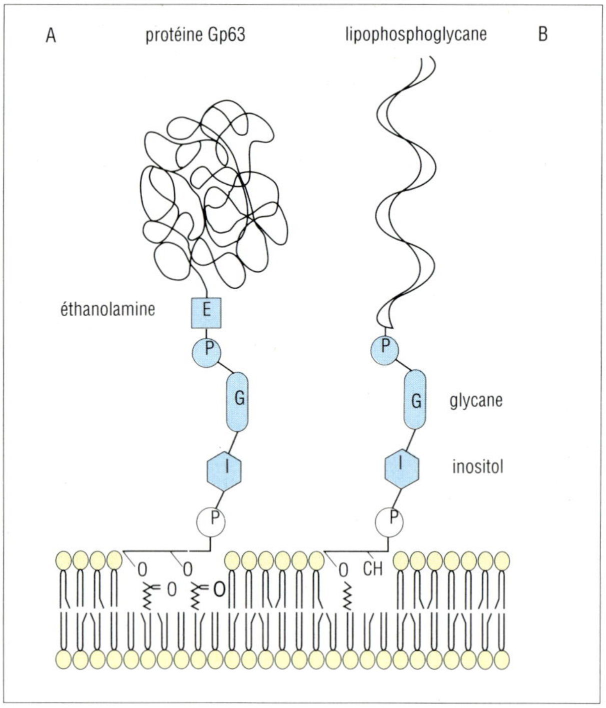

gp63 (Fig. 16.27) inhibe l'action des enzymes lysosomiales des macrophages. Les leishmanies peuvent en outre diminuer l'expression des antigènes de classe II par les macrophages qu'ils infectent, ce qui réduit d'autant la stimulation des cellules TH. Ces mécanismes d'échappement sont cependant d'une efficacité limitée chez l'hôte immunisé.

Fig. 16.27 Le schéma représente deux antigènes de surface de *Leishmania* fixés à la membrane cellulaire par des liaisons phosphatidylinositol-glycane.
A. L'antigène protéique Gp63 a une activité protéasique. Celui de *L. mexicana,* avec le LPG, fixe le complément, ce qui permet au promastigote de pénétrer dans le macrophage par les récepteurs de C3.
B. Le lipophosphoglycane (LPG), confère aux parasites la résistance à la lyse par le complément. Le LPG de *L. major* fixe le C3b, qui permet au promastigote d'être internalisé après liaison au récepteur CR1. Des anticorps dirigés contre ces deux antigènes ont une action protectrice contre la leishmaniose cutanée murine.

Variation antigénique chez les trypanosomes africains

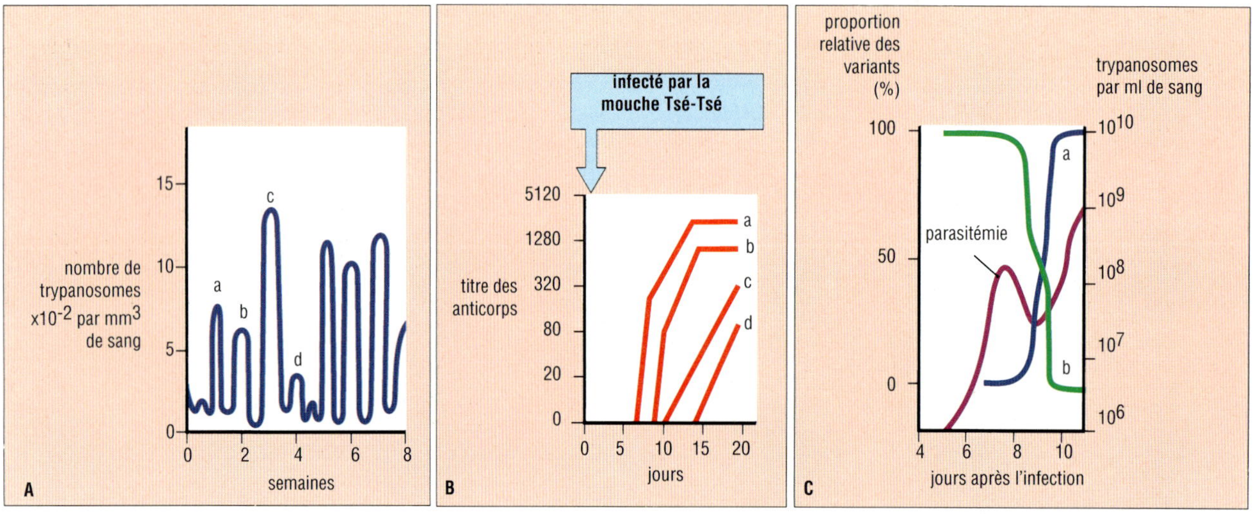

Fig. 16.28 Les infections par des trypanosomes peuvent s'étendre sur plusieurs mois, avec des vagues successives de parasitémie. Le graphique A représente la parasitémie chez un patient atteint de la maladie du sommeil. Bien qu'un parasite unique soit à l'origine de l'infection, chaque vague de parasitémie est due à une population immunologiquement distincte de parasites (A, B, C, D) : les anticorps, dirigés contre les variants antigéniques précédents, ne sont pas protecteurs. Les variants ont tendance à apparaître dans le même ordre chez des hôtes différents. La variation antigénique ne se produit pas chez les animaux immunologiquement déficients.

Le graphique B montre la production d'anticorps vis-à-vis de quatre variants en fonction du temps chez un lapin piqué par une mouche Tsé-Tsé vectrice de *Trypanosoma brucei.* Les anticorps dirigés contre les variants successifs apparaissent rapidement après le nouveau variant et atteignent un plateau. L'apparition de l'anticorps induit le parasite à produire un autre variant antigénique.
Le graphique C montre la cinétique d'un cycle de variations antigéniques. Un rat a été infecté avec une population homogène d'un seul variant (a) de *T. brucei.* Une nouvelle vague de parasitémie se développe avec le nouveau variant (b).

ÉCHAPPEMENT À LA RECONNAISSANCE

Les parasites qui peuvent être exposés aux anticorps ont développé différents procédés pour éviter leurs effets. Par un processus dénommé variation antigénique, les trypanosomes africains modifient les antigènes de leur revêtement superficiel. Chaque variant possède à sa surface une glycoprotéine antigéniquement distincte, la VSG (Variable Surface Glycoprotein) qui protège la membrane plasmique sous-jacente contre les mécanismes de défense de l'hôte (Fig. 16.28). Ces glycoprotéines peuvent être identifiées sur le parasite par immunofluorescence ou sur des extraits parasitaires par dosages radio-immunologiques. Certains plasmodiums sont également capables de variations antigéniques.

D'autres parasites se recouvrent d'antigènes de l'hôte, de sorte que celui-ci ne peut les distinguer de ses propres antigènes (c'est le cas de *Schistosoma* spp.) (Fig. 16.29). Les schistosomules mises en culture dans un milieu contenant un sérum humain et des globules rouges peuvent acquérir à leur surface des molécules contenant des antigènes spécifiques de groupes sanguins (A, B et H). Ils peuvent également acquérir des antigènes du CMH. L'acquisition de molécules de l'hôte peut protéger le parasite *in vivo* de l'attaque des anticorps. Cependant, les schistosomules maintenus *in vitro* dans un milieu dépourvu de molécules de l'hôte deviennent aussi insensibles à l'attaque par les anticorps et le complément. Ceci démontre que des modifications indépendantes de l'absorption d'antigènes de l'hôte se produisent dans le tégument du parasite.

SUPPRESSION DES RÉPONSES IMMUNITAIRES DE L'HÔTE

L'immunosuppression est un mécanisme d'échappement utilisé par la plupart des parasites. Certains peuvent directement détruire les cellules ou le tissu lymphoïde. Les jeunes larves de *T. spiralis* libèrent un facteur soluble cytotoxique pour les lymphocytes. De même l'hydrolyse des IgG par les schistosomules libère un peptide qui inhibe de nombreuses réponses cellulaires. Les vers plus âgés peuvent utiliser la molécule DAF de l'hôte pour résister au complément. Cette molécule possède une liaison phosphatidylinositol-glycane ; elle peut être libérée de la surface des cellules-hôtes et venir s'insérer dans la couche bilipidique du tégument du ver. Sa présence pourrait expliquer pourquoi, à la différence des cercaires et des jeunes schistosomules, les vers plus âgés ne fixent pas le complément par la voie alterne.

Les antigènes parasitaires solubles libérés en grande quantité sont capables de réduire l'efficacité de la réponse de l'hôte en agissant comme des leurres selon un processus de "distraction immunitaire". Par exemple, les antigènes solubles de *Plasmodium falciparum* (antigènes S- ou thermostables) forment une sorte de filet, capable d'arrêter les anticorps circulants et de les empêcher d'atteindre le corps du parasite. Un grand nombre d'antigènes parasitaires fixés sur la membrane par liaison phosphatidylinositol-glycane sont libérés sous forme de molécules solubles, en particulier les VSG de *Trypanosoma brucei*, le facteur excrété ou LPG de *Leishmania* (Fig. 16.27) et les antigènes de surface des schistosomules. Ces molécules sont clivées par des phospholipases endogènes.

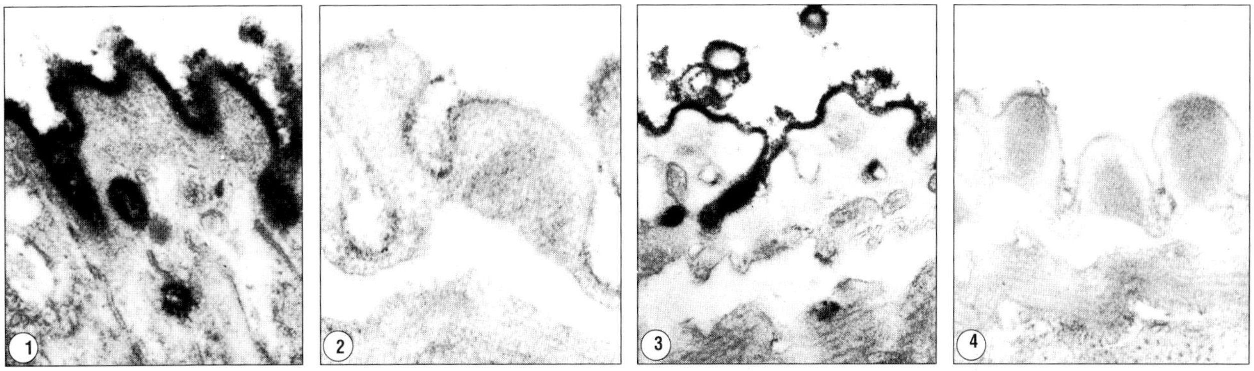

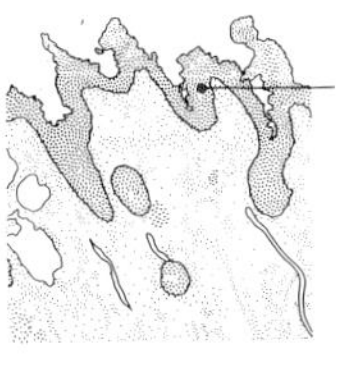

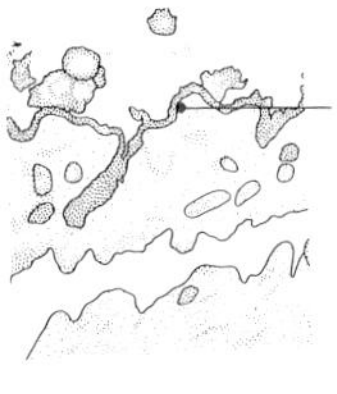

Fig. 16.29 Acqusition des antigènes de l'hôte par les schistosomes. Ces clichés de microscopie électronique montrent des coupes de schistosomes incubées avec des anticorps, marqués à la péroxydase, dirigés contre des antigènes de schistosomes ou de globules rouges de souris. Les antigènes sont visualisés par les anticorps marqués, denses aux électrons. De jeunes schistosomules, après 3 h, fixent des anticorps anti-parasites *in vitro* (1) mais pas s'ils se sont développés chez la souris pendant 4 jours (2). Les anticorps dirigés contre les antigènes de souris se fixent aux schistosomules de 4 jours recueillis dans le poumon (3) mais pas aux schistosomules jeunes (4). Ainsi, les vers les plus âgés expriment des antigènes spécifiques de leur hôte et non leurs propres antigènes. Les schistosomules prélevés au niveau du poumon sont insensibles à l'effet des anticorps et du complément *in vitro*. Les parasites transférés d'une espèce à l'autre meurent au bout de 24 h. Ils sont sensibles à l'effet d'anticorps anti-parasites *in vitro*, uniquement dans les cas où ils ne sont pas recouverts d'antigène de l'hôte (Document du Dr. D. McLaren).

L'immunosuppression non spécifique est une caractéristique universelle des infections parasitaires (Fig. 16.30). Elle a été démontrée pour la réponse humorale (Fig. 16.31 et 16.32) et pour les réponses cellulaires. La suppression des réponses immunitaires peut être due en grande partie à une dysfonction macrophagique par surcharge antigénique. Par exemple, chez les souris infectées par les trypanosomes africains, la production d'IL-1 et l'aptitude à présenter l'antigène sont diminuées. Les macrophages libèrent aussi des prostaglandines et des molécules suppressives qui diminuent les réactions inflammatoires.

Une suppression spécifique peut également exister comme on a pu le démontrer dans les leishmanioses (Fig. 16.33). Les cellules T de malades infectés par *L. donovani* ne sécrètent pas d'IL-2 et d'IFNγ quand elles sont cultivées en présence de l'antigène spécifique. Chez ces malades, la production d'IL-1 et l'expression des molécules de classe II du CMH est aussi diminuée, tandis que la sécrétion des prostaglandines est augmentée. L'administration d'IFNγ associée à l'antimoine pentavalente peut avoir un effet bénéfique.

Dans d'autres cas, en revanche, l'immunosuppression peut être bénéfique à la fois pour l'hôte et pour le parasite. Dans la bilharziose, par exemple, de nombreuses réponses immunitaires, notamment celles qui dépendent des cellules TH, sont diminuées. Un facteur produit par le parasite inhibe la prolifération lymphocytaire. Certaines molécules sécrétées par les cellules T et les macrophages ont le même effet. La taille des granulomes hépatiques qui entourent les oeufs de schistosomes diminue en fonction du temps,

Interactions des antigènes libérés par le parasite avec la réponse immunitaire de l'hôte

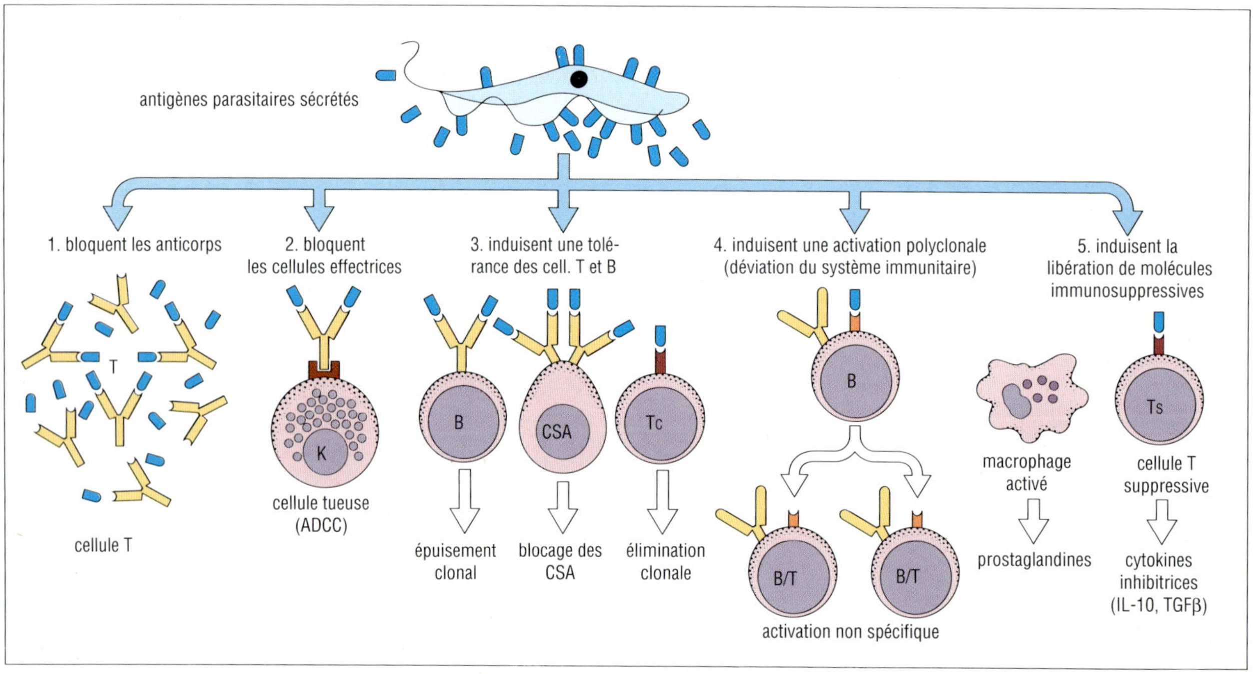

Fig. 16.30 Les antigènes solubles peuvent avoir les effets suivants :
1. Ils se combinent aux anticorps qu'ils détournent du parasite. Les variants des glycoprotéines de surface de *Trypanosoma brucei* et les antigènes solubles de *Plasmodium falciparum,* qui sont aussi polymorphiques et contiennent des séquences répétitives d'acides aminés, agissent de cette façon comme un leurre.
2. Ils bloquent les cellules effectrices, directement ou indirectement, sous forme de complexes immuns, qui peuvent, par exemple, bloquer l'action des cellules cytotoxiques contre *Schistosoma mansoni.*
3. Ils induisent une tolérance des cellules T et B, probablement par blocage des cellules sécrétrices d'anticorps (CSA), ou par élimination des lymphocytes matures spécifiques de l'antigène (ex: épuisement clonal).
4. Ils induisent une activation polyclonale. Plusieurs substances parasitaires sont mitogéniques pour les cellules B ou T. Cette activation polyclonale rend compte des concentrations élevées des IgM et IgG sériques non spécifiques souvent observées dans les infections parasitaires. On pense que ce mécanisme détériore la fonction des cellules B, élimine progressivement des cellules B spécifiques d'antigènes, et provoque ainsi une immunosuppression. Ils activent des cellules T et/ou des macrophages qui libèrent des molécules suppressives.

Activation polyclonale des cellules B par les trypanosomes africains

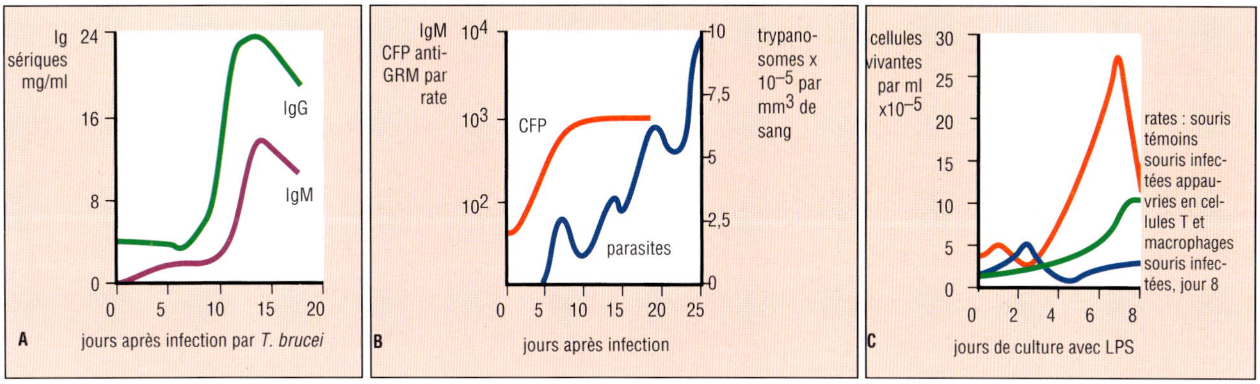

Fig. 16.31 Le graphique A montre l'augmentation des concentrations en Ig sériques chez les souris infectées par *T. brucei.* Ces Ig comprennent les anticorps spécifiques et les Ig résultant de l'activation polyclonale. Le graphique B montre l'augmentation du nombre de cellules sécrétant des IgM et formant des plages d'hémolyse anti-globules rouges de mouton (GRM) (sans injection de GRM) au cours de l'infection. Leur nombre augmente avec la parasitémie et atteint un plateau 20 à 30 fois supérieur à la normale. Le nombre de cellules sécrétant des anticorps contre d'autres antigènes augmente également. Les antigènes parasitaires solubles sont mitogéniques, et leur activité est potentialisée par les macrophages. Ainsi les trypanosomes et les autres parasites qui font proliférer les lymphocytes B, diminuent progressivement le nombre des cellules B, spécifiques de l'antigène. Le graphique C montre l'incapacité des lymphocytes spléniques de souris infectées depuis 8 jours à proliférer *in vitro* en réponse à une stimulation par le lipopolysaccharide (LPS). Si on élimine les cellules T spléniques précocément et les macrophages, on restaure partiellement la réponse ; plus tard le pool des cellules B est trop appravuri. Les macrophages prélevés au début de l'infection réduisent la capacité des cellules spléniques normales à répondre au LPS.

Dépression de la production d'anticorps chez les souris atteintes de paludisme

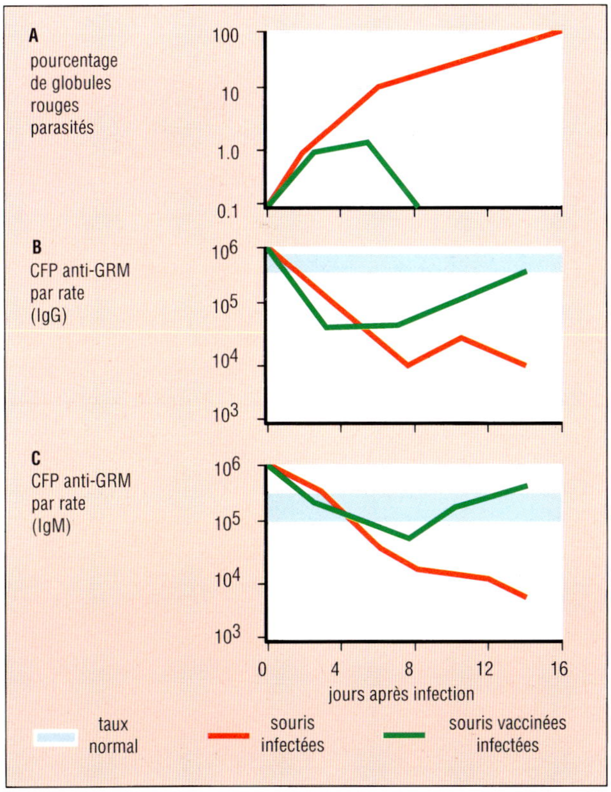

Fig. 16.32 Le graphique A montre l'évolution de la parasitémie chez des souris vaccinées et non vaccinées, infectées par une souche mortelle de *Plasmodium yoelii.* Les souris non vaccinées meurent vers le 16^{è} jour ; les souris vaccinées survivent et éliminent les parasites de leur circulation après 8 jours d'infection. L'évolution de la parasitémie est corrélée avec le degré de l'immunosuppression. Les graphiques B et C montrent le nombre de cellules formant des plages d'hémolyse (CFP) IgM et IgG dans deux groupes de souris immunisées 5 jours auparavant par des globules rouges de mouton (GRM). Le nombre de CFP diminue au cours de l'infection ; chez les souris vaccinées, il retourne à un niveau normal lorsque les souris ont éliminé l'agent pathogène. La diminution des CFP reflète la charge parasitaire. Son mécanisme est inconnu.

probablement du fait des modifications dans la production locale des cytokines. Cette immunosuppression profite à la fois à l'hôte et au parasite parce que, même si l'extension des granulomes peut endommager le foie de l'hôte, un certain degré d'accumulation des macrophages permet de protéger le tissu hépatique contre les sécrétions toxiques de l'oeuf. Certains mécanismes d'échappement des parasites sont représentés sur la figure 16.34.

Dépression de l'hypersensibilité retardée spécifique chez des souris infectées par des leishmanies

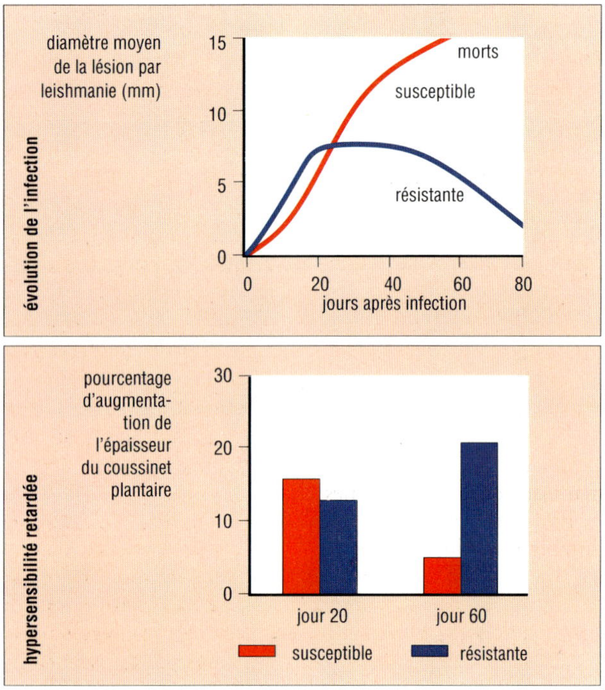

Fig. 16.33 Evolution de l'infection par *L. tropica* (jugée par la taille de la lésion au site d'inoculation), dans deux lignées de souris. Les souris de la lignée sensible meurent 70 jours après l'infection. A gauche : hypersensibilité retardée à un antigène spécifique injecté dans le coussinet plantaire (pourcentage d'augmentation d'épaisseur). Chez les souris de la lignée résistante, la réponse augmente au fur et à mesure que les souris guérissent. Elle est significativement diminuée chez les souris sensibles. Cette diminution, induite par l'antigène spécifique dépend de cellules qui inhibent l'hypersensibilité retardée mais pas la production des anticorps. Dans cette infection, ce sont les cellules T qui permettent la guérison.

CONSÉQUENCES IMMUNOPATHOLOGIQUES DES INFECTIONS PARASITAIRES

En plus des effets directs de certains parasites et de leurs produits sur les tissus de l'hôte, de nombreuses réponses immunitaires ont par elles mêmes des effets pathogènes. Dans le paludisme, la maladie du sommeil et la leishmaniose viscérale, l'activation et la multiplication des macrophages et des lymphocytes sont à l'origine de l'hépatomégalie et de la splénomégalie.

Mécanismes permettant aux parasites d'échapper aux défenses de l'hôte

parasite	habitat	effecteurs	méthode d'échappement
Trypanosoma brucei	circulation sanguine	anticorps + complément	variation antigénique
Plasmodum spp.	foie (hépatocyte) globules rouges	cytokines, anticorps	inconnue, variation antigénique
Toxoplasma gondii	macrophage	métabolites de l'oxygène, enzymes lysosomiales	n'induit pas ou bien inhibe la fusion phagosome/ lysosome
Trypanosoma cruzi	macrophage	métabolites de l'oxygène, enzymes lysosomiales	inconnue, s'échappe dans le cytoplamse
Leishmania	macrophage	métabolites de l'oxygène, enzymes lysosomiales	effet antioxydant, résistance à la digestion enzymatique
Trichinella spiralis	intestin, sang, kyste musculaire	cellules myéloïdes, anticorps + complément	enkystement dans le muscle
Schistosoma mansoni	peau, sang, poumons veine porte	cellules myéloïdes, anticorps + complément	acquisition d'antigènes d'hôte, blocage par des antigènes solubles et des complexes immuns

Fig. 16.34 Ce tableau résume les différents procédés mis en oeuvre par les parasites au cours de l'évolution pour échapper aux mécanismes de défense de l'hôte.

Il est courant d'observer la formation de complexes immuns ; ceux-ci peuvent se déposer au niveau des reins, comme dans le syndrome néphrotique de la fièvre quarte du paludisme, provoquant un grand nombre d'effets pathologiques. Par exemple, des Ig ont été détectées dans les muscles de souris infectées par des trypanosomes africains et dans les plexus choroïde de souris atteintes de paludisme.

Les IgE produites dans les infections par des Helminthes peuvent exercer des effets désastreux pour l'hôte, dus à la libération de médiateurs mastocytaires ; un choc anaphylactique peut même s'observer lors de la rupture d'un kyste hydatique et des réactions asthmatiformes peuvent se produire dans les infections à *Toxocara canis* ou dans l'éosinophilie tropicale, lorsque les filaires migrent à travers les poumons. Des autoanticorps dirigés contre les érythrocytes, les lymphocytes ou l'ADN sont produits par activation polyclonale dans le paludisme et la trypanosomiase. Des anticorps dirigés contre le parasite peuvent, par réaction croisée, se fixer sur les tissus de l'hôte. Par exemple la cardiomyopathie, l'hypertrophie oesophagienne et le mégacolon de la maladie de Chagas seraient dus à une réaction auto-immune dirigée contre les neurones des ganglions. La production excessive de cytokines peut être à l'origine de certaines manifestations de la maladie. Ainsi, la fièvre, l'anémie, la diarrhée et les troubles pulmonaires du paludisme aigu ressemblent beaucoup aux symptômes de l'endotoxinémie et sont probablement dus au TNF. La cachexie grave des bovins infectés par les trypanosomes semble due également à l'action du TNFα. La plupart des mécanismes immunopathologiques peuvent se combiner pour engendrer des effets pathologiques ; c'est le cas de l'anémie du paludisme (Fig. 16.35).

Enfin, la sensibilité aux infections bactériennes et virales (comme la rougeole), chez les sujets infectés par les parasites, pourrait être liée à l'immunosuppression non spécifique ; celle-ci pourrait également expliquer l'association paludisme-lymphome de Burkitt.

Mécanismes de l'anémie dans le paludisme

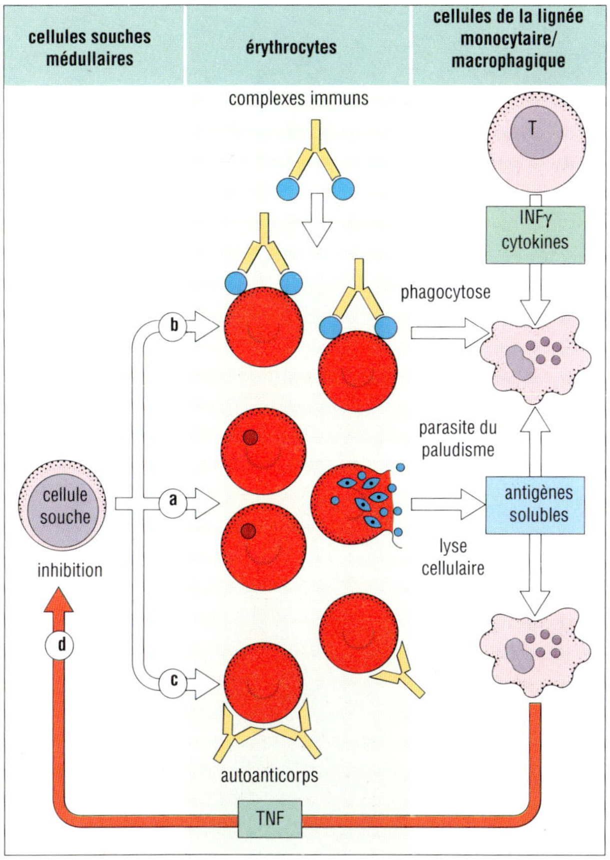

Fig. 16.35 Le nombre de globules rouges détruits dans le paludisme excède le nombre de globules rouges infectés par le parasite. Outre la lyse induite par la rupture des schizontes (a), des antigènes parasitaires ou des complexes immuns contenant des antigènes parasitaires peuvent se fixer aux érythrocytes non infectés et accélérer leur destruction par les cellules de la lignée monocyte/macrophage dans la rate et le foie (b). Des autoanticorps, produits contre des antigènes érythrocytaires, accélèrent la destruction des érythrocytes (c). Enfin le TNF libéré en réponse à l'infection inhibe l'érythropoïèse dans la moelle osseuse (d).

VACCINS ANTIPARASITAIRES

Certains vaccins composés de parasites vivants atténués ont prouvé leur efficacité en pratique vétérinaire, mais aujourd'hui les progrès de la biologie moléculaire ont orienté les efforts vers le développement de vaccins constitués de sous-unités des principaux parasites de l'homme. L'une des plus grandes difficultés est liée au polymorphisme et aux variations antigéniques des parasites, tout particulièrement dans le cas des trypanosomes et de plasmodiums. De plus la vaccination risque d'induire l'apparition de variants exprimant de nouveaux antigènes.

Pour être efficace, un vaccin doit stimuler de façon durable les cellules T qui assurent une réponse protectrice, et ne pas induire de suppression. La restriction des réponses des lymphocytes T par le CMH impose que l'antigène vaccinal puisse être présenté par la plupart des haplotypes du CMH. Les antigènes susceptibles d'induire des réactions inappropriées ou des maladies auto-immunes doivent être évités. Dans certains cas, des antigènes parasitaires peuvent induire la formation d'anticorps qui favorisent la dissémination des parasites, et certaines réactions à médiation cellulaire peuvent être pathogènes.

STRATÉGIES POUR LA CONSTRUCTION DE VACCINS

La stratégie la plus habituelle consiste à identifier les antigènes protecteurs puis, dans ces antigènes, la portion de la molécule portant les déterminants immunogènes principaux qui ont une chance d'être distincts des épitopes induisant une suppression. L'isolement des antigènes protecteurs est particulièrement difficile dans les maladies où la protection dépend du développement d'une bonne immunité à médiation cellulaire puisque les antigènes sont habituellement identifiés par leur réaction avec des anticorps. En outre, les principales réponses humorales sont dirigées contre des antigènes de surface, de sorte que les anticorps isolés de l'individu immunisé sont plus volontiers spécifiques de ces antigènes, alors que l'immunité à médiation cellulaire est plus volontiers spécifique des antigènes intracellulaires du parasite, comme la paramyosine des schistosomes. Les antigènes internes semblent capables de stimuler les cellules T qui libèrent des cytokines et activent les macrophages. Même si une protection complète ne peut pas être obtenue, des vaccins qui diminuent la charge en parasites pourraient avoir un intérêt.

Une autre voie de recherche dans la conception de vaccins qui n'empêchent pas l'infection initiale mais préviennent les manifestations cliniques de la maladie est illustrée par l'exemple du paludisme. Puisque la plupart des sujets immunisés peuvent vivre avec leurs parasites circulants dans le sang, sans que l'infection ne produise d'inconvénient majeur, le but à atteindre pourrait être de vacciner contre les antigènes qui induisent sélectivement la production de cytokines qui, comme le TNFα, seraient responsables de la plupart des symptômes de cette maladie.

Préparation des antigènes. Lorsque les antigènes les plus favorables ont été identifiés, trois principales voies de recherche peuvent être utilisées pour les préparer et les purifier.

1. Les gènes codant pour ces antigènes peuvent être clonés et transfectés dans des bactéries ou des cellules d'insectes qui sécrètent les antigènes recombinants. Cette méthode présente le désavantage que les molécules recombinantes peuvent différer des peptides naturels parce que les processus de maturation post-transcriptionnels peuvent être différents dans ces cellules et dans les cellules de mammifères ; les glycoprotéines recombinantes par exemple, ne peuvent être glycosylées dans ces cellules.

2 Les peptides peuvent être séquencés et des peptides synthétiques peuvent être synthétisés au laboratoire.

3. Les antigènes peuvent être utilisés pour induire la production d'anticorps anti-idiotypiques qui miment la configuration des peptides et peuvent donc être utilisés comme vaccins. De tels vaccins idiotypiques présentent l'avantage de pouvoir être utilisés contre des copules glucidiques d'antigènes glycoprotéiques, tout en évitant d'utiliser l'antigène natif.

Antigènes constitués par des enzymes. Les enzymes parasitaires qui diffèrent de celles de l'hôte peuvent être la cible de réactions immunologiques dans la mesure où le blocage sélectif de leur activité pourrait empêcher le développement du parasite. Par exemple, la protéase de surface gp63 des promastygotes de *Leishmania* pourrait être un bon candidat pour un vaccin. Les anticorps contre cette enzyme n'ont pas de pouvoir protecteur. Par contre, la vaccination de souris par cette enzyme a permis d'induire des réponses à médiation cellulaire intenses et protectrices. De même, un gène sans séquences répétées, codant pour une aldolase, a été cloné à partir des stades sanguicoles du *Plasmodium.* Bien que ce polypeptide présente un certain degré d'homologie avec une aldolase de mammifère, il a induit une protection partielle dans des essais de vaccination chez le singe.

Leishmaniose. Deux antigènes de surface des promastigotes, contenant des phospholipides, ont un effet protecteur. Ces antigènes incorporés dans les liposomes ont été utilisés comme vaccins avec des résultats encourageants.

Paludisme. Plusieurs antigènes de *Plasmodium falciparum* qui sont des candidats possibles pour la préparation d'un vaccin, ont été récemment clonés. La protéine circumsporozoïte, qui recouvre la surface du sporozoïte, a été séquencée et une partie de cette molécule a été synthétisée. Elle est composée de séquences répétées de quatre résidus d'acides aminés, qui peuvent être répétées plus de 40 fois sur la même molécule, selon la souche de parasite dont elle est dérivée. L'antigène recombinant et les peptides de synthèse induisent l'un et l'autre la production d'anticorps neutraliants contre les sporozoïtes, mais ne permettent pas d'obtenir une protection complète. Les réponses à ces antigènes, comme toutes celles vis-à-vis d'épitopes répétitifs, font apparaître une nette restriction génétique ; chez les souris, la capacité de répondre à de telles séquences d'acides aminés est déterminée par l'haplotype du CMH.

Plusieurs antigènes du stade sanguicole du *Plasmodium falciparum* ont été clonés et séquencés et les peptides de synthèse représentatifs de régions sélectionnées de la molécule ont été produits. Ces molécules contiennent, elles aussi, de nombreuses séquences répétitives qui sont immunodominantes et induisent la production d'anticorps. Il n'est pas exclu cependant que les épitopes responsables de la réponse à médiation cellulaire se situent hors des régions répétitives, au sein des régions variables de ces molécules. Des essais de vaccins constitués par des peptides synthétiques dérivés des stades de sporozoïtes et de mérozoïtes sont en cours d'évaluation.

Dans l'avenir il est vraisemblable que des associations d'antigènes administrés avec une molécule porteuse, un adjuvant et peut être une cytokine, vont représenter les associations les plus efficaces. La voie d'administration est aussi importante car elle conditionne la présentation de l'antigène. Les vecteurs vivants ont le grand avantage de se multiplier chez l'hôte. Les bacilles du BCG, déjà largement utilisés comme vaccin, ont eux-mêmes des propriétés adjuvantes. De même les salmonelles qui ont été rendues avirulantes par manipulations génétiques peuvent être administrées par voie orale et font l'objet d'essais cliniques en cours d'évaluation.

LECTURES COMPLÉMENTAIRES

Brophy PM, Pritchard DI. Immunity to helminths: ready to tip the biochemical balance. *Parasitol Today* 1992;**8**:419.

Capron AR. Immunity to schistosomes. *Curr Opin Immunol* 1992;**4**:419-424.

Colley DG, Nix NA. Do schistosomes exploit the host pro-inflammatory cytokine TNF-α for their own survival ? *Parasitol Today* 1992;**8**:355.

Cox FEG, Liew EY. T-cell subsets and cytokines in parasitic infections. *Parasitol Today* 1992;**8**:371.

Cox FEG. Vaccination against parasites. In: Behnke JM. *Parasites Immunity and Pathology. The consequences of parasitic infection mammals.* London: Taylor & Francis, 1990:396.

James SL. The effector functions of nitrogen oxides in host defense against parasites. *Exp Parasitol* 1991;**73**: 223.

Kwiatkowski D. Malaria: becoming more specific about non-specific immunity. *Curr Opin Immunol* 1992;**4**:425.

Locksley RM, Louis JA. Immunology of leishmaniasis. *Curr Opin Immunol* 1992;**4**:413.

chapitre 17

Immunologie des tumeurs

L'idée qu'il pourrait exister une réponse immunitaire dirigée contre les tumeurs n'est pas nouvelle. A la fin du siècle dernier, Paul Erhlich pensait que chaque être humain était exposé très fréquemment à des germes "aberrrants" (tumeurs), qui nous envahiraient s'ils n'étaient pas contrôlés par le système immunitaire. Les tumeurs ont alors été considérées comme des tissus greffés reconnus par le système immunitaire. Ceci conduisit à des tentatives de stimulation du système immunitaire pour favoriser le rejet. Des régressions occasionnelles, spontanées ou après traitement par des vaccins bactériens (la toxine de Coley), furent considérées comme la preuve d'une réponse immunitaire efficace.

Les premières études expérimentales de l'immunité antitumorale, au début du siècle, révélèrent que la plupart des tumeurs transplantées régressaient. En réalité, on s'aperçut ultérieurement que ces régressions n'étaient que la conséquence de la disparité génétique entre l'hôte et la tumeur, et ne traduisaient pas en fait une réponse immunitaire antitumorale. C'est seulement lorsque des lignées pures de rongeurs, génétiquement homogènes, devinrent disponibles, qu'il fut possible d'analyser les réponses immunitaires chez les animaux porteurs de tumeurs. Ces travaux furent stimulés par la théorie de l'immunosurveillance élaborée par Burnet et Thomas qui reprirent l'idée des réponses immunitaires contre les "germes aberrants", énoncée par Ehrlich.

Déficits immunitaires et tumeurs viro-induites

origine du déficit immunitaire	tumeurs les plus fréquentes	virus impliqué
congénital	lymphomes	EBV
immunosuppression (transplantation d'organes) ou SIDA	lymphomes	EBV
	cancer du col utérin	papilloma virus (HPV)
	sarcome de Kaposi	inconnu
paludisme	lymphome de Burkitt	EBV
auto-immunité	lymphome	EBV

Fig. 17.1 Dans toutes les formes de déficits immunitaires, les tumeurs du système lymphoïde sont plus fréquentes. Le virus d'Epstein-Barr (EBV) est impliqué dans la plupart d'entre elles. Presque tous les adultes normaux sont porteurs asymptomatiques de l'EBV pendant toute leur vie. De nombreux cancers épithéliaux non associés à une infection virale ne sont pas plus fréquents chez les patients immunodéprimés ou porteurs de déficits immunitaires.

IMMUNOSURVEILLANCE

Selon la théorie de Burnet et Thomas, le système immunitaire surveille continuellement l'organisme afin de reconnaître et de détruire toute cellule anormale. La réponse immunitaire antitumorale est donc considérée comme un évènement précoce, conduisant à la destruction de la plupart des tumeurs avant qu'elles ne deviennent cliniquement apparentes. La théorie de l'immunosurveillance stipulait en outre que le système immunitaire joue un rôle important en retardant la croissance ou en provoquant la régression des tumeurs établies. Plusieurs arguments indirects s'inscrivaient en faveur de ces idées :

1. l'autopsie révèle souvent des tumeurs cliniquement inapparentes
2. de nombreuses tumeurs sont infiltrées par des cellules lymphoïdes et cette infiltration peut être un signe de pronostic favorable
3. il existe des régressions spontanées de certaines tumeurs
4. les tumeurs sont plus fréquentes pendant la période néonatale et chez les sujets âgés, lorsque le système immunitaire est moins efficace.

Bien qu'il y ait là, à première vue, de solides arguments en faveur de l'immunosurveillance, le point essentiel, c'est-à-dire l'association entre immunosuppression et un risque accru vis-à-vis des tumeurs, ne résiste pas à un examen approfondi. Dans tous les cas d'immunodéficience ou d'immunosuppression chez l'homme, seules des tumeurs de certains types, plus particulièrement celles qui sont associées à des virus, sont observées avec une plus grande fréquence que dans la population normale (Fig. 17.1). Cela suggère que la réponse immunitaire interviendrait surtout en limitant la dissémination de virus à potentiel oncogène, plutôt que par la surveillance de toutes les tumeurs. Les sujets normaux qui sont infectés par le virus d'Epstein-Barr (EBV) hébergent le virus pendant toute leur vie et développent une vigoureuse réponse T cytotoxique vis-à-vis de ce virus. Chez les individus immunodéficients, on observe une augmentation de la réplication virale et une libération de particules virales dans les sécrétions, ce qui montre que la réponse immunitaire limite la réplication du virus dans les circonstances normales (Fig. 17.2).

Les études expérimentales chez l'animal montrent aussi que l'immunosurveillance est dirigée plutôt contre les virus que contre les tumeurs. L'étude approfondie des souris nude (athymiques) n'a pas montré d'augmentation de la fréquence des tumeurs, à l'exception des tumeurs provoquées par le virus du polyome, un petit virus à ADN qui n'induit habituellement pas de tumeur chez les animaux normaux. Des observations analogues ont été faites lors des études des effets à long terme des traitements immunosuppresseurs (ex: sérums anti-lymphocytaires). Aucun de ces arguments ne permet d'exclure l'existence de réponse immunitaire contre la majorité des tumeurs, mais, si ces réponses existent, elles ont des chances d'être relativement tardives et inefficaces.

ANTIGÈNES DES TUMEURS

Même si les tumeurs d'origine virale ne représentent qu'une minorité des tumeurs humaines (Fig. 17.3), il est bien établi que la plupart, sinon la totalité, des tumeurs sont le siège d'altérations génétiques (mutations, amplification génique, délétion ou translocation chromosomique). Certaines de ces altérations vont conduire à l'expression par les cellules tumorales de protéines modifiées qui pourraient constituer des cibles antigéniques pour la réponse immunitaire de l'hôte. Ces antigènes peuvent être mis en évidence par l'immunisation d'autres espèces animales avec la tumeur.

Rôle du virus d'Epstein-Barr dans les tumeurs lymphoïdes

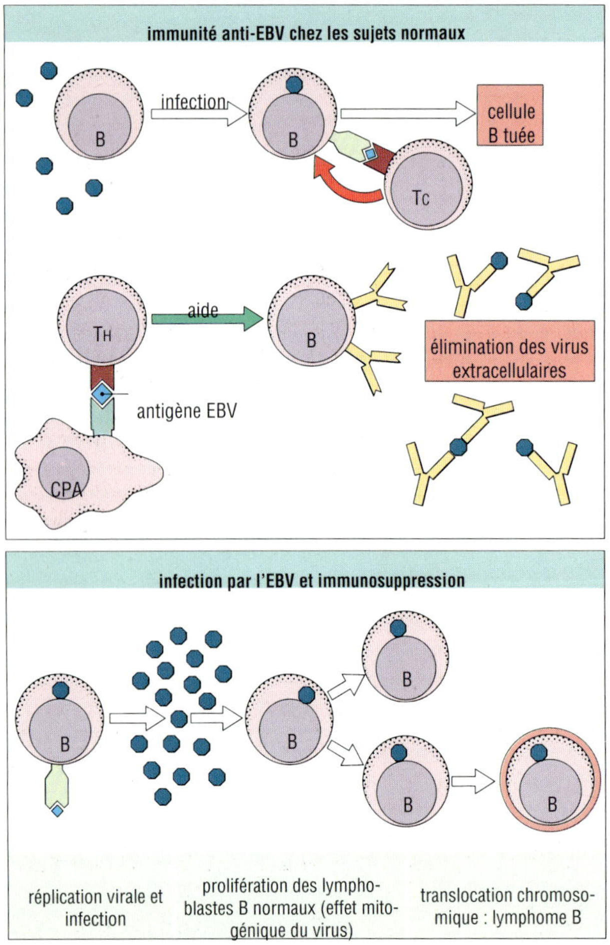

Fig. 17.2 Chez les individus normaux, l'EBV infecte les lymphocytes B ; la dissémination de l'infection est contrôlée par les lymphocytes Tc et par les anticorps, qui éliminent les cellules infectées et le virus. Chez les sujets immunodéprimés et chez certains patients traités par la cyclosporine, le virus se réplique et infecte un grand nombre de cellules B. Le virus est en outre mitogénique pour les lymphocytes B, de sorte que ceux-ci prolifèrent davantage chez un sujet immunodéprimé. Une translocation chromosomique dans une cellule B infectée peut être à l'origine de la transformation maligne.

ANTIGÈNES DE TRANSPLANTATION ASSOCIÉS AUX TUMEURS (TATA)

Ces antigènes sont de deux types. Le premier est commun à de nombreuses tumeurs qui peuvent provenir de tissus différents. Les seconds sont spécifiques de chaque tumeur individuelle. Une tumeur peut exprimer simultanément ces deux types d'antigènes.

LES ANTIGÈNES COMMUNS DE DIFFÉRENTES TUMEURS

On trouve ces antigènes sur les tumeurs induites par des virus tels que les virus du polyome et le SV40 qui provoquent des tumeurs expérimentales chez l'animal, ainsi que les virus du papillome (HPV) qui sont impliqués dans les cancers du col utérin et de la peau chez l'homme. Ces virus codent pour des antigènes T (tumeur) qui sont communs aux autres virus du même groupe. Les antigènes T sont des protéines nucléaires qui jouent un rôle dans le maintien de l'état de transformation tumorale de la cellule.

On connaît de nombreux virus oncogènes à ARN provoquant des leucémies et des sarcomes chez l'animal, et au moins un virus de leucémie humaine a été découvert (Fig.17.3). Ces virus bourgeonnent à partir de la membrane des cellules infectées et les glycoprotéines d'enveloppe du virus peuvent être mises en évidence sur la membrane de la cellule-hôte. Les virus oncogènes à ADN et à ARN induisent de fortes réponses humorales et à médiation cellulaire, qui peuvent induire un état de protection vis-à-vis d'une nouvelle inoculation de la tumeur (Fig. 17.4).

Dans certaines souches de souris, des rétrovirus oncogènes endogènes sont régulièrement activés, ce qui provoque des leucémies. Dans d'autres souches, l'administration de carcinogènes chimiques peut induire des tumeurs qui expriment des antigènes viraux et produisent des particules infectieuses de virus leucémiques murins (MuLV). Ces tumeurs expriment des antigènes communs ainsi que des antigènes de transplantation spécifiques de la tumeur (TSTA). Les réponses immunitaires de l'hôte vis-à-vis des rétrovirus endogènes sont faibles, peut-être du fait de l'existence d'une tolérance immunologique (voir chapitre 10).

Virus et tumeurs humaines

tumeur	virus
hépatocarcinome	virus B de l'hépatite (HBV)
cancer du col utérin	papillomavirus humains (HPV 16 et 18)
lymphome de Burkitt et autres lymphones des immunodéprimés	virus d'Epstein-Barr (EBV)
cancer du rhinopharynx	virus d'Epstein-Barr (EBV)
leucémie à cellules T de l'adulte	virus I de la leucémie T humaine (HTLV I)

Fig. 17.3 Le virus d'Epstein-Barr est associé au lymphome de Burkitt en Afrique et au cancer du rhinopharynx en Chine. Des cofacteurs, soit génétiques soit environnementaux, sont probablement nécessaires pour provoquer ces tumeurs. La leucémie à cellules T de l'adulte s'observe principalement au Japon et dans les Caraïbes.

ANTIGÈNES DE TRANSPLANTATION SPÉCIFIQUES DES TUMEURS (TSTA)

Ces antigènes peuvent induire une réponse immunitaire vis-à-vis des cellules tumorales seulement si l'animal a été préalablement immunisé avec la même tumeur (Fig. 17.5). Ils furent d'abord mis en évidence dans des tumeurs induites par des carcinogènes chimiques chez des souris de lignées pures. La nature de ces antigènes, demeurée longtemps mystérieuse, a été récemment élucidée.

Une tumeur transplantable (et par conséquent peu immunogène) de la souche de souris DBA/2, a été exposée *in vitro* à un puissant mutagène. Ceci a permis d'obtenir des sous-clones mutants dont certains étaient incapables d'induire une tumeur *in vivo,* à moins d'injecter un très grand nombre de cellules tumorales. Ces mutants étaient donc devenus plus immunogènes que la tumeur parentale. L'un de ces clones variants (*tum–*) a été utilisé pour immuniser des souris syngéniques, ce qui a permis d'obtenir des cellules Tc capables de tuer la tumeur utilisée pour l'immunisation, mais pas la tumeur parentale ni les autres variants *tum–* (Fig. 17.6). Ces cellules Tc ont alors été utilisées comme des sondes pour identifier la présence du gène muté de l'antigène tumoral. Ce gène *tum–* a pu être séquencé ; il ne diffère du gène homologue de la tumeur parentale qu'au niveau d'un seul codon. Cette mutation était suffisante pour produire l'antigène immunogène

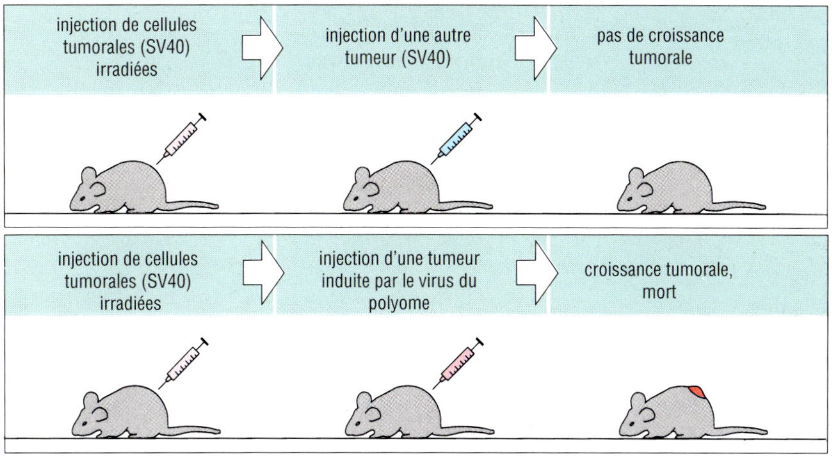

Fig. 17.4 Mise en évidence des antigènes de transplantation associés à la tumeur (TATA). Des souris consanguines sont immunisées par injections répétées de cellules tumorales inactivées par irradiation. Il s'agit d'une tumeur induite par le virus SV40. On éprouve ensuite la résistance des souris à une autre tumeur associée à SV40 ou à une tumeur induite par le virus du polyome. Seules sont rejetées les tumeurs associées à SV40, indiquant que les souris sont immunisées contre les antigènes T communs aux différentes souches de SV40.

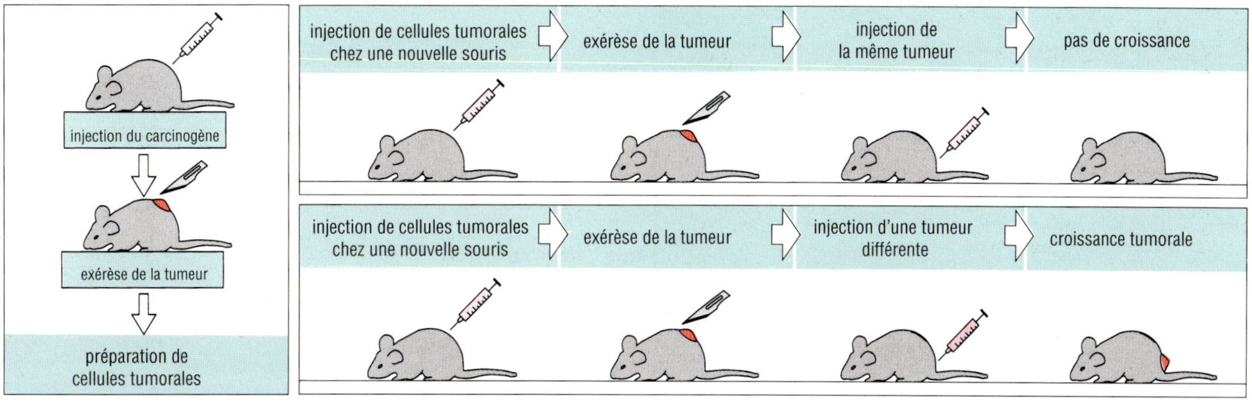

Fig. 17.5 Les tumeurs ont été induites chez des souris consanguines par injection du carcinogène chimique méthylcholanthrène. Les cellules tumorales ont été injectées par voie sous-cutanée à des souris syngéniques. Les tumeurs ont ensuite été excisées puis les souris ont été inoculées soit avec les mêmes cellules tumorales soit avec une autre tumeur induite par le méthylcholanthrène. Seules les premières sont capables de rejeter leur tumeur.

reconnu par les cellules Tc comme le montre l'expérience suivante :les cellules de la lignée tumorale parentale, incubées avec un décapeptide portant la séquence *tum–*, étaient lysées par les cellules Tc, alors que les mêmes cellules incubées avec le décapeptide homologue de la lignée parentale ne l'étaient pas (Fig. 17.7). Comme les cellules Tc sont restreintes à la classe I, la protéine spécifique de tumeur est vraisemblablement apprêtée dans la cellule pour produire un peptide qui s'associe aux molécules de classe I du CMH avant d'être transporté à la surface cellulaire. Il existe aussi chez l'homme des réponses antitumorales restreintes aux classes II, mais on connaît moins bien la nature des antigènes qui s'associent à ces molécules.

ANTIGÈNES ASSOCIÉS AUX TUMEURS

Il y a eu de nombreuses tentatives pour mettre en évidence des antigènes particuliers aux tumeurs, en utilisant soit le sérum de l'hôte porteur de la tumeur (typage autologue), soit des sérums dérivés d'animaux immunisés délibérément avec du matériel tumoral (typage hétérologue). Les travaux récents ont fait appel à des anticorps monoclonaux dérivés de cellules B autologues ou hétérologues. Bien qu'il y ait très peu d'arguments pour l'existence de molécules exprimées exclusivement sur les tumeurs, différents types d'antigènes associés aux tumeurs ont pu être identifiés, qu'il s'agisse d'antigènes de différenciation, ou bien de néo-antigènes (qui ne sont pas détectés dans le tissu normal correspondant).

ANTIGÈNES NON SPÉCIFIQUES DE TUMEURS

Ces antigènes sont exprimés à la surface ou plus souvent à l'intérieur de la plupart des cellules normales et tumorales. Ils sont souvent mis en évidence par le sérum des malades porteurs de tumeurs ou par des anticorps monoclonaux dérivés de leurs cellules B. Ces anticorps sont souvent de classe IgM et de faible affinité. Des anticorps monoclonaux de même spécificité peuvent être dérivés de lymphocytes B de sujets normaux. Ces anticorps détectent des autoantigènes ; leur rôle éventuel dans la réponse antitumorale n'est pas démontré.

ANTIGÈNES DE DIFFÉRENCIATION DE DISTRIBUTION RESTREINTE

La plupart des cellules tumorales représentent la descendance clonale d'une seule cellule relativement rare dans l'organisme. La tumeur peut alors exprimer des antigènes que l'on retrouve sur un petit nombre de cellules normales. L'antigène CALLA ou CD10 ("Common Acute Lymphoblastic Leukemia Antigen") en est un exemple (Fig. 17.8).

LES ANTIGÈNES ONCOFOETAUX

Certaines tumeurs synthétisent des protéines exprimées par le tissu foetal mais pas ou très peu par les tissus adultes. Les deux antigènes les plus importants sont l'α-foeto-protéine (AFP) produite par les hépatocarcinomes, et l'antigène carcino-embryonnaire (CEA) produit par les carcinomes coliques et par d'autres tumeurs épithéliales.

Spécificité de l'immunité anti-tumorale

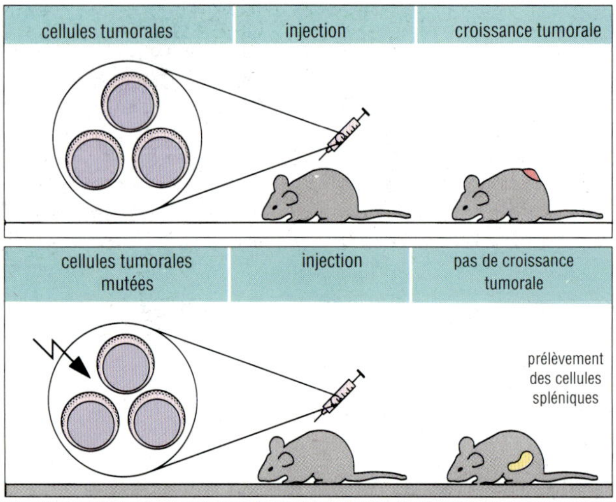

type cellulaire	effet des cellules spléniques
tumeur primitive	pas d'effet
variant *tum–*	cytotoxicité

Fig. 17.6 Un clone mutant *tum–*, fortement immunogénique, a été obtenu par irradiation de cellules tumorales à l'origine de tumeurs chez les souris DBA/2. Ce clone ne génère plus de tumeurs chez ces souris. Les souris injectées avec ces cellules produisent des lymphocytes spléniques Tc qui tuent le sous-clone *tum–* mais pas la tumeur parentale *in vitro.*

Spécificité des lymphocytes Tc vis-à-vis d'un peptide antigénique de tumeur

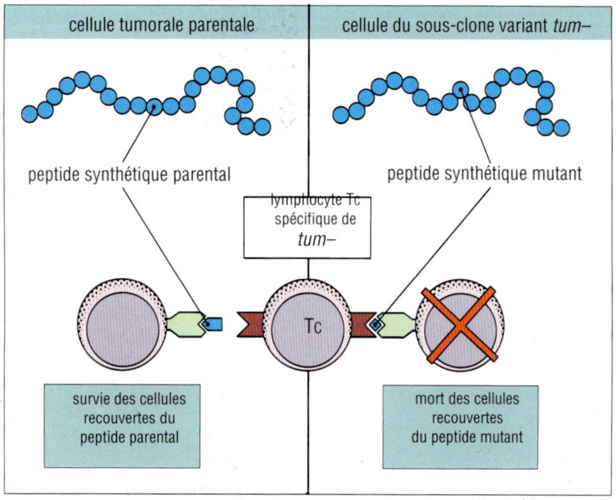

Fig. 17.7 Les lymphocytes Tc de souris immunisées avec un variant tumoral *tum–* (cf Fig. 17.6) sont capables de détruire *in vitro* les cellules tumorales recouvertes d'un peptide codé par une séquence d'un gène de *tum–*. Les cellules recouvertes par le peptide de séquence homologue de la tumeur parentale ne sont pas lysées. Les deux peptides ne diffèrent que par un seul acide aminé.

ANTIGÈNES MODIFIÉS

Il existe souvent des anomalies de glycosylation dans les cellules tumorales, ce qui peut induire l'expression d'épitopes oligosaccharidiques tels que l'antigène de Thomsen-Friedenreich, un disaccharide habituellement masqué dans les cellules normales. Des antigènes anormaux de groupes sanguins peuvent aussi être produits de cette façon. Les modifications de la glycosylation peuvent aussi révéler des épitopes de la protéine qui sont masqués sur la cellule normale. Par exemple, les mucines sont des glycoprotéines de haut poids moléculaire formées de séquences peptidiques répétitives portant des chaînes latérales hydrocarbonées. Ces protéines polymorphiques sont produites par les cellules épithéliales normales. Dans les tumeurs épithéliales, un nouvel épitope protéique peut être détecté dans la structure répétitive du noyau.

LES RÉPONSES IMMUNITAIRES VIS-A-VIS DES TUMEURS HUMAINES

RÉPONSE ANTITUMORALE *IN SITU*

La plupart des tumeurs humaines sont infiltrées par des cellules inflammatoires (Fig. 17.9). Les lymphocytes et les macrophages sont habituellement les plus nombreux, mais l'infiltrat peut contenir d'autres cellules telles que les cellules dendritiques, les granulocytes et les mastocytes. Une analyse plus fine des populations cellulaires infiltrant la tumeur peut être réalisée à l'aide d'anticorps monoclonaux spécifiques de sous-populations lymphocytaires (Fig. 17.10). Ces études immunohistochimiques montrent que la plupart des sous-populations lymphocytaires peuvent être

Expression de CALLA dans les cellules normales et les lymphomes

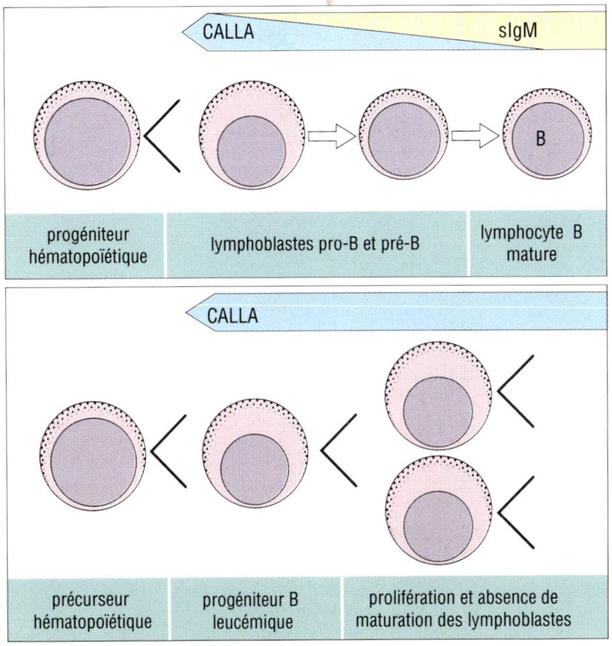

Fig. 17.8 CALLA est normalement exprimé seulement sur les progéniteurs des cellules B ou lymphoblastes qui représentent moins de 1% des cellules de la moelle osseuse. L'expression de CALLA est fortement augmentée dans la forme commune de leucémies lymphoblastiques de l'enfant.

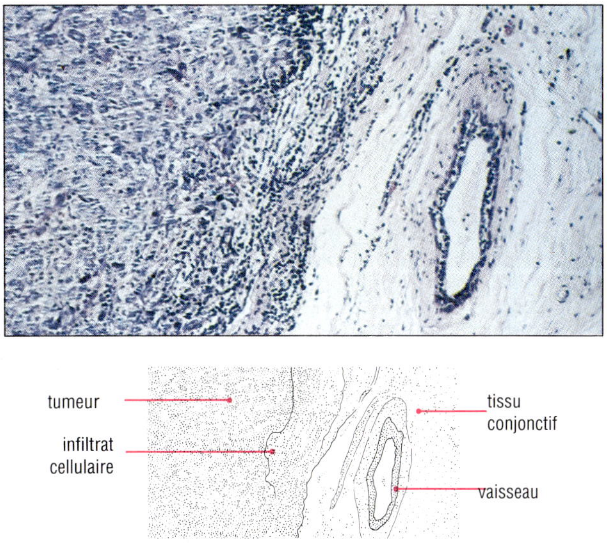

Fig. 17.9 Réactions immunologiques à un carcinome mammaire. La coupe montre un carcinome mammaire massivement infiltré de cellules mononucléées, suggérant que les carcinomes peuvent être reconnus par des cellules du système immunitaire, potentiellement capables de limiter leur croissance. Coloration H & E, x 50.

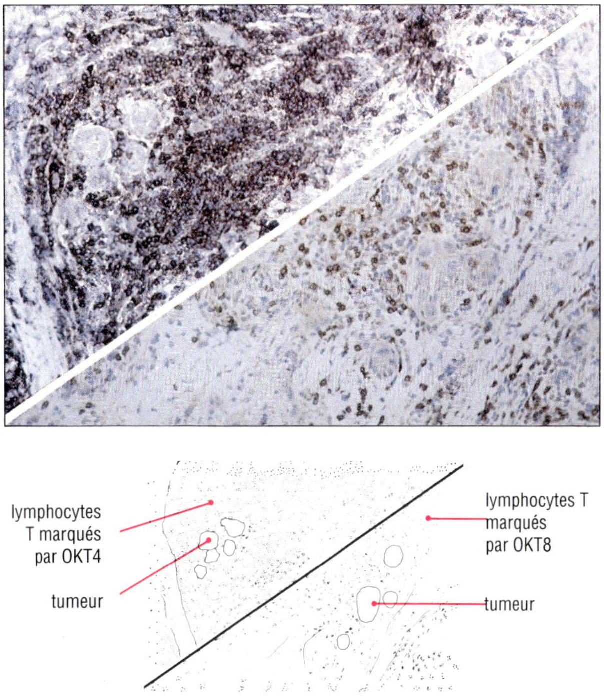

Fig. 17.10 Les sous-populations de lymphocytes T CD4⁺ et CD8⁺ dans les carcinomes du sein
Ces cellules ont été mises en évidence par les anticorps OKT4 et OKT8 couplés à la peroxydase. Contre-coloration à l'hématoxyline. Les cellules marquées par OKT4 sont dispersées dans la tumeur ; celles marquées par OKT8 sont moins nombreuses et localisées en périphérie.

observées dans les tumeurs. L'état d'activation de ces cellules peut être étudié à l'aide d'anticorps monoclonaux spécifiques du récepteur de l'IL-2, des molécules de classe II du CMH, ou bien d'autres marqueurs d'activation. Cependant, il n'a pas encore été possible de dégager une quelconque corrélation entre la présence de sous-populations particulières de cellules lymphoïdes et le pronostic de la tumeur. Cela peut être dû au fait que la plupart des cellules formant l'infiltrat ont été recrutées par des mécanismes non-spécifiques d'antigènes au niveau du site de la tumeur. Ces difficultés d'interprétation ont conduit à des tentatives d'études fonctionnelles *in vitro* des lymphocytes infiltrant la tumeur.

RÉACTIONS CYTOTOXIQUES *IN VITRO*

Les réponses cellulaires contre les tumeurs humaines ont d'abord été étudiées par des tests d'inhibition des colonies. Dans ces tests, les cellules-cibles tumorales sont cultivées en présence de lymphocytes du sang ; après un certain temps d'incubation, les cellules tumorales survivantes se multiplient et forment des colonies qui peuvent être comptées. Ces premières études avaient montré que les lymphocytes de patients porteurs de tumeurs pouvaient tuer les cellules tumorales autologues, ainsi que d'autres tumeurs du même type histologique. Cette cytotoxicité semblait spécifique de tumeurs et non génétiquement restreinte. On a montré ensuite que les lymphocytes de sujets normaux étaient eux aussi cytotoxiques vis-à-vis des cellules tumorales ; cette cytotoxicité est due essentiellement aux cellules NK dont la spécificité est sensiblement la même chez les malades porteurs de tumeurs et chez les sujets témoins.

CULTURES MIXTES LYMPHOCYTES-TUMEURS

La découverte de l'activité NK et la mise en évidence que la génération de cellules Tc fonctionnelles nécessitait habituellement une restimulation par l'antigène *in vitro* ont ouvert la voie à de nombreux essais de stimulation des lymphocytes des malades, par coculture avec les cellules tumorales inactivées (MLTI : "Mixed Lymphocyte Tumour Interaction") (Fig. 17.11), afin de mettre en évidence une réaction du système immunitaire du patient vis-à-vis de la tumeur. Les lymphocytes peuvent être séparés à partir du sang périphérique ou des ganglions lymphatiques drainant la tumeur ou bien de la tumeur elle-même (il s'agit alors des TIL ou "Tumour Infiltrating Lymphocytes").

Le test de MLTI est destiné à évaluer la capacité des lymphocytes T du malade à répondre à la tumeur, *in vitro*, en produisant des cellules Tc dont l'activité cytotoxique est mesurée par un test de relargage du ^{51}Cr (voir chapitre 25). Les cellules cytotoxiques produites *in vivo* par le malade peuvent être cultivées *in vitro* en présence d'IL-2. Les deux populations lymphocytaires Tc et NK, qui se multiplient dans ces conditions, peuvent être distinguées selon le type de cellules-cibles qu'elles sont susceptibles de lyser (Fig. 17.12).

La réaction mixte lymphocytes-cellules tumorales (MLTI)

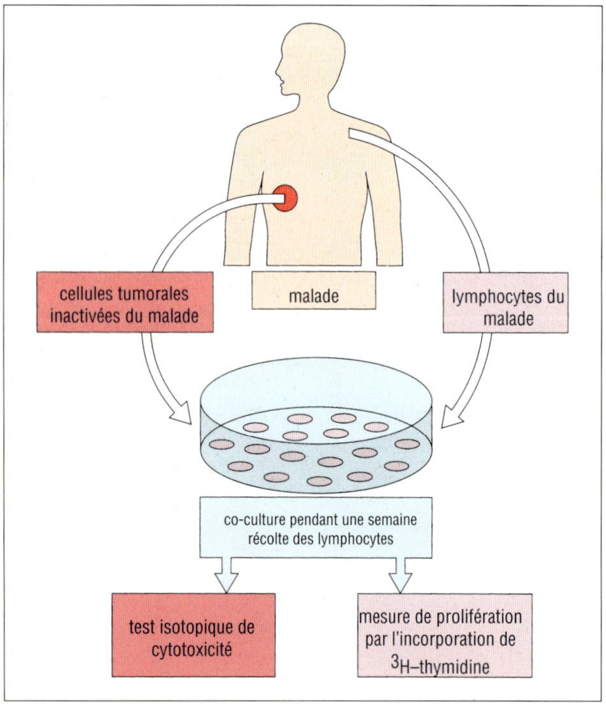

Fig. 17.11 Des lymphocytes prélevés du sang, des ganglions lymphatiques de drainage, ou directement dans la tumeur, sont cultivés avec des cellules tumorales autologues inactivées par irradiation X ou par traitement avec la mitomycine C. Après quelques jours de culture, on mesure d'une part la prolifération des lymphocytes (par l'incorporation de la ^{3}H-thymidine dans les noyaux) et d'autre part l'activité cytotoxique par libération de ^{51}Cr par les cellules-cibles tuées.

Profils de réponse produits en MLTI

cell. cible	Lymphocytes répondeurs			
	Tc anti-tumeur	Tc autoréactif	Tc anti-tumeur restreint au CMH	NK ± Tc
cible de NK	–	–	–	+
tumeur allogénique	–	–	+	+
cellule autologue normale	–	+	–	+
tumeur autologue	+	+	+	+

Fig. 17.12 On réalise des cultures mixtes lymphocytes-cellules tumorales autologues (MLTI) selon le protocole de la Fig. 17.11. L'activité cytotoxique des lymphocytes vis-à-vis de différentes cellules tumorales ou normales est évaluée par mesure de la libération de ^{51}Cr. Différents profils de spécificité peuvent être observés avec les cellules de différents malades, depuis la lyse des seules cellules tumorales autologues jusqu'à la lyse non spécifique de toutes les cellules-cibles. Celle-ci peut être due aux cellules NK activées ou à des lymphocytes T. Dans ce test, les cellules $CD4^+$ et $CD8^+$ ont les mêmes propriétés fonctionnelles et la même diversité de réponse.

SPÉCIFICITÉ DES LYMPHOCYTES ANTITUMORAUX HUMAINS

Les clones de lymphocytes $CD4^+$ et $CD8^+$ dérivés des malades porteurs de tumeurs peuvent être activés par des cellules tumorales et leurs spécificités se répartissent selon différents profils de réactivité (Fig. 17.12).

1. Une minorité de clones $CD4^+$ ou $CD8^+$ sont spécifiques de la tumeur autologue.
2. Certains clones réagissent contre la tumeur autologue et contre une partie ou la totalité des tissus autologues testés.
3. Certains clones réagissent vis-à-vis de la tumeur autologue et de certaines tumeurs allogéniques.
4. Les autres clones réagissent contre un ensemble de cibles tumorales.

Le troisième profil de réactivité rappelle la spécificité tumorale décrite dans les premières expériences d'inhibition de colonies (voir p.17.6). Des résultats récents suggèrent que certains clones répondraient de façon spécifique mais non restreinte aux séquences peptidiques répétitives du noyau de la mucine. On ne sait pas encore si ce peptide est présenté par les molécules du CMH ou s'il permet d'autres types d'interactions, par exemple à la manière d'un superantigène. Les cellules qui réagissent à la mucine peuvent être de phénotype CD4 ou CD8.

L'éventuel rôle *in vivo* des réponses cytotoxiques mis en évidence *in vitro* n'est pas démontré, bien que des clones cellulaires cytotoxiques antitumoraux puissent provoquer la régression de la tumeur dans les modèles expérimentaux animaux.

MÉCANISMES D'ÉCHAPPEMENT IMMUNOLOGIQUE

Puisque la plupart des tumeurs spontanées se développent et tuent leur hôte, on peut supposer qu'elles parviennent à échapper à la réponse immunitaire. Plusieurs mécanismes d'échappement ont été envisagés. Le plus simple est l'absence d'immunogénicité de la tumeur. Si cette tumeur est immunogénique, plusieurs mécanismes peuvent la protéger. Tout d'abord, elle peut "échapper aux mailles du filet", ce qui signifie qu'une petite tumeur n'est pas reconnue par le système immunitaire et que, lorsque elle a atteint la taille suffisante pour stimuler la réponse, elle est devenue trop volumineuse pour être contrôlée par le système immunitaire. Ce phénomène a fait l'objet d'une démonstration expérimentale (Fig. 17.13). Par ailleurs, des mécanismes de blocage ou de suppression peuvent intervenir au sein du système immunitaire. Alors que le rôle des anticorps bloquant et des cellules Ts reste discuté, certaines tumeurs produisent des cytokines, comme par exemple le TGFβ, qui, clairement, inhibent la réponse immunitaire.

Les cellules tumorales peuvent aussi échapper à la réponse immunitaire en perdant des molécules indispensables pour la reconnaissance immunologique. On a pu montrer la perte d'un allèle de classe I du CMH, ou même de toutes les molécules de classe I, sur certaines tumeurs (Fig. 17.14). Par ailleurs, certaines tumeurs peuvent être dépourvues de molécules permettant l'adhérence des lymphocytes, comme LFA-1 et LFA-3, ou bien acquérir des molécules qui vont modifier leur capacité métastatique, par exemple CD44. Les cellules des lymphomes de Burkitt sont résistantes à la lyse par les lymphocytes Tc du fait de leur faible expression de LFA-1. Chez le rat, les cellules tumorales métastatiques expriment une isoforme de la molécule CD44 produite par épissage alternatif. Un autre mécanisme de protection, démontré au cours de la progression des mélanomes, est l'augmentation de l'expression membranaire de la molécule ICAM-1 ; celle-ci présente des homologies avec les protéines de liaison du complément et pourrait protéger les cellules tumorales contre la cytotoxicité dépendante du complément.

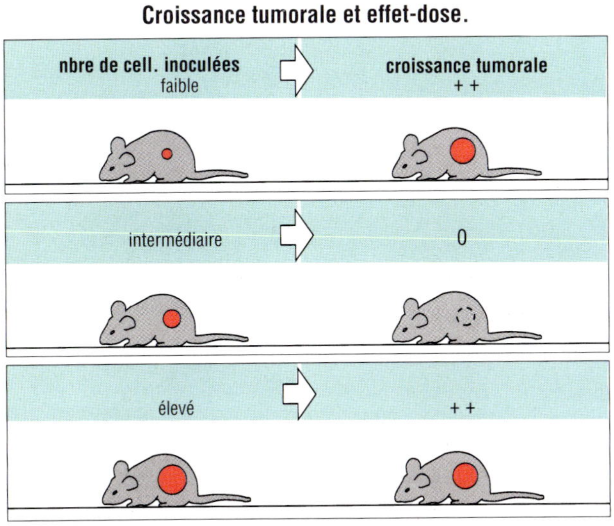

Fig. 17.13 Des doses croissantes de cellules tumorales sont inoculées à des souris non immunisées. Les petites doses permettent la croissance tumorale car la réponse immunitaire n'est pas stimulée tant que la tumeur n'a pas atteint une certaine taille. Les doses intermédiaires sont rejetées et les fortes doses, qui dépassent les possibilités de contrôle du système immunitaire, induisent une croissance tumorale.

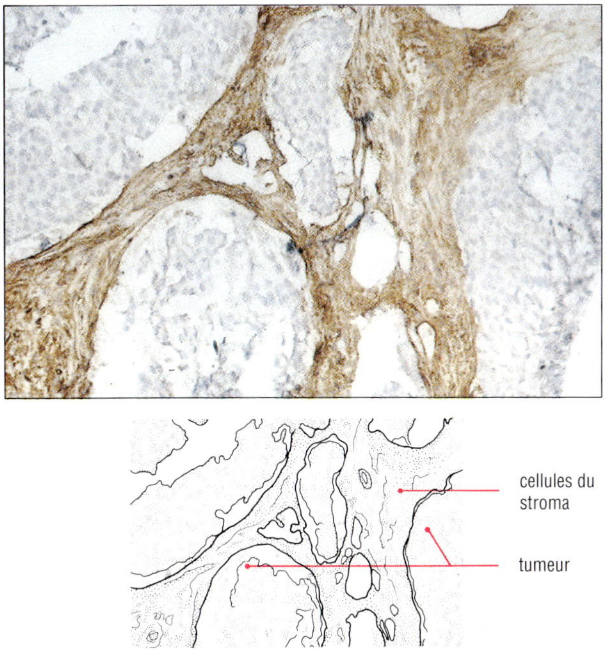

Fig. 17.14 Défaut d'expression des antigènes HLA de classe I par les cellules tumorales dans le cancer du sein. Coupe de carcinome mammaire colorée avec l'anticorps monoclonal 2A1 spécifique d'un déterminant monomorphique des molécules HLA de classe I. Seules les cell. stromales sont marquées, les cell. épithéliales malignes n'exprimant pas d'antigène HLA de classe I. Près de 5% des tumeurs primaires humaines du sein appartiennent à cette catégorie. Une expression anormale des antigènes de classe II peut également survenir dans certaines tumeurs. Immunoperoxydase indirecte. Contre-coloration à l'hématoxyline.

DIAGNOSTIC IMMUNOLOGIQUE

Bien qu'il y ait très peu de molécules exprimées exclusivement par les cellules tumorales, les anticorps spécifiques d'antigènes associés aux tumeurs peuvent être utilisés pour le dosage de ces antigènes dans les liquides biologiques, ou pour l'étude de la localisation tumorale par des techniques d'imagerie.

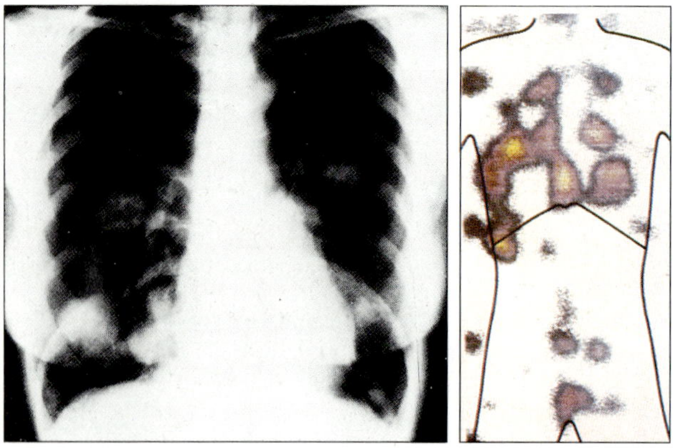

Fig. 17.15 Radiographie du thorax et immunoscintigraphie d'un malade présentant un carcinome colique avec métastases hépatiques et pulmonaires
L'anticorps monoclonal YPC2/12-1, dirigé contre les cellules du cancer colorectal humain, se fixe à l'antigène carcino-embryonnaire et réagit avec une glycoprotéine d'un poids moléculaire de 180 kDa. L'anticorps radiomarqué à l'^{131}I est administré par voie intraveineuse et les images de scintigraphie sont obtenues après 48 h. L'image est obtenue après soustraction du bruit de fond constitué par la présence de l'anticorps dans le sang (document du Dr. H. Sikora).

IN VIVO

Des anticorps radiomarqués, spécifiques de molécules associées aux tumeurs, ont été utilisés pour la détection des tumeurs *in vivo* (Fig. 17.15) par immunoscintigraphie, mais ces méthodes sont rarement plus sensibles que la scannographie ou l'imagerie par résonnance magnétique nucléaire. Les anticorps doivent être marqués avant chaque examen et des anticorps différents sont utilisés en fonction du type de tumeur recherchée. Les anticorps murins ont l'inconvénient d'induire une réponse immunitaire de l'hôte (NdT).

IN VITRO

Le marquage immunohistochimique des coupes tissulaires à l'aide d'anticorps monoclonaux permet d'identifier l'origine cellulaire de tumeurs indifférenciées (Fig. 17.16) et de détecter des micrométastases dans la moelle osseuse, le liquide céphalorachidien, les organes lymphoïdes ou d'autres tissus (Fig. 17.17). Il est en outre possible de doser dans le sérum différentes molécules associées aux tumeurs, en particulier l'ACE et l'AFP. L'élévation des taux sériques de l'un ou l'autre de ces antigènes pourrait être un appoint au diagnostic. Comme ni l'un ni l'autre n'est spécifique d'un type de tumeur, leur dosage est plutôt utilisé pour la surveillance du traitement et des rechutes (Fig. 17.18).

IMMUNOTHÉRAPIE

En dépit de sa longue histoire, l'immunothérapie n'est pas un traitement de première intention. Ces différentes modalités, active ou passive, spécifique ou non-spécifique, sont résumées dans la figure 17.19.

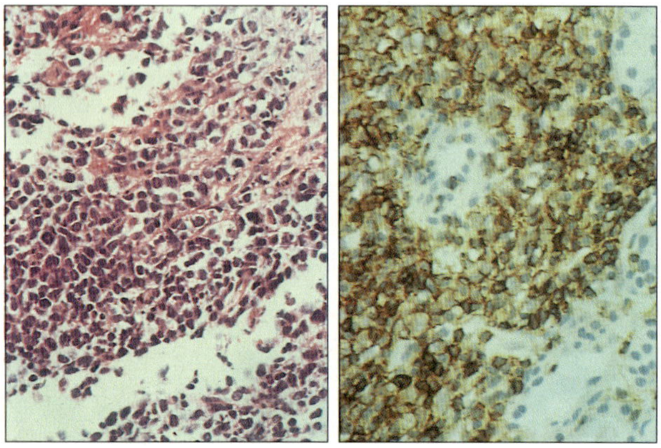

Fig. 17.16 Identification de l'origine tissulaire d'une tumeur indifférenciée
L'histologie conventionnelle d'une biopsie tumorale montre une couche de cellules tumorales indifférenciées qui ne peuvent pas être identifiées. Après coloration par la méthode d'immunoperoxydase indirecte avec un anticorps anti-CD45 (antigène commun des leucocytes), le marquage intense permet d'identifier la tumeur primitive comme un lymphome.

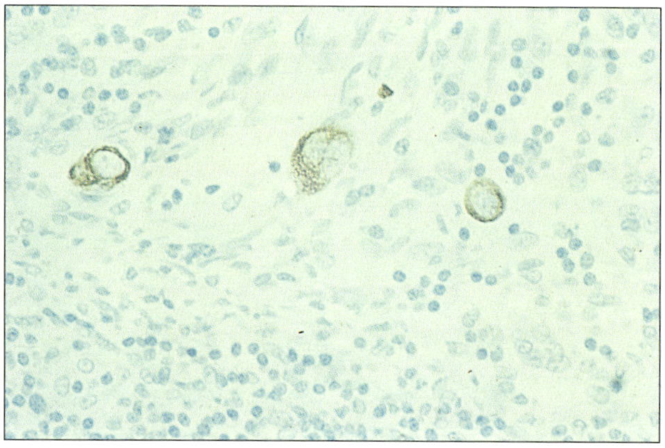

Fig. 17.17 Détection de micrométastases à l'aide d'un anticorps monoclonal
La figure montre une coupe de ganglion lymphatique drainant une tumeur chez une malade atteinte de cancer du sein. La coupe est colorée par immunoperoxydase indirecte à l'aide d'un anticorps anti-cytokératine. Les cellules cancéreuses exprimant des cytokératines sont colorées en brun sombre. Ces cellules, peu nombreuses, sont difficilement identifiables par les méthodes histologiques conventionnelles.

IMMUNISATION ACTIVE

L'immunisation active spécifique, avec des cellules tumorales inactivées, a connu quelques succès dans les modèles animaux, à condition d'être pratiquée avant l'inoculation des cellules tumorales. Les tentatives d'induction de régression des tumeurs établies sont beaucoup moins favorables. De nombreux efforts ont été consacrés à l'augmentation de l'immunogénicité des cellules tumorales (Fig. 17.20), mais la plupart des travaux ont été réalisés avant que l'on ne

Taux sériques de l'Ag carcino-embryonnaire (ACE) dans les cancers coliques

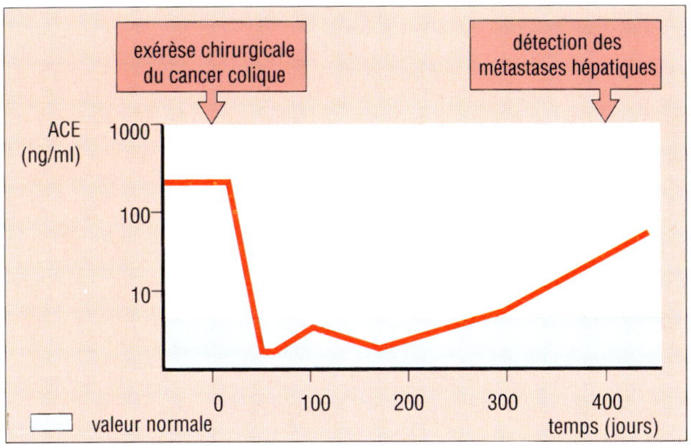

Fig. 17.18 La concentration sérique de l'ACE est élevée au moment du diagnostic. Elle s'effondre après l'exérèse chirurgicale et augmente à nouveau avant la détection clinique de métastases hépatiques.

Immunothérapie des tumeurs

active	non spécifique	BCG, *Corynebacterium parvum*, levamisole
	spécifique	vaccins préparés avec cell. tumorales, extraits cell., Ag purifiés ou recombinants, ou anti-idiotypes
passive	non spécifique	cellules LAK, cytokines
	spécifique	Ac seuls ou couplés à des médicaments, des prodrogues, des toxines ou des radioisotopes
	combinée	Ac bispécifiques, lymphocytes T, cell. LAK

Fig. 17.19 Exemples de mécanismes non-spécifiques mis en jeu pour stimuler les fonctions immunitaires ou les cell. tueuses spécifiques, souvent en conjonction avec des cytokines. La cytotoxicité induite par des anticorps spécifiques pourrait être efficace dans certains cas.

Augmentation des réponses de l'hôte

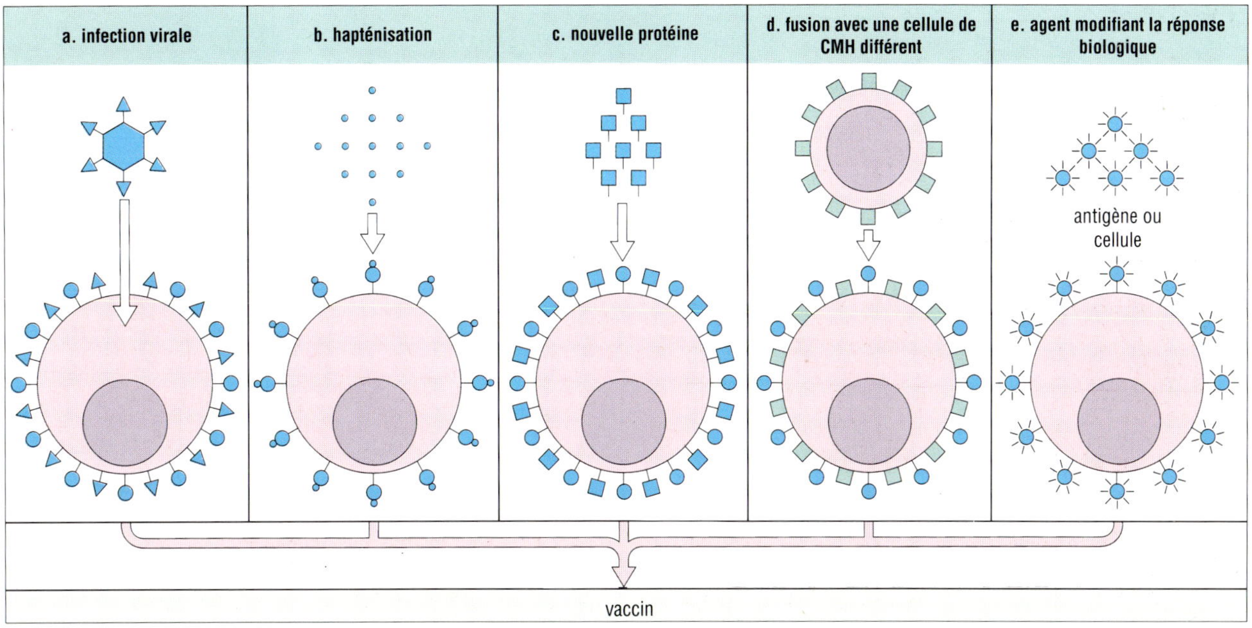

Fig. 17.20 La vaccination anti-tumorale est destinée à augmenter les réponses de l'hôte contre la tumeur par les procédés suivants : a. infection d'une tumeur par un virus, b. couplage d'un haptène aux antigènes de surface de la tumeur, c. fixation d'antigènes protéiques à la surface de la tumeur, d. fusion des cellules tumorales avec des cellules allogéniques de CMH différent, e. augmentation de la réponse immunitaire par des adjuvants ou d'autres agents modifiant la réponse biologique. Ces protocoles ont été testés chez l'animal avant et après inoculation de la tumeur et certains d'entre eux (ex: e) ont été essayés chez l'homme.

connaisse les mécanismes de présentation des épitopes aux cellules T en association avec les molécules du CMH. Les rares succès s'expliquent probablement par l'induction d'une réaction inflammatoire qui pourrait favoriser l'expansion des lymphocytes T spécifiques d'antigène et qui pourrait aider à combattre certains effets immunodépresseurs de la tumeur. En fait, il n'y a pas vraiment de preuve qu'une immunisation spécifique active puisse être efficace chez l'homme.

De nombreux immunostimulants non spécifiques ont été utilisés (Fig. 17.21). Leur administration par voie systémique chez l'homme n'a pas donné lieu à des succès évidents, mais l'injection intralésionnelle de BCG peut provoquer la régression de mélanomes et son instillation intravésicale est utilisée dans le traitement des cancers de vessie.

Dans le cas des tumeurs viro-induites, la prévention des infections par des agents potentiellement oncogènes pourrait être réalisée par la vaccination. La vaccination de masse contre le virus B de l'hépatite va certainement faire diminuer l'incidence des hépatocarcinomes. On pourrait envisager de la même façon de vacciner les populations à risque vis-à-vis des papilloma-virus (HPV), de HTLV-1 ou de l'EBV.

IMMUNOTHÉRAPIE PASSIVE

TRAITEMENT PAR LES ANTICORPS

Les premiers essais d'immunothérapie passive par les antisérums polyclonaux se heurtaient à la difficulté d'obtenir des anticorps spécifiques de titre élevé. Cette difficulté était théoriquement résolue par l'utilisation des anticorps monoclonaux, mais peu de progrès ont été réalisés jusqu'à présent. Cela s'explique par le fait qu'à l'exception des idiotypes des cellules T et B sur les lymphomes, on n'a pas encore trouvé d'antigènes exprimés exclusivement sur une tumeur. Néanmoins, certains antigènes sont exprimés en plus grande quantité sur certaines cellules tumorales, ce qui pourrait en principe permettre un traitement par des anticorps. Dans d'autres cas, la destruction des cellules normales portant le même antigène peut être sans conséquence ou bien constituer un risque acceptable. Les anticorps monoclonaux peuvent être utilisés seuls ou bien couplés à des médicaments, des prodrogues, des toxines, des cytokines ou des isotopes (Fig. 17.22). Leur utilisation se heurte cependant à plusieurs difficultés.

1. Les anticorps pénètrent mal dans les grosses masses tumorales. En principe des molécules plus petites qui conservent leurs capacités de liaison à l'antigène, tels que les fragments $(Fab')_2$ ou bien des mini-anticorps formés d'un ou deux fragments Fv (VH/VL) pourraient résoudre cette difficulté. Par ailleurs, il est possible de cibler le traitement vers l'endothélium des vaisseaux sanguins tumoraux.
2. Les anticorps peuvent se fixer sur toutes cellules normales exprimant l'antigène-cible, et de façon non spécifique sur les cellules portant des récepteurs de Fc ou des récepteurs pour les oligosaccharides des Ig. Ces difficultés peuvent être partiellement résolues par modification chimique ou génétique des molécules d'anticorps. Une discrimination plus fine entre cellules tumorales et cellules normales peut être obtenue par des anticorps bispécifiques, dirigés contre deux antigènes différents qui sont associés sur les cellules tumorales mais exprimés de façon séparée sur les cellules normales.
3. Les anticorps sont immunogènes et peuvent induire la production d'anti-anticorps. Même les anticorps chimériques ou humanisés peuvent induire une réponse anti-idiotypique. L'utilisation successive de différents anticorps monoclonaux pourrait résoudre ce problème.

Exemples d'agents modifiant la réponse biologique

catégorie	exemples	effet principal
produits bactériens	BCG, *C. parvum,* muramyl dipeptide, tréhalase dimycolate	activation des macrophages et des NK
molécules de synthèse	copolymère de pyrane MVE, poly I:C pyrimidines	induction d'interféron
cytokines	INFα, IFNβ, IFNγ, IL-2, TNF	activation des macrophages et des NK
hormones	thymosine, thymuline thymopoïétine	modulation de la fonction des cellules T

Fig. 17.21 Ces agents sont utilisés pour accroître les réponses immunitaires. Ils se répartissent en quatre groupes principaux. Schématiquement, les produits bactériens ont des effets d'adjuvant sur les macrophages. Différents polymères synthétiques, nucléotides et polynucléotides, induisent la production et la libération d'interférons. Les cytokines administrées directement agissent sur les macrophages et les cellules NK. Enfin un certain nombre d'hormones, dont les hormones thymiques, peuvent être utilisées pour accroître les fonctions des lymphocytes T. (MVE = divinyl éther d'anhydride maléique).

Traitements par anticorps monoclonaux modifiés

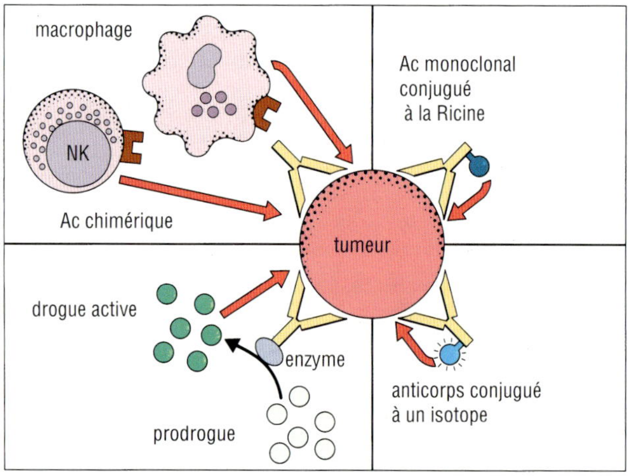

Fig. 17.22 Des anticorps chimériques avec une région Fc humaine réduisent le risque d'immunisation contre l'anticorps monoclonal et permettent de recruter des cellules effectrices. Par ailleurs l'anticorps peut être couplé à des toxines, des isotopes radioactifs, des médicaments cytotoxiques ou des enzymes capables d'activer des prodrogues. Il sert alors de vecteur pour acheminer ces substances vers la tumeur.

Du fait de ces difficultés, qui pourraient être résolues dans l'avenir, les anticorps ne se sont révélés efficaces que lorsqu'ils ont un bon accès aux cellules tumorales comme c'est le cas, par exemple, dans les leucémies et les tumeurs de la cavité péritonéale. Les anticorps monoclonaux ont aussi été utilisés *in vitro,* pour éliminer les cellules tumorales de la moelle osseuse avant greffe autologue (Fig. 17.23).

Elimination des cellules tumorales par purge médullaire

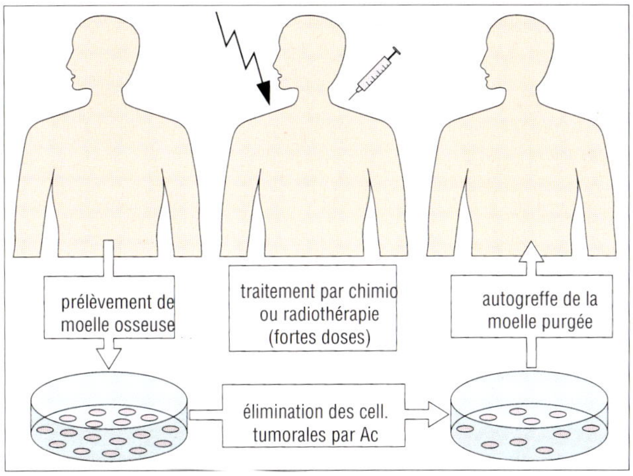

Fig. 17.23 La moelle osseuse est débarrassée des cellules tumorales à l'aide d'anticorps spécifiques et de complément, ou d'anticorps couplés à des toxines ou à des billes magnétiques. La moelle osseuse purgée est congelée pendant que le patient reçoit une chimiothérapie ou une radiothérapie à forte dose. Le malade est ensuite reconstitué par autogreffe de moelle osseuse. Ce traitement donne des résultats encourageants dans certains lymphomes et leucémies résistants au traitement conventionnel.

Thérapie cellulaire ciblée par anticorps

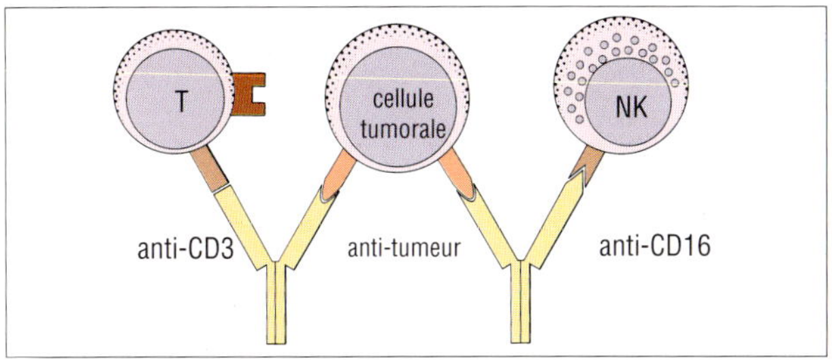

Fig. 17.24 Des anticorps bispécifiques peuvent être construits par couplage chimique de deux anticorps monoclonaux ou bien sécrétés par des quadromes obtenus par fusion de deux hybridomes sécrétant des anticorps différents. L'anticorps bispécifique peut être utilisé pour cibler des cellules effectrices vers un antigène de surface de la tumeur. Les anticorps dirigés contre certaines molécules membranaires des leucocytes (ex: CD3) ont en outre l'avantage de stimuler les lymphocytes T. *In vitro,* cette méthode de ciblage augmente fortement la cytotoxicité spécifique des cellules tumorales.

CELLULES TUEUSES ACTIVÉES PAR LES LYMPHOKINES (LAK)

Les cellules mononucléées du sang périphérique cultivées *in vitro* en présence d'IL-2 deviennent fortement cytotoxiques vis-à-vis d'un ensemble de cibles tumorales qui, pour la plupart, sont résistantes aux cellules NK isolées du sang. Quelques résultats favorables ont été observés dans les premières études chez l'animal et chez l'homme au cours desquelles les cellules LAK étaient réinjectées en association avec l'administration systémique d'IL-2. Cependant, les essais contrôlés ont donné des résultats moins bons et le traitement par de fortes doses d'IL-2 a des effets secondaires importants. Il est vraisemblable que seul un petit nombre de cellules LAK atteignent les tumeurs, ce qui pourrait expliquer les résultats médiocres. Pour pallier à ce problème, on a utilisé des anticorps monoclonaux bispécifiques dont un site est dirigé contre une molécule tumorale et l'autre contre un marqueur de surface des lymphocytes. En principe, de tels anticorps devraient permettre la localisation des cellules LAK dans la tumeur (Fig.17.24). Ces anticorps permettent d'obtenir un gain d'activité *in vitro* mais leur efficacité *in vivo* n'est pas encore démontrée.

LES LYMPHOCYTES INFILTRANT LES TUMEURS (TIL)

Les lymphocytes extraits des tumeurs peuvent être cultivés *in vitro* en présence d'IL-2, puis réinjectés. Dans certains cas, les lymphocytes T cultivés ont une certaine spécificité vis-à-vis de la tumeur dont ils dérivent. Dans les modèles animaux, ces cellules T cytotoxiques spécifiques de la tumeur peuvent entraîner des régressions tumorales spectaculaires. L'efficacité de ces TIL peut être augmentée en leur transfectant des gènes codant pour des cytokines. Cette stratégie thérapeutique est actuellement en cours d'évaluation chez l'homme.

Immunothérapie des tumeurs par administration de cytokines

cytokine	type de tumeur et résultats	mécanismes d'action
IFNα	rémission prolongée de la leucémie à tricholeucocytes	effet cytostatique possible
	faibles effets sur certains carcinomes	↑ CHM classe I, cytostase
IFNγ	inefficace par voie générale, rémission des carcinomatoses péritonéales de l'ovaire	↑ CMH classe I, activation des macrophages et des Tc, cytostase
IL-2	rémission dans les adénocarcinomes rénaux et les mélanoblastomes	activation et prolifération des lymphocytes Tactivation des cellules NK
TNFα	effet favorable sur les ascites malignes	?↑ de l'adhésion cellulaire activation des macrophages et des lymphocytes

Fig. 17.25 La plupart de ces cytokines ont été administrées à fortes doses et l'on connaît mal les mécanismes de leur effet anti-tumoral. *In vitro,* les IFN et le TNFα sont cytotoxiques pour certaines lignées cellulaires tumorales. La plupart des effets *in vivo* sont probablement indirects, du fait de l'induction de production d'autres cytokines (cascade de cytokines). Le traitement par l'IL-2 a provoqué chez certains patients une thyroïdite auto-immune transitoire, démontrant l'action immunologique *in vivo* de cette interleukine.

CYTOKINES

De nombreuses cytokines produites par la technique de l'ADN recombinant ont été utilisées dans le traitement des tumeurs. Celles qui ont été le plus utilisées sont présentées dans la figure 17.25. Jusqu'à présent, les résultats favorables sont peu nombreux, bien que l'IFNα induise des rémissions prolongées de la leucémie à tricholeucocytes et que l'IL-2 puisse induire la régression de certains mélanomes et adénocarcinomes rénaux métastatiques. Des résultats encourageants ont été observés dans le traitement des carcinomatoses péritonéales d'origine ovarienne par l'IFNγ et le TNFα. Cependant, il est possible que les cytokines n'aient pas été utilisées de la façon la plus appropriée. On a souvent administré les plus fortes doses tolérables, comme dans le cas de la chimiothérapie cytotoxique. Des résultats récents dans les cancers de la tête et du cou montrent que des doses plus faibles pourraient être au moins aussi efficaces. A ces doses, les cytokines ont très peu d'effets secondaires.

Plusieurs cytokines sont actuellement utilisées pour améliorer les traitements conventionnels. Les CSF peuvent raccourcir la période d'aplasie après transplantation de moelle osseuse ou chimiothérapie cytotoxique, et l'érythropoïétine peut traiter l'anémie.

[D'autres perspectives d'immunothérapie par induction d'une réponse T cytotoxique spécifique d'antigènes tumoraux peuvent être envisagées. Des antigènes peptidiques apparentés sont exprimés sur environ 40 % des mélanomes et 20 à 30 % d'autres tumeurs humaines ; ils sont codés par onze gènes homologues localisés dans une même région du chromosome X (T. Boon). Ces antigènes sont immunogènes lorsqu'ils sont présentés en association avec des molécules du CMH codées par certains allèles HLA de classe I. D'autres antigènes comme la tyrosinase des mélanocytes pourraient être des candidats pour une thérapie vaccinale (NdT)].

LECTURES COMPLÉMENTAIRES

Balkwill FR. *Cytokines in Cancer Therapy.* Oxford: Oxford University Press, 1989.

Cancer immunotherapy update. *Immunol Today* 1990;**11**:190-200.

De Plaen E, Lurquin C, Van Pel A, *et al.* Tum- variants of mouse mastocytoma P815. Cloning of the gene of tum- antigen 091A and identification of the tum- mutation. *Proc Nat Acad Sci* 1988;**85**:2274-78.

Fanger MW, Segal DM, Romet-Lemonne J-L. Bispecific antibodies and targeted cellular cytotoxicity. *Immunol Today* 1991;**12**:51-54.

Franks LM, Teich N. *Introduction to the cellular and molecular biology of cancer.* Oxford: Oxford University Press, 1991.

Herlyn M, Menrad A, Koprowski H. Structure, function and clinial significance of human tumour antigens. *J Nat Cancer Inst* 1990;**82**:1883-89.

KoprowskiH, Rovera G. Cancer. *Curr Opin Cancer* 1990;**2**:681-xxx

Perussia B. Lymphokine-activated killer cells, natural killer cells and cytokines. *Curr Opin Immunol* 1991;**3**:49-55

Topalian SL, Solomon D, Rosenberg SA. Tumour-specific cytolysis by lymphocytes infiltrating human melanomas. *J Immunol* 1989;**142**:3714-25.

Immunodéficience

Les maladies par déficit immunitaire sont dues à l'absence ou au fonctionnement anormal d'un ou plusieurs des éléments du système immunitaire. Les déficits de l'immunité spécifique correspondent aux anomalies des lymphocytes T et B, les cellules du système immunitaire adaptatif. Les déficits de l'immunité non spécifique correspondent à des anomalies d'éléments tels que le complément ou les cellules phagocytaires qui participent à l'immunité non spécifique. Des déficits immunitaires primitifs sont dus à des défauts intrinsèques des cellules du système immunitaire et sont, pour la plupart, d'origine génétique. Les déficits immunitaires secondaires sont dus à des facteurs extrinsèques tels que les médicaments, l'irradiation, la malnutrition ou l'infection. Ainsi, le SIDA est un déficit immunitaire secondaire consécutif à une infection virale.

Les déficits immunitaires peuvent entraîner une susceptibilité accrue aux infections. Les patients immunodéficients peuvent être schématiquement classés en deux catégories : les malades qui ont des déficits en immunoglobulines (Ig),en protéines du complément ou en phagocytes, sont très susceptibles aux infections récidivantes par les bactéries encapsulées telles que *Haemophilus influenzae, Streptococcus pneumoniae, Staphylococcus aureus,* etc...Ces bactéries sont appelées pyogènes car elles donnent naissance à la formation de pus. A l'autre extrême, les malades ayant des déficits de l'immunité cellulaire, c'est-à-dire des cellules T, sont exposés à des infections envahissantes, souvent mortelles, dues à des microorganismes ubiquitaires de l'environnement vis-à-vis desquels les sujets normaux développent rapidement un état de résistance ; on les appelle pour cette raison infections opportunistes. Les microorganismes opportunistes comprennent entre autres les levures et des virus banaux comme la variole (et la plupart des parasites intracellulaires ; NdT).

Déficits primitifs de la lignée B

agammaglobulinémie liée à l'X
déficit en IgA
déficit en sous-classes d'IgG
déficit immunitaire avec hyper-IgM
hypogammaglobulinémie d'expression variable
hypogammaglobulinémie transitoire du nourrisson

Fig. 18.1 L'éventail de ces déficits s'étend d'un retard de la différenciation B conduisant à la synthèse d'Ig, en passant par les déficits portant sur un seul isotype, à l'agammaglobulinémie liée à l'X où les garçons atteints n'ont ni lymphocytes B ni Ig sériques.

DÉFICITS DES CELLULES B

Les malades ayant des déficits des fonctions des cellules B (Fig. 18.1) ont des infections récurrentes à pyogènes telles que des pneumonies, des otites et des sinusites. En l'absence d'un traitement efficace, ils développent des bronchopneumopathies obstructives sévères (dilatations des bronches), avec pneumonies récidivantes, qui détruisent les voies respiratoires.

AGAMMAGLOBULINÉMIE LIÉE À L'X (X-LA)

Le prototype des déficits de la lignée B est l'agammaglobulinémie liée à l'X. Ce déficit immunitaire, découvert en 1952, fut le premier à être analysé en détail. Les garçons affectés n'ont pas de cellules B dans leur sang et leurs tissus lymphoïdes ; de ce fait, leurs ganglions lymphatiques sont très petits et leurs amygdales absentes. Leur sérum ne contient pas d'IgA, d'IgM, d'IgD et d'IgE et seulement de petites quantités d'IgG (moins de 1 g/L).Pendant les six à douze premiers mois de la vie, ils sont protégés des infections par les IgG maternelles qui ont traversé le placenta. Au moment où cet apport d'IgG s'épuise, ces garçons développent des infections récurrentes à pyogènes. Ils demeurent en bonne santé s'ils reçoivent des perfusions intraveineuses de gammaglobulines.

Le gène de X-LA est situé sur le bras long du chromosome X (Fig.18.2). Plusieurs autres gènes de déficit immunitaire sont lo-calisés sur ce chromosome, ce qui facilite le dia-gnostic anténatal. Sauf dans le cas de la maladie

Les déficits immunitaires liés à l'X

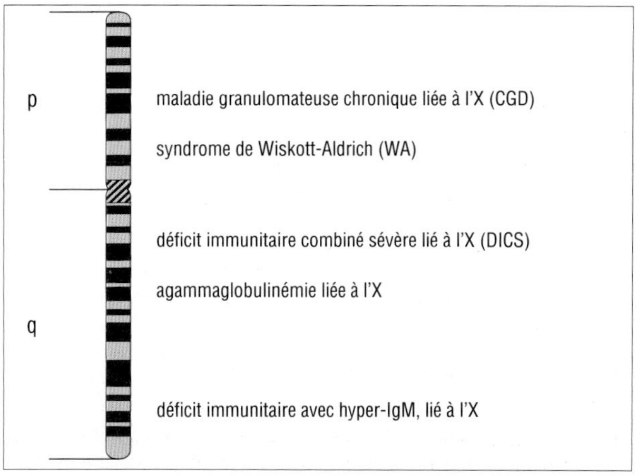

Fig. 18.2 Les gènes de nombreux déficits immunitaires primitifs sont localisés sur le bras long du chromosome X. Sauf dans le cas de la maladie granulomateuse chronique (CGD), on ne connaît pas précisément les protéines correspondantes ni le mécanisme de ces déficits immunitaires (Adapté d'après Schwaber J., Rosen F.S. *Immunodeficiency Rev.* 1990: **2**; 235).

granulomateuse chronique (voir ci-dessous), on ne connaît pas les produits de ces différents locus ni les mécanismes conduisant au déficit immunitaire, mais l'isolement de ces différents gènes progresse très rapidement. Dans l'agammaglobulinémie liée au l'X, la moelle osseuse contient des cellules pré-B en nombre normal, mais, pour une raison inconnue, celles-ci ne peuvent pas se différencier en cellules B (Fig.18.3).

DÉFICIT EN IgA ET DÉFICIT EN SOUS-CLASSES D'IgG

Le déficit en IgA est le plus fréquent des déficits immunitaires. Il affecte une personne parmi 700 dans la race blanche mais il est beaucoup plus rare dans les autres groupes ethniques. Les sujets porteurs d'un déficit en IgA sont exposés aux maladies par complexes immuns (hypersensibilité de type II). Environ 20 % des sujets déficients en IgA ont une absence d'IgG2 et d'IgG4 et sont, de ce fait, très susceptibles aux infections à pyogènes. Chez l'homme, la plupart des anticorps contre les antigènes capsulaires des bactéries pyogènes appartiennent à la sous-classe IgG2. Un déficit en IgG2 isolé suffit donc à induire des infections récidivantes à pyogènes. Pour des raisons encore obscures, les sujets ayant un déficit en IgG3 sont, eux aussi, susceptibles aux infections récurrentes. Ces déficits en classes et sous-classes d'Ig sont dus à une défaillance de la différenciation terminale des cellules B (voir Fig. 18.3).

DÉFICIT IMMUNITAIRE AVEC AUGMENTATION DES IgM

Un déficit immunitaire particulier s'observe chez des patients qui ne produisent pas d'IgG ou d'IgA mais qui synthétisent des quantités élevées d'IgM polyclonales (plus de 2 g/L). Ces malades présentent des infections récurrentes à pyogènes et doivent être traités par les gammaglobulines intraveineuses (i.v.). Ils ont tendance à produire des autoanticorps IgM dirigés contre les neutrophiles, les plaquettes et d'autres éléments figurés du sang ainsi que contre divers antigènes tissulaires, de sorte qu'ils présentent à la fois des signes de maladies auto-immunes et de déficit immunitaire. Différents tissus en

Maturation des lymphocytes B dans les déficits immunitaires liés à l'X

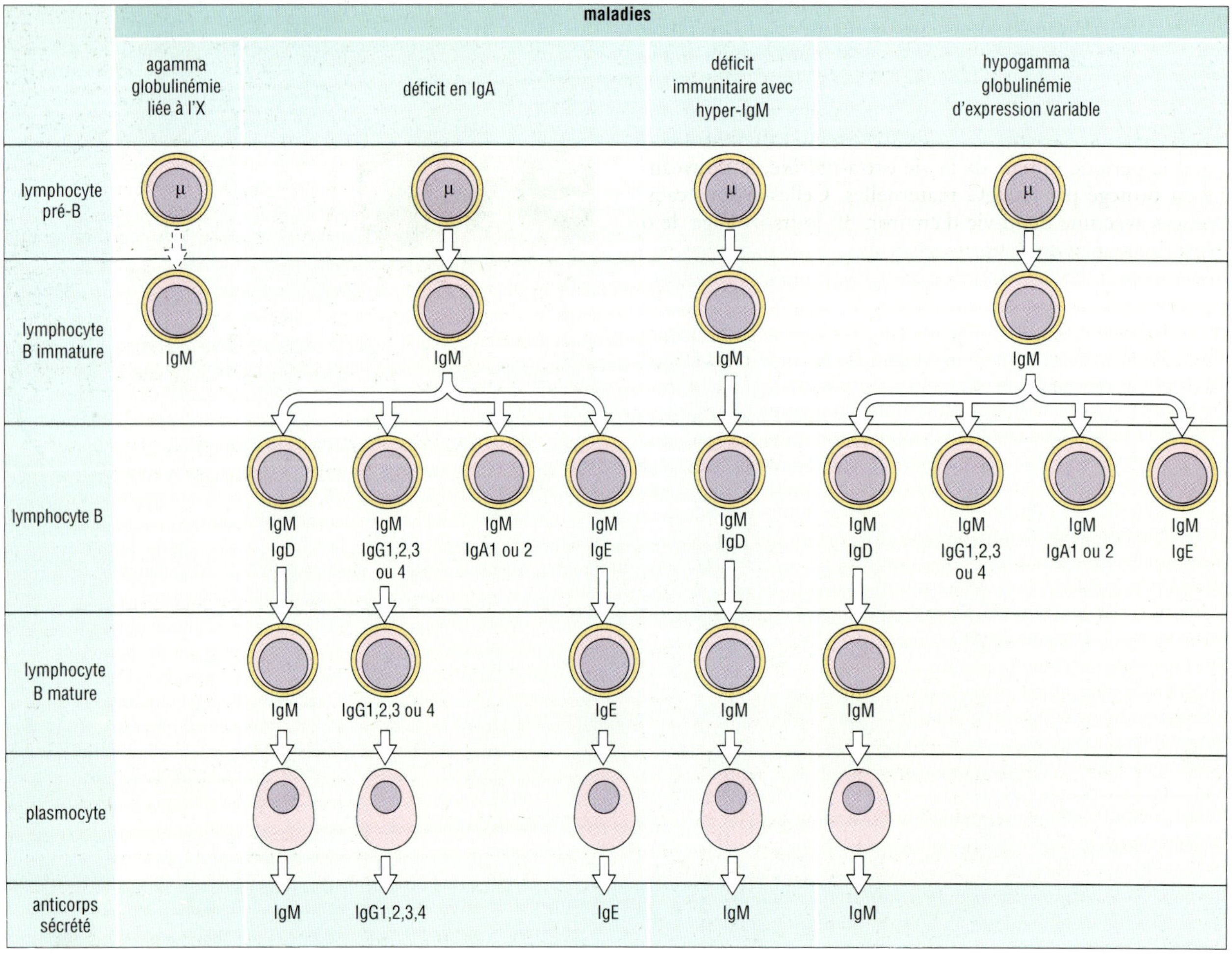

Fig. 18.3 Dans les agammaglobulinémies liées à l'X, les garçons atteints n'ont pas de lymphocytes B et pas d'Ig à l'exception des IgG maternelles. Dans les déficits en IgA, les lymphocytes B à IgA membranaires et, dans certains cas aussi, les lymphocytes à IgG2 et IgG4 membranaires, ne peuvent se différencier en plasmocytes. L'immunodéficience avec augmentation des IgM est caractérisée par l'absence d'IgG et d'IgA. Dans l'hypogammaglobulinémie d'expression variable, les lymphocytes B de la plupart des isotypes ne se différencient pas en plasmocytes.

particulier le tractus gastro-intestinal, sont infiltrés par des cellules sécrétrices d'IgM (Fig. 18.4). Ces déficits sont caractérisés par différentes mutations ponctuelles dans l'extrémité C-terminale du ligand de CD40 (NdT).

HYPOGAMMAGLOBULINÉMIE D'EXPRESSION VARIABLE (CVID)

L'hypogammaglobulinémie d'expression variable (CVID : "Common Variable Immunodeficiency") se manifeste cliniquement dans la deuxième ou troisième décennie de la vie ou plus tard. Les hommes et les femmes sont également atteints et l'étiologie de cette agammaglobulinémie est habituellement inconnue. Dans certains cas, elle apparaît après une infection par le virus d'Epstein-Barr (EBV), agent de la mononucléose infectieuse. Comme les malades atteints d'agammaglobulinémie liée à l'X, les patients atteints de CVID sont susceptibles aux infections à pyogènes et au protozoaire intestinal *Giardia lamblia* à l'origine de diarrhées sévères (Fig. 18.15). La plupart (80 %) des malades atteints de CVID ont des cellules B en nombre variable, avec différents déficits fonctionnels, les uns intrinsèques aux cellules B, les autres parfois secondaires à une anomalie des cellules T. Ces malades doivent être traités par les gammaglobulines i.v. pour assurer leur protection contre les infections récurrentes à pyogènes. Plusieurs d'entre eux présentent pour des raisons inconnues des maladies auto-immunes, en particulier des anémies de Biermer. Ce déficit n'est pas héréditaire, mais il est habituellement associé avec l'haplotype HLA-B8-DR3 du CMH.

HYPOGAMMAGLOBULINÉMIE TRANSITOIRE DU NOUVEAU-NÉ

Dans la période initiale de la vie extra-utérine, le nouveau-né est protégé par les IgG maternelles. Celles-ci sont catabolisées avec une demi-vie d'environ 30 jours. A l'âge de 6 mois, les nourrissons normaux commencent à synthétiser des anticorps, bien que leur réponse vis-à-vis des polysaccharides des bactéries encapsulées n'apparaisse pas avant la deuxième année de la vie ou même plus tard. Chez certains nourrissons, le début de la synthèse d'IgG est retardé jusqu'à un âge qui peut aller jusqu'à 36 mois, et ces nourrissons sont très sensibles aux infections à pyogènes. Les cellules B de ces nourrissons sont normales, mais la fonction des cellules TH $CD4^+$ est transitoirement défaillante.

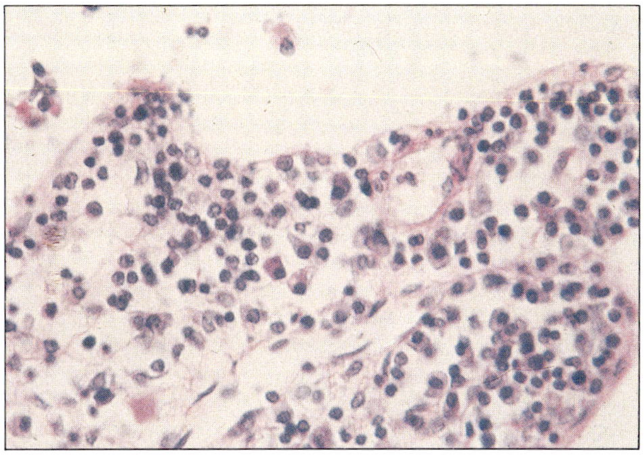

Fig. 18.4 Vésicule biliaire d'un patient atteint d'immunodéficience avec augmentation des IgM. La sous-muqueuse est colonisée par des cellules au noyau excentré et au cytoplasme coloré en rose. Les cellules produisent et sécrètent des IgM.

DÉFICIT DES CELLULES T

Les principaux déficits immunitaires portant sur la lignée T sont représentés dans la figure 18.6. Les patients n'ayant pas de cellules T, ou des cellules T fonctionnellement anormales, sont exposés aux infections opportunistes. Comme la fonction des cellules B chez l'homme est dépendante des cellules T, les déficits T s'accompagnent de déficits en anticorps. Il s'agit donc de déficits immunitaires combinés portant à la fois sur l'immunité humorale et l'immunité cellulaire.

DÉFICIT IMMUNITAIRE COMBINÉ SÉVÈRE (SCID)

Le déficit héréditaire le plus sévère de l'immunité cellulaire est celui des enfants atteints de déficit immunitaire combiné sévère (SCID). Ces enfants présentent très tôt dans la vie des infections récidivantes, notamment des diarrhées dues aux rotavirus ou aux bactéries intestinales, des pneumopathies dues au protozoaire *Pneumocystis carinii*, des

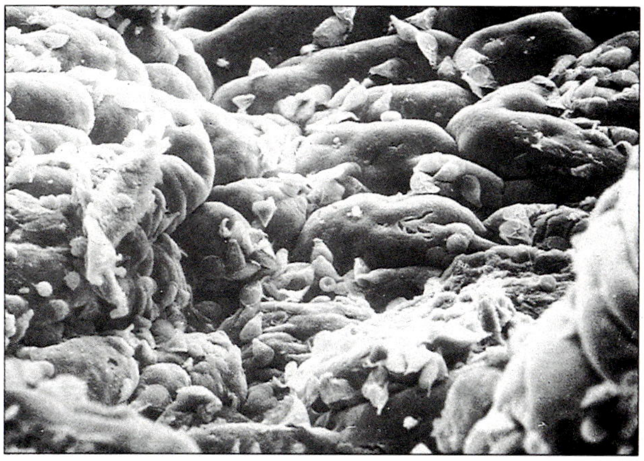

Fig. 18.5 ***Giardia lamblia.*** La muqueuse jéjunale de ce patient atteint d'hypogammaglobulinémie d'expression variable est infiltrée d'un grand nombre de lamblias.

Déficit primitif des lymphocytes T

déficit immunitaire combiné sévère
déficit en désaminase de l'adénosine
déficit en phosphorylase des nucléosides puriniques (PNP)
déficit d'expression des molécules de classe II du CMH
syndrome de DiGeorge
ataxie-télangiectasie héréditaire
syndrome de Wiskott-Aldrich

Fig. 18.6 Les déficits des lymphocytes T peuvent être dus à de nombreuses causes comme par exemple l'absence de lymphocytes, des déficits enzymatiques, ou des défauts d'expression des molécules du CMH. Ces maladies sont caractérisées par un déficit des fonctions normalement assurées par les lymphocytes T, accompagné souvent d'un déficit humoral secondaire.

infections de la cavité buccale et de la peau par la levure *Candida albicans* (Fig.18.7). S'ils sont vaccinés par des microorganismes vivants comme le virus de la vaccine ou le bacille de Calmette et Guérin, ils meurent d'infections progressives par ces microorganismes bénins. Ce type de déficit est incompatible avec la vie et les nourrissons atteints meurent en général au cours des deux premières années de la vie s'ils ne sont pas traités par greffe de moelle osseuse. Dans ce cas, il apparaît une chimère lymphoïde qui permet une survie normale.

Les nourrissons atteints de SCID ont très peu de lymphocytes dans leur sang et leurs tissus lymphoïdes. Le thymus a une apparence foetale (Fig.18.8). Ce thymus contient des cellules stromales dérivées des 3è et 4è poches pharyngées, mais les lymphocytes, qui normalement colonisent le thymus à partir de la 6è semaine de grossesse, sont absents.

Les SCID sont plus fréquents chez les garçons que chez les filles (3:1). Ceci est du au fait que plus de 50 % des cas sont contrôlés par un gène unique du chromosome X. Les autres cas sont sous le contrôle de gènes récessifs portés par d'autres chromosomes ; la moitié correspond à un déficit génétique en adénosine déaminase (ADA) ou en phosphorylase des nucléosides puriniques (PNP). Le déficit de ces enzymes de dégradation des purines entraîne une accumulation de métabolites toxiques pour les cellules souches lymphoïdes, notamment le dATP et le dGTP (Fig. 18.9). Ces métabolites inhibent l'enzyme ribonucléotide réductase qui est nécessaire pour la synthèse d'ADN et, par conséquent, pour la multiplication cellulaire. L'ADA et la PNP se trouvent dans toutes les cellules mais les cellules lymphoïdes ont un déficit relatif en 5'-nucléotidase ; cette enzyme compense dans les autres cellules le déficit en ADA et en PNP, en empêchant l'accumulation de dAMP et de dGMP. Deux cas de déficits en chaîne γ ou ε de la molécule CD3 ont été récemment décrits, chacun dû à l'association des deux mutations (NdT).

Le meilleur traitement du SCID est une greffe de moelle osseuse à partir d'un donneur HLA-identique, habituellement un germain en bonne santé. Environ 40 % des malades n'ont pas de frère ou soeur HLA-identiques ; dans ces cas, des greffes de parents semi-identiques (ou de donneurs non apparentés phénotypiquement identiques, NdT) ont été réalisées avec succès. Récemment, un vecteur rétroviral dans lequel on avait inséré le gène de l'ADA a été utilisé pour transfecter les cellules-souches d'enfants atteints de déficit en ADA. Cela constitue le premier succès de "thérapie génique".

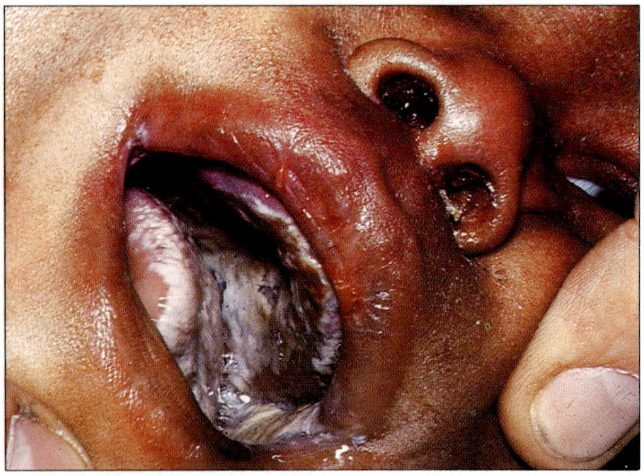

Fig. 18.7 *Candida albicans* dans la cavité buccale d'un patient atteint de déficit immunitaire combiné sévère. Ce microorganisme prolifère dans la bouche et sur la peau des patients atteints de déficit immunitaire combiné sévère.

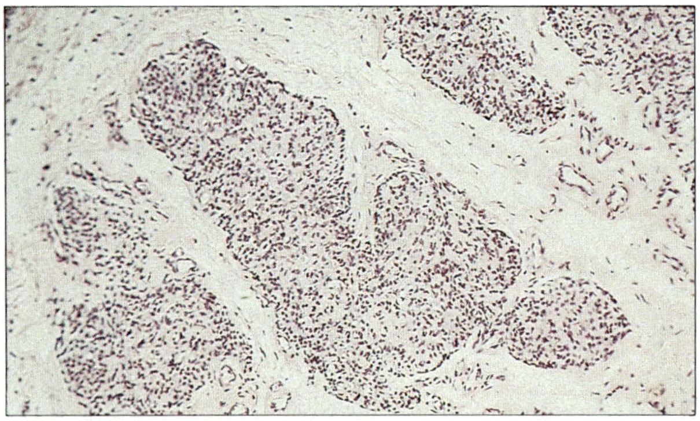

Fig. 18.8 Thymus d'un patient atteint de déficit immunitaire combiné sévère. Le stroma thymique n'a pas été colonisé par les cellules lymphoïdes et il n'y a pas de corpuscule de Hassal. La glande a une apparence foetale.

Déficit en ADA et PNP

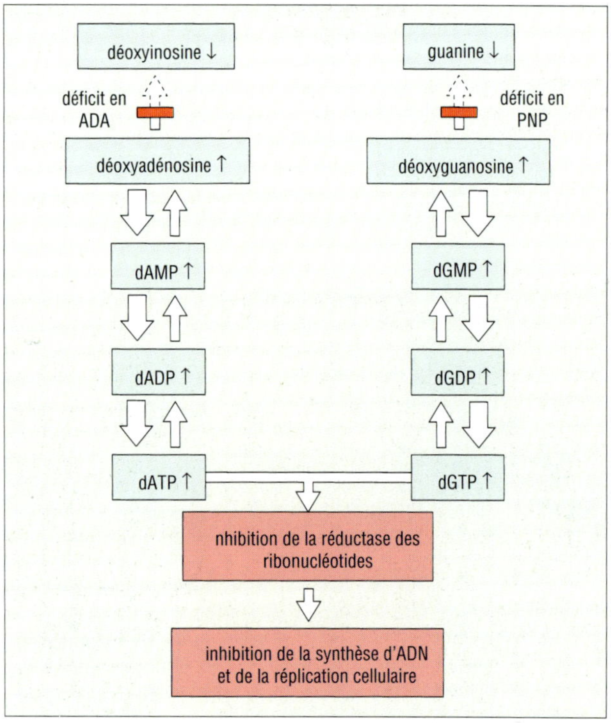

Fig. 18.9 Les déficits en adénosine-D-aminase et en phosphorylase des nucléosides puriniques s'accompagneraient d'accumulation de d-ATP, et de d-GTP, respectivement. Ces métabolites sont des inhibiteurs puissants de la réductase du ribonucléotide, enzyme indispensable à la synthèse d'ADN.

DÉFICIT D'EXPRESSION DES MOLÉCULES DE CLASSE II DU CMH

Le déficit d'expression des molécules de classe II du CMH par les cellules présentatrices d'antigène (macrophages et cellules B), est hérité sur le mode autosomal récessif et n'est pas lié au CMH sur le bras court du chromosome 6. Les enfants atteints ont des infections récurrentes, particulièrement du tractus digestif. Comme le développement des cellules T $CD4^+$ dépend d'une sélection positive par les molécules de classe II du CMH dans le thymus, les enfants déficients en molécules de classe II du CMH ont un déficit des cellules T $CD4^+$. Cela entraîne un déficit secondaire en anticorps.

Le déficit d'expression des molécules de classe II résulte d'un défaut de protéines promotrices qui se lient à des éléments régulateurs localisés dans la région 5' non traduite des gènes de classe II.

LE SYNDROME DE DiGEORGE

Comme cela a été signalé précédemment, l'épithélium thymique est dérivé des 3è et 4è poches pharyngées et se développe au cours de la 6è semaine de gestation. Ce bourgeon endodermique est ensuite envahi par des cellules souches lymphoïdes à partir desquelles se développent les cellules T. Les glandes parathyroïdes se développent à partir de la même ébauche embryonnaire. Un déficit congénital atteignant les organes dérivés des 3è et 4è poches pharyngées constitue le syndrome de DiGeorge. Les enfants atteints ont une morphologie faciale particulière ; leurs yeux sont écartés (hypertélorisme), l'implantation des oreilles est basse et le sillon naso-labial sur la lèvre supérieure est raccourci. Ces enfants ont aussi des malformations congénitales du coeur et de la crosse aortique. Ils ont à la naissance une tétanie hypocalcémique due à l'hypoplasie des parathyroïdes. Le déficit en cellules T est variable en fonction du niveau d'atteinte du thymus.

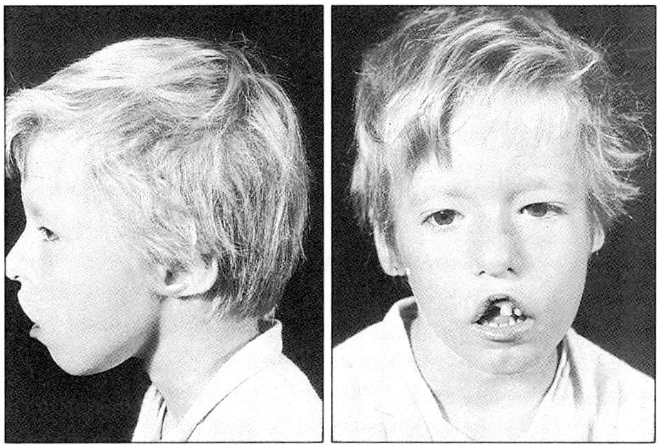

Fig. 18.10 Syndrome de DiGeorge. Noter l'écartement des yeux, la forme particulière des oreilles et de la lèvre supérieure.

L'ATAXIE-TÉLANGIECTASIE HÉRÉDITAIRE (AT)

L'AT est transmise selon le mode autosomique récessif. Les sujets atteints développent une ataxie cérébelleuse vers l'âge de 18 mois. Des télangiectasies apparaissent sur les yeux vers l'âge de 6 ans. L'AT s'accompagne d'un déficit très variable des cellules T. Environ 70 % des malades ont un déficit en IgA, et certains d'entre eux un déficit en IgG2 et IgG4. Ils présentent des infections sévères des sinus et du poumon. Leurs cellules ont souvent des cassures chromosomiques en particulier dans le chromosome 7 et le chromosome 14, dans les régions des gènes des chaînes des récepteurs T et des gènes des chaînes lourdes d'Ig. Les cellules de ces malades, et les malades eux-mêmes, sont très susceptibles aux radiations ionisantes. Ils seraient porteurs d'un déficit de réparation de l'ADN de nature encore inconnue.

LE SYNDROME DE WISKOTT-ALDRICH (WA)

Le syndrome de WA est un déficit immunitaire lié à l'X. Les garçons affectés ont une thrombopénie et des anomalies plaquettaires. Ils présentent un eczéma sévère et des infec-

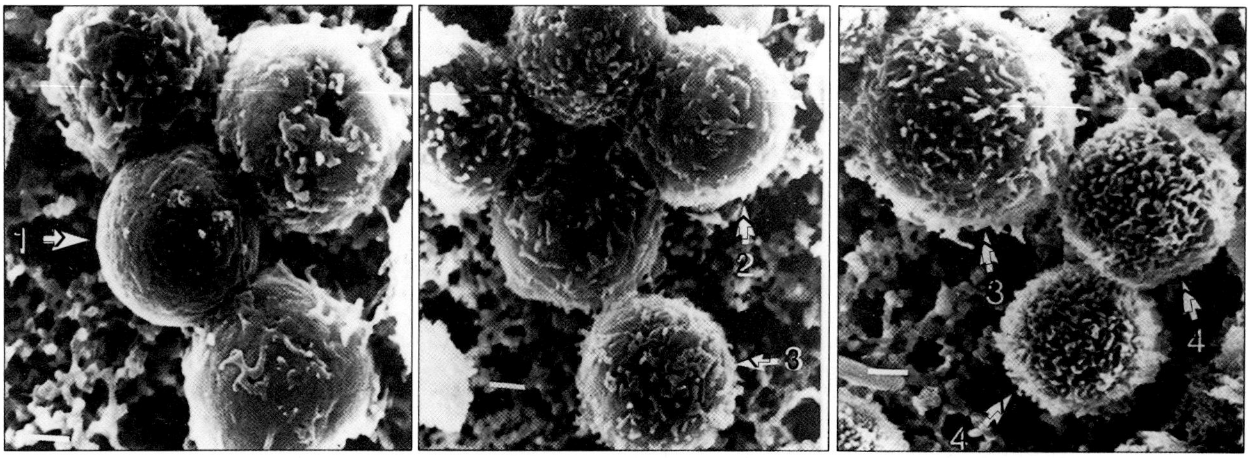

Fig. 18.11 Photographie en microscopie électronique à balayage de lymphocytes dans le syndrome de Wiskott-Aldrich (WA). Les lymphocytes sanguins de ces malades (1 et 2) ont moins de microvillosités de surface que les lymphocytes normaux (3 et 4). (Document du Dr. D. Kenney, d'après Remold-O'Donnel E, Rosen FS. *Immunodeficiency Rev.* **2**: 167, avec autorisation).

tions opportunistes. Leur sérum contient des taux élevés d'IgA et d'IgE, des taux normaux d'IgG et diminués d'IgM. Leurs cellules T ont des anomalies fonctionnelles qui s'accentuent avec le temps, et leur aspect en microscopie électronique à balayage est anormal : ils ont moins de digitations membranaires que les cellules T normales (Fig. 18.11). Les sialoglycoprotéines des membranes des plaquettes et des cellules T présentent des anomalies dont l'origine est encore inconnue.

Représentation schématique du VIH.

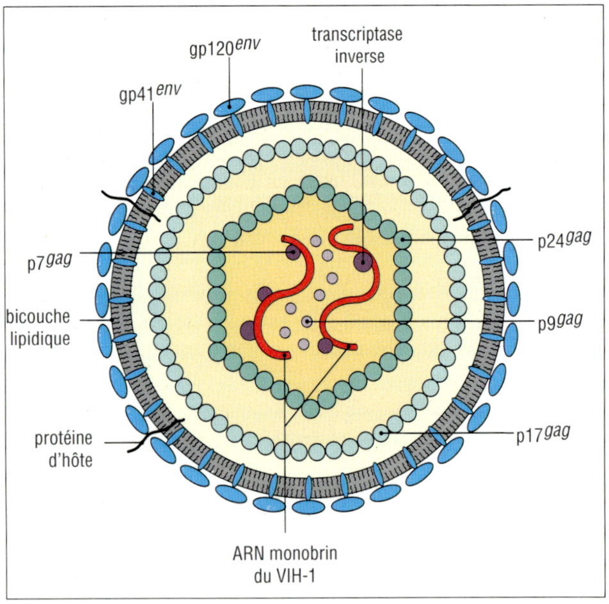

Fig. 18.12 Il existe deux protéines d'enveloppe (*env*) ; deux autres protéines forment la capside (*gag*) ; la région centrale, qui contient les deux brins d'ARN génomique, inclut aussi deux protéines (*gag*). Cette région contient aussi la transcriptase inverse, une ADN polymérase qui utilise l'ARN comme matrice. (Adapté d'après Greene WC. *New Engl J Med* 1990: **324**; 309).

Cycle du VIH-1

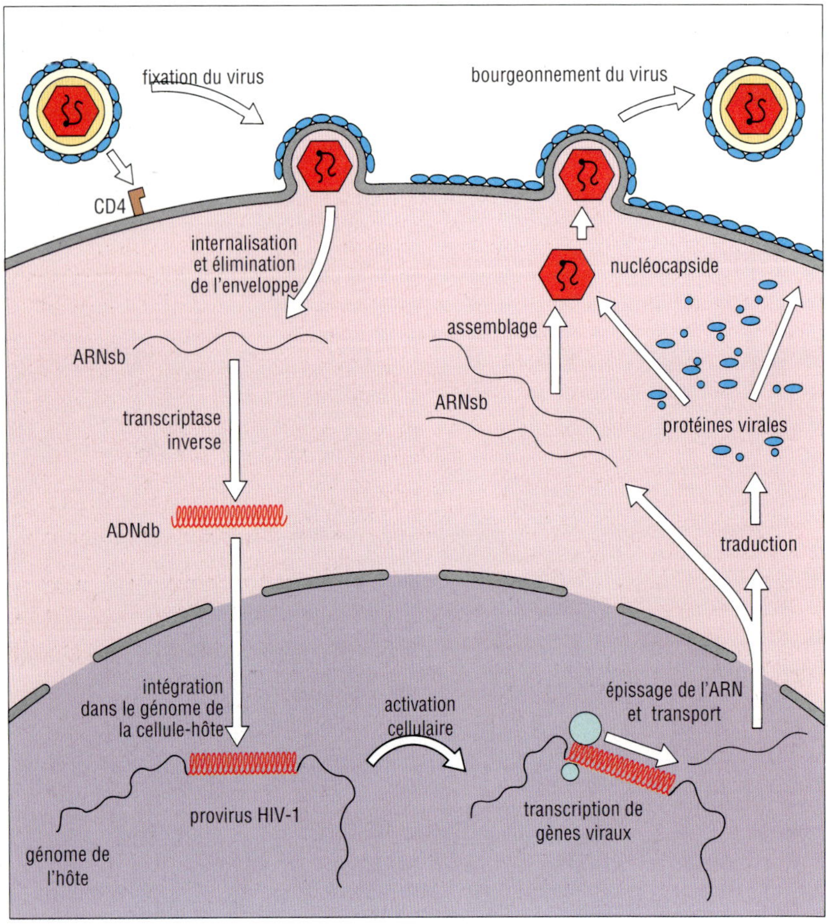

Fig. 18.13 Après interaction de gp120*env* avec la molécule membranaire CD4, la fusion membranaire par l'intermédiaire de gp41 permet la pénétration de VIH-1 dans la cellule. Après libération de l'enveloppe, la transcription inverse de l'ARN viral commence, aboutissant à la production d'ADN double brin à partir du génome viral. L'intégrase de VIH-1 permet l'insertion de cet ADN viral dans le génome de la cellule-hôte, aboutissant à la formation d'un provirus VIH-1. L'expression du gène VIH-1 est sous la dépendance de facteurs transcriptionnels de l'hôte, inductibles ou constitutifs, qui se fixent à des éléments régulateurs des séquences LTR. La stimulation déclenche la production séquentielle de différents ARNm viraux. Les premiers, d'environ 2,0 kb, codent pour les protéines régulatrices Tat, Rev et Nef. Ultérieurement, les protéines de structure du virus sont synthétisées, ce qui permet l'assemblage des virions. Les virions libres, produits par bourgeonnement de la membrane de la cellule-hôte, peuvent alors infecter une autre cellule et initier un nouveau cycle de réplication. (Adapté d'après Greene WC, *New Engl J Med* 1990: **324;** 309).

DÉFICITS IMMUNITAIRES SECONDAIRES

Les déficits immunitaires secondaires sont provoqués par des causes extrinsèques. Par exemple, la plupart des médicaments utilisés dans la chimiothérapie des cancers sont cytotoxiques pour les cellules T. La malnutrition protéique est probablement la principale cause de déficits immunitaires chez les enfants dans le monde ; elle entraîne un profond déficit des cellules T et une susceptibilité aux infections opportunistes. La perte d'Ig au niveau de l'intestin dans les maladies inflammatoires de l'intestin peut provoquer un déficit de l'immunité humorale. Les brûlures étendues peuvent aussi entraîner une perte importante d'Ig à travers la peau endommagée. Différentes infections peuvent provoquer un déficit immunitaire en atteignant les cellules du système immunitaire comme c'est le cas dans le SIDA.

LE SYNDROME D'IMMUNODÉFICIENCE ACQUISE (SIDA)

Le SIDA est dû à l'infection par le virus de l'immunodéficience humaine VIH. Ce virus peut être transmis par contacts sexuels, ou de la mère à l'enfant à travers le placenta (ou lors de l'accouchement ou de l'allaitement ; NdT), ou par transfusions sanguines, ou par injections de produits sanguins. Il n'y a pas d'autres modes de transmission prouvés actuellement. L'exposition au VIH par l'une de ces voies peut ou non, provoquer une infection.

Quand un sujet est infecté pour la première fois par le VIH, il ou elle peut présenter une maladie transitoire caractérisée par de la fièvre, des adénomégalies, un rash cutané et une méningite. Ceci survient chez environ 15 % des sujets infectés. Les autres sont asymptômatiques au stade de la primo-infection. Au fil des années, un sujet infecté par le VIH peut présenter une hypertrophie ganglionnaire appelée lymphadénopathie généralisée progressive. Certains de ces patients peuvent alors retourner à un état asymptomatique, mais d'autres, comme les sujets asymptômatiques eux-mêmes, peuvent évoluer vers un syndrome initialement appelé "ARC" ("AIDS-related complex") caractérisé par de la fièvre, des sueurs nocturnes, une perte de poids et des infections banales telles qu'une candidose pharyngée (muguet). Ces malades vont évoluer vers le SIDA confirmé et présenter des infections opportunistes sévères ou l'une des tumeurs malignes particulières associées au SIDA.

Les tumeurs les plus fréquemment observées chez les malades atteints de SIDA sont le sarcome de Kaposi, une tumeur des cellules endothéliales qui donne naissance à des indurations pourpres de la peau, et le lymphome de Burkitt, qui apparaît à la suite d'une transformation maligne de cellules B. A chaque étape de l'infection par le VIH, les malades peuvent présenter une thrombocytopénie ou des maladies du système nerveux conduisant à la démence ou à la paralysie.

Une structure schématique du VIH est représentée dans la figure 18.12. Son enveloppe contient deux glycoprotéines associées, gp120 et gp41, clivées à partir d'un précurseur commun, gp160. La protéine gp120 se lie à la molécule CD4, le virus pénètrant dans les cellules qui expriment cette protéine à leur surface : les cellules T $CD4^+$, des cellules de la lignée monocytes/macrophages telles que des cellules dendritiques des tissus lymphoïdes et de la peau (cellules de Langerhans), ainsi que la microglie dans le système nerveux central.

La nucléocapside du VIH contient 4 protéines : p24, p17, p9 et p7. Ces 4 protéines sont clivées à partir d'un précurseur de 53 kDa (p53) codé par le gène *gag* du virus. Les individus infectés par le VIH produisent des anticorps contre gp120, gp41 et surtout contre les protéines *gag* en particulier p24. Du fait des difficultés pour isoler le virus lui-même, l'infection est définie par la présence dans le sérum d'anticorps contre l'une ou l'autre de ces protéines. L'apparition de ces anticorps, appelée séroconversion, nécessite un délai qui peut s'étendre jusqu'à trois mois après l'infection initiale.

Le cycle du virus est représenté dans la figure 18.13. Après avoir pénétré dans la cellule, le VIH perd son enveloppe et une copie d'ADN mono-brin de l'ARN viral est produite grâce à la transcriptase inverse du VIH. Finalement, une copie complémentaire de cet ADN est produite pour donner un ADN double-brin, réplique du génome viral. Celui-ci est incorporé dans le génome de la cellule-hôte sous forme de provirus. Une copie d'ADN de l'ARN viral peut rester latente pendant des mois ou des années au sein de la cellule-hôte. Des particules infectieuses virales sont ensuite produites, notamment lorsqu'une cellule T infectée est activée. Peu après la primo-infection, une cellule T sur 100 peut contenir le VIH. Les mécanismes de défense de l'hôte diminuent initialement la charge virale, mais le virus finit par prendre le dessus et infecte progressivement de plus en plus de lymphocytes T. La numération de cellules $CD4^+$ dans le sang du malade est le meilleur indicateur de la progression de la maladie. Lorsque le nombre absolu de cellules T $CD4^+$ diminue au dessous de 600/µL, le malade commence à présenter un déficit de l'immunité à médiation cellulaire : les infections opportunistes apparaîssent (Fig. 18.14). Dans les phases initiales de l'infection, il y a une activation polyclonale des cellules B et le sérum contient une grande quantité d'IgG, IgM et IgA. Dans les stades tardifs du SIDA, le taux d'Ig sériques diminue de façon importante, les titres d'anticorps anti-gp120 et anti-p24 diminuant parallèlement.

Les seuls traitements efficaces de l'infection par le VIH connus à ce jour sont les didéoxynucléosides, notamment l'azidothymidine ou zidovudine. Ces médicaments inhibent la transcriptase inverse du VIH et diminuent ainsi la production de copies d'ADN du virus.

Principales infections opportunistes

Pneumocystis carinii
Candida albicans
Mycobacterium avium-intracellulare
Toxoplasma gondii
Cryptosporidium spp.
Herpes simplex génital et anal

Fig. 18.14 Exemples choisis parmi les très nombreux microorganismes qui peuvent se développer chez l'hôte immunodéprimé, en particulier lors du SIDA. Le risque d'infection opportuniste est d'autant plus élevé que le nombre de lymphocytes T $CD4^+$ du sang est plus bas.

DÉFICITS EN PROTÉINES DU COMPLÉMENT

Les protéines du système du complément et leurs interactions sont décrites dans le chapitre 12. Des déficits génétiques de la plupart des composants du système du complément ont été décrits chez l'homme (Fig. 18.15). L'étude de ces déficits permet de comprendre les fonctions physiologiques du système du complément. Les déficits des composants de la voie classique, C1q, C1r et C1s, C4 ou C2, favorisent le développement de maladies à complexes immuns telles que le lupus érythémateux disséminé. Cela s'accorde avec la fonction bien connue de la voie classique dans la dissociation des complexes immuns. Les déficits en C3, facteur H ou facteur I, s'accompagnent d'une susceptibilité accrue aux infections à pyogènes, en accord avec le rôle important de C3 dans l'opsonisation des bactéries pyogéniques. Les déficits des composants terminaux, C5, C6, C7, C8, ainsi que ceux de la voie alterne, facteur D et properdine, entraînent une susceptibilité tout à fait remarquable aux infections par les espèces pathogènes du genre *Neisseria* : *N. gonorrheae* et *N. meningitidis*. Ceci démontre très clairement l'importance de la voie alterne et du complexe d'attaque membranaire dans la lyse de ces bactéries. Tous ces déficits des composants du complément sont hérités comme des caractères autosomiques récessifs, sauf le déficit en properdine, qui est lié à l'X, et le déficit en inhibiteur de C1, qui est hérité sur le mode autosomique dominant.

Déficits congénitaux du complément chez l'homme

groupe	type	déficit	hérédité		
			AR	AD	XL
I	maladies à complexes immuns	C1q	•		
		C1 ou C1r et C1s	•		
		C2	•		
		C4	•		
II	oedème angioneurotique	inhibiteur de C1		•	
III	infections récurrentes à pyogènes	C3	•		
		facteur H	•		
		facteur I	•		
IV	infections récurrentes à Neisseria	C5	•		
		C6	•		
		C7	•		
		C8	•		
		properdine			•
		facteur D	?	?	?
V	asymptomatique	C9	•		

Fig. 18.15 Déficits congénitaux du complément chez l'homme. AR: autosomal recessif ; AD: autosomal dominant ; XL : récessif lié à l'X.

Oedème angioneurotique héréditaire (OAH)

Le plus important déficit du système du complément en clinique est celui de l'inhibiteur de C1. Cette molécule entraîne la dissociation du C1 activé, en se liant à $C1r_2$, $C1s_2$. Ce déficit entraîne l'OAH (Fig. 18.16), maladie transmise sur le mode autosomique dominant. Les patients atteints d'OAH ont des crises répétées, caractérisées par des tumescences de différentes parties du corps (angio-oedèmes). Quand l'oedème atteint l'intestin, il s'accompagne de douleurs abdominales violentes et de vomissements. Quand il atteint les voies aériennes supérieures, il existe un risque mortel d'asphyxie par oedème laryngé, ce qui nécessite la mise en route d'un traitement d'urgence.

L'inhibiteur de C1 n'inhibe pas seulement la voie classique du complément, mais aussi d'autres éléments des systèmes des kinines, de la plasmine et de la coagulation. L'oedème est provoqué par deux peptides produits par l'activation non contrôlée du complément et des systèmes de contact : un peptide appelé C2 kinine, produit par l'activation de C2, et la bradykinine, produite par l'activation du système de contact (Fig. 18.17). Ces peptides agissent sur les veinules post-capillaires, en provoquant la contraction des cellules endothéliales et l'ouverture de déhiscences à l'origine de la fuite plasmatique (Fig. 18.18).

Il existe deux types d'anomalies génétiques à l'origine des OAH. Dans le type I, le gène de l'inhibiteur de C1 est déficient et n'est pas transcrit. Dans le type II, il existe des mutations ponctuelles du gène de l'inhibiteur de C1, de sorte que des molécules anormales sont synthétisées. Cette distinction est importante à connaître parce que le diagnostic du déficit de type II ne peut pas être fait par le dosage de l'inhibiteur de C1 dans le sérum. Il est essentiel de mesurer le taux sérique de C4 qui est toujours diminué quel que soit le type d'OAH, du fait de son catabolisme accru par l'absence d'inhibition du C1.

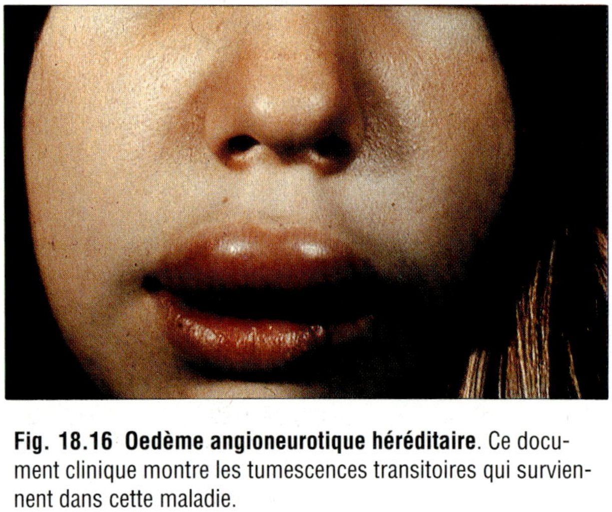

Fig. 18.16 Oedème angioneurotique héréditaire. Ce document clinique montre les tumescences transitoires qui surviennent dans cette maladie.

Physiopathologie de l'oedème angioneurotique héréditaire

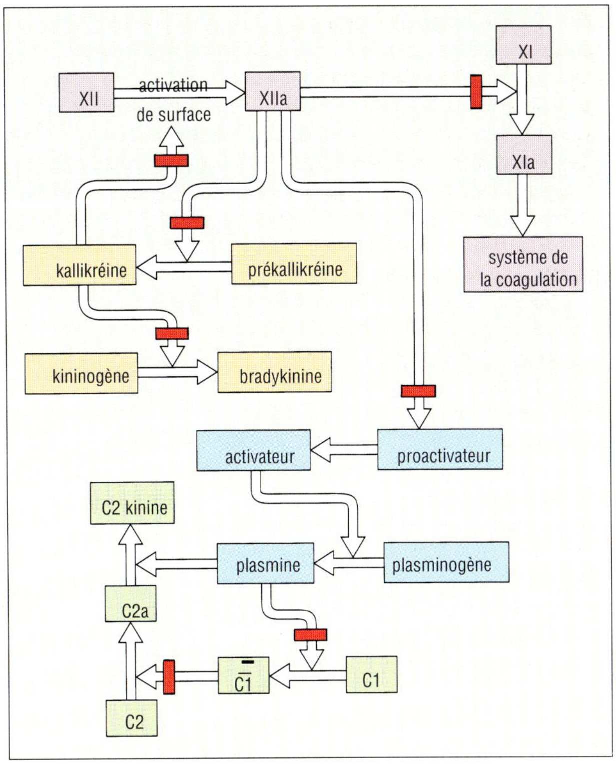

Fig. 18.17 L'inhibiteur de C1 est impliqué dans l'inactivation d'éléments des systèmes de la coagulation, des kinines, de la plasmine et du complément, qui tous peuvent être activés par le facteur XII (facteur de contact ou facteur Hageman). Les sites d'action de l'inhibiteur de C1 sont en rouge. Le défaut de régulation de ces voies conduit à la formation de bradykinine et de kinine C2 qui provoquent l'oedème.

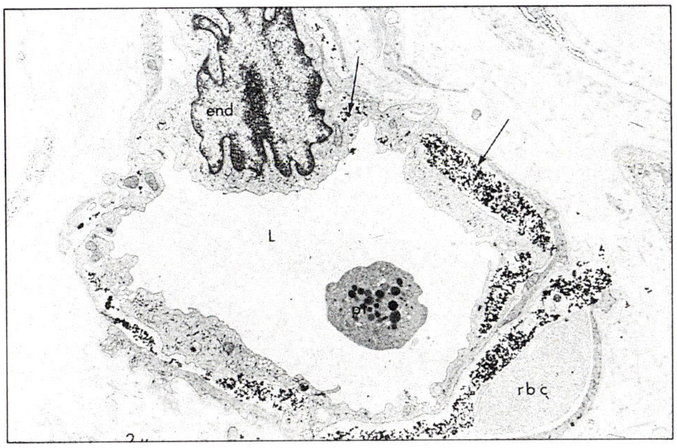

Fig. 18.18 Veinules post-capillaires d'un cobaye. Ce cobaye a reçu une injection d'encre de chine (carbone colloïdal) par voie I.V. et une injection de C1s dans la peau. Des déhiscences apparaissent entre les cellules endothéliales ; on observe alors les particules de carbone qui s'échappent des capillaires. (Document du Pr. Kaethe Wilms).

Le déficit en inhibiteur de C1 peut être acquis tardivement dans la vie. Dans certains cas, des autoanticorps spécifiques de l'inhibiteur de C1 peuvent être mis en évidence. Dans d'autres, une prolifération monoclonale de cellules B (leucémie lymphoïde chronique, myélome multiple ou lymphome B) peut conduire à la production d'anticorps anti-idiotypiques spécifiques de l'Ig monoclonale. Pour des raisons inconnues, l'interaction idiotype-anti-idiotype provoque une consommation accrue de C1, C4 et C2 ainsi que d'inhibiteur de C1, sans formation d'une C3-convertase active qui provoquerait le dépôt de C3 et l'élimination du complexe.

DÉFICITS DE LA PHAGOCYTOSE

Les cellules phagocytaires - polynucléaires et cellules de la lignée monocytes/macrophages - jouent un rôle essentiel dans la défense contre les bactéries pyogènes et d'autres microorganismes intracellulaires. Un déficit important des polynucléaires neutrophiles (neutropénie) peut provoquer des infections bactériennes sévères. Deux déficits génétiques des phagocytes ont des conséquences cliniques majeures et peuvent conduire à des infections sévères et souvent fatales : la maladie granulomateuse chronique (CGD) et le déficit d'adhérence des leucocytes (LAD).

LA MALADIE GRANULOMATEUSE CHRONIQUE (CGD)

La réduction de l'O_2 en O_2^- par la réaction

$$NADPH + 2O_2 \rightarrow NADP^+ + 2O_2^- + H^+$$

est un important mécanisme de bactéricidie.

Les patients atteints de CGD sont incapables de produire des anions superoxydes (O_2^-) et du peroxyde d'hydrogène (H_2O_2) après phagocytose de microorganismes. Ils ne peuvent donc pas détruire les bactéries et les levures, en particulier les microorganismes producteurs de catalase. Par conséquent, ces microorganismes demeurent vivants dans les phagocytes des malades. Cela est à l'origine d'une réponse à médiation cellulaire contre des antigènes microbiens intracellulaires, ce qui aboutit à la formation de granulomes. Les enfants atteints de CGD présentent des pneumonies, des infections des ganglions (lymphadénites) et des abcès de la peau, du foie et d'autres viscères.

Le diagnostic de CGD est basé sur l'incapacité des phagocytes à réduire le nitrobleu de tétrazolium (NBT) après un stimulus phagocytaire. Le NBT est un colorant jaune pâle capté par les phagocytes. En présence d'ions H^+, résultant de l'oxydation de la NADPH, le NBT est réduit et forme un précipité violet à l'intérieur des phagocytes. Cette réduction du NBT n'a pas lieu dans les cellules phagocytaires des malades atteints de CGD (Fig. 18.19). La réaction de la NADPH oxydase est complexe et l'enzyme a plusieurs sous-unités. Dans les phagocytes au repos, la membrane contient un cytochrome spécifique des phagocytes, le cytochrome b_{558}. Ce cytochrome est composé de deux chaînes : l'une de 91 kDa codée par un gène du bras court du chromosome X, et l'autre de 22 kDa, codée par un gène du chromosome 16.

Au cours de la phagocytose, plusieurs protéines du cytoplasme sont phosphorylées, migrent vers la membrane et se lient au cytochrome b_{558}. Le complexe ainsi formé agit comme une enzyme, catalysant la réaction d'oxydation de la NADPH et activant ainsi la production d'anions superoxydes (Fig. 18.20). La forme la plus commune de CGD est liée à l'X et correspond à un déficit de la chaîne de 91 kDa du cytochrome b_{558}. Trois autres types de CGD sont hérités sur le mode autosomique récessif et sont dus à des déficits de la chaîne de 22 kDa du cytochrome b_{558} ou bien à des déficits de l'une ou l'autre des deux protéines appelées $p47^{phox}$ ou $p67^{phox}$ (*phox* est une abréviation pour oxydase phagocytaire).

LES DÉFICITS D'ADHÉRENCE DES LEUCOCYTES (LAD)

Le récepteur de la membrane des phagocytes, qui se lie au C3bi sur les microorganismes opsonisés, joue un rôle essentiel dans la phagocytose des bactéries. Ce récepteur appelé CR3 ("Complement Receptor 3") n'est pas exprimé chez les malades atteints de LAD qui présentent des infections bactériennes sévères notamment au niveau de la cavité buccale et du tractus gastro-intestinal.

La molécule CR3 est composée de deux chaînes polypeptidiques : une chaîne α de 165 kDa (CD11b), et une chaîne β de 95 kDa (CD18). Dans le LAD, il y a un déficit génétique de la chaîne β codée par un gène du chromosome 21. Deux autres protéines utilisent la même chaîne β, l'antigène LFA-1 (CD11a/CD18) et p150,95 (CD11c/CD18, ou CR4) (voir chapitre 12). Du fait de l'absence ou de l'anomalie de la chaîne β, les chaînes α de ces trois molécules ne sont pas exprimées sur la membrane cellulaire. LFA-1 joue un rôle important dans l'adhérence intercellulaire et se lie à la molécule ICAM-1 sur la membrane des cellules endothéliales et d'autres cellules. Du fait du déficit en LFA-1, les phagocytes de malades atteints de LAD ne peuvent adhérer à l'endothélium vasculaire et, dès lors, ne peuvent pas migrer hors des vaisseaux vers les foyers d'infection. Ces malades ne peuvent pas former de pus, ce qui permet la diffusion rapide des envahisseurs bactériens.

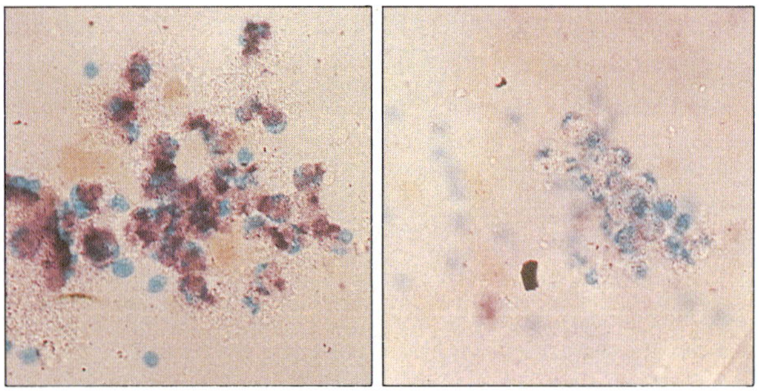

Fig. 18.19 Test au nitrobleu de tétrazolium (NBT) A gauche, les dérivés actifs de l'oxygène produits par les polynucléaires et les monocytes lors de la phagocytose convertissent le NBT jaune en formazan bleu. Cette réaction n'a pas lieu chez les patients atteints de maladie granulomateuse chronique où la coloration reste jaune. (Document du Pr. A.R. Hayward).

NADPH oxydase dans la maladie granulomateuse chronique

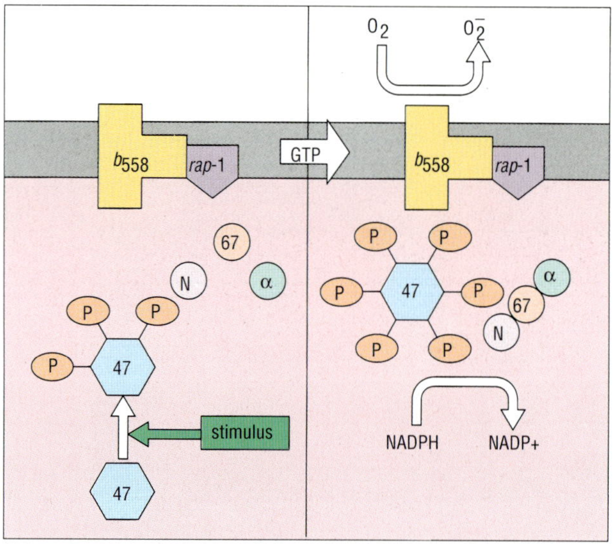

Fig. 18.20 La NADPH oxydase à l'état de repos serait formée de plusieurs composants, certains localisés dans la membrane (cytochrome b_{558} et peut-être *rap-1*) et d'autres dans le cytosol ($p45^{phox}$, $p67^{phox}$, le composant liant le NADPH, N, et un éventuel quatrième composant, α). Au cours de la phagocytose, les composants cytoplasmiques s'associent et se déplacent vers la membrane, probablement après phosphorylation de $p47^{phox}$. L'assemblage des constituants cytoplasmiques et membranaires confère à l'enzyme son activité catalytique tandis que la phosphorylation de $p47^{phox}$ se poursuit. (Adapté d'après Curnutte JT. *Blood* 1991: **77**; 673, avec autorisation).

LECTURES COMPLÉMENTAIRES

Arufo A, Farringtyon M, Hollenbaugh D et *al.* The CD40 ligand, gp39, is defective in actived T cells from patients with X-linked hyper-IgM syndrome. *Cell* 1993;**72**:291-300.

Rosen FS, Seligmann M. *Immunodeficiency Reviews.* Vols 1-3. London: Gordon Breech, 1988-1992.

Tsukada S, Saffran DC, Rawlings DJ et *al.* Deficient expression of a B cell cytoplasmic tyrosine kinase in huma X-linked agammaglobulinemia. *Cell* 1993;**72**:279-290.

chapitre 19

Hypersensibilité de type I

LES DIFFÉRENTS TYPES D'HYPERSENSIBILITÉ

On appelle hypersensibilité une réponse immunitaire qui, parce qu'elle est exagérée ou inappropriée, est à l'origine de lésions tissulaires. L'hypersensibilité est caractéristique de l'individu concerné ; elle ne se manifeste que lors d'une seconde exposition à un antigène. Coombs et Gell ont défini quatre types d'hypersensibilité (I, II, III et IV) qui peuvent être isolés ou associés. Il faut souligner que ces réactions ne sont que la conséquence d'une expression inadéquate des réponses immunitaires décrites dans les chapitres précédents, aboutissant à des réactions inflammatoires et à des lésions tissulaires. Les trois premiers types d'hypersensibilité sont dus à des anticorps ; le quatrième, à médiation cellulaire, implique essentiellement des cellules T et des macrophages.

L'hypersensibilité de type I, ou hypersensibilité immédiate, est liée à une réponse IgE contre des antigènes de notre environnement sans toxicité propre, comme le pollen, les poussières de maison ou les poils d'animaux. Les mastocytes sensibilisés par ces IgE libèrent des médiateurs pharmacologiques (histamine etc...) qui déclenchent une réaction aiguë pathologique comme un asthme ou une rhinite. L'hypersensibilité de type II, ou hypersensibilité cytotoxique dépendant d'anticorps, s'observe lorsqu'un anticorps se lie à un antigène cellulaire pour induire une phagocytose, une cytotoxicité de type K ou une lyse cellulaire par activation du complément. L'hypersensibilité de type III, ou hypersensibilité à complexes immuns, apparaît lorsque de grandes quantités de complexes immuns sont formés ou lorsqu'ils ne peuvent être éliminés convenablement par le système réticulo-histiocytaire. C'est par exemple le cas de la maladie sérique. Enfin, l'hypersensibilité de type IV, ou hypersensibilité retardée, se manifeste lorsqu'un antigène comme le bacille tuberculeux est phagocyté par les macrophages mais pas éliminé. Les lymphocytes T libèrent alors des lymphokines induisant toute une série de réactions inflammatoires. On rencontre d'autres aspects d'hypersensibilité retardée au cours du rejet de greffe et des dermatoses par allergie de contact. Les quatre types d'hypersensibilité sont schématisés dans la figure 19.1

Les quatre types de réactions d'hypersensibilité

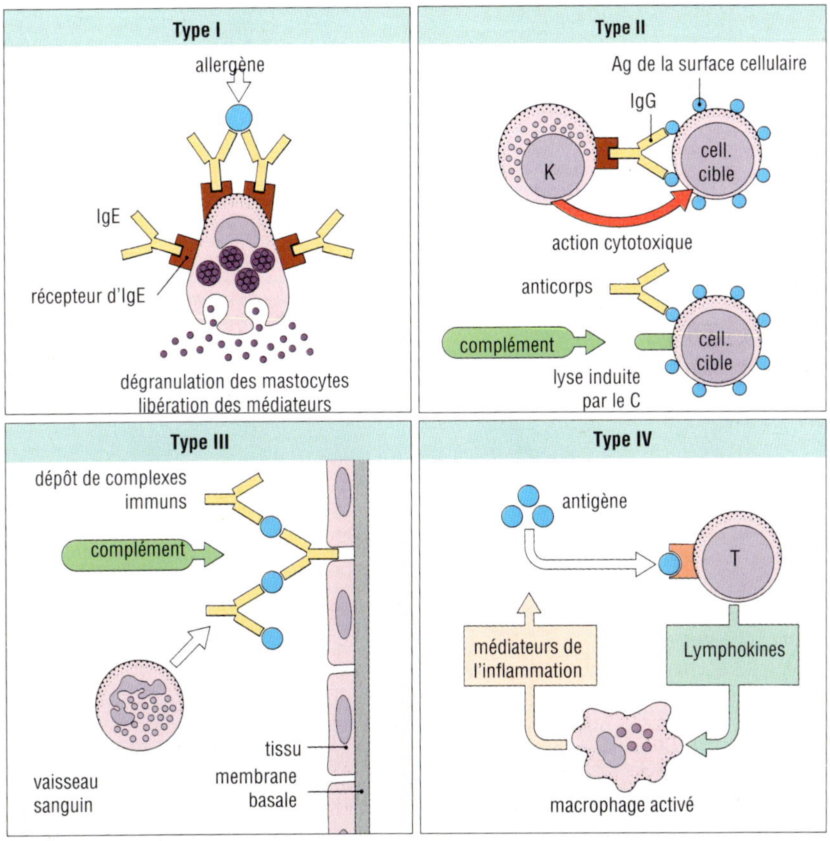

Fig. 19.1 **Type I.** Les mastocytes fixent les IgE par leurs RFc. En présence d'allergène, le pontage des IgE déclenche la dégranulation et la libération des médiateurs.
Type II. Des anticorps dirigés contre des antigènes portés par les cellules d'un individu (cellule-cible), ou contre des antigènes étrangers, comme des globules rouges transfusés, induisent un phénomène de cytotoxicité par les cellules K ou une lyse dépendant du complément.
Type III. Des complexes immuns déposés dans les tissus, activent le complément et les polynucléaires, attirés à proximité des dépôts, produisent des lésions locales.
Type IV. Lors d'un second contact avec l'antigène, les lymphocytes T sensibilisées libèrent des lymphokines. Celles-ci induisent une réaction inflammatoire, attirent et activent les macrophages qui libèrent des médiateurs.

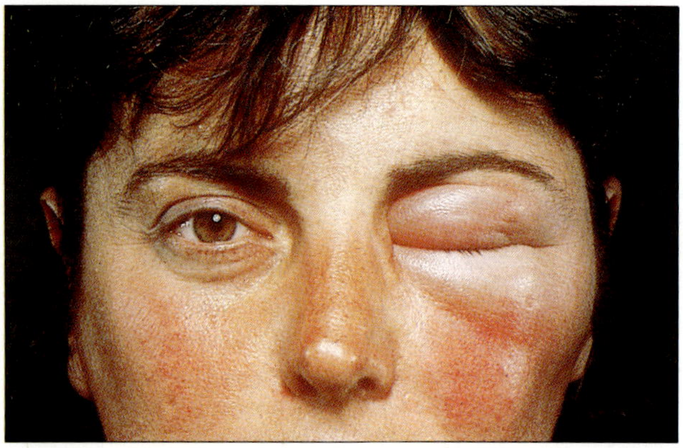

Fig. 19.2 Réaction anaphylactique au venin d'abeille L'hypersensibilité immédiate au venin d'abeille est un exemple typique d'hypersensibilité de type I due à la libération par les mastocytes de médiateurs pharmacologiques, dont l'histamine. L'allergène étant injecté et non inhalé, la réaction peut entraîner une anaphylaxie généralisée quelquefois mortelle. La mélitine, présente dans le venin, contribue par un mécanisme non immunologique à l'activation des mastocytes.

HYPERSENSIBILITÉ DE TYPE I OU HYPERSENSIBILITÉ IMMÉDIATE

DÉFINITION

L'hypersensibilité de type I est caractérisée par une réaction allergique survenant immédiatement après le contact avec un antigène appelé "allergène" (Fig. 19.2). Le terme d'"allergie", introduit en 1906 par Von Pirquet, désignait "la réactivité différente" d'un hôte rencontrant un "agent" pour la deuxième fois au moins. Ce terme ne préjugeait alors pas du type de réaction immunologique, et ce n'est que récemment que le mot "allergie" est devenu synonyme d'hypersensibilité de type I. Ces réactions ont pour origine l'activation, par un antigène spécifique, de mastocytes sensibilisés par des IgE. Ils aboutissent à la libération des médiateurs pharmacologiques de l'inflammation (Fig. 19.3). Des travaux récents ont montré que de nombreuses lymphokines et cytokines d'actions pléiotropiques étaient aussi libérées par l'activation des mastocytes par l'intermédiaire des IgE. L'IL-3 et l'IL-4, outre leurs effets autocrines sur le mastocyte lui-même, peuvent avec d'autres cytokines faciliter la production d'IgE par les cellules B. En outre, plusieurs cytokines notamment les produits de la famille des gènes IL-8/IL-9, peuvent contribuer au chimiotactisme et à l'activation des cellules inflammatoires, au site des

Induction et mécanismes effecteurs de l'hypersensibilité de type I

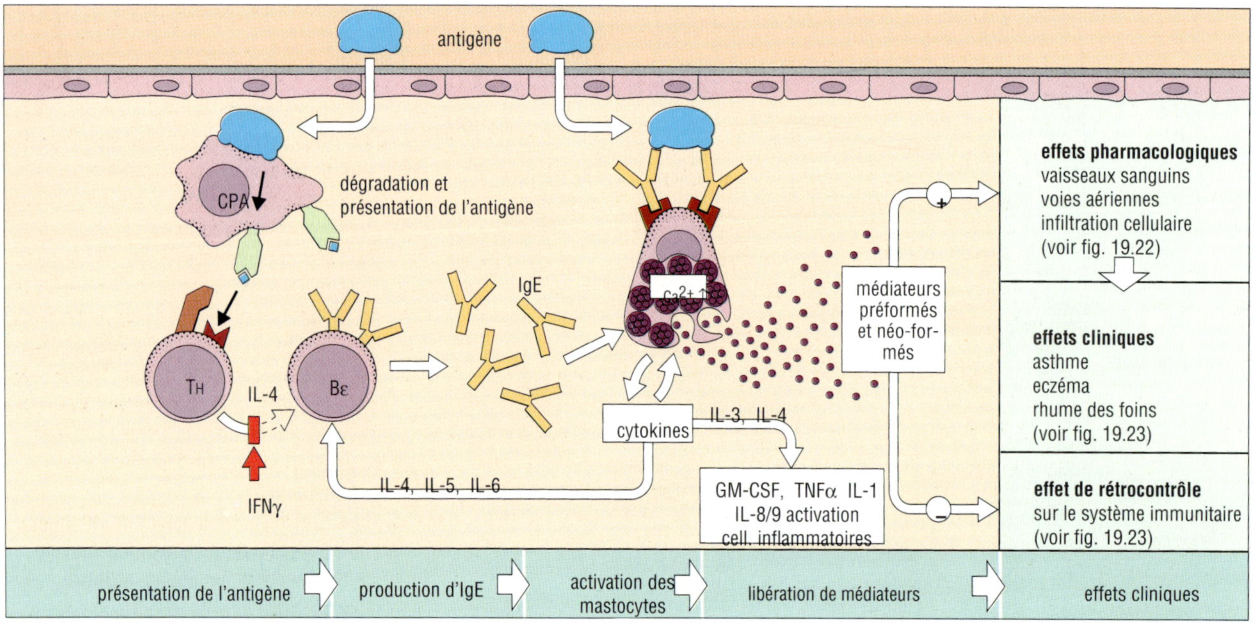

Fig. 19.3 Des allergènes (antigènes de l'environnement non pathogènes par eux mêmes) pénètrent par les surfaces muqueuses, sont captés par les cellules présentant l'antigène (CPA) qui les dégradent et les présentent aux cellules TH. La coopération TH-B, par contact membranaire et libération de médiateurs solubles, induit la prolifération et la différenciation des cellules B, conduisant à la production d'anticorps IgE spécifiques de l'allergène. L'IgE sensibilise les mastocytes en se fixant aux RFcεI. Ultérieurement, lorsque l'antigène atteint les mastocytes sensibilisés, il établit un pontage des IgE à la surface, induisant une augmentation du calcium intracellulaire qui provoque la libération de médiateurs préformés comme l'histamine et les protéases. Les médiateurs lipidiques néoformés, tels que les leucotriènes et les prostaglandines, sont à l'origine des signes cliniques de l'allergie. Une rétro-inhibition des cellules du système immunitaire par ces médiateurs contribue à diminuer la réaction allergique.

réactions allergiques. Le rôle joué *in vivo* par les cytokines libérées par les mastocytes reste à définir.

ATOPIE

Initialement proposé par Coca et Cooke en 1923, le terme d'atopie décrit les manisfestations cliniques de l'hypersensibilité de type I. Elles comprennent l'asthme, l'eczema, le rhume des foins et l'urticaire. Elles surviennent chez des sujets ayant des antécédents familiaux de troubles similaires et réagissant à un test cutané aux pneumallergènes communs par une réaction immédiate, caractérisée par un oedème et un érythème.

Une relation avait déjà été suggérée entre l'anaphylaxie expérimentale, décrite chez l'animal par Richet et Portier en 1902, et certaines pathologies humaines comme le rhume des foins ou l'asthme. Mais on avait observé que 90 % des animaux répondaient à l'injection de protéines hétérologues ou de toxines par la formation d'anticorps précipitants, alors que seulement 5 à 10 % des individus se sensibilisent au sein d'une population humaine exposée à des allergènes respiratoires. Par ailleurs, le caractère héréditaire des allergies humaines s'opposait à l'absence apparente (à l'époque) d'un contrôle génétique dans les modèles animaux. Pour ces raisons, Coca et Cooke pensèrent que les maladies allergiques de l'homme étaient fondamentalement différentes de l'anaphylaxie observée chez l'animal et les nommèrent "maladies atopiques". Il peut être intéressant de conserver l'utilisation du terme atopie comme un chapeau commun à différentes maladies qui partagent certaines caractéristiques cliniques comme l'asthme, l'eczéma et le rhume des foins. La première description des mécanismes de la réaction allergique est due à Prausnitz et Küstner qui, en 1921, montrèrent qu'un facteur sérique d'un sujet allergique, injecté dans la peau d'un sujet normal, produisait le même type de réaction allergique que chez le donneur. Küstner était allergique au poisson et l'injection de son sérum dans la peau de Prausnitz produisit une réaction oedémateuse et érythémateuse immédiate lorsque l'antigène de poisson fut ensuite injecté dans la peau au niveau du site sensibilisé. Cette réaction est semblable à l'anaphylaxie cutanée passive (PCA) utilisée pour évaluer la production d'anticorps IgE chez l'animal. Environ 45 ans plus tard, Hishizaka et ses collaborateurs montrèrent que le facteur sérique ou "réagine atopique" correspondait en fait à une nouvelle classe d'Ig, les IgE.

Structures des IgG1 et des IgE

	IgE	IgG1

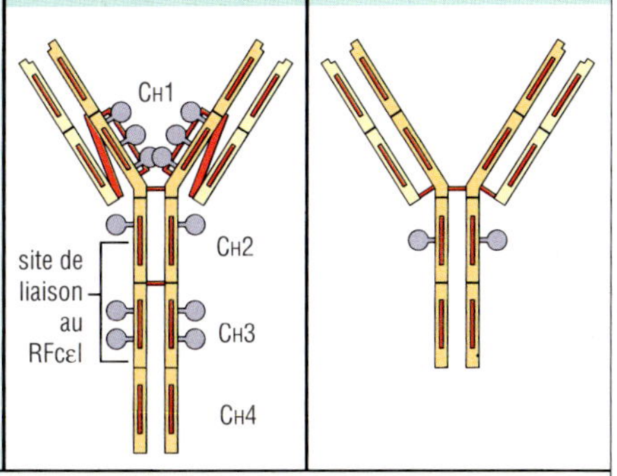

	IgE	IgG1
domaines (chaînes lourdes)	5	4
poids moléculaire	188 000	146 000
glucides	12 %	2-3 %
demie-vie sérique	2,5 jours	21 jours

Fig. 19.4 Dans le sérum, les IgE n'existent qu'à l'état de traces (<0,001 % des Ig sériques totales). Leurs chaînes lourdes possèdent 5 domaines. Elles diffèrent de l'IgG par d'autres propriétés structurales illustrées ci-dessus. Une portion de la région Fc de l'IgE (CH3 et CH4) participe à la liaison aux RFcεI des mastocytes et des basophiles. La capacité de liaison aux RFc est détruite par chauffage à 56°C pendant 30 mn, alors que l'aptitude de la portion Fab à se lier à l'antigène est thermostable.

IMMUNOGLOBULINES E

Une cascade complexe d'événements se déroule entre le premier contact de la muqueuse avec l'allergène et l'apparition des symptômes allergiques liés au deuxième contact avec le même allergène. La réponse IgE est un phénomène localisé au site d'entrée de l'allergène dans l'organisme (la muqueuse et/ou les ganglions lymphatiques régionaux). La production d'IgE par les cellules B implique la participation de cellules présentant l'antigène (CPA), de cellules TH et la stimulation de cellules B productrices d'IgE. Les IgE produites localement sensibilisent les mastocytes environnants, et les IgE produites en excès passent dans la circulation, où elles sensibilisent les basophiles circulants puis les mastocytes tissulaires de l'organisme entier.

Dans la figure 19.4, la structure des IgE est compararée à celle des IgG1. Comme les autres Ig, les IgE sont constituées de deux chaînes lourdes et de deux chaînes légères, mais les chaînes lourdes d'IgE possèdent 5 domaines.

Deux caractéristiques essentielles des IgE sont leur thermolabilité et leur aptitude à se fixer aux mastocytes et aux basophiles. Il est remarquable que la demi-vie des IgE ne dépasse pas quelques jours alors que les mastocytes restent sensibilisés pendant des semaines ou des mois après fixation sur des récepteurs de haute affinité par les IgE (RFcεI) qui les protègent des protéases sériques. Cette propriété a été démontrée par d'élégantes expériences de Stanworth qui sensibilisa douze sites différents de son propre avant-bras avec du sérum atopique et pratiqua une injection hebdomadaire d'allergène successivement dans chacun des sites pendant trois mois. Il observa encore une réaction urticarienne lors du dernier test, montrant ainsi qu'il y avait encore suffisamment d'IgE fixées aux mastocytes de la peau trois mois après sensibilisation par le sérum. L'aptitude des IgE à sensibiliser la peau réside dans la région Fc de la molécule. Cette capacité est détruite si l'on chauffe les IgE 30 mn à 56°C, alors que la capacité de liaison à l'antigène, propriété de la portion Fab, est conservée. Ainsi, une façon de distinguer les IgE des autres anticorps capables de sensibiliser les mastocytes (comme les IgG1 du cobaye), consiste à comparer les tests de PCA réalisés avant et après chauffage du sérum.

TAUX SÉRIQUES D'IgE EN PATHOLOGIE

Les taux sériques d'IgE sont souvent élevés dans les maladies allergiques et considérablement augmentés dans les parasitoses. Lorsqu'on soupçonne une maladie atopique chez un enfant ou un adulte, un taux d'IgE élevé est en faveur du diagnostic mais il est important de souligner qu'un taux normal d'IgE ne saurait exclure une atopie (Fig. 19.5). La mesure du taux d'IgE sérique est à elle seule insuffisante pour affirmer un état allergique : l'apparition de symptômes cliniques dépend pour une grande part de facteurs génétiques et de l'environnement. Cependant, si un malade a des taux d'IgE très élevés en absence de signe clinique de parasitose, la probabilité d'une allergie est très forte. Si des tests cutanés sont réalisés sur un échantillon suffisamment important de sujets, ceux qui répondent par des tests positifs sont beaucoup plus nombreux que ceux qui se plaignent de troubles cliniques. Une étude récente a montré que sur 5000 personnes prises au hasard, jusqu'à 30 % des sujets répondaient positivement aux tests cutanés envers un ou plusieurs allergènes communs. Bien que ces sujets soient capables de produire des IgE spécifiques, il leur manque un facteur, le facteur "X" (voir Fig. 19.35) qui conditionne l'apparition des symptômes atopiques.

Taux d'IgE et maladie atopique

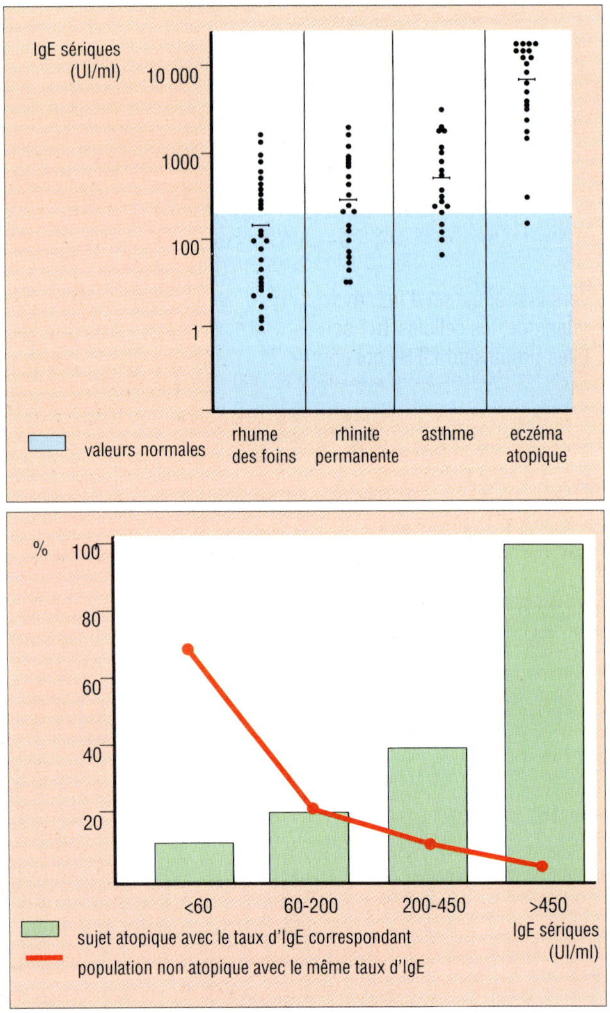

Fig. 19.5 En haut: La concentration des IgE (autour de 100 UI/ml) est 10^5 fois plus faible que celle des IgG (environ 10 mg/ml). Les taux d'IgE chez les malades atopiques tendent à augmenter, particulièrement dans l'eczéma atopique (1 UI=2 ng). Le risque de manifestations cliniques de l'allergie augmente proportionnellement au taux sérique d'IgE. La majorité des sujets ayant un taux sérique d'IgE supérieur à 450 UI/ml ont des signes d'atopie.

CONTRÔLE DE LA PRODUCTION D'IgE

Études initiales

Les premiers travaux de Tada et de ses collègues, au début des années 70, démontrèrent que la production d'IgE chez le rat est contrôlée par les cellules T. Les animaux immunisés par l'antigène DNP-*Ascaris*, avec *Bordetella pertussis* comme adjuvant, répondent par une forte production d'IgE, maximale entre 5 et 10 jours ; cette réponse disparaît en six semaines. Les animaux thymectomisés ou irradiés à l'âge adulte présentent une réponse IgE augmentée et prolongée ; si, pendant la période où la production d'IgE est augmentée, ces animaux reçoivent des thymocytes ou des cellules spléniques de donneur immunisé par *Ascaris*, la production d'IgE est supprimée (Fig. 19.6). La suppression de la production d'IgE est due aux cellules Ts présentes

Contrôle de la réponse IgE par les lymphocytes T

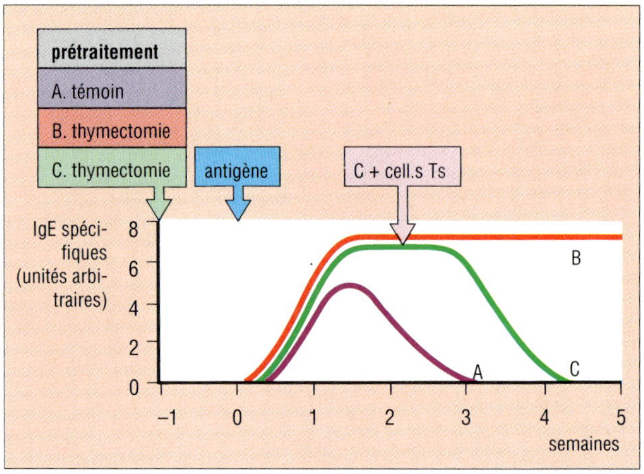

Fig. 19.6 La réponse IgE est sous le contrôle des cellules T auxiliaires (TH) et T suppressives (Ts). Dans cette expérience, trois groupes de rats sont immunisés : un groupe témoin (A) et deux groupes thymectomisés (B et C). Le taux d'anticorps IgE est mesuré après injection d'antigène. Il augmente de façon transitoire chez les témoins. La thymectomie (ou l'irradiation) provoque une réponse IgE prolongée qui peut être diminuée par injection de cellules spléniques stimulées par l'antigène, contenant des cellules Ts (C). Les rats thymectomisés à la naissance ne produisent pas d'IgE, ce qui montre le caractère TH dépendant de cette réponse.

dans la population des cellules transférées, ce qui suggère que la thymectomie ou l'irradiation réduit l'activité suppressive. Les concentrations d'IgG et d'IgM ne sont pas modifiées par le transfert de cellules, ce qui indique que les réponses IgE sont particulièrement sensibles aux effets des cellules T suppressives. Cependant, la thymectomie néonatale abolit totalement la capacité de produire des IgE anti-DNP-*Ascaris* car la répone IgE nécessite la participation de cellules TH. Différentes situations pathologiques, où s'associent une diminution du nombre de cellules T suppressives et un taux élevé d'IgE, confirment cette conception que les cellules T contrôlent la production d'IgE.

Études récentes

On sait aujourd'hui que différentes sous-populations de cellules TH produisent des profils particuliers de lymphokines et contrôlent la production d'IgE par les cellules B. Les mécanismes cellulaires impliqués dans cette régulation sont décrits dans la figure 19.7. Des études réalisées chez l'animal et chez l'homme ont montré que l'IL-4, produite par les lymphocytes TH2, augmente la production d'IgE, tandis que l'IFNγ produit par les TH1 est inhibiteur (Fig. 19.8).

Le rôle essentiel de ces lymphokines *in vivo* a été démontré chez des souris : l'injection d'anticorps neutralisants

Molécules contrôlant la production d'IgE: études récentes

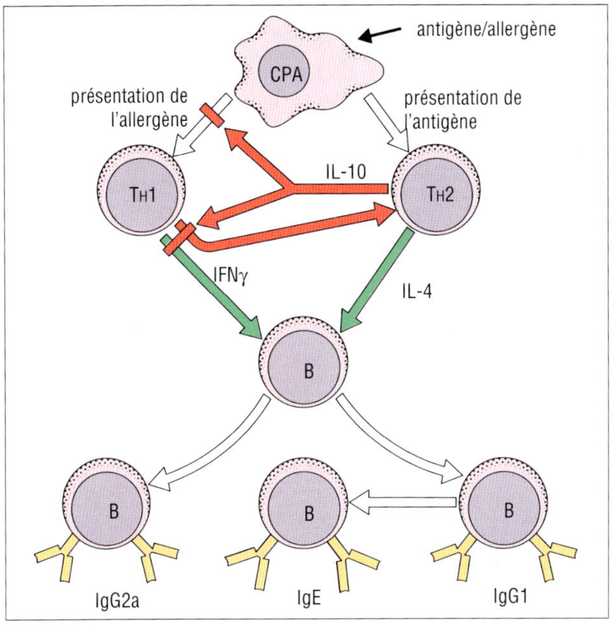

Fig. 19.7 On distingue chez la souris deux populations de cellules TH caractérisées par le profil de cytokines qu'elles produisent. Les cellules TH1 produisent l'IFNγ et l'IL-2, les TH2, l'IL-4 et l'IL-5. En réponse à un allergène, les cellules TH2 semblent préférentiellement stimulées par les CPA, ce qui induit la sécrétion d'IL-4 responsable de la commutation isotypique des cellules B vers la production d'IgE. Avec des antigènes comme l'anatoxine tétanique, les cellules TH1 sont activées de façon préférentielle. Elles produisent l'IFNγ qui conduit à la synthèse d'IgG2a par les cellules B et à l'inhibition de la réponse TH2 à l'antigène. Dans une réponse à l'allergène, les cellules TH2 peuvent également supprimer la réponse des TH1 en sécrétant l'IL-10 qui bloque la présentation de l'allergène aux cellules TH1. Les TH2 peuvent aussi inhiber la production d'IFNγ. Chez l'homme les rôles de l'IL-4 et de l'IFNγ sont les mêmes que ceux décrits chez la souris mais le profil des cytokines des TH1 et TH2 sont moins bien dissociés.

Effets de l'IL-4 et l'IFNγ sur la synthèse d'IgE in vitro

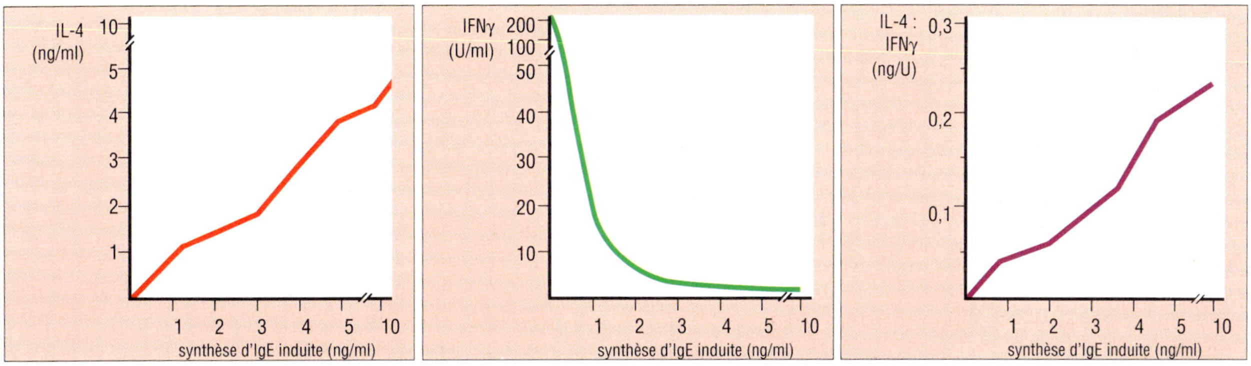

Fig. 19.8 Il existe une corrélation, parmi les clones de cellules T, entre de la capacité d'induire la synthèse d'IgE et à produire de l'IL-4, et une corrélation inverse avec leur capacité à produire de l'IFNγ. Par exemple, les surnageants de cellules T clonées activées contenant de l'IL-4 induisent la production d'IgE par les cellules B (à gauche), tandis que les surnageants dépourvus d'IL-4 n'induisent pas la synthèse d'IgE. Les surnageants de clones produisant de l'IFNγ inhibent la sécrétion d'IgE. Si les deux cytokines sont présentes, la synthèse d'IgE est obtenue lorsque l'IL-4 est en excès (à droite). (Basé sur les résultats de Del Prete G. et coll. *J. Immunol.* 1988; **140**: 4193-4198).

anti-IL-4 ou l'administration d'IFNγ ont conduit à une inhibition des réponses IgE. De plus, des souris homozygotes porteuses d'une mutation qui inactive le gène de l'IL-4, ne produisent plus d'IgE après infection par un nématode. Chez les malades présentant un syndrome d'hyper-IgE, l'administration d'IFNα (utilisé de préférence à l'IFNγ car il induit moins d'effets secondaires), provoque aussi une diminution des taux d'IgE sériques. Les mécanismes moléculaires précis par lesquels l'IL-4 permet la commutation d'IgM en IgE dans les cellules B restent à préciser.

Les cellules TH2 produisent aussi l'IL-5, qui stimule la synthèse et la sécrétion d'IgA par les cellules B chez la souris, mais qui est surtout un facteur de développement et d'acti-

Réponse IgE : contrôle génétique et rôle de la dose d'antigène

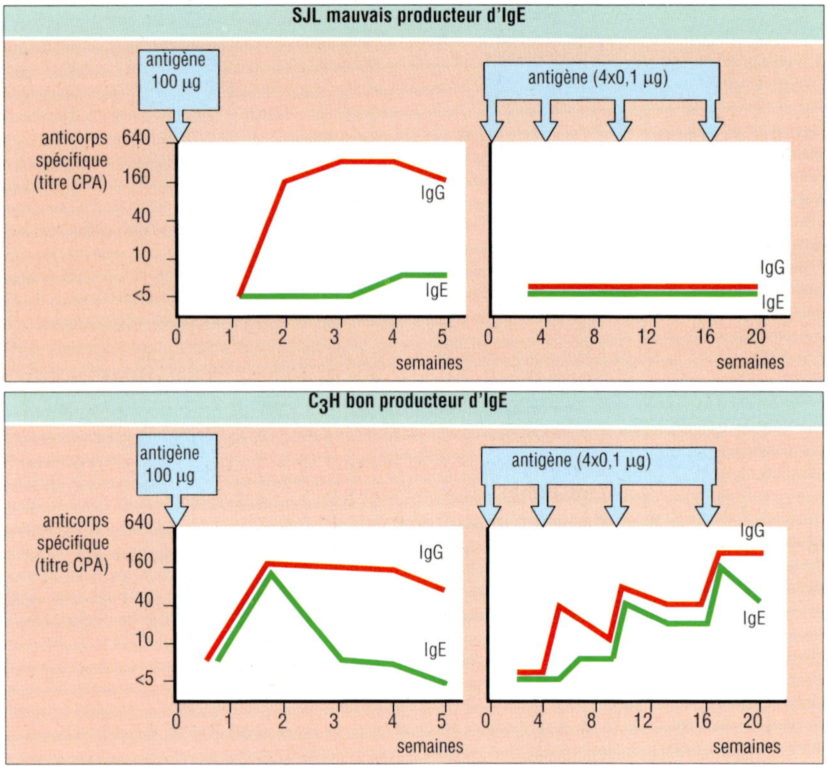

Fig. 19.9 En fonction de leur production d'anticorps IgE, deux populations de souris ont été sélectionnées ; elles ressemblent respectivement à des sujets normaux et à des malades atopiques. Chez une souris SJL "mauvaise productrice d'IgE" (courbe supérieure), une dose forte (100 µg) et unique d'antigène, induit une réponse essentiellement de type IgG (courbe de gauche). Des faibles doses (0,1 µg) répétées n'induisent ni IgG ni IgE (courbe de droite). Au contraire, chez une souris C3H "bonne productrice d'IgE" (courbes inférieures) immunisée par une forte et unique dose d'antigène, la réponse IgE est nette mais transitoire, disparaissant en 3 à 4 semaines (courbe de gauche) ; une stimulation antigénique faible et répétée induit une réponse IgE progressivement croissante avec le nombre des injections (courbe de droite).

Rôles de l'hérédité et de l'environnement dans l'atopie

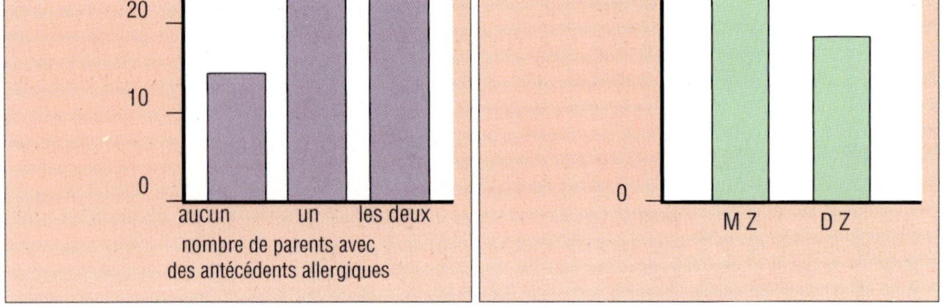

Fig. 19.10 A gauche : pour un enfant, le risque de présenter des signes d'atopie est d'autant plus élevé qu'il existe des antécédents d'allergie chez les parents. A droite : la concordance des maladies allergiques chez les jumeaux dizygotes (DZ) est légèrement plus élevée que dans la population générale où elle est de l'ordre de 17 %. Cependant la concordance chez les jumeaux monozygotes (MZ) est très au-dessous des 100 % qui seraient attendus si le génotype était le seul facteur responsable de l'allergie. Ces deux observations montrent que des facteurs génétiques et environnementaux contrôlent l'expression d'une maladie allergique.

vation des éosinophiles. La production d'IL-4 et d'IL-5 par les cellules TH2, pourrait expliquer l'éosinophilie fréquemment associée aux réactions allergiques. Dans l'avenir, le traitement des maladies dues aux IgE pourrait faire appel à des modifications des profils de production des cytokines ou de l'effet des cytokines elles-mêmes.

Contrôle génétique de la production d'IgE chez la souris
L'existence de lignées d'animaux différant par leur aptitude à produire des IgE est en faveur d'un contrôle génétique. Les lignées de souris mauvaises répondeuses, comme la lignée SJL, sont incapables de produire de fortes concentrations d'IgE, même après immunisation selon un protocole optimal. Dans ce type d'étude, la dose d'antigène et son mode d'administration sont des paramètres essentiels (Fig. 19.9). Les nombreux modèles animaux qui permettent l'étude de la production d'IgE ne reproduisent pas le mécanisme de l'allergie : il n'existe pas de souris de laboratoire développant spontanément des symptômes allergiques bien qu'elles soient exposées à des allergènes de l'environnement. Il faut remarquer qu'en clinique, l'homme se sensibilise par des expositions répétées à des doses faibles d'allergène (comme le pollen pendant l'été), et que la voie d'immunisation est muqueuse et non parentérale, sauf dans le cas des piqûres de guêpes ou d'abeilles. La production d'IgE en réponse à un allergène est sous contrôle génétique mais elle ne constitue qu'un seul des facteurs impliqués dans le développement d'une atopie (voir ci-dessous).

GÉNÉTIQUE DE LA RÉPONSE ALLERGIQUE CHEZ L'HOMME

Des travaux remontant aux années 1920 avaient déjà montré que les parents allergiques ont tendance à avoir une proportion plus élevée d'enfants allergiques que les parents non allergiques. L'analyse d'un grand nombre de familles a établi que lorsque les deux parents sont allergiques, la probabilité d'avoir des enfants allergiques atteint 50 %. Lorsqu'un seul des parents est allergique, cette probabilité est encore proche de 30 %. Il semble donc que le terrain génétique d'une part, et un taux sérique élevé d'IgE d'autre part, constituent deux facteurs de risque (Fig. 19.10).

En fait, toute une série de facteurs non génétiques jouent également un rôle important dans la genèse d'une allergie, en particulier la dose d'exposition, l'état nutritionnel, les infections chroniques intercurrentes ou les viroses aiguës (voir Fig.19.36). Des calculs ont révélé que chaque individu est exposé à une dose annuelle de pollen atmosphérique de l'ordre de 1 µg. Ceci est sans conteste une faible dose, et l'on peut s'étonner que près de 15 % de la population y réponde. On distingue trois facteurs génétiques principaux contrôlant les réponses allergiques.

LE TAUX SÉRIQUE TOTAL D'IgE
L'étude de familles dont un membre au moins présente un taux élevé d'IgE a confirmé l'hypothèse selon laquelle un faible taux d'IgE est gouverné par un gène dominant.

GÈNES HLA ET RÉPONSE À DES ALLERGÈNES
L'association entre HLA et une réponse spécifique à différents allergènes est particulièrement évidente lorsque des préparations ultra-pures (moins de 0,5 % de contaminants) sont utilisées. Cette liaison est encore plus grande pour de très faibles doses d'allergènes et en particulier pour des déterminants mineurs de faible poids moléculaire. Ainsi, cette association est plus évidente pour l'allergène du ragweed *Amb a* V (5 kDa) que pour les allergènes de haut poids moléculaire comme *Amb a* I (AgE, 38 kDa). Plus de 90 % des répondeurs à *Amb a* V sont HLA-Dw2 alors qu'on n'observe pas d'association entre la réponse à l'AgE et le phénotype HLA (Fig. 19.11).

L'association est plus grande entre les réponses IgE et les tests cutanés d'hypersensibilité immédiate que pour la réponse IgG. Cependant, après désensibilisation au Ragweed, seuls les sujets *Amb a* V^+ HLA-Dw2 développent une bonne réponse IgG. Cela indique que le contrôle génétique de la réponse à *Amb a* V ne porte pas seulement sur la production des IgE mais aussi sur les autres classes d'Ig.

Enfin, l'association à HLA est plus grande si le sujet a un faible taux d'IgE. Par exemple, parmi les malades qui sont allergiques au ragweed, seulement 1/6 répond à *Amb a* III (Ra3) qui et un déterminant mineur. Parmi les malades *Amb a* III^+ dont le taux d'IgE est faible, 90 % sont HLA-A2 (voir Fig. 19.12). Chez les malades qui ont un taux sérique d'IgE plus élevé, l'association avec HLA disparaît.

HYPER-RÉACTIVITE GÉNÉRALE
Le rôle éventuel de facteurs génétiques dans l'hyper-réactivité générale, révélée par des tests cutanés positifs à un ensemble d'allergènes, a été analysé chez des malades fréquentant un service d'allergologie. Les résultats ont montré que HLA-B8 et HLA-Dw3 mais non HLA-A1 était trouvés en proportion significativement plus élevée dans le groupe allergique. Une hyper-réactivité plus spécifique peut aussi s'observer chez ceux qui ont des anticorps anti-ragweed, où

Association HLA et réponse aux allergènes

nom systématisé	ancienne dénomination	poids mol. (daltons)	principale association	valeur de p
Ambrosia spp. (ragweed)				
Amb a I	AgE	37 800	aucune	–
Amb a III	Ra3	123 000	A2	0,01
Amb a VI	Ra6	11 500	DR5	$< 10^{-7}$
Amb a V	Ra5	5 000	DR2/Dw2	$< 10^{-9}$
Amb t V	Ra5G	4 400	DR2/Dw2	$< 10^{-3}$
Lolium spp. (seigle)				
Lol p I	Rye I	27 000	DR3/Dw3	$< 10^{-3}$
Lol p II	Rye II	11 000	DR3/Dw3	$< 10^{-3}$
Lol p III	Rye III	11 000	DR3/Dw3	$< 10^{-4}$

Fig. 19.11 La réponse IgE aux allergènes du Ragweed et du seigle dépend du type HLA (Document du Dr. D. Marsh).

Atopie : importance du taux d'IgE et du type HLA

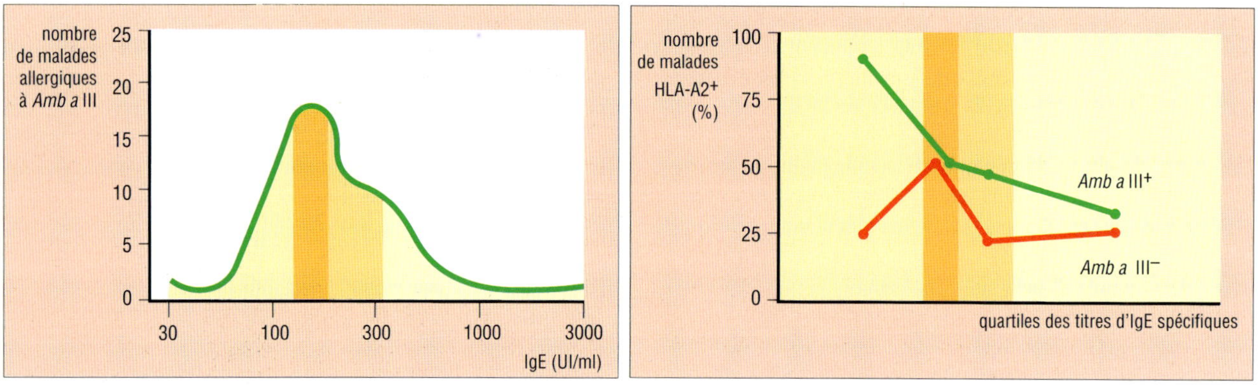

Fig. 19.12 A gauche : la courbe montre la distribution des titres d'IgE totales, observée dans un échantillon de malades allergiques au Ragweed (*Amb a* III$^+$). Les différents quartiles de la distribution des taux d'IgE sont colorés différemment. A droite : la courbe représente la fréquence des malades allergiques (*Amb a* III$^+$) ou non (*Amb a* III$^-$) qui possèdent l'antigène HLA-A2. Elle montre qu'un individu à de plus grandes chances d'être sensible au déterminant *Amb a* III du Ragweed s'il est HLA-A2$^+$. Cette association génétique est d'autant plus nette que le taux d'IgE est plus bas. Dans la population totale la fréquence moyenne de HLA-2 est de 47 %.

Contrôle génétique de la réponse IgE

HLA	Réactions cutanées		*p*
	positive (%)	négative (%)	
A1	28,7	24,1	0,400
B8	22,3	11,5	0,010
Dw3	25,2	11,7	0,002

Fig. 19.13 La prévalence des sujets ayant une réaction cutanée positive à différents antigènes de l'environnement (ex: pollen, acariens) est significativement plus élevée chez les sujets HLA-B8 et HLA-Dw3. La réponse IgE aux allergènes est sous contrôle génétique, qu'il s'agisse de la réponse à un allergène spécifique ou de la tendance des sujets atopiques à produire des anticorps IgE en réponse à tout antigène.

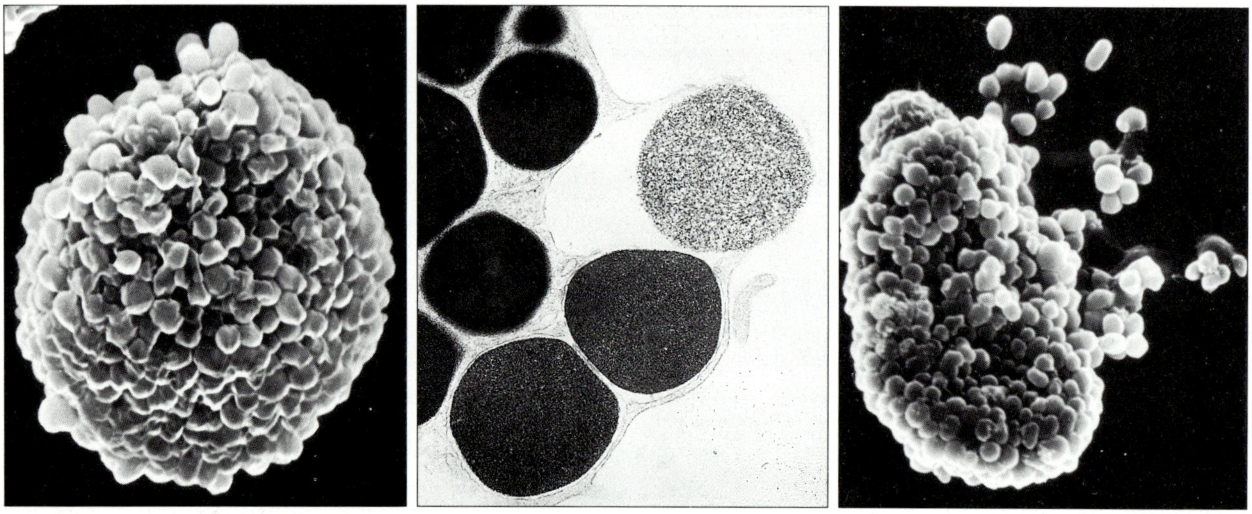

Fig. 19.14 Etude ultrastructurale des mastocytes de rat I. Ces images montrent : à gauche un mastocyte de rat non dégranulé (microscopie électronique à balayage, x 1500) ; au centre : un granule en cours d'exocytose (microscopie électronique à transmission, x 15000) ; à droite, l'exocytose de granules après incubation avec de l'anti-IgE pendant 30 s. à 37°C (microscopie électronique à balayage, x 1500) (Document du Dr. T.S.C. Orr).

les taux les plus élevés sont observés chez les malades HLA-B8 qui ont en outre des taux d'IgE totaux plus élevés.

HLA-B8 est associé à diverses maladies auto-immunes, ce qui soulève la possibilité qu'il soit impliqué dans le contrôle des réponses immunitaires par les cellules T : les réactions auto-immunitaires, comme les réponses IgE pathologiques, paraissent relever d'une diminution de l'activité des cellules suppressives.

MASTOCYTES

On a décrit depuis longtemps des différences morphologiques entre les mastocytes de différentes espèces. Elles portent sur les propriétés tinctoriales des cellules, la structure externe de leurs granules, et des détails du phénomène de dégranulation. Ce dernier point est particulièrement évident pour les mastocytes humains, dont les membranes périgranulaires fusionnent avant l'exocytose, alors que les granules des mastocytes de rats sont libérés isolément (Fig. 19.14 et 19.15).

Des différences fonctionnelles existent aussi entre les espèces et, chez un même animal, entre les mastocytes provenant de différentes localisations. Ces différences fonctionnelles sont évidentes au cours de la réponse aux sécrétagogues qui induisent la dégranulation mastocytaire (ionophore calcique, composé 48/80 etc...) ou au chromoglycate de sodium qui inhibe la libération d'histamine par certaines populations mastocytaires. On a longtemps cru que les mastocytes formaient une population homogène de cellules, morphologiquement semblables aux mastocytes du tissu conjonctif (MCTC). La mise en évidence des MCTC au sein du tissu conjonctif nécessite une fixation des coupes au formol et une coloration au bleu de toluidine. On sait maintenant que ces méthodes ne permettent pas de révéler les mastocytes muqueux (MCM), qui requièrent des fixateurs et des colorants particuliers (Fig. 19.16 et 19.17).

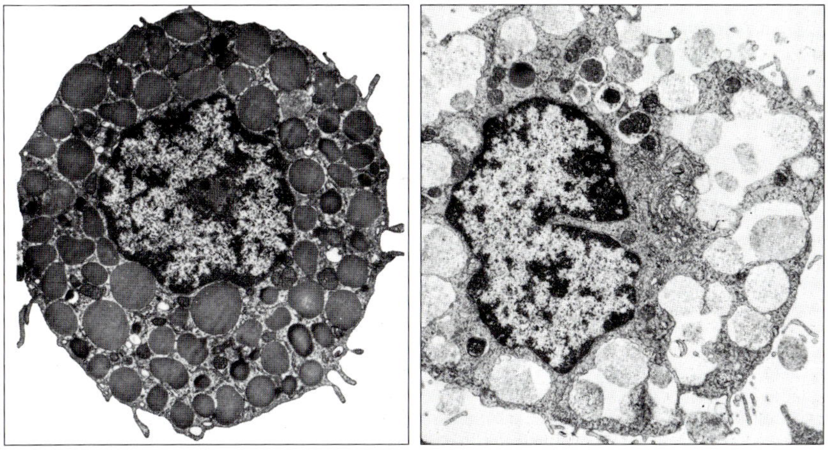

Fig. 19.15 Etude ultrastructurale des mastocytes de rat. II
Ces images de microscopie électronique à transmission montrent à gauche un mastocyte normal avec ses granules denses aux électrons, et à droite un mastocyte après incubation avec de l'anti-IgE. La dégranulation se manifeste par la formation de vacuoles et l'exocytose du contenu des granules. x 2700 (Document du Dr. F. Lawson).

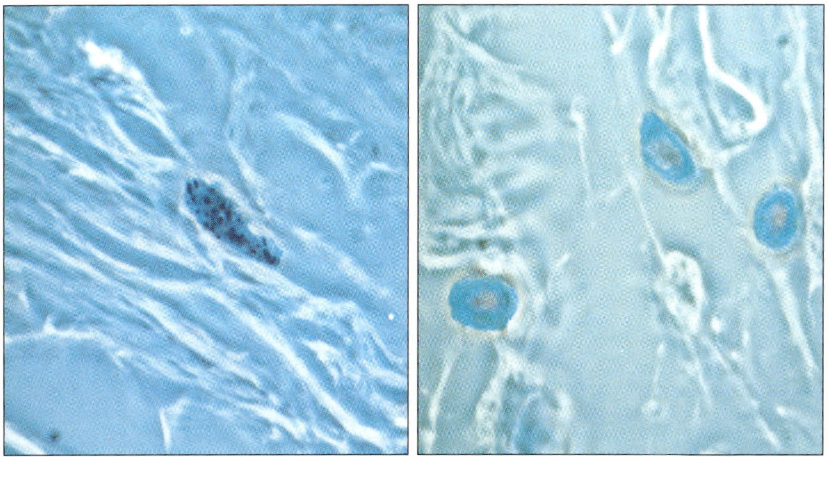

Fig. 19.16 Aspect histologique des mastocytes de l'iléum de rat
Les mastocytes du tissu conjonctif possèdent des granules bleus et bruns (à gauche). Trois mastocytes muqueux (à droite) ne possèdent que des granules bleus. Le tissu a été fixé en sérum physiologique formolé et coloré au bleu alcian safranine. x600 (Document du Dr. T.S.C. Orr).

DISTRIBUTION DES MASTOCYTES

Les MCTC sont présents autour des vaisseaux sanguins dans la plupart des tissus. Malgré un certain nombre de propriétés communes, leur morphologie peut varier considérablement selon leur localisation. Les MCTC de la cavité péritonéale et de la peau diffèrent par le nombre et la taille de leurs granules, l'intensité de leur coloration et leurs propriétés pharmacologiques (Fig.19.18). Chez l'homme, les MCM sont surtout présents dans la muqueuse du jéjunum et des poumons. Le nombre des MCM intestinaux augmente fortement au cours des parasitoses, par exemple chez les rats infectés par *Nippostrongylus brasiliensis*, ainsi que chez l'homme dans la maladie de Crohn et la rectocolite hémorragique. On trouve de nombreux mastocytes dans la synoviale des malades atteints de polyarthrite rhumatoïde. On ne connaît pas le rôle joué par les mastocytes dans ces différentes maladies. Les précurseurs de ces cellules pourraient apparaître dans les ganglions mésentériques drainant l'intestin, d'où ils migreraient dans la circulation lymphatique par le canal thoracique pour revenir à l'intestin. Il est clair que la prolifération de MCM au cours des parasitoses dépend de lymphokines produites par les cellules T, notamment l'IL-3 et l'IL-4. Par contre, les clones de MCTC se développent en culture à partir de monocouches de fibroblastes en absence de cellules T ou de lymphokines produites par ces cellules.

Des résultats récents suggèrent que les MCM et les MCTC dérivent d'une même cellule précurseur, le phénotype de la cellule à la fin de sa différenciation dépendant de facteurs présents dans le microenvironnement local.

PROTÉASES NEUTRES DES MASTOCYTES

On a récemment cloné et séquencé plusieurs gènes de protéases des granules de mastocytes. Parmi ces enzymes, la tryptase et la chymase ont été utilisées pour définir des sous-populations mastocytaires qui ont différentes localisations tissulaires chez l'homme (Fig. 19.19).

Les protéases ont un intérêt clinique dans la mesure où

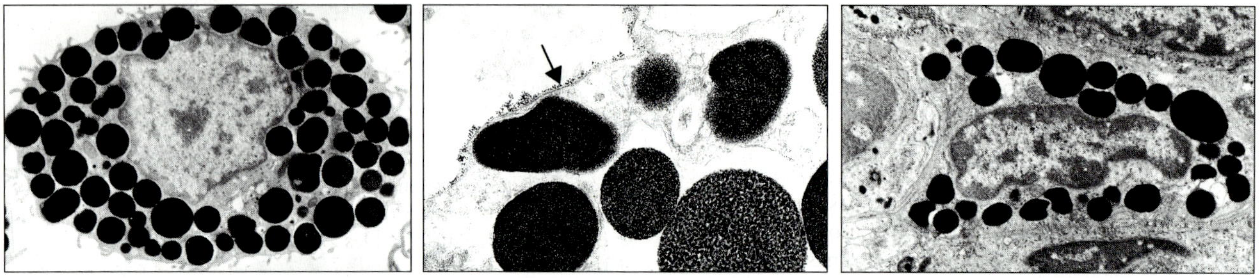

Fig. 19.17 Aspect ultrastructural des mastocytes de rat. III A gauche, les mastocytes du tissu conjonctif (MCTC) montrent les granules denses aux électrons caractéristiques des mastocytes de rat. A droite, dans les mastocytes muqueux d'une villosité iléale, les granules sont moins nombreux et de taille très hétérogène. Au centre, à un grossissement beaucoup plus important, on peut voir un MCTC de rat sur lequel les IgE fixées à la membrane ont été marquées par des particules d'or colloïdal (flèches) (Document du Dr. H. Coleman).

Différences entre deux populations de mastocytes

	mastocytes muqueux (MCM)	mastocytes du tissu conjonctif (MCTC)
localisation *in vivo*	intestin et poumons	ubiquitaire
durée de vie	<40 jours (?)	> 40 jours (?)
T-dépendance	+	–
nombre de RFcε	$2\text{-}5\times10^5$	3×10^4
contenu en histamine	+	+ +
IgE intracytoplasmiques	+	–
principaux métabolites de l'Ac. arachidonique Rapport LTC4/PGD2	25:1	1:40
inhibition de la libération d'histamine par CGS/théophilline	–	+
principal protéoglycane	chondroïtine sulfate	héparine

Fig. 19.18 La plupart de ces caractéristiques concernent les rongeurs et ne sont pas toujours transposables à l'homme. On distingue au moins deux sous-populations de mastocytes, les mastocytes muqueux (MCM) et les mastocytes du tissu conjonctif (MCTC). Leurs différences, morphologique et pharmacologique, suggèrent que ces cellules assurent *in vivo* des fonctions différentes. Les MCM sont impliqués dans les infestations parasitaires et peut-être aussi dans les réactions allergiques. A la différence des MCTC, les MCM ont une petite taille, une durée de vie réduite, ils sont sous la dépendance des cellules T, leur membrane porte un plus grand nombre de RFcεI et ils contiennent des IgE intracytoplasmiques. Les deux types de mastocytes contiennent de l'histamine et de la sérotonine, stockées dans les granules ; les MCTC contiennent plus d'histamine parce qu'ils renferment un nombre plus élevé de granules. Les deux types de mastocytes synthétisent les principaux métabolites de l'acide arachidonique, les prostaglandines et les leucotriènes, mais en quantité différente. Ainsi, par exemple, les leucotriènes LTC_4 et les prostaglandines PGD_2 sont produits dans un rapport de 25/1 par les MCM, et dans un rapport de 1/40 par les MCTC. Divers médicaments n'ont pas les mêmes effets sur la dégranulation des deux types de mastocytes Le chromoglycate de sodium (CGS) et la théophilline inhibent la libération d'histamine par les MCTC mais pas par les MCM. Ceci peut être important dans le traitement de l'asthme.

la tryptase est susceptible d'induire une hyper-réactivité bronchique et la chymase une sécrétion de mucus bronchique, ces deux signes étant caractéristiquse de l'asthme (Fig. 19.34). Les deux protéases peuvent aussi dégrader le peptide intestinal vaso-actif (VIP), un médiateur broncho-dilatateur.

ÉTUDES CLINIQUES

Des études cliniques récentes ont démontré que l'épithélium nasal de malades souffrant de rhume des foins était infiltré de MCM seulement pendant la saison des pollens. De même, on observe une augmentation du nombre des mastocytes (dont l'identification est cependant incertaine) dans le liquide de lavage bronchoalvéolaire des malades asthmatiques. La surface des muqueuses étant le premier lieu de rencontre entre les allergènes inhalés et les mastocytes superficiels, leur interaction induit la libération de médiateurs par les mastocytes, ce qui provoque une augmentation de la perméabilité de la muqueuse aux allergènes. Il en résulte une amplification de la libération de médiateurs par les mastocytes de la sous-muqueuse, ce qui aggrave les symptômes cliniques.

Une meilleure connaissance de la nature de ces mastocytes broncho-alvéolaires superficiels et de leur sensibilité aux médicaments anti-allergiques peut avoir des conséquences thérapeutiques importantes. Par exemple, chez les rats expérimentalement infectés par le nématode *Nyppostrongylus brasiliensis*, l'accumulation de MCM dans l'intestin est rapidement et massivement supprimée par les corticostéroïdes. De même, l'administration locale de corticostéroïdes supprime l'accumulation de mastocytes dans la muqueuse nasale de malades souffrant de rhinite allergique au cours de la saison des pollens. Le mécanisme de cette diminution n'est pas connu, mais on sait que les corticostéroïdes inhibent la production de lymphokines par les cellules TH, notamment celle de l'IL-3 et de l'IL-4 qui sont des facteurs de croissance pour les mastocytes.

Différences entre les populations de mastocytes et les basophiles

type cellulaire	localisation	quantité par cellule (pg)	
		tryptase	chymase
MCγ (MMC)	poumon, fosses nasales muqueuse intestinale	10	<0,04
MC_{TC} (MCTC)	peau, vaisseaux, sous-muqueuse intestinale	35	4,5
Basophile	circulation	0,04	<0,04

Fig. 19.19 La tryptase est un tétramère de 134 kDa qui peut représenter jusqu'à 25 % des protéines du mastocyte. La chymase est un monomère de 30 kDa. Les proportions relatives de ces protéases dans les mastocytes permettent de distinguer les MCTC des MCM, dont la répartition dans les tissus est différente. Les basophiles ont de très faibles taux des deux protéases.

EFFETS DES MÉDICAMENTS

Certains médicaments ont un effet majeur sur la dégranulation des mastocytes à la fois *in vitro* et en clinique. Chez le rat, le cromoglycate de sodium et la théophylline inhibent la libération d'histamine par les MCTC mais pas par les MCM. Du fait de l'hétérogénéité des mastocytes et des variations interespèces, on ne peut pas extrapoler ces résultats à l'homme. L'obtention de lignées pures de mastocytes humains serait particulièrement utile pour l'expérimentation de nouveaux médicaments anti-allergiques.

STRUCTURE ET FONCTION DES RÉCEPTEURS DE LA RÉGION Fc DES IgE

On connaît actuellement deux types de récepteurs cellulaires d'IgE (Fig. 19.20). Le récepteur de haute affinité (RFcεI) se trouve sur les mastocytes, les basophiles et constitue le récepteur d'IgE "classique". Ce récepteur appartient à la superfamille des Ig et il est très différent du récepteur de faible affinité (RFcεII) que l'on trouve sur les leucocytes et notamment les lymphocytes. Ce récepteur de faible affinité n'appartient pas à la superfamille des Ig mais présente des homologies avec certaines lectines animales.

RÉCEPTEUR DE HAUTE AFFINITÉ RFCεI

L'étude de la structure des RFcε de type I a commencé au cours des années 1970. Elle a abouti au modèle de structure tétramérique représenté dans la figure 19.20.

La chaîne polypeptidique α (PM 45 kDa) est glycosylée et exposée à la surface. Des anticorps dirigés contre la chaîne α inhibent la liaison de l'IgE au récepteur et peuvent stimuler la libération d'histamine par des cellules de leucémie à basophile de rat. Les résidus glucidiques protègeraient la chaîne α des protéases du sérum, comme c'est le cas pour la plupart des protéines de surface. Il est peu vraisemblable que ces glucides jouent un rôle dans la liaison de l'IgE ou dans la libération de l'histamine induite par l'IgE. Cependant, comme on le verra plus loin, des lectines sont capables d'induire une libération d'histamine, bien que celles-ci soient vraisemblablement sans signification physiologique.

La chaîne β (PM 33 kDa) et les deux chaînes γ liées par un pont disulfure (PM 9 kDa) sont des composants essentiels du récepteur αβγ2, nécessaires pour son expression à la surface de la cellule et peut-être pour la transduction des signaux.

Le récepteur interagit avec la partie distale des chaînes lourdes d'IgE c'est-à-dire des régions des domaines CH3 et/ou CH4. L'interaction est hautement spécifique et la constante d'affinité pour l'IgE est extrêmement élevée (environ 10^{10} M^{-1}). Ni l'interaction des IgE sous forme monomérique avec leur récepteur, ni la fixation d'un ligand à une seule molécule d'IgE, ne permettent d'induire l'activation des mastocytes ou des basophiles. La libération d'histamine est déclenchée par l'agrégation des IgE à la surface de la cellule par l'antigène ou par d'autres molécules capables de se lier aux IgE.

On notera que les résidus glucidiques de l'IgE elle-même ne semblent pas jouer de rôle important dans leur interaction avec les RFcεI. Ils sont par contre probablement nécessaires à la sécrétion des IgE par les cellules B. On pensait que l'expression des récepteurs de haute affinité était restreinte aux mastocytes et aux basophiles, mais des travaux récents suggèrent que ces récepteurs pourraient être exprimés par les cellules de Langerhans.

RÉCEPTEUR DE FAIBLE AFFINITÉ : RFcεII

Chez l'homme, les RFcεII ou CD23 (PM 45 kDa) se présentent comme une molécule membranaire, avec une région transmembranaire, mais dont l'extrêmité C-terminale est extracellulaire (Fig. 19.20). Contrairement à d'autres récepteurs de Fc, RFcεII n'est pas un membre de la superfamille des Ig mais appartient à une superfamille de lectines animales.

Deux formes de RFcεII ont maintenant été identifiées, clonées et séquencées chez l'homme. Elles ne diffèrent que par la région N-terminale intracytoplasmique. Le récepteur RFcεIIa est normalement exprimé par les cellules B, tandis que le RFcεIIb est présent sur les cellules T, les cellules B, les monocytes et les éosinophiles après induction par l'IL-4 (Fig. 19.21). Cela pourrait expliquer les différences observées dans les fonctions de ces récepteurs au cours de l'activation des cellules B normales, ainsi que dans la phase effectrice des réactions immunologiques due aux IgE. Chez les malades atopiques, notamment ceux souffrant d'un eczéma atopique, le nombre des lymphocytes et des monocytes circulants exprimant RFcεIIb est augmenté. Chez les malades atteints de rhinite allergique, l'augmentation de l'expression de ce récepteur sur les lymphocyes survient pendant la saison des pollens en même temps qu'augmentent les taux d'IgE. Les macrophages alvéolaires normaux expriment le récepteur RFcεIIb et libèrent des enzymes en présence d'allergènes, lorsqu'ils sont sensibilisés par des IgE spécifiques de ces allergènes. Ces cellules pourraient donc jouer un rôle dans la pathogénèse des pneumopathies allergiques telles que l'asthme ou les alvéolites.

Si l'on connaît bien le rôle des RFcεIIa dans la différenciation et l'adhérence des cellules B, les fonctions des différentes molécules CD23 solubles (facteurs liant les IgE) demeurent incertaines. Il pourrait s'agir d'une forme nouvelle de cytokine, agissant comme facteur de croissance pour les cellules B et comme facteur de commutation vers la production des IgE.

Les récepteurs d'IgE RFcεI et RFcεII

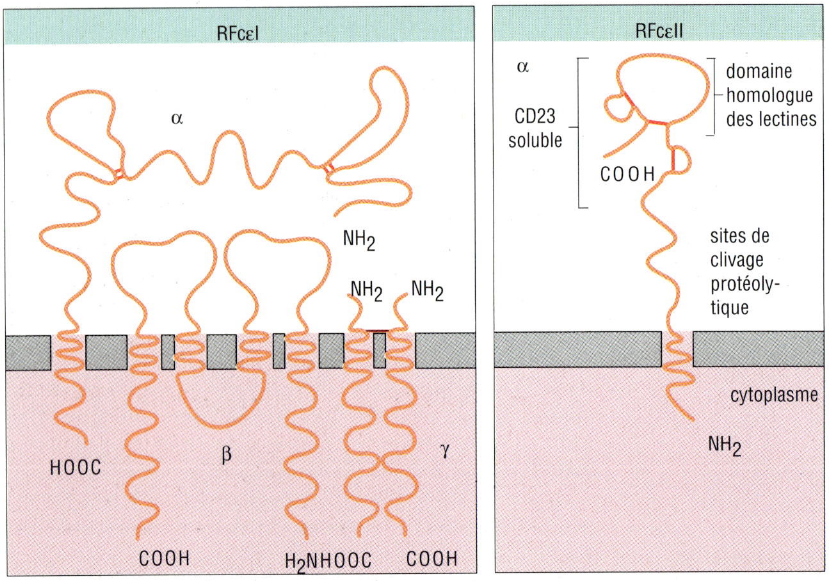

Fig. 19.20 Selon ce modèle, les RFcεI sont formés d'un tétramère qui comprend une chaîne α avec deux boucles de type immunoglobulinique, liées par un pont disulfure intracaténaire. La chaîne β a deux portions extra-membranaires et vient au contact des deux chaînes γ qui sont associées par un pont disulfure (en jaune). La chaîne α est essentielle pour la fixation de l'IgE. Le modèle hypothétique des RFcεII repose sur la séquence des acides aminés et l'homologie avec des lectines animales. Différentes espèces moléculaires d'IgE-BF (IgE "binding factors") peuvent être libérées par clivage protéolytique, notamment la molécule soluble CD23 de 25 kDa qui contient le site lectine. Ce clivage est inhibé par l'IgE, ce qui explique l'augmentation apparente de l'expression des RFcεII sur les lymphocytes cultivés en présence d'IgE.

Fixation des IgE sur d'autres cellules que les mastocytes

récepteurs	cellules	commentaires
RFcεIIa	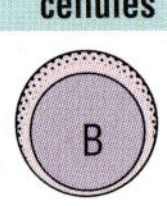 cell. B	exprimé par les cellules B normales fonctionne comme une molécule d'adhérence et un inducteur de signaux de croissance
RFcεIIb	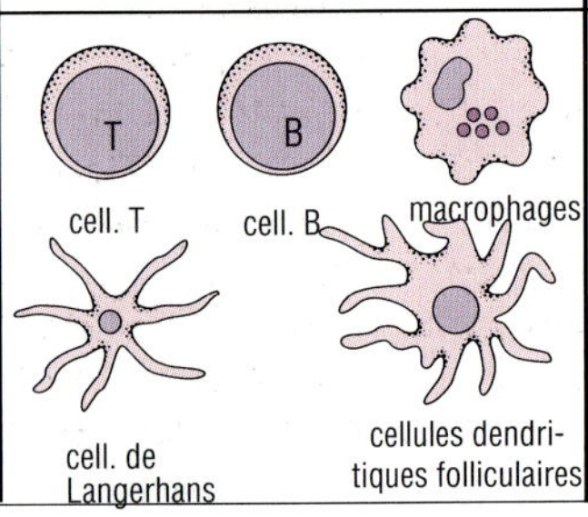 cell. T, cell. B, macrophages, cell. de Langerhans, cellules dendritiques folliculaires	induit par l'IL-4 sur des cellules normales exprimé habituellement par certaines cellules T et B, des monocytes, les éosinophiles, les cellules de Langerhans et les cellules dendritiques folliculaires

Fig. 19.21 Par comparaison avec les RFcεI de forte affinité des mastocytes et des basophiles, les récepteurs d'IgE sur les autres cellules (RFcεII) ont une affinité beaucoup plus faible pour l'IgE. Les RFcεIIa sont exprimés de façon constitutive sur les cellules B normales, tandis que l'expression des RFcεIIb, est induite par l'IL-4 sur différents types cellulaires. Les cellules T, les cellules B, les monocytes et les macrophages, expriment RFcεIIb, de même que les cellules de Langerhans dans la peau. Ces dernières expriment aussi les récepteurs de haute affinité RFcεI.

AUTRES CELLULES FIXANT LES IgE

Lorsqu'ils sont sensibilisés par des IgE, les éosinophiles et les plaquettes de sujets normaux sont cytotoxiques pour certains parasites, en particulier les schistosomes. Ces cellules peuvent se sensibiliser en fixant des complexes immuns contenant des IgE chez les malades allergiques. Elles pourraient alors participer à la réponse allergique car elles contiennent et libèrent un ensemble de médiateurs et de protéines inflammatoires susceptibles d'augmenter les réactions allergiques. Des résultats récents suggèrent cependant que l'IgE se fixe à ces cellules par un récepteur non encore identifié, différent des récepteurs RFcε de type I ou II.

Les cellules de Langerhans de l'épiderme de malades atteints d'eczéma atopique ont à leur surface des IgE fixées par CD23 (ou par RFcεI, NdT). Ces IgE, qui ne s'observent pas sur les cellules de Langerhans des sujets normaux ou des malades atopiques sans eczéma, pourraient jouer un rôle dans la présentation de l'antigène et dans les réactions inflammatoires.

ACTIVATION DES MASTOCYTES

Quand les IgE sont fixées sur les RFcεI des mastocytes et des basophiles, la dégranulation peut être déclenchée par le pontage des IgE, entraînant l'agrégation des RFcε, après liaison de l'allergène ou d'autres molécules. La dégranulation peut également résulter d'un pontage direct des récepteurs (Fig. 19.22). Les lectines comme la PHA ou la Con A peuvent également ponter les IgE en se fixant aux résidus glucidiques de la région Fc des IgE. Ainsi pourrait-on expliquer certaines urticaires provoquées par les fraises qui contiennent des lectines en quantités importantes.

D'autres substances sont de puissants inducteurs de dégranulation des mastocytes sans agrégation des RFcε. Les plus importantes *in vivo* sont probablement les anaphylatoxines C3a et C5a produites lors de l'activation du système du complément. Les anaphylatoxines agissent aussi sur

Activation des mastocytes et effets physiologiques des médiateurs libérés par les mastocytes

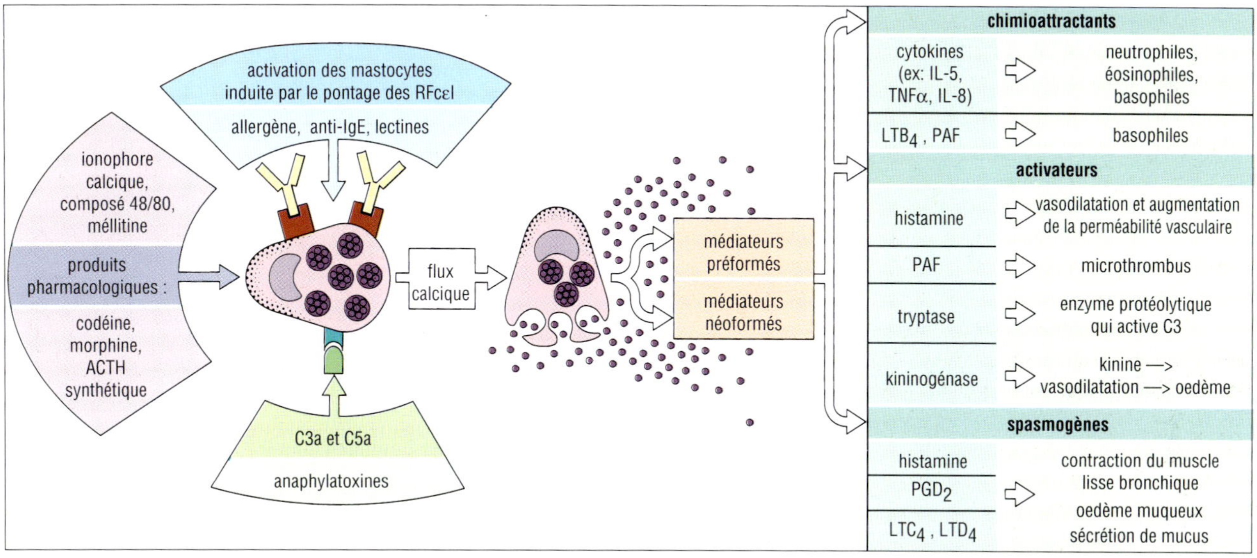

Fig. 19.22 L'activation des mastocytes peut être produite par des stimulus immunologiques provoquant le pontage des récepteurs RFcε, et par d'autres agents comme les anaphylatoxines et les sécrétagogues (ex: composé 48/80, méllitine, ionophore calcique, A23187). De même, des médicaments comme la codéine, la morphine et l'ACTH de synthèse, peuvent aussi agir directement sur les mastocytes. Toutes ces substances provoquent un flux calcique dans le mastocyte, ce qui entraîne la dégranulation. La formation des microtubules et le mouvement des granules vers la membrane cellulaire puis leur fusion avec celle-ci, conduisent à la libération des médiateurs préformés contenus dans les granules. L'activation de la phospholipase A_2 libère l'acide arachidonique des membranes qui peut être métabolisé par les enzymes lipoxygénase ou cyclooxygénase selon le type de mastocytes. Ces médiateurs lipidiques néoformés comprennent les prostaglandines (PGD_2) et les thromboxanes produits par la voie de la cyclooxygénase, ainsi que les leucotriènes (LTC_4, LTD_4 et le LTB_4 chimiotactique) produits par la voie de la lipoxygénase.

Les médiateurs préformés et néoformés ont trois sortes d'activité. **Effets chimiotactiques**. Différents types cellulaires sont attirés sur le site de l'activation des mastocytes, en particulier les éosinophiles, les neutrophiles et les cellules mononucléées, y compris des lymphocytes. De plus, des travaux récents suggèrent que certaines des cytokines libérées au cours de la dégranulation des mastocytes auraient une activité chimiotactique.
Effets inflammatoires. Ces médiateurs provoquent une vasodilatation, un oedème et, par le facteur d'activation des plaquettes (PAF), des microthrombus aboutissant à des lésions tissulaires locales. La tryptase, protéase neutre prédominante dans les mastocytes du poumon, peut activer directement le C3. Cette fonction est bloquée par l'héparine. Les kininogénases agissent sur les parois vasculaires en libérant des kinines à partir du kininogène. Les kinines ont une activité inflammatoire.
Effets spasmogènes. Ces médiateurs ont un effet direct sur le muscle lisse bronchique ; ils augmentent en outre la sécrétion de mucus, ce qui conduit à l'obstruction bronchique.

d'autres cellules, notamment les neutrophiles, les plaquettes et les macrophages. D'autres substances sont capables d'activer directement les mastocytes, en particulier les ionophores calciques, la mélitine, le composé 48/80 ainsi que des médicaments comme l'ACTH de synthèse, la codéine ou la morphine. C'est en induisant un influx de calcium que ces différents produits activent les mastocytes. Bien qu'elle soit indépendante des IgE, la réaction anaphylactique induite par ces substances est identique à celle due aux IgE.

RÔLE DES CELLULES T DANS L'ACTIVATION DES MASTOCYTES

Les cellules T contrôlent la maturation des mastocytes muqueux par l'IL-3 et l'IL-4 qu'elles produisent, mais elles pourraient également intervenir dans la libération des médiateurs mastocytaires. Des facteurs spécifiques d'antigène, produits par les cellules T, peuvent induire la libération d'histamine après stimulation antigénique des mastocytes. Contrairement aux IgE qui sensibilisent les mastocytes pendant plusieurs mois, ces facteurs produits par les cellules TH ne sensibilisent les mastocytes que pendant quelques heures. Un autre facteur non spécifique d'antigène, le HRF ("Histamine Releasing Factor") est produit par tous les lymphocytes humains activés et induit la libération d'histamine par les basophiles. Cette libération s'ajoute à celle induite par les IgE et l'antigène.Le HRF pourrait être impliqué dans l'amplification non spécifique de l'hypersensibilité retardée et dans la modulation des réactions d'hypersensibilité de type I.

LIBÉRATION DES MÉDIATEURS

L'entrée d'ions calcium dans les mastocytes a deux conséquences principales : 1/ la libération de médiateurs préformés, en particulier d'histamine, résultant de l'exocytose du contenu granulaire ; 2/ l'induction de la synthèse de médiateurs néoformés à partir de l'acide arachidonique, conduisant à la production de prostaglandines et de leucotriènes. Ces médiateurs agissent directement sur les tissus environnants. Au niveau des poumons, ils provoquent une bronchoconstriction immédiate, un oedème muqueux et une hypersécrétion qui conduisent à la crise d'asthme (Fig.19.22).

Il est maintenant clair que les différentes populations de mastocytes décrites plus haut produisent des médiateurs néoformés différents, ce qui pourrait expliquer le polymorphisme des manifestations cliniques observées dans différents organes.

Des médicaments peuvent inhiber la libération des médiateurs en augmentant la concentration d'AMP cyclique intracellulaire. Cette augmentation peut résulter de la stimulation de la synthèse d'AMP cyclique par l'adénylcyclase (catécholamines β adrénergiques comme l'isoprénaline) ou du blocage du catabolisme de l'AMP cyclique par la phosphodiestérase (théophilline). Le mécanisme par lequel le chromoglycate de sodium prévient la libération d'histamine n'est pas élucidé, mais il semble qu'il inhibe l'influx de calcium initial induit par l'antigène. Enfin l'histamine (Fig. 19.23) et les prostaglandines exercent un effet inhibiteur sur différentes cellules du système immunitaire.

Les récepteurs d'histamine et leurs effets

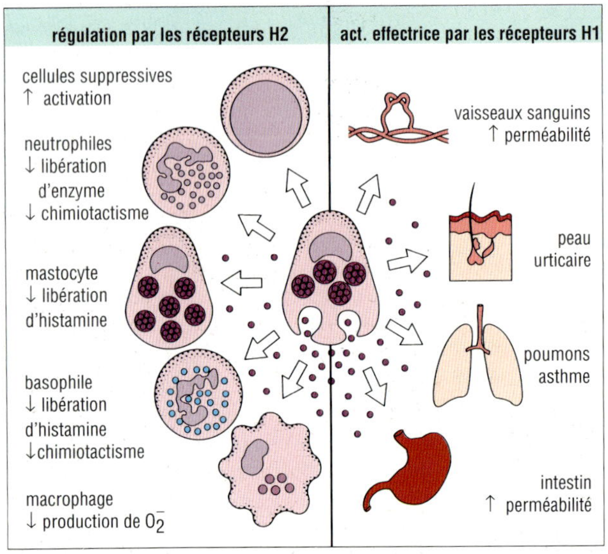

Fig. 19.23 Les fonctions de l'histamine s'exercent par l'intermédiaire des récepteurs H1 et H2. Les récepteurs H1 sont responsables des effets inflammatoires de l'histamine sur les vaisseaux sanguins, les muscles lisses et les surfaces muqueuses. Les effets anti-inflammatoires passent par les récepteurs H2 qui induisent l'augmentation de l'AMPc.

Réactions cutanées immédiates et tardives

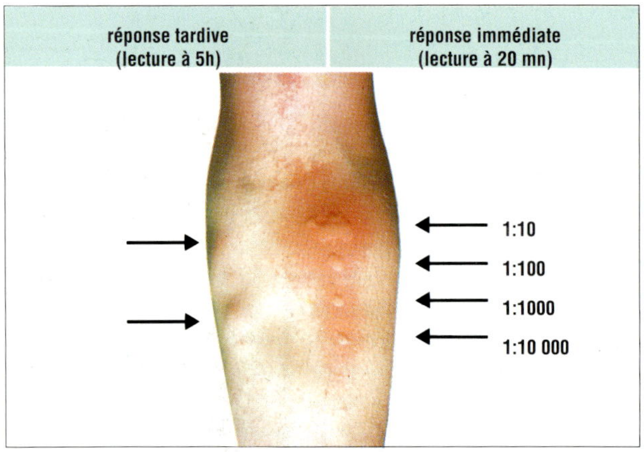

Fig. 19.24 Les tests cutanés ont été réalisés 5 h (à gauche) et 20 mn (à droite) avant la photographie. A droite, les tests montrent la titration de la plus petite quantité d'antigène produisant une réaction urticarienne de type I. A gauche, on distingue nettement la réaction tardive surtout aux sites où une importante réaction immédiate l'a précédée. Les valeurs indiquées à droite correspondent aux dilutions d'allergène injecté.

BASES IMMUNOPATHOLOGIQUES DES MALADIES ALLERGIQUES

RÉACTIONS CUTANÉES

Le Prick-test cutané

Il est remarquable que la méthode la plus simple pour faire un diagnostic d'allergie, le test cutané, apporte autant d'informations sur l'immunopathologie des réactions allergiques. Le test cutané classique dans l'atopie est la réaction urticarienne de type I qui survient lorsqu'un allergène, introduit dans la peau par micropiqûre, déclenche la libération de médiateurs préformés qui augmentent la perméabilité vasculaire et provoquent l'oedème et le prurit (Fig. 19.24 et 19.25). En général il existe une bonne corrélation entre test cutané, RAST (qui détecte les IgE spécifiques d'un antigène donné) et tests de provocation (nasal ou bronchique) par l'allergène correspondant.

La réponse tardive est rarement observée après un test cutané parce qu'elle n'est pas habituellement recherchée et que, lorsqu'on la remarque, elle a l'aspect d'une tuméfaction cutanée plus douloureuse que prurigineuse. Chez un certain nombre de malades, les tests cutanés ou le RAST sont négatifs, en dépit d'antécédents allergiques patents tels qu'une rhinite allergique ou un asthme. Chez ces malades, on peut néanmoins mettre en évidence une réponse anticorps, localisée à la muqueuse nasale, objectivée par un test de provocation nasale positif et par la présence d'IgE spécifiques dans les sécrétions nasales.

Si on stimule les lymphocytes de ces malades par le même allergène, on observe une transformation lymphocytaire accompagnée d'une production de cytokines, ce qui indique la présence de cellules T réactives vis-à-vis de l'allergène. Ceci ne signifie pas nécessairement qu'une réaction d'hypersensibilité contribue directement aux manifestations de la maladie, mais seulement que des cellules T spécifiques de l'allergène existent chez ces malades, et que ces cellules sont susceptibles d'assurer la fonction auxiliaire nécessaire à une réponse IgE .

Le test épicutané "Patch test"

Chez les malades présentant un eczéma atopique (Fig. 19.26) et ayant des anticorps de classe IgE contre les acariens de la poussière de maison, on observe un test cutané positif lorsqu'on applique de l'allergène d'acariens sur un fragment légèrement abrasé de peau saine (Epidermotest) (Fig. 19.27). Certains malades souffrant d'une rhinite allergique aux acariens présentent également des tests épicutanés positifs, avec infiltration de basophiles, suggérant que cette infiltration cutanée n'est pas propre à l'eczéma.

Lorsque la réaction cutanée tardive fut décrite, on a d'abord pensé qu'elle pourrait mettre en jeu un mécanisme d'hypersensibilité de type III (par complexes immuns), due à des anticorps précipitants de classe IgG comme dans l'aspergillose pulmonaire. Cependant il n'a pas été possible d'établir une corrélation entre d'éventuels anticorps précipitants et cette réaction tardive, qui est en fait une séquelle de la réponse immédiate dépendant des IgE.

Réactions cutanées immédiate et tardive

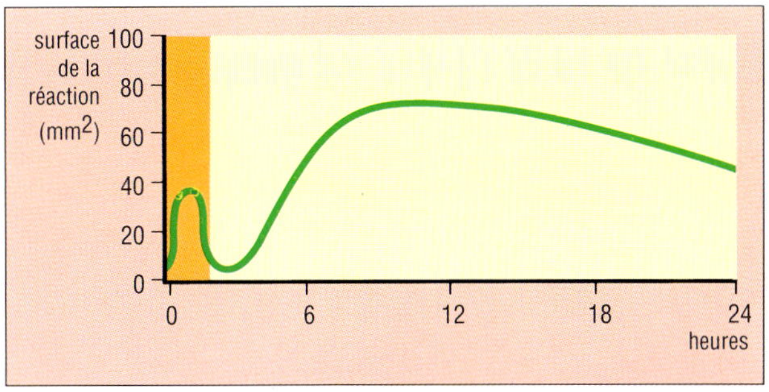

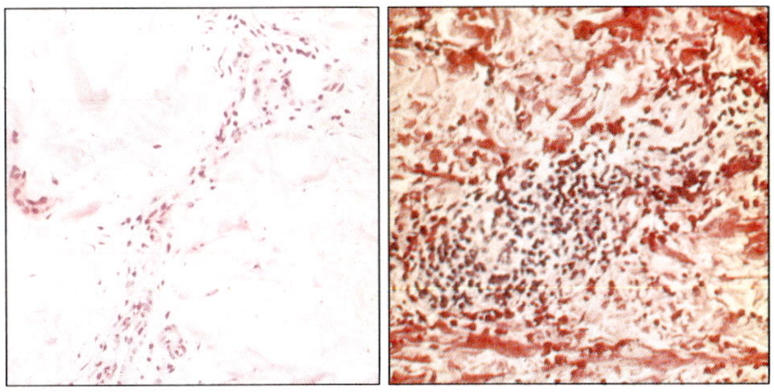

Fig. 19.25 Que l'antigène soit administré par scarification (prick test) ou par injection I.D., la réaction urticarienne immédiate est souvent suivie d'une réaction tardive qui peut persister 24 h. Elle est en général de plus grande taille et plus oedémateuse que la réponse immédiate. Dans la réaction immédiate (à gauche) l'infiltrat cellulaire autour des vaisseaux du derme est très peu dense et formé de neutrophiles. Dans la réaction tardive (à droite), l'infiltration est plus dense, riche en basophiles. La réaction tardive peut s'observer après un test cutané ou un test de provocation nasal ou bronchique ; elle jouerait un rôle important dans l'asthme chronique. (Document du Dr. A.K. Black à gauche, et du Dr. G. Gleich à droite).

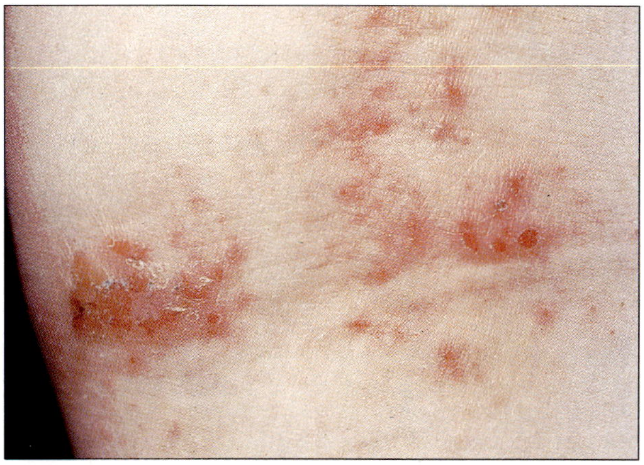

Fig. 19.26 Aspects d'un eczéma atopique localisé au creux poplité chez un enfant allergique au riz et aux oeufs.

RÉACTIONS BRONCHIQUES

Les réactions bronchiques aux allergènes associent également une réponse immédiate et une réponse tardive (Fig.19.29). Le cromoglycate de sodium constitue un traitement efficace de l'asthme allergique et il prévient aussi bien la réponse immédiate que la réponse tardive, après un test de provocation bronchique par l'allergène. Ceci indique que le développement de la réaction pulmonaire tardive dépend de l'interaction initiale entre l'allergène, les IgE, et les mastocytes puisque, quand le cromoglycate de sodium empêche la dégranulation, il empêche aussi tous les évènements ultérieurs. Si l'on traite les malades par des corticostéroïdes ou des inhibiteurs de la prostaglandine-synthétase, seule la réaction tardive est abolie, laissant la réaction immédiate intacte. Cette observation est en faveur d'un rôle des métabolites de l'acide arachidonique d'origine mastocytaire, comme les prostaglandines et les leucotriènes, dans la réponse tardive (voir Fig.19.22).

La majorité des asthmatiques avec obstruction bronchique réversible répondent bien à la corticothérapie, malgré la relative inefficacité des corticostéroïdes sur la répone immédiate dépendant des IgE, ce qui suggère le rôle important de la réaction tardive dans les manifestations cliniques de l'asthme chronique. C'est à une diminution de l'infiltration cellulaire bronchique que l'on peut attribuer l'effet bénéfique des corticostéroïdes (Fig. 19.30).

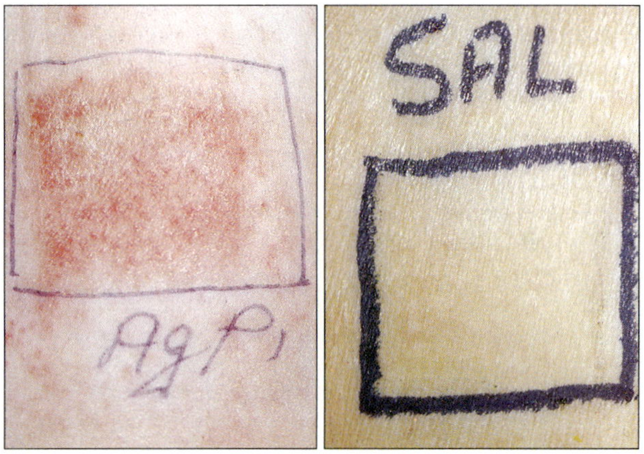

Fig. 19.27 Test cutané par application d'antigène purifié d'acariens de la poussière de maison (*Dermatophagoides pteronyssinus*) chez un malade porteur d'eczéma atopique. A gauche, la couche kératinisée superficielle d'une petite surface de peau saine est enlevée par abrasion douce, puis l'extrait antigénique est déposé sur cette surface (PATCH test). Après 48 h sous pansement occlusif, le site de la réaction est examiné. Macroscopiquement les lésions se présentent comme un eczéma et l'examen microscopique révèle un infiltrat d'éosinophiles et de basophiles. A droite, témoin sérum physiologique (Document du Dr. E.B. Mitchell).

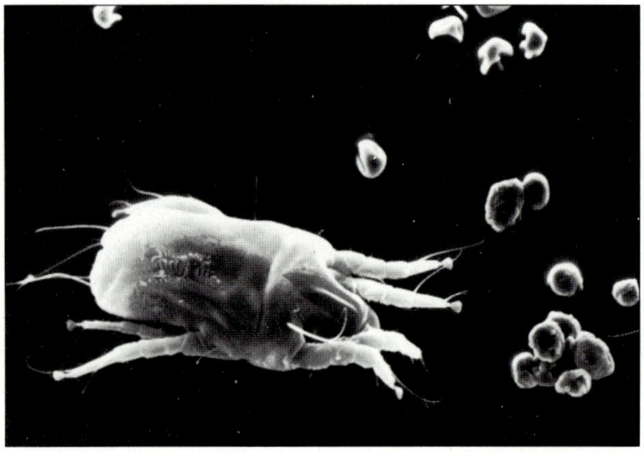

Fig. 19.28 Un allergène majeur : les acariens de la poussière de maison. Aspects en microscopie électronique à balayage d'un acarien de la poussière de maison, *Dermatophagoides pteronyssinus*. Ses déjections fécales (en bas à droite) constituent la principale source d'allergène. Des grains de pollen biconcaves (en haut à droite) donnent l'échelle et montrent que ce sont les déjections fécales et non l'acarien lui-même qui peuvent être transportées par voie aérienne et atteindre les poumons (Document du Dr. R. Tovey).

Réactions immédiates et tardives

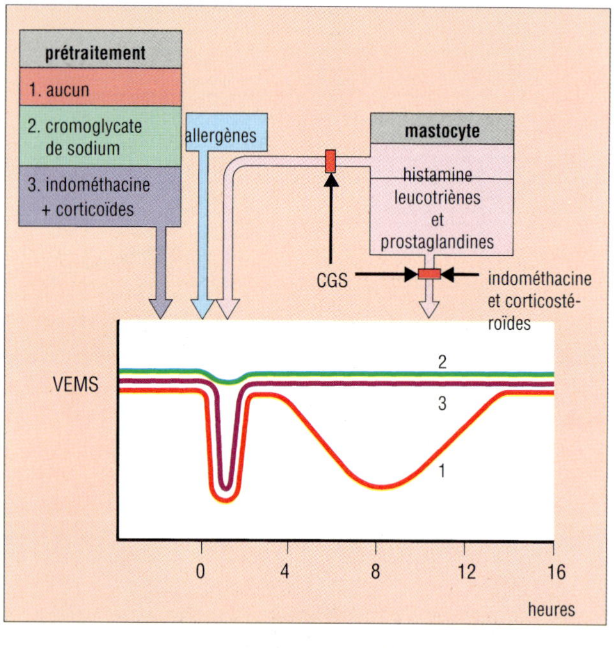

Fig. 19.29 Cette courbe représente les variations du volume expiratoire maximal par seconde (VEMS) dans trois groupes de malades, avant et après provocation bronchique par un allergène. Chaque groupe a reçu un prétraitement différent. Dans le groupe témoin (1) on observe une bronchoconstriction biphasique avec une réaction initiale de 1 heure suivie d'une réaction tardive persistant plusieurs heures. On pense que l'histamine libérée lors de la dégranulation des mastocytes est responsable de la réaction initiale. Dans le groupe des sujets traités par le cromoglycate de sodium (CGS) (2), la dégranulation des mastocytes est inhibée, et les réactions immédiates et tardives n'apparaissent pas. Dans le groupe des sujets traités par indométhacine ou corticostéroïdes (3), le blocage du métabolisme de l'acide arachidonique inhibe la réaction tardive mais pas la réaction immédiate, indiquant un rôle des leucotriènes et des prostaglandines dans la réaction tardive.

LAVAGE BRONCHO-ALVÉOLAIRE

Les asthmatiques ont un grand nombre de mastocytes dans la lumière bronchique. Ces cellules sont donc en position pour réagir avec les allergènes inhalés et pour déclencher dans les poumons les réactions dues aux IgE. Ces cellules peuvent être isolées à partir des liquides de lavage broncho-alvéolaire. Les taux élevés de médiateurs dans ces liquides montrent que ces cellules sont très susceptibles à la dégranulation. Elles représentent la cible des traitements par le cromoglycate de sodium et peut-être d'autres médicaments. Les mastocytes du lavage broncho-alvéolaire sont en effet plus sensibles au cromoglycate de sodium que ceux du parenchyme pulmonaire (voir Fig. 19.29).

De nombreux arguments suggèrent que l'infiltration des cellules inflammatoires joue un rôle essentiel au cours de la phase tardive. Les éosinophiles en particulier, peuvent être observés en grand nombre dans le liquide de lavage broncho-alvéolaire chez les asthmatiques, lors de la phase tardive mais pas lors de la phase précoce ; ils pourraient être responsables des lésions de l'épithélium respiratoire, secondaires à la libération de protéines basiques (MBP) et de protéines cationiques (EBP) contenues dans les granules de ces cellules (Fig. 19.31). Ces réactions pourraient faciliter l'accès des médiateurs inflammatoires aux terminaisons nerveuses afférentes, provoquant alors une bronchoconstriction d'origine nerveuse.

On trouve aussi dans l'asthme une hyper-réactivité des bronches à l'histamine et à des stimulations non spécifiques comme l'air froid ou la vapeur d'eau. Les sujets normaux présentent des manifestations asthmatiformes après inhalation de 10 ng d'histamine, alors que les asthmatiques répondent à des quantités d'histamine 20 fois moindres.

L'idée que cette hyper-réactivité est la conséquence d'une stimulation antigénique chronique est fermement étayée par les résultats de Platts-Mills qui a montré qu'après trois mois d'éloignement de leur environnement allergénique (acariens de la poussière de maison), la sensibilité à l'histamine d'un groupe de sujets asthmatiques était considérablement atténuée et, dans certains cas, ramenée à un niveau normal.

La réaction inflammatoire dans le poumon asthmatique

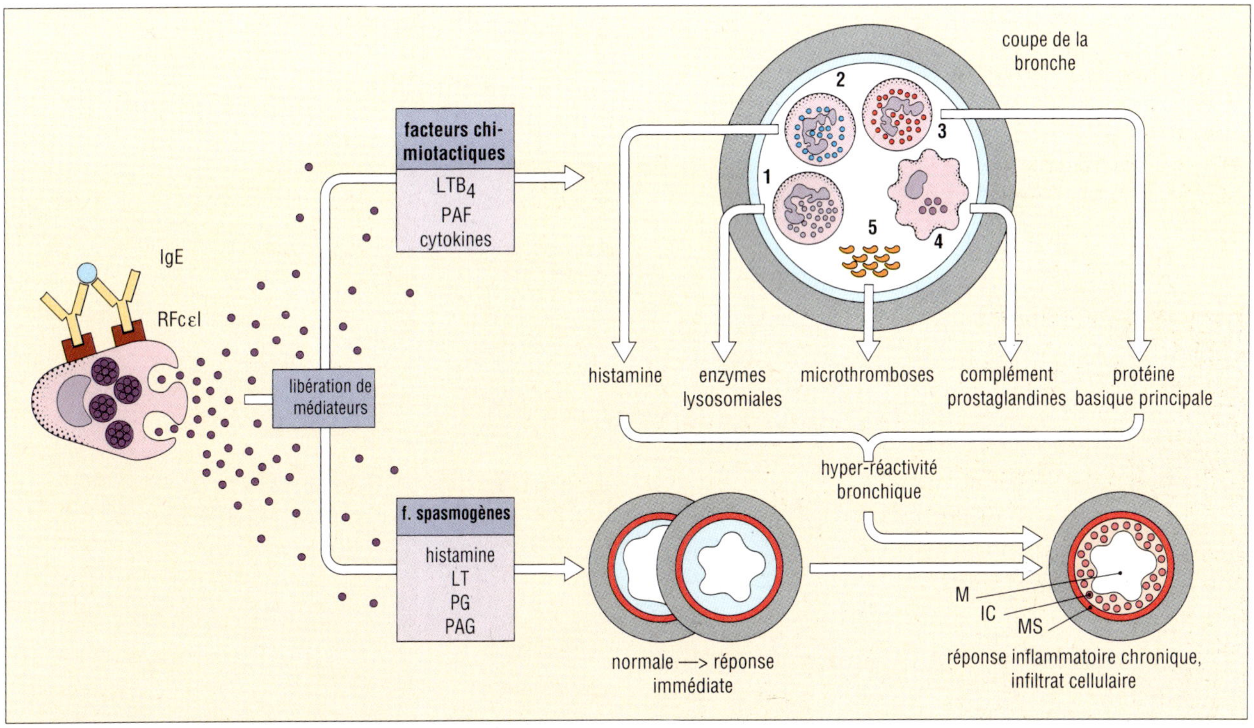

Fig. 19.30 Les médiateurs mastocytaires peuvent être subdivisés en facteurs chimiotactiques et facteurs spasmogènes. Ceux-ci provoquent la réponse bronchoconstrictive immédiate, l'augmentation de perméabilité vasculaire, l'oedème et la migration des cellules. Les facteurs chimiotactiques, comprenant des cytokines comme GM-CSF, IL-5 et TNFα provoquent l'accumulation de granulocytes (1), de basophiles (2), d'éosinophiles (3), de macrophages (4) et de plaquettes (5). La libération secondaire de médiateurs inflammatoires par ces cellules engendre la réponse de la phase tardive et les réactions inflammatoires chroniques typiques de l'asthme. Tous ces effets, associés à une hypersécrétion du mucus (M), une hypertrophie des muscles lisses (MS), une infiltration cellulaire (IC) et une hyperréactivité bronchique, engendrent un état d'inflammation subaiguë ou chronique.

FACTEURS PARTICIPANT À LA GENÈSE DES ALLERGIES

En plus des prédispositions génétiques, reconnues depuis longtemps, on sait maintenant que d'autres facteurs sont également importants dans l'installation d'un état allergique.

DÉFICIT DES CELLULES T

Nous avons vu que toute une série d'arguments impliquaient les cellules T dans la réponse IgE (Fig. 19.6 et 19.7). Un déficit des cellules T, en particulier des cellules Ts, pourrait donc constituer une des étiologies de l'atopie. Le nombre des cellules T $CD3^+$ et $CD8^+$ est diminué chez les malades atteints d'eczéma atopique sévère, mais moins fréquemment chez les malades souffrant de rhinite ou d'asthme (Fig. 19.32). Par ailleurs, les réponses aux mitogènes T sont diminuées chez les atopiques sévères avec eczéma. La diminution des réponses T *in vitro* est corrélée avec celle de l'immunité à médiation cellulaire *in vivo* objectivée par la diminution des réactions cutanées d'hypersensibilité retardée. On ne savait pas clairement si ce déficit T constituait une cause ou une conséquence de la maladie atopique, jusqu'à ce que des études récentes apportent des arguments en faveur d'une relation de cause à effet entre le déficit T et l'atopie chez les nourrissons, en fonction du type d'allaitement. Soothill et ses collaborateurs ont montré que la fréquence des eczémas de l'enfant est moindre chez les nourrissons allaités au sein ; d'autres travaux ont établi des relations entre l'allaitement au biberon, le taux d'IgE et le nombre de cellules T (Fig. 19.33). L'hypothèse est que l'allaitement des nourrissons au biberon, associée à une réduction du nombre de certaines sous-populations régulatrices de lymphocytes T, est en partie responsable de l'augmentation des IgE sériques. Cependant, il n'est pas certain que l'allaitement au biberon constitue la véritable cause des modifications du nombre des cellules T et d'autres facteurs de l'environnement jouent un rôle important dans l'expression des maladies allergiques.

RÉTROCONTROLE PAR LES MÉDIATEURS

Les médiateurs des mastocytes, comme l'histamine, les prostaglandines et les leucotriènes, possèdent des propriétés inflammatoires. Cependant, selon des travaux récents, ces produits exerceraient également une activité anti-inflammatoire sur un grand nombre de cellules. L'histamine a été particulièrement bien étudiée et ses principaux effets régulateurs sont illustrés dans la figure 19.22.

Alors que les effets inflammatoires de l'histamine dépendent des récepteurs H1, ses effets anti-inflammatoires dépendent des récepteurs H2 et de l'AMP cyclique. L'ancienne hypothèse de Szentivanyi, selon laquelle un trouble des mécanismes de signalisation de l'AMP cyclique serait à l'origine des réactions atopiques, et maintenant très discutée. On a montré cependant que l'inhibition de la libération d'enzymes lysosomiales et l'activation des cellules Ts par l'histamine, par l'intermédiaire des récepteurs H2, est diminuée chez les sujets atopiques. Ceci souligne le regain d'intérêt pour un rôle régulateur éventuel de ces médiateurs dans l'atopie.

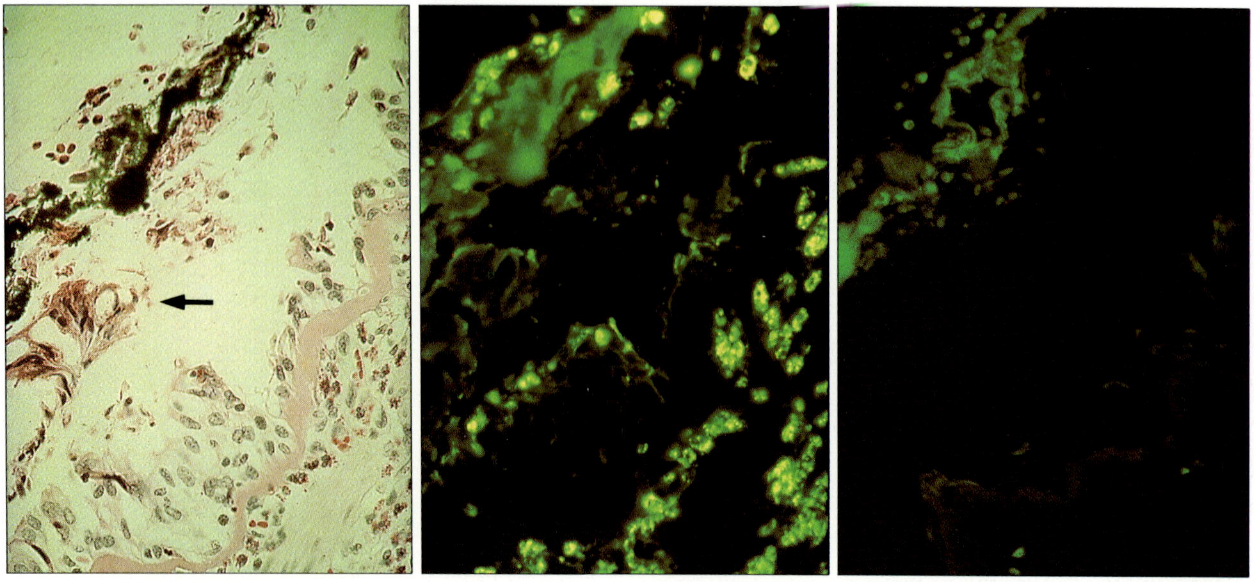

Fig. 19.31 Localisation de la protéine basique majeure (PBM) dans le poumon d'un malade atteint d'asthme sévère. A gauche, l'épithélium bronchique montre une importante accumulation d'éosinophiles dans la sous-muqueuse et un amas de cellules épithéliales desquamées dans la lumière bronchique (flèche) près d'un dépôt fuligineux en cordon. Coloration H & E. Au milieu : la PBM est identifiée en immunofluorescence sur la même coupe au sein de l'infiltrat d'éosinophiles et dans les cellules épithéliales desquamées de la surface.
A droite : coupe témoin colorée par du sérum de lapin normal. Les éosinophiles et le tissu bronchique ne sont pas colorés mais on observe une fluorescence non spécifique du dépôt fuligineux (Document du Dr. G. Gleich, J Allergy Clin Immunol, avec autorisation).

Cellules Ts dans l'atopie

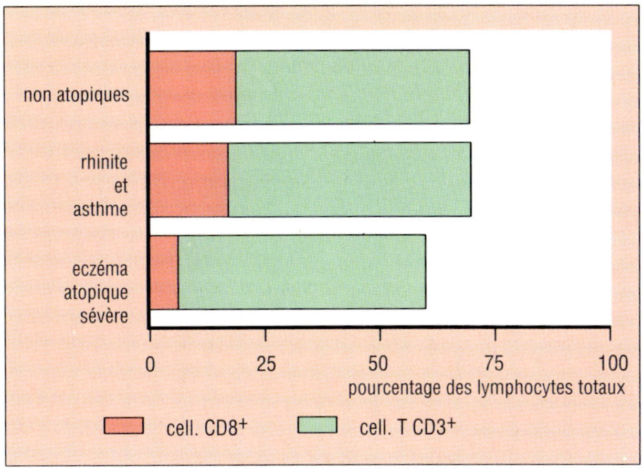

Fig. 19.32 Chez les malades ayant un eczéma atopique sévère, mais pas chez ceux atteints de rhinite ou d'asthme allergique, on observe une diminution des pourcentages de cellules T $CD3^+$ due essentiellement à la baisse des cellules $CD8^+$ (Ts). Une diminution du nombre des cellules Ts circulantes accompagne souvent les fortes augmentations d'IgE sériques dans l'eczéma atopique.

FACTEURS DE L'ENVIRONNEMENT

Des polluants de l'environnement comme le SO_2, l'oxyde d'azote, les produits de combustion des moteurs diesel et les cendres, sont susceptibles d'augmenter la perméabilité des muqueuses et de faciliter la pénétration des antigènes et la stimulation des répones IgE. L'effet de la fumée est double : chez les fumeurs modérés les taux d'IgE sont augmentés alors que chez les gros fumeurs ils sont diminués. Chez les fumeurs, on observe également une diminution significative des réponses immunitaires aux antigènes inhalés, mais le tabagisme passif peut augmenter le risque d'asthme chez l'enfant. Les particules libérées par les moteurs diesel exercent une activité adjuvante puissante sur la production d'IgE (Fig. 19.34). Il s'agit de particules dont le diamètre est inférieur à 1 μm, en suspension dans l'atmosphère des régions polluées, et qui sont inhalées. Leur concentration en milieu urbain serait de 2 $\mu g/m^3$ d'air mais sur certaines routes, elle peut atteindre 30 $\mu g/m^3$ et lorsque la circulation est particulièrement dense, des concentrations de 500 $\mu g/m^3$ ont été mesurées. L'administration de ces particules par voie nasale, associée à l'antigène, induit une augmentation importante des réponses IgE spécifiques d'antigène. On peut observer cet effet avec de faibles doses d'antigène, du même ordre de grandeur que celles rencontrées dans les conditions naturelles. L'augmentation de la fréquence des rhinites allergiques et de l'asthme, observée au cours des trois dernières décennies, peut être corrélée avec l'augmentation de la pollution atmosphérique et la présence de produits de combustion des moteurs diesel. On retiendra donc que les polluants de l'environnement sont susceptibles de modifier les réponses IgE et contribuent probablement à l'augmentation de la fréquence des maladies allergiques.

Effet de l'allaitement au biberon et d'un déficit en cellules T sur les IgE sériques

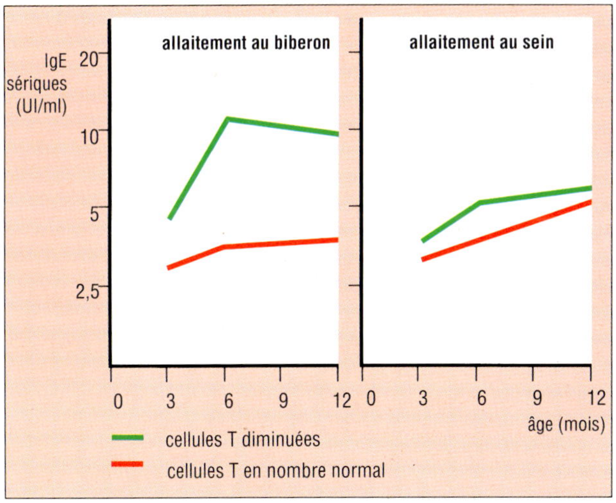

Fig. 19.33 Parmi les nourrissons présentant une diminution du nombre des lymphocytes T circulants, ceux nourris au biberon avec du lait de vache, ont une concentration plus élevée d'IgE sériques, tandis que ceux allaités au sein ont un taux d'IgE comparable à ceux des enfants sans déficit des cellules T (quel qu'ait été leur mode d'allaitement). Ces résultats indiquent que le mode d'allaitement et le nombre de cellules T affectent les IgE sériques. Ils suggèrent la responsabilité conjointe du déficit T et de facteurs externes dans le développement d'un état atopique.

Effet des polluants sur les réponses IgE

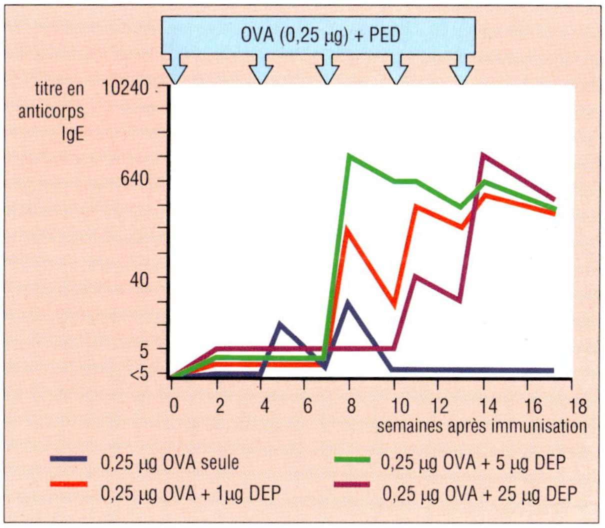

Fig. 19.34 L'effet des particules d'échappement des moteurs diesel (PED) a été étudié sur les réponses IgE anti-ovalbumine chez la souris, mesurées par anaphylaxie cutanée passive (PCA). Lorsque les souris sont immunisées par voie nasale avec de l'ovalbumine (OVA), un petit pic d'anticorps IgE s'observe aux semaines 5 et 8. Il disparaît par la suite. Si l'on ajoute des PED à l'OVA, on observe après immunisation une augmentation des anticorps IgE, dépendante de la dose. Ainsi les PED sont de bons adjuvants pour la production d'IgE. Cette observation pourrait rendre compte de l'augmentation des maladies allergiques au cours des dernières années. (Document du Dr. S. Takafuji, avec la permission du *J Allergy Clin Immunol* 1987: 79; 639-45).

LE CONCEPT "D'ÉCHAPPEMENT ALLERGIQUE"

A l'évidence, c'est tout un ensemble de facteurs qui concourent à l'apparition d'une allergie ; d'où l'hypothèse de "l'échappement allergique" selon laquelle les manifestations cliniques d'une allergie n'apparaissent qu'après qu'un seuil arbitraire d'activité immunitaire a été franchi (Fig. 19.35). Cet événement dépend de plusieurs conditions : l'exposition à l'allergène, une prédisposition génétique individuelle, la tendance à produire des IgE, ainsi que divers autres facteurs comme l'existence d'infections virales des voies aériennes supérieures, une activité suppressive réduite ou un déficit transitoire en IgA. L'augmentation de la pollution atmosphérique constitue un autre facteur important.

Dans certains cas, les infections virales exacerbent les symptômes allergiques ; on peut rattacher cette propriété au pouvoir qu'ont certains virus (ex: *Herpes simplex*) d'augmenter la libération d'histamine par les basophiles (Fig. 19.36). Les virus vivants, de même que les virus inactivés par les rayons UV, peuvent augmenter la libération d'histamine par leur capacité d'induire la production d'interféron. Par ailleurs, les virus sont susceptibles de faciliter l'entrée des allergènes à travers les surfaces épithéliales endommagées ; de plus ils augmentent la susceptibilité des organes-cibles à l'histamine.

"L'échappement allergique" chez l'homme : une hypothèse

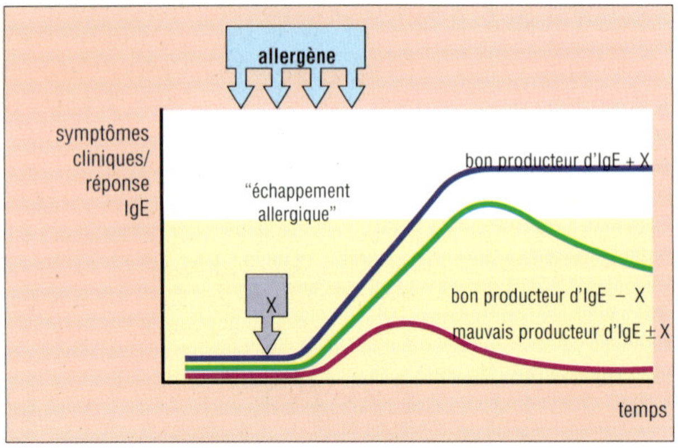

Fig. 19.35 Chez les individus "mauvais producteurs" d'IgE, l'exposition à un allergène peut induire une réponse IgE transitoire rapidement contrôlée par l'activité normale des cellules T suppressives. Chez les "bons producteurs", la réponse IgE à l'allergène est nettement plus intense mais n'a de traduction clinique que si un seuil allergique est dépassé. Ceci peut être favorisé par l'intervention de facteurs "X" additionnels : infection virale des voies aériennes supérieures, déficit transitoire en IgA, diminution de l'activité des cellules Ts qui contrôlent la réponse IgE. Ces facteurs permettent l'expression des symptômes allergiques. En l'absence de ces cofacteurs, le sujet "bon producteur" d'IgE peut rester indemne de manifestations cliniques s'il n'est soumis qu'à une brève exposition à l'allergène ; mais une exposition ultérieure, combinée à l'effet de facteurs "X", peut très bien déclencher l'expression clinique d'une allergie.

DÉSENSIBILISATION

Le traitement par désensibilisation consiste à injecter des doses croissantes d'allergène. Bien qu'une amélioration clinique soit assez fréquente, le mécanisme exact en est inconnu. Au cours du traitement, on observe une augmentation des IgG sériques spécifiques de l'allergène et une stimulation de l'activité des cellules Ts, tandis que les IgE sériques

Augmentation par un virus de la libération d'histamine induite par les IgE

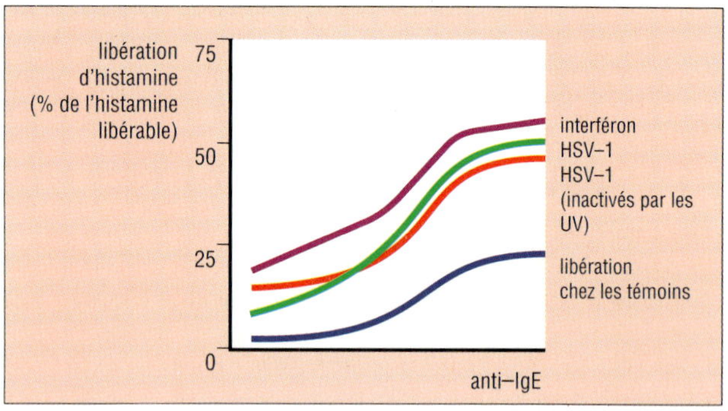

Fig. 19.36 La libération d'histamine par les basophiles induite par pontage de leurs IgE (témoin) peut être augmentée en présence de virus *Herpes simplex* vivant ou inactivé par les rayons ultra-violets (U.V.). Cet effet serait dû à l'interféron car l'IFN lui-même peut augmenter la libération d'histamine. Ce phénomène pourrait expliquer l'exacerbation de l'asthme chez les sujets atopiques lors des infections virales des voies aériennes supérieures.

Effets des traitements désensibilisants

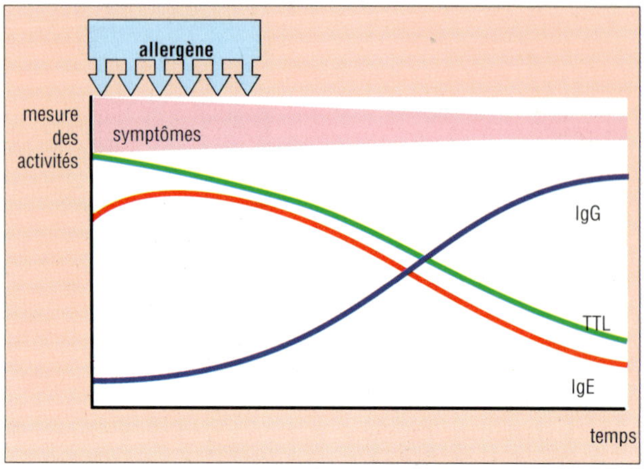

Fig. 19.37 Le traitement désensibilisant consiste à injecter, de façon répétée, des doses croissantes d'allergène. Ceci entraîne une élévation des anticorps IgG spécifiques de l'allergène et une diminution des IgE, probablement consécutive à l'activation de cellules Ts dont témoignerait aussi la diminution de la transformation lymphoblastique induite par l'antigène *in vitro* (TTL).

spécifiques tendent à diminuer (Fig. 19.37). Dans la plupart des cas, cependant, on ne trouve pas de corrélation entre l'une ou l'autre de ces observations et l'amélioration clinique du malade. Chez les malades allergiques au ragweed désensibilisés avec succès, on a pu mettre en évidence des cellules Ts spécifiques d'allergène susceptibles de déprimer la réponse IgE et de limiter le recrutement de mastocytes dépendant des cellules T. Les sujets allergiques aux piqûres d'abeille font exception : chez eux, les IgG produites par la désensibilisation exercent une action protectrice en neutralisant l'antigène du venin, et la corrélation est excellente entre la réponse IgG spécifique et la protection clinique.

L'existence de cellules Ts à longue durée de vie et de cellules Bε résistant à l'irradiation est maintenant bien établie chez l'animal. Chez le rat et la souris, l'inhalation répétée d'antigène (ovalbumine) induit une tolérance, tout particulièrement des réponses IgE. Cependant, le groupe de Holt a montré que les cellules Bε à mémoire et les plasmocytes sécrétant des IgE sont très résistants aux effets des cellules Ts spécifiques de l'ovalbumine : une réponse IgE déjà en cours n'est pas modifiée par l'administration de cellules Ts alors que celles-ci empêchent des animaux non immunisés de développer une réponse IgE après injection d'ovalbumine. Ces résultats ne sont pas sans relation avec les situations cliniques puisque, chez l'homme, les allergies sont diagnostiquées après une période de sensibilisation. Ils peuvent expliquer les succès relatifs des traitements désensibilisants chez la plupart des malades. L'étude des mécanismes par lesquels ces cellules Bε à longue durée de vie persistent, en relation peut-être avec la présentation continuelle d'antigène par les cellules dendritiques, ou sous l'effet d'une stimulation par le réseau idiotypique, auront sans doute des conséquences importantes sur les futures stratégies thérapeutiques de l'allergie.

Le groupe de Holt a également rapporté que l'inhalation de substances toxiques (les oxydes d'azote ou l'histamine) avant l'inhalation d'antigène, est capable d'induire des réponses IgE détectables chez des animaux mauvais répondeurs. Ceci suggère un rôle des facteurs de l'environnement dans les réponses IgE comme on l'a déjà vu.

Effet bénéfique des IgE dans les infections parasitaires

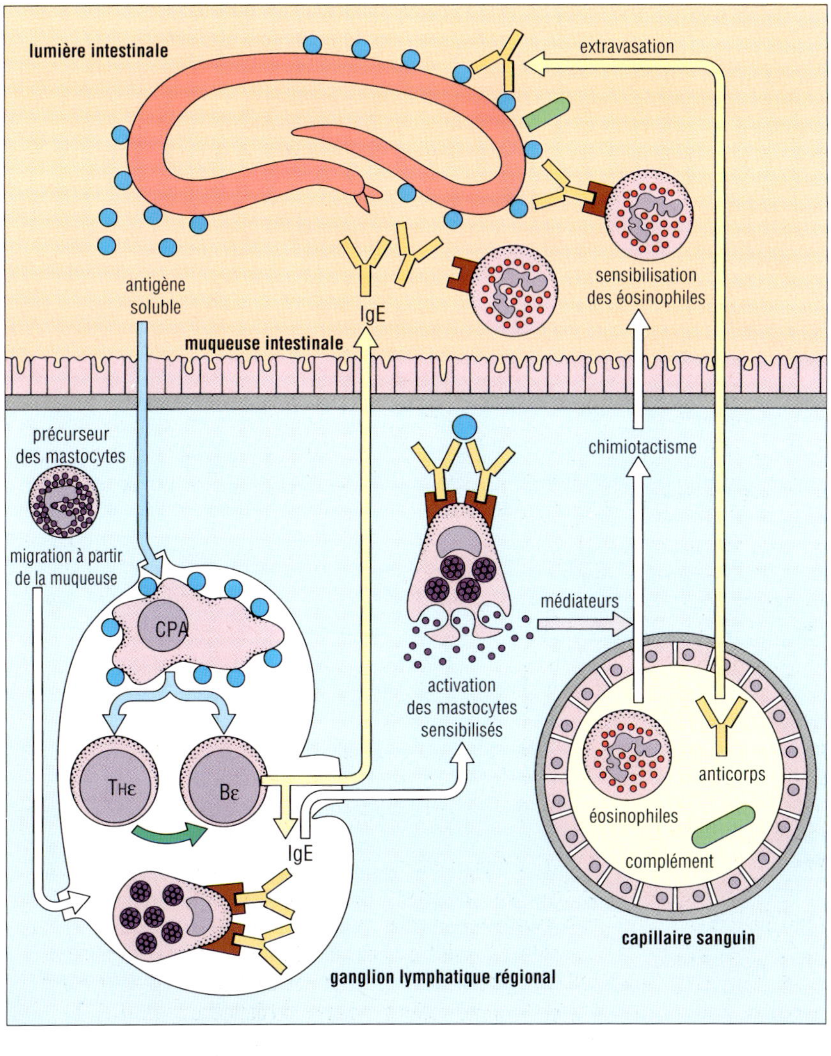

Fig. 19.38 Au cours d'une helminthiase, des antigènes parasitaires solubles diffusent à travers la muqueuse intestinale et atteignent les ganglions lymphatiques régionaux où se développe une réponse IgE. Des précurseurs des mastocytes migrent depuis la muqueuse intestinale vers ces ganglions où ils subissent une maturation et fixent sur leur membrane des IgE spécifiques du parasite ; puis ils regagnent la muqueuse intestinale par le canal thoracique et la circulation générale. Stimulés par les antigènes libérés par le parasite, ces mastocytes se dégranulent et libèrent des médiateurs qui augmentent la perméabilité vasculaire et attirent les cellules inflammatoires dont des éosinophiles. Les IgE produites dans les ganglions se fixent sur le parasite qui devient susceptible à la cytotoxicité (ADCC) exercée par les éosinophiles qui expriment des RFcεII. La perméabilité vasculaire accrue donne accès aux IgG anti-parasite et au complément. Les cellules caliciformes produisent davantage de mucus. Ensemble, tous ces phénomènes contribuent à la destruction et à l'élimination du parasite.

RÔLE BÉNÉFIQUE DES IgE

Les multiples inconvénients découlant du développement d'une réponse IgE envers les allergènes, posent la question de la raison d'être des IgE. On a longtemps considéré que les IgE jouaient un rôle important dans la défense contre les parasites, et ce rôle est illustré dans la figure 19.38. Les vers qui parasitent le tube digestif libèrent des allergènes solubles qui stimulent une très forte production d'IgE (et d'IgG) par les tissus lymphoïdes associés à l'intestin (GALT). Les mastocytes qui se développent dans le GALT sont sensibilisés par les IgE et migrent vers la muqueuse intestinale où ils sont activés par l'antigène : ils libèrent alors des médiateurs qui, en association avec les facteurs sériques (IgG et complément), ont une activité chimiotactique qui attire les éosinophiles et les neutrophiles. Ces cellules peuvent détruire les vers recouverts d'IgE ou d'IgG par un ensemble de mécanismes. Comme environ le tiers de la population mondiale est parasitée par des vers intestinaux, il est légitime de proposer que les infections parasitaires puissent constituer la pression évolutive responsable du développement des anticorps de classe IgE ; les allergies ne représenteraient alors qu'une conséquence malheureuse de cette étape de l'évolution.

LECTURES COMPLÉMENTAIRES

Brostoff J, Challacombe SJ, eds. *Food Allergy and Intolerance.* London: Ballière Tindall, 1987.

Bruynzeel-Koomen C, Wichen D, Toonstra J, Berren SL, Bruynzeel PLB. The presence of IgE molecules on epidermal Langerhans' cells in patients with atopic dermatitis. *Arch Dermatol Res* 1986;**278**:199-205.

Coca AF, Cooke RA. On the classification of the phenomenon of hypersensitiveness. *J Immunol* 1923;**8**:163.

Cooke RA, Vander-Veer A. Human sensitization. *J Immunol* 1916;**1**:201.

Finkelman FD, Holmes J, Katona IM, *et al.* Lymphokine control of *in vivo* immunoglobulin isotype selection. *Annu Rev Immunol* 1990;**8**:303-33.

Galli SJ. New insights into 'The Riddle of the Mast Cells": environmental regulation of mast cell development and phenotypic heterogeneity. *Lab Invest* 1990;**62**:5-33.

Gleich GJ, Flanahan NA, Fujisawa T, Vanhoutte PM. The eosinophil as a mediator of damage to respiratory epithelium: a model for bronchial hyperreactivity. *J Allergy Clin Immunol* 1988;**81**:776-81.

Gordon JR, Burd PR, Galli SJ. Mast cells as a source of multifunctional cytokines. *Immunol Today* 1990;**11**:458-64.

Juto P. Elevated serum immunoglobulin E in T cell deficient infants fed cow's milk. *J Allergy Clin Immunol* 1980;**66**:402.

Kaliner MA. The late-phase reaction and its clinical implications. *Hosp Prac* 1987;**15** (Oct);73-83.

Metzger H. IgE mast cells and the allergic response. In: *Ciba Foundation Symposium 147.* Chichester: John Wiley and Sons, 1989.

Metzger H, Alcaraz G, Hoffman R, Kinet JP, Pribluda V, Quarto R. The receptor with high affinity for immunoglobulin E. *Annu Rev Immunol* 1986;**4**:419-70.

Millet JS, Schwartz LB. Human mast cell proteases and mast cell heterogeneity. *Curr Opin Immunol* 1989;**1**:637-42.

Prausnitz C, Küstner H. In: Gell PGH, Coombs RRA, eds. *Clinical Asdpects of Immunology.* Oxford: Blackwell Scientific Publications, 1962:808-16 (Appendix).

Sedgwick JD, Holt PG. Induction of IgE-secreting cells in the lymphatic drainage of the lungs of rats following passive antigen inhalation. *Int Arch Allergy Appl Immunol* 1986;**79**:329-31.

Stanworth DR. *Immediate Hypersensitivity* .Amsterdam: North Holland Publications, 1973.

Takafuji S, Suzuki S, Kolzumi K, *et al.* Diesel-exhaust particulates inoculated by the intranasal route have adjuvant activity for IgE production in mice. *J Allergy Clin Immunol* 1987;**79**:639-45.

Vide L, Bennich H, Johansson SGO. Diagnosis of allergy by an *In vitro* test for allergen antibodies. *Lancet* 1967;**ii:** 1105.

Yakota A, Kikutani H, Tanaka T, *et al.* Two species of human Fcε receptor (Fc RII/CD23): tissue-specific and IL-4 specific regulation of gene expression. *Cell* 1988;**55**:611-18.

chapitre 20

Hypersensibilité de type II

A l'origine, les différentes formes d'hypersensibilité ont été définies en fonction des mécanismes immunologiques impliqués dans la genèse des lésions tissulaires. Les hypersensibilités de type II et de type III sont dues à des anticorps de classe IgG ou IgM. Ce qui différencie ces deux types d'hypersensibilité, c'est que les réactions de type II impliquent des anticorps dirigés contre des antigènes de surface exprimés sur un type particulier de cellules ou de tissus, alors que les réactions de type III sont dues à des anticorps dirigés contre des antigènes solubles ou particulaires présents dans la circulation sanguine. Ainsi, les lésions dues aux réactions de type II sont-elles localisées dans des tissus particuliers alors que les lésions dues aux réactions de type III touchent tous les organes dans lesquels se déposent des complexes antigène-anticorps (voir chapitre 21).

Ces réactions d'hypersensibilité ont pour origine des réponses immunitaires normales contre des microorganismes ou des parasites multicellulaires ; certaines réactions envers des agents pathogènes provoquent des réponses immunitaires exagérées qui peuvent être aussi destructrices pour l'hôte que pour l'agent pathogène lui-même. Dans ces situations, la frontière entre réponse immunitaire bénéfique et réactions d'hypersensibilité est floue. Ces phénomènes d'hypersensibilité peuvent également s'observer dans d'autres réactions immunitaires et tout particulièrement dans l'auto-immunité et la transplantation. Les mécanismes mis en jeu dans la production des lésions observées dans ces deux situations sont décrits dans les chapitres consacrés aux hypersensibilités de types II, III et IV.

Cytotoxicité dépendant des anticorps

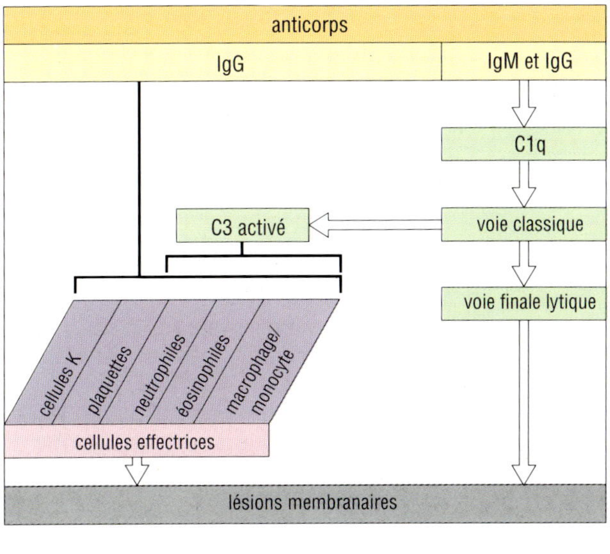

Fig. 20.1 L'action des anticorps s'exerce par l'intermédiaire des récepteurs de Fc (RFc). Les cellules K, les plaquettes, les neutrophiles, les éosinophiles, et les cellules de la lignée des phagocytes mononucléés, possèdent tous des récepteurs pour la portion Fc des Ig, par lesquels ces cellules peuvent reconnaître les tissus recouverts d'anticorps. L'activation du complément peut créer des lésions cellulaires par la formation du complexe d'attaque membranaire C5b-C9 ; elle permet en outre l'interaction des cellules phagocytaires ayant des récepteurs de C3b avec les cellules cibles ayant lié le C3 de façon covalente.

MÉCANISMES DES LÉSIONS

Dans l'hypersensibilité de type II, des anticorps dirigés contre des antigènes de surface de certaines cellules ou de certains tissus, interagissent avec des molécules du complément et tout un éventail de cellules effectrices. Le résultat est une destruction des cellules-cibles (Fig. 20.1). Les anticorps mettent en jeu le système du complément par la voie classique en activant le C1 ; ils peuvent également établir une liaison entre les tissus sensibilisés par les anticorps et des cellules effectrices portant des récepteurs de Fc. Le système du complément peut participer à ces réactions de deux façons (Fig. 20.2).

1. Des cellules sensibilisés par des anticorps peuvent être lysées à la suite de l'activation de la voie classique du complément. Celle-ci aboutit au dépôt sur les cellules-cibles du complexe lytique C5b-9 qui détruit la membrane.
2. Le C3b peut être déposé sur les tissus-cibles à la suite de l'activation de la voie classique et des boucles d'amplification. C3b se fixe aux cellules-cibles par une liaison covalente formée à la suite de l'ouverture d'une liaison thioester interne, au cours de l'activation de C3 par la C3-convertase. Après l'inactivation de C3b par le facteur I et par d'autres enzymes sériques, C3d reste lié de façon covalente à la cible. C3b, de même que C3d, peut servir de structure de reconnaissance pour les cellules portant des récepteurs pour les composants du complément ; ce mécanisme est décrit en détail dans le chapitre 12.

Les différentes sous-classes d'anticorps diffèrent par leur aptitude à interagir avec les cellules effectrices portant des récepteurs de Fc et avec le système du complément. Des composants du complément et des IgG fixées sur les tissus ou sur des microorganismes peuvent également fonctionner comme des opsonines, qui permettent d'activer des cellules phagocytaires. En stimulant l'activité des lysosomes et en augmentant la capacité des phagocytes à produire des intermédiaires réactifs de l'oxygène, les opsonines augmentent l'aptitude des cellules phagocytaires à détruire l'agent pathogène ; elles augmentent en même temps leur capacité à produire des lésions au cours des réactions d'hypersensibilité (Fig. 20.3). Par exemple, lorsqu'ils sont stimulés, les neutrophiles isolés du liquide synovial de malades atteints de polyarthrite rhumatoïde produisent davantage d'ions superoxydes que les neutrophiles sanguins. Ceci résulterait de leur activation, au sein de l'articulation lésée, par des médiateurs, des complexes immuns et des fragments du complément.

Par ailleurs, la fixation des anticorps aux récepteurs de Fc des phagocytes stimule la libération de l'acide arachidonique, précurseur des prostaglandines et des leucotriènes, qui sont impliqués dans le développement des réactions inflammatoires. Avant d'être engagés dans ces réactions, les phagocytes doivent d'abord être attirés au site de la réaction d'hypersensibilité, par des signaux chimiotactiques apportés par des fragments du complément appelés anaphylatoxines (ex: C5a), des peptides de la fibrine, des leucotriènes (LTB4) et d'autres peptides chimiotactiques produits par les mastocytes et les lymphocytes. Cette migration cellulaire en réponse à des signaux chimiotactiques existe dans toute réaction inflammatoire (Fig. 20.4).

Les mécanismes par lesquels les cellules effectrices détruisent leurs cibles sont eux aussi un reflet de leur fonction physiologique, normalement mise en jeu dans la défense contre les agents infectieux (Fig. 20.5). La plupart des agents pathogènes, à l'exception de quelques germes résistants à la bactéricidie, sont inclus dans des phagolysosomes où ils sont tués par l'effet combiné de métabolites de l'oxygène, de radicaux libres, d'ions, d'enzymes, de substances modifiant le pH, et d'autres substances capables d'interférer avec le métabolisme des microorganismes. Si les cibles sont trop grosses pour être phagocytées, le contenu des granules et des lysosomes est excrété au contact des cellules sensibilisées, ce qui peut endommager les cellules de l'hôte (Fig. 20.6). On appelle ce phénomène une exocytose. L'exocytose du contenu granulaire des éosinophiles au contact des schistosomes a un effet bénéfique, alors qu'elle peut être très pathogène si elle est dirigée contre des tissus de l'hôte sur lesquels se sont fixés des anticorps.

Les anticorps peuvent également engendrer des réactions d'hypersensibilité en assurant un pontage entre les cellules K et leurs cibles. Ces cellules K sont pour la plupart des grands lymphocytes granuleux (LGL) qui fixent les anticorps au moyen de récepteurs de Fc de haute affinité. La cytotoxicité ainsi déclenchée semble mettre en jeu les mêmes mécanismes que ceux qu'utilisent les cellules T cytotoxiques.

Bien que l'activité des cellules K ait été mise en évidence envers un grand nombre de types cellulaires *in vitro*, leur rôle exact dans les réactions d'hypersensibilité *in vivo* est difficile à déterminer. Une difficulté réside dans les variations de susceptibilité de différentes cellules-cibles vis à vis

Mécanismes cytotoxiques de type II

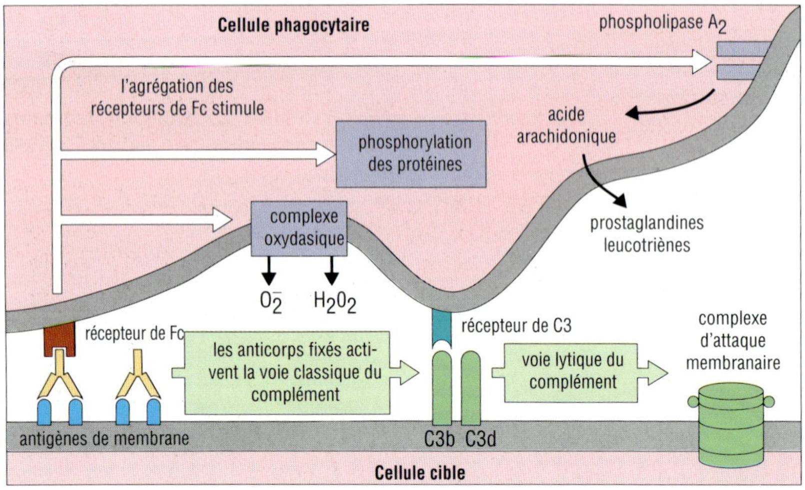

Fig. 20.2 Les anticorps fixés sur les antigènes de membrane des cellules-cibles servent d'opsonine pour les phagocytes. Le pontage des récepteurs de Fc active un complexe oxydasique de la membrane qui produit des radicaux oxygénés ; il stimule la phosphorylation de certaines protéines, ce qui active la cellule ; il induit également la libération d'acide arachidonique à partir des phospholipides membranaires sous l'influence de la phospholipase A. Les complexes immuns induisent en outre le dépôt du composant C3b du complément qui peut interagir avec des récepteurs des cellules phagocytaires. L'activation de la voie lytique provoque l'assemblage du complexe d'attaque membranaire (CAM) constitué par les composants C5b-C9.

Activation des neutrophiles

activité des neutrophiles	stimulus					
	IgG	C3	IgG+C3	C5a	C5b67	IgA
adhérence	+	+ + +	+ + +	+	−	+
activation du métabolisme de l'oxygène	+	±	+ + + +	+ + +	+ +	+
libération d'enzymes lysosomiales	+	−	+ + + +	+ + +	+ +	−
chimiotactisme	+	−	+	+ + +	+ +	?
phagocytose	+	±	+ + + +	−	−	?

Fig. 20.3 Les neutrophiles sont activés par des IgG ou des IgA complexées et des composants activés du complément. Chaque médiateur possède un éventail particulier d'activités. On remarquera la manière dont le C3 activé (qui comprend C3b, C3bi et C3d, selon le type de cellules impliquées) et l'activation des récepteurs de Fc par les IgG, se potentialisent l'un l'autre et délivrent un signal particulièrement puissant aux cellules lorsqu'ils sont présents ensemble.

de diverses cellules effectrices. Ces différences de sensibilité dépendent du niveau d'expression de l'antigène sur la membrane de la cible et de la résistance des cellules-cibles aux lésions subies. Ainsi, un seul site actif de la C5-convertase suffit pour lyser un globule rouge, alors que la lyse d'une cellule nucléée requiert en général un nombre de sites beaucoup plus grand.

Dans la suite de ce chapitre, nous examinerons certaines situations dans lesquelles des réactions d'hypersensibilité de type II apparaissent comme les principales responsables des destructions cellulaires et des lésions pathologiques observées.

Facteurs chimiotactiques dans les réactions d'hypersensibilité

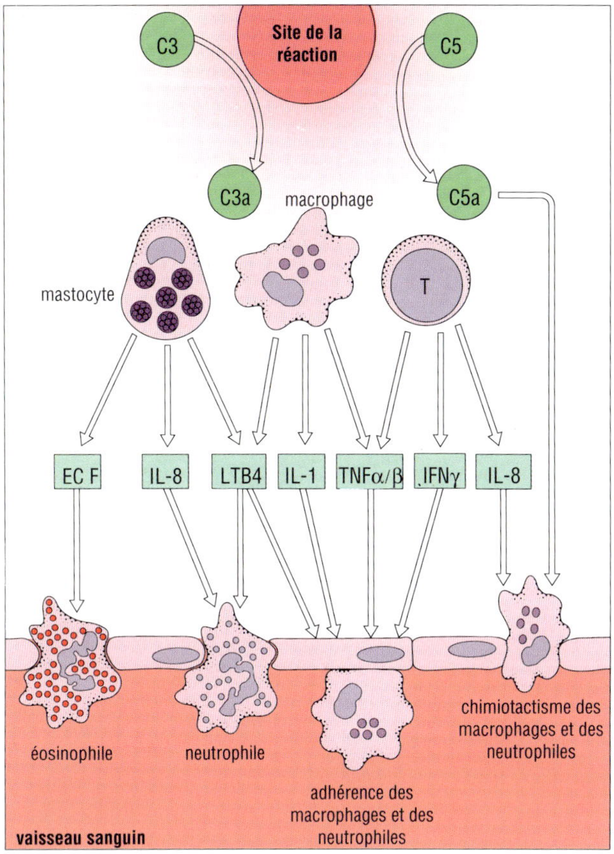

Fig. 20.4 Les mastocytes activés libèrent des facteurs chimiotactiques pour les éosinophiles (ECF), de l'IL-8 et le leucotriène B4 (LTB_4). LTB_4 est aussi produit par les macrophages et exerce une activité chimiotactique vis-à-vis des neutrophiles et des macrophages. Le TNF, l'IL-1 et l'IFNγ agissent sur l'endothélium et augmentent l'adhérence des neutrophiles et des monocytes. C5a est un agent chimiotactique majeur pour les neutrophiles et les macrophages. Les cellules T activées sécrètent le TNFβ et l'IL-8, qui jouent un rôle important dans l'accumulation des macrophages au sein des infiltrats cellulaires des réactions d'hypersensibilité retardée.

Mécanismes des lésions

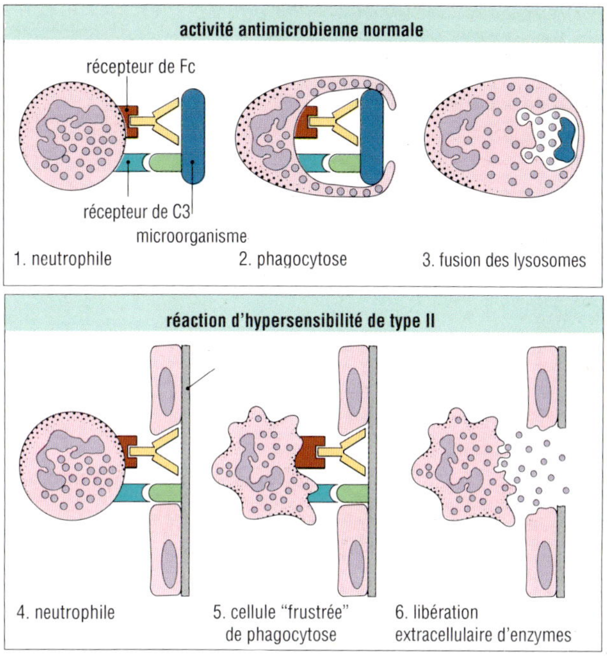

Fig. 20.5 Les lésions provoquées par les neutrophiles sont un reflet de leur activité antimicrobienne normale. Les neutrophiles se lient aux microorganismes opsonisés grâce aux récepteurs de Fc et de C3 (1). La bactérie est ensuite phagocytée (2) et détruite quand les lysosomes fusionnent pour former un phagolysosome (3). Dans les réactions d'hypersensibilité de type II, les cellules de l'hôte recouvertes d'anticorps sont phagocytées de la même façon ; mais quand la cible est de trop grande taille, par exemple dans le cas d'une membrane basale (4), la phagocytose ne peut être menée à son terme (5) et les neutrophiles libèrent le contenu de leurs lysosomes dans le milieu extracellulaire, endommageant ainsi les cellules environnantes (6).

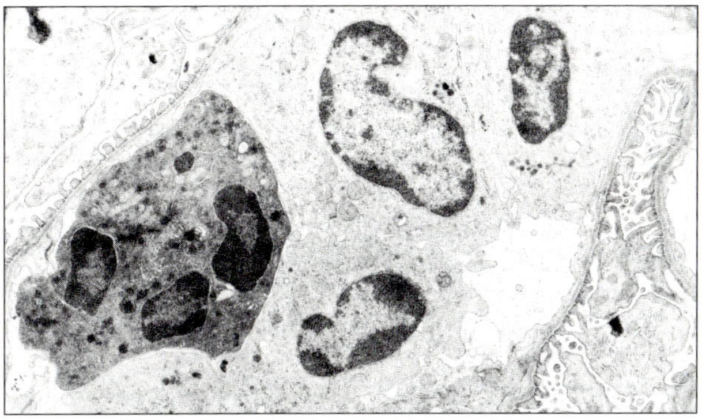

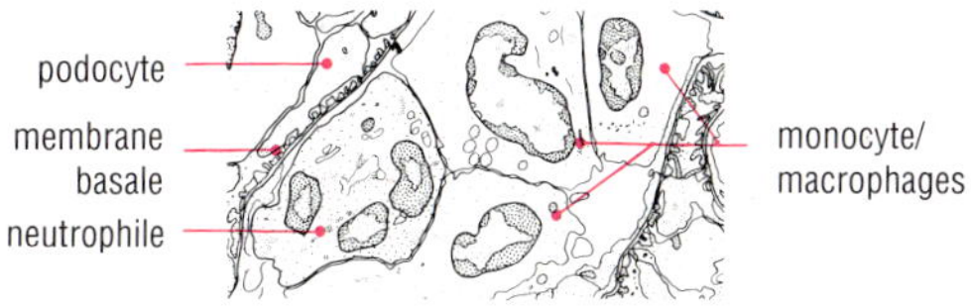

Fig. 20.6 Phagocytes attaquant une membrane basale. Cette image en microscopie électronique montre un neutrophile et trois monocytes fixés à la membrane basale d'un capillaire rénal chez un lapin ayant des anticorps anti-membrane basale glomérulaire (x 3500) (Document du Pr. G.A. Andres).

RÉACTIONS CONTRE LES CELLULES SANGUINES ET LES PLAQUETTES

Les réactions immunologiques dirigées contre les globules rouges sont des exemples classiques de réactions de type II. De telles réactions peuvent survenir au décours d'une transfusion de sang incompatible, le receveur se sensibilisant aux antigènes présents à la surface des érythrocytes du donneur. Parmi les autres exemples, on citera les anémies hémolytiques auto-immunes et les thrombocytopénies, dans lesquelles le malade se sensibilise contre ses propres érythrocytes ou ses propres plaquettes.

RÉACTIONS TRANSFUSIONNELLES

Chez l'homme, on connaît au moins vingt systèmes de groupes sanguins avec plus de 200 variants alléliques. Chaque système est constitué d'un locus génétique gouvernant l'expression d'un antigène à la surface des érythrocytes, et, dans certains cas, à la surface d'autres types cellulaires. Dans chaque système on peut avoir deux ou plusieurs phénotypes. Dans le système ABO, par exemple, il y a quatre phénotypes (A, B, AB et O), ce qui correspond à quatre groupes sanguins dans ce système. Un individu possédant un groupe sanguin donné reconnaît les globules rouges exprimant les antigènes d'un groupe différent et produit des anticorps contre ces antigènes. Ces anticorps peuvent être produits soit naturellement, en absence d'immunisation par des globules rouges étrangers, soit seulement après un contact avec des cellules étrangères. Certains antigènes de groupe sanguin sont plus immunogènes que d'autres et sont plus susceptibles d'induire la formation d'anticorps. Avant toute transfusion il est important de vérifier que donneur et receveur possèdent le même groupe sanguin majeur, sinon des réactions transfusionnelles peuvent apparaître. La liste des principaux groupes sanguins humains est présentée dans la figure 20.7.

Le système ABO est de toute première importance. Les épitopes qui le définissent sont portés par des résidus glucidiques de glycoprotéines. Les mêmes épitopes sont exprimés sur de nombreux types cellulaires en plus des érythro-

Les cinq principaux systèmes de groupes sanguins impliqués dans les réactions transfusionnelles

système de groupe	nombre de locus	antigènes	fréquence des phénotypes
ABO	1	A,B, ou O	A 42 % B 8% AB 3% O 47 %
Rhésus	3 locus étroitement liés: antigène majeur : RhD	C ou c D ou d E ou e	RhD+ 85 % RhD- 15 %
Kell	1	K ou k	K 9 % k 91 %
Duffy	1	Fy^a, Fy^b ou Fy	Fy^a Fy^b 46 % Fy^a 20 % Fy^b 34 % Fy 0,1 %
M N	1	M ou N	M M 28 % M N 50 % N N 22 %

Fig. 20.7 Les produits de ces cinq systèmes n'ont pas tous la même antigénicité dans les réactions transfusionnelles. Ainsi l'antigène RhD induit-il des réactions plus sévères chez un receveur incompatible que les autres antigènes du système Rhésus. Fy^a est plus antigénique que Fy^b. Les fréquences indiquées sont celles des fréquences géniques dans les populations caucasiennes, ces fréquences sont différentes dans d'autres populations.

Les groupes sanguins ABO

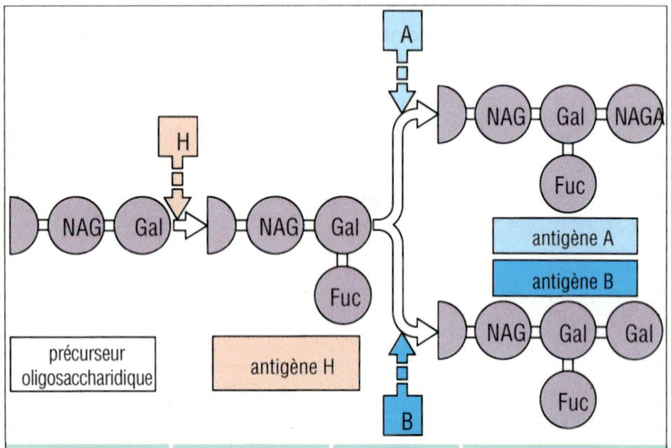

groupe sanguin (phénotype)	génotype	antigènes	anticorps sériques anti-ABO
A	AA, AO	A	anti-B
B	BB, BO	B	anti-A
AB	AB	A et B	aucun
O	OO	H	anti-A et anti-B

Fig. 20.8 Le diagramme illustre schématiquement la structure des antigènes de groupes sanguins ABO. L'enzyme codée par le gène H fixe un résidu fucose (Fuc) au résidu galactose terminal (Gal) du précurseur oligosaccharidique. Les individus possédant le gène A peuvent fixer un résidu *N*-acétylgalactosamine (NAGA) à ce résidu galactose, alors que les individus possédant le gène B fixent un second résidu galactose au premier. Ainsi se constituent les antigènes A et B. Les individus possédant les deux gènes fabriquent les deux antigènes. Le tableau résume les génotypes et les antigènes ABO correspondants. La majorité des individus synthétisent des anticorps naturels contre les antigènes qu'ils ne possèdent pas. (NAG = *N*-acétylglucosamine).

cytes. La structure de ces glucides, et de ceux qui déterminent le système de groupe sanguin Lewis, est sous le contrôle de gènes alléliques qui gouvernent le transfert de sucres terminaux sur un squelette hydrocarboné (Fig. 20.8). Dans le système ABO, chaque individu produit des anticorps contre les spécificités allogéniques en l'absence de sensibilisation préalable par des globules rouges. On pense que c'est en rencontrant des déterminants antigéniques par hasard identiques, exprimés sur des microorganismes, que la plupart des individus se senbilisent aux antigènes du système ABO. Puisque les anticorps contre les antigènes du système ABO sont produits naturellement, il est particulièrement important que donneur et receveur de sang soient identiques dans ce système.

Le système Rhésus est également d'une grande importance ; il est en effet à l'origine de la plupart des maladies hémolytiques du nouveau-né. Les antigènes du système Rhésus sont des protéines, dépendant des lipides, exprimées en faible quantité sur la membrane cellulaire et codées par trois gènes étroitement associés dont le plus important, par sa forte immunogénicité, est le locus Rhesus D.

Les antigènes du système MN sont exprimés sur les régions N-terminales glycosylées de la glycophorine A présente à la surface des érythrocytes. L'antigénicité est déterminée par le polymorphisme des acides aminés 1 et 5. Les antigènes du système Ss sont portés par la glycophorine B. Les correspondances entre groupes sanguins et protéines de surface des érythrocytes sont indiquées dans la figure 20.9. Les réactions transfusionnelles dues aux groupes sanguins mineurs sont moins fréquentes sauf chez les sujets qui reçoivent de multiples transfusions sanguines, et les risques sont considérablement réduits si le receveur et le donneur de sang sont convenablement appariés.

Le principe de l'appariement consiste à s'assurer que le receveur ne possède pas d'anticorps capables de réagir avec les globules rouges du donneur. Les anticorps dirigés contre les antigènes du groupe ABO agglutinent les globules rouges incompatibles ; certaines réactions plus faibles ne peuvent être détectées que par un test de Coombs indirect (voir ci-dessous). Si un individu est transfusé avec du sang total, il est également nécessaire de vérifier que le sérum du donneur ne réagit pas avec les érythrocytes du receveur. En fait la transfusion de sang total est rarement pratiquée ; la plupart des échantillons de sang recueillis sont fractionnés, et les différentes fractions cellulaires et plasmatiques sont utilisées de façon indépendante.

Une transfusion incompatible, chez un receveur ayant des anticorps contre les globules rouges injectés, provoque une réaction immédiate (Fig. 20.10). La sévérité de la réaction dépend de la qualité et de la classe des anticorps en cause. Les anticorps anti-ABO appartiennent en général à la classe des IgM. Ils provoquent une agglutination, l'activation du complément et une hémolyse intravasculaire. D'autres groupes sanguins induisent la formation d'anticorps de classe IgG ; ces anticorps sont moins hémagglutinants que les IgM. Dans les réactions sévères, l'activation du complément peut être à l'origine d'une hémolyse intravasculaire, mais le plus souvent, les globules rouges sensibilisés par des IgG sont phagocytés par des cellules du foie et de la rate. La destruction des globules rouges peut être responsables d'un choc cardiovasculaire et l'hémoglobine libérée dans le plasma peut entraîner une insuffiance rénale aiguë par nécrose tubulaire. Il arrive aussi que des réactions transfusionnelles ne se manifestent qu'après plusieurs jours ou plusieurs semaines, au moment où les anticorps sont produits, chez des sujets initialement non sensibilisés. Ces réactions s'expriment cliniquement par des signes d'anémie et un ictère.

Des réactions transfusionnelles dirigées contre d'autres éléments figurés du sang, notamment les leucocytes et les plaquettes, peuvent apparaître, mais leurs conséquences sont généralement moins graves que celles des réactions anti-érythrocytaires.

Antigènes érythrocytaires de groupes sanguins

glycoprotéines de surface de l'érythrocyte	antigènes de groupes sanguins	nombre de sites par cellule
protéines de transport anionique	ABO, Ii	10^6
glycophorine A transporteur de	MN	10^6
glucose	ABO, Ii	$5x10^5$
Mr45 000-100 000 Mr 30 000	ABO ABO } Rh	$1,2x10^5$
glycophorine	N, Ss	$2,5x10^5$
glycophorines C et D	Gerbich (Ge)	10^5
DAF (facteur accélérant la dissociation)	Cromer	$<10^4$
CD44 (80 kD)	Ina/inh	$3x10^3$–$6x10^3$
Kell (93 kD)	Kell	$3x10^3$–$6x10^3$
Fg (40 kD)	Feg	$12x10^3$
luthéran (78 et 85 kD)	luthéran	$1,5x10^3$–$4x10^3$

Fig. 20.9 Pour les groupes définis par des antigènes oligosaccharidiques, tels que ABO et Ii (exprimé sur le précurseur de l'antigène ABO), l'antigène peut être fixé sur différentes protéines. D'autres groupes correspondent à un épitope d'un seul type de molécule (c'est le cas par exemple de Cromer).

Signes cliniques des réactions transfusionnelles

fièvre
hypotension
douleurs lombaires
sensation d'oppression thoracique
nausées et vomissements

Fig. 20.10 Les signes cliniques des réactions transfusionnelles, indiqués ci-dessus, apparaissent au cours d'une transfusion chez un receveur sensibilisé.

MALADIE HÉMOLYTIQUE DU NOUVEAU-NÉ

La maladie hémolytique du nouveau-né s'observe chez des nouveau-nés dont la mère, immunisée contre un antigène de groupe sanguin porté par les érythrocytes de son enfant, produit des anticorps de classe IgG dirigés contre cet antigène. Ces IgG traversent la barrière placentaire et reconnaissent les globules rouges foetaux qu'ils détruisent (Fig. 20.11 et 20.12). L'antigène le plus fréquemment en cause est l'antigène Rhésus D (RhD). Le risque existe lorsqu'une mère Rh(–) porte un enfant Rh(+). L'immunisation de la mère Rh^- par les globules rouges Rh^+ se produit le plus souvent au cours d'un accouchement, lorsque des globules rouges foetaux pénètrent par effraction dans la circulation maternelle, où ils sont reconnus par le système immunitaire de la mère. Ceci explique que le premier enfant Rh incompatible est en général indemne ; le risque apparaît chez le second enfant et augmente progressivement chez les enfants suivants au fur et à mesure que la mère se ré-immunise à chaque grossesse. Des réactions vis-à-vis d'autres groupes sanguins peuvent également provoquer une maladie hémolytique du nouveau-né ; l'antigène K du système Kell est le plus fréquemment en cause après l'antigène Rh. La fréquence de l'antigène K étant plus faible (9%) et son pouvoir immunogène moindre, les réactions sont cependant beaucoup plus rares que les réactions par incompatibilités Rh.

On a observé qu'en cas d'incompatibilité Rh, la maladie hémolytique du noueau-né survient moins fréquemment quand le père et la mère sont aussi de groupe ABO différent. On a proposé que les globules rouges foetaux Rh(+) mais aussi ABO incompatibles pourraient être détruits par des anticorps naturels anti-A ou anti-B de la mère Rh(-) ; leur disparition préviendrait ainsi l'immunisation de la mère contre l'antigène RhD. C'est sur cette hypothèse que repose la prophylaxie de la maladie hémolytique du nou-

Maladie hémolytique du nouveau-né. I

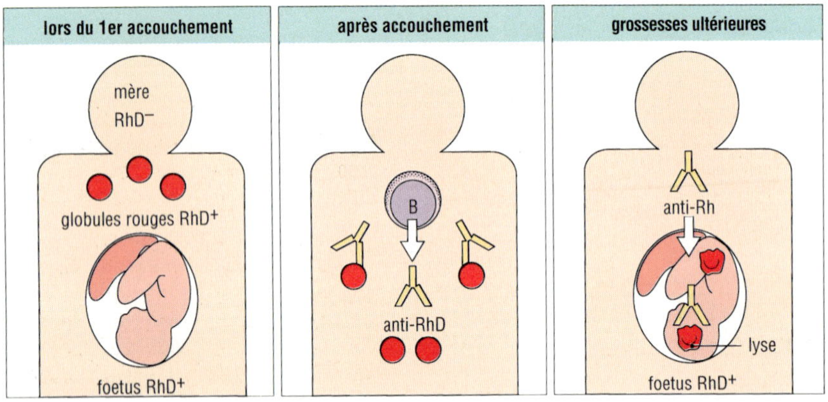

Fig. 20.11 Lors d'une première grossesse incompatible, des érythrocytes d'un foetus $Rhesus^+$ (Rh^+) passent dans la circulation maternelle au moment de l'accouchement. Ils induisent la production d'anticorps anti-Rh de classe IgG1 qui, lors des grossesses ultérieures, passent dans la circulation foetale à travers le placenta. Les anticorps IgM ne traversent pas la barrière placentaire. Si le second foetus est aussi Rh^+, ces anticorps vont produire une hémolyse.

Maladie hémolytique du nouveau-né. II

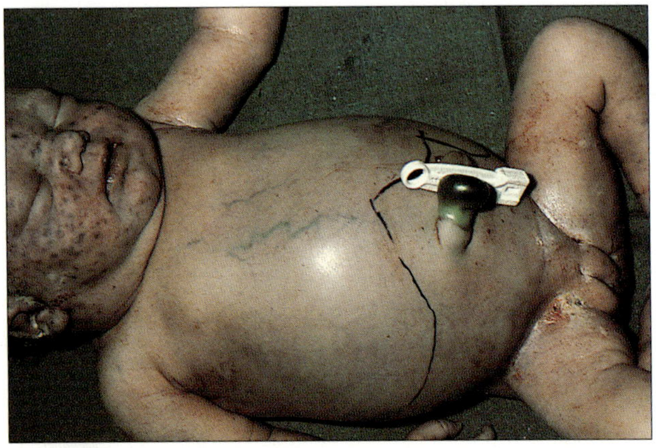

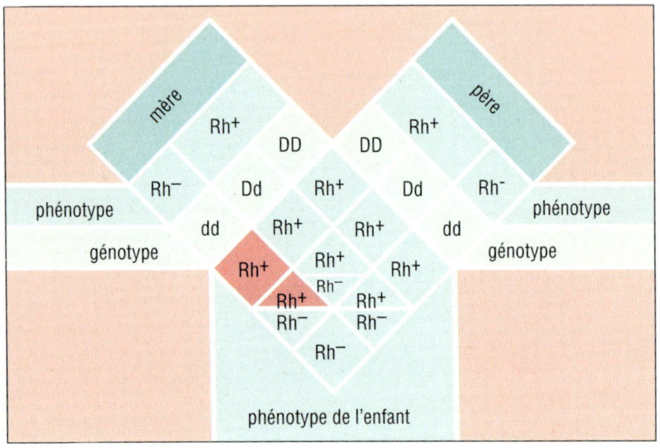

Fig. 20.12 Cet enfant, atteint de maladie hémolytique du nouveau-né, présente une hépatosplénomégalie, liée à l'hémolyse de ses globules rouges par les anticorps maternels anti-érythrocytes passés dans la circulation foetale, une hyperbilirubinémie (la bilirubine est un catabolite de l'hémoglobine) et des pétéchies hémorragiques sur le visage, dues à une atteinte plaquettaire (Document du Dr. K. Sloper). L'antigène le plus souvent en cause est RhD. Le tableau montre les phénotypes possibles chez les enfants de parents de phénotypes RhD différents. Les individus Rh^+ peuvent être homozygotes (DD) ou hétérozygotes (Dd). Les individus Rh^- sont toujours homozygotes (dd). Le risque de maladie hémolytique du nouveau-né existe lorsqu'une mère Rh^- porte un enfant Rh^+ (en rouge).

veau-né , qui consiste à administrer des anticorps anti-RhD aux mères Rh(-), immédiatement après la naissance d'un enfant Rh(+), ou après un avortement chez les mères à risque (NdT). Cette prévention obligatoire a fait diminuer la fréquence de la maladie hémolytique du nouveau-né par incompatibilité Rh (Fig. 20.13). Bien que rien ne prouve que cette efficacité soit bien due à la destruction des globules rouges foetaux, c'est l'interprétation généralement admise.

ANÉMIES HÉMOLYTIQUES AUTO-IMMUNES

Ce sont aussi des réactions envers des antigènes de groupe sanguin qui sont à l'origine des anémies hémolytiques auto-immunes, au cours desquelles les malades produisent des anticorps contre leurs propres érythrocytes. On peut évoquer le diagnostic d'anémie hémolytique auto-immune devant un test de Coombs positif (Fig. 20.14) qui met en évidence la présence d'anticorps fixés sur les érythrocytes. Il peut s'agir d'anticorps anti-érythrocytes ou de complexes immuns adsorbés à la surface des globules rouges. Ce test peut donc être utilisé pour rechercher des anticorps sur les érythrocytes, après transfusion incompatible ou dans la maladie hémolytique du nouveau-né. On distingue trois types d'anémies hémolytiques auto-immunes selon qu'elles sont dues à :

1. des "autoanticorps chauds" qui réagissent avec l'antigène à 37°C
2. des "autoanticorps froids" qui ne réagissent avec l'antigène qu'à des températures inférieures à 37°C
3. des anticorps résultant d'une auto-immunisation d'origine médicamenteuse.

"Autoanticorps chauds"

Ils sont fréquemment dirigés contre des déterminants antigéniques du système Rhésus, qu'ils soient codés par les locus RhC, RhE ou RhD. La réactivité de ces autoanticorps n'est cependant pas identique à celle des anticorps observée au cours des réactions post-transfusfusionnelles contre les mêmes antigènes ; elle concerne des épitopes différents des antigènes Rh. On peut aussi voir des autoanticorps dirigés

Prophylaxie de la maladie hémolytique par incompatibilité Rhésus

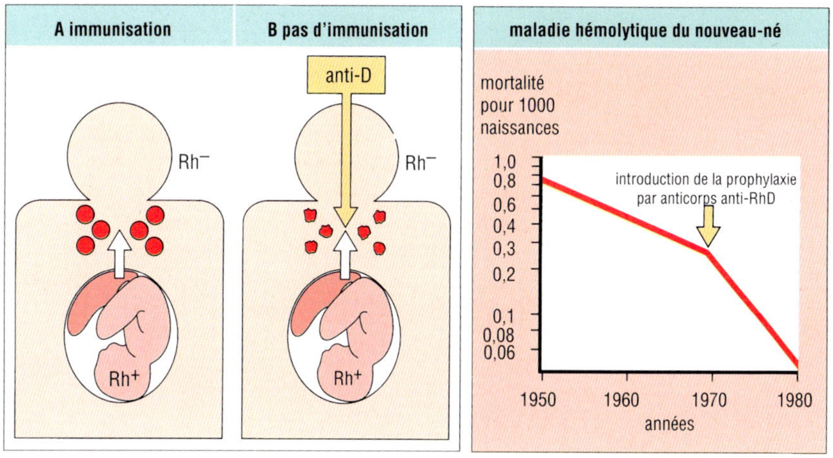

Fig. 20.13 En l'absence de traitement prophylactique, des globules rouges Rh^+ passent par effraction dans la circulation d'une mère Rh^- et l'immunisent contre les antigènes Rh (A). Si des anticorps anti-Rh (anti-D) sont injectés immédiatement après l'accouchement, ils éliminent les globules rouges Rh^+, prévenant ainsi l'immunisation (B). La chute de la mortalité par maladie hémolytique du nouveau-né, qui a débuté entre 1950 et 1966 grâce à l'amélioration des soins, s'est accélérée depuis 1969 avec l'avènement de la prophylaxie systématique.

Test de Coombs indirect

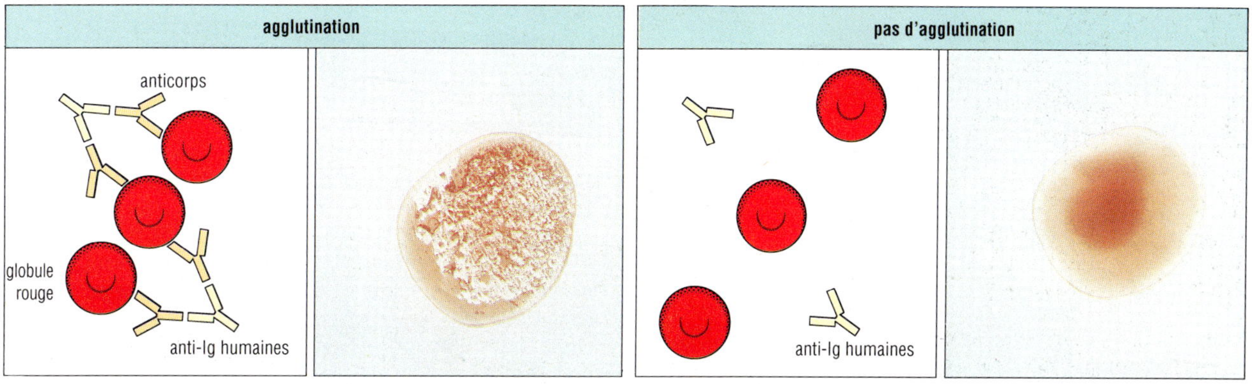

Fig. 20.14 Ce test, encore appelé test par antiglobulines, est employé pour déceler la présence d'anticorps fixés sur les érythrocytes d'un malade. Lorsque l'anticorps est présent, les érythrocytes sont agglutinés par un anticorps anti-Ig humaines. En l'absence d'anticorps, les érythrocytes ne sont pas agglutinés.

contre des antigènes d'autres groupes sanguins. Dans la plupart des cas, on ignore la cause des anémies hémolytiques auto-immunes par "anticorps chauds" ; on les trouve parfois associées à d'autres manifestations auto-immunes. Chez ces malades, l'anémie semble être la conséquence de l'élimination accélérée des érythrocytes opsonisés, par les macrophages spléniques, plutôt que d'une lyse dépendant du complément.

"Autoanticorps froids"

Le titre des "autoanticorps froids" est fréquemment plus élevé que celui des "autoanticorps chauds". Ces anticorps sont principalement des IgM qui fixent fortement le complément. Dans la plupart des cas, ces anticorps sont dirigés contre les antigènes de groupe sanguin Ii. Ces épitopes sont présents sur les précurseurs polysaccharidiques qui portent également les antigènes du système ABO. La glycosylation incomplète de ces polysaccharides aboutit à une expression accrue des antigènes Ii.

La réaction de l'anticorps avec les globules rouges a lieu dans la circulation périphérique (notamment en hiver) où la température des capillaires cutanés exposés au froid peut descendre en dessous de 30°C. Dans les cas sévères, cette réaction peut conduire à une nécrose par agrégation intravasculaire et microthrombose des petits vaisseaux. Puisque les organes comme le foie et la rate sont maintenus à 37°C, et qu'à cette température les anticorps ne se fixent pas aux antigènes, l'anémie n'est apparemment pas due à l'élimination des globules rouges sensibilisés par un mécanisme dépendant d'une interaction RFc-Fc au centre de l'organisme, mais plus vraisemblablement de leur destruction périphérique par activation du complément. D'ailleurs, la sévérité de l'anémie dépend en partie de l'aptitude du sérum de ces malades à fixer le complément.

Dans leur majorité, les anémies hémolytiques auto-immunes à "anticorps froids" touchent les sujets âgés ; leur étiologie est inconnue mais il est notable que les autoanticorps observés sont en général oligoclonaux. Une anémie hémolytique auto-immune peut survenir aussi au décours d'une infection à *Mycoplasma pneumoniae.* C'est alors une maladie aiguë, d'apparition brutale et de courte durée, qui s'accompagne d'autoanticorps polyclonaux. L'étiologie de la maladie pourrait reposer sur une réaction antigénique croisée entre les antigènes bactériens et érythrocytaires, responsables d'une perturbation des mécanismes maintenant la tolérance au soi (voir chapitre 23).

CYTOPÉNIES MÉDICAMENTEUSES

Diverses réactions immunitaires envers les cellules sanguines (dont les érythrocytes et les plaquettes) peuvent se développer à la suite d'une prise de médicaments. Trois mécanismes peuvent être en cause (Fig.20.15). La plupart du temps la réaction est dirigée contre le médicament ou ses métabolites qui peuvent se fixer aux surfaces cellulaires. La présence simultanée des anticorps et du médicament est donc nécessaire à la réaction. Ackroyd a, le premier, rapporté une observation de purpura thrombocytopénique médicamenteux après administration de Sedormid. Des anémies hémolytiques ont depuis été décrites après la prise de nombreux médicaments, en particulier la pénicilline, la quinine et les sulfamides. Ces cas restent néanmoins rares.

Les médicaments sont parfois responsables de réactions immunitaires en induisant des autoanticorps contre des autoantigènes érythrocytaires. Ces réactions s'observent chez 0,3 % des malades traités par l'alpha-méthyldopa. Les anticorps produits ressemblent aux "anticorps chauds" observés dans les anémies hémolytiques auto-immunes idiopathiques mais, à la différence de ces dernières, les cytopénies médicamenteuses régressent rapidement à l'arrêt du traitement.

Mécanismes des cytopénies d'origine médicamenteuse

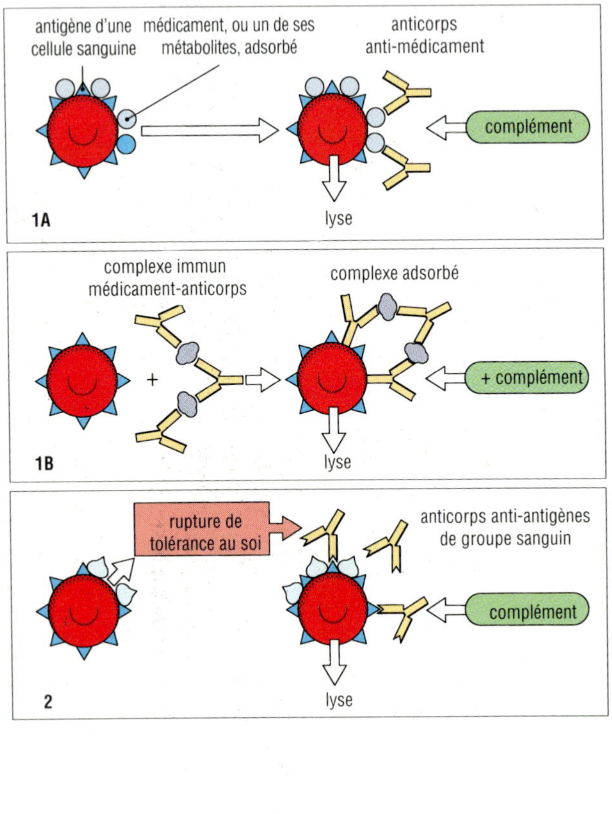

Fig. 20.15 Trois mécanismes sont illustrés ici.
1A. Les médicaments (ou leurs métabolites) sont adsorbés sur la membrane cellulaire. Si des anticorps sont produits contre ces substances, ceux-ci se lient aux cellules qu'ils lysent en présence de complément.
1B Des complexes immuns anticorps-médicaments sont adsorbés sur les érythrocytes par l'intermédiaire du récepteur CR1 (et peut-être adhérence non spécifique de la région Fc ou par liaison aux RFc s'il s'agit de leucocytes et non d'érythrocytes). La destruction cellulaire est due au complément.
2. Des médicaments, vraisemblablement adsorbés sur la membrane cellulaire, produisent une rupture de tolérance au soi (par stimulation de cellules T_H ?). Il en résulte la formation d'anticorps contre différents antigènes de groupes sanguins. On remarquera qu'en 1A et 1B, l'anticorps est dirigé contre le médicament lui-même ou un complexe médicament-protéine, alors qu'en 2 il est dirigé contre des antigènes normaux de la membrane cellulaire. L'anticorps peut alors détruire les cellules, qu'elles portent ou non le médicament à leur surface.

RÉACTIONS CONTRE LES LEUCOCYTES ET LES PLAQUETTES

On a décrit des autoanticorps antipolynucléaires neutrophiles (Fig. 20.16) et antilymphocytes. Contrairement aux anticorps anti-ABO, les autoanticorps antineutrophiles sont de véritables anticorps spécifiques de tissus. Les antigènes ABO sont en effet exprimés par de nombreux tissus, les érythrocytes, mais aussi le rein, les glandes salivaires etc..., alors que les antigènes spécifiques des neutrophiles ne sont exprimés que sur ce type de polynucléaires. Dans le lupus érythémateux disséminé, on observe des anticorps antineutrophiles et antilymphocytes, mais leur contribution à la pathogénie de la maladie semble relativement faible, peut-être parce que ces cellules éliminent très rapidement ces anticorps de leur surface.

Des autoanticorps antiplaquettes s'observent dans 70 % des cas de purpura thrombocytopénique idiopathique, une maladie dans laquelle les plaquettes sont éliminées de la circulation de façon accélérée, principalement par les macrophages spléniques. Le mécanisme de cette élimination implique des molécules d'adhérence immunitaire présentes sur ces cellules. Ce trouble s'observe le plus souvent au décours d'infections bactériennes ou virales, mais il peut être également associé à des maladies auto-immunes comme le lupus érythémateux disséminé. Dans cette maladie, des anticorps anticardiolipine peuvent parfois être détectés et ces anticorps peuvent se fixer sur les plaquettes. Des autoanticorps antiphospholipides peuvent inhiber la coagulation sanguine (anticoagulant lupique) ; leur présence peut dans certains cas s'accompagner de thromboses veineuses ou d'avortements à répétition. La thrombocytopénie peut également être induite par des médicaments, selon des mécanismes semblables à ceux illustrés dans la figure 20.15.

REJET DE GREFFE HYPERAIGU

Le rejet de greffe hyperaigu survient quand le receveur d'une greffe possède des anticorps préformés contre les antigènes du greffon. Ce rejet peut apparaître en quelques minutes ou jusqu'à 48 h après la transplantation. Les anticorps se fixent rapidement sur les antigènes exprimés par les cellules du greffon. Les réactions les plus sévères sont dues à des antigènes du groupe ABO exprimés sur les cellules rénales, mais de tels accidents sont extrêmement rares car les transplantations sont faites en compatibilité dans le système ABO. Des anticorps préexistants, dirigés contre d'autres antigènes tissulaires comme les molécules de classe I du CHM, peuvent être également responsables de ce type de rejet. Ces anticorps peuvent apparaître à la suite de transfusions sanguines, d'une greffe antérieure ou surtout de grossesse. La prévention du rejet hyperaigu en transplantation rénale nécessite de vérifier, à l'aide d'un cross-match, que le receveur ne possède pas d'anticorps dirigés contre les cellules T du donneur.

Le rejet de greffe hyperaigu s'observe dans les greffes d'organes vascularisés comme les greffes de rein. Dès la première heure suivant le déclampage des vaisseaux, apparaît une infiltration massive de neutrophiles, suivie de nécrose corticale et d'hémorragies. La thrombose des artérioles conduit finalement à la destruction irréversible du greffon (Fig. 20.17). Les principales cellules effectrices sont les neutrophiles et les plaquettes, qui interagissent avec les cellules-cibles recouvertes d'anticorps par leurs récepteurs de Fc, de C3b et de C3d. Ces cellules libèrent des métabolites actifs de l'oxygène, des enzymes, des eicosanoïdes et des amines vasoactives au contact de la paroi vasculaire. Ces différents médiateurs augmentent la perméabilité capillaire et amplifient ainsi les lésions tissulaires.

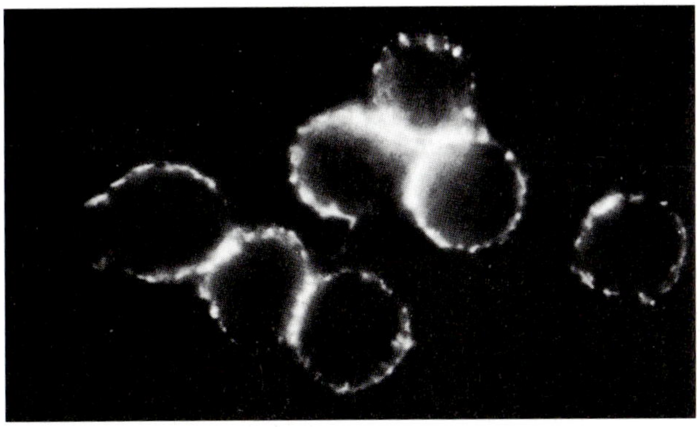

Fig. 20.16 Aspect en immunofluorescence de neutrophiles normaux, incubés avec un sérum lupique et des fragments $F(ab')_2$ d'anticorps de chèvre anti-Ig humaines conjugués à l'isothiocyanate de fluorescéine. Des anticorps anti-neutrophiles apparaissent dans le lupus érythémateux disséminé. Ils peuvent être mis en évidence sur des neutrophiles normaux en immunofluorescence. Des réactions aiguës fébriles dues à ces anti-neutrophiles peuvent s'observer après une transfusion, probablement dues à la libération d'agents pyrogènes par les neutrophiles lésés. Les anticorps anti-neutrophiles sont cytotoxiques pour les neutrophiles, mais leur rôle dans la pathogénie du lupus reste incertain (d'après *J. Clin Invest*, 1979, **64**: 902-12).

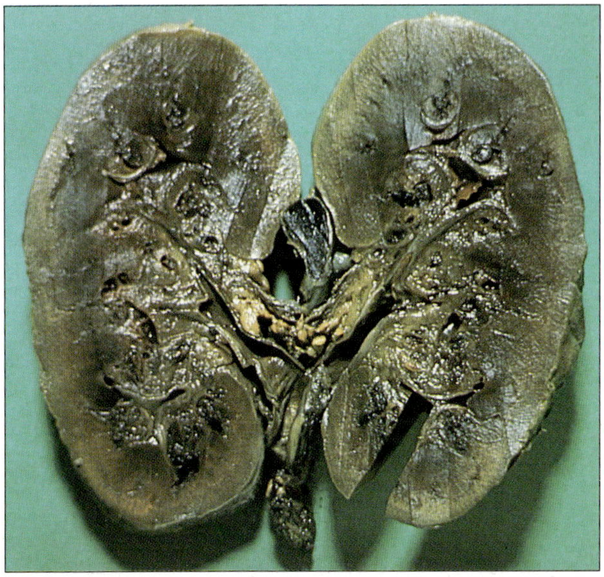

Fig. 20.17 Rejet hyperaigu d'allogreffe. Ce rein humain, prélevé 18 heures après avoir été greffé, est thrombosé et hémorragique. Le tissu est sombre et nécrotique dans son ensemble (document du Dr. K. Welsh).

RÉACTIONS ENVERS DES ANTIGÈNES TISSULAIRES

Dans un certain nombre de maladies auto-immunes, des anticorps dirigés contre des antigènes tissulaires sont responsables de lésions immunopathologiques par mise en jeu de mécanismes d'hypersensibilité de type II. Ces antigènes peuvent être exprimés sur des protéines de structures extracellulaires, ou présentes à la surface des cellules. Parmi ces maladies figurent le syndrome de Goodpasture et la myasthénie. Dans beaucoup d'autres cas, on peut mettre en évidence la présence d'autoanticorps envers différents types cellulaires mais l'importance des mécanismes de type II n'est pas établie.

RÉACTIONS ANTI-MEMBRANES BASALES

Chez certains malades atteints de néphrite on observe des anticorps contre une glycoprotéine de la membrane basale glomérulaire (Fig. 20.18). Il s'agit en général d'IgG qui, chez au moins 50 % des malades, fixent le complément.

Il en résulte habituellement une nécrose glomérulaire avec dépôt de fibrine. Goodpasture a décrit un syndrome associant ce type de néphrite à des manifestations hémorragiques pulmonaires. Bien que les signes respiratoires ne s'observent pas chez tous les malades, l'association de lésions pulmonaires et rénales est due à la présence d'autoantigènes à réactivité croisée entre les deux tissus.

Un modèle expérimental du syndrome de Goodpasture est la glomérulonéphrite de Masugi. Dans ce modèle, des anticorps hétérologues anti-membranes basales sont injectés à des rats ou des lapins, ce qui provoque une néphrite aiguë. Ces anticorps se fixent sur les membranes basales et induisent la production d'anticorps autologues dirigés contre les Ig hétérologues. Le développement de la néphrite et de la protéinurie qui en résulte provient de l'accumulation des polynucléaires qui se fixent aux basales par des mécanismes dépendants ou indépendants du complément. On peut induire des lésions similaires en immunisant les animaux avec des préparations de membranes basales hété-

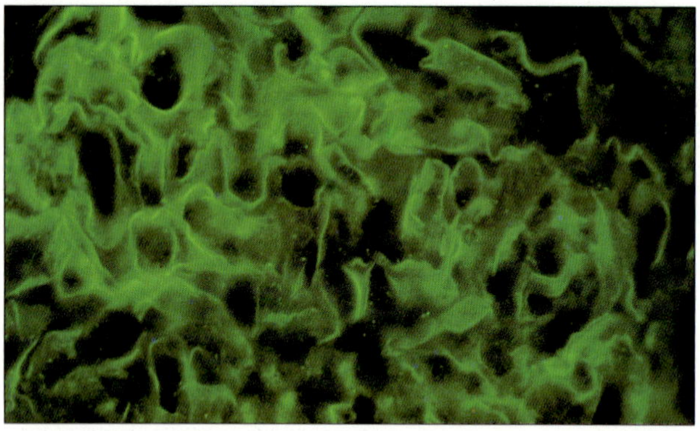

Fig. 20.18 Autoanticorps anti-membrane basale glomérulaire dans le syndrome de Goodpasture.
Les anticorps se déposent sur la membrane basale en une couche régulière (dépôt linéaire), mise en évidence par des anticorps anti-IgG fluorescents (Document du Dr. F. Hay).

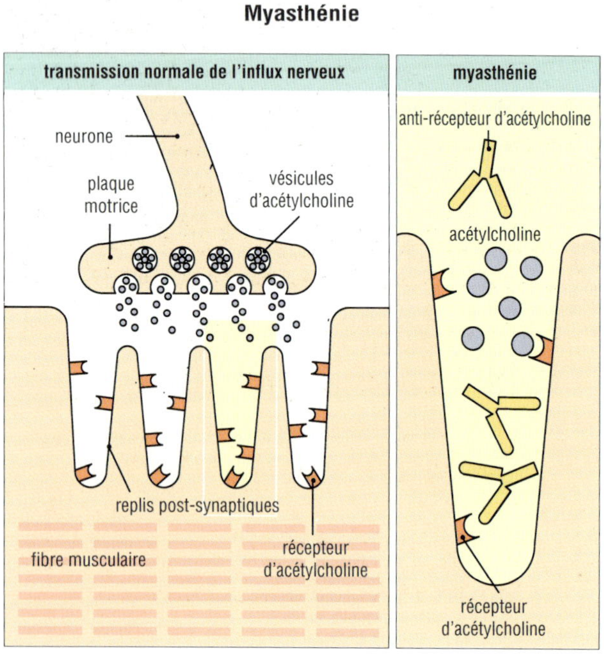

Fig. 20.19 Normalement un influx nerveux atteignant une synapse, entre un neurone et une plaque motrice, provoque la libération de l'acétylcholine (ACh). Le médiateur diffuse dans l'espace synaptique et se lie au récepteur d'ACh du muscle, provoquant l'ouverture des canaux ioniques dans la membrane de la fibre musculaire et la contraction du muscle. Dans la myasthénie, les anticorps anti-récepteur d'ACh inhibent la fixation du neurotransmetteur. Ce mécansime n'est probablement pas seul en cause dans l'expression de la maladie.

rologues (modèle de Steblay). Dans un autre modèle animal (néphrite de Heyman), la maladie est provoquée par l'induction d'autoanticorps dirigés contre une protéine de la bordure en brosse des cellules épithéliales tubulaires. La maladie induite ressemble à la glomérulonéphrite extramembraneuse humaine. Dans ce modèle, les lésions dépendent principalement du complément, puisque l'inactivation du complément empêche l'apparition de la maladie chez les animaux.

MYASTHÉNIE ET SYNDROME DE LAMBERT-EATON

La myasthénie est caractérisée par une extrême diminution de la force musculaire, associée à la présence d'anticorps dirigés contre les récepteurs de l'acétylcholine, présents à la surface des cellules musculaires. Ces récepteurs sont situés sur la plaque motrice par laquelle le neurone entre en contact avec la fibre musculaire. La transmission de l'influx nerveux du nerf au muscle est assurée par la libération d'acétylcholine par la terminaison nerveuse. Le médiateur diffuse dans la fente synaptique pour atteindre la fibre musculaire.

On a remarqué que l'immunisation expérimentale avec des récepteurs d'acétylcholine purifiés produisait chez l'animal une faiblesse musculaire très semblable à celle observée dans la myasthénie chez l'homme. Ceci suggère que des anticorps anti-récepteurs d'acétylcholine pourraient être la cause de la maladie. L'étude anatomopathologique des lésions musculaires a établi que la synthèse de l'acétylcholine, et sa libération en réponse à un stimulus nerveux, n'étaient pas altérées dans la myasthénie ; par contre l'acétylcholine ne peut plus stimuler la dépolarisation de la fibre musculaire (Fig. 20.19).

L'étude de la jonction neuromusculaire par des techniques immunochimiques a mis en évidence des dépôts d'IgG, de C3 et de C9 au niveau des replis postsynaptiques de la fibre musculaire (Fig. 20.20). Les IgG et le complément semblent exercer deux effets. D'une part, le renouvellement des récepteurs d'acétylcholine est accéléré, d'autre part la fixation d'acétylcholine semble être partiellement bloquée, avec diminution de la dépolarisation musculaire. L'injection de sérum de myasthénique à l'animal diminue l'amplitude du MEPP ("miniature endplate potential" ou degré de dépolarisation induite par une quantité d'acétylcholine équivalente au contenu d'une seule vésicule). L'infiltration cellulaire de la plaque motrice est rare dans la myasthénie ; les cellules effectrices ont peu de chance d'être impliquées dans la constitution des lésions. La diminution transitoire de la force musculaire, observée chez les nouveau-nés de mères myasthéniques, constitue un argument supplémentaire en faveur du rôle des anticorps de classe IgG, qui peuvent traverser le placenta, dans la pathogénie de la maladie.

Dans une maladie apparentée à la myasthénie, le syndrome de Lambert-Eaton, il y a aussi une faiblesse musculaire, mais elle est provoquée par un défaut de libération d'acétylcholine à partir de la terminaison synaptique. Le sérum ou les IgG des malades peuvent transmettre ce syndrome lorsqu'ils sont injectés à des souris, ce qui est un argument en faveur d'un autoanticorps pathogène. L'autoantigène semble être associé avec un canal ionique du neurone lui-même et non avec la synapse.

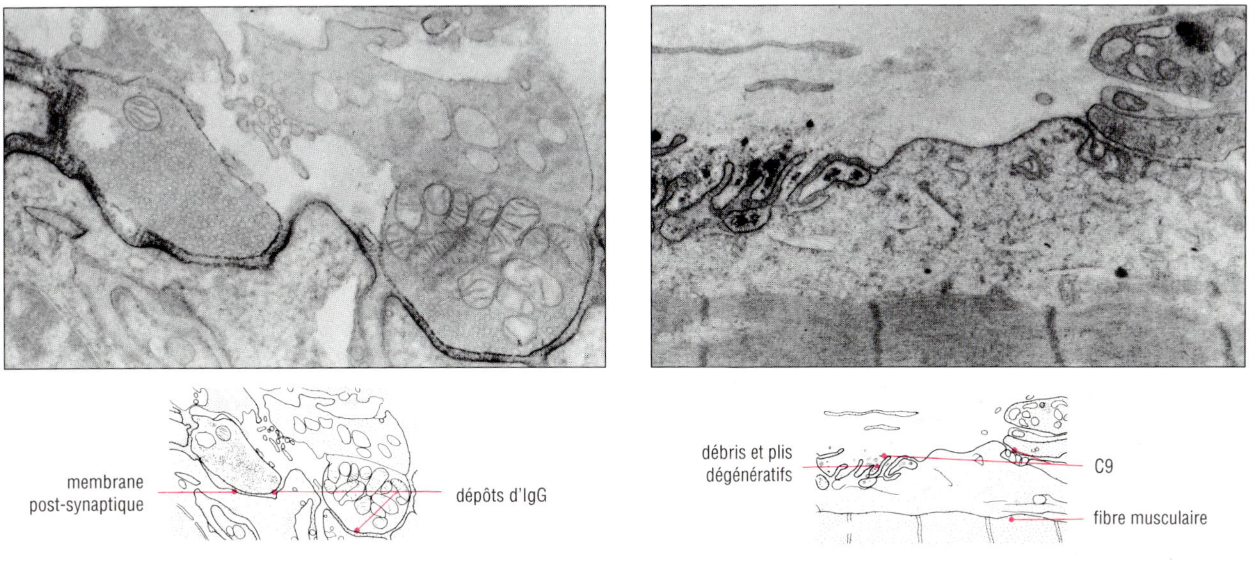

Fig. 20.20 Images en microscopie électronique d'autoanticorps IgG (à gauche) et de C9 (à droite), localisés sur la plaque motrice dans la myasthénie.
La photo de gauche montre les dépôts d'IgG, sous forme d'amas isolés localisés sur la membrane post-synaptique (x 13000). La photographie de droite, qui révèle la présence de C9, montre une région post-synaptique dénudée de sa terminaison nerveuse : elle est faite de plis dégénératifs et de débris fortement C9-positifs. x 9000 (Documents du Dr. A.G. Engel).

RÉACTIONS VIS-A-VIS DES ANTIGÈNES CELLULAIRES

En dépit de la fréquence des autoanticorps dirigés contre divers antigènes tissulaires, leur rôle dans l'induction des lésions tissulaires et leur signification pathologique *in vivo* sont incertains. Il est possible d'induire *in vitro* des réactions cytotoxiques dépendant d'anticorps (ADCC) contre des cellules thyroïdiennes au moyen d'anticorps produits contre des antigènes des microvillosités des microsomes thyroïdiens, comme la péroxydase thyroïdienne. On peut de même provoquer des réactions de cytotoxicité contre des cellules des îlots pancréatiques au moyen de sérum provenant de certains malades diabétiques (Fig. 20.21), mais la part respective de ces autoanticorps et des cellules T autoréactives dans la constitution des lésions immunopathologiques est difficile à définir. Les autoanticorps peuvent être produits secondairement à la dégradation et à la libération d'autoantigènes. La plupart des autoanticorps contre des antigènes cellulaires observés dans les maladies auto-immunes sont dirigés contre des molécules intracellulaires, présentes dans le cytosol ou portées par certains organites. Cependant, des traces de ces antigènes peuvent apparaître à la surface des cellules et servir de cibles potentielles aux agents destructeurs de la réaction de type II.

Dans certains cas, les autoanticorps peuvent stimuler les récepteurs de certaines cellules et perturber la régulation physiologique sans induire nécessairement de lésions cytotoxiques (voir chapitre 24).

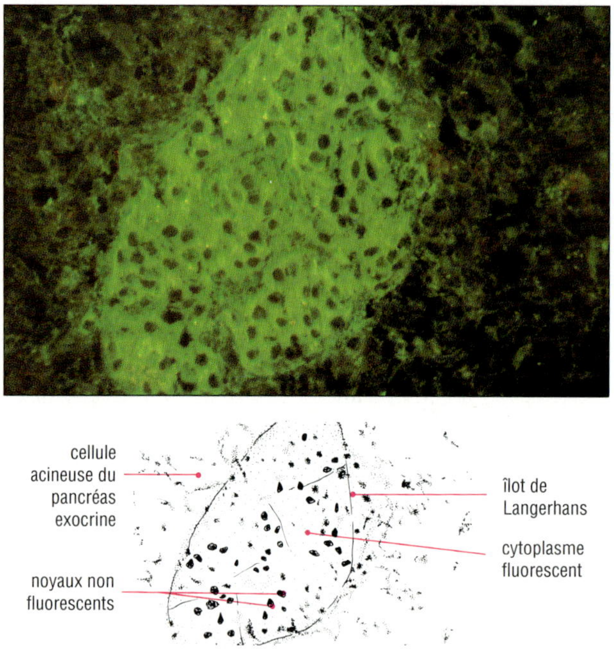

Fig. 20.21 Autoanticorps anti-îlots de Langerhans pancréatiques. On peut mettre en évidence par immunofluorescence des anticorps anti-pancréas chez le diabétique. Ces anticorps sont cytotoxiques *in vitro* pour des cellules des îlots de Langerhans, suggérant leur éventuel rôle pathogène dans la maladie diabétique (document du Dr. B. Dean).

LECTURES COMPLÉMENTAIRES

Anstee DJ. Blood group active substances of the human red blood cell. *Vox Sang* 1990;**58**:1.

Bloy C, Blanchard D, Lambin P, *et al.* Characterization of the D, C, E and G antigens of the Rh blood group system with human monoclonal antibodies. *Mol Immunol* 1988;**25**:926-30.

Burton DR. Immunoglobulin G: Functional sites. *Mol Immunol* 1985;**22**:161-206.

Druet P, Glotz D. Experimental autoimmune nephropathies: induction and regulation. *Adv Nephrol* 1984;**13**:115.

Hughes-Jones NC. Monoclonal antibodies as potential blood-typing reagents. *Immunol Today* 1988;**9**:68-70.

Lindstrom J. Immunobiology of myasthenia gravis, experimental autoimmune myasthenia gravis and Lambert-Eaton syndrome. *Annu Rev Immunol* 1985;**3**:109-31.

Race R, Sanger R. *Blood Groups in Man.* 6th ed. Oxford: Blackwell Scientific Publications, 1975.

Watkin WM. Biochemical genetics of the blood group antigens: retrospect and propect. *Biochem Soc Trans* 1987;**13**:614-24.

Yamamoto F-I, Clausen H, White T, Marhen J, Hakomori S-I. Molecular genetic basis of the histo-blood group ABO system. *Nature* 1990:**345**:229-33.

chapitre 21

Hypersensibilité de type III

MALADIES À COMPLEXES IMMUNS

Chaque fois qu'un anticorps rencontre son antigène, il se forme des complexes immuns qui sont généralement éliminés par les cellules du système réticulo-histiocytaire. Parfois, leur formation entraîne une réaction d'hypersensibilité. Les maladies consécutives à la formation de complexes immuns peuvent être classées en trois groupes (Fig. 21.1).

1. Lorsqu'au cours d'une infection chronique (endocardite infectieuse à streptocoques viridans α-hémolytiques ou à staphylocoques, paludisme à *Plasmodium vivax* ou encore hépatite virale), l'agent infectieux persiste et s'accompagne d'une réponse anticorps de faible amplitude, des complexes immuns se forment en permanence, et peuvent se déposer dans les tissus (Fig. 21.2).

2. Une maladie à complexes immuns vient souvent compliquer une maladie auto-immune: la production continuelle d'anticorps dirigés contre un autoantigène entraîne la formation prolongée de complexes immuns. Les systèmes du complément, des érythrocytes et des phagocytes mononucléés, qui sont responsables de l'élimination des complexes, deviennent surchargés, et les complexes se déposent alors dans les tissus comme dans le cas du lupus érythémateux disséminé (LED) (Fig. 21.3).

Trois catégories de maladies à complexes immuns

origine	antigène	lieux de dépôt des complexes
infection chronique	antigène microbien	organes infectés, rein
auto-immunité	autoantigène	rein, articulations, artères, peau
antigène inhalé	moisissures, levures, poussières + Ag végét. ou anim.	poumons

Fig. 21.1 Le tableau indique l'origine de l'antigène et les organes le plus souvent atteints.

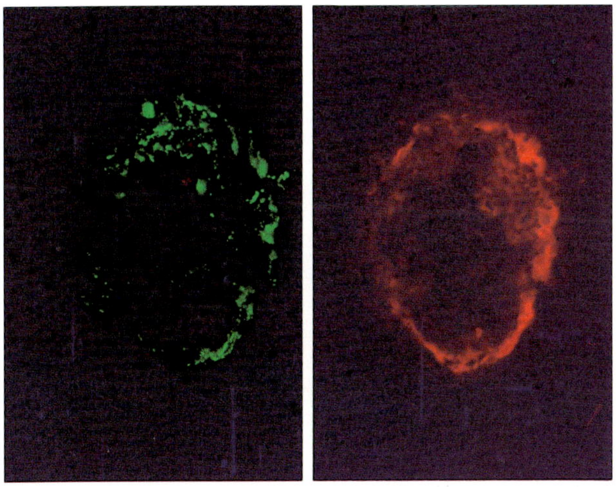

Fig. 21.2 Mise en évidence de complexes immuns par immunofluorescence dans une maladie infectieuse.
Deux coupes sériées d'artère rénale d'un malade atteint d'hépatite chronique B ont été colorées avec un anticorps anti-antigène de l'hépatite B marqué à la fluorescéine (à gauche) et un anticorps anti-IgM couplé à la rhodamine (à droite). La présence d'antigène et d'anticorps dans l'intima et la media de la paroi artérielle indique que des complexes s'y sont déposés. On peut observer des IgG et du C3 avec la même distribution (Document du Dr. A. Nowoslawski).

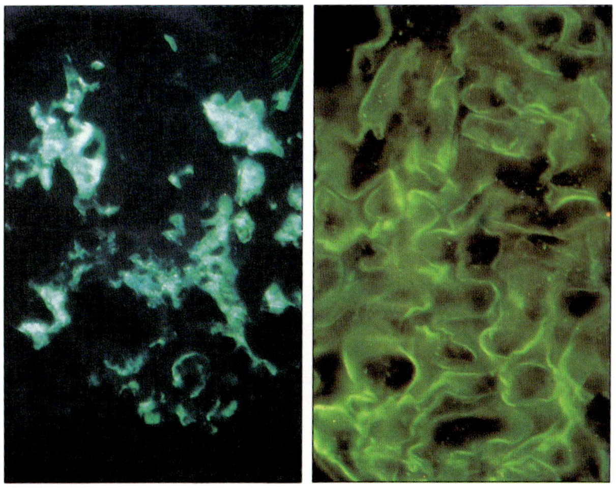

Fig. 21.3 Mise en évidence de complexes immuns par immunofluorescence au cours d'une maladie auto-immune.
L'anticorps est révélé par des anticorps anti-IgG couplés à la fluorescéine sur des coupes de rein de malades atteints de lupus érythémateux disséminé ou d'un syndrome de Goodpasture. A gauche, les complexes forment dans le rein des dépôts granuleux caractéristiques. Dans le syndrome de Goodpasture (réaction de type II) les anticorps anti-membrane basale observés dans le poumon et le rein (à droite) forment un dépôt linéaire le long de la membrane basale.

3. Les complexes immuns peuvent se former avec des antigènes exogènes, dans les poumons par exemple, après inhalation répétée d'antigènes de végétaux, de moisissures ou d'animaux. C'est ce qu'on observe dans les alvéolites allergiques extrinsèques telles que la maladie des poumons du fermier avec anticorps circulants anti-actinomycètes (dus à l'exposition prolongée aux foins moisis) ou encore la maladie des éleveurs d'oiseaux, due à des antigènes aviaires (de pigeons en particulier). Les anticorps produits contre ces antigènes ne sont pas des IgE, qui induisent des réactions d'hypersensibilité de type I, mais principalement des IgG. Quand l'antigène pénètre à nouveau dans l'organisme par inhalation, des complexes immuns formés localement dans les alvéoles, entraînent une réaction inflammatoire (Fig. 21.4). Des anticorps précipitants dirigés contre les antigènes inhalés sont retrouvés dans le sérum de 90 % des malades atteints de la maladie des poumons du fermier. Ces anticorps ont aussi été observés chez des sujets sains, et ne sont pas retrouvés chez 10 % des malades, ce qui suggère l'intervention d'autres mécanismes comme des réactions d'hypersensibilité de type IV.

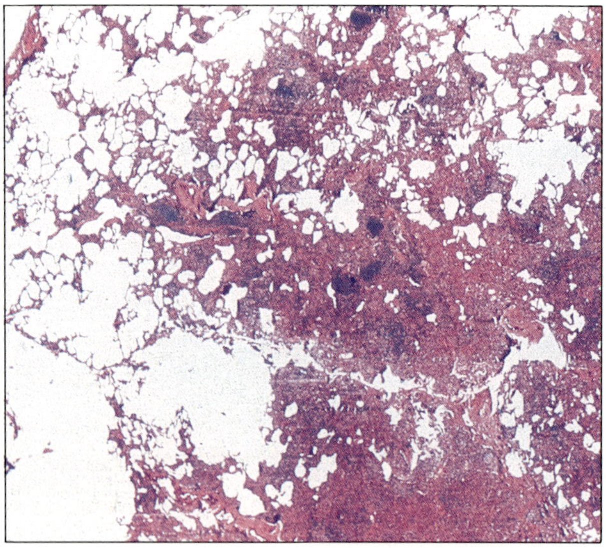

Fig. 21.4 Alvéolite allergique extrinsèque (maladie des éleveurs d'oiseaux) : aspects histologiques d'un poumon.
On observe une destruction très importante des alvéoles avec des zones inflammatoires (en sombre sur la photo) et des zones de fibrose aux sites de dépôts des complexes immuns. Coloration H & E x 150 (Document du Dr. G. Boyd).

Les maladies dans lesquelles les complexes immuns jouent un rôle important sont indiquées dans la figure 21.5. Le lieu de dépôt des complexes est déterminé en partie par la localisation de l'antigène dans les tissus et en partie par la manière selon laquelle les complexes sont déposés.

MÉCANISMES INFLAMMATOIRES DANS L'HYPERSENSIBILITÉ DE TYPE III

De nombreux processus inflammatoires sont déclenchés par les complexes immuns. Ceux-ci peuvent se fixer au complément, entraînant la libération des fragments C3a et C5a qui ont des propriétés anaphylactogènes et chimiotactiques. Ils induisent la libération d'amines vasoactives par les mastocytes et les basophiles, responsables de l'augmentation de

Maladies à complexes immuns

type de maladie	lieux de déposition					
auto-immunes	complexes circulants	vascularite	reins	articulations	peau	autres organes
polyarthrite rhumatoïde	+	+		+		
lupus érythémateux disséminé	+	+	+	+	+	cerveau
périartérite noueuse	+	+	+			muscle, foie
polymyosite/ dermatomyosite		+			+	muscle
vascularite cutanée	+	+			+	
alvéolite fibrosante	+					poumons
cryoglobulinémie	+	+	+	+	+	
infectieuses						
lèpre	+		+	+	+	yeux
endocardite infectieuse	+	+	+			coeur
paludisme	+		+			
trypanosomiase (africaine)	+	+	+			coeur, cerveau
hépatite	+	+	+	+		foie
fièvre hémorragique de la dengue	+		+		+	

Fig. 21.5 Ce tableau montre quelques maladies où les complexes immuns jouent un rôle pathogène et les principaux tissus où se déposent ces complexes. La partie supérieure correspond aux maladies auto-immunes. La partie inférieure aux maladies infectieuses. Aucune de ces maladies n'est caractérisée par une localisation particulière de dépôts de complexes immuns.

la perméabilité vasculaire et de l'afflux des polynucléaires. Les cytokines libérées par les macrophages, en particulier le facteur de nécrose des tumeurs (TNF) et l'IL-1, jouent un rôle important dans les formes localisées des maladies à complexes immuns, telles que l'alvéolite, parce qu'elles permettent le recrutement et l'activation des neutrophiles. Les complexes immuns peuvent aussi se fixer sur les récepteurs de Fc des plaquettes et provoquer leur agrégation ; la formation de microcaillots et la libération d'amines vasoactives entraînent une augmentation de la perméabilité vasculaire (Fig. 21.6). Les plaquettes sont une source importante de facteurs de croissance dont la libération joue un rôle dans la prolifération cellulaire observée dans des maladies à complexes immuns telles que les glomérulonéphrites et la polyarthrite rhumatoïde.

Les polynucléaires attirés au site de la réaction ne peuvent pas phagocyter les complexes fixés dans les tissus ; c'est donc vers l'extérieur de la cellule qu'ils libèrent les enzymes lysosomiales responsables des lésions tissulaires (Fig.21.7). Libérées dans le sang ou les liquides interstitiels, ces enzymes ne produisent pas de réaction inflammatoire car elles sont rapidement neutralisées par des inhibiteurs sériques ; par contre, lorsque les phagocytes entrent en contact avec des complexes "piégés" dans un tissu, les inhibiteurs ne peuvent pas agir et les enzymes peuvent endommager le tissu.

MODÈLES EXPÉRIMENTAUX DE MALADIES À COMPLEXES IMMUNS

Il existe des modèles expérimentaux de chacun des trois principaux groupes de maladies à complexes immuns : la maladie sérique par injections répétées d'antigène étranger reproduit certains mécanismes mis en jeu lors d'infections chroniques, la maladie des souris NZB/NZW est un modèle de maladie auto-immune, la réaction d'Arthus, enfin, correspond à une réaction locale à un antigène extrinsèque. On se souviendra, pour interpréter les expériences réalisées chez les rongeurs et les lapins, que ces animaux, contrairement aux primates, ne possèdent pas de récepteur de C3b (CR1) leur permettant de capter les complexes qui ont fixé le complément.

Dépôt de complexes immuns dans la paroi des vaisseaux. I

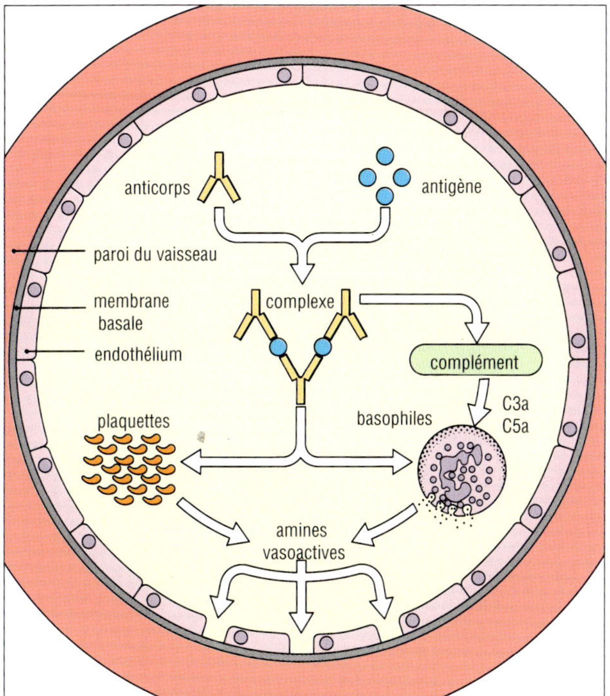

Fig. 21.6 L'antigène et l'anticorps forment des complexes immuns qui activent le complément (avec production de C3a et C5a), induisant la libération d'amines vasoactives par les basophiles et les plaquettes. Ces amines, en particulier l'histamine et la sérotonine, entraînent une rétraction de la cellule endothéliale ce qui augmente la perméabilité vasculaire.

Dépôt de complexes immuns dans les parois des vaisseaux. II

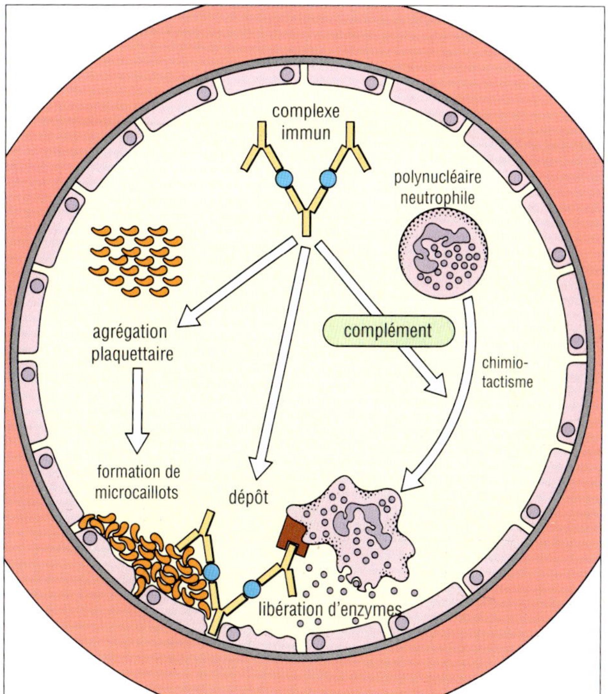

Fig. 21.7 L'augmentation de perméabilité vasculaire provoque le dépôt de complexes immuns dans la paroi des vaisseaux sanguins. Ces complexes agrègent les plaquettes et activent le complément. Les plaquettes agrégées forment des microcaillots au contact du collagène de la membrane basale. Les polynucléaires neutrophiles, attirés par les peptides chimiotactiques du complément, ne peuvent pas phagocyter les complexes ; ils libèrent leurs enzymes lysosomiales qui lèsent la paroi vasculaire.

LA MALADIE SÉRIQUE

Au cours de la maladie sérique, en se déposant dans les parois vasculaires et les tissus, les complexes immuns circulants augmentent la perméabilité vasculaire et provoquent une maladie inflammatoire (glomérulonéphrite ou arthrites). Avant l'utilisation des antibiotiques, la maladie sérique était une complication de la sérothérapie par doses massives d'anticorps. Par exemple, dans la diphtérie, le traitement par sérum de cheval antidiphtérique entraînait chez certains malades la production d'anticorps anti-protéines de cheval.

La maladie sérique expérimentale est habituellement étudiée chez le lapin. Les animaux reçoivent une injection intraveineuse d'une protéine étrangère soluble, de l'albumine bovine (BSA) par exemple. Une semaine plus tard, des anticorps apparaissent dans la circulation et forment des complexes en excès d'antigène (Fig. 21.8). Le système phagocytaire n'élimine que lentement ces complexes de petite taille qui persistent alors dans la circulation. La formation de complexes s'accompagne d'une chute brutale du taux du complément hémolytique et les signes cliniques de la maladie apparaissent : des dépôts granuleux d'antigènes, d'anticorps et de C3 sont observés le long de la membrane basale glomérulaire et dans la paroi des petits vaisseaux partout ailleurs. Au fur et à mesure de la production des anticorps, les complexes, de plus grande taille, sont éliminés plus activement et les animaux guérissent. Par contre la maladie peut devenir chronique si l'antigène est administré quotidiennement.

LES MALADIES AUTO-IMMUNES À COMPLEXES IMMUNS

Le rôle des complexes immuns dans certaines maladies auto-immunes a été étudié dans le modèle des souris hybrides F1 NZB/NZW qui présentent une maladie qui ressemble au LED humain. Ces souris produisent de très nombreux autoanticorps, en particulier des anticorps anti-globules rouges, anti-noyau, anti-ADN et anti-muscles lisses. Les animaux semblent normaux à la naissance mais, dès le 2e ou 3e mois, apparaissent des signes d'anémie hémolytique, un test de Coombs positif, des anticorps antinucléaires, des cellules LE, des complexes immuns circulants ainsi que des dépôts dans les glomérules et les plexus choroïdes. La maladie est beaucoup plus sévère chez les femelles qui meurent en quelques mois (Fig.21.9).

LA RÉACTION D'ARTHUS

La réaction d'Arthus est une réaction locale, dans la paroi des petits vaisseaux sanguins et à leur contact ; on la met le plus souvent en évidence au niveau de la peau. Les animaux sont immunisés par injections répétées d'un antigène, jusqu'à ce qu'ils aient un taux élevé d'anticorps précipitants, principalement de classe IgG. Lorsque l'on injecte alors l'antigène par voie sous-cutanée ou intradermique, une réaction inflammatoire se développe, et atteint son intensité maximale entre 4 et 10 h (Fig. 21.10). Selon la dose d'antigène injectée, on observe un oedème prononcé et une hémorragie autour des points d'injection. La réaction régresse ensuite et elle est habituellement très réduite 48 h plus tard.

Evolution de la maladie sérique expérimentale

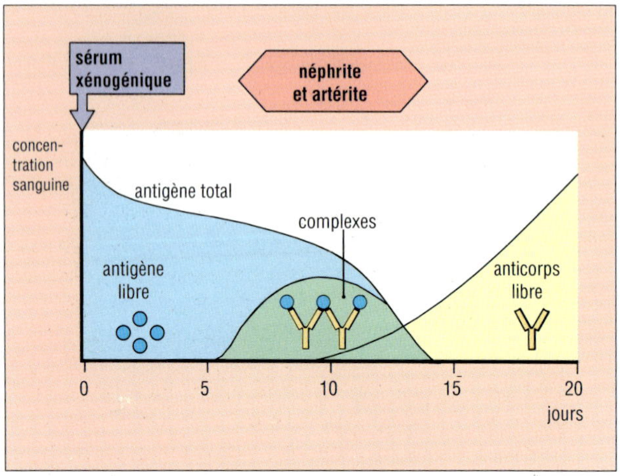

Fig. 21.8 Après injection de sérum hétérologue, l'antigène libre est retrouvé dans le sérum pendant 5 jours environ. Par la suite, apparaissent des anticorps, dirigés contre les protéines étrangères, qui se lient à l'antigène, formant des complexes immuns. C'est durant cette période que se manifestent les symptômes de néphrite ou d'artérite. Les complexes sont d'abord de petite taille, formés en excès d'antigène, puis de plus grande taille. Lorsque le taux d'anticorps augmente, des complexes sont éliminés et les symptômes disparaissent.

La maladie auto-immune des souris NZB/NZW

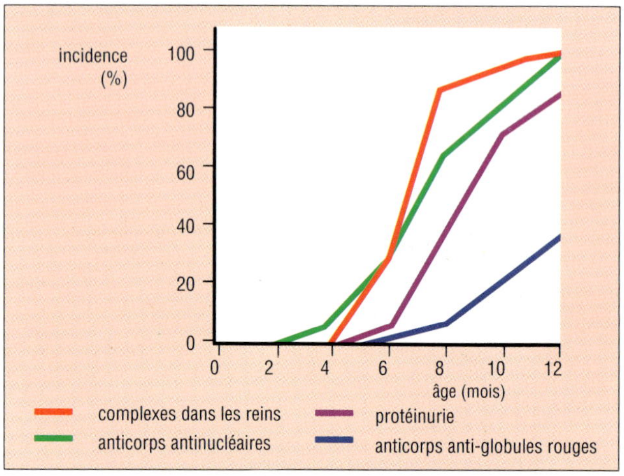

Fig. 21.9 La figure montre l'âge de survenue de la maladie auto-immune chez les femelles NZB/NZW. En ordonnée est indiqué le nombre de souris présentant les symptômes rapportés. Les complexes immuns ont été mis en évidence par immunofluorescence sur des coupes de rein. Les anticorps antinucléaires sériques ont été détectés par immunofluorescence indirecte. La protéinurie reflète l'atteinte rénale. Les anticorps anti-globules rouges apparaissent plus tard dans l'évolution de la maladie et n'ont donc vraisemblablement aucune incidence sur la maladie rénale. Chez les mâles, la maladie apparaît environ 3 mois plus tard.

Des études en immunofluorescence ont montré que l'antigène, l'anticorps et le complément se déposent d'abord dans la paroi vasculaire. Il s'ensuit une infiltration par des polynucléaires neutrophiles et une agrégation intravasculaire des plaquettes (Fig. 21.11) qui peut entraîner une occlusion du vaisseau, suivie d'une nécrose dans les formes les plus graves. Après 4-48 h, les polynucléaires sont remplacés par des cellules mononucléées, accompagnées parfois de quelques plasmocytes.

L'activation du complément par la voie classique ou par la voie alterne est essentielle au développement de la réaction d'Arthus. En l'absence de complément, les neutrophiles ne sont pas attirés sur le site de la réaction et seul un oedème modéré se développe. L'administration d'anticorps anti-TNF peut diminer la réaction. L'intensité de la réaction dépend du rapport anticorps/antigène.Les complexes formés en excès d'anticorps ou en excès d'antigène produisent généralement une réaction moins sévère que les complexes formés à l'équivalence.

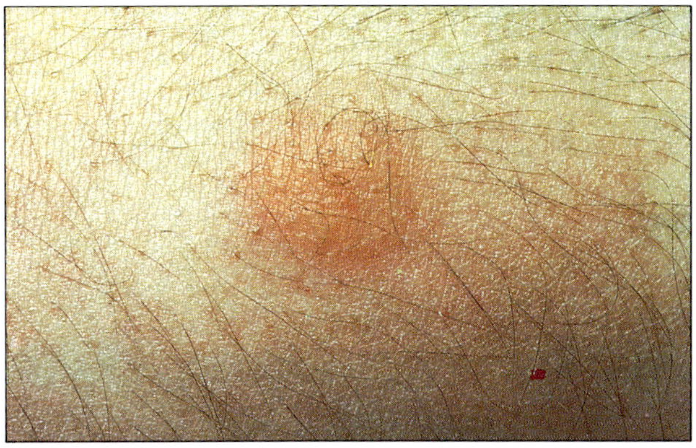

Fig. 21.10 Aspects macroscopiques de la réaction d'Arthus. On observe autour du point d'injection une surface inflammatoire érythémateuse. La réaction est maximale 5 à 6 h après l'injection d'Ag.

LA PERSISTANCE DES COMPLEXES

Dans les conditions normales, les complexes immuns sont éliminés par les cellules phagocytaires, en particulier dans le foie, la rate et les poumons. Une certaine confusion est apparue en raison des différences d'élimination des complexes immuns chez les primates, les rongeurs et les lapins. Les érythrocytes de primates possèdent des récepteurs CR1 pour C3b/C4b alors que les globules rouges des rongeurs et des lapins en sont dépourvus.

Dans ces dernières espèces, seul le récepteur de C3b des plaquettes participe à l'élimination des complexes. Du fait du très grand nombre de globules rouges, le CR1 érythrocytaire constitue chez les primates l'essentiel des molécules CR1 du sang. Il y a environ 700 récepteurs par érythrocyte et leur efficacité est augmentée par leur agrégation qui permet la formation de liaisons multivalentes de haute avidité avec les complexes de grande taille. Les récepteurs CR1 fixent les complexes immuns ayant activé le complément, comme le montrent les expériences réalisées chez les ani-

La réaction d'Arthus

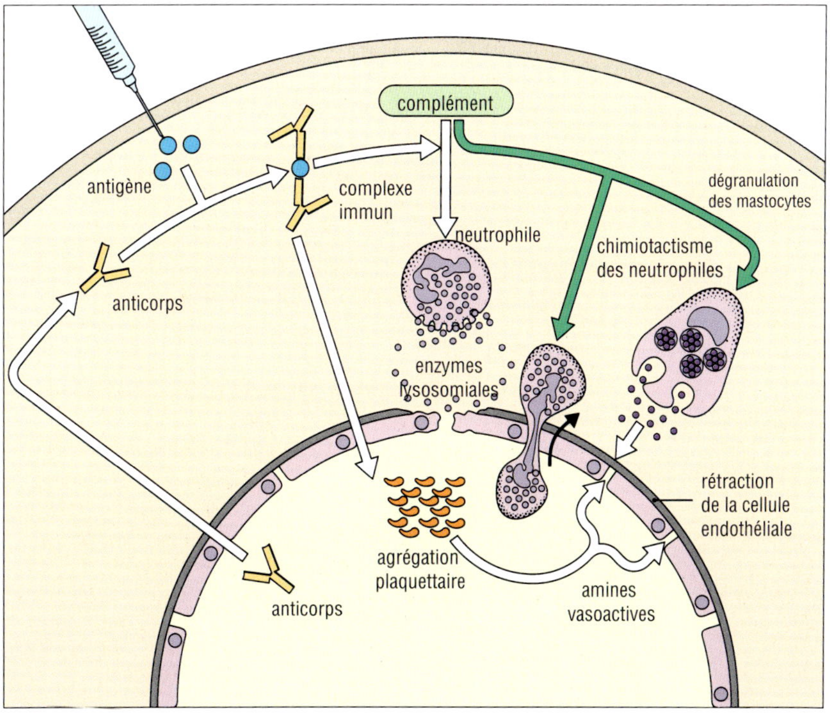

Fig. 21.11 L'antigène injecté par voie intradermique forme des complexes immuns avec les anticorps circulants spécifiques. Les complexes immuns activent le complément et induisent la libération d'amines vasoactives par les plaquettes. Ils stimulent la sécrétion de TNF et d'IL-1 par les macrophages. Les fragments C3a et C5a provoquent la dégranulation des mastocytes et l'attraction des polynucléaires vers le point d'injection. Les produits libérés par les mastocytes, en particulier l'histamine et les leucotriènes, induisent une augmentation du débit sanguin et de la perméabilité capillaire. La réaction inflammatoire est augmentée par les enzymes lysosomiales libérées par les polynucléaires. De plus, C3b qui se fixe aux complexes facilite la phagocytose. La réaction d'Arthus est observée chez les malades ayant des anticorps précipitants, en particulier dans l'alvéolite allergique extrinsèque due à *Micropolyspora fungi.*

maux décomplémentés (Fig. 21.12). Les complexes sont alors transportés par les globules rouges vers le foie et la rate, où ils sont éliminés par les macrophages tissulaires (Fig. 21.13). La plupart des récepteurs CR1 sont eux-mêmes éliminés au cours de ce processus, de sorte que, lorsqu'il y a formation continue de complexes immuns, le nombre de récepteurs CR1 diminue régulièrement et l'épuration des complexes devient moins efficace. Chez les malades lupiques, le nombre de récepteurs peut être diminué de moitié. Les complexes peuvent également se détacher des globules rouges et passer dans la circulation sous l'action du facteur I qui clive C3b laissant un petit fragment, C3dg, fixé au CR1 de la membrane cellulaire. Ces complexes sont ensuite éliminés par des cellules phagocytaires portant des récepteurs pour la portion Fc des IgG (Fig. 21.14).

Chez les malades ayant un déficit de la voie classique du complément (par déficit héréditaire ou par consommation excessive par les complexes), la fixation des complexes aux érythrocytes s'effectue mal. Cela pourrait aboutir à la persistance de complexes immuns dans la circulation. En fait c'est l'inverse qui se produit et les complexes sont rapidement éliminés. Malheureusement ces complexes solubles non liés aux érythrocytes ne sont pas phagocytés dans le foie et la rate, comme on pourrait s'y attendre, mais ils sont déposés dans les tissus comme la peau, le rein et le muscle, où ils peuvent déclencher des réactions inflammatoires.

Chez les primates, les érythrocytes constituent un système tampon permettant la fixation des complexes qui ont activé le complément et leur épuration efficace du plasma. Dans les petits vaisseaux sanguins, un écoulement laminaire permet aux érythrocytes de se déplacer au centre du vaisseau ; seul le manchon plasmatique qui les entoure entre en contact avec la paroi vasculaire (Fig. 21.15). C'est seulement dans les sinusoïdes du foie et de la rate, ou bien dans les zones de turbulence, que les érythrocytes entrent en contact avec la paroi des vaisseaux.

La taille des complexes immuns influence leur élimination. En général, les complexes de grande taille sont éliminés par le foie en quelques minutes, alors que les plus petits complexes restent dans la circulation pendant de plus longues périodes (Fig. 21.16). Les complexes de plus grande taille fixent plus aisément le complément et, en conséquence, se lient plus aisément aux globules rouges. En outre, les complexes de plus grande taille sont libérés plus lentement des globules rouges sous l'action du facteur I. Les facteurs qui déterminent la taille des complexes jouent donc vraisemblablement un rôle déterminant dans l'élimi-

Rôle du complément dans l'élimination des complexes immuns

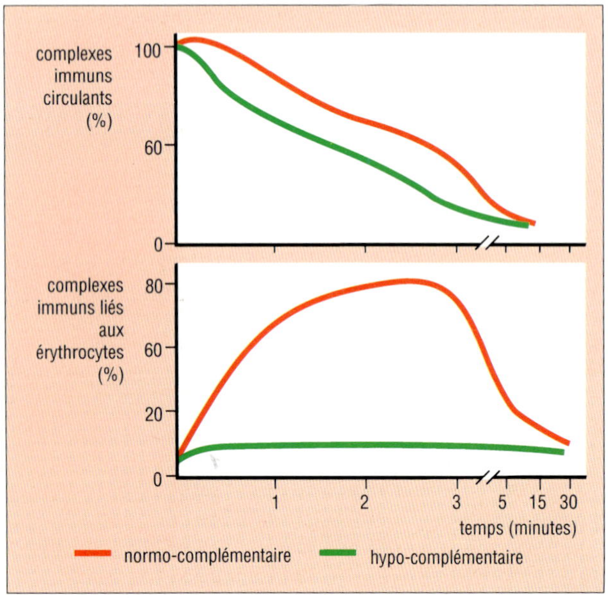

Fig. 21.12 Des complexes immuns préformés ont été injectés par voie I.V. chez un primate. Chez l'animal normal, ces complexes se fixent rapidement au récepteur CR1 des globules rouges. Chez les animaux préalablement traités par le facteur du venin de Cobra qui inactive le système du complément, les érythrocytes ne fixent presque plus de complexes immuns, ce qui retarde leur élimination et favorise leur dépôt dans les tissus plutôt que leur épuration par la rate et le foie (d'après les résultats de Waxman et coll.)

Elimination des complexes immuns par le foie

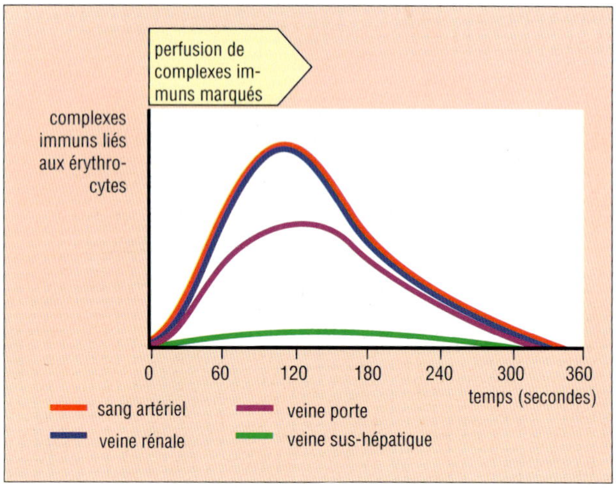

Fig. 21.13 Des complexes préformés constitués d'albumine bovine marquée à l'iode 125 (^{125}I-BSA) et d'anticorps anti-BSA ont été injectés chez un primate pendant 120 secondes. Des échantillons de sang ont été prélevés à partir des veines rénales, de la veine porte et des veines sus-hépatiques, et le taux de complexes liés aux érythrocytes a été mesuré par comptage de la radio-activité. Les taux dans la veine porte et dans la veine rénale sont les mêmes que ceux du sang artériel. Par contre, on ne détecte pas de complexes dans les veines sus-hépatiques, ce qui démontre leur épuration au cours d'un seul passage trans-hépatique. (D'après les résultats de Cornacoff et coll.).

Transport et élimination des complexes immuns

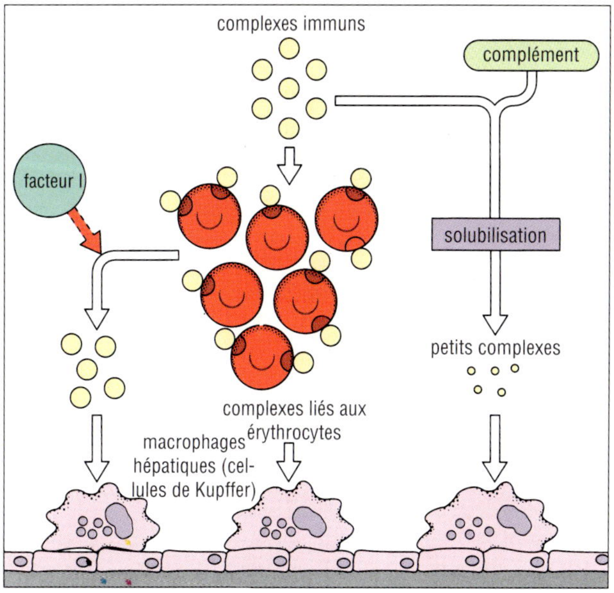

Fig. 21.14 Chez l'homme et chez les primates, les complexes peuvent être adsorbés sur le récepteur CR1 des érythrocytes et transportés dans le foie où ils sont éliminés par les macrophages hépatiques. Les complexes libérés par les globules rouges sous l'effet du facteur I sont adsorbés par les cellules portant des récepteurs de Fc ou des récepteurs CR3 (ex: macrophages). Une fois solubilisés par le complément, les complexes peuvent être fixés directement par les macrophages tissulaires.

nation de ces complexes. Il est possible qu'un défaut génétique conduisant à la production préférentielle d'anticorps de faible affinité puisse favoriser la formation de complexes de petite taille, pathogènes. En général, lorsque les anticorps sont dirigés contre des autoantigènes, seuls quelques épitopes de l'antigène sont reconnus. Cela favorise la formation de complexes de petite taille, puisque la multivalence de l'antigène est nécessaire à la formation d'un réseau d'anticorps.

Des différences frappantes ont été observées dans l'élimination de complexes constitués d'anticorps de différentes classes. Les complexes à IgG se lient aux érythrocytes et sont éliminés progressivement de la circulation alors que les complexes à IgA se fixent difficilement aux érythrocytes et sont rapidement éliminés de la circulation pour se déposer dans les reins, les poumons et le cerveau. En présence de quantités importantes de complexes, le système phagocytaire des cellules mononucléés peut être débordé. Chez l'animal, le système phagocytaire peut être bloqué *in vivo* : la circulation prolongée de complexes immuns conduit alors à leur dépôt dans les glomérules. Les déficits de la phagocytose observés dans les maladies humaines à complexes immuns pourraient être primitifs ou bien résulter d'une surcharge secondaire du système phagocytaire.

On a récemment montré que les résidus glucidiques des molécules d'Ig jouaient un rôle important dans l'élimination des complexes immuns par les cellules phagocytaires et certaines anomalies des glucides portés par les Ig pourraient être à l'origine de maladie à complexes immuns comme la polyarthrite rhumatoïde et le LED. On ne sait pas cependant si ces anomalies des glucides sont primitives ou secondaires à la maladie.

Ecoulement laminaire du sang

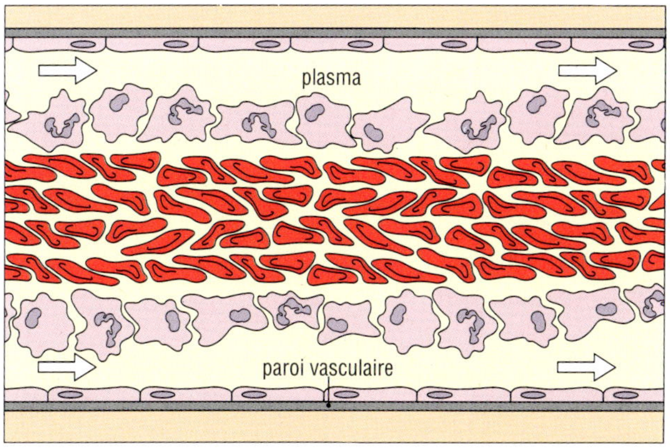

Fig. 21.15 Le sang circule dans les vaisseaux selon un flux laminaire, avec les érythrocytes au milieu, entourés par les leucocytes, puis par une couche de plasma au contact des parois vasculaires. Les complexes immuns, fixés aux érythrocytes par le récepteur CR1, sont maintenus à distance des parois. Les déficits en complément empêchent la fixation aux érythrocytes et permettent aux complexes d'entrer en contact avec les parois vasculaires et de s'y fixer.

Elimination des complexes par le système réticulo-endothélial

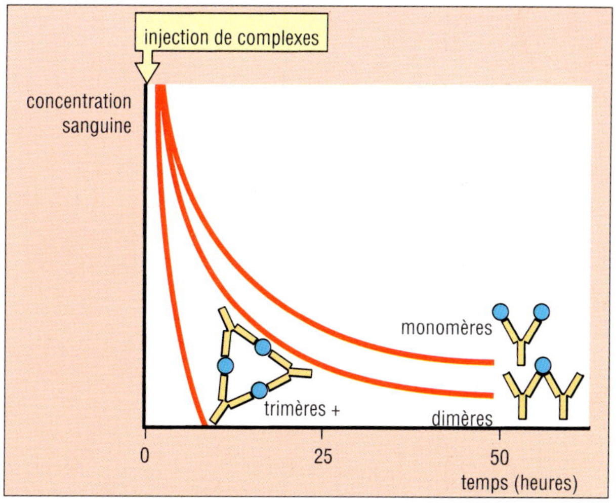

Fig. 21.16 Les complexes immuns de grande taille sont éliminés plus rapidement du fait de la formation d'un réseau d'IgG permettant une interaction de haute avidité (multivalente) avec les récepteurs de Fc sur les membranes cellulaires. De plus, ces complexes contiennent davantage de complément (C3b, C3bi, C4b), que les petits complexes.

Les complexes immuns peuvent persister dans la circulation pendant de longues périodes mais ce n'est pas leur persistance qui est nocive en elle-même ; les problèmes n'apparaissent que lorsqu'ils se déposent dans les tissus.

DÉPÔT DES COMPLEXES DANS LES TISSUS

Le dépôt de complexes immuns dans les tissus soulève deux questions :
1. pourquoi ces complexes se déposent-ils ?
2. pourquoi ces complexes se fixent-ils électivement sur certains tissus dans certaines maladies ?

AUGMENTATION DE LA PERMÉABILITÉ VASCULAIRE

L'augmentation de la perméabilité vasculaire joue sans doute un rôle majeur dans le dépôt des complexes. Même des substances inertes comme le carbone colloïdal peuvent se déposer dans les parois vasculaires si l'animal reçoit des substances vasoactives comme l'histamine ou la sérotonine.

De même, des complexes immuns circulants peuvent être amenés à se déposer sous l'action d'agents entraînant une libération d'amines vasoactives, notamment d'histamine, par les mastocytes. Un traitement préalable par des antihistaminiques bloque cet effet. Dans les modèles expérimentaux de maladies à complexes immuns, l'administration prolongée d'antagonistes des amines vasoactives comme la chlorphéniramine ou le méthysergide réduit considérablement le dépôt des complexes (Fig. 21.17). De plus, chez les souris NZB/NZW traitées par le méthysergide dès le plus jeune âge, l'atteinte rénale est moindre que chez les souris témoins (Fig. 21.18).

L'augmentation de la perméabilité vasculaire peut résulter de différents mécanismes dont l'importance relative varie d'une maladie à l'autre et d'une espèce à l'autre. Cela rend difficile l'interprétation de certains modèles expérimentaux. Le complément, les mastocytes, les basophiles et les plaquettes peuvent tous participer à la libération d'amines vasoactives.

MÉCANISMES HÉMODYNAMIQUES

Les complexes immuns se déposent sans doute facilement dans les zones de turbulence et de hautes pressions sanguines (Fig.21.19). La pression sanguine dans les capillaires glomérulaires est environ 4 fois plus élevée que dans la plupart des autres capillaires, et beaucoup de macromolécules se déposent dans les glomérules. Si la pression glomérulaire est réduite par ligature partielle de l'artère rénale ou de l'uretère, les complexes se déposent moins ; l'hypertension expérimentale augmente au contraire les symptômes de maladie sérique du lapin. De même, dans d'autres sites comme les parois des artères, les lésions les plus sévères apparaissent soit au niveau des zones de turbulence comme à la bifurcation des vaisseaux, soit au niveau des filtres comme le plexus choroïde ou les corps ciliaires de l'oeil.

Effet des antagonistes des amines vasoactives sur une maladie à complexes immuns

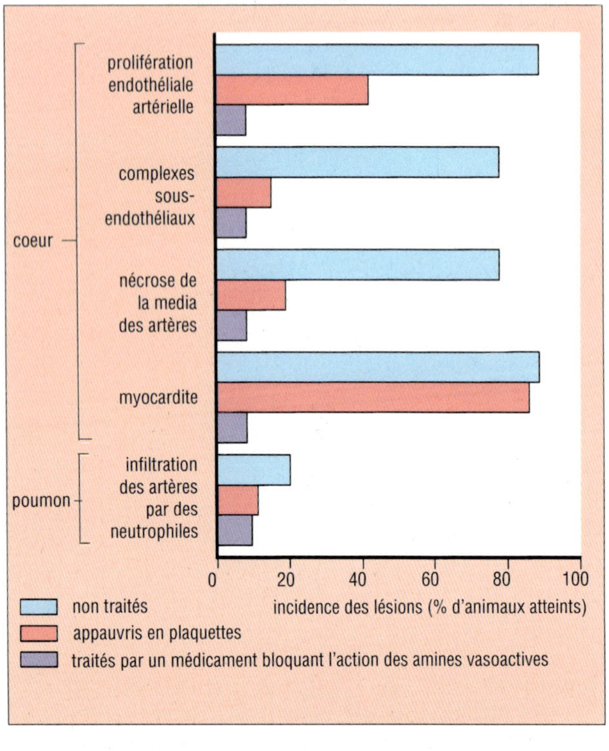

Fig. 21.17 La maladie sérique est provoquée chez le lapin par une injection unique d'albumine bovine. Les animaux sont soit appauvris en plaquettes soit traités par des médicaments qui bloquent l'action des amines vasoactives, ou enfin non traités (témoins). Le pourcentage des animaux présentant des lésions de maladie sérique dans le coeur ou le poumon est indiqué en abscisse. Le traitement diminue considérablement les symptômes de la maladie en réduisant le dépôt des complexes.

Effet du méthysergide, antagoniste des amines vasoactives, sur les lésions rénales

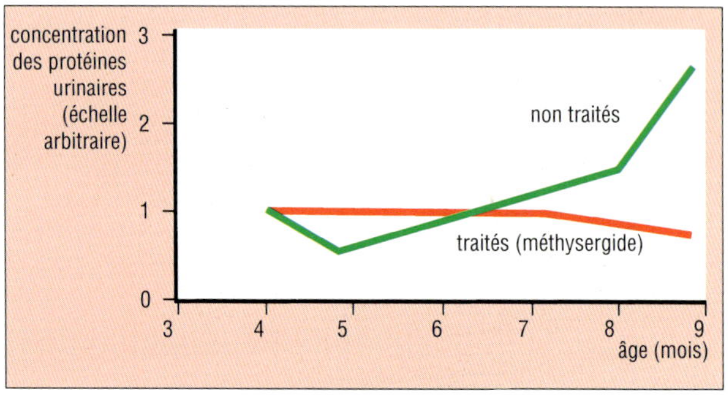

Fig. 21.18 La protéinurie des souris NZB/NZW a été mesurée pendant 5 mois. Les animaux non traités ont une protéinurie très importante, alors que les souris traitées par le méthysergide n'en ont pas. Ce médicament empêche la formation de la sérotonine et empêche le dépôt de complexes, l'infiltration des parois vasculaires par les neutrophiles et la prolifération endothéliale à l'origine de la glomérulopathie.

LIAISON DES ANTIGÈNES AUX TISSUS
Si l'augmentation locale de la pression sanguine favorise le dépôt de complexes, elle n'explique pas pourquoi, selon les maladies, les dépôts se font dans des organes différents. Dans le LED, par exemple, c'est le rein qui est la cible principale, alors que dans la polyarthrite rhumatoïde, le rein est habituellement épargné bien qu'il existe des complexes immuns circulants, et ce sont les articulations qui sont la cible principale. Il est possible que l'antigène du complexe joue un rôle dans cette spécificité d'organe. Un modèle expérimental a été mis au point chez la souris par injection d'endotoxine. Celle-ci provoque des lésions cellulaires avec libération d'ADN qui se fixe sur la membrane basale glomérulaire. Des anticorps anti-ADN sont ensuite produits au cours de l'activation polyclonale des cellules B. Ces anticorps se lient à l'ADN fixé et entraînent la formation locale de complexes immuns (Fig. 21.20). Il est possible que d'autres antigènes ayant une affinité pour d'autres tissus soient un jour identifiés.

La charge électrique de l'antigène et de l'anticorps peuvent jouer un rôle important dans certains systèmes. Par exemple des antigènes chargés positivement (cationiques) se déposeront plus volontiers sur des membranes basales chargées négativement. Le degré de glycosylation affecte aussi le devenir des complexes contenant des antigènes glycoprotéiques. Dans certaines maladies, les anticorps et les antigènes sont tous les deux produits au sein des organes-cibles. La polyarthrite rhumatoïde est un cas extrême, dans lequel les anticorps anti-IgG humaines sont fabriqués par les plasmocytes de la synoviale elle même et les complexes se forment localement, induisant une réaction inflammatoire.

Facteurs hémodynamiques impliqués dans le dépôt des complexes

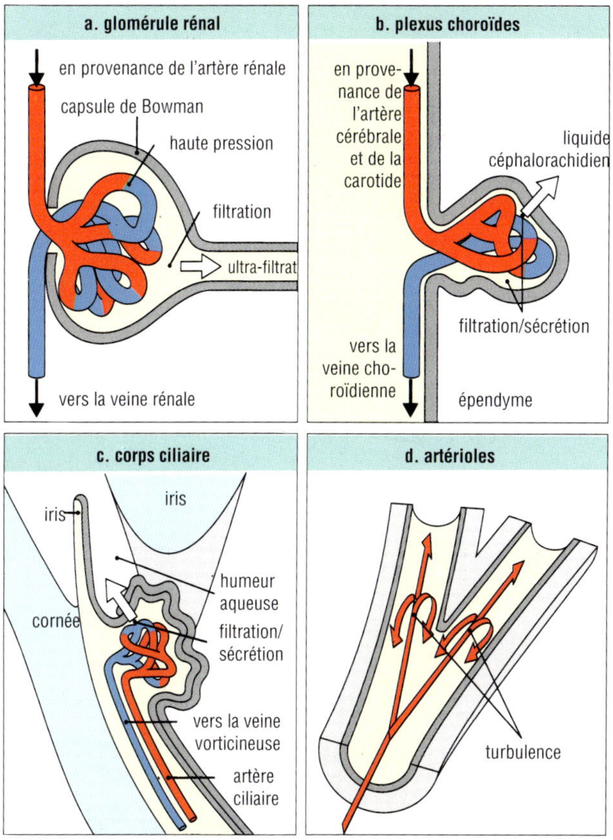

Fig. 21.19 Ces facteurs sont en particulier : la filtration lors de la formation de l'ultrafiltrat glomérulaire (1), la formation du liquide céphalorachidien dans les plexus choroïdes du cerveau (2) et celle de l'humeur aqueuse par l'épithélium des corps ciliaires dans l'oeil (3). Dans les glomérules rénaux, la pression sanguine favorise aussi les dépôts, de même que les turbulences au niveau des courbes et des bifurcations artérielles (4).

Formation de complexes immuns avec les antigènes fixés dans les tissus

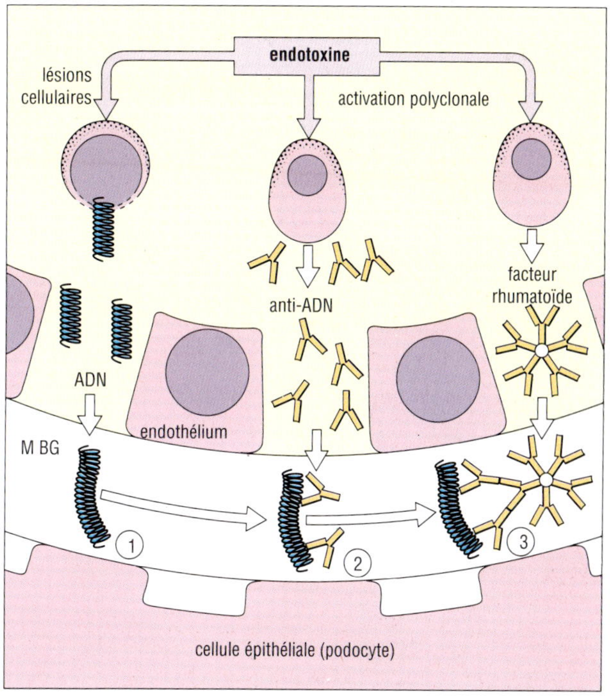

Fig. 21.20 L'endotoxine injectée chez la souris provoque une destruction cellulaire et une libération d'ADN qui va se déposer sur le collagène des membranes basales notamment glomérulaires (MBG). L'endotoxine provoque aussi une activation polyclonale des cellules B avec synthèse d'anticorps anti-ADN et d'auto-anticorps anti-IgG appelés facteurs rhumatoïdes (FR). Les anticorps anti-ADN se lient à l'ADN fixé, et les facteurs rhumatoïdes, qui ont une faible affinité pour l'IgG monomérique, au complexe ADN anti-ADN. La formation des complexes immuns se produit dans ce cas *in situ*.

TAILLE DES COMPLEXES IMMUNS

La localisation précise des complexes immuns dépend en partie de leur taille. Ceci peut être mis en évidence dans le rein : les complexes de petite taille traversent la membrane basale glomérulaire et sont retrouvés sur le versant épithélial, alors que les complexes de grande taille s'accumulent entre l'endothélium et la membrane basale ou bien dans le mésangium (Fig. 21.21). La taille des complexes immuns dépend de la valence de l'antigène et du titre et de l'affinité des anticorps.

CLASSE DES IMMUNOGLOBULINES

Le dépôt des complexes immuns peut dépendre de l'isotype impliqué. Dans le LED, la distribution des classes et sous-classes d'anticorps anti-ADN varie en fonction de l'âge et du sexe. Chez les souris NZB/NZW, les anticorps de classe IgG2a remplacent peu à peu les IgM qui sont majoritaires au début de la maladie. Cette transition se produit plus tôt chez les femelles que chez les mâles ; elle coïncide avec l'apparition de la maladie rénale, deux à trois mois avant la mort. Ceci souligne l'importance de l'isotype dans le dépôt tissulaire des complexes immuns (Fig. 21.22).

SOLUBILISATION DES COMPLEXES IMMUNS PAR LE COMPLÉMENT

Depuis les travaux de Heidelberger sur la courbe de précipitation, on savait que le complément retardait la précipitation des complexes immuns, mais cette information est restée oubliée pendant très longtemps. La solubilisation des complexes est une fonction de la voie classique du complément. On pense que les composants du complément, en s'intercalant entre les anticorps du complexe, diminuent le nombre d'épitopes antigéniques accessibles à l'anticorps (diminution de la valence de l'antigène), ce qui favorise la formation de complexes de petite taille qui demeurent solubles. Chez les primates, ces complexes ayant fixé le complément sont facilement liés au récepteur de C3b des érythrocytes.

Une fois déposés dans les tissus, les complexes peuvent être solubilisés à nouveau ; ce mécanisme fait intervenir le complément.

Le complément peut rapidement solubiliser les complexes précipités, par mise en jeu de la voie alterne (Fig. 21.23). Les fragments C3b et C3d en sont sans doute responsables par leur insertion dans les complexes. Il est pos-

Dépôts de complexes immuns dans le rein

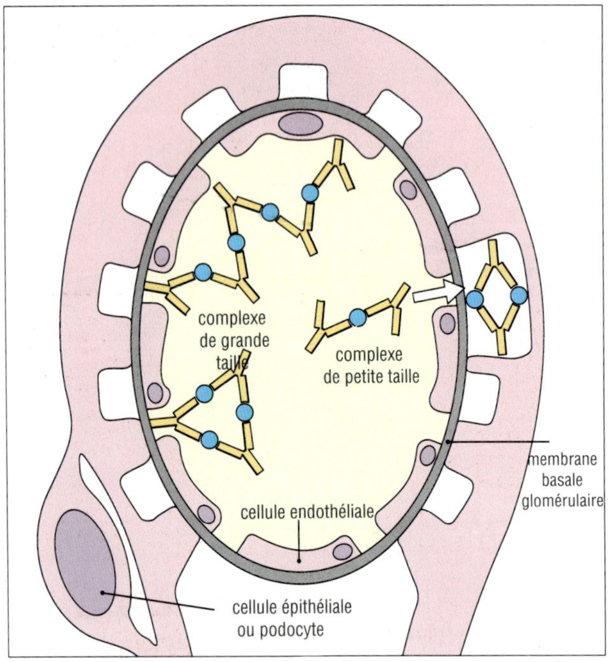

Fig. 21.21 La topographie des dépôts dépend de la taille des complexes circulants. Les complexes de grande taille se déposent sur la membrane basale glomérulaire ou dans les cellules mésangiales, tandis que les complexes de petite taille traversent la membrane et se fixent sur son versant épithélial.

Maladie à complexes immuns et classe d'anticorps

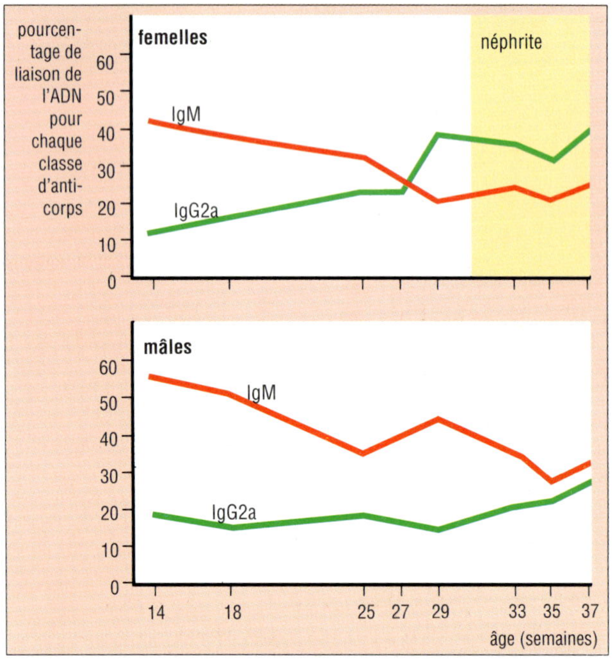

Fig. 21.22 Au cours de la maladie auto-immune des souris NZB/NZW, les IgM sont remplacées par les IgG2a. La figure montre le titre des anticorps anti-ADN (IgM et IgG2a) chez les femelles (en haut) et chez les mâles (en bas). Le changement d'isotype et l'apparition de la maladie rénale mortelle se produisent plus tôt chez les femelles.

sible que, chez les individus normaux, des complexes se déposent en permanence et soient aussitôt éliminés par ce mécanisme. Si cette hypothèse est exacte, il doit exister un défaut de solublisation des complexes immuns favorisant la formation de dépôts tissulaires chez les malades ayant un déficit en complément. Le sérum de malades atteints de maladies à complexes immuns circulants solubilise mal les complexes, mais on ne sait pas si cette anomalie est primitive ou secondaire.

DÉTECTION DES COMPLEXES IMMUNS

De nombreuses techniques permettent de détecter et de quantifier les complexes immuns. L'organe dans lequel les complexes sont déposés est le site idéal pour les observer. La présence d'Ig et de complément peut être recherchée par immunofluorescence dans des échantillons de tissus. La composition des complexes, leur aspect et leur localisation précise dans l'organe atteint, renseignent sur la sévérité et le pronostic de la maladie. Par exemple, les glomérulonéphrites extramembraneuses à dépôts granuleux sous épithéliaux d'IgG et les glomérulonéphrites mésangiales à dépôt d'IgA ont un bien meilleur pronostic que les glomérulonéphrites membrano-prolifératives à dépôts sous endothéliaux. Tous les complexes déposés dans les tissus ne provoquent pas une réponse inflammatoire ; dans le LED par exemple, des complexes sont fréquemment observés dans les biopsies de peau provenant des zones inflammatoires mais aussi des zones saines. Dans la circulation on détecte les complexes comme des Ig de haut poids moléculaire.

On trouve des complexes circulants dans deux compartiments : liés aux érythrocytes et libres dans le plasma. Les complexes liés aux érythrocytes sont potentiellement moins pathogènes et il est plus important de déterminer la concentration des complexes à l'état libre. Pour cette raison on doit faire attention lorsqu'on recueille l'échantillon de sang, parce que les complexes liés aux globules rouges peuvent être facilement libérés au cours de la coagulation, sous l'action du facteur I. Il suffit de séparer rapidement les globules rouges du plasma pour prévenir la libération des complexes.

La précipitation des complexes immuns par le polyéthylène glycol et l'estimation de la quantité d'IgG précipitées sont fréquemment utilisées pour identifier la présence d'IgG de haut poids moléculaire ; c'est sur cette technique que repose l'un des tests commerciaux disponibles (Fig. 21.24). Les complexes immuns sont aussi souvent identifiés grâce à leur affinité pour le composant C1q du complément, soit à l'aide de C1q radiomarqué, soit à l'aide de C1q lié à un support solide (C1q en phase solide) (Fig. 21.25). D'autres récepteurs peuvent être utilisés comme les récepteurs de C3 des cellules RAJI ou le récepteur de Fc des plaquettes.

Solubilisation des complexes immuns par le complément

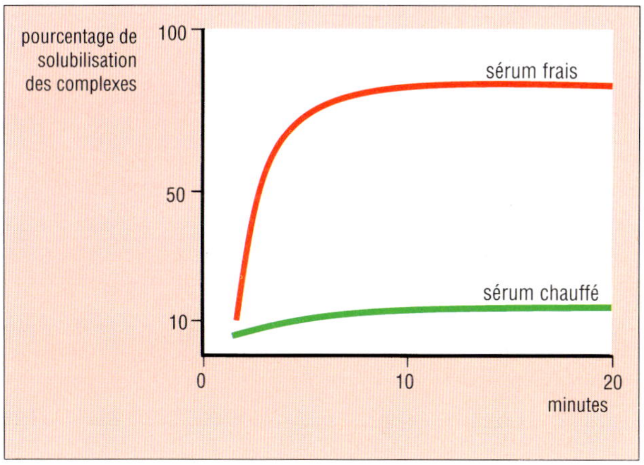

Fig. 21.23 Le complément peut solubiliser *in vitro* des complexes précipitants. A 37°C des complexes insolubles sont solubilisés en 15 mn environ par l'addition de sérum frais contenant du complément actif. Certains complexes ne sont pas solubilisés. Le sérum chauffé (30 mn à 56°C) ne contient plus de complément actif et ne peut plus solubiliser les complexes. Il semble que ce soit la pénétration des fragments C3b et C3d dans les complexes qui entraîne cette solubilisation.

Détection des complexes immuns circulants par précipitation dans le polyéthylène glycol (PEG)

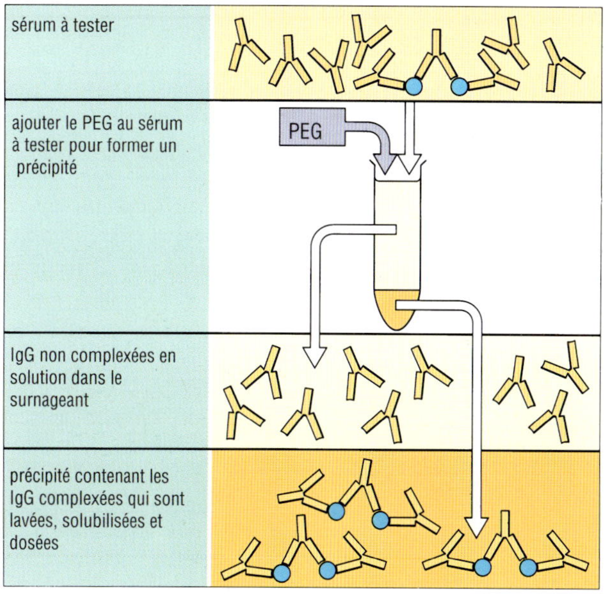

Fig. 21.24 Le PEG, à une concentration finale de 2%, est ajouté au sérum qui contient des IgG complexées et des IgG monomériques. A cette concentration de PEG, les complexes précipitent et les anticorps libres restent dans le surnageant. Après centrifugation et lavage, le précipité est redissous et les IgG contenues dans le complexe peuvent être quantifiées par immunodiffusion radiale, néphélométrie ou dosage radioimmunologique.

Certaines précautions sont indispensables dans l'étude des complexes immuns circulants chez les malades atteints de maladies auto-immunes. Ces malades ont souvent des anticorps dirigés contre les composants du système test. Les malades atteints de LED produisent des anticorps antilymphocytes et anti-ADN, qui se fixent sur les cellules RAJI, et ces anticorps peuvent être confondus avec des complexes immuns dans ce test. Le C1q a une structure semblable à celle du collagène et des anticorps anti-C1q ont été observés dans bon nombre de connectivites. Enfin, il est toujours important de vérifier que ce que l'on croit être un complexe immun a bien une masse moléculaire supérieure à celle de l'IgG monomérique. L'étude des complexes circulants est souvent plus difficile à interpréter que l'observation des complexes déposés dans les tissus. De nombreux complexes circulants ne sont pas pathogènes par eux mêmes et ne le deviennent qu'après avoir été déposés dans les tissus.

Dosage radio-immunologique des complexes immuns

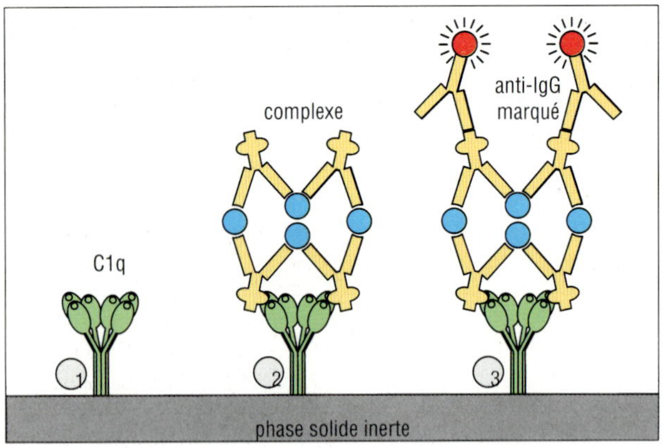

Fig. 21.25 Test en trois étapes fondé sur la liaison des complexes au C1q.
1. Le C1q est fixé sur un support solide, tube ou plaque de polystyrène
2. Le sérum contenant les complexes est ajouté et les complexes se lient au C1q par leur région Fc
3. La quantité de complexe liée au C1q est mesurée à l'aide d'un anticorps anti-IgG radiomarqué. La radioactivité est mesurée à l'aide d'un compteur gamma.

LECTURES COMPLÉMENTAIRES

Agnello V. Immune complex assays in rheumatic diseases. *Hum Pathol* 1983;**14**:343.

Arthus M. Injections répétées de sérum de cheval chez le lapin. *C R Séances Soc Biol Filiales* 1903;**55**:817.

Birmingham DJ, Herbert LA, Cosio FG, Van Aman ME. Immune complex erythrocyte complement receptor interactions *in vivo* during induction of glomerulonephritis in non-human primates. *J Lab Clin Med* 1990;**116**:242.

Cornacoff JB, Hobart LA, Smead WL, Vanaman ME, Birmingham DJ, Waxman FJ. Primate erythrocyte immune complex clearing mechanism. *J Clin Invest* 1983;**71**:236.

Czop J, Nussenzweig V. Studies on the mechanim of solubilization of immune precipitates by serum. *J Exp Med* 1976;**143**:615.

Davies KA, Hird V, Stewart S *et al.* A study of *in vivo* immune complex formation and clearing in man. *J Immunol* 1990;**144**:4613.

Dixon FJ, Feldman JD, Vazquez JJ. Experimental glomerulonephritis: the pathogenesis of a laboratory model resembling the spectrum of human glomerulonephritis. *J Exp Med* 1961;**113**:899.

Dixon FJ, Vazquez JJ, Weigle WO, Cochrane CG. Pathogenesis of serum sickness. *Arch Pathol* 1958;**65**:18.

Emlen W, Mannik M. Clearance of circulating DNA-anti-DNA immune complexes in mice. *J Exp Med* 1982;**155**:1210.

Finbloom DS, Magilvary DB, Harford JB, Rifai A, Plotz PH. Influence of antigen on immune complex behaviour in mice. *J Clin Invest* 1981;**68**:214.

Heidelberger M. Quantitative chemical studies on complement or alexin. *J Exp Med* 1941;**73**:681.

Inman RD. Immune complexes in SLE. *Clin Res Dis* 1982;**8**:49.

Kjilstra H, Van Es LA, Daha MR. The role of complement in the binding and degradation of immunoglobulin aggregates by macrophages. *J Immunol* 1979;**123**:2488.

Lachman PJ. Complement deficiency and the pathogenesis of autoimmune complex disease. *Chem Immunol* 1980;**49**:245.

Medof ME, Oger JJ-F. Competition for immune complexes by red cells in human blood. *J Clin Lab Immunol* 1982;**7**:7.

Miller GW, Nussenzweig V. A new complement function: solubilization of antigen-antibody aggregates. *Proc Natl Acad Sci* 1975;**72:**418.

Sedlacek HH, Seiler FR, eds. Immune complexes. *Behring Inst Mitt* 1979;**64.**

Schifferli JA, Ng YC, Peters DK. The role of complement and its receptor in the elimination of immune complexes. *N Engl J Med* 1986;**315**:488.

Takata Y, Tamura N, Fujita T. Interaction of C3 with antigen-antibody complexes in the process of solubilisation of immune precipitates. *J Immunol* 1984;**132**:2531.

Theofilopoulos AN, Dixon FJ. The biology and detection of immune complexes. *Adv Immunol* 1979;**28**:89.

Warren JS, Yabroff KR, Remick DG *et al.* Tumour necrosis factor participates in the pathogenesis of acute immune complex alveolitis in the rat. *J Clin Invest* 1989;**84**:1873.

Waxman FJ, Hebert LE, Cornacoff JB, Van Aman ME, *et al.* Complement depletion accelerates the clearance of immune complexes from the circulation of primates. *J Clin Invest* 1984;**74**:1329.

Whaley K. Complement and immune complex diseases. In: Whaley K, ed. *Complement in Health and Disease.* Lancaster: MTP Press Ltd, 1987.

Williams RC. *Immune Complexes in Clinical and Experimental Medicine.* Massachussetts: Harvard University Press, 1980.

World Health Organization Scientific Group. *Technical Report 606. The role of Immune complexes in Disease.* Geneva: WHO, 1977.

chapitre 22

Hypersensibilité de type IV

Dans la classification de Coombs et Gell, l'hypersensibilité de type IV ou hypersensibilité retardée désigne un ensemble de réactions d'hypersensibilité qui nécessitent plus de 12 h pour se développer et qui mettent en jeu des réactions à médiation cellulaire plutôt que des anticorps. Cependant, on sait aujourd'hui que d'autres réactions, comme la phase tardive des réactions induites par les IgE, peuvent atteindre leur maximum 12 à 24 h après le contact avec l'allergène et mettent en jeu des cellules T auxiliaires du type TH2. D'autres réactions avaient été incluses initialement dans le cadre de l'hypersensibilité de type retardé, mais leur mécanisme précis et leur signification clinique sont encore discutés. Il s'agit par exemple de l'hypersensibilité de type Jones et Mote qui peut être l'équivalent des réactions d'hypersensibilité cutanée à basophiles décrites chez le cobaye. Ces variantes de la réaction d'hypersensibilité retardée ne seront pas décrites dans ce chapitre.

A la différence des autres formes d'hypersensibilité, les réactions de type IV ne peuvent pas être transmises d'un animal à l'autre par le sérum mais seulement par les lymphocytes T (TH1 chez la souris). Elle est évidemment associée à l'immunité protectrice conférée par les cellules T, mais n'évolue pas nécessairement parallèlement à elle. Les cellules T nécessaires aux réactions d'hypersensibilité retardée ont été sensibilisées par une rencontre antérieure avec l'antigène ; ces cellules T spécifiques d'antigène recrutent d'autres types cellulaires au sein de la réaction.

On connaît trois types de réactions d'hypersensibilité retardée (Fig. 22.1). L'hypersensibilité de contact et l'hypersensibilité de type tuberculinique se développent dans les 72 h qui suivent l'injection de l'antigène chez l'animal préalablement sensibilisé, alors que les réactions granulomateuses s'étendent sur plusieurs semaines. Les granulomes sont formés par l'accumulation et la prolifération des macrophages qui peuvent persister plusieurs semaines. Par ses conséquences cliniques, la réaction d'hypersensibilité granulomateuse est, de loin, l'hypersensibilité retardée la plus grave. Ces trois types de réactions peuvent se chevaucher ou se succéder après une seule injection d'antigène.

Chacun des trois types d'hypersensibilité retardée était initialement distingué selon la réaction produite lorsque l'antigène était appliqué directement sur la peau (réaction épicutanée) ou injecté par voie intradermique. Chez l'animal, l'intensité des réactions est mesurée par un épaississement de la peau qui peut, en fait, s'observer dans d'autres réactions immunologiques. Outre les différences dans leur cinétique et leur intensité, les trois types d'hypersensibilité retardée se caractérisent par les propriétés décrites ci-dessous.

Trois types d'hypersensibilité retardée

hypersensibilité retardée	délai maximal d'apparition
contact	48-72 heures
tuberculinique	48-72 heures
granulomateuse	21-28 jours

Fig. 22.1 L'hypersensibilité de contact et l'hypersensibilité de type tuberculinique ont des cinétiques comparables avec un pic de réponse entre 48 et 72 h. Dans certaines circonstances, par exemple après injection d'un antigène insoluble, une réaction granulomateuse peut apparaître avec un pic entre 21 et 28 jours (par ex. test cutané de la lèpre).

HYPERSENSIBILITÉ DE CONTACT

L'hypersensibilité de contact est caractérisée cliniquement par un eczéma au site de contact avec l'allergène. La réaction est maximale à 48 h chez l'homme comme chez l'animal de laboratoire. En Europe, les antigènes les plus communs sont des haptènes comme le nickel, les sels de chrome et certains composants chimiques du caoutchouc (Fig. 22.2). Aux Etats-Unis, le sumac et le chêne vénéneux sont les antigènes les plus fréquents.

Les haptènes sont des molécules de trop petite taille (inférieure à 1 kDa) pour être immunogènes. Ces substances peuvent cependant traverser la peau et venir se coupler, par des liaisons covalentes ou non covalentes, à des protéines normales de l'individu. Les métaux comme le Nickel forment des complexes avec des protéines porteuses. La connaissance de la configuration chimique d'une substance ne permet pas de préjuger de son immunogénicité potentielle, bien que certains allergènes de contact soient riches en liaisons hydrocarbonées insaturées facilement oxydables, qui permettent leur liaison à un porteur. Une molécule a plus de chance d'être sensibilisante si elle pénètre facilement dans l'épiderme et si elle se fixe sur plusieurs sites d'une même protéine porteuse. Certains haptènes tels que le dinitrochlorobenzène (DNCB) sensibilise la quasi-totalité des individus. Environ 85 % des molécules de DNCB appliquées sur la peau se fixent à des protéines épidermiques par les groupements NH_2 des résidus lysines ; les conjugués ainsi formés sont de puissants sensibilisants. La reconnaissance de ces conjugués par les cellules T est spécifique de l'association haptène-porteur et ne dépend pas de la reconnaissance indépendante de l'haptène et du porteur comme dans la réponse anticorps.

LA CELLULE DE LANGERHANS

L'hypersensibilité de contact est avant tout un phénomène épidermique, à la différence de l'hypersensibilité de type tuberculinique, qui est avant tout une réaction dermique. Les principales cellules présentant l'antigène (CPA) dans l'hypersensibilité de contact sont les cellules de Langerhans (Fig. 22.3). Ce sont des cellules dendritiques localisées dans la couche épidermique. Elles dérivent de cellules de la moelle osseuse et expriment l'antigène des thymocytes corticaux CD1, ainsi que des antigènes de classe II du CMH. Elles possèdent également des récepteurs de membrane pour la portion Fc des IgG et pour le complément. En microscopie électronique, on peut observer un organite, le granule de Birbeck, spécifique des cellules de Langerhans, dont la fonction est inconnue (Fig. 22.4). On peut observer des cellules voilées, du type des cellules de Langerhans, dans la lymphe efférente, après application cutanée de l'antigène chez des animaux sensibilisés. *In vitro*, les cellules de Langerhans présentent l'antigène, souvent mieux que les monocytes. On trouve des cellules de Langerhans dans les régions paracorticales des ganglions lymphatiques, dès la 4e h après un test au DNCB chez la souris. Dans cette espèce, il existe une deuxième population de cellules dendritiques épidermiques qui expriment l'antigène de surface Thy-1 et des molécules de classe II. On n'a pas trouvé de cellules équivalentes dans l'espèce humaine.

SENSIBILISATION

Le processus de sensibilisation nécessite environ 10 à 14 jours chez l'homme. Après avoir été absorbé, l'haptène se conjugue à une protéine ; il est capté par les cellules de Langerhans qui quittent l'épiderme et migrent par les lymphatiques efférents vers la zone paracorticale du ganglion lymphatique régional. Le complexe haptène-protéine est apprêté et présenté, en association avec des molécules HLA-DR/classe II, à des lymphocytes $CD4^+$, ce qui induit une population de cellules $CD4^+$ à mémoire (Fig. 22.5). Chez l'homme, la réponse au DNCB dépend de la dose sensibilisante, les fortes doses produisant une plus forte réactivité et une plus forte proportion de sujets sensibilisés. La sensibilisation dépend aussi de la concentration (dose de DNCB par unité de surface) ; elle n'apparaît qu'au-delà d'un certain seuil et atteint rapidement un plateau. Ces observations indiquent que c'est la concentration locale, plutôt que la dose totale, qui décide de la sensibilisation.

DÉCLENCHEMENT

Les modifications les plus précoces au cours des réactions d'hypersensibilité de contact s'observent après 4 à 8 h : un infiltrat de cellules mononucléées entoure les glandes sudoripares, les glandes sébacées, les follicules pileux et les vaisseaux sanguins, puis s'étend progressivement à tout l'épiderme. Les infiltrats dermiques et épidermiques s'accentuent, pour atteindre un maximum à la 48e-72e h. L'épiderme est alors oedémateux (Fig. 22.6). La plupart des lymphocytes constituant l'infiltrat sont de phénotype $CD4^+$; les lymphocytes $CD8^+$ sont moins nombreux. Le nombre de cellules de Langerhans ($CD1^+$) augmente dans l'épiderme, de la 24e à la 48e h, et des cellules $CD1^+$ sont observées dans

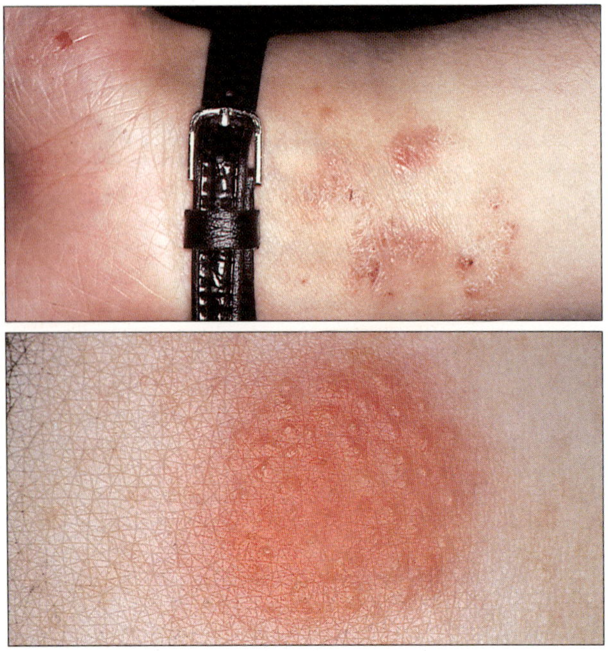

Fig. 22.2 Hypersensibilité de contact : aspect clinique et épidermotest ("patch-test"). En haut, réaction eczémateuse du poignet par hypersensibilité au nickel (bracelet de montre). En bas, l'allergie est confirmée par application locale de l'allergène sur la peau du dos (test épicutané). Une réaction positive apparaît, 2 à 4 jours plus tard, sous la forme d'une réaction d'eczéma localisée au site d'application.

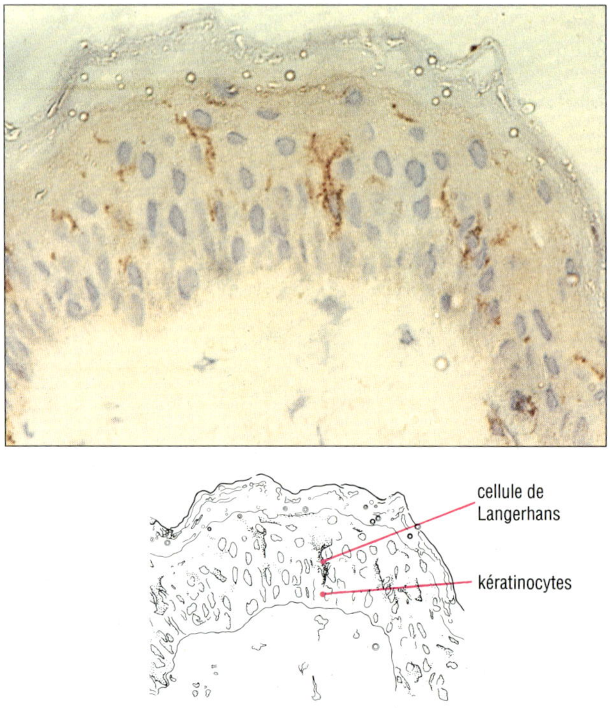

Fig. 22.3 Cellules de Langerhans dans une coupe de peau normale. Ces cellules dendritiques représentent 3% de l'ensemble de l'épiderme. Des marqueurs de surface permettent de les identifier. Elles ont été ici mises en évidence par un anticorps monoclonal anti-CD1 (coloration à l'hemalun de Mayer). x 312.

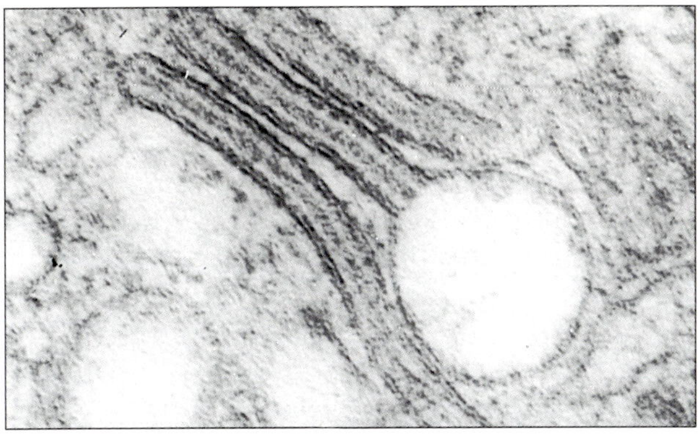

Fig. 22.4 Granules de Birbeck caractéristiques des cellules de Langerhans en microscopie électronique. Cet organite est une structure en forme de disque contenant une strie centrale. Il possède fréquemment une extension ressemblant à une bulle, à une extrémité. x 132 000.

Induction d'une hypersensibilité de contact

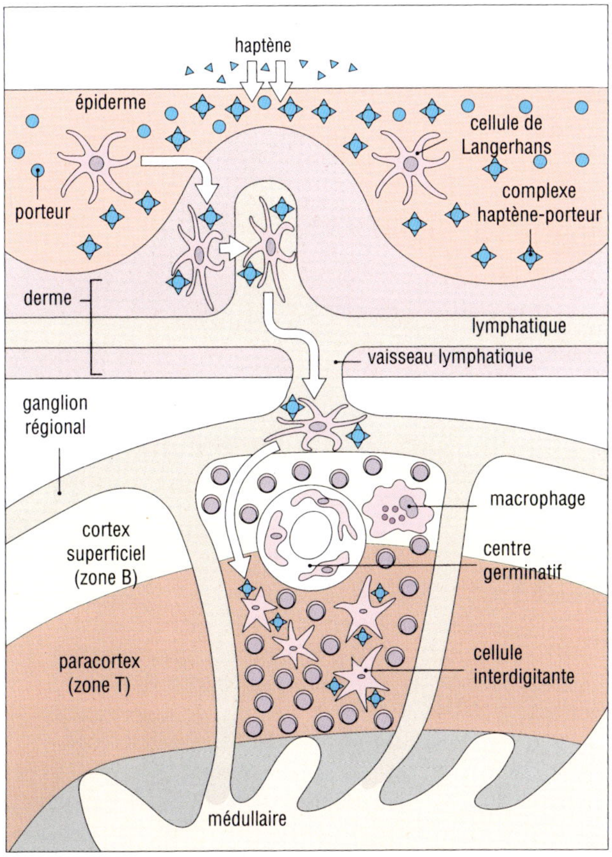

Fig. 22.5 L'haptène forme un complexe haptène-porteur dans l'épiderme. Les cellules de Langerhans transportent l'antigène par les vaisseaux lymphatiques afférents jusqu'au paracortex du ganglion lymphatique régional où elles se transforment en cellules interdigitantes qui présentent l'antigène aux cellules T CD4+.

l'infiltrat dermique. Les macrophages envahissent le derme et l'épiderme vers la 48è h. Des basophiles ont été observés dans certaines réactions ainsi que quelques mastocytes vidés de leurs granules.

MÉCANISMES

Les mécanismes physiopathologiques de l'hypersensibilité de contact ont été analysés au cours des dix dernières années. Les cellules de Langerhans présentent les produits de dégradation du complexe haptène-protéine à des lymphocytes T CD4+ à mémoire ; ceux-ci sont activés par les signaux transmis par le complexe TCR/CD3 et ils synthétisent des cytokines parmi lesquelles l'IL-2, l'IL-3, l'IFNγ et le GM-CSF. Ils expriment aussi des récepteurs d'IL-2 et prolifèrent en présence d'IL-2. L'IFNγ et le facteur de nécrose des tumeurs (TNF) induisent l'expression, par les kératinocytes, des molécules d'adhérence intercellulaire (ex: ICAM-1), 24 à 48 h après l'application d'antigène. Vers la 48è h, l'IFNγ stimule l'expression de HLA-DR par les kératinocytes (Fig. 22.7). ICAM-1 est l'un des ligands de l'intégrine LFA-1 exprimée par la plupart des cellules des lignées lymphoïdes et myéloïdes, de sorte qu'il jouerait un rôle dans la localisation des lymphocytes et des macrophages dans la peau. Les kératinocytes activés sécrètent l'IL-1, l'IL-6 et le GM-CSF qui stimulent l'activation et la prolifération des cellules T. Le GM-CSF stimule aussi les cellules de Langerhans (Fig. 22.8). Les cellules endothéliales du derme peuvent aussi exprimer des molécules d'adhérence et favoriser ainsi la migration des lymphocytes vers la réaction inflammatoire.

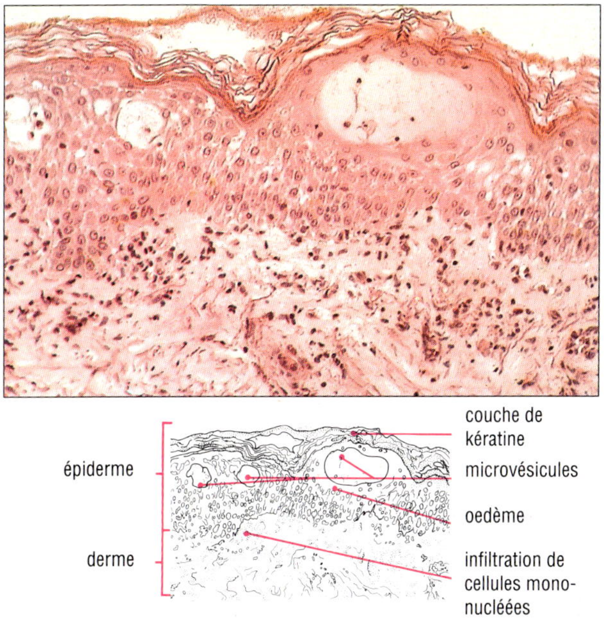

Fig. 22.6 Aspects histologiques d'une lésion d'hypersensibilité de contact. On observe une infiltration du derme et de l'épiderme (qui est repoussé vers l'extérieur) par des cellules mononucléées, et un aspect de spongiose dû à la distension des espaces intercellulaires par oedème dans l'épiderme (coloration H & E), x 130.

Au-delà de 48 à 72 h, interviennent différents mécanismes qui atténuent la réaction : les macrophages et les kératinocytes produisent la prostaglandine E_2 qui inhibe la production d'IL-1 et d'IL-2 ; les cellules T entrent en contact avec les kératinocytes activés et le conjugué haptène-protéine est dégradé par clivage enzymatique dans les cellules.

Expression de l'hypersensibilité de contact

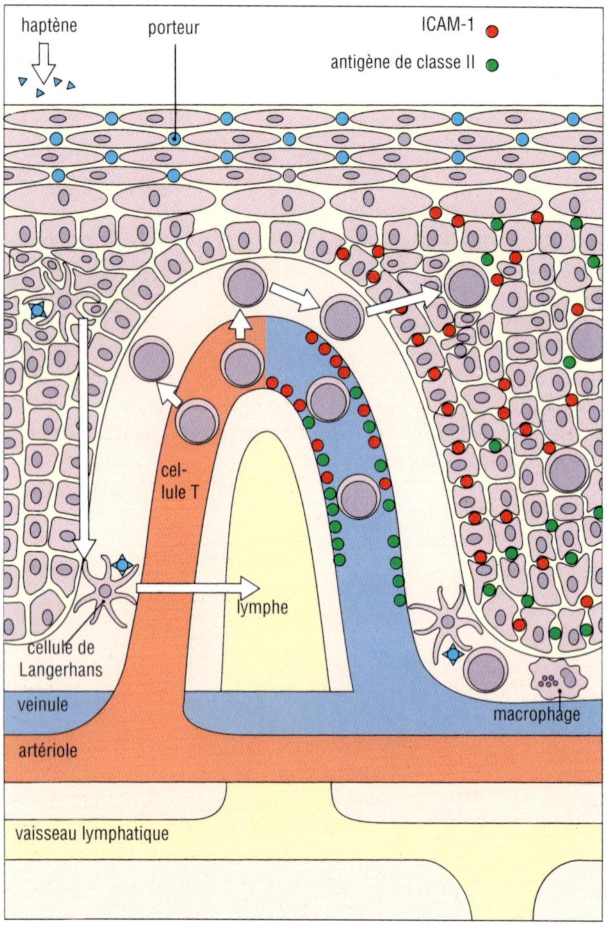

Fig. 22.7 Les cellules de Langerhans transportant des complexes haptène-porteur passent de l'épiderme au derme pour gagner le ganglion régional où elles présentent ces complexes aux cellules T CD4+ à mémoire. Celles-ci libèrent l'IFNγ qui induit l'expression d'ICAM-1 puis de molécules HLA de classe II à la surface des kératinocytes et sur les cellules endothéliales des capillaires du derme. Les kératinocytes activés sécrètent des cytokines pro-inflammatoires (IL-1, IL-6 et GM-CSF) et peut-être des éicosanoïdes (PGE) qui inhibent l'activation des lymphocytes. Des cellules T CD4+, non spécifiques de l'antigène, sont attirées au site de la réaction par des cytokines et peuvent se fixer sur des kératinocytes exprimant ICAM-1 et des molécules HLA de classe II. Plus tardivement, lorsque la réaction diminue d'intensité, les macrophages activés sont aussi attirés vers la peau.

HYPERSENSIBILITÉ DE TYPE TUBERCULINIQUE

Cette forme d'hypersensibilité a été décrite à l'origine par Koch qui avait remarqué que l'injection sous-cutanée de tuberculine, un antigène lipoprotéique extrait du bacille tuberculeux, provoquait, chez des patients tuberculeux, une réaction fébrile et un malaise général. Cette réaction s'accompagnait d'une zone d'induration et de tuméfaction au site d'injection. Des antigènes solubles obtenus à partir d'un grand nombre de microorganismes, comme *Mycobacterium tuberculosis, M. leprae* et *Leishmania tropica*, induisent des réactions semblables chez les sujets sensibilisés. La réaction cutanée est fréquemment utilisée comme test pour dépister les malades ayant été exposés à ces microorganismes (Fig. 22.9). Cette forme d'hypersensibilité peut être également induite par des antigènes non microbiens, comme le beryllium et le zirconium.

Cytokines, prostaglandines et interactions cellulaires dans l'hypersensibilité de contact

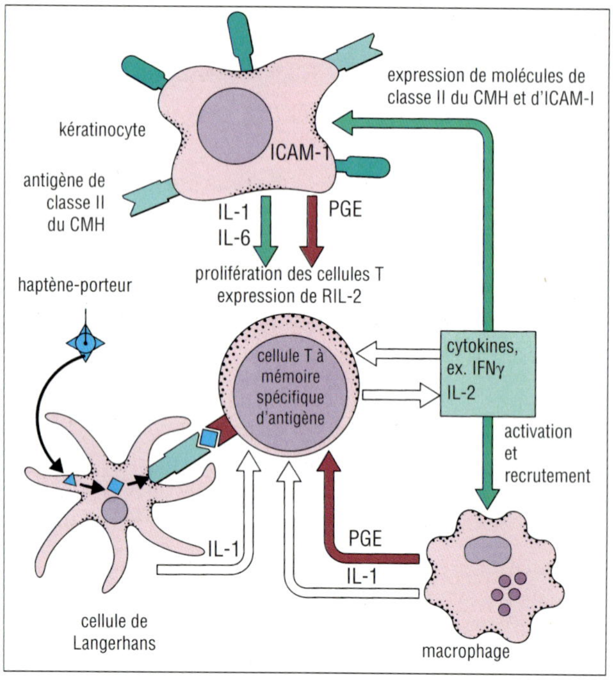

Fig. 22.8 Les cytokines et les prostaglandines jouent un rôle essentiel dans les interactions complexes entre cellules de Langerhans, cellules T CD4+, kératinocytes, macrophages et cellules endothéliales impliquées dans l'hypersensibilité de contact. La présentation de l'antigène déclenche une cascade de cytokines, qui induit d'abord l'activation et la prolifération des cellules CD4+, puis l'expression d'ICAM-1 et des molécules de classe II du CMH sur les kératinocytes et les cellules endothéliales, et enfin l'attraction des cellules T et des macrophages vers la peau. Ultérieurement l'induction de prostaglandines par les kératinocytes et les macrophages inhibe la synthèse d'IL-1 et d'IL-2. La production de prostaglandines, la liaison des cellules T activées aux kératinocytes et la dégradation des complexes haptène-porteur contribuent au rétrocontrôle de la réaction.

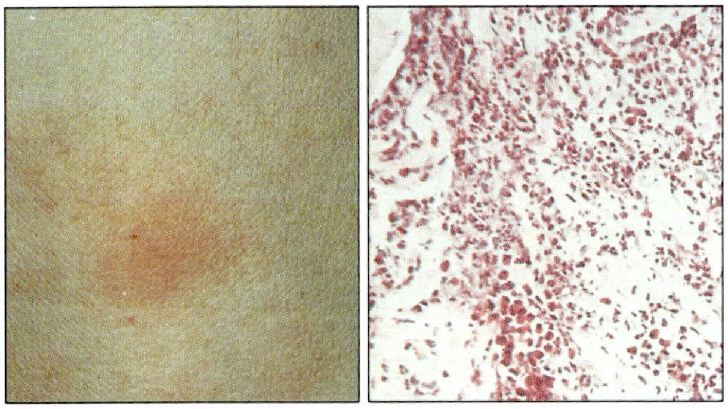

Fig. 22.9 Hypersensibilité de type tuberculinique : aspects macroscopique et histologique. L'injection intradermique de bacille de la lèpre (ou de lépromine) à un sujet sensibilisé induit une réaction cutanée érythémateuse (réaction de Fernandez) avec induration, atteignant un maximum 48-72 h après l'injection (à gauche). La biopsie cutanée (à droite) montre un infiltrat dermique dense de lymphocytes et de macrophages. Coloration H & E. x 80.

Hypersensibilité de type tuberculinique

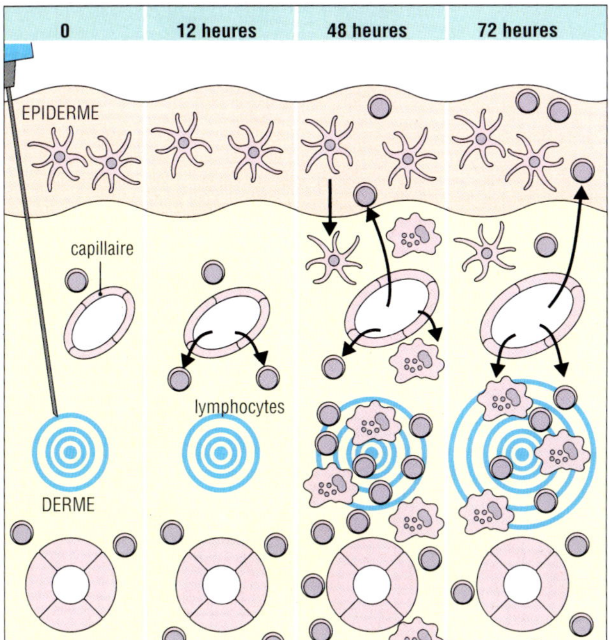

Fig. 22.10 Ce diagramme illustre les mouvements cellulaires après injection intradermique de tuberculine. A la 12è h, les lymphocytes commencent à migrer à partir des vaisseaux sanguins et s'accumulent autour des annexes. A la 48è h, les macrophages sont également présents et les cellules de Langerhans commencent à quitter l'épiderme. Le traffic cellulaire continue pendant 24 h et des molécules de classe II apparaissent sur les kératinocytes. On n'observe pas d'oedème cutané, comme dans l'hypersensibilité de contact.

LA RÉACTION CUTANÉE À LA TUBERCULINE

Douze heures après l'injection intradermique de tuberculine à un individu sensibilisé, des lymphocytes T migrent autour des vaisseaux. Cet infiltrat s'étend en disjoignant les fibres du collagène du derme et augmente d'intensité jusqu'à la 48è h. Le nombre de cellules $CD4^+$ l'emporte sur celui des cellules $CD8^+$, dans un rapport d'environ 2:1 ; des cellules $CD1^+$, ressemblant à des cellules de Langerhans mais sans granules de Birbeck, s'observent également dans l'infiltrat dermique entre la 24è et la 48è h, et un petit nombre de cellules $CD4^+$ infiltrent l'épiderme pendant cette période. Les macrophages commencent à s'accumuler dans le derme autour des vaisseaux vers la 12è h. et leur nombre augmente juqu'à la 72è h. Les lymphocytes et les macrophages de l'infiltrat peuvent exprimer HLA-DR. Plus en surface, les kératinocytes expriment des molécules HLA-DR 48 à 96 h après l'apparition de l'infiltrat lymphocytaire. Ces différents événements sont résumés dans la figure 22.10.

Les cellules de la lignée macrophagique constituent probablement les principales cellules présentant l'antigène dans la réaction d'hypersensibilité de type tuberculinique, mais la présence de cellules $CD1^+$ dans les infiltrats dermiques suggère que les cellules de Langerhans ou d'autres cellules dendritiques mal définies pourraient également être impliquées. La circulation afférente et efférente de cellules immunocompétentes en direction, et en provenance, des ganglions lymphatiques régionaux, ressemble à celle que l'on observe dans l'hypersensibilité de contact.

La lésion tuberculinique peut éventuellement évoluer vers une réaction granulomateuse qui peut être la conséquence de la persistance de l'antigène dans les tissus. L'infiltration sous-épidermique de basophiles n'est pas typique de cette réaction, mais elle peut être observée dans certaines formes d'hypersensibilité de contact ou lors de tests cutanés avec des protéines hétérologues, comme la réaction de Jones-Mote.

HYPERSENSIBILITÉ GRANULOMATEUSE

En clinique, l'hypersensibilité granulomateuse est la forme la plus importante des hypersensiblités retardées, à l'origine de nombreux effets pathologiques observés dans les maladies impliquant l'immunité à médiation cellulaire T. Elle résulte en général de la persistance dans les macrophages de microorganismes ou de particules que la cellule est incapable de détruire. Elle peut être également provoquée par la persistance de complexes immuns, comme dans l'alvéolite allergique par exemple. Ce processus aboutit à la formation de granulomes à cellules épithélioïdes.

L'aspect histologique des réactions granulomateuses est très différent de celui des réactions de type tuberculinique qui sont l'expression d'une réponse qui s'arrête d'elle-même. Cependant, les mêmes antigènes microbiens, comme *M. tuberculosis* et *M. leprae*, peuvent induire les deux types de réactions (Fig. 22.11). La formation d'un granulome immunologique peut aussi s'observer dans les réactions d'hypersensibilité au zirconium et au beryllium et dans la sarcoïdose, bien que, dans cette maladie, l'antigène soit inconnu. Des granulomes peuvent également être observés lors des réactions induites par les corps étrangers comme le talc, la silice ou un ensemble d'antigènes particulaires que les macrophages sont incapables de digérer. Ces granulomes non immunologiques sont caractérisés par l'absence des lymphocytes dans la lésion.

CELLULES ÉPITHÉLIOIDES

La cellule caractéristique de l'hypersensibilité granulomateuse est la cellule épithélioïde, une grande cellule aplatie avec un réticulum endoplasmique très peu développé (Fig. 22.12). On connaît mal la nature de cette cellule. Elle pourrait dériver de macrophages activés mais ceux-ci ont de nombreux phagosomes, contrairement aux cellules épithélioïdes.

Stimulation antigénique des cellules T

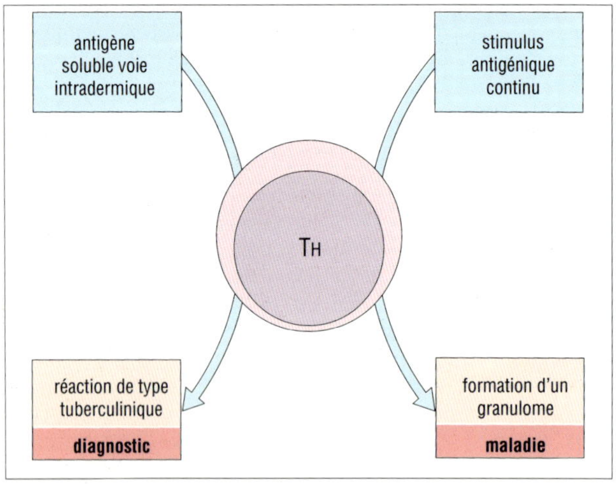

Fig. 22.11 Les réactions d'hypersensibilité tuberculinique et granulomateuse dépendent de cellules T CD4+. Si la stimulation antigénique se prolonge (infections persistantes ou répétées), ou si les macrophages sont incapables de détruire l'antigène, on observe alors la formation d'un granulome. La réaction cutanée à la tuberculine (injectée par voie I.D.) traduit l'existence de cellules TH spécifiques de l'antigène.

CELLULES GÉANTES

On trouve aussi dans la réaction granulomateuse des cellules géantes multinucléées (Fig. 22.13) parfois appelées cellules de Langhans (à ne pas confondre avec les cellules de Langerhans). Cette cellule géante contient de nombreux noyaux périphériques, des mitochondries et des lysosomes en cours de dégénérescence, et peu de réticulum endoplasmique. Elle représenterait une étape de différenciation terminale de la lignée des monocytes/macrophages.

LE GRANULOME

Le granulome immunologique typique est centré sur des cellules épithélioïdes et des macrophages, avec quelquefois des cellules géantes. Au cours de maladies comme la tuberculose, la région centrale peut présenter une nécrose caséeuse (zone de mort cellulaire) avec destruction complète de l'architecture cellulaire. Le noyau formé de macrophages et de cellules épithélioïdes est entouré de lymphocytes et quelquefois d'une fibrose très importante due à la prolifération de fibroblastes avec synthèse de collagène. Un exemple de réaction granulomateuse peut être observé dans la réaction de Mitsuda à des antigènes de la lèpre (voir Fig. 22.13) ou dans le test de Kveim, dans lequel des malades atteints de sarcoïdose (une maladie d'étiologie inconnue) réagissent à des antigènes spléniques dérivés d'autres malades atteints de sarcoïdose. Les caractéristiques des trois types d'hypersensibilité retardée sont résumées dans la figure 22.14.

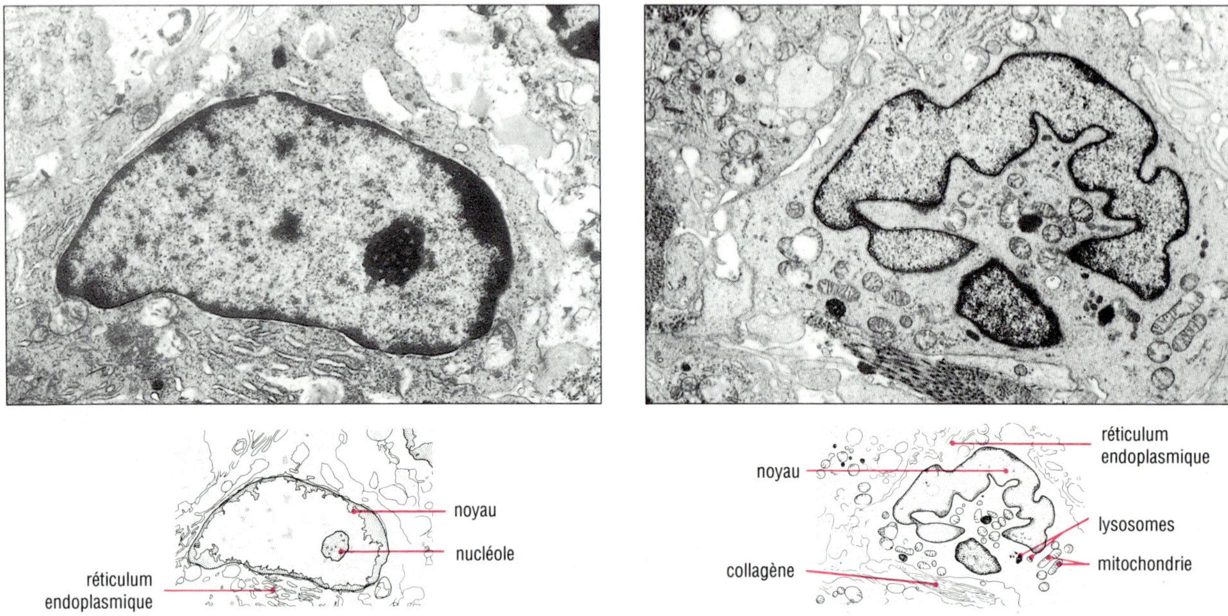

Fig. 22.12 Aspect en microscopie électronique d'une cellule épithélioïde. Cette cellule est caractéristique de l'hypersensibilité granulomateuse. Noter l'extension du réticulum endoplasmique dans la cellule épithélioïde (à gauche, x 4800) par rapport à celle des macrophages tissulaires (à droite, x 4800) (Document de M.J. Spencer).

LES RÉACTIONS CELLULAIRES AU COURS DE L'HYPERSENSIBILITÉ RETARDÉE

Les réactions d'hypersensibilité retardée sont dues à des cellules plutôt qu'à des anticorps. En 1942 Landsteiner et Chase démontrèrent que la réactivité ne pouvait être transférée à un receveur non sensibilisé que par une suspension cellulaire contenant des lymphocytes. En éliminant les lymphocytes T des cellules transférées, on peut ainsi facilement montrer que ces cellules sont les effecteurs de l'hypersensibilité de type tuberculinique (Fig. 22.15).

De même, les cellules T sont responsables du déclenchement des autres réactions d'hypersensibilité retardée. Les cellules T sensibilisées, stimulées par l'antigène approprié, subissent une transformation lymphoblastique qui précède la division cellulaire (Fig. 22.16). Ceci constitue le fondement du test de transformation lymphocytaire dont on trouvera une description détaillée dans le chapitre 25. La transformation lymphocytaire s'accompagne d'une synthèse d'ADN qui peut être mesurée par l'incorporation de thymidine radiomarquée, un nucléoside nécessaire à la synthèse d'ADN. Les lymphocytes du malade à étudier sont cultivés en présence de l'antigène pour savoir si cet antigène est ou non susceptible d'induire la transformation. Il est important de souligner que ce test n'évalue que la mémoire des cellules T et n'indique pas l'existence d'une immunité protectrice contre les microorganismes portant l'antigène étudié.

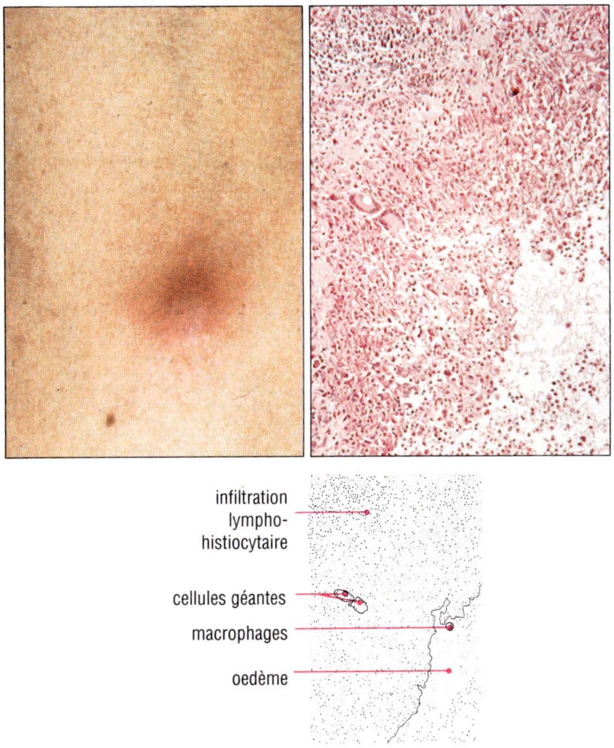

Fig. 22.13 Aspects macroscopique et histologique de la réaction de Mitsuda au cours d'une lèpre. Au 28e jour, la tuméfaction cutanée (qui peut s'ulcérer) est plus indurée et mieux définie qu'à 48 h (à gauche). L'histologie met en évidence un granulome typique à cellules épithélioïdes. Des cellules géantes sont aussi visibles au centre de la lésion qui est entourée par un anneau de lymphocytes (à droite) (coloration H & E, x 60). Cette réponse évoque les processus histologiques impliqués dans les maladies à hypersensibilité retardée plutôt qu'une réaction de type tuberculinique, spontanément résolutive,. La réaction est due à la persistance des antigènes mycobactériens.

Réactions d'hypersensibilité retardée

type	caractéristiques			
	délai de réaction	aspect clinique	aspects histologiques	antigène
contact	48-72 heures	eczéma	infiltration de lymphocytes puis de macrophages, oedème de l'épiderme	épidermique: ex: nickel, caoutchouc sumac vénéneux, en général haptène
tuberculinique	48-72 heures	induration locale et tuméfaction +/– fièvre	infiltration , de lymphocytes monocytes, macrophages,	intradermique (test diagnostique) tuberculine, antigène de mycobactéries et de leishmanies
granulomateuse	4 semaines	nodule induré (peau ou poumons)	granulome contenant des cel. épithélioïdes, des cel. géantes et des macrophages ; fibrose +/– nécrose	persistant : Ag ou complexe Ag/Ac dans les macrophages ou bien non immunologique (ex: talc)

Fig. 22.14 Ce tableau récapitule les trois réactions d'hypersensibilité retardée qui peuvent être distinguées non seulement par leur chronologie, mais aussi par les types de cellules impliquées.

Démonstration du rôle des lymphocytes T dans la réponse à la tuberculine

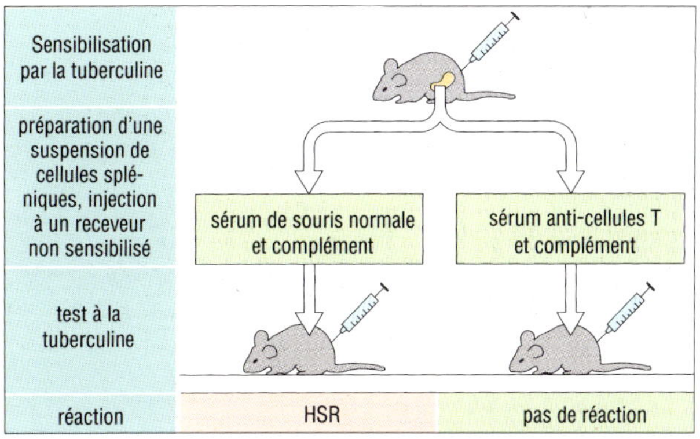

Fig. 22.15 Une souris a été sensibilisée à la tuberculine par injection intradermique. Ses cellules spléniques ont ensuite été prélevées et traitées soit par du sérum normal et du complément, soit par du sérum anti-lymphocytes T et du complément. Les cellules ont été injectées à une souris receveuse dont la réactivité a été éprouvée par une injection de tuberculine. La souris qui a reçu les cellules traitées par le sérum normal développe une réaction de type tuberculinique, mais pas celle qui a reçu les cellules traitées par le sérum anti-lymphocytes T.

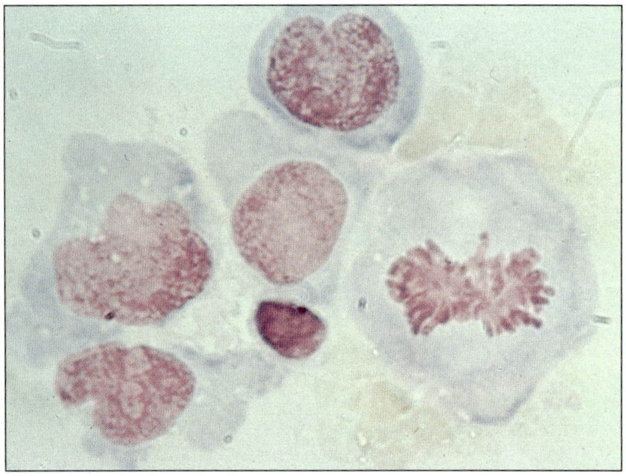

Fig. 22.16 Lymphocytes transformés. Après une stimulation par un antigène approprié, les cellules T se transforment en lymphoblastes avant de se diviser. Ces cellules d'aspect blastique ont un gros noyau et un cytoplasme abondant et basophile. A droite un lymphoblaste en métaphase.

Différenciation des macrophages

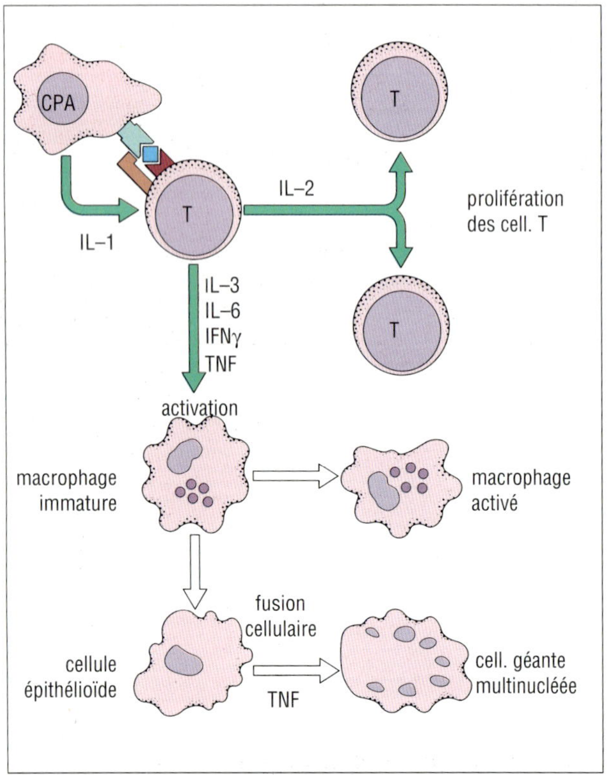

Fig. 22.17 Les cellules T activées sécrètent IL-3, IL-6, IFNγ et TNF. Ces cytokines induisent la différenciation des macrophages soit en macrophages activés soit en cellules épithélioïdes. Celles-ci sécrètent de grandes quantités de TNF, elles peuvent fusionner pour former des cellules géantes multinucléées.

Une fois activées par l'antigène présenté par les CPA, les cellules T synthétisent un ensemble de cytokines qui attirent les macrophages au site de la réaction et les activent, en particulier l'IFNγ, le TNF, l'IL-3 et l'IL-6. Dans les réactions granulomateuses, les macrophages constituent une source majeure de TNF et le granulome se développe par auto-amplification avec différenciation des macrophages en cellules épithélioïdes (Fig. 22.17 et 22.18). Celles-ci sécrètent encore davantage de TNF qui stimule à son tour la formation de cellules épithélioïdes et leur fusion en cellules géantes (Fig. 22.19).

MALADIES AVEC HYPERSENSIBILITÉ RETARDÉE

Un nombre considérable de maladies chroniques s'accompagnent d'une hypersensibilité retardée. La plupart sont dues à des agents infectieux, mycobactéries, parasites ou champignons. Sont particulièrement importantes dans ce contexte :

1. la tuberculose
2. la lèpre
3. la leishmaniose
4. la listériose
5. les mycoses profondes (par ex. blastomycose)
6. les helminthiases (par ex. bilharziose).

Ces maladies sont provoquées par des agents pathogènes qui fournissent un stimulus antigénique chronique persistant. Les lymphocytes et les macrophages réagissent à ces agents et de leur réaction peut résulter une immunité protectrice. Mais l'immunité protectrice et l'hypersensibilité retardée ne coïncident pas toujours, et certains malades peuvent présenter des réactions d'hypersensibilité retardée sans être pour autant protégés.

Importance du TNF dans la formation des granulomes

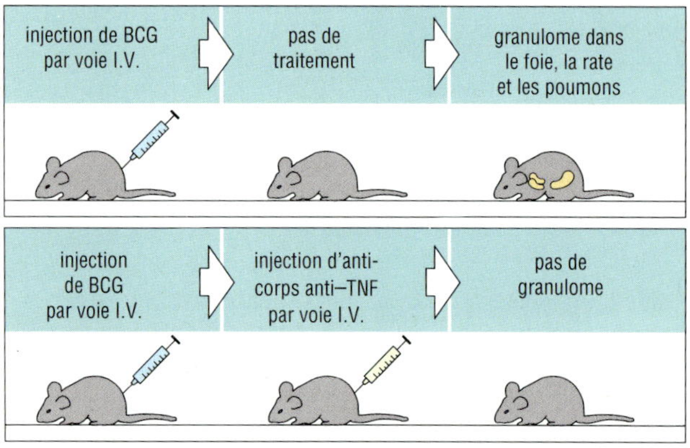

Fig. 22.18 Le TNF est essentiel pour le développement des granulomes à cellules épithélioïdes. Si des souris inoculées avec le BCG sont traitées par des anticorps anti-TNF, elles ne produisent pas de granulome.

LÈPRE

Les formes cliniques de la lèpre sont classées en trois types principaux, tuberculoïde, interpolaire et lépromateuse. Dans la lèpre tuberculoïde, la peau est le siège de plaques d'hypopigmentation avec une importante infiltration de lymphocytes et de cellules épithélioïdes sans microorganismes. Par contre, la réaction polaire de la lèpre lépromateuse se caractérise par de multiples lésions cutanées confluentes contenant de nombreux bacilles avec des macrophages spumeux et peu de lymphocytes. La lèpre interpolaire a des caractéristiques intermédiaires entre ces deux extrêmes (Fig. 22.20).

La lèpre interpolaire est un exemple remarquable d'hypersensibilité retardée. La lèpre est une maladie où l'immunité protectrice dépend seulement de l'immunité à médiation cellulaire et où l'immunité humorale ne semble pas jouer de rôle protecteur. Les réactions interpolaires surviennent spontanément ou à la suite d'un traitement médicamenteux. Dans ces réactions, les lésions cutanées dépigmentées, qui contiennent *Mycobacterium leprae*, deviennent épaissies et inflammatoires (Fig. 22.21) car le malade devient capable de développer une réaction d'hypersensibilité retardée. L'aspect histologique devient proche de celui de la lèpre tuberculoïde, avec davantage de cellules mononucléées. Dans les nerfs périphériques, qui contiennent des antigènes mycobactériens, le même processus est à l'origine de la destruction nerveuse caractéristique de cette maladie. Chez les patients lépreux qui ont une réactivité interpolaire, la lésion est typique d'une hypersensibilité granulomateuse (Fig. 22.21).

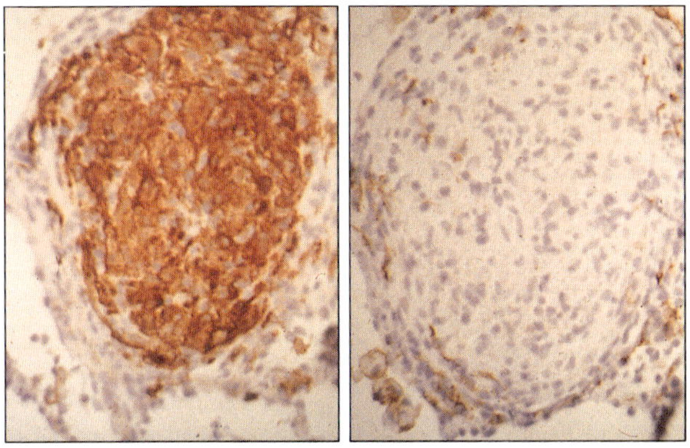

Fig. 22.19 Cellules épithélioïdes dans un granulome pulmonaire chez un malade atteint de sarcoïdose. A gauche : des cellules épithélioïdes et des cellules géantes ont été identifiées par l'anticorps RFD9. A droite : des macrophages tissulaires différenciés, entourant le granulome, ont été identifiées par l'anticorps RFD7 (Document de C.S. Munro).

Les différentes formes de lèpre

type de lèpre	réaction			
	hypersensibilité de type retardée	réaction cutanée à la lépromine	complexes antigène/anticorps	micro organismes
tuberculoïde	+ + +	+ + +	–	–
interpolaire	+ +	+ +	+ +	+
lépromateuse	±	–	±	+ + +

Fig. 22.20 Les formes cliniques de la lèpre dépendent de la réaction d'hypersensibilité retardée au bacille développée par l'hôte. La lèpre tuberculoïde est associée à une forte réaction d'hypersensibilité retardée, la forme lépromateuse à une absence d'hypersensibilité retardée. Entre ces deux extrêmes se situe la lèpre interpolaire.

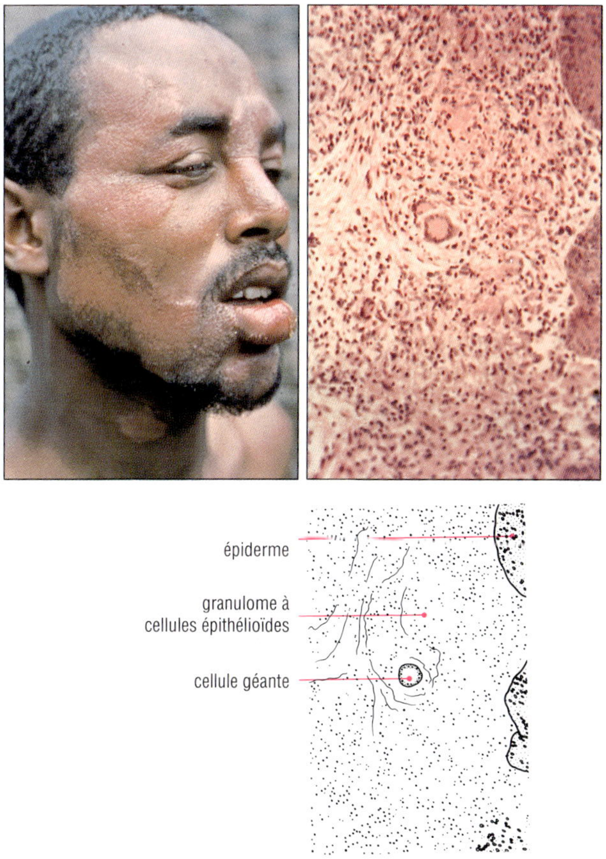

Fig. 22.21 Réaction de lèpre interpolaire. D'abord dépigmentées, les lésions cutanées deviennent inflammatoires sous l'effet de la stimulation par les antigènes de *M. leprae* (à gauche). L'aspect histologique de la réaction de lèpre interpolaire (à droite), est caractéristique de l'hypersensibilité granulomateuse. Noter la cellule géante et l'infiltration monolymphocytaire (Coloration H & E, x 140).

Lorsqu'un malade développe une lèpre de type tuberculoïde associée à un état d'immunité, la sensibilisation des cellules T peut être testée *in vitro* par le test de la transformation lymphoblastique utilisant, comme source d'antigènes, *Mycobacterium leprae* entier ou lysé par les ultrasons (Fig. 22.22).

TUBERCULOSE

Dans la tuberculose, les granulomes se forment dans les poumons et dans les autres organes infectés. Les lésions pulmonaires provoquées par la réaction granulomateuse évoluent vers la formation de cavernes et la propagation des bactéries.

Ces réactions s'accompagnent souvent d'une fibrose importante, et les lésions sont visibles sur les radiographies pulmonaires des patients (Fig. 22.23).

L'aspect histologique des lésions est typique d'une réaction granulomateuse avec une nécrose centrale caséeuse (aspect de fromage) (Fig. 22.24), entourée par une zone riche en cellules épithélioïdes et contenant des cellules géantes multinucléées. Une infiltration monocytaire s'observe à la périphérie des lésions.

Test de stimulation des lymphocytes

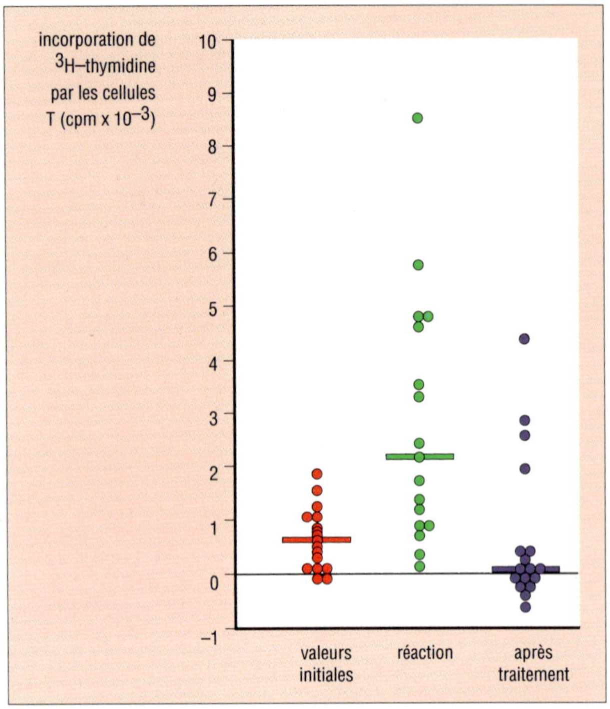

Fig. 22.22 La réponse au test de transformation lymphoblastique induite par *M. leprae* augmente dans la lèpre interpolaire. Elle diminue si le traitement corticoïde a été efficace. Les réponses prolifératives des lymphocytes à *M. leprae* traité par les ultra-sons ont été mesurées par l'incorporation de ^{3}H-thymidine chez 17 patients avant traitement, au cours du traitement et après traitement réussi par les stéroïdes. Les moyennes sont indiquées par des traits horizontaux.

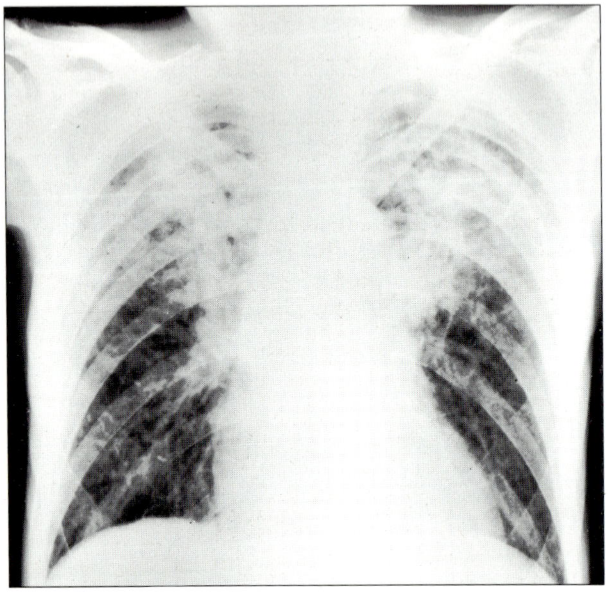

Fig. 22.23 Radiographie pulmonaire d'un patient atteint de tuberculose pulmonaire. On observe une condensation parenchymateuse, surtout apicale, typique d'une tuberculose chronique bilatérale. On remarque aussi un élargissement de l'ombre cardiaque.

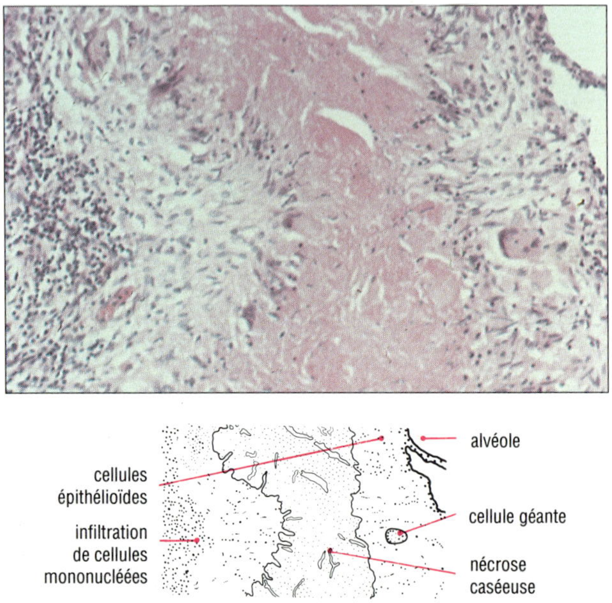

Fig. 22.24 Aspect histologique d'une coupe de poumon tuberculeux. Cette coupe montre un granulome à cellules épithélioïdes et cellules géantes. Noter la nécrose caséeuse au sein du granulome. Coloration H & E, x 75.

SARCOIDOSE

Bien que l'on ait soupçonné le rôle d'agents infectieux, notamment de mycobactéries, la sarcoïdose reste une maladie d'étiologie inconnue. Elle provoque la formation de granulomes immunologiques souvent accompagnés de fibrose (Fig. 22.25). Cette maladie atteint plus particulièrement les tissus lymphoïdes et l'hypertrophie des ganglions médiastinaux est un signe habituel sur la radiographie thoracique (Fig. 22.26).

Un des paradoxes de l'immunologie clinique est que cette maladie est généralement associée à une dépression de l'hypersensibilité retardée *in vitro* comme *in vivo*. Les

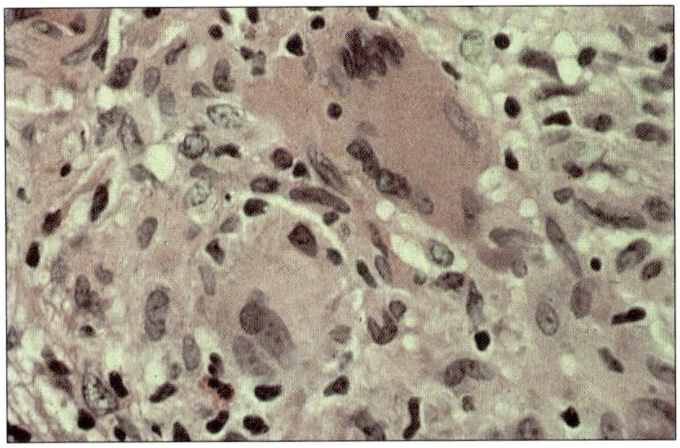

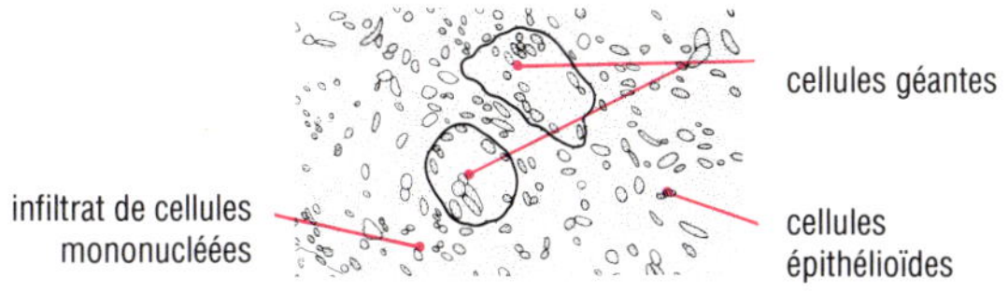

Fig. 22.25 Aspects histologiques d'un ganglion de malade atteint de sarcoïdose. Le granulome de la sarcoïdose est constitué typiquement de cellules épithélioïdes et de cellules géantes multinucléées, sans nécrose caséeuse. On observe quelques cellules mononucléées infiltrant la périphérie du granulome. Coloration H & E, x 240.

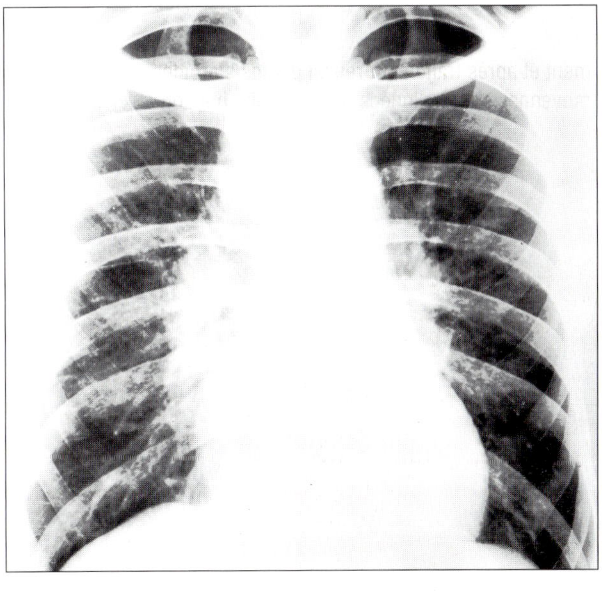

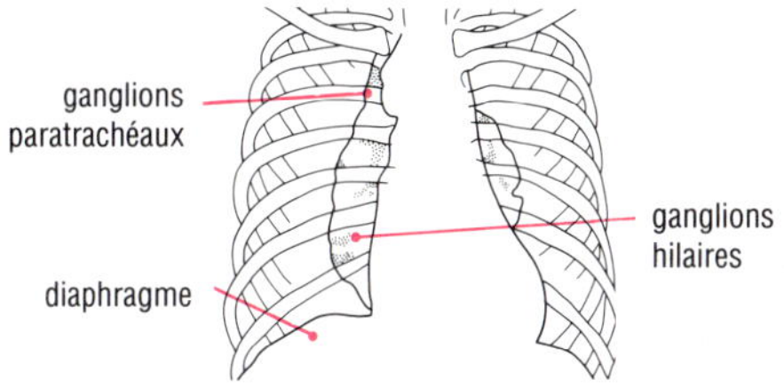

Fig. 22.26 Radiographie pulmonaire d'un malade atteint de sarcoïdose. On observe l'association caractéristique d'une lymphadénopathie bilatérale hilaire et paratrachéale avec une infiltration pulmonaire diffuse.

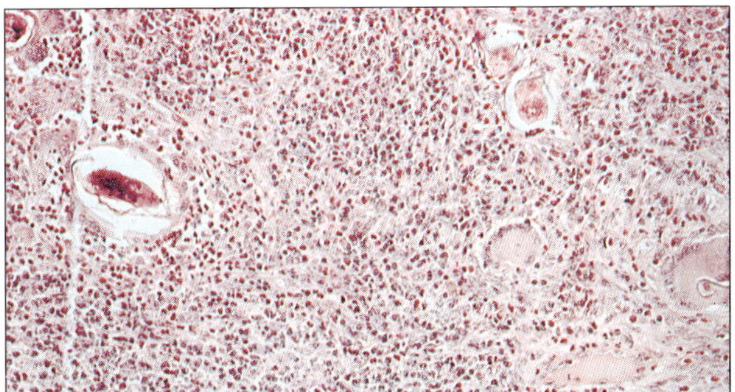

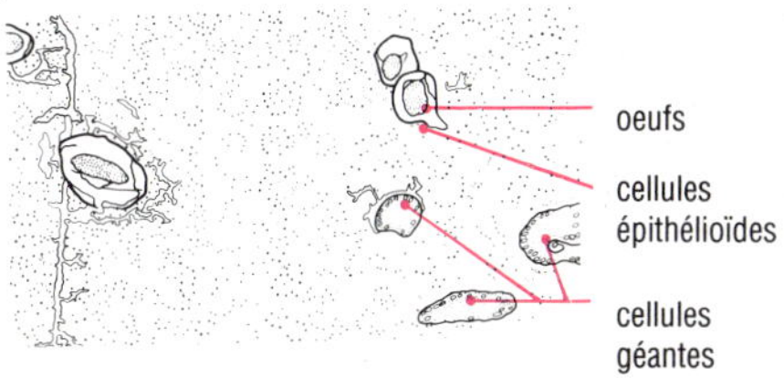

Fig. 22.27 Aspect histologique du foie dans la bilharziose. Le granulome à cellules épithélioïdes entoure les oeufs de schistosomes. Noter aussi les cellules géantes. Coloration H & E, x 100.

malades sont anergiques à la tuberculine, mais lorsque de la cortisone est injectée en association avec la tuberculine, le test cutané devient positif. Ceci suggère que des cellules T suppressives sensibles à la cortisone sont responsables de l'anergie. A l'inverse, la cortisone employée chez un sujet sain supprime l'hypersensibilité à la tuberculine.

Dans la sarcoïdose, les granulomes apparaissent dans différents organes, le plus souvent dans les poumons, les ganglions lymphatiques, l'os, le tissu nerveux et la peau. Les malades peuvent présenter des épisodes aigus avec fièvre et malaise général ; les formes pulmonaires évoluent très progressivement vers l'insuffisance respiratoire. Le diagnostic positif est souvent basé sur la radiographie thoracique et confirmé par une biopsie tissulaire ou par un test de Kveim (voir ci-dessus).

BILHARZIOSE

Une autre maladie qui illustre l'hypersensibilité granulomateuse est la bilharziose, une parasitose due à des trématodes du genre *Schistosoma*. La sensibilité de l'hôte aux oeufs des vers déclenche, dans les tissus parasités, une réaction granulomateuse typique (Fig. 22.27 ; voir aussi chapitre 16).

LECTURES COMPLÉMENTAIRES

Baadsgaard O, Wang T. Immune regulation in allergic and irritant skin reactions. *Int J Dermatol* 1991;**30**:161-72.

Bjune G, Barnetson RStC, Ridley DS, Kronvall G. Lymphocyte transformation test in leprosy: correlation of the response with inflammation of lesions. *Clin Exp Immunol* 1976;**25**:85-94.

Friedmann PS. The immunology of allergic contact dermatitis : the DNCB story. *Adv Dermatol* 1991;**15**: 175-96.

Gawkrodger DJ, McVittie E, Carr MM. Ross JA, Hunter JAA. Phenotypic characterization of the early cellular responses in allergic and irritant contact dermatitis. *Clin Exp Immunol* 1986;**66**:590-98.

Gawkrodger DJ, Carr MM, McVittie E, Guy K, Hunter JAA. Keratinocyte expression of MHC class II antigens in allergic sensitisation and challenge reactions and in irritant contact dermatitis. *J Invest Dermatol* 1987;**88**:11.

Kindler V, Sappino A-P, Gran GE, Piguet P-F, Vassalli P. The inducing role of tumour necrosis factor in the development of bactericidal granulomas during BCG infection. *Cell* 1989;**56**:731-40.

Munro CS, Campbell DA, Collings LA, Poulter LW. Monoclonal antibodies distinguish macrophages and epithelioid cells in sarcoidosis and leprosy. *Clin Exp Immunol* 1987;**68**:282-87.

Platt JL, Grant BW, Eddy AA, Michael AF. Immune cell populations in cutaneous delayed hypersensitivity. *J Exp Med* 1983;**158**:1227-42.

Poulter LW, Seymour GJ, Duke O, Janossy G, Panayi G. Immunohistochemical analysis of delayed-type hypersensitivity in man. *Cell Immunol* 1982;**74**:358-69.

Sauder DN. Allergic contact dermatitis. In: Thiers BH, Dobson RL, eds. *Pathogenesis of Skin Disease.* New York: Churchill Livingstone, 1986: 3-12.

Turk JL. *Research Monographs in Immunology* 1. *Delayed Hypersensitivity 3rd e*d. Amsterdam: Elsevier, 1980.

Wolff K, Stingl G. The Langerhans cell. *J Invest Dermatol* 1983;**80** (suppl):175-215.

chapitre 23

Transplantation et réaction de rejet

L'immunobiologie de transplantation est importante à plus d'un titre. Les antigènes du complexe majeur d'histocompatibilité (CMH) ont été découverts grâce aux études du rejet de greffe de peau chez la souris (voir chapitre 4). Leur fonction est de présenter les antigènes aux lymphocytes T (voir chapitre 6). Les cellules T jouent un rôle essentiel dans le rejet des greffes et l'étude des transplantations nous a apporté des informations importantes sur la physiologie des cellules T, leurs fonctions, les mécanismes de la tolérance vis-à-vis du soi et de l'auto-immunité, ainsi que sur le rôle du thymus dans l'éducation des cellules T. La transplantation nous a aidés à comprendre les mécanismes des lésions tissulaires d'origine immunologique dans les réactions d'hypersensibilité et l'auto-immunité. Enfin, et surtout, la transplantation de tissus ou d'organes permet aujourd'hui de traiter de très nombreux malades. La nécessité d'un traitement anti-rejet est à l'origine de la découverte et de l'utilisation de nouveaux médicaments immunomodulateurs et de nouvelles méthodes d'induction de tolérance spécifique, recherches qui ont une application plus générale dans le traitement de différentes maladies d'origine immunologique.

En clinique, les transplantations d'organes permettent de pallier au déficit irréversible d'une fonction vitale (Fig. 23.1). Les antigènes du greffon vont induire une réaction immunologique de rejet, sauf si donneur et receveur sont génétiquement identiques. La transplantation va stimuler les différents mécanismes effecteurs, humoraux et cellulaires, de l'immunité spécifique et non spécifique. Toutes ces réactions sont mises en jeu à la suite de la reconnaissance, par les lymphocytes T du receveur, de peptides antigéniques associés aux molécules du CMH des cellules du greffon. Dans ce contexte, les peptides antigéniques peuvent être dérivés de constituants cellulaires normaux ou bien de virus à l'intérieur des cellules ou encore d'autres microorganismes. On verra aussi qu'un transplant peut mettre en jeu tous les mécanismes régulateurs qui contrôlent les réponses immunitaires (voir chapitre 9). L'immunologie de transplantation recouvre donc presque tous les aspects des fonctions du système immunitaire.

OBSTACLES À LA TRANSPLANTATION

La transplantation se heurte à certaines barrières définies par la disparité génétique entre donneur et receveur (Fig. 23.2). Les autogreffes sont prélevées et greffées sur le même organisme ; elles n'induisent pas de réaction de rejet. De même, les isogreffes entre individus isogéniques ou syngéniques (génétiquement identiques), tels que les jumeaux identiques monozygotes ou les souris d'une même

Maladies traitées par transplantation

organe ou tissu greffé	exemples de maladies
rein	insuffisance rénale chronique
coeur	insuffisance cardiaque terminale
poumon ou coeur/poumon	hypertension pulmonaire mucoviscidose
foie	cirrhose, cancer, atrésie des voies biliaires
cornée	dystrophie, kératite
pancréas ou îlots	diabète
moelle osseuse	déficits immunitaires, leucémies
intestin grêle	cancer
peau	brûlures

Fig. 23.1 Les transplantations d'organes et les greffes de tissus sont indiquées dans différentes situations pathologiques. Chaque type de greffe présente ses propres difficultés médicales ou chirurgicales.

Barrières génétiques à la transplantation

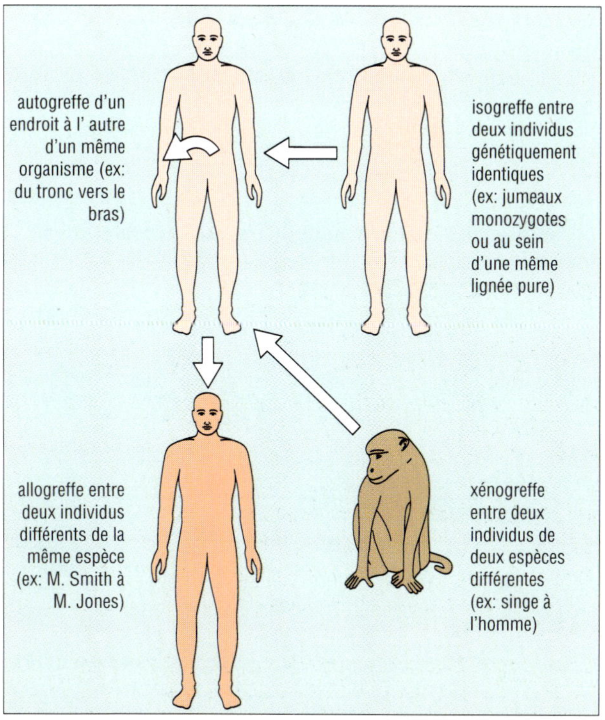

Fig. 23.2 La réaction de rejet est contrôlée par la relation génétique entre donneur et receveur. Autogreffe et isogreffe sont en règle acceptées, tandis que les allogreffes et les xénogreffes sont rejetées.

lignée consanguine, n'expriment pas d'antigènes étrangers par rapport à l'organisme du receveur et n'induisent pas de réaction de rejet. L'allogreffe est cependant la situation habituelle en transplantation clinique, où un organe est prélevé sur un donneur pour être greffé à un receveur génétiquement différent. Dans ce cas, la greffe est allogénique (c'est-à-dire effectuée entre individus d'une même espèce exprimant des allèles différents de certains gènes). Les cellules d'une allogreffe vont exprimer des alloantigènes qui peuvent être reconnus comme étrangers par le receveur.

La plus grande disparité génétique correspond à la xénogreffe, où donneur et receveur appartiennent à des espèces animales différentes. Des xénogreffes sont rejetées rapidement, en raison de la présence d'anticorps naturels IgM chez le receveur, ou par un rejet rapide à médiation cellulaire (voir ci-dessous). Les xénogreffes de tissus inertes, comme la peau de porc, les vaisseaux sanguins ou les valves cardiaques, traités pour diminer leur immunogénicité, peuvent être faites chez l'homme. Par contre, les xénogreffes d'organes d'animaux à l'homme ont toujours conduit à des échecs en dépit de quelques rares succès entre certaines espèces animales. Si l'on pouvait résoudre les problèmes immunologiques liés aux xénogreffes, l'utilisation d'organes d'animaux pourrait remédier au nombre insuffisant de donneurs humains. Il reste cependant d'autres problèmes non immunologiques à résoudre, notamment la taille du donneur, l'état sanitaire et le risque de transmission de maladies animales, ainsi que les problèmes éthiques posés par les xénogreffes.

GÉNÉTIQUE DE LA TRANSPLANTATION

Les antigènes exprimés sur les tissus d'organismes génétiquement différents et qui déterminent la compatibilité tissulaire s'appellent antigènes d'histocompatibilité. Ils sont codés par des gènes d'histocompatibilité, situés sur plus d'une trentaine de locus, responsables d'un rejet plus ou moins rapide. Les réactions les plus vigoureuses sont induites par les alloantigènes codés par les gènes du CMH. Les produits de ces gènes sont souvent appelés antigènes du CMH. Les produits des autres gènes d'histocompatibilité induisent chacun des réactions de rejet plus faibles et sont appelés pour cette raison antigènes d'histocompatibilité mineurs. L'addition de nombreuses incompatibilités aux locus mineurs peut cependant induire un rejet rapide. Cela est illustré dans la figure 23.3.

TRANSMISSION HÉRÉDITAIRE DU CMH

Les gènes du CMH sont transmis selon une loi mendélienne simple et sont exprimés de façon codominante. L'ensemble des gènes d'un même CMH portés par un même chromosome constitue un haplotype. Chaque individu possède un haplotype maternel et un haplotype paternel (Fig. 23.4). Chaque haplotype est également exprimé, de sorte que les cellules possèdent à leur surface à la fois les antigènes paternels et maternels (Fig. 23.5). Les antigènes de classe I du CMH possèdent une chaîne α polymorphique. Chaque gène de classe I code donc pour un antigène du CMH exprimé à la surface cellulaire. Par contre, les antigènes de classe II sont des hétérodimères formés de chaînes α et β codées l'une et l'autre par des gènes du CMH. Les gènes α et β d'un hétérodimère peuvent être situés sur le même chromosome (en *cis*) ou sur deux chromosomes différents (en *trans*). Il existe donc quatre

Antigènes d'histocompatibilité et survie des greffes

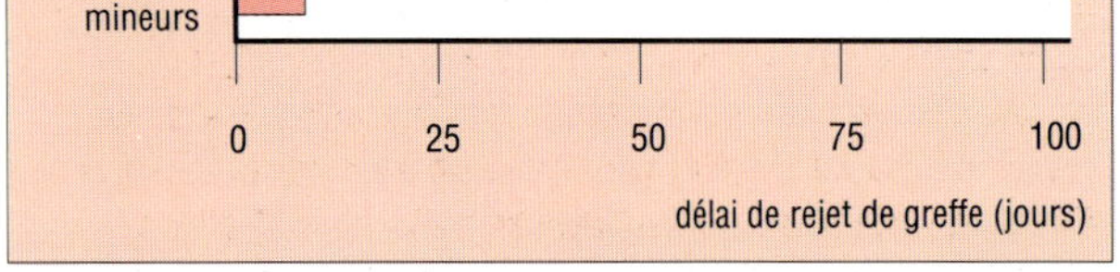

Fig. 23.3 Ce graphique indique le délai de survie des greffes de peau entre individus qui diffèrent par des locus mineurs d'histocompatibilité (en rouge) ou par le CMH (H-2) (en vert). Les greffes qui diffèrent par de nombreux locus mineurs sont rejetées aussi rapidement que celles qui diffèrent par le complexe H-2 (Données de Graff et Bailey).

Transmission des haplotypes du CMH

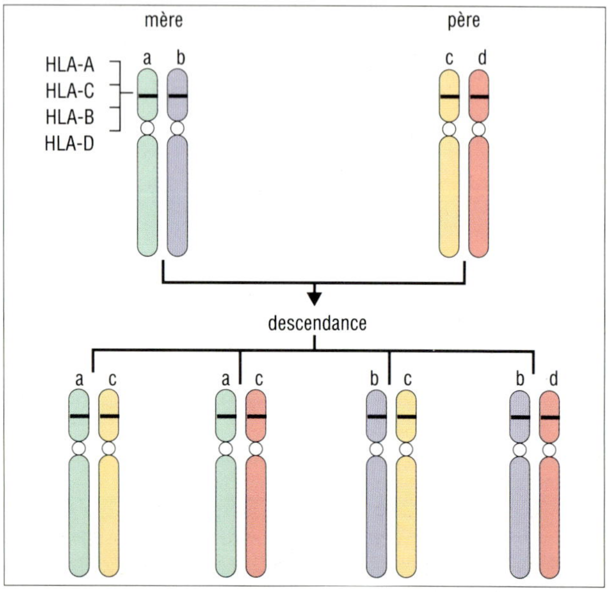

Fig. 23.4 Le CMH humain (HLA) est localisé sur le bras court du chromosome 6. Les antigènes du CMH de classe I (HLA-A, B et C) et de classe II (HLA-D) codés par le même haplotype (localisé sur le même chromosome), sont hérités en bloc, de chaque parent, selon la loi mendelienne simple.

combinaisons possibles des chaînes α et β d'origine paternelle ou maternelle pour chaque molécule de classe II.

EXPRESSION TISSULAIRE DES ANTIGÈNES DU CMH

Les antigènes du CMH ne sont pas également exprimés sur toutes les cellules de l'organisme. Les molécules de classe I sont normalement exprimées sur la plupart des cellules mononucléées (et sur les érythrocytes et plaquettes de quelques espèces), tandis que les molécules de classe II sont exprimées sur les cellules présentant l'antigène (ex. cellules dendritiques, macrophages activés, cellules B et, dans certaines espèces, cellules T activées et cellules endothéliales des vaisseaux). L'expression des molécules du CMH est contrôlée par des cytokines. L'IFNγ et le TNF sont de puissants inducteurs d'expression des antigènes du CMH sur différents types cellulaires qui, en l'absence de ces cytokines, exprimeraient très faiblement ces molécules. Cette modulation de l'expression des antigènes du CMH par les cytokines joue un rôle important dans le rejet des greffes.

LES LOIS DE LA TRANSPLANTATION

Le rejet d'une allogreffe d'organe est déterminé par la présence, sur le greffon, d'antigènes qui n'appartiennent pas à l'organisme du receveur. Le principe de la réaction de l'hôte contre la greffe est illustré dans la figure 23.6. L'exception majeure à cette règle est la maladie du greffon contre l'hôte (GVH) qui apparaît lorsque des cellules T immunologiquement compétentes sont transplantées chez des receveurs allogéniques incapables de les rejeter. Cette incapacité peut être due à la relation génétique entre donneur et receveur, ou bien au fait que le receveur est immuno-incompétent, par immaturité de son système immunitaire ou du fait d'un traitement immunosuppresseur. Dans ce cas, les cellules T transplantées attaquent les tissus du receveur (Fig. 23.7). La GVH est une complication majeure de la greffe de moelle osseuse ; elle peut entraîner des lésions sévères, en particulier au niveau de la peau et de l'intestin.

Expression codominante des antigènes du CMH

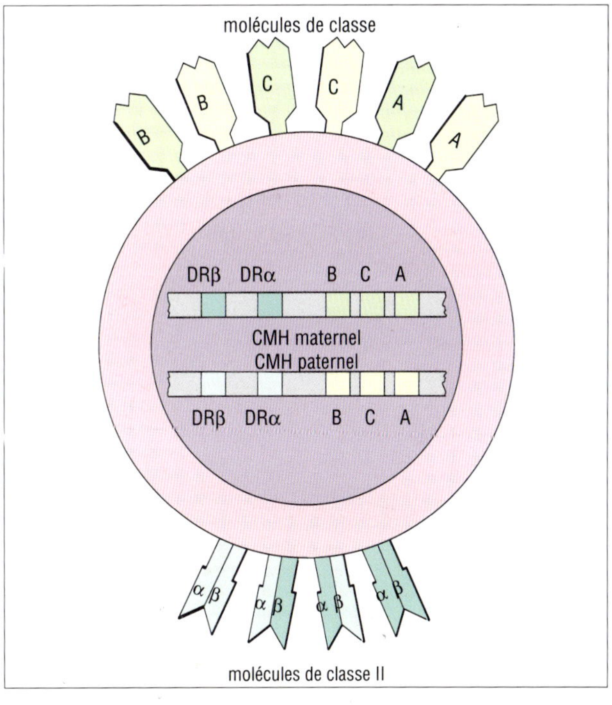

Fig. 23.5 Les gènes du CMH de chaque haplotype parental sont exprimés à la surface cellulaire. Chaque cellule exprime les molécules de classe I des deux haplotypes parentaux. Pour les gènes α et β de classe II on trouve à la surface de certaines cellules des chaînes α et β qui peuvent s'associer pour former 4 molécules différentes. Les gènes α et β codant pour les molécules DP et DQ ne sont pas représentés. Les lymphocytes B ont environ 23×10^5 molécules de classe I et de classe II par cellule.

Les lois de la transplantation

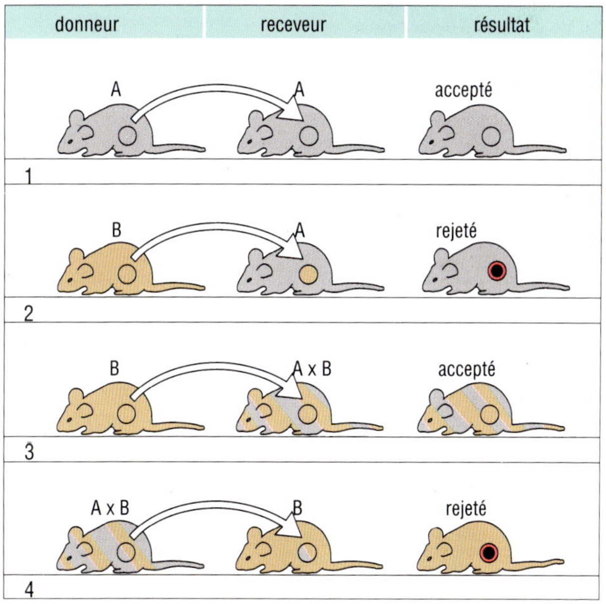

Fig. 23.6 Les greffes entre animaux génétiquement identiques sont acceptées. Les greffes entre animaux génétiquement différents sont rejetées à une vitesse qui dépend des différences génétiques. Par ex, les animaux isogéniques identiques au niveau du CMH acceptent une transplantation réciproque (1). Des animaux qui diffèrent au niveau du CMH rejettent les greffes de l'un à l'autre (2). La capacité d'accepter une greffe dépend de l'existence, chez le receveur, de la totalité des gènes d'histocompatibilité du donneur. Ceci est illustré par les expériences de greffe entre animaux parents et F1(AxB) (3 et 4). Les animaux qui diffèrent à d'autres locus que le CMH rejettent leur greffe réciproque plus lentement.

RÔLE DES LYMPHOCYTES T DANS LE REJET

Les cellules T jouent un rôle majeur dans la réaction de rejet. Les rongeurs athymiques (par ex. les souris mutantes "nude", dépourvues de pelage) n'ont pas de cellules T matures et ne rejettent pas les greffes. Il en est de même des rats et des souris qui subissent l'ablation du thymus à la naissance, avant que les cellules T matures ne gagnent les organes périphériques. De même, la thymectomie de rat ou de souris adultes (qui arrête la production de cellules T), suivie d'irradiation, pour détruire les cellules T matures présentes, et de transplantation de moelle osseuse pour reconstituer l'hématopoïèse, permet d'obtenir des receveurs "ATXBM" qui n'ont pas de cellules T et ne peuvent rejeter les greffes. Chez ces trois sortes d'animaux (athymiques, thymectomisés à la naissance ou ATXBM) la capacité de rejeter des greffes est reconstituée par l'injection de cellules T d'un animal de la même souche. Les cellules T sont donc

Réaction du greffon contre l'hôte

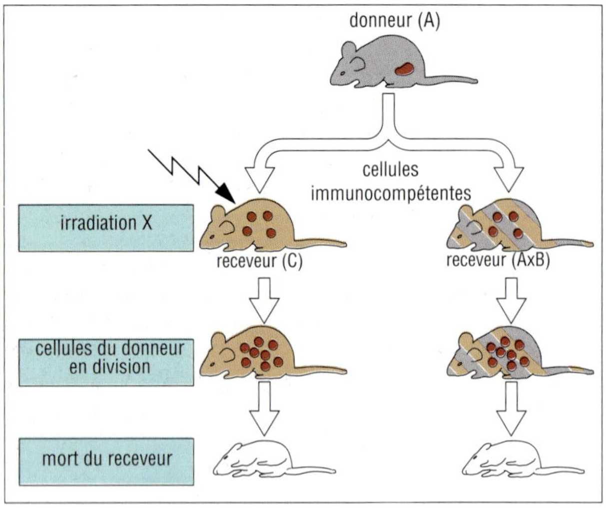

Fig. 23.7 Les cellules immunocompétentes d'un donneur de type "A" sont injectées chez un receveur immunodéprimé (par irradiation X) de type "C" ou bien chez un receveur hydride F1(AxB) normal. L'individu immunosupprimé est incapable de rejeter les cellules et les animaux F1 sont totalement tolérants aux cellules de type parental "A". Dans les deux cas, les cellules du donneur reconnaissent les tissus du receveur comme étrangers, se divisent et réagissent contre ces tissus en recrutant les propres cellules de l'hôte vers des sites d'inflammation. Ce phénomène entraîne le plus souvent la mort du receveur.

Induction de tolérance intrathymique et extrathymique

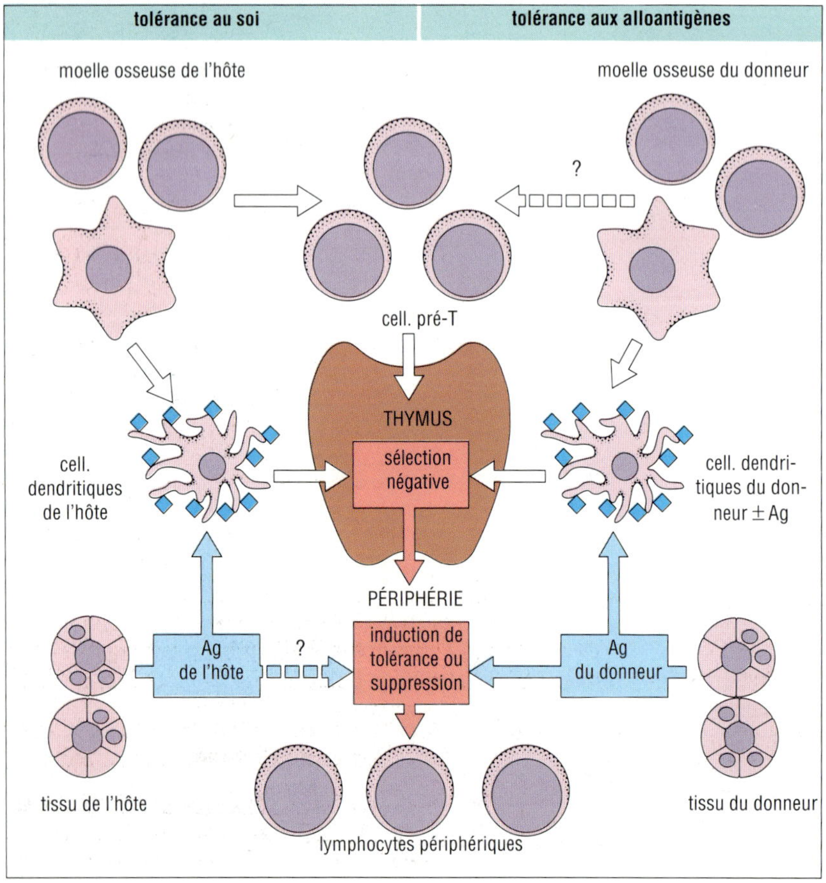

Fig. 23.8 Dans les conditions physiologiques normales les cellules pré-T dérivées de la moelle osseuse pénètrent dans le thymus et subissent une sélection positive (par inhibition de mort cellulaire programmée) au contact des cellules épithéliales du cortex, ainsi qu'une sélection négative (élimination des cellules autoréactives) au contact des cellules dendritiques à la jonction cortico-médullaire. Les cellules T autoréactives peuvent encore être inactivées hors du thymus, mais pas nécessairement éliminées, au contact de l'antigène à la périphérie. Elles peuvent aussi devenir des cellules suppressives activées. Chez les animaux allotolérants, l'antigène étranger peut être présent dans la médullaire thymique (sous forme de cellules dendritiques du donneur ou d'antigène du donneur présenté par les cellules dendritiques du receveur), ce qui induit une tolérance par délétion clonale. L'antigène étranger peut aussi agir à la périphérie en provoquant l'anergie clonale (non-réponse) ou en stimulant une suppression active chez les animaux allotolérants.

nécessaires pour la réaction de rejet. Cela ne veut pas dire que les anticorps, les cellules B ou d'autres cellules n'y jouent pas un rôle. En effet, les anticorps peuvent créer des lésions du greffon et les macrophages peuvent être impliqués dans des réactions inflammatoires du tissu greffé (voir ci-dessous). Cependant, ni les cellules B ni les macrophages ne sont nécessaires ou suffisants et la réaction de rejet, notamment lors d'une première greffe, ne survient que du fait des cellules T.

BASES MOLÉCULAIRES DE LA RECONNAISSANCE ALLOGÉNIQUE

Les cellules T responsables du rejet reconnaissent des peptides de l'organisme du donneur associés aux antigènes du CMH du greffon. La structure du récepteur des cellules T (TCR, voir chapitre 4) permet son interaction avec des antigènes peptidiques associés aux molécules du CMH ; la restriction de la reconnaissance de l'antigène par le CMH est établie par la sélection positive au cours de la différenciation intrathymique (voir chapitres 10 et 11 et Fig. 23.8).

Les antigènes du CMH ont la même structure de base, qui comporte une cavité de liaison du peptide formée d'un plancher de feuillets β plissés entourés de deux hélices α à la jonction de deux domaines du type immunoglobuline (Ig) sur la membrane cellulaire. Bien que des épitopes antigéniques puissent être mis en évidence par des méthodes sérologiques à l'extérieur de ces molécules, de tels épitopes n'existent pas dans les régions relativement invariantes de la partie superficielle des hélices α. Si l'on compare, par exemple, les molécules HLA-A2 et HLA-Aw68, on observe que les résidus polymorphiques se situent dans la partie profonde de la cavité entre les hélices α, et non pas au bord supérieur qui est en contact avec le TCR (Fig. 23.9). Les principales différences entre molécules du CMH, du point de vue fonctionnel, résident dans la forme et la charge des résidus formant la cavité de liaison du peptide (Fig. 23.10). Ces résidus contrôlent la nature et l'orientation du peptide qui peut être présenté au TCR (voir chapitre 6).

Dans la situation physiologique normale, la cavité est occupée par des polypeptides issus de la dégradation intracellulaire de constituants cellulaires normaux. Dans les cellules infectées par les virus ou dans des cellules spécialisées dans la présentation de l'antigène, ces peptides sont d'origine exogène. Les cellules T peuvent alors répondre à ces peptides exogènes associés aux molécules du CMH du soi. Soulignons à nouveau que les cellules T qui auraient pu répondre à des peptides du soi associés au CMH du soi font l'objet d'une sélection négative dans le thymus (voir chapitre 11).

En cas de disparité génétique entre donneur et receveur, les molécules du CMH du donneur sont associées à d'autres peptides endogènes que ceux du receveur, du fait de leurs différences de forme et de charge. Il peut y avoir en outre un polymorphisme allélique des constituants cellulaires normaux contrôlés par des locus d'histocompatibilité mineurs. Ces deux facteurs de diversité (structure des

Localisation des sites polymorphiques sur deux molécules du CMH

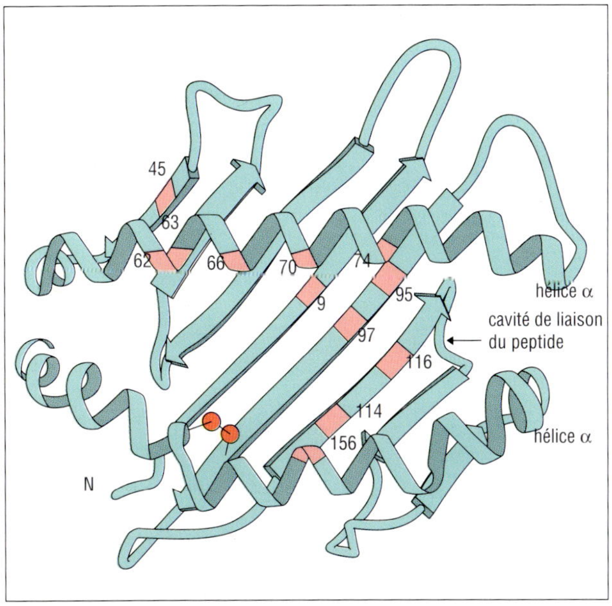

Fig. 23.9 La plupart des différences de séquence entre molécules du CMH se situent dans la zone de liaison du peptide, au niveau des parois (hélice α) ou du plancher (feuillets β plissés). Cette figure montre les acides aminés qui diffèrent entre HLA-A2 et HLA-Aw68 (document de P. Parham, adapté d'après *Nature* 342: 617-8, avec autorisation).

Différence dans la forme de la cavité de liaison du peptide entre deux molécules du CMH

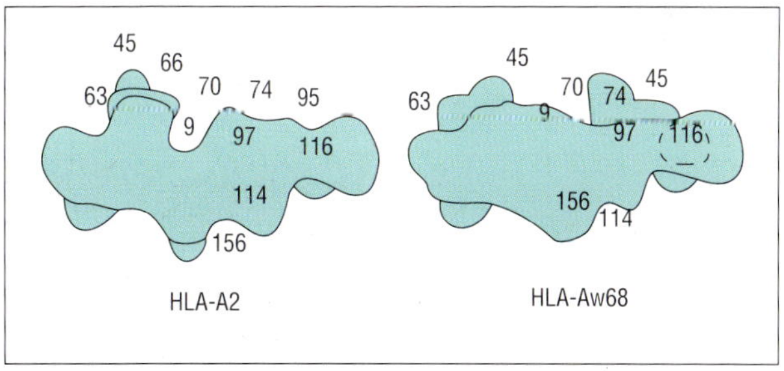

Fig. 23.10 La forme de la cavité de liaison du peptide de deux molécules de classe I du CMH, HLA-A2 et HLA-Aw68, a été étudiée par cristallographie aux rayons X et cartographie des nuages d'électrons. Au sein de la cavité les différences de séquences concernent 10 acides aminés en position 6, 63, 66, 70, 74, 95 97, 114, 116 et 156, ce qui modifie la forme et la charge de la cavité en créant différentes poches (ex: positions 45 et 74) où peuvent se glisser des chaînes latérales peptidiques. Différentes molécules du CMH peuvent donc lier et présenter différents antigènes peptidiques (Document de T.P.J. Garrett et coll., adapté d'après *Nature* 342: 649-6, avec autorisation).

peptides endogènes contrôlés par les gènes d'histocompatibilité mineurs, et différences dans la forme et la charge des cavités de liaison du peptide des molécules du CMH) vont se combiner pour aboutir à l'expression, sur le tissu greffé, d'un très grand nombre de nouveaux antigènes qui peuvent être reconnus par les cellules T du receveur.

RÔLE DES CELLULES T AUXILIAIRES (TH) DANS LE REJET

Le rôle relatif des sous-populations de cellules T dans la réaction de rejet peut être étudié chez les animaux athymiques. L'injection de cellules $CD4^+$ (TH) chez des receveurs athymiques ou "ATXBM" entraîne le rejet aigu des allogreffes de peau. Les cellules T $CD8^+$ naïves, provenant d'un donneur non sensibilisé, n'ont pas cet effet, sauf si elles sont mélangées avec un petit nombre de cellules T $CD4^+$ ou si elles proviennent d'un animal présensibilisé (qui a déjà rejeté une première greffe du même donneur). L'importance des cellules $CD4^+$ peut aussi être démontrée par la prolongation de survie des allogreffes chez les receveurs traités par les anticorps monoclonaux anti-$CD4^+$ (Fig.23.11). Les cellules T $CD4^+$ sont donc nécessaires et suffisantes pour provoquer le rejet des greffes de peau en l'absence de cellules $CD8^+$. Par contre, les cellules T $CD8^+$ naïves nécessitent la présence de T $CD4^+$, à moins qu'elles ne proviennent d'un donneur présensibilisé.

Rôle des cellules T dans le rejet des greffes

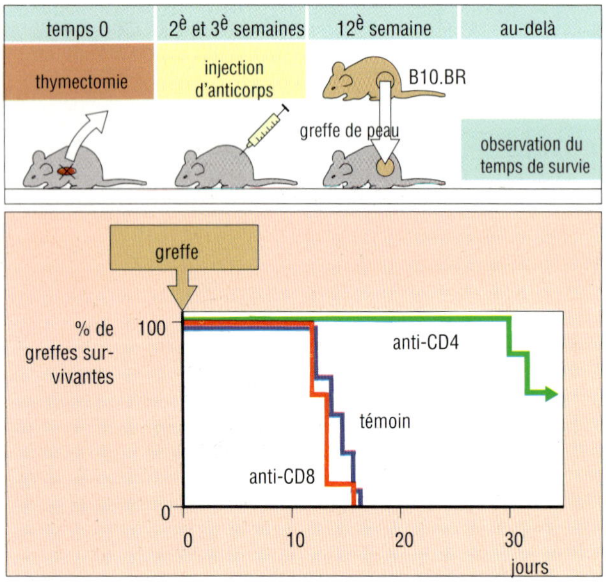

Fig. 23.11 Des souris CBA thymectomisées à l'âge de six semaines ont été traitées par des anticorps cytotoxiques anti-CD4 ou anti-CD8 pour éliminer sélectivement les populations de cellules T correspondantes. Elles ont ensuite été greffées avec de la peau de souris B10.BR qui diffèrent par un locus d'histocompatibilité mineur. La survie des greffons a été mesurée. Les animaux traités par anticorps anti-CD4 ont une survie du greffon considérablement augmentée en comparaison avec les souris non traitées (témoins) ou traitées par anti-CD8. Ce résultat souligne l'importance de la population $CD4^+$ dans le rejet des greffes (à partir des données de Cobbold et coll.).

RÔLE DES LYMPHOKINES DANS LE REJET

Le rôle essentiel des cellules T $CD4^+$ dans la réaction de rejet, démontré par les expériences de reconstitution d'animaux athymiques, s'exerce par un ensemble de mécanismes immunologiques résumés dans la figure 23.12.

Les cellules TH sont activées par des CPA dérivées de la moelle osseuse exprimant des molécules de classe II du CMH. Les CPA impliquées dans le rejet peuvent appartenir soit au donneur soit au receveur. Celles du donneur sont des leucocytes de "passage" du greffon (cellules dendritiques interstitielles) ; elles provoquent l'activation directe des cellules TH du receveur. Les CPA du receveur sont

Composants immunologiques du rejet

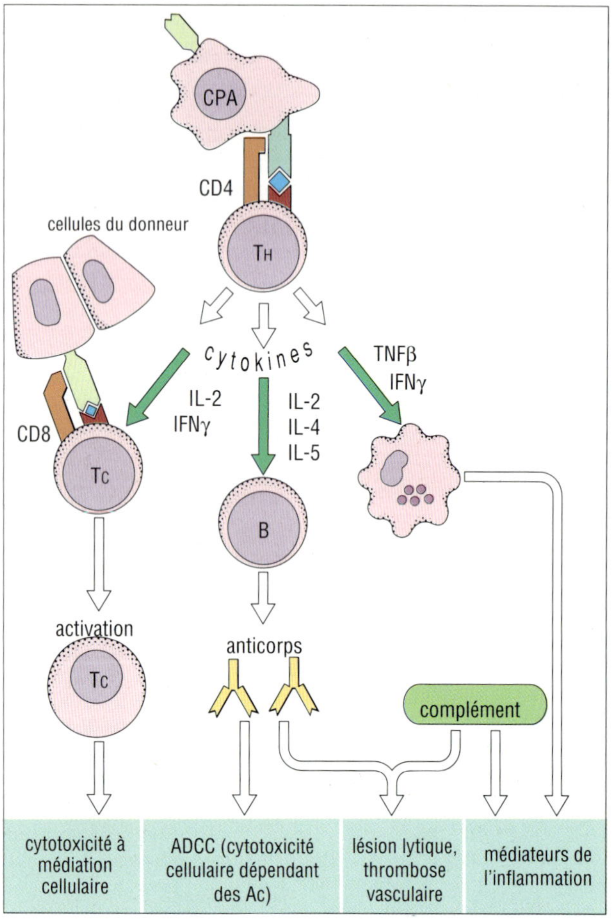

Fig. 23.12 Les cellules T auxiliaires (TH) sont activées par les cellules présentant l'antigène et libèrent des lymphokines. L'IL-2 et l'IFNγ sont nécessaires pour l'activation des cellules T cytotoxiques (Tc) ; IL-2, IL-4 et IL-5 sont impliquées dans l'activation des cellules B ; un mélange de TNFβ (lymphotoxine) et d'IFNγ agit comme facteur d'activation des macrophages (MAF). Le greffon est rejeté par des mécanismes qui mettent en jeu des cellules et/ou des anticorps, ou bien par des réactions inflammatoires non spécifiques.

localisées dans le tissu lymphoïde drainant la greffe ; elles captent les antigènes libérés à partir du transplant et les présentent aux cellules TH du receveur, à l'origine d'une activation "indirecte". L'activation directe stimule davantage la réaction de rejet que la voie dite "indirecte", car le receveur s'immunise contre les molécules du CMH du donneur allogénique. Les leucocytes de passage peuvent donc influencer la survie du greffon (Fig. 23.13). Quelle que soit leur voie d'activation, les cellules TH activées vont produire des cytokines qui sont nécessaires à la prolifération et la différenciation d'autres cellules engagées dans la réaction de rejet (Fig. 23.12).

Les cytokines les plus importantes lors de la réaction de rejet sont l'IL-2, nécessaire à l'activation des cellules T cytotoxiques, et l'IFNγ, qui induit l'expression des antigènes du CMH, augmente l'activité des CPA et active les grands lymphocytes granuleux. De plus, en association avec le TNFβ (lymphotoxine), l'IFNγ active les macrophages. Le mélange IFNγ TNFβ a autrefois été désigné sous le nom de facteur d'activation des macrophages ou MAF.

Les lymphokines sont aussi nécessaires à l'activation des cellules B, qui conduit à la production d'anticorps anti-greffon. Ces anticorps fixent le complément et créent des lésions de l'endothélium vasculaire, provoquant hémorragies, agrégation des plaquettes dans les vaisseaux, thrombose du greffon, lésions lytiques des cellules et libération des peptides pro-inflammatoires du complément, C3a et C5a.

Il n'est pas nécessaire d'attaquer l'ensemble du greffon pour provoquer le rejet. Les cibles déterminant la survie du transplant sont l'endothélium des microvaisseaux et les cellules parenchymateuses spécialisées de l'organe (tubules rénaux, îlots de Langerhans du pancréas ou myocytes cardiaques).

L'IFNγ peut induire ou augmenter l'expression de molécules de classe II du CMH sur l'endothélium vasculaire. Il a la même action sur les molécules de classes I et II au niveau des cellules parenchymateuses qui n'expriment pas ou peu ces antigènes à l'état basal. L'augmentation de l'expression des molécules du CMH provoque une stimulation plus vigoureuse de la réaction de rejet et offre un plus grand nombre de molécules-cibles aux anticorps et aux cellules T activées présentes dans le greffon.

L'IFNγ et le TNFβ augmentent aussi l'expression des molécules d'adhérence sur l'endothélium vasculaire. Ces molécules permettent l'adhérence des leucocytes sanguins aux parois endothéliales avant leur migration à travers l'endothélium vers les tissus.

CINÉTIQUE DE DÉVELOPPEMENT DU REJET

La réaction de rejet peut mettre en jeu différents mécanismes effecteurs. En transplantation clinique, les réactions de rejet sont classées en fonction de leur délai d'apparition par rapport à la greffe (Fig. 23.14). Le rejet hyperaigu survient très rapidement chez des malades qui ont des anticorps préformés contre le greffon. Ces anticorps peuvent

Rôle des leucocytes de passage dans la destruction du greffon

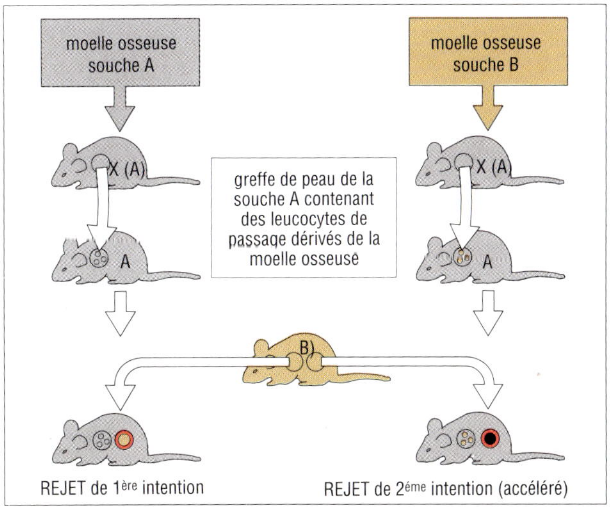

Fig. 23.13 Des souris de souche A ont été irradiées (X) et reconstituées avec des cellules médullaires issues de la souche A ou de la souche B. Les greffes de peau faites à partir de ces souris ne sont pas rejetées par la souche A.Les receveurs reçoivent ensuite des greffes de peau de la lignée B. Les animaux dont la première greffe provient d'une souris reconstituée avec les cellules de la lignée A rejettent la greffe de la souche B plus lentement que les animaux reconstitués avec la moelle de la lignée B. Ceci implique que les cellules de la moelle osseuse de la lignée B apportées comme "leucocytes de passage" lors de la première greffe, ont sensibilisé le receveur à l'alloantigène B.

Cinétique des différentes formes de rejet

type de rejet	délai	origine
hyperaigu	mn – h.	anticorps préformés anti-donneur et complément
accéléré	jours	réactivation de cellules T sensibilisées
aigu	jours-semaines	activation primaire des cell T
chronique	mois années	? anticorps, complexes immunsréaction cellulaire lente, rechute de la maladie initiale

Fig. 23.14 Le délai d'apparition des lésions du greffon correspond à la mise en jeu de différents mécanismes de la réaction de rejet. Des anticorps préformés et des lymphocytes T présensibilisés provoquent un rejet rapide par rapport au rejet aigu primaire ou au rejet chronique d'évolution lente.

être produits à la suite de transfusions sanguines, de grossesses répétées, du rejet d'une première greffe ou, parfois, par l'immunisation de volontaires avec des cellules étrangères pour induire la production d'alloanticorps utilisables pour le typage tissulaire. Les anticorps préformés fixent le complément, créant des lésions des cellules endothéliales du greffon, ce qui provoque l'extravasation de cellules et de plasma, ainsi que l'agrégation des plaquettes conduisant à la thrombose des microvaisseaux et à l'arrêt de la circulation sanguine (Fig. 23.15). Ces rejets hyperaigus peuvent être évités par la pratique systématique de test de cross-match, mettant en présence le sérum du candidat à la greffe avec les lymphocytes T du donneur pour rechercher des anticorps cytotoxiques.

Le rejet aigu, qui se manifeste au bout de quelques jours ou de quelques semaines, est dû à l'activation des lymphocytes T qui vont mettre en jeu différents mécanismes effecteurs (Fig. 23.16-18). Si le receveur a déjà été sensibilisé contre certains antigènes du greffon, la réactivation des cellules T à mémoire va conduire à un rejet accéléré à médiation cellulaire. Ce rejet accéléré ou rejet de "seconde intention" est particulièrement intense dans le cas de greffes de peau qui sont rejetées avant la prise de la greffe (Fig. 23.19).

En fonction du degré de disparité génétique entre donneur et receveur, et surtout si l'on applique un traitement immunosuppresseur, le rejet de greffe peut s'étaler sur plusieurs mois ou plusieurs années. Ce rejet chronique met en jeu différents mécanismes tels qu'un rejet cellulaire à bas bruit ou bien le dépôt d'anticorps ou de complexes antigène-anticorps dans le greffon. Une récidive de la maladie initiale peut aussi créer des lésions de l'organe transplanté.

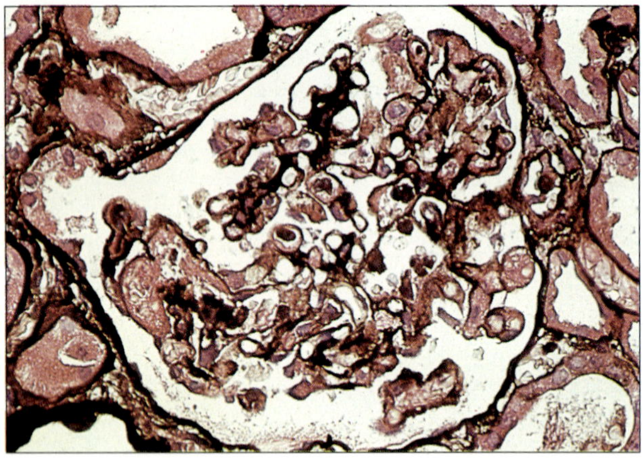

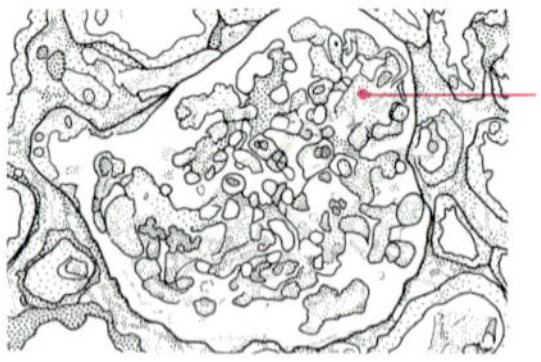

Fig. 23.15 Aspects histologiques d'un rejet hyperaigu de greffe rénale. On peut voir une nécrose étendue des capillaires glomérulaires associée à une hémorragie interstitielle massive. Cette nécrose est précédée par une infiltration massive de polynucléaires, qui apparaît dans la première heure de revascularisation de la greffe. Les évènements montrés ici surviennent 24 à 48 h plus tard. Coloration H & E, x 200.

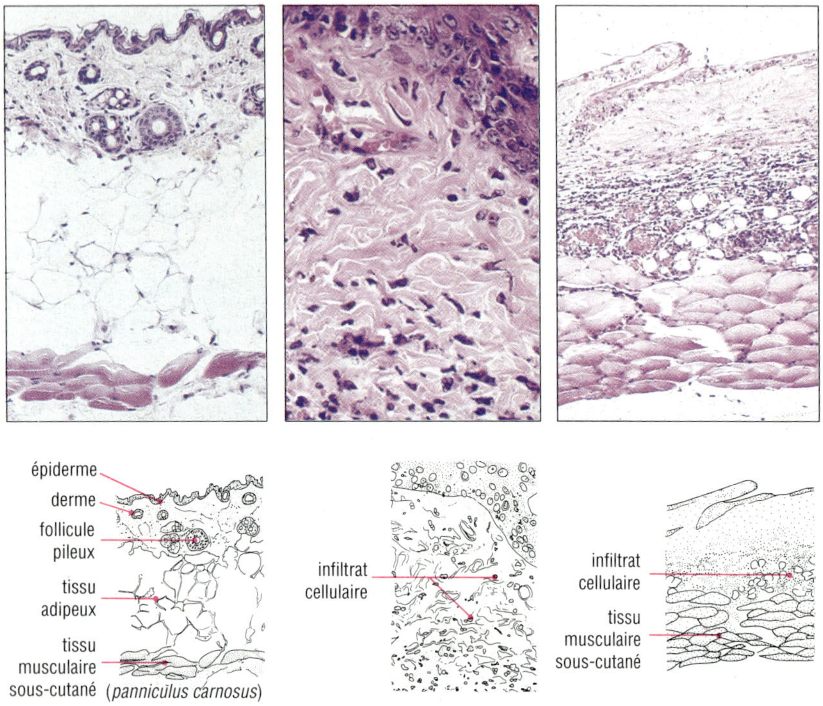

Fig. 23.16 Coupes de peau de souris de lignée A montrant l'apparence de la peau normale (à gauche) et d'une allogreffe 5 jours (au centre) et 12 jours (à droite) après avoir été transplantée chez une souris hôte CBA. A 5 jours on observe une légère infiltration par les cellules mononucléées de l'hôte. A 12 jours l'épithélium a été totalement détruit et on remarque un soulèvement du derme qui est maintenant vide de cellules : les cellules infiltrantes de l'hôte ont été détruites par anoxie mais il y a toujours une activité cellulaire intense au niveau de la greffe entre le derme et le tissu sous-cutané

HISTOCOMPATIBILITÉ ET PRÉVENTION DU REJET

Le rejet peut ne pas survenir, dans le cas d'une parfaite compatibilité tissulaire entre donneur et receveur, situation qui correspond à une greffe isogénique entre jumeaux monozygotes. Cette situation est évidemment exceptionnelle chez l'homme où, en règle générale, donneur et receveur diffèrent par leurs antigènes d'histocompatibilité majeurs ou mineurs. En pratique, seules les compatibilités au niveau des antigènes du CMH (HLA) peuvent être déterminées. On peut réaliser le groupage HLA des cellules du donneur et du receveur par des méthodes sérologiques à l'aide d'un panel d'anticorps cytotoxiques spécifiques d'antigènes HLA

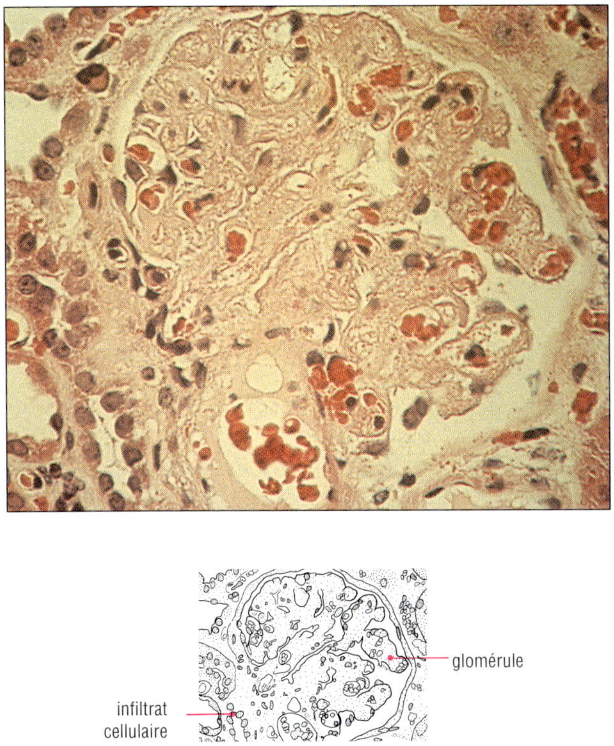

Fig. 23.17 Aspects histologiques d'un rejet aigu de greffe rénale. I. Des petits lymphocytes et d'autres cellules s'accumulent dans le tissu interstitiel de la greffe. De telles infiltrations sont caractéristiques du rejet aigu et surviennent avant l'apparition d'autres signes cliniques. Coloration H & E, x 200.

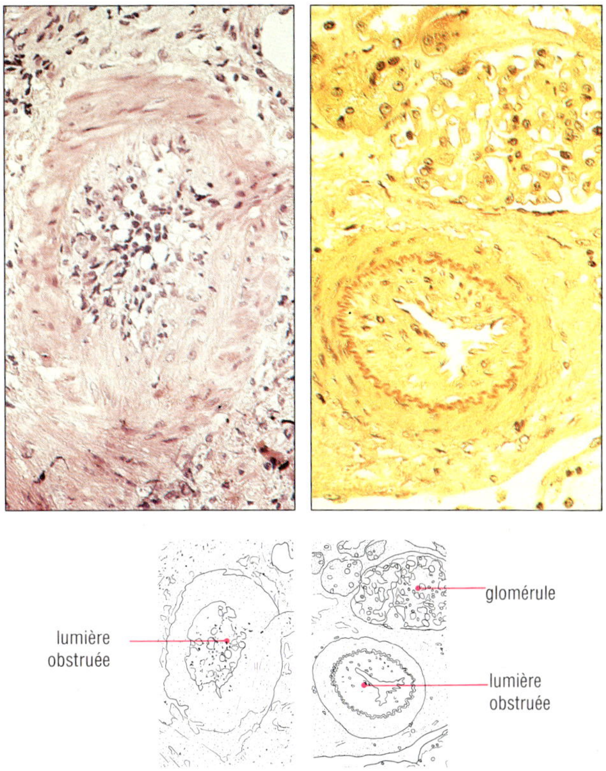

Fig. 23.18 Aspects histologiques d'un rejet aigu de greffe rénale. II. A gauche, obstruction vasculaire (coloration H & E) ; à droite, stade final du processus (Coloration de Van Giensen) x 140.

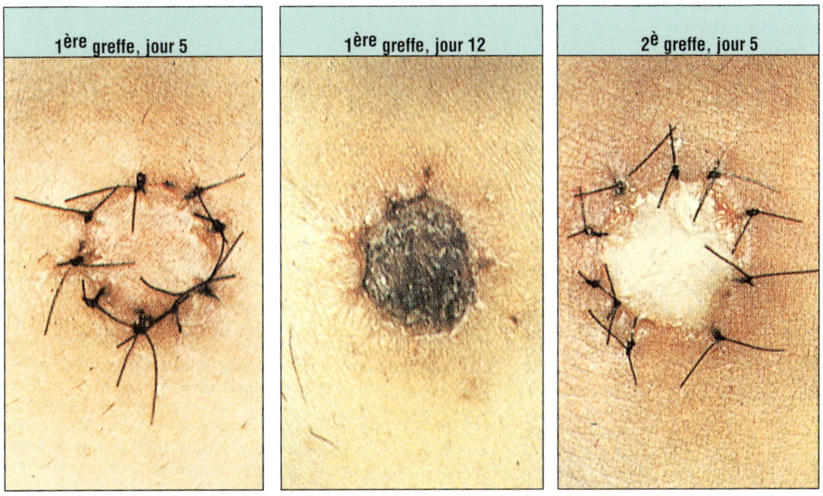

Fig. 23.19 Le rejet de greffe révèle la mémoire immunologique
Une greffe de peau humaine allogénique au 5è jour (à gauche) est totalement vascularisée et les cellules se divisent; au 12è jour, elle est totalement détruite (au centre). Une seconde greffe prélevée chez le même donneur (à droite) est non-vascularisée dès le 7è jour et rapidement détruite : la sensibilisation par la première greffe a induit la mémoire immunologique.

Typage tissulaire sérologique

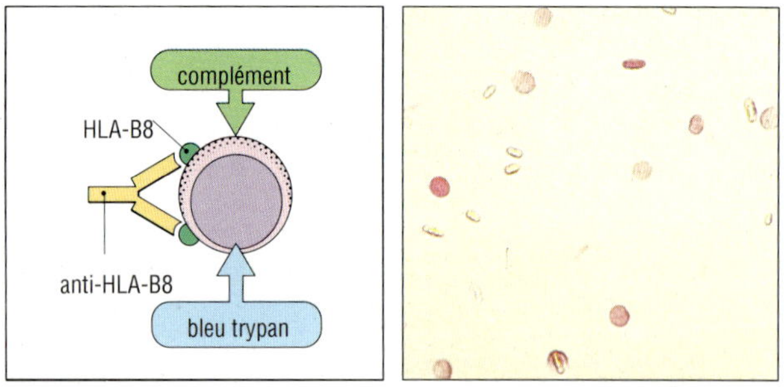

Fig. 23.20 Il est réalisé en mélangeant les cellules à tester avec des antisérums de spécificité définie (par ex. anti-HLA-B8), du complément et du bleu Trypan (un colorant) dans une plaque de microtitration. La mort cellulaire mesurée par la coloration au bleu Trypan confirme que la cellule porte l'antigène en question (HLA-B8). Des cellules mortes colorées au bleu Trypan sont visibles sur la partie droite de la figure.

Spécificités HLA de définition sérologique

	classe I				classe II		
locus	A	B		C	DR	DQ	DP
	1	5	w50	w1	1	w1	w1
	2	7	51	w2	2	w2	w2
	3	8	w52	w3	3	w3	w3
	9	12	w53	w4	4	w4	w4
	10	13	w54	w5	5	w5	w5
	11	14	w55	w6	w6	w6	w6
	w19	15	w56	w7	7	w7	
	23	16	w57	w8	w8	w8	
	24	17	w58	w9	w9	w9	
anti-gènes	25	18	w59	w10	w10		
	26	21	w60	w11	w11		
	28	w22	w61		w12		
	29	27	w62		w13		
	30	35	w63		w14		
	31	37	w64		w15		
	32	38	w65		w16		
	w33	39	w67		w17		
	w34	40	w70		w18		
	w36	w41	w71		w52		
	w43	w42	w72		w53		
	w66	44	w73				
	w68	45	w75				
	w69	w46	w76				
	w74	w47	w4				
		w48	w6				
		49					

Fig. 23.21 Il y a environ 80 molécules différentes de classe I (HLA-A, B, C) et plus de 35 de classe II (HLA-DP, DQ et DR), toutes reconnues à l'aide d'alloantisérums chez l'homme. Les techniques de génétique moléculaire mettent en évidence beaucoup d'autres variants qui demeurent néanmoins, pour la plupart d'entre eux, détectables par la méthode sérologique.

connus. Ce typage peut être réalisé en quelques heures avant ou pendant le prélèvement d'organes (Fig. 23.20). La liste des antigènes connus au niveau des classes I (HLA-A, HLA-B et HLA-C) et des classes II (HLA-DP, HLA-DQ et HLA-DR) est longue (Fig. 23.21) et les chances de trouver deux individus non apparentés phénotypiquement identiques sont extrêmement faibles. Une compatibilité parfaite pour tous les antigènes HLA connus est impossible à obtenir en transplantation clinique, mais une meilleure compatibilité au niveau des seuls antigènes HLA de classe II (particulièrement HLA-DR) permet d'améliorer le pourcentage de survie du greffon (Fig. 23.22).

Une autre méthode permettant d'étudier la compatibilité entre donneur et receveur est la réaction lymphocytaire mixte (MLR) qui mesure la réponse des lymphocytes T du receveur aux antigènes exprimés sur les cellules du donneur (Fig. 23.23). Une faible réponse en culture mixte est corrélée avec une bonne survie du transplant. Cependant la MLR nécessite six jours de culture cellulaire alors que la durée de conservation des organes prélevés sur un sujet en état de mort cérébrale ne dépasse pas 24 à 48 h dans le cas des reins. Ce test est cependant applicable aux greffes à partir de donneur vivant. La MLR est particulièrement importante en greffe de moelle osseuse, où l'on recherche si les cellules du donneur peuvent répondre aux antigènes du receveur et provoquer une réaction de greffon contre l'hôte (voir Fig. 23.7). Dans cette application particulière, ce sont les cellules lymphoïdes du receveur qui sont irradiées et celles du donneur qui sont les cellules répondantes.

Survie des greffes de rein et compatibilité HLA

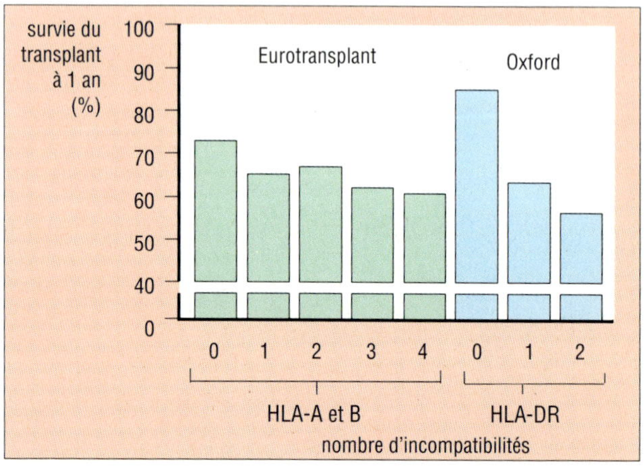

Fig. 23.22 Le schéma représente le pourcentage de survie du transplant à un an dans deux études indépendantes. Dans la première (Eurotransplant), on a déterminé le nombre d'incompatibilités entre donneur et receveur aux locus HLA-A et B (classe I). Dans la seconde étude (Oxford), les compatibilités ont été déterminées pour HLA-DR (classe II).

TRAITEMENT DU REJET PAR IMMUNOSUPPRESSION NON SPÉCIFIQUE

Les traitements immunosuppresseurs peuvent être classés en deux grandes catégories selon qu'ils sont ou non spécifiques d'antigène. L'immunosuppression non spécifique atténue ou supprime l'activité du système immunitaire quel que soit l'antigène. Par exemple, l'irradiation X ou γ à forte dose empêche bien le rejet mais elle abolit l'immunité antimicrobienne. La plupart des traitements non spécifiques utilisés actuellement sont relativement spécifiques pour le système immunitaire ou tout au moins utilisés dans des conditions qui favorisent une certaine sélectivité. Les effets secondaires de ces traitements n'en sont pas moins difficiles à éviter. Le traitement idéal consisterait à inactiver les seuls clones de lymphocytes spécifiques des antigènes du donneur, en laissant tous les autres clones intacts de façon à éviter les infections et les effets secondaires. La recherche d'une telle immunosuppression spécifique demeure la "quête du Graal" des transplanteurs.

Les trois médicaments non spécifiques couramment utilisés en transplantation clinique sont les corticostéroïdes, la cyclosporine et l'azathioprine (Fig. 23.24). Les corticostéroïdes ont des propriétés anti-inflammatoires ; ils empêchent l'activation des macrophages, interfèrent avec les fonctions des CPA, et diminuent l'expression des antigènes du CMH. Ils inhibent bon nombre des activités de l'IFNγ sur les macrophages et le greffon.

La cyclosporine est un macrolide d'origine fongique (Fig.23.25) produit par des microorganismes du sol isolés aux Etats-Unis et en Norvège. La cyclosporine a d'abord été isolée pour ses propriétés antibiotiques qui se sont révélées médiocres, et c'est presque par hasard que ses puissantes propriétés immunosuppressives ont été découvertes. Son principal effet est la suppression de la synthèse de lymphokines par les cellules TH et indirectement la diminution de l'expression des récepteurs d'IL-2 sur les lymphocytes activés.

D'autres macrolides isolés de levures des sols ont des propriétés immunosuppressives et sont en cours d'évaluation clinique, en particulier le FK 506, produit par un champignon du Japon et la Rapamycine dénommée à partir du nom polynésien, Rapa Pui, de l'île de Pâques où elle aurait été isolée. Le FK 506 supprime la production des cytokines par les cellules TH, tandis que la Rapamycine bloque les voies de signalisation intracellulaire du récepteur d'IL-2, empêchant ainsi la prolifération des lymphocytes induite par l'IL-2.

L'azathioprine est un analogue de la 6-mercaptopurine. Son incorporation dans l'ADN des cellules en division bloque la prolifération.

Chacun de ces médicaments est efficace en monothérapie mais seulement à de fortes doses, avec un risque d'effets secondaires importants. Lorsqu'ils sont associés, ils ont une action synergique en bloquant différentes étapes de la réponse immunitaire. Les doses de chaque médicament peuvent alors être réduites de façon à diminuer la toxicité propre à chaque molécule. Depuis l'introduction de la cyclosporine les pourcentages de survie du greffon

Typage tissulaire : réaction lymphocytaire mixte (MLR)

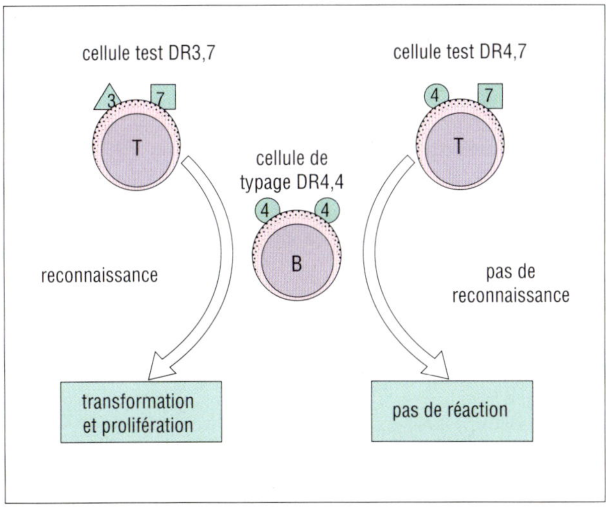

Fig. 23.23 Dans cet exemple, la cellule de typage homozygote est HLA-DR4, 4 (les spécificités antigéniques sont représentées par différentes formes et différents numéros). Deux lymphocytes différents sont testés, DR3,7 et DR4,7. Le premier, DR3,7 reconnaît la cellule de typage comme étant étrangère, tandis que le second DR4,7 partage la spécificité DR4 avec la cellule de typage et ne la reconnaît pas. La reconnaissance est évaluée par la transformation et la prolifération de la cellule à tester. Les cellules de typage sont traitées de façon à ce qu'elles ne se divisent pas en réponse aux cellules à tester.

Médicaments immunosuppresseurs

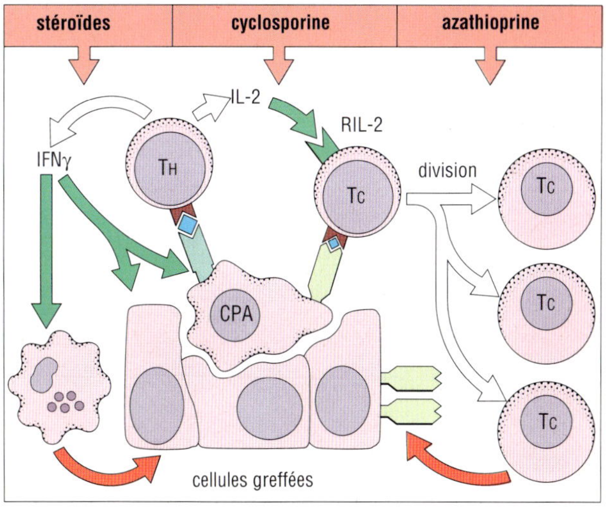

Fig. 23.24 Les médicaments les plus largement utilisés en transplantation clinique, corticostéroïdes, cyclosporine et azathioprine, ont des sites d'action différents. Les corticostéroïdes sont anti-inflammatoires et agissent sur les macrophages activés, en diminuant la fonction de présentation d'antigène et en réduisant l'expression des antigènes du CMH. La cyclosporine bloque la production de lymphokines, l'azathioprine empêche la prolifération des cellules activées.

atteignent 85 à 90 % à un an pour les reins, les coeurs et les foies, bien que le problème du rejet chronique et des effets iatrogéniques à long terme ne soient pas encore résolu. L'utilisation du FK 506 et de la Rapamycine pourrait peut-être encore améliorer ces résultats.

De nouveaux médicaments non spécifiques mais plus sélectifs sont en cours d'étude (Fig. 23.26). Des anticorps monoclonaux contre des molécules de surface des lymphocytes, particulièrement CD3, CD4, CD8 et le récepteur d'IL-2 (RIL-2) peuvent être administrés pour détruire les cellules ou bloquer leurs fonctions. On peut coupler des médicaments cytotoxiques à ces anticorps pour augmenter leur efficacité. On peut aussi produire des molécules de fusion, associant l'IL-2 à une toxine, de telle sorte que les cellules activées par les antigènes du greffon exprimant des récepteurs d'IL-2 soient détruites.

Structure d'immunosuppresseurs d'origine fongique

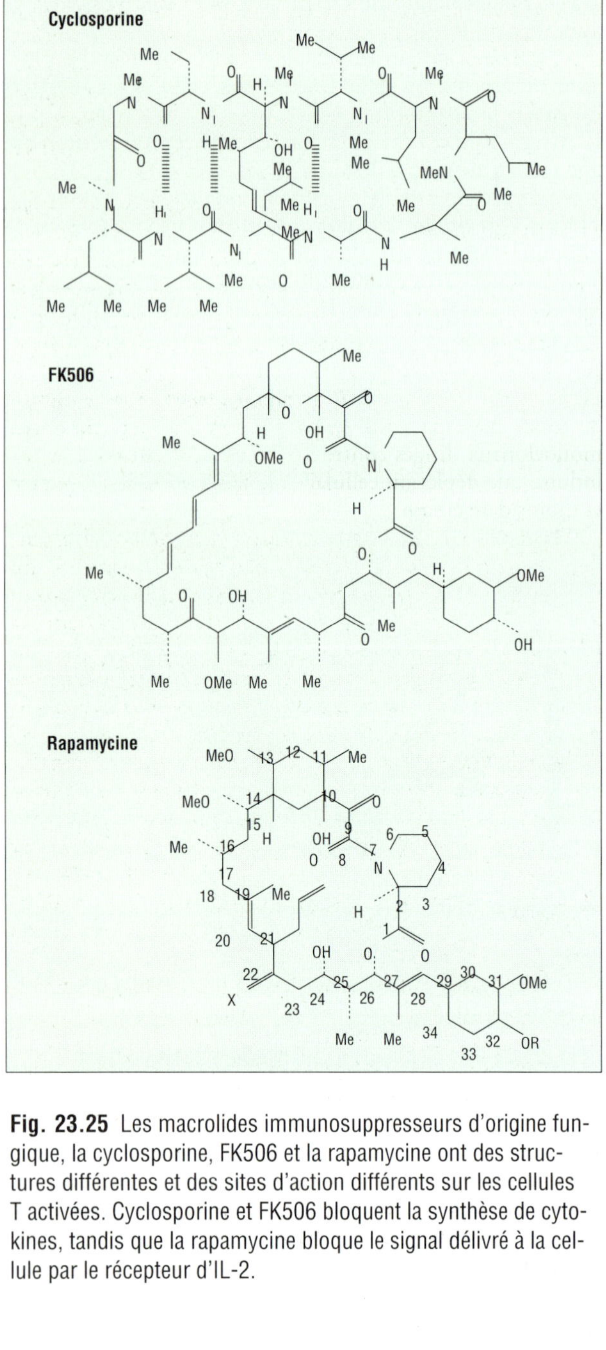

Fig. 23.25 Les macrolides immunosuppresseurs d'origine fongique, la cyclosporine, FK506 et la rapamycine ont des structures différentes et des sites d'action différents sur les cellules T activées. Cyclosporine et FK506 bloquent la synthèse de cytokines, tandis que la rapamycine bloque le signal délivré à la cellule par le récepteur d'IL-2.

IMMUNOSUPPRESSION SPÉCIFIQUE

Le système immunitaire est régulé par différents mécanismes de rétrocontrôle qui déterminent l'amplitude, le type et la spécificité des réactions immunologiques (voir chapitre 9). Dans certaines modèles expérimentaux, on peut exploiter ces mécanismes de "feed-back" pour empêcher le rejet. Trois principes classiques peuvent être mis en oeuvre : la tolérance néonatale, la facilitation active et la facilitation passive.

Les rongeurs naissent juste avant que les cellules T matures ne quittent le thymus, alors que ce stade de développement est atteint entre la 16^{è} et la 20^{è} semaine de gestation chez l'homme. Si l'on administre aux rongeurs nouveaux-nés l'antigène sous forme de cellules vivantes susceptibles de se répliquer, ou sous forme d'injections répétées d'antigène, on parvient à supprimer le développement des cellules T matures spécifiques de cet antigène. Dans l'expérience classique de Billingham, Brent et Medawar, les cellules de moelle osseuse d'une souris hybride (AxB) F1 sont injectées à un nouveau-né B. Les cellules (AxB) F1 sont utilisées de façon à éviter la réaction de

Immunosuppression sélective

agent	cible
antisérums hétérologues/anticorps	
sérum anti-lymphocytes (SAL) globulines anti-thymocytes (GAT)	tous les lymphocytes (+ autres cellules)
anticorps monoclonaux	
anti-CD3 anti-CD4 anti-RIL-2	lymphocytes T matures cellules TH cellules T activées
conjugués anticorps-toxines	
anti-CD5 + chaîne A de la ricine	cellules $CD5^+$
conjugués lymphokine-toxine	
IL-2 + toxine diphtérique	lymphocytes T activés ($RIL\text{–}2^+$)

Fig. 23.26 Les anticorps et les cytokines peuvent être ciblés vers les cellules du système immunitaire, ce qui leur confère une plus grande sélectivité que les médicaments qui peuvent exercer leurs effets secondaires sur des tissus non lymphoïdes, à l'origine par ex. de néphrotoxicité ou d'hépatotoxicité. L'efficacité des agents biologiques peut être accrue en les couplant avec des médicaments ou des toxines.

GVH anti-B qui aurait lieu si on utilisait les cellules parentales A. Les cellules de moelle osseuse injectées au nouveau-né se multiplient et fournissent une source permanente d'antigène. La souris B devenue adulte est incapable de répondre aux antigènes A auxquels elle a été exposée et elle tolère les greffes de peau et d'autres tissus de donneurs A ou (AxB) F1. Les mécanismes de cette tolérance néonatale sont décrits dans le chapitre 11 et résumés dans la figure 23.8.

L'antigène peut activer certaines sous-populations de lymphocytes. On considère actuellement qu'il y a deux principales sous-populations de lymphocytes TH, appelées TH1 et TH2 (chapitre 7). Les souris rendues tolérantes à la naissance pourraient avoir un déficit des cellules TH1 spécifiques du donneur et une augmentation du nombre de cellules TH2 spécifiques du donneur. Les cellules TH1, qui ont un rôle majeur dans la réaction de rejet, produisent de l'IFNγ et de l'IL-2 (Fig. 23.24). Par contre, les cellules TH2 produisent d'autres lymphokines, en particulier l'IL-10, encore appelé facteur inhibant la synthèse des cytokines

Facilitation immunologique des allogreffes

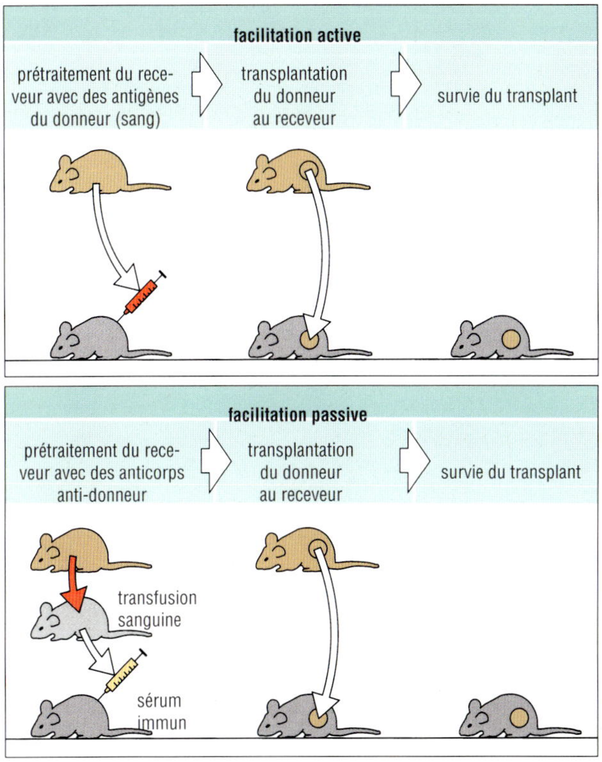

Fig. 23.27 L'administration au receveur d'antigène du donneur peut prolonger la survie d'une allogreffe ultérieure. Ce phénomène correspond à la facilitation active de la survie de l'allogreffe car il implique une réponse active de la part du receveur. (Remarquer que le sang du même donneur administré par une voie différente, peut induire un rejet accéléré). L'administration d'anticorps spécifiques du donneur, au moment de la greffe, peut entraîner une facilitation passive. Les deux formes de facilitation sont immunologiquement spécifiques car elles ne concernent que les tissus du donneur, le rejet des tissus d'une troisième souche ayant lieu dans des délais normaux.

(CSIF), qui bloque la synthèse des cytokines par les lymphocytes TH1. Chez les souris rendues tolérantes à la naissance, un plus petit nombre de cellules TH1 et davantage de cellules TH2 spécifiques du donneur déplacent l'équilibre entre rejet et acceptation du greffon dans le sens de la tolérance. Il s'agit-là davantage d'une immunodéviation que d'une tolérance au sens strict. A ce titre, il est intéressant de signaler que la cyclosporine pourrait agir davantage sur les cellules TH1 que sur les cellules TH2.

Enfin, l'antigène pourrait activer des cellules T suppressives (TS). Ces cellules ne sont pas encore précisément identifiées. On sait cependant que les cellules T d'un animal tolérant à une greffe d'un donneur A empêchent le rejet d'une greffe portant les antigènes A lorsqu'elles sont injectées à un autre animal. Cette expérience de transfert adoptif de suppression a montré que des cellules T $CD8^+$ sont responsables de cet effet. Ces expériences démontrent sans ambiguïté l'existence d'une fonction TS, même s'il persiste aujourd'hui beaucoup de doutes sur la nature et le mécanisme d'action de ces cellules. Les cellules TS sont résistantes à la cyclosporine et elles peuvent jouer un rôle lors des traitements par ce médicament. L'état de tolérance assuré par les cellules TS correspond à une suppression active.

La tolérance induite en période néonatale ne peut pas être transposée chez l'homme. Pourtant, des procédés tels que l'irradiation lymphoïde totale (TLI), au cours desquels les lymphocytes matures sont détruits par irradiation alors que la moelle osseuse est protégée, pourraient créer chez l'adulte une situation comparable à celle des rongeurs nouveaux-nés. En effet l'introduction d'antigène après TLI peut créer une tolérance. Cependant l'irradiation lymphoïde totale n'est pas sans risque en clinique. Les anticorps monoclonaux dirigés contre les cellules T matures peuvent induire une déplétion cellulaire de façon tout aussi efficace et moins dangereuse.

Dans certains cas, l'introduction d'antigènes du donneur peut provoquer une survie prolongée, voire permanente, du greffon (Fig. 23.27). Ce phénomène est appelé "facilitation active" de la survie du greffon ; il est inattendu dans la mesure où l'injection d'antigènes pourrait provoquer un rejet accéléré ou hyperaigu. La voie d'introduction de l'antigène est importante car elle détermine le site du système immunitaire ou s'effectue la réponse. Dans un modèle d'allogreffe de rein chez le rat, on a montré qu'une transfusion de sang du donneur par voie intraveineuse une semaine avant la transplantation provoquait une survie prolongée du greffon, alors que la même dose de sang injectée par voie sous-cutanée provoquait un rejet accéléré. Cet effet est immunologiquement spécifique dans la mesure où le donneur de sang et de rein doivent avoir au moins certains antigènes en commun.

Le phénomène de facilitation active a été appliqué en transplantation clinique avec les transfusions de sang du donneur. Par exemple, si un parent doit donner un rein à un enfant, le receveur peut être traité par transfusion sanguine du parent avant la transplantation. Malheureusement, près de 20 % des malades qui reçoivent une transfusion du donneur produisent des anticorps anti-donneur et la transplantation ne peut alors être faite à cause du risque de rejet hyperaigu. Cependant, chez les malades qui ne produisent pas d'anticorps (soit 80 % des receveurs), les pourcentages de survie du transplant se situent entre 95 et 100 %.

L'effet favorable des transfusions sanguines pratiquées avant la greffe, appelé "effet transfusionnel", a été démontré chez les malades recevant des transfusions à partir de donneurs choisis au hasard, peut être du fait d'antigènes HLA communs entre le greffon et le sang transfusé (Fig. 23.28). En effet, l'effet transfusionnel augmente avec le nombre de transfusions et de nombreux centres de transplantation pratiquent des transfusions chez les futurs receveurs de greffe de rein. Cependant, il existe toujours un risque de sensibilisation du malade et l'effet transfusionnel est beaucoup moins évident depuis les progrès des traitements immunosuppresseurs.

La facilitation active nécessite une réponse immunitaire active du receveur vis-à-vis des antigènes du donneur. Cette réponse peut impliquer l'induction d'anergie des cellules TH1, l'activation sélective des cellules TH2 ou celle de cellules Ts par la transfusion sanguine, selon des mécanismes comparables à ceux de la tolérance néonatale. Un autre mécanisme de facilitation peut être envisagé. Il s'agit de la production d'anticorps "facilitants" spécifiques des antigènes du donneur. Ces anticorps peuvent empêcher la réaction de rejet en masquant les antigènes du greffon et en empêchant ainsi leur reconnaissance par les cellules T, ou bien en détruisant les leucocytes de "passage" (cellules dendritiques) au sein du greffon. Les anticorps facilitant peuvent ainsi être produits contre les récepteurs d'antigène spécifiques du donneur, éliminant ainsi les lymphocytes spécifiques du donneur, ou bien modifiant la présentation de l'antigène pour permettre l'activation sélective de cellules TH2 et Ts.

Les anticorps peuvent aussi jouer un rôle de rétrocontrôle chez les sujets transplantés. L'injection d'anticorps anti-donneur chez un rat receveur d'une allogreffe rénale au moment de la transplantation peut prolonger considérablement la survie du greffon (Fig. 23.27) (on notera que les rats ont un système du complément peu efficace et que les rejets hyperaigus ne sont habituellement pas observés dans cette espèce). Le phénomène de protection du greffon par les anticorps du donneur est appelé "facilitation passive" de la survie du greffon, car le produit de la réponse immunitaire (les anticorps) est transféré et non pas produit activement par le receveur.

Effets des transfusions sanguines sur la survie des allogreffes rénales

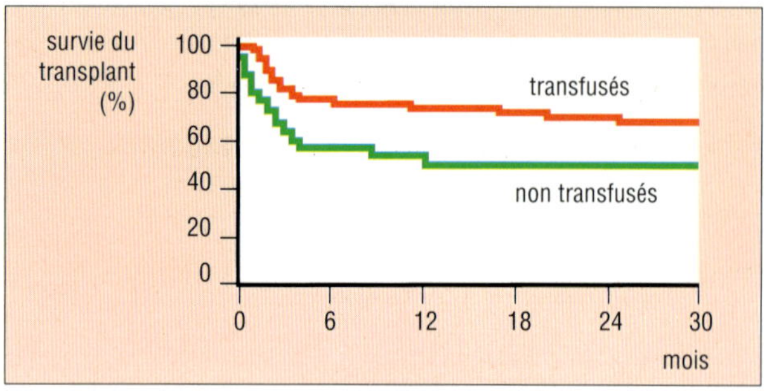

Fig. 23.28 Ce graphique montre la survie des allogreffes rénales en fonction du temps chez 102 patients ayant reçu des transfusions et 71 n'en ayant pas reçu.

LECTURES COMPLÉMENTAIRES

Billingham RE, Silvers ES. *The Immunobiology of Transplantation.* New Jersey: Prentice Hall, 1971.

Cerilli CJ. *Organ Transplantation and Replacement. Maryland:* JB Lippincott, 1988.

Kahan D, ed. *Cyclosporin A - Biological Activity Applications.* New York: Grune & Stratton Inc, 1984.

Klein J. *Natural History of the Major Histocompatibility Complex.* New York: John Wiley & Sons, 1987.

chapitre 24

Auto-immunité et maladies auto-immunes

Le répertoire des récepteurs des lymphocytes T et B étant produit au hasard des recombinaisons génétiques, le système immunitaire est conduit à reconnaître les composants du soi. Les mécanismes complexes que doit développer un individu pour distinguer le soi du non-soi et pour éviter les inconvénients d'une autoréactivité ont été décrits précédemment (voir chapitre 10). Cependant tout mécanisme physiologique comporte un risque d'erreurs ; les mécanismes de reconnaissance du soi ne font pas exception à cette règle et l'on connaît de nombreuses maladies où des autoanticorps et des lymphocytes T autoréactifs sont produits en grand nombre.

Un des premiers exemples d'association entre une maladie et un autoanticorps spécifique d'organe est celui de la thyroïdite de Hashimoto. Cette maladie, atteignant généralement la femme d'âge mûr, entraîne souvent la formation d'un goître et conduit à l'hypothyroïdie. La glande est le siège d'un infiltrat inflammatoire de cellules mononucléées formé de lymphocytes, de plasmocytes avec souvent des follicules lymphoïdes secondaires (Fig. 24.1). Dans la maladie de Hashimoto, la glande présente souvent des follicules thyroïdiens régénératifs, contrairement au myxoedème primitif où les phénomènes immunologiques sont comparables, mais où la glande s'atrophie à la suite d'une destruction pratiquement complète.

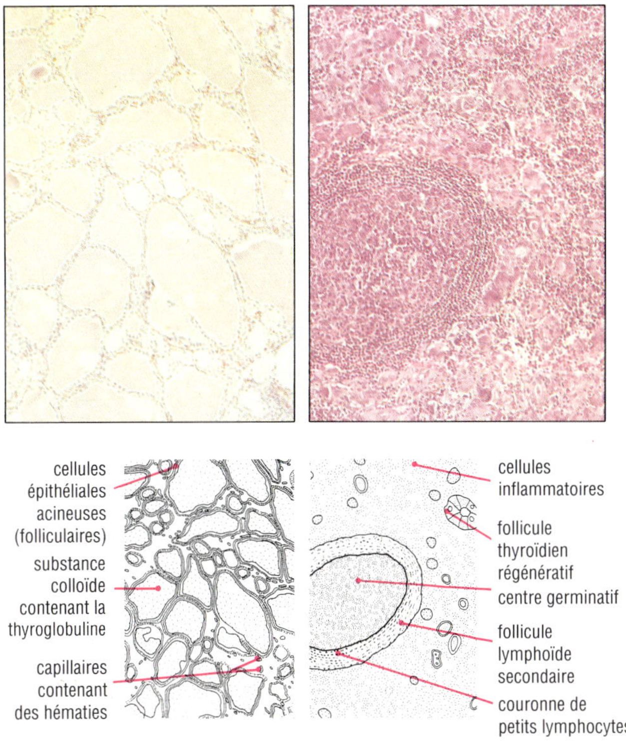

Fig. 24.1 Modifications histologiques dans la thyroïdite de Hashimoto. A gauche, coupe de thyroïde normale. Les cellules folliculaires délimitent l'espace colloïde dans lequel elles sécrètent la thyroglobuline, qui est dégradée en hormones thyroïdiennes. A droite, maladie de Hashimoto. L'architecture de la glande est pratiquement détruite et remplacée par les cellules de l'infiltrat, essentiellement des lymphocytes, des macrophages et des plasmocytes ; on remarque un follicule lymphoïde secondaire avec son centre germinatif et un petit follicule thyroïdien régénératif. Coloration H & E, x 80.

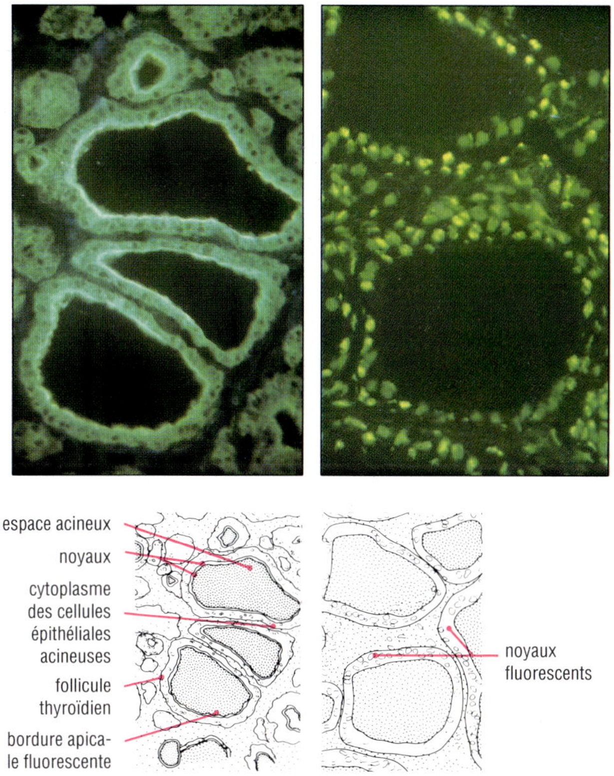

Fig. 24.2 Autoanticorps antithyroïdiens. Une coupe de thyroïde humaine non fixée est traitée successivement par le sérum du malade puis par un conjugué fluorescent anti-Ig humaines. A gauche, les cellules acineuses sont marquées par les anticorps d'un sérum de malade atteint de thyroïdite de Hashimoto. Les anticorps se fixent au cytoplasme mais pas au noyau. Les coupes non fixées perdent la substance colloïde, ce qui explique que la fixation des anticorps antithyroglobuline ne soit pas visible. A droite, un sérum de malade atteint de lupus érythémateux disséminé contient des anticorps qui se fixent au noyau mais pas au cytoplasme.

Le sérum de malades atteints de thyroïdite de Hashimoto contient généralement des anticorps anti-thyroglobuline. Ces anticorps sont mis en évidence par immunofluorescence (Fig. 24.2) mais aussi par immunoprécipitation quand ils sont présents à forte concentration. La technique d'immunofluorescence permet aussi d'observer des anticorps dirigés contre un antigène cytoplasmique ou microsomial qui est en outre présent sur la surface apicale des microvillosités. Il s'agit de la peroxydase thyroïdienne, responsable de l'iodination de la thyroglubline.

L'ÉVENTAIL DES MALADIES AUTO-IMMUNES

Les autoanticorps dans la maladie de Hashimoto réagissent avec la thyroïde mais pas avec les autres tissus. En revanche le sérum des malades atteints de lupus érythémateux disséminé (LED), une maladie auto-immune systémique, réagit avec de nombreux tissus de l'organisme sinon avec tous. Dans le cas du LED, un des anticorps dominants se fixe dans le noyau (Fig. 24.2). Ces deux maladies constituent les deux extrêmes d'un continuum comprenant une longue liste de maladies auto-immunes (Fig. 24.3). Dans les maladies spécifiques d'organe, les organes-cibles généralement atteints sont les glandes thyroïde et surrénales, l'estomac et le pancréas. Les maladies auto-immunes non spécifiques d'organe, dont font partie certains rhumatismes inflammatoires, atteignent typiquement la peau, le rein, les articulations et le muscle (Fig. 24.4).

On constate des chevauchements à chaque extrêmité de l'éventail. Par exemple des anticorps antithyroïdiens sont fréquemment trouvés chez les malades atteints d'anémie de Biermer qui ont une gastrite auto-immune et ces malades ont une fréquence plus élevée de thyroïdites auto-immunes que le reste de la population. De même, les malades atteints de thyroïdite auto-immune présentent plus souvent que les autres des anticorps anti-estomac et, à un moindre degré, une anémie de Biermer. A l'autre extrêmité de l'éventail, le groupe des maladies rhumatoïdes montre aussi un chevauchement considérable ; des signes de polyarthrite rhumatoïde, par exemple, sont fréquemment associés à un tableau clinique de LED. Dans ces maladies, les complexes immuns circulants se déposent dans les tissus en particulier les reins, les articulations et la peau, pour donner des lésions diffuses. En revanche, les associations entre maladies situées aux deux extrêmités de l'éventail sont relativement peu fréquentes (Fig. 24.5).

Eventail des maladies auto-immunes

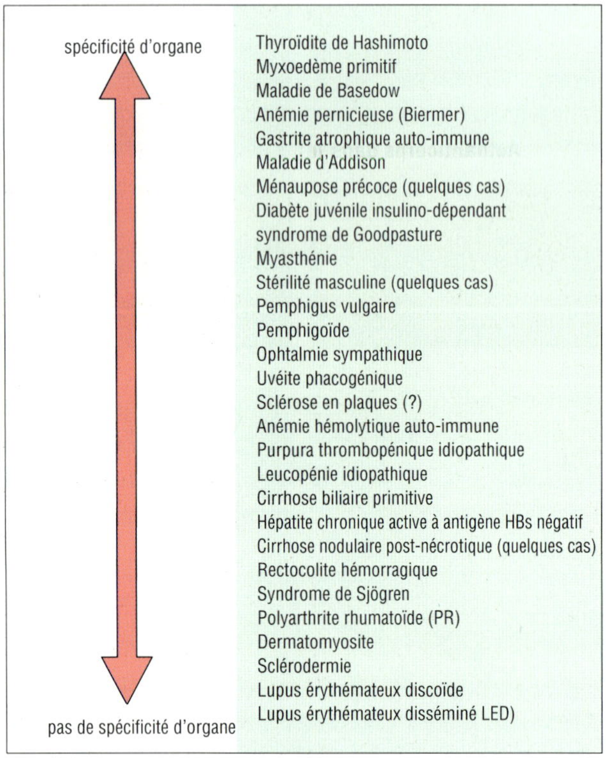

Fig. 24.3 Les autoantigènes, cibles des maladies auto-immunes, peuvent être localisés dans des organes particuliers ou au contraire largement distribués dans tout l'organisme.

Deux types de maladies auto-immunes

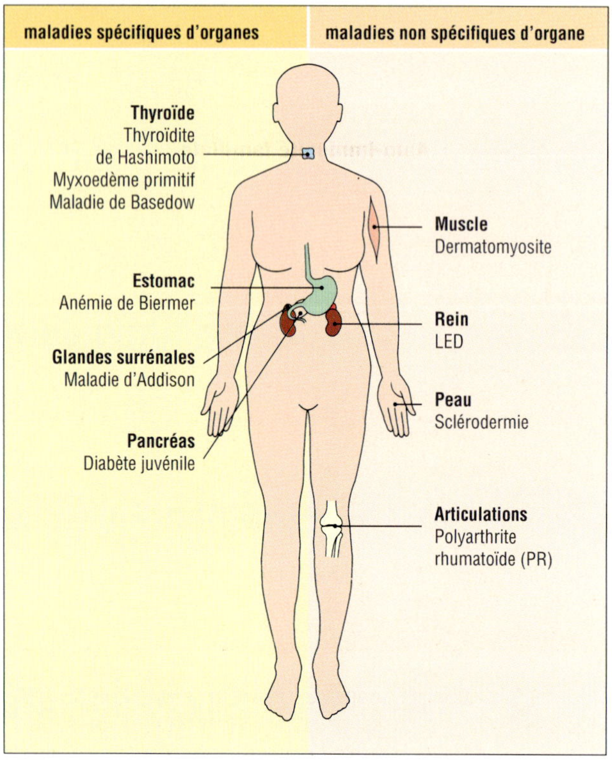

Fig. 24.4 Les maladies auto-immunes non spécifiques d'organes peuvent atteindre à la fois la peau, les articulations, le rein et le muscle ; certaines d'entre elles ont cependant une affinité élective pour un organe particulier : reins pour le LED, articulations pour la PR.

Les mécanismes des lésions immunopathologiques sont variés et dépendent du type de maladie auto-immune. Quand l'antigène est localisé dans un organe particulier, les lésions sont produites essentiellement par des réactions d'hypersensibilité de type II et des réactions à médiation cellulaire (voir chapitres 20 et 22). Dans les maladies auto-immunes non spécifiques d'organe, les dépôts de complexes immuns, localisés dans les sites de filtration sanguine, conduisent à des réactions inflammatoires aiguës qui mettent en jeu l'activation du complément et le recrutement des phagocytes (voir chapitre 21).

Association des autoanticorps

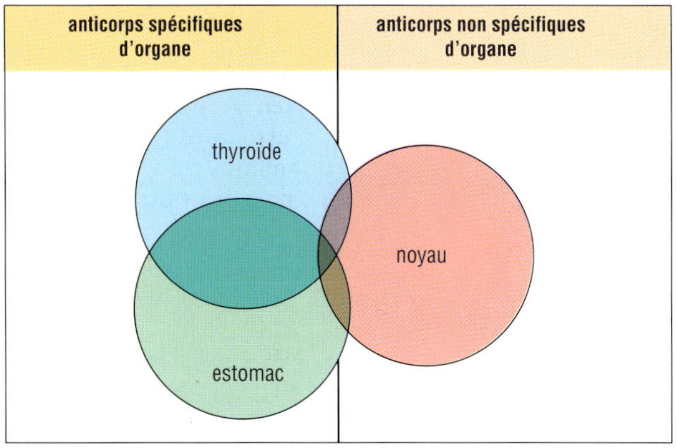

Fig. 24.5 Les anticorps spécifiques d'organes dirigés contre la thyroïde et l'estomac sont souvent associés chez le même malade ; ils sont par contre rarement associés à des anticorps non spécifiques d'organes dirigés, par exemple, contre les composants nucléaires (ADN et nucléoprotéines).

GÉNÉTIQUE

Il existe sans aucun doute une prédisposition familiale à l'auto-immunité comme l'illustre l'exemple remarquable présenté dans la figure 24.6. Cette prédisposition est d'origine génétique plutôt que dûe à l'environnement, comme le montrent les études de concordance chez les paires de jumeaux identiques ou non-identiques, ou encore l'association entre les anticorps antithyroïdiens et les anomalies du chromosome X.

L'auto-immunité familiale est souvent spécifique d'organe plutôt que systémique. En plus de la prédisposition à développer des anticorps spécifiques d'organe, d'autres facteurs génétiques tendent à sélectionner l'organe le plus souvent atteint. Ainsi, le titre et la prévalence des anticorps antithyroïdiens sont augmentés dans les familles de malades atteints de thyroïdite de Hashimoto ou bien d'anémie de Biermer, alors que les anticorps anti-estomac sont plus fréquents dans les familles de malades atteints de maladie de Biermer (Fig. 24.7). Ces obervations suggèrent l'existence de facteurs génétiques susceptibles de sélectionner préférentiellement l'estomac comme organe-cible.

Auto-immunité familiale

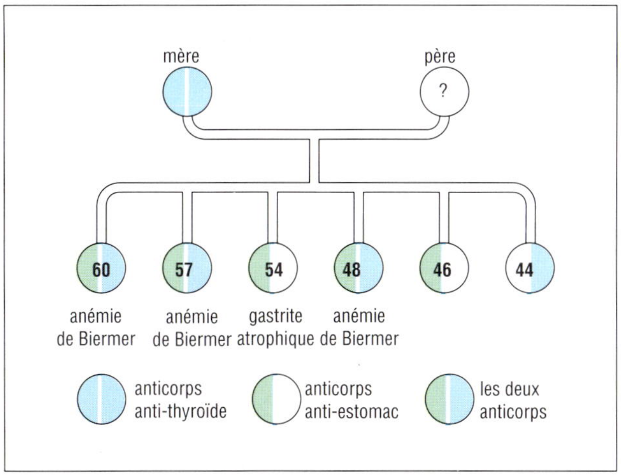

Fig. 24.6 L'arbre généalogique montre l'incidence des anomalies spécifiques d'organes, affectant la thyroïde et l'estomac. La présence d'autoanticorps n'a pas pu être étudiée chez le père décédé. Bien que les enfants présentent une maladie gastrique auto-immune, alors que la mère est atteinte de myxoedème primitif, on observe une association frappante avec l'auto-immunité antithyroïdienne sérologique, sans symptome clinique d'atteinte thyroïdienne. La présence des anticorps est liée à l'âge (les âges indiqués sont ceux au moment de la détection des autoanticorps).

Autoanticorps dans les familles de malades

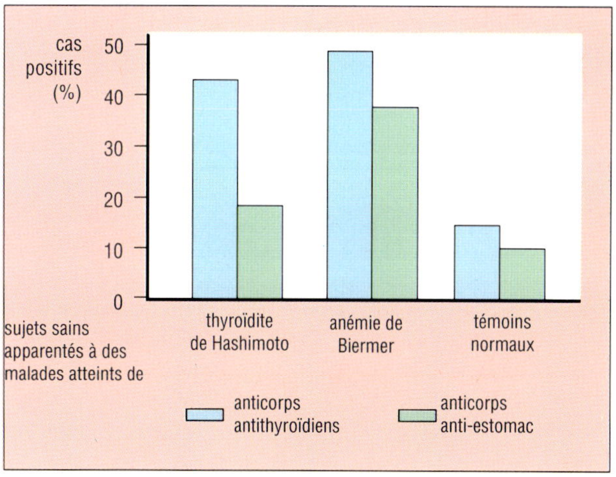

Fig. 24.7 Un pourcentage très élevé des parents au premier degré des malades atteints de thyroïdite de Hashimoto possèdent des autoanticorps anti-thyroïde et, à un moindre degré, des autoanticorps anti-cellules pariétales gastriques. L'incidence d'anticorps antithyroïdiens est aussi élevée chez les parents des malades atteints d'anémie de Biermer,ce qui indique une prédisposition à développer des autoanticorps spécifiques d'organes ; l'incidence d'anticorps anti-estomac chez ces individus est plus élevée que chez celle observée chez les parents des malades atteints de maladie de Hashimoto, ce qui indique une propension du système immunitaire à réagir contre des organes précis.

Un autre argument en faveur de l'intervention de facteurs génétiques dans les maladies auto-immunes est apporté par l'association entre ces maladies et certaines spécificités HLA (Fig. 24.8). L'haplotype B8 DR3 est particulièrement fréquent dans les maladies spécifiques d'organe, bien que la thyroïdite de Hashimoto soit, elle, davantage associée à DR5. La polyarthrite rhumatoïde est associée à HLA-DR4, mais à aucun locus A ou B particulier. Le risque relatif de diabète insulino-dépendant, ou diabète de type I, est très augmenté chez les hétérozygotes DR3 et DR4. Ces observations suggèrent l'intervention de plusieurs facteurs génétiques dans le développement des maladies auto-immunes, certains gènes prédisposant aux maladies auto-immunes, d'autres à des formes systémiques ou spécifiques d'organe, et d'autres enfin déterminant le ou les antigènes impliqués.

Ces hypothèses ont été confirmées par l'étude des modèles animaux de maladies auto-immunes.

Associations entre HLA et maladies auto-immunes

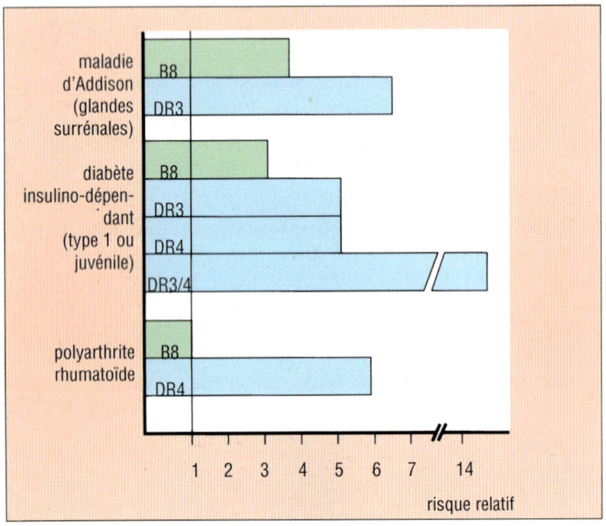

Fig. 24.8 Le risque relatif est la probabilité d'apparition de la maladie chez les individus porteurs d'un antigène HLA donné, par rapport aux individus qui ne possèdent pas cet antigène. Pratiquement toutes les maladies auto-immunes étudiées sont associées à une spécificité HLA. Le risque relatif de maladie d'Addison est plus grand chez les individus DR3 que chez les B8, ce qui suggère que le gène DR3 est plus proche de celui de la susceptibilité à la maladie, voire identique. Les sujets B8 ont un risque relatif supérieur à 1 car B8 est plus souvent rencontré chez les sujets DR3$^+$ que dans le reste de la population (déséquilibre de liaison). DR3 et DR4 sont associés au diabète de type 1 mais les hétérozygotes DR3/4 ont un risque relatif encore plus grand en accord avec l'idée d'un terrain génétique multifactoriel. La polyarthrite rhumatoïde est associée à DR4 mais à aucune des spécificités HLA-A ou -B.

PATHOGÉNIE

Trois hypothèses pourraient théoriquement rendre compte de l'association entre autoanticorps et maladies :

1. La réaction auto-immune est responsable des lésions caractéristiques de la maladie
2. La maladie provient d'une autre cause et les lésions tissulaires entraînent secondairement l'apparition d'autoanticorps
3. Un même facteur provoque directement à la fois des lésions et la manifestation auto-immune.

Des autoanticorps secondaires à une lésion ont effectivement été trouvés dans certaines circonstances, par exemple des autoanticorps anti-myocarde après infarctus du myocarde. Cependant, dans la plupart des cas, les autoanticorps ne sont pas induits par des autoantigènes libérés à la suite d'un simple traumatisme. Dans la plupart des maladies auto-immunes, on trouve des arguments en faveur de la première hypothèse impliquant la réaction auto-immune dans la genèse des lésions.

La meilleure façon de vérifier cette hypothèse est d'induire délibérément une réaction auto-immune expérimentale chez l'animal et de voir si elle est susceptible d'entraîner des lésions. De fait, il est possible chez l'animal

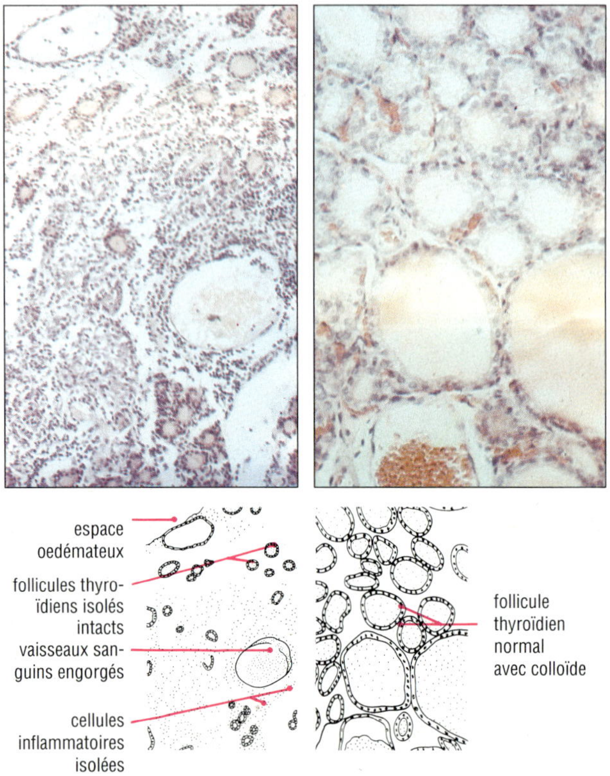

Fig. 24.9 Aspect histologique de la thyroïdite auto-immune expérimentale. A gauche, coupe de thyroïde d'un animal immunisé avec de la thyroglobuline : destruction de l'architecture folliculaire, invasion de cellules mononucléées, engorgement des capillaires, oedème et fibrose. A droite, coupe témoin normale. Coloration H & E, x 200.

de reproduire expérimentalement certaines maladies spécifiques d'organe après injection d'autoantigène associé à l'adjuvant complet de Freund. Selon ce procédé, l'injection de thyroglobuline peut induire une thyroïdite, et celle de protéine basique de la myéline une encéphalomyélite. Chez les animaux qui reçoivent la thyroglobuline, il y a non seulement production d'autoanticorps anti-thyroïde mais aussi infiltration mononucléée de la glande avec destruction de son architecture acineuse (Fig. 24.9). Bien qu'elle ne soit pas strictement identique à la maladie de Hashimoto, cette thyroïdite expérimentale ressemble beaucoup à la maladie humaine.

L'induction de ces maladies auto-immunes expérimentales dépend de la souche d'animaux utilisée. Par exemple la susceptibilité des rats et des souris à l'encéphalomyélite induite par la protéine basique de la myéline dépend d'un petit nombre de gènes parmi lesquels les plus importants sont les gènes de classe II du CMH. Dans les souches susceptibles il est également possible d'induire la maladie par l'injection de lignées de cellules T spécifiques de la protéine basique de la myéline. Ces lignées sont de phénotype $CD4^+$, et on a montré que l'induction de la maladie pouvait être bloquée en traitant les receveurs par des anticorps dirigés contre la molécule CD4, à condition que ceux-ci soit injectés avant le début de la maladie. Ces résultats montrent l'importance des cellules TH autoréactives restreintes vis-à-vis des antigènes de classe II du CMH dans l'induction de ces maladies auto-immunes expérimentales. Il y a beaucoup à apprendre des maladies auto-immunes spontanées chez l'animal. Un des exemples les mieux connus est celui du poulet obèse (Fig. 24.10) qui produit spontanément des autoanticorps anti-thyroïde et dont la glande thyroïde est le siège d'une inflammation chronique aboutissant à sa destruction progressive (Fig. 24.11). Les sérums de ces animaux contiennent non seulement des anticorps anti-thyroglobuline mais aussi, chez 15 % d'entre eux, des anticorps anti-estomac qui se fixent *in vitro* sur le proventricule de façon tout à fait comparable aux anticorps anti-cellules pariétales des malades atteints d'anémie de Biermer.

Le modèle du poulet de souche obèse est très proche des maladies auto-immunes de la glande thyroïde chez l'homme par la nature des lésions thyroïdiennes, la production d'autoanticorps contre divers composants de la glande et l'association à des signes d'auto-immunisation anti-estomac. Il est donc particulièrement intéressant de rechercher dans ce modèle l'effet de modifications des fonctions immunologiques sur la maladie. Si, par exemple, la bourse de Fabricius est enlevée peu après l'éclosion, la maladie est très atténuée, ce qui suggère un rôle pathogénique des anticorps ; à l'inverse, la thymectomie néonatale aggrave les lésions, ce qui indique que le thymus exerce un certain contrôle sur leur évolution (Fig. 24.12). Chez l'adulte, l'administration de sérum anti-cellules T, permettant la destruction de la totalité des cellules T matures, inhibe la production d'autoanticorps et l'attaque auto-immune de la glande thyroïde. Cela indique un rôle des cellules T aussi bien dans la genèse des lésions que dans leur contrôle.

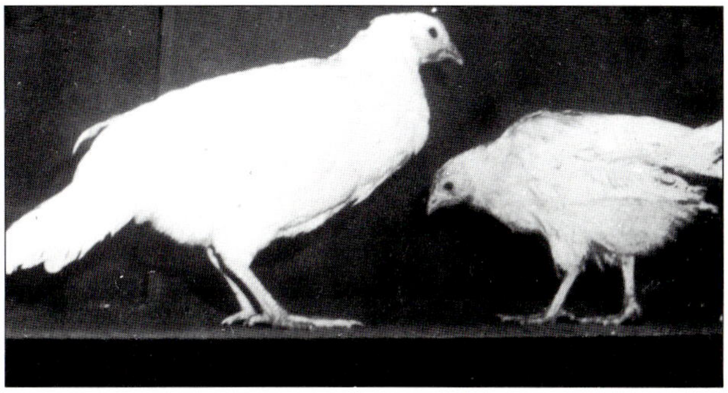

Fig. 24.10 Le poulet obèse (lignée OS). Exemple d'une maladie thyroïdienne auto-immune spontanée chez l'animal. Ces oiseaux partiellement déplumés grandissent difficilement par suite de leur déficit en thyroxine (T4) résultant de la destruction de la glande thyroïde.

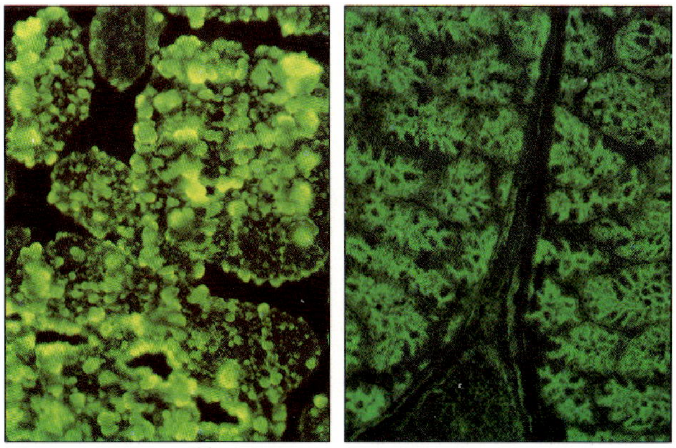

Fig. 24.11 Autoanticorps chez le poulet obèse. A gauche, réaction d'immunofluorescence sur coupe de thyroïde fixée, montrant la fixation des anticorps anti-thyroglobuline dans la colloïde. A droite, environ 15 % des poulets obèses ont des anticorps sériques anti-estomac (proventricule) donnant l'image caractéristique de l'on retrouve avec les sérums humains contenant des anticorps anti-cellules pariétales.

Effet de la bursectomie et de la thymectomie néonatales sur la thyroïdite du poulet obèse

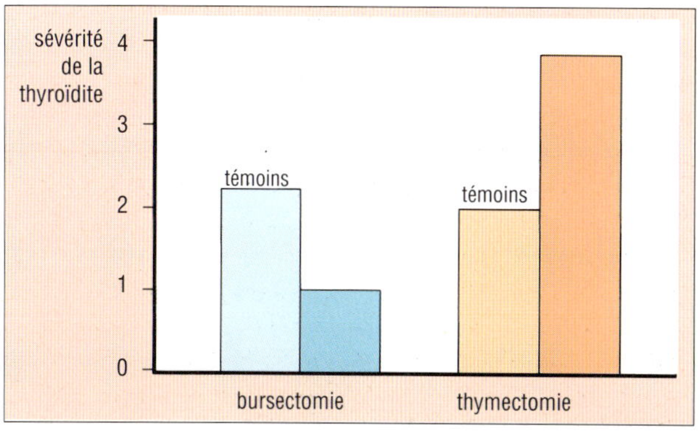

Fig. 24.12 La sévérité de la thyroïdite est mesurée par l'infiltration lymphocytaire. La bursectomie néonatale diminue la thyroïdite, ce qui suggère un rôle important des anticorps dans la pathogénèse des lésions. La thymectomie néonatale, au contraire, exacerbe la maladie, indiquant l'existence d'un contrôle par les lymphocytes T suppresseurs.

Il est évidemment impossible pour des raisons éthiques d'appliquer de telles expériences à l'étude des maladies auto-immunes humaines. On peut cependant trouver des arguments sérieux en faveur d'un rôle des autoanticorps dans la pathogénie de certaines maladies auto-immunes. On connaît les maladies où des autoanticorps dirigés contre les récepteurs hormonaux agissent comme des agonistes en reproduisant la fonction de l'hormone (Fig. 24.13). La maladie de Basedow est peut-être la première affection dans laquelle des anticorps anti-récepteurs ont été identifiés ; une démonstration de leur rôle est fournie par le phénomène de thyrotoxicose néonatale où les anticorps IgG maternels, ayant traversé le placenta, stimulent la thyroïde de l'enfant. Cette hyperthyroïdie régresse spontanément au fur et à mesure du catabolisme des anticorps IgG thyréostimulants maternels. Un phénomène semblable a été observé dans la myasthénie, où les anticorps anti-récepteurs de l'acétylcholine traversent le placenta et entraînent chez le foetus un syndrome myasthénique transitoire. A titre exceptionnel, on a décrit des anticorps anti-récepteurs d'insuline et, dans une minorité de malades asthmatiques, des anticorps anti-récepteurs β adrénergiques.

Un autre exemple d'effet pathogène des autoanticorps est apporté par les rares cas de stérilité masculine où des anticorps anti-spermatozoïdes peuvent être mis en évidence dans le liquide séminal. Ces anticorps agglutinent les spermatozoïdes soit par l'acrosome soit par le flagelle (Fig. 24.14).

Dans la maladie de Biermer, les anticorps bloquent le mécanisme d'absorption de la vitamine B12. Pour être absorbée, cette vitamine doit d'abord former un complexe avec une protéine appelée "facteur intrinsèque". Des travaux anciens avaient montré que l'administration orale de sérum d'un malade atteint de maladie de Biermer à un volontaire sain, en même temps que le complexe facteur intrinsèque/vitamine B12, inhibait l'absorption de la vitamine. Ce facteur sérique inhibiteur a été ultérieurement identifié comme un autoanticorps anti-facteur intrinsèque. On sait maintenant que les plasmocytes de la muqueuse gastrique des malades atteints d'anémie de Biermer sécrètent cet anticorps dans la lumière de l'estomac (Fig. 24.15). Cet anticorps se combine au facteur intrinsèque sécrété par les cellules pariétales et bloque la fonction physiologique de transport de cette protéine.

D'autres études de transfert passif d'anticorps ont été réalisés dans le syndrome de Goodpasture, au cours duquel des anticorps spécifiques se fixent sur la membrane basale des capillaires des glomérules rénaux (Fig. 21.3). Ces anticorps ont été élués à partir du rein d'un malade et injectés à des singes. Ces anticorps se sont fixés sur la membrane basale glomérulaire et ont déclenché une glomérulonéphrite mortelle.

Dans le cas du LED, des complexes immuns formés d'autoantigènes et d'anticorps se déposent dans les reins des malades, provoquant une réaction d'hypersensibilité du type de celle décrite dans le chapitre 21. L'injection répétée de fortes doses de protéines hétérologues peut entraîner une maladie sérique chronique avec dépôt de complexes dans les reins à l'origine d'une glomérulonéphrite avec protéinurie. Même dans le cadre de la maladie sérique aiguë produite par une seule injection de forte dose d'antigène, des lésions rénales aiguës peuvent être observées.

Les souris hybrides de lignées néozélandaises blanche (NZW) et noire (NZB) constituent un modèle spontané de LED humain dans lequel les signes majeurs sont la glomérulonéphrite à complexes immuns et les anticorps anti-ADN (voir chapitre 9).Les traitements qui diminuent la

Autoanticorps anti-récepteurs membranaires

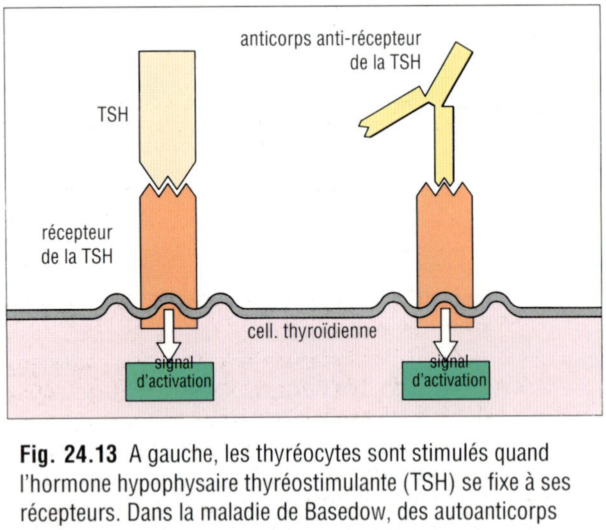

Fig. 24.13 A gauche, les thyréocytes sont stimulés quand l'hormone hypophysaire thyréostimulante (TSH) se fixe à ses récepteurs. Dans la maladie de Basedow, des autoanticorps sériques anti-récepteurs de TSH se fixent sur les récepteurs de façon analogue à la TSH et induisent le même signal d'activation dans la cellule thyroïdienne.

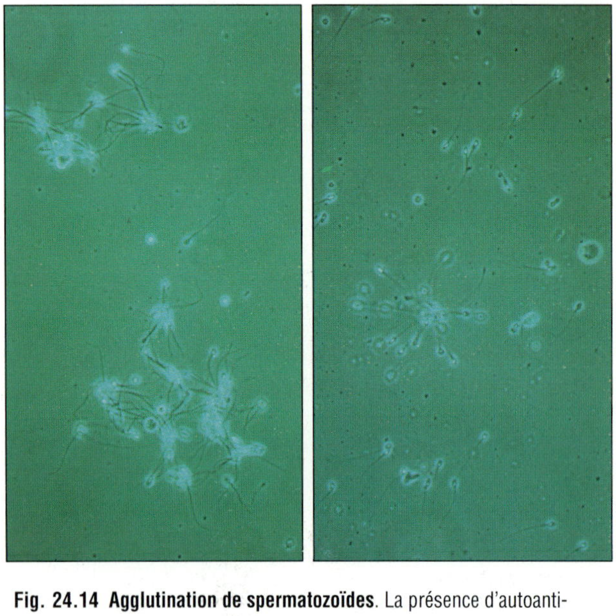

Fig. 24.14 Agglutination de spermatozoïdes. La présence d'autoanticorps anti-spermatozoïdes produit une agglutination des spermatozoïdes, soit par leurs acrosomes (à gauche), soit par leurs flagelles (à droite).

réponse immunitaire (par ex. cyclophosphamide) suppriment le développement de la maladie et prolongent la survie de ces animaux, ce qui corrobore l'argumentation précédente (Fig. 24.16).

ÉTIOLOGIE

Comme on l'a vu précédemment, en dépit des mécanismes complexes qui entrent en jeu pour établir une tolérance vis-à-vis des constituants du soi au cours du développement des cellules lymphoïdes, l'organisme contient un grand nombre de lymphocytes susceptibles de reconnaître les constituants du soi.

A condition d'être injectés en présence d'adjuvant, de nombreux autoantigènes induisent la production d'autoanticorps chez l'animal normal et on peut identifier dans la population normale un petit nombre de cellules B autoréactives (ex. anti-thyroglobuline). De même, des cellules T autoréactives existent chez les sujets normaux puisqu'il est possible d'obtenir des lignées de cellules T auto-immunes à partir des lymphocytes du sang par culture en présence d'IL-2 et de certains autoantigènes telles que la protéine basique de la myéline.

Sachant que des cellules B autoréactives sont présentes à l'état normal, il reste à déterminer quel est le signal qui induit leur prolifération et la production d'autoanticorps. S'agit-il seulement de l'interaction avec l'autoantigène ou bien d'autres mécanismes tels qu'une activation polyclonale non spécifique ou bien des interactions idiotypiques ? Les cellules B productrices d'autoanticorps font l'objet d'hypermutations somatiques et de sélection des autoanticorps de haute affinité par l'autoantigène en présence de cellules T. De plus, on observe souvent la production simultanée d'autoanticorps dirigés contre différents épitopes de la même molécule d'autoantigène. Ces deux obervations suggèrent très fortement un rôle de l'autoantigène dans la production des autoanticorps. Un argument supplémentaire est apporté par le fait que différentes molécules d'un même organite intracellulaire (ex. nucléosome) ou bien des antigènes associés au sein du même organe (ex. thyroglobuline et peroxydase thyroïdienne) peuvent induire des autoanticorps chez le même individu. La preuve la plus directe d'un rôle de l'antigène dans l'induction de l'auto-immunité est apportée par le modèle des poulets de souche obèse qui présentent une thyroïdite auto-immune. Si la glande thyroïde, c'est-à-dire la source d'antigène, est enlevée à la naissance, ces poulets ne produisent pas d'autoanticorps anti-thyroïde (Fig.24.17). Même après l'apparition de la maladie auto-immune, la thyroïdectomie entraîne une diminution considérable des autoanticorps anti-thyroïde.

Défaut d'absorption de la vitamine B_{12} dans l'anémie de Biermer

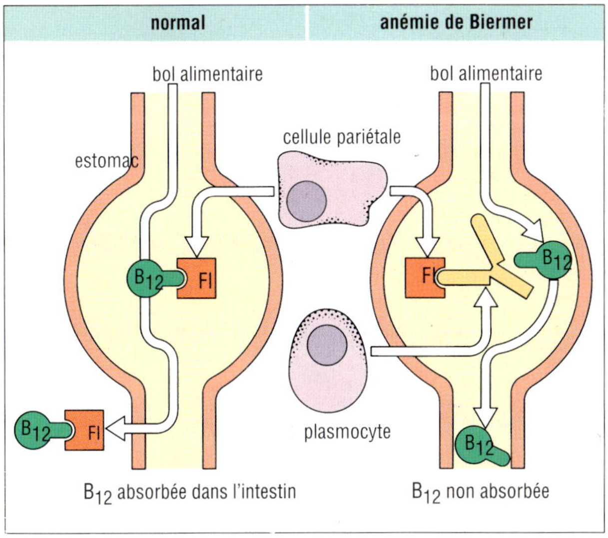

Fig. 24.15 La vitamine B_{12} franchit habituellement la paroi de l'intestin grêle sous forme complexée avec le facteur intrinsèque (FI) synthétisé par les cellules pariétales de la muqueuse gastrique. Dans l'anémie de Biermer, des autoanticorps, synthétisés localement contre le facteur intrinsèque, apparaissent dans le suc gastrique. Ils se combinent au facteur intrinsèque en inhibant son rôle de transporteur de la vitamine B_{12} qui ne peut donc plus être absorbée.

Suppression de la maladie auto-immune chez les souris hybrides NZB/NZW

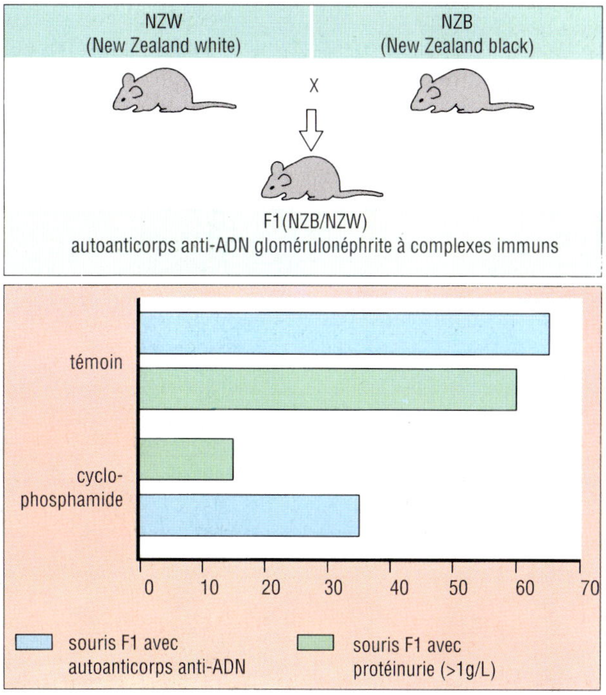

Fig. 24.16 Les souris néo-zélandaises de souche noire (NZB) développent spontanément une anémie hémolytique auto-immune ; les hybrides F1, obtenus après croisement avec des souris néo-zélandaises de souche blanche (NZW), développent des autoanticorps anti-ADN et une glomérulonéphrite à complexes immuns, qui évoquent le LED humain. Le traitement immunosuppresseur par cyclophosphamide réduit considérablement la sévérité de la glomérulonéphrite et le taux des anticorps anti-ADN, ce qui confirme le rôle des processus immunologiques dans la maladie.

Les cellules T jouent un rôle essentiel dans le développement des maladies auto-immunes. Les cellules TH sont nécessaires à la production d'autoanticorps IgG de haute affinité, codés par des gènes ayant fait l'objet de mutations somatiques. Les arguments expérimentaux impliquant directement les cellules T dans les modèles animaux de maladies auto-immunes ont été discutés précédemment. Chez l'homme, on a pu dériver des clones T autoréactifs à partir de glandes thyroïdes de malades atteints de maladie de Basedow, et l'administration d'anticorps anti-CD4 a un effet favorable dans les modèles animaux d'arthrite rhumatoïde. L'association entre certains groupes HLA et les maladies auto-immunes est probablement en relation avec le rôle des molécules du CMH dans la présentation de l'antigène aux cellules T.

Dans les maladies auto-immunes spécifiques d'organe, la présence de cellules T spécifiques d'autoantigènes de l'organe-cible a été démontrée. Par contre, dans les maladies auto-immunes non spécifiques d'organe, on ne connaît pas la nature des autoantigènes susceptibles d'être reconnus par les cellules T. Dans certains cas, il est clair que les cellules T ne reconnaissent pas un peptide d'autoantigène (c'est le cas notamment pour les réponses anti-ADN) mais plutôt des idiotypes. Selon cette hypothèse, le LED, par exemple, serait une maladie idiotypique (Fig. 24.18). Les autoanticorps seraient produits en faible quantité par des cellules B utilisant des gènes non mutés. Ces anticorps, complexés à l'autoantigène, seraient alors captés par des CPA (y compris des cellules B) et des composants de ces complexes contenant les séquences caractéristiques de l'idiotype seraient présentés aux cellules T. Les cellules T spécifiques d'idiotype pourraient alors coopérer avec les cellules B pour stimuler la production d'autoanticorps.

MÉCANISMES RÉGULATEURS

L'activation des lymphocytes autoréactifs qui a lieu dans les maladies auto-immunes doit faire l'objet d'un contrôle physiologique chez le sujet normal, soit par absence de présentation de l'autoantigène dans des conditions convenables, soit par d'autres mécanismes régulateurs.Certains processus d'échappement à ce contrôle physiologique sont illustrés dans la figure 24.19. L'échappement peut être dû à la stimulation de cellules TH autoréactives ou bien à un phénomène de mimétisme moléculaire entre autoantigène et antigènes de l'environnement. Une cellule T spécifique de l'antigène du non-soi peut alors coopérer avec une cellule B productrice d'autoanticorps (Fig. 24.20).

Un tel mécanisme a été démontré dans le rhumatisme articulaire aigu, où peuvent apparaître, chez certains malades, des autoanticorps dirigés contre des antigènes de l'endocarde. Cette affection apparaît plusieurs semaines après une angine à streptocoques. Certains sérotypes de streptocoques possèdent des antigènes saccharidiques ayant une réaction croisée avec des autoantigènes des valvules du coeur, de sorte que l'infection permet de court-circuiter la tolérance naturelle maintenue par les cellules T. De même il peut y avoir des réactions croisées entre des déterminants de la molécule HLA-B27 et certaines souches de *Klebsiella* dans certains cas de spondylarthrite ankylosante, ou bien des réactions croisées entre *Proteus mirabilis* et DR4 dans la polyarthrite rhumatoïde. La très forte homologie entre les protéines de choc thermique de mycobactéries et celles de l'homme pourrait aussi être impliquée dans la polyarthrite rhumatoïde.

Effets de la thyroïdectomie néonatale chez le poulet obèse

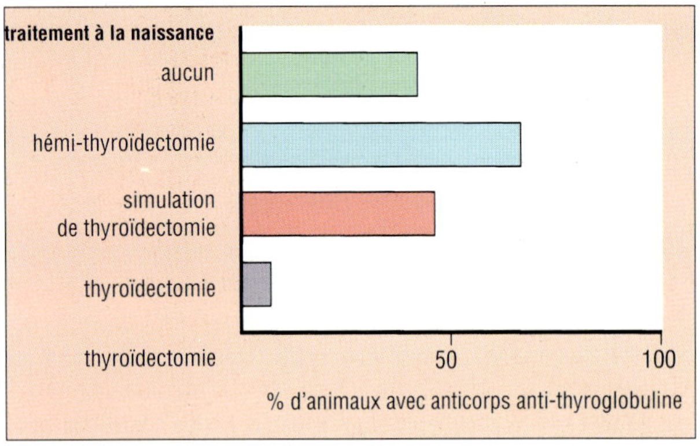

Fig. 24.17 La thyroïdectomie à la naissance empêche le développement des autoanticorps anti-thyroïdiens, ce qui est en faveur d'un rôle de l'autoantigène de la glande thyroïde dans le processus auto-immun. (D'après les résultats de L.C.P. Carvalho et coll. 1982, *J. Exp. Med.*: 155; 1255).

Cellules anti-idiotypiques dans l'induction de l'auto-immunité

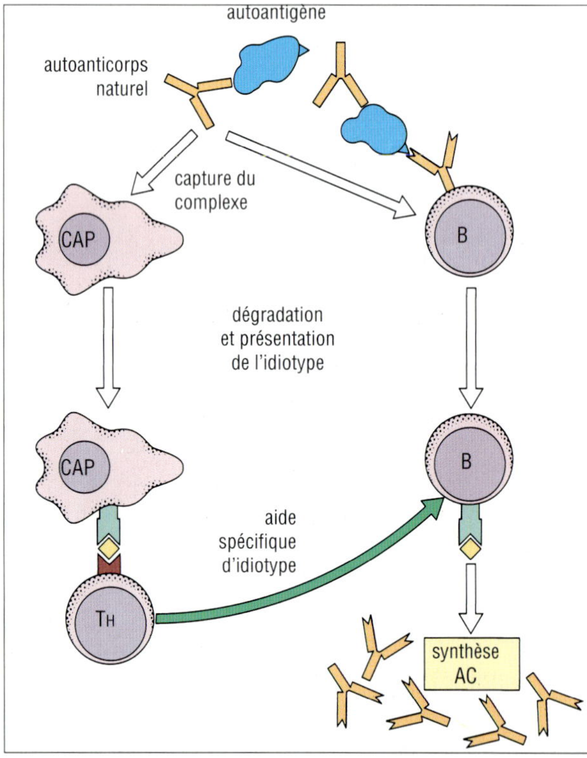

Fig. 24.18 Un complexe immun formé d'un autoantigène et d'un autoanticorps naturel (non muté) est capté par une CPA et des séquences peptidiques spécifiques de l'idiotype de l'anticorps sont reconnues par une cellule TH. Le complexe peut aussi être capté par une cellule B produisant un autoanticorps. Cette cellule B présente un idiotype à la cellule TH. Cette interaction T-B est responsable de l'activation des deux cellules et de la production d'autoanticorps.

Des antigènes à réactions croisées peuvent aussi produire une réaction auto-immune en agissant sur les cellules T. Par exemple, un antigène de l'environnement peut stimuler une cellule T naïve qui devient alors capable de reconnaître un antigène du soi qui n'était pas correctement présenté pour être immunogène (Fig. 24.21). Un autre mécanisme permettant de court-circuiter les cellules TH tolérantes autoréactives consiste à stimuler directement les cellules effectrices par un mécanisme TH indépendant. Par exemple, les lipopolysaccharides chez la souris ou le virus d'Epstein-Barr chez l'homme peuvent entraîner une activation polyclonale directe des cellules B, y compris de certains clones produisant des autoanticorps, bien qu'en l'absence de cellules T ces anticorps aient habituellement une faible affinité et des titres peu élevés.

Mécanismes d'échappement aux contrôles de l'autoréactivité

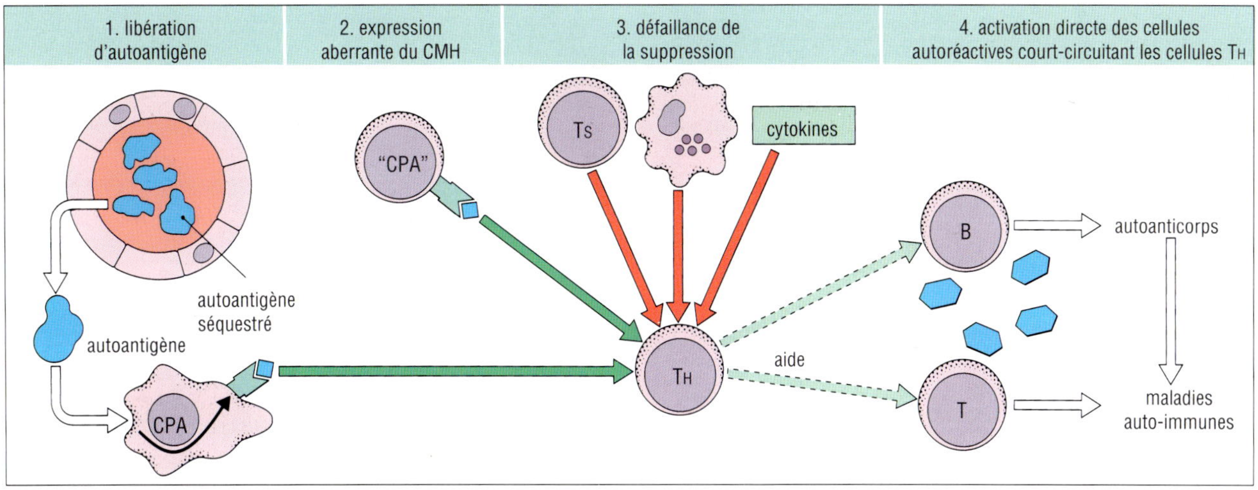

Fig. 24.19 Des cellules TH autoréactives sont normalement inactivées et ne peuvent pas coopérer avec des cellules T effectrices ou des cellules B autoréactives (flèches vertes en pointillés). La libération d'un autoantigène normalement séquestré (1) peut conduire à sa capture par des CPA et à la stimulation de cellules TH. Par ailleurs une cellule peut exprimer des molécules de classe II de façon inappropriée (2) et fonctionner comme une CPA pour ses propres molécules. L'inhibition de signaux suppresseurs physiologiques vis-à-vis des cellules TH peut permettre leur activation (3). Enfin, certains antigènes sont des activateurs polyclonaux (4) qui agissent en l'absence de cellules TH.

Induction d'auto-immunité par des antigènes à réaction croisée

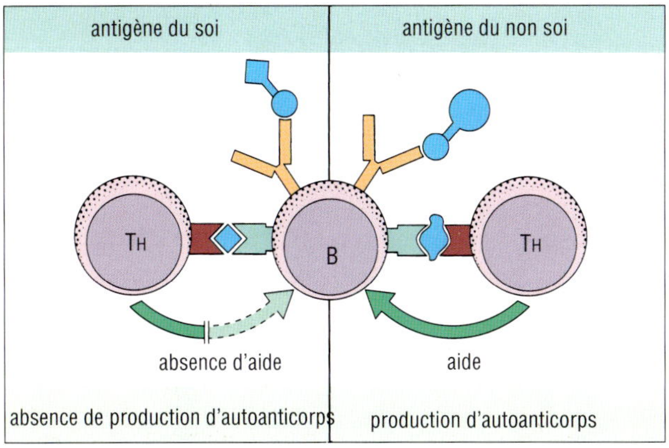

Fig. 24.20 La cellule B reconnaît un épitope présent sur un antigène du soi, mais, par hasard, aussi présent sur un antigène de l'environnnement. A l'état normal, la cellule B présente l'antigène du soi mais ne reçoit pas d'aide des cellules TH autoréactives qui sont fonctionnellement inactivées. En présence d'un antigène exogène à réaction croisée avec un épitope du soi, la cellule B peut présenter des peptides de cette molécule à une cellule TH, ce qui va stimuler sa prolifération et sa différenciation en cellules sécrétrices d'autoanticorps.

Activation de cellules TH autoréactives par des antigènes à réaction croisée

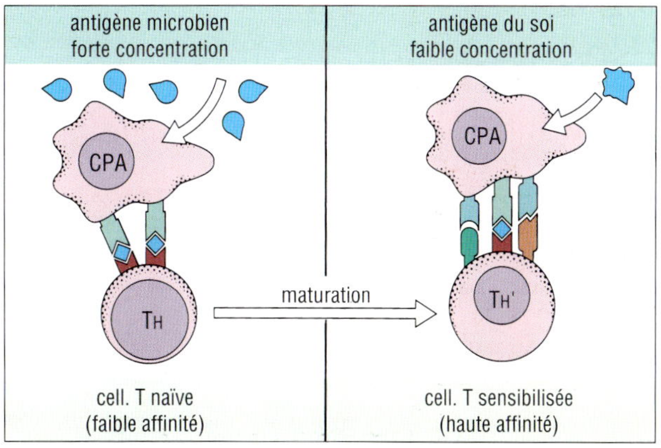

Fig. 24.21 L'incapacité des cellules TH naïves à reconnaître l'autoantigène, du fait d'une concentration ou d'une affinité trop faibles, peut être contournée par un antigène bactérien à réaction croisée à plus forte concentration ou avec une plus forte affinité, qui permet de sensibiliser la cellule TH (à gauche). Cette sensibilisation augmente l'expression des molécules accessoires (par ex. LFA-1 et CD2) permettant aux cellules TH d'interagir avec une plus forte avidité avec une CPA présentant des peptides du soi (à droite).

Parmi les facteurs régulateurs qui inhibent le développement des réponses auto-immunes, il faut citer les cellules Ts, l'action suppressive de certaines hormones (ex. corticostéroïdes), de cytokines (ex. TGFβ) et de produits des macrophages (Fig. 24.22). Ce sujet est discuté en détail dans le chapitre 10. Il faut probablement plusieurs anomalies de ce réseau suppresseur pour qu'une réponse auto-immune puisse se développer. On a décrit un défaut de production de cellules Ts non spécifiques chez les sujets apparentés aux malades atteints de LED, ce qui suggère que ce déficit n'est pas suffisant pour induire la maladie. D'autres anomalies existent probablement chez les malades atteints de LED au niveau des cellules T régulatrices spécifiques d'antigène ou d'idiotype. Un déséquilibre dans la production des cytokines pourrait aussi participer à la dérégulation du circuit suppresseur. A ce titre, on peut noter que la maladie auto-immune des hybrides NZB/NZW est atténuée par l'introduction d'un transgène codant pour le TNF.

Un autre facteur important pour le maintien de la tolérance naturelle est l'incapacité des cellules TH autoréactives à reconnaître des molécules autoantigéniques dans des cellules qui n'expriment pas à l'état normal les produits de classe II du CMH. Dans cette situation, il s'agit de "silence immunologique" plutôt que de tolérance, puisque les cellules T ne peuvent reconnaître que les antigènes présentés en association avec des molécules de classe II. Ce silence peut être rompu en cas d'expression aberrante des molécules de classe II. Or, par exemple, les cellules épithéliales thyroïdiennes des patients atteints de maladie de Basedow synthétisent des molécules de classe II (Fig. 24.23) et sont alors susceptibles de présenter de autoantigènes aux cellules T $CD4^+$.

On a démontré ensuite que de nombreuses cellules humaines pouvaient exprimer les molécules de classe II après traitement par l'IFNγ. Cette observation conduit à un dilemne : l'auto-immunité est-elle induite par un quelconque facteur stimulant l'expression aberrante de molécules de classe II, ou au contraire, celle-ci est-elle la conséquence d'une auto-immunité préexistante ? Même si cette dernière hypothèse était démontrée, l'expression de molécules de classe II pourrait encore jouer un rôle dans le maintien du processus auto-immun. On peut remarquer que les souches de souris les plus susceptibles à l'auto-immunité sont celles chez qui l'expression des molécules de classe II du CMH est facilement induite sur des cellules qui normalement n'expriment pas ces antigènes. C'est le cas notamment du rat Lewis (encéphalomyélite allergique

Court-circuit des mécanismes régulateurs

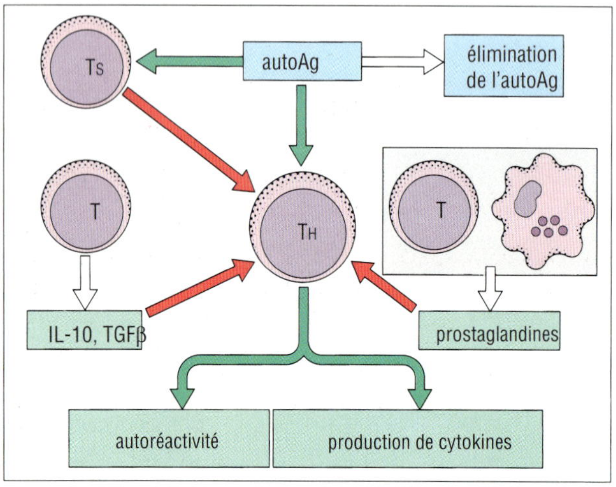

Fig. 24.22 Les lymphocytes TH autoréactifs sont normalement contrôlés par un réseau de signaux suppresseurs comprenant des cellules T spécifiques d'antigène qui peuvent être suppressives par contact direct ou par des cytokines telles que l'IL-10 et le TGFβ. Les cellules T autoréactives sont en outre freinées par des facteurs suppresseurs non spécifiques tels que les prostaglandines et par l'absence d'accessibilité de l'autoantigène. Si la capacité de réponse de la cellule TH est augmentée, par ex. par augmentation de l'expression des récepteurs d'IL-2, ou si les signaux suppresseurs manquent, l'équilibre se déplace dans le sens de la maladie auto-immune.

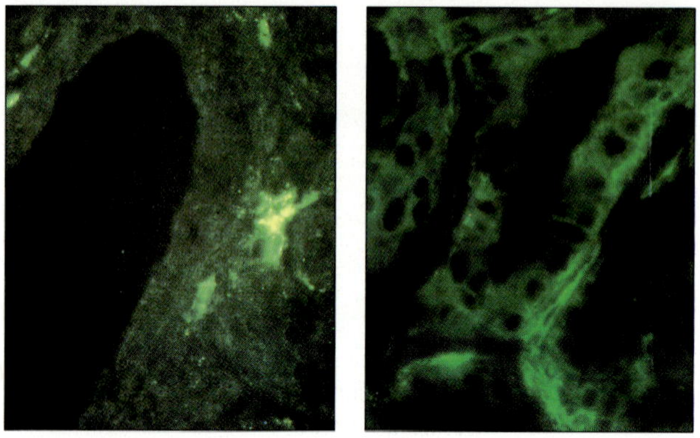

Fig. 24.23 Coloration des antigènes de classe II du CMH sur des coupes de thyroïde humaine. A gauche, coupe de thyroïde normale montrant des cellules folliculaires non marquées et une cellule dendritique isolée exprimant fortement les antigènes de classe II. A droite, thyroïde de maladie de Basedow avec une forte expression des molécules de classe II dans le cytoplasme (document du Dr. R. Pujol-Borrel).

Expression des molécules de classe II du CMH dans le diabète

cellules des îlots de Langerhans	cytokine(s) inductrices	expression de classe II sur :		
		cell. à insuline	cell. à somatostatine	cell. à glucagon
homme diabétique (*in vivo*)	aucune	++	–	–
homme normal	IFNγ	–	–	–
homme normal	IFNγ + TNF	++	++	++
rat BB (tendance au diabète)	IFNγ	++	–	–
rat résistant au diabète	IFNγ	–	–	–

Fig. 24.24 Expression des mol. de classe II du CMH par les cell. des îlots pancréatiques

expérimentale), de la souche de poulet obèse (thyroïdite) et du rat BB (diabète auto-immun). Dans la souche de rat BB, comme dans le diabète insulino-dépendant humain, au sein des îlots de Langherans, seules les cellules sécrétrices d'insuline, mais non celles produisant du glucagon ou de la somatostatine, expriment les molécules de classe II. Une telle sélectivité d'expression n'a pas pu être reproduite par des cytokines. Chez l'homme, l'IFNγ seul est inefficace, et c'est seulement en association avec le TNF qu'il augmente l'expression des molécules de classe II sur l'ensemble des cellules des îlots de Langherans et pas seulement sur les cellules insulinosécrétrices (Fig. 24.24).

Une anomalie de l'organe-cible pourrait dans certains cas précéder l'apparition d'une maladie auto-immune. Dans le modèle du poulet obèse, Sundick et collaborateurs ont démontré une augmentation de la fixation intrinsèque d'iode après blocage de la TSH par l'administration de thyroxine. Cette augmentation persiste chez les animaux immunodéprimés, ce qui suggère qu'elle n'est pas la conséquence de la maladie auto-immune (Fig. 23.25). La souche de poulet obèse est dérivée, par sélection génétique, de la souche Cornell qui ne présente pas de thyroïdite auto-immune spontanée, mais chez qui la fixation spontanée de ^{131}I est encore plus élevée que dans la souche obèse. Ce dysfonctionnement thyroïdien pourrait donc représenter un facteur de prédisposition, cependant insuffisant pour induire à lui seul une thyroïdite auto-immune. Cette hypothèse est confirmée par des expériences de transfert de cellules lymphoïdes de poulets âgés de la souche obèse à d'autres poulets. Ces cellules induisent une thyroïdite chez les poulets jeunes de souche obèse ou de souche Cornell, mais pas dans d'autres souches histocompatibles qui ne présentent pas de fixation accrue d'iode par la thyroïde. Ces obervations soulignent encore le caractère multifactoriel des maladies auto-immunes.

Fixation thyroïdienne de l' ^{131}I chez les poulets

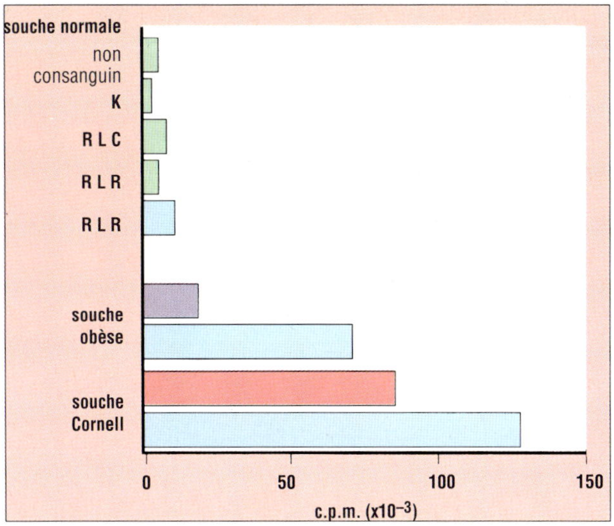

Fig. 24.25 La fixation thyroïdienne de l' ^{131}I est très augmentée chez les poulets OS et dans la souche Cornell par rapport aux témoins normaux. La production de TSH endogène a été bloquée, dans cette expérience, par l'administration de thyroxine, de sorte que la fixation mesurée dans ces expériences est indépendante de la TSH. La souche des poulets obèses (OS) dérive de la souche Cornell qui ne présente pas de thyroïdite auto-immune. L'augmentation de fixation de l'^{131}I n'est pas d'origine immunologique car l'immunosuppression l'accentue (barres bleues).

DIAGNOSTIC ET PRONOSTIC

Quelles que soient les relations des autoanticorps avec le mécanisme étiopathogénique, il est indéniable qu'ils représentent des marqueurs précieux de la maladie et qu'ils peuvent être utilisés pour son diagnostic. Un exemple particulièrement significatif est la recherche des anticorps anti-mitochondries pour le diagnostic des cirrhoses biliaires primitives (Fig. 24.26) ; ceci évite la laparotomie exploratrice non dépourvue de risques chez ces malades.

Dans certains cas les autoanticorps peuvent avoir une valeur prédictive, comme dans l'exemple illustré dans la figure 24.27.

Anticorps anti-mitochondries : valeur sémiologique

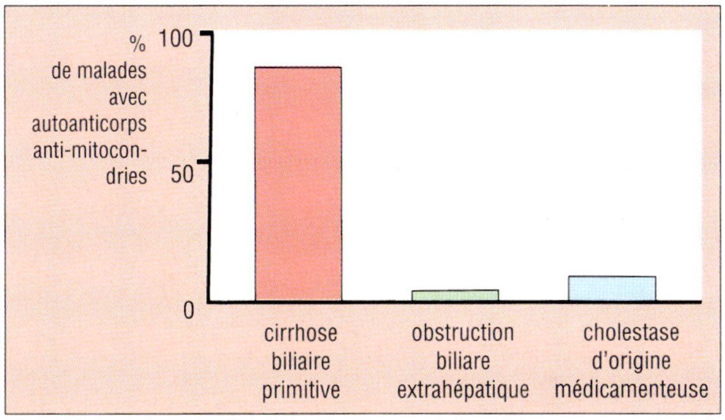

Fig. 24.25 Le diagnostic différentiel des trois maladies indiquées ci-dessus s'appuie sur l'examen histologique après biopsie hépatique transcutanée. Ce diagnostic est orienté par la mise en évidence d'anticorps anti-mitochondries dans le sérum du malade. Les anticorps anti-mitochondries sont plus fréquemment observés dans la cirrhose biliaire primitive que dans les deux autres affections.

TRAITEMENT

Dans les maladies auto-immunes spécifiques d'organe, les désordres pathologiques peuvent souvent être corrigés par un contrôle métabolique. Le déficit hormonal de l'hypothyroïdie est corrigé par l'administration de thyroxine, tandis que des médicaments antithyroïdiens sont habituellement prescrits dans la thyrotoxicose. La correction métabolique et obtenue par l'injection de vitamine B12 dans l'anémie de Biermer, et par des inhibiteurs de la cholinestérase dans la myasthénie. Quand la fonction est complètement perdue et qu'il n'y a pas de correction pharmacologique possible, comme cela peut arriver dans la néphrite lupique ou la polyarthrite rhumatoïde, des greffes d'organe (rein) ou des prothèses peuvent être utilisées. La thérapeutique immunosuppressive conventionnelle par chimiothérapie est plutôt réservée à des maladies mettant la vie des malades en danger, comme le LED et la dermatomyosite. Les traitements par la cyclosporine ou par d'autres immunosuppresseurs récents sont en cours d'évaluation clinique. [En monothérapie, la cyclosporine s'est révélée efficace dans le psoriasis, les uvéites, la polyarthrite rhumatoïde, les syndromes néphrotiques par glomérulonéphrite à lésions minimes, ainsi que dans le diabète insulinodépendant (NdT)]. De nouvelles stratégies thérapeutiques peuvent être envisagées (Fig. 24.28). Par exemple, des maladies auto-immunes expérimentales peuvent faire l'objet d'un traitement préventif par vaccination à l'aide des clones T inactivés spécifiques de l'autoantigène [ou avec des peptides spécifiques de régions hypervariables des chaînes β des TCR des lymphocytes pathogènes, ou encore avec des peptides dérivés de l'auto-antigène et mutés dans des positions critiques qui empêchent l'activation des lymphocytes T tout en préservant leur capacité de liaison aux molécules du CMH (NdT)]. Ces résultats pourraient conduire à de nouveaux traitements des maladies auto-immunes.

Valeur prédictive des autoanticorps

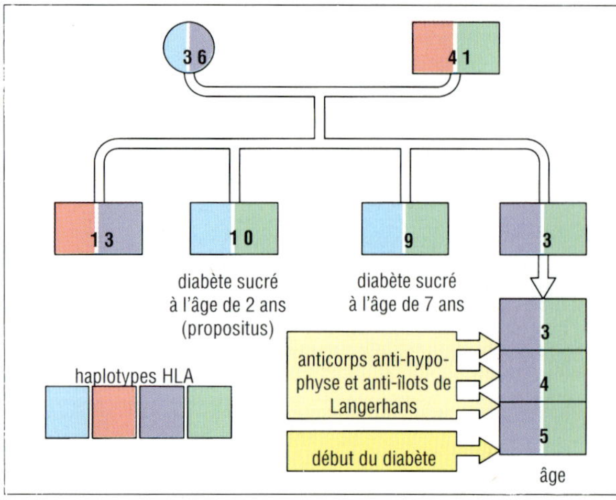

Fig. 24.27 Etude prospective dans une famille de diabétiques insulino-dépendants. Le frère de 3 ans ayant un haplotype HLA commun avec le propositus et des anticorps fixant le complément anti-îlots de Langerhans, devint diabétique trois ans plus tard.

Traitement des maladies auto-immunes

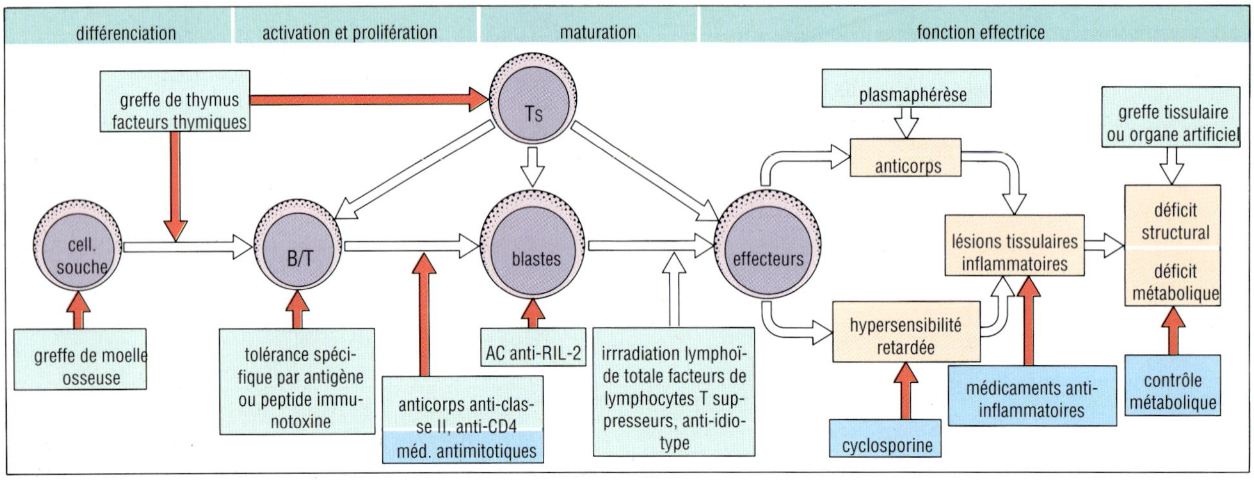

Fig. 24.28 Les traitements actuels sont indiqués en bleu clair, et ceux susceptibles d'être utilisés dans un proche avenir en vert. Les médicaments antimitotiques sont utilisés dans les formes sévères de LED et d'hépatite chronique active ; les anti-inflammatoires sont très utilisés dans la polyarthrite rhumatoïde.

Les maladies spécifiques d'organes tels que le myxoedème primitif ou l'anémie de Biermer peuvent bénéficier d'un traitement supplétif : hormones thyroïdiennes ou vitamine B12. Lorsque l'organe a été totalement détruit, on peut pratiquer une transplantation qui nécessite alors un traitement immunosuppresseur.

LECTURES COMPLÉMENTAIRES

Chapel HM, Haeney M. *Essentials of Clinical Immunology.* 3rd ed. Oxford: Blackwell Scientific Publications, 1992.

Lachmann PJ, Peters DK, Rosen FS, Walport MJ, eds. *Clinical Aspects of Immunology* 5th ed. Oxford: Blackwell Scientific Publications, 1992.

McGregor AM ed. *Immunology of Endocrine Diseases.* Lancaster: MTP Press, 1986.

Morrow J, Isenberg DA, eds. *Autoimmune Rheumatic Disease.* Oxford: Blackwell Scientific Publications, 1987.

Roitt IM, Hutchings PR, Dawe KI, Sumar N, Bodman KB, Cooke AJ. The forces driving autoimmune disease. *J Autoimmun* 1992; **5 (suppl A)**: 11-26.

Schoenfeld Y, Isenberg D. *The mosaic of Autoimmunity (Factors Associated with Autoimmune Disease).* Amsterdam: Elsevier, 1989.

Sites DP, Terr AI. *Basic and Clinical Immunology.* 7th ed. California: Lange Medical Publications, 1991.

chapitre 25

Techniques immunologiques

Immunodiffusion double-I

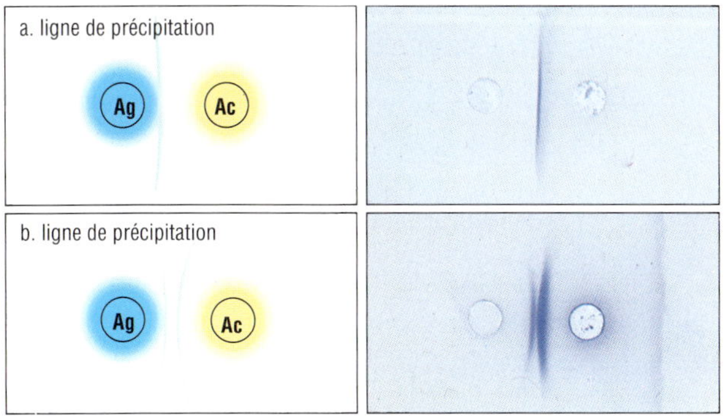

Fig. 25.1 Les gels d'Agar (1-2% en tampon de pH 7-8,5) sont coulés sur des lames et mis à polymériser. Des puits sont alors creusés dans les gels et remplis d'antigène (Ag) ou d'anticorps (Ac), qui vont alors diffuser ; quand ils se rencontrent, ils se combinent et précipitent au point d'équivalence en formant une ligne de précipitation (a). Si deux antigènes reconnus par les mêmes anticorps sont présents dans la solution, deux lignes de précipitation se forment indépendamment (b). Les zones de précipitation peuvent être mieux visualisées par coloration avec un colorant des protéines, tel que le bleu de Coomassie (à droite), après lavage des gels afin d'éliminer les protéines solubles.

Immunodiffusion double-II

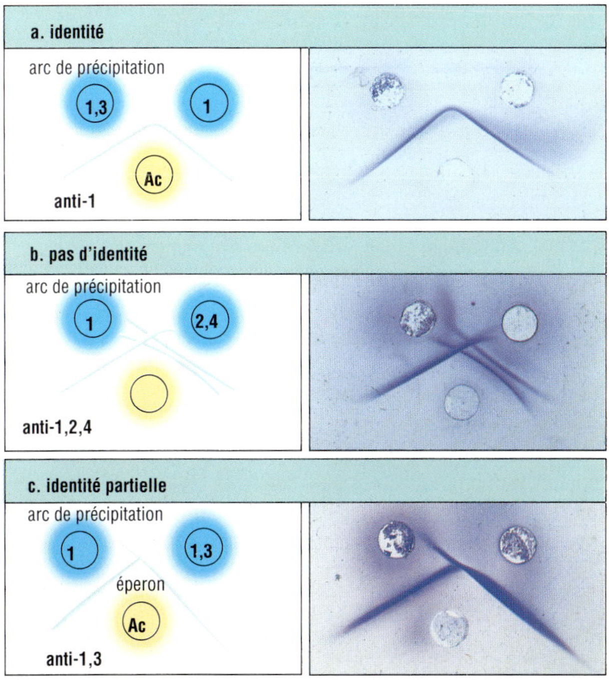

Les immunologistes emploient un certain nombre de techniques communes à d'autres disciplines biologiques. Les techniques de biochimie, notamment le fractionnement des protéines, sont utilisées par exemple pour isoler et caractériser les anticorps, et la structure des gènes des molécules du système immunitaire est élucidée grâce aux techniques de biologie moléculaire. L'immunologie a par ailleurs développé certaines techniques propres, comme celles concernant les interactions antigène-anticorps. Ces techniques ont une utilisation de plus en plus fréquente dans diverses branches de la biologie. Par exemple, toute molécule antigénique peut être identifiée au sein des tissus par des méthodes immunohistochimiques. De très faibles concentrations de molécules antigéniques peuvent être quantifiées au moyen de dosages radio-immunologiques (RIA : "Radio-immunoassay") et au moyen de techniques immunoenzymatiques (ELISA : "Enzyme-Linked Immunosorbent Assay"). Il existe des centaines de méthodes immunologiques différentes utilisées aujourd'hui ; les plus communes sont décrites dans ce chapitre.

INTERACTIONS ANTIGÈNE/ANTICORPS

RÉACTION DE PRÉCIPITATION EN GELS

L'une des caractéristiques de la réaction antigène/anticorps est sa capacité à former des précipités à, ou près de, l'équivalence. En effectuant ces réactions dans des gels d'agar, il est possible de distinguer les réactions antigène/anticorps dues à différentes populations d'anticorps présentes dans le sérum (technique d'immunodiffusion double). Cette technique a été étendue à l'examen des relations existant entre différents antigènes (Fig. 25.1 et 25.2).

Fig. 25.2 La technique d'immunodiffusion double peut être utilisée pour étudier les relations entre les antigènes (en bleu) et un anticorps donné (en jaune). Les chiffres dans les puits bleus font référence aux épitopes présents sur l'antigène étudié. Schématiquement, trois situations peuvent être observées. Dans la réaction (a), les arcs de précipitation formés par l'anticorps et les deux antigènes sont en continuité, ce qui indique que l'anticorps a précipité des épitopes identiques dans chaque préparation (épitope 1). Cela n'implique pas que les antigènes soient nécessairement identiques, ils ne sont identiques que dans la mesure où l'anticorps ne peut révéler la différence. Dans la réaction (b) l'anticorps reconnaît trois antigènes différents qui forment trois arcs de précipitation indépendants. Dans la réaction (c) les antigènes portent l'épitope 1 mais un seul antigène possède un épitope supplémentaire 3. C'est la même situation qu'en (a) mais, dans ce cas, les anticorps peuvent faire la distinction entre les deux épitopes. Une ligne d'identité est obtenue avec l'anti-épitope 1 avec en plus un éperon où l'anti-épitope 3 a réagi avec le second épitope, indiquant par là une identité partielle entre les antigènes.

Certains mélanges d'antigènes sont cependant trop complexes pour être définis par simple diffusion et précipitation ; aussi P. Grabar a-t-il eu l'idée de développer l'immunoélectrophorèse. Les antigènes sont d'abord séparés selon leur charge avant d'être repérés par immunoprécipitation (Fig. 25.3).

Ces techniques en gel identifient antigènes et anticorps qualitativement, mais des modifications supplémentaires, utilisant le principe de l'immunodiffusion radiale simple, peuvent les rendre quantitatives (Fig. 25.4).

En appliquant un courant électrique à travers le gel afin de faire migrer antigènes et anticorps ensemble, l'immunodiffusion double devient l'électrosynérèse et l'immunodiffusion radiale simple devient l'électrophorèse en fusée (Fig. 25.5). Ces techniques s'appliquent à des gammes de concentrations d'antigènes ou d'anticorps allant de 20 µg/ml à 2 mg/ml.

HÉMAGGLUTINATION ET FIXATION DU COMPLÉMENT

Un anticorps peut être détecté par l'hémagglutination, technique qui repose sur la capacité de l'anticorps à agréger les globules rouges, grâce à la présence de l'antigène à leur surface (Fig. 25.6). Cette technique est plus sensible que l'électrosynérèse et l'électrophorèse en fusée.

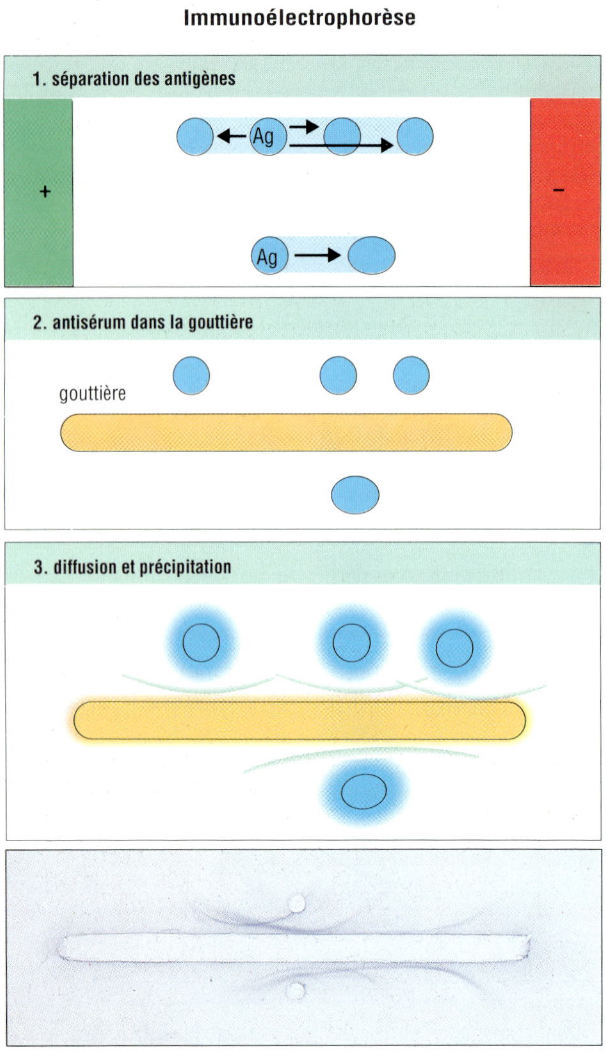

Fig. 25.3 Immunoélectrophorèse. 1. Les antigènes sont séparés en appliquant un champ électrique dans un gel d'agar. Le pH est choisi de telle sorte que les protéines chargées positivement migrent vers la cathode et que les protéines chargées négativement migrent vers l'anode. 2. Une gouttière est ensuite creusée entre les puits, remplie avec l'anticorps, et la diffusion commence. 3. Les antigènes et l'anticorps forment des arcs de précipitation. Cette méthode permet la comparaison de mélanges complexes d'antigènes comme dans le cas d'analyse de sérums.

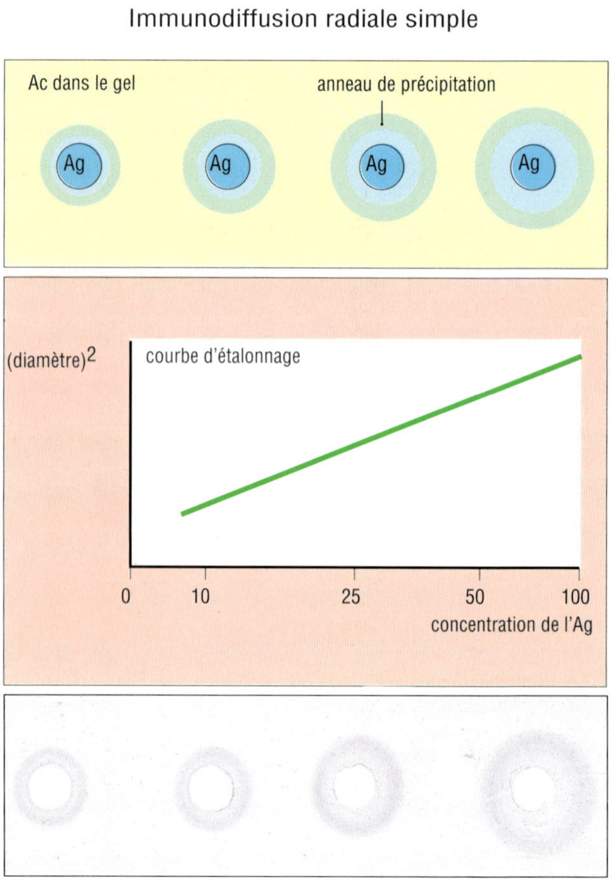

Fig. 25.4 L'anticorps est incorporé dans la solution d'agar qui est ensuite coulée sur les lames. Après polymérisation, des puits sont creusés dans l'agar et remplis avec des aliquots de solutions d'antigènes à différentes concentrations. Les plaques sont laissées au moins 24 h, durant lesquelles l'antigène diffuse hors des puits et forme des complexes solubles (en excès d'antigènes) avec l'anticorps. Ceux-ci, continuant de diffuser, fixent plus d'anticorps jusqu'à ce que le point d'équivalence soit atteint ; les complexes précipitent alors en anneaux. La surface du cercle intérieur de l'anneau, exprimée par le carré du diamètre, est proportionnelle à la concentration de l'antigène. Les échantillons inconnus sont comparés à la courbe d'étalonnage (sur le graphique). Le procédé peut être complètement inversé en incorporant une solution d'antigènes dans le gel d'agar pour déterminer des concentrations d'anticorps.

Electrosynérèse et électrophorèse en fusée

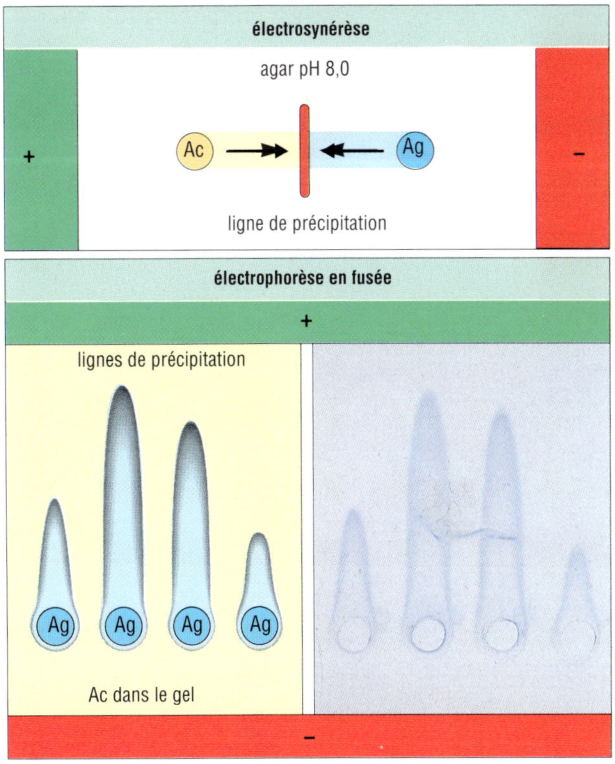

Fig. 25.5 L'électrosynérèse est effectuée dans un gel d'agar dont le pH est choisi de telle sorte que l'anticorps soit chargé positivement et l'antigène négativement. En appliquant un courant à travers le gel, l'antigène et l'anticorps migrent l'un vers l'autre et précipitent. Le principe est le même que pour l'immunodiffusion double, mais la sensibilité est augmentée de 10 à 20 fois.
Les antigènes peuvent être quantifiés en les soumettant à une électrophorèse dans un gel contenant l'anticorps, selon la technique dite d'électrophorèse en fusée. Le pH du gel est choisi pour que les anticorps soient immobiles et que l'antigène soit chargé négativement. Des lignes de précipitation délimitent la hauteur des fusées proportionnellement à la concentration de l'antigène et les concentrations sont obtenues par extrapôlation à partir d'étalons. La révélation de fusées colorées est montré sur la droite.
Ces deux techniques s'appliquent à des antigènes et à des anticorps ayant des charges différentes au pH choisi. Cela est vrai pour la plupart des antigènes car les anticorps ont un point isoélectrique (pI) relativement élevé (ils sont neutres à un pH plus alcalin que la plupart des antigènes). Si les charges de l'antigène et de l'anticorps ne sont pas suffisamment différentes, l'anticorps ou l'antigène peut être modifié chimiquement pour changer son pI. L'électrophorèse en fusée peut être inversée pour estimer la concentration de l'anticorps si un pH convenable pour immobiliser l'antigène sans l'altérer ni empêcher la réaction antigène-anticorps peut être trouvé.

Hémagglutination

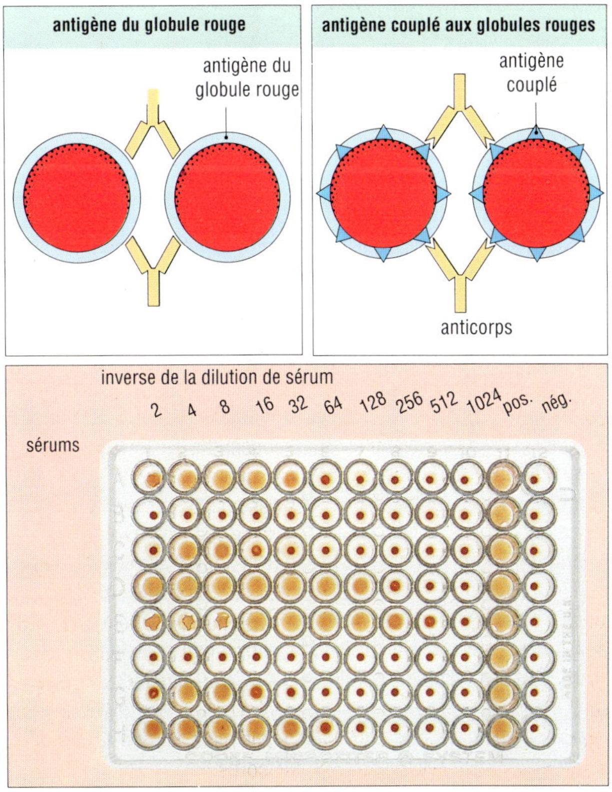

Fig. 25.6 L'hémagglutination active (à gauche) détecte les anticorps dirigés contre les antigènes des globules rouges. L'anticorps est dilué progressivement (généralement de 2 en 2) dans du sérum physiologique et placé dans des puits (rangées de 1 à 10) de la plaque d'hémagglutination. Des contrôles positifs (rangées 11) et négatifs (rangée 12) sont inclus. Une suspension de globules rouges (en milieu protéique afin d'empêcher l'agglutination non spécifique) est ajoutée dans chaque puits à une concentration finale d'environ 1%. S'il y a suffisamment d'anticorps pour agglutiner (réticuler) les cellules, celles-ci sédimentent sous forme d'un filet très serré au fond du puits (test de Coombs direct). S'il n'y a pas suffisamment d'anticorps, les cellules roulent le long de la paroi de la plaque et forment une pastille rouge au fond. Certains anticorps n'agglutinent pas bien les globules rouges mais peuvent être détectés par une épreuve indirecte d'agglutination (test de Coombs indirect) par addition d'un second anticorps qui se lie à l'anticorps fixé sur les globules rouges. En couplant différents antigènes sur la surface des globules rouges, de manière covalente ou non, la technique peut être étendue à la détection d'anticorps dirigés contre les antigènes différents de ceux présents sur le globule rouge (à droite). Le chlorure de chrome, l'acide tannique, la glutaraldéhyde et d'autres agents chimiques sont utilisés pour fixer ainsi ces antigènes aux cellules.

Les réactions antigène-anticorps conduisent à la formation de complexes immuns qui activent la voie classique du complément ; cette réaction peut être exploitée pour déterminer la quantité d'antigène ou d'anticorps présents (Fig. 25.7). Ces deux techniques peuvent détecter un anticorps à des concentrations inférieures à 1 µg/ml.

IMMUNOFLUORESCENCE DIRECTE ET INDIRECTE

L'immunofluorescence est largement utilisée pour la détection d'autoanticorps et d'anticorps dirigés contre des tissus et des antigènes cellulaires (Fig. 25.8). Ces techniques sont beaucoup plus complexes que celles décrites précédemment pour le dosage d'anticorps, mais elles présentent de nombreux avantages. En utilisant des coupes de tissus (qui contiennent un grand nombre d'antigènes), il est possible d'identifier en une seule fois des anticorps dirigés contre plusieurs antigènes différents en fonction de leur localisation cellulaire ou tissulaire.

Les techniques d'immunofluorescence peuvent en outre être utilisées pour identifier des cellules en suspension, permettant donc la détection d'antigènes présents sur des cellules vivantes. Quand une suspension de cellules vivantes marquées est placée dans un analyseur-trieur de cellules (FACS), la machine mesure l'intensité de fluorescence de chaque cellule ; les cellules peuvent alors être séparées selon leur propre intensité de fluorescence. Cette technique permet l'isolement de populations cellulaires, qui diffèrent dans leur expression de certains antigènes de surface, marquées par des anticorps de différentes spécificités couplés à différents fluorochromes (Fig. 25.9).

Réaction de fixation du complément

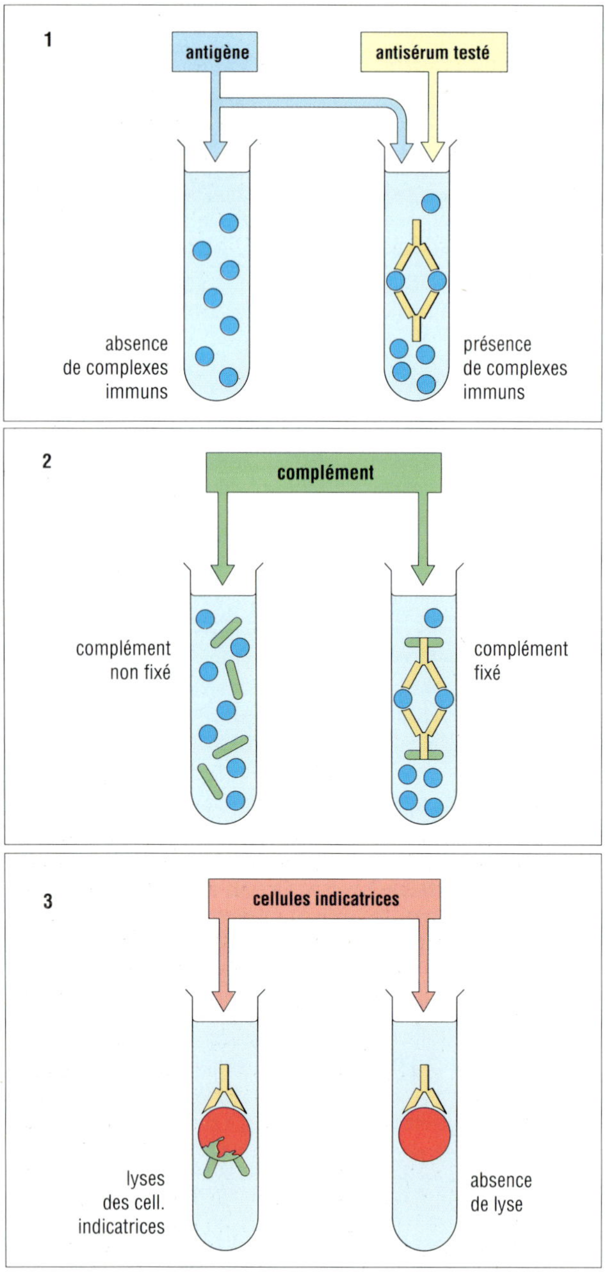

Fig. 25.7 La réaction de fixation du complément détecte la présence d'anticorps. 1. L'antisérum test est titré par dilutions de 2 en 2 et une quantité fixe d'antigène est ajoutée dans chaque puits ou tube. Si l'anticorps est présent dans le sérum à tester, les complexes immuns se forment. 2. le complément est ensuite ajouté au mélange. Si les complexes sont présents, ils fixent le complément qui est consommé. 3. dans l'étape finale les cellules indicatrices (érythrocytes) recouvertes d'une dose subagglutinante d'anticorps anti-érythrocytes (EA) sont ajoutés au mélange. S'il reste du complément, ces cellules seront lysées ; s'il a été consommé par les complexes immuns, il n'y aura pas de lyse. La quantité de complément ajoutée est choisie de façon à ce qu'elle soit tout juste capable de lyser les cellules indicatrices en l'absence de complexes immuns. Le dosage est souvent effectué dans des plaques en plastique. En utilisant une quantité constante d'anticorps et des dilutions d'antigènes, le dosage peut être appliqué à l'étude des antigènes. Des contrôles appropriés sont nécessaires dans ce dosage, car certaines préparations d'anticorps consomme le complément sans qu'il y ait eu addition de l'antigène. C'est le cas, par exemple, lorsque la source d'anticorps est un sérum de malade contenant déjà des complexes immuns ; certains antigènes ont aussi une activité anti-complémentaire. Les témoins doivent donc inclure l'anticorps seul et l'antigène seul pour vérifier qu'aucun des deux ne fixe le complément par lui-même.

Immunofluorescence (I.F.) directe et indirecte

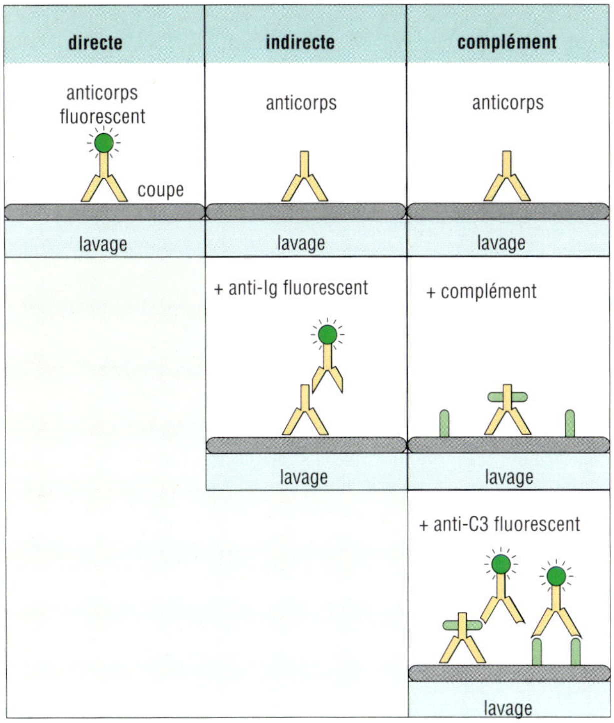

Fig. 25.8 Une coupe est effectuée à l'aide d'un cryostat à partir d'une biopsie de tissu congelé. Cela prévient la dégradation des antigènes labiles par les fixateurs.

I.F. Directe. La solution standard d'anticorps fluorescents est appliquée sur la coupe sous forme d'une goutte, incubée et éliminée par lavage. Les anticorps fixés sont ensuite révélés sous microscope. La lumière U.V. est dirigée sur la coupe à travers l'objectif. De ce fait, le champ est sombre et les surfaces ayant fixé l'anticorps donnent une fluorescence verte. Le profil de fluorescence est caractéristique de chaque antigène tissulaire.

I.F. Indirecte. L'anticorps appliqué sur la section sous forme d'une solution est révélé par un anti-Ig fluorescent.

I.F. Indirecte avec amplification par le complément. Cela est une extension de la méthode indirecte et permet la détection d'anticorps fixant le complément. Au cours de la seconde étape, du complément frais et ajouté ; il va alors se fixer autour de l'antigène déjà fixé sur la coupe. Grâce aux étapes amplificatrices de la voie classique du complément, une seule molécule d'anticorps peut provoquer le dépôt de nombreuses molécules de C3b sur la section : celles-ci sont révélées avec un anti-C3 fluorescent.

L'analyseur et trieur de cellules (FACS)

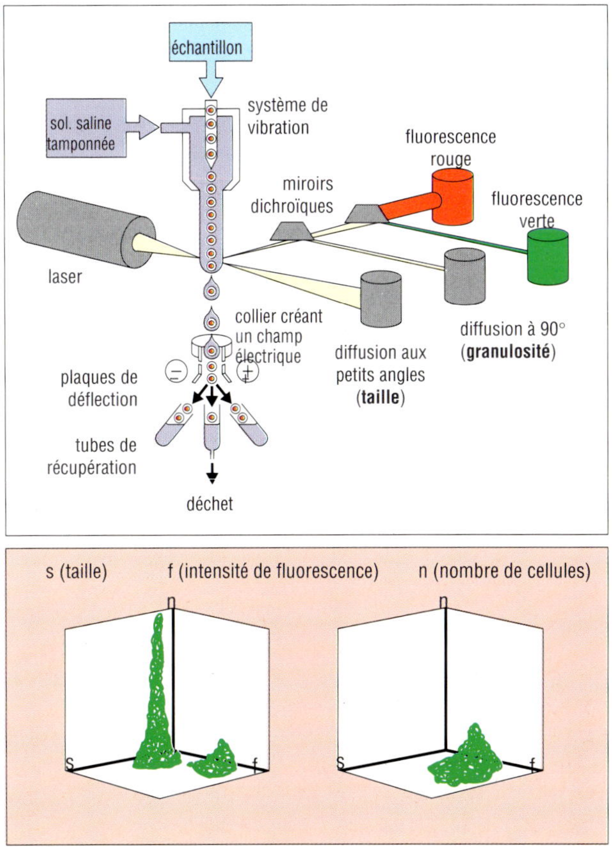

Fig. 25.9 Principe du "FACS" (fluorescence activated cell sorter). Les cellules de l'échantillon sont marquées avec des réactifs fluorescents détectant des molécules membranaires. Ces cellules sont alors introduites dans une chambre à partir de laquelle des gouttes renfermant chacune une cellule vont tomber et passer devant un laser. Grâce à un jeu de miroirs et de filtres, différents paramètres sont mesurés sur chaque goutte : la diffusion de la lumière aux petits angles (forward angle light scatter) est fonction de la taille de la cellule et la diffusion de la lumière aux angles droits (right angle light scatter) à la granulosité de la cellule. L'intensité des fluorescences rouge et verte est également mesurée, ce qui permet de détecter simultanément deux marqueurs de surface. Les gouttes peuvent être chargées électriquement et dévier leur trajectoire sous l'impulsion d'un champ électrique sous le contrôle d'un ordinateur. On peut ainsi collecter une population cellulaire définie selon les paramètres choisis et mesurés. Les représentations en trois dimensions montrent une population lymphocytaire totale à gauche et une population lymphocytaire $CD8^+$ obtenue par triage à droite à la suite d'un marquage avec un anticorps anti-CD8.

Dosage radio-immunologique (RIA)

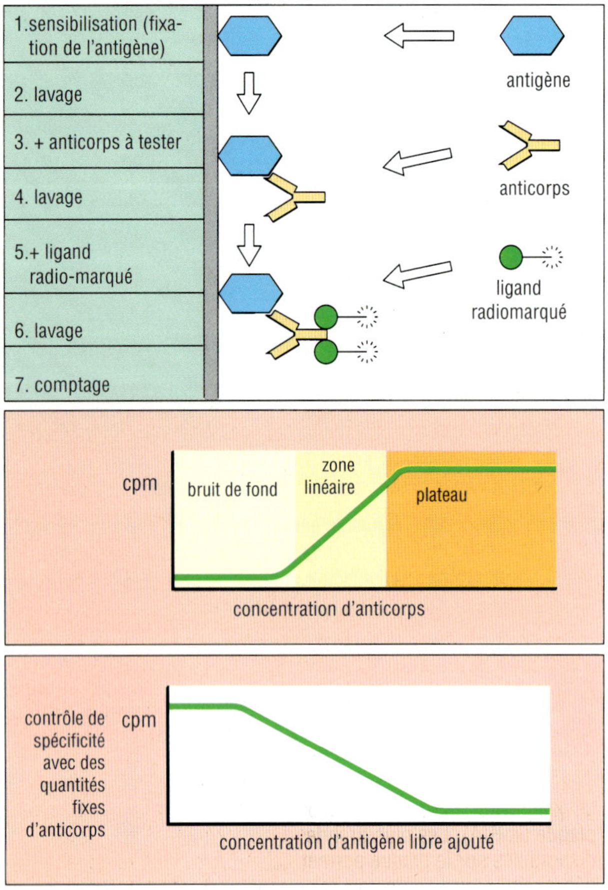

Fig. 25.10 L'antigène en solution saline est incubé dans une plaque plastique ou en tube. De petites quantités s'adsorbent sur la surface plastique. 2. L'antigène libre est éliminé par lavage (la plaque peut être ensuite bloquée avec un excès de protéines étrangères, pour prévenir toute fixation non spécifique ultérieure de protéines). 3. L'anticorps à doser est ajouté et se fixe à l'antigène. 4. Les protéines libres sont éliminées par lavage et 5. L'anticorps est détecté par un ligand radiomarqué. Le ligand peut être la protéine A du Staphylocoque, qui se fixe à la région Fc des IgG ou, le plus souvent, un anticorps spécifique de l'anticorps à doser. En utilisant un ligand spécifique d'une classe ou sous-classe particulière d'anticorps à doser, il est possible de distinguer les isotypes. Le ligand libre est éliminé par lavage et la radioactivité de la plaque est comptée dans un compteur gamma. Une courbe de titrage typique est montrée dans la partie supérieure du graphique. En augmentant progressivement la concentration de l'anticorps à tester, on observe l'augmentation des coups par minute (cpm), du bruit de fond jusqu'à un plateau. Les titres en anticorps ne peuvent être déterminés correctement que dans la partie linéaire de la courbe. Généralement la fixation spécifique au plateau est de 20 à 100 fois supérieure au bruit de fond. La sensibilité de la technique est habituellement de 1 à 50 ng/ml d'anticorps spécifique. La spécificité du dosage peut être vérifiée par l'addition de concentrations croissantes d'antigène libre à la solution d'anticorps à l'étape 3 (partie inférieure du graphique) ; l'antigène libre se fixe à l'anticorps et l'empêche de se lier à l'antigène de la plaque.

ELISA

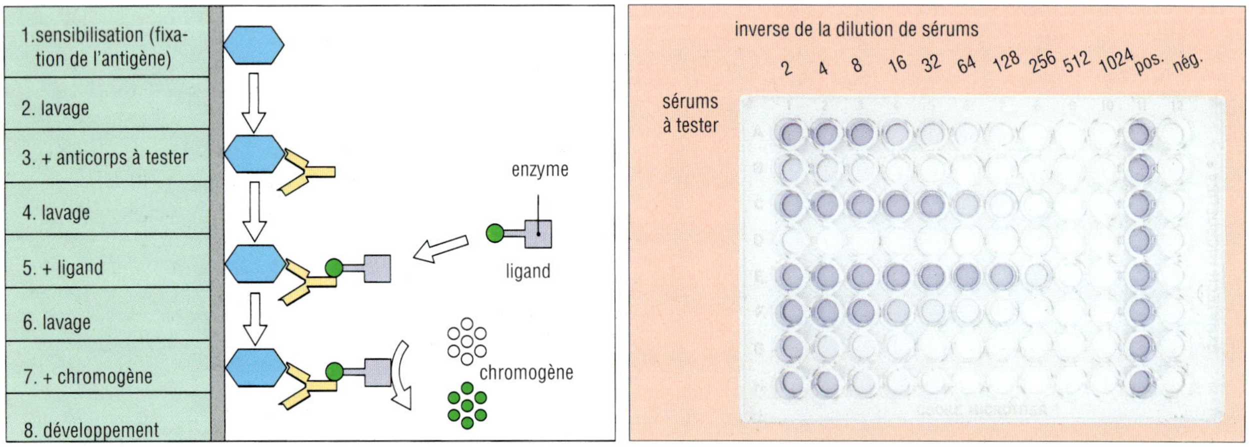

Fig. 25.11 Le principe de l'ELISA (Enzyme Linked Immunosorbent Assay) est illustré. La plaque d'ELISA est préparée comme pour le RIA jusqu'à l'étape 4. Le ligand est une molécule couplée à une enzyme telle que la peroxydase. Il se fixe à l'anticorps à doser et, après lavage (6), est révélé par l'addition d'un chromogène (7), substrat incolore activé par la portion enzymatique du ligand pour donner un produit coloré. Une plaque développée est montrée à droite. La quantité d'anticorps est déterminée à partir de la mesure de la densité optique des puits de la plaque, due à l'apparition du produit coloré.

DOSAGES RADIO-IMMUNOLOGIQUES (RIA) ET IMMUNO-ENZYMATIQUES (ELISA)

Ces techniques sont extrêmement sensibles et permettent la détection d'antigènes et d'anticorps à des concentrations très faibles ; de plus, elles sont extrêmement économiques en ce qui concerne la consommation de réactifs (Fig. 25.10 et 25.11).

RIA et ELISA sont probablement les plus utilisés de tous les dosages immunologiques d'anticorps, car un grand nombre de déterminations peuvent être effectuées dans un temps relativement court. La modification du système de base illustrée par le test "RAST" permet l'identification d'anticorps de classe IgE, dirigés contre un allergène particulier, malgré la faible concentration de ces anticorps dans le sérum (Fig. 25.12).

Le dosage radio-immunologique par compétition est illustré par le test "RIST" appliqué aux dosages ultrasensibles des IgE et d'un certain nombre de médicaments et d'hormones (Fig. 25.13). Il faut noter que dans le test "RIST" l'IgE à doser représente l'antigène.

IMMUNO-EMPREINTE ET IMMUNOPRÉCIPITATION

Les méthodes décrites ci-dessus sont particulièrement utiles pour quantifier les taux d'un certain nombre d'antigènes ou d'anticorps connus, mais dans de nombreux cas, il est nécessaire d'identifier et de caractériser biochimiquement des antigènes à partir d'un mélange complexe ; l'immunoempreinte est alors très utile.

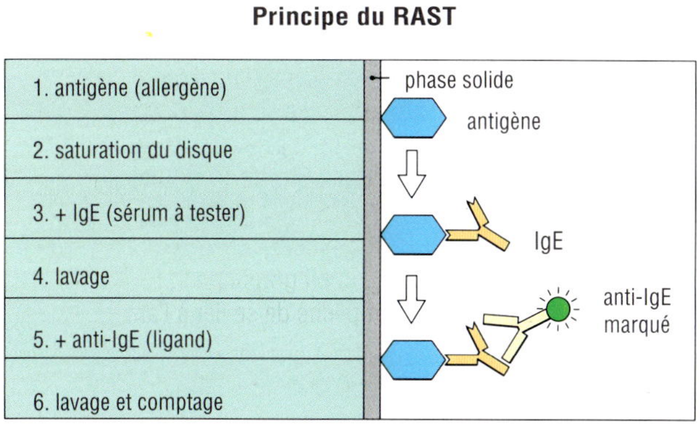

Fig. 25.12 Le "Radioallergosorbent test" (RAST) mesure les IgE spécifiques d'un antigène par RIA, où le ligand est un anticorps marqué anti-IgE. Les étapes sont identiques à celle d'un RIA classique, mais l'antigène (allergène) est fixé de façon covalente à un disque de cellulose (ce qui n'est pas le cas de la plaque de RIA). Les plus grandes quantités d'antigène ainsi disponibles sur le disque permettent d'atteindre la sensibilité nécessaire pour fixer les petites quantités d'anticorps IgE spécifiques de l'antigène présentes dans le sérum.

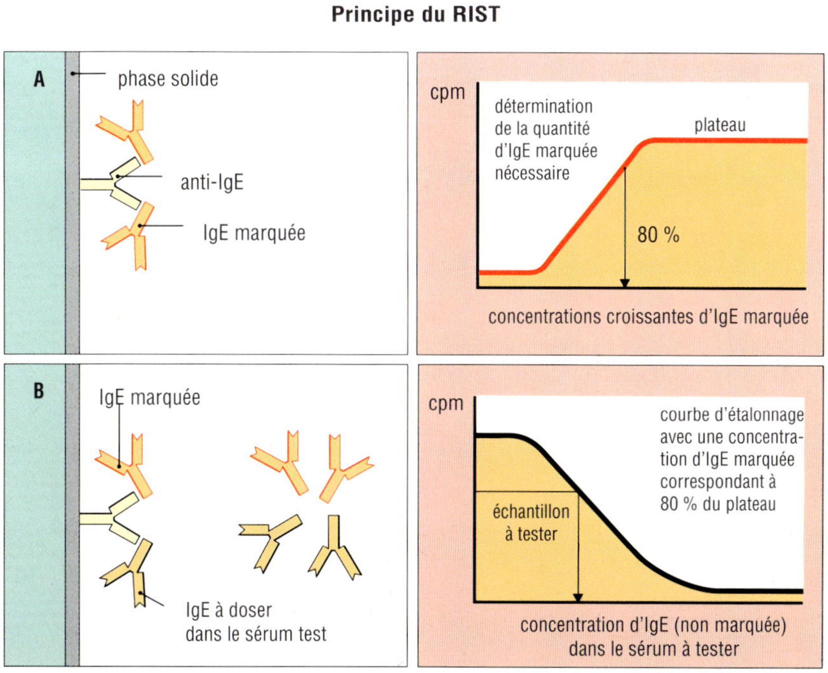

Fig. 25.13 Le "radioimmunosorbent test" (RIST) est un dosage radio-immunologique par compétition des IgE sériques La plaque est sensibilisée avec l'anti-IgE et les quantités croissantes d'IgE marquées sont ajoutées dans la plaque pour déterminer la quantité maximale d'IgE que peut fixer la plaque (A). Une quantité d'IgE marquée donnant environ 80 % de la valeur plateau est retenue. Dans le dosage (B), cette quantité est mélangée avec le sérum contenant les IgE à évaluer. Ces IgE entrent en compétition avec les IgE marquées : plus il y a d'IgE dans le sérum, moins il y a d'IgE marquées fixées. Une courbe d'étalonnage est faite avec des dilutions d'un sérum contenant une concentration d'IgE connue (courbe du bas). Ce type de dosage est couramment utilisé pour mesurer les concentrations d'hormones dans le sérum.

L'immuno-empreinte ("immunoblotting")

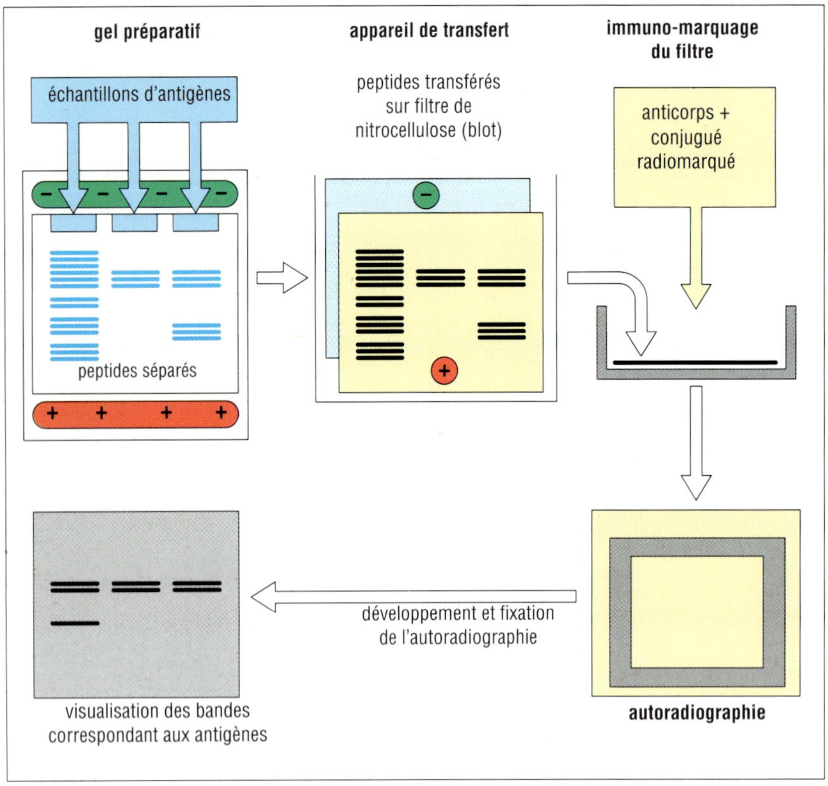

Fig. 25.14 Des échantillons de l'antigène sont séparés dans un gel analytique, par exemple un gel de polyacrylamide SDS (dodécyl sulfate de sodium) qui sépare les molécules selon leurs tailles, ou bien un gel de séparation selon la charge. Les molécules ainsi séparées sont transférées électrophorétiquement sur un filtre de nitrocellulose. La membrane de nitrocellulose est alors traitée successivement avec un anticorps dirigé contre un antigène spécifique, puis lavée et traitée avec un conjugué radiomarqué permettant de détecter les anticorps déjà fixés sur le filtre. Le principe est donc semblable à celui utilisé dans un RIA ou un ELISA. Après un nouveau lavage, le filtre est placé en contact avec un film de radiologie dans une cassette. L'autoradiographie est développée. On peut ainsi visualiser les bandes qui ont fixé l'anticorps et qui correspondent à l'antigène contre lequel ces anticorps étaient dirigés. La technique peut être modifiée en utilisant un conjugué couplé à une enzyme ; dans ce cas, le matériel lié peut être détecté au moyen d'un chromogène qui va donner un produit insoluble qui précipite directement sur le filtre.

Immunoprécipitation

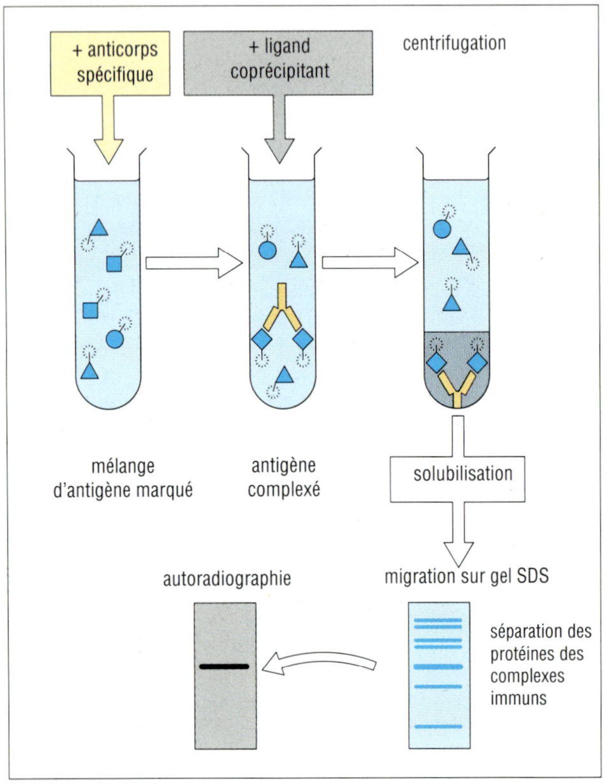

Fig. 25.15 Les antigènes d'un mélange complexe sont marqués par l'^{125}I. On ajoute l'anticorps spécifique. Les complexes Ag-Ac sont précipités par l'addition d'anticorps anti-immunoglobulines ou de protéine A du staphylocoque. Les complexes insolubles sont centrifugés et lavés pour éliminer les antigènes marqués libres. Le précipité est alors resolubilisé, par exemple en présence de SDS et ses composants sont séparés sur un gel analytique. La position des antigènes marqués précipités par l'anticorps est révélée par autoradiographie. Cette méthode est souvent appliquée à des antigènes de surface de cellules radio-marquées dont les membranes sont solubilisées à l'aide de détergents avant d'être immunoprécipitées. On peut aussi marquer les antigènes par la biotine et les détecter à l'aide de streptavidine (qui se lie à la biotine) couplée à une enzyme telle que la peroxidase (voir ELISA).

Dans l'immunoempreinte, des mélanges complexes de molécules sont séparés sur des gels de séparation analytique ; les molécules sont alors transférées sur des membranes ("blot" ; ex. feuilles de nitrocellulose) afin que les antigènes ainsi séparés puissent être identifiés à l'aide d'antisérums spécifiques. En utilisant des gels d'isoélectrofocalisation, permettant de séparer les antigènes selon leur charge, ou bien des gels séparant les peptides selon leur taille (ex.: gel de polyacrylamide en présence de dodécylsulfate de sodium), il est possible d'obtenir des informations sur la taille, le point isoélectrique et les relations moléculaires des antigènes que l'on analyse (Fig. 25.14).

Dans certains cas, l'antigène devient dénaturé par les gels de séparation analytique et les procédures d'empreinte, de sorte que ses épitopes conformationnels sont détruits et ne peuvent plus fixer les anticorps spécifiques. Dans ce cas, il est nécessaire de faire appel à l'immunoprécipitation pour identifier l'antigène natif reconnu par l'anticorps. Cette technique peut être utilisée soit avec des antigènes solubles soit avec des antigènes de membrane cellulaire (Fig. 25.15).

Chromatographie d'affinité

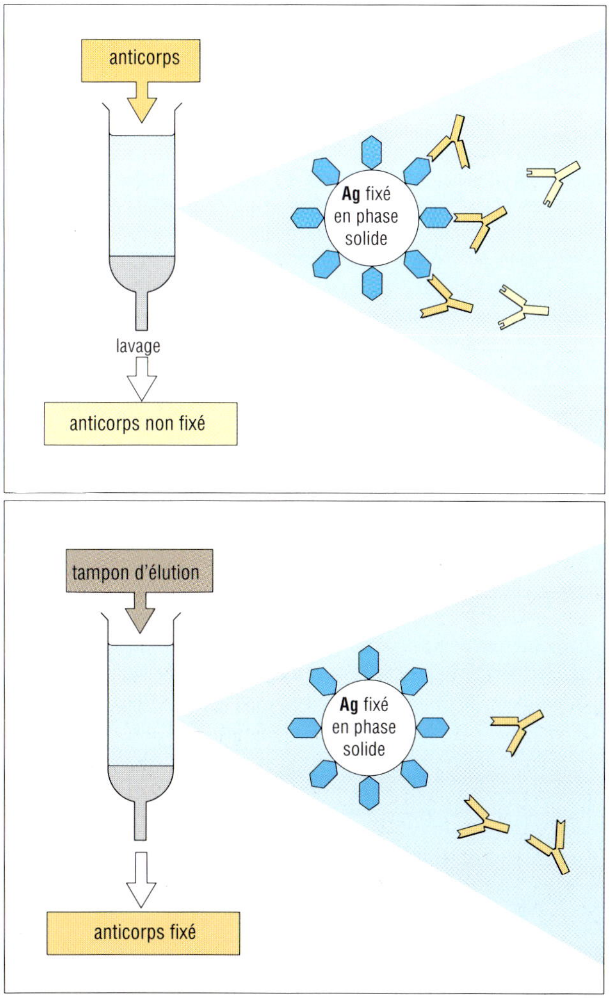

PURIFICATION DES ANTICORPS

Les immunologistes ont souvent besoin de purifier des anticorps spécifiques d'un antigène ou bien de séparer des Ig à partir d'un mélange complexe. L'isolement d'Ig à partir du sérum est habituellement effectué par des étapes de fractionnement séquentiel des protéines qui peuvent inclure :

1. une précipitation des gammaglobulines par une solution à 30-50 % de sulfate d'ammonium
2. une filtration sur gel afin d'obtenir les molécules de la taille désirée
3. une chromatographie échangeuse d'ions pour isoler les molécules qui sont chargées positivement à pH neutre
4. une chromatographie d'affinité sur des ligands naturels des Ig, telle que la protéine A (la protéine A est un composant de la paroi du staphylocoque, capable de se lier à une région du Cγ2 et du Cγ3 de trois des sous-classes d'IgG, IgG1, IgG2 et IgG4).

L'immunopurification des anticorps spécifiques de l'antigène est réalisée par chromatographie d'affinité en utilisant l'antigène couplé à du sépharose ; les anticorps purs spécifiques de l'antigène sont alors obtenus par élution de l'immunoabsorbant avec des agents chaotropiques tels que le thiocyanate de sodium, un tampon glycine-HCl ou encore du tampon diéthylamine. La chromatographie d'affinité est la technique utilisée quand l'isolement d'anticorps purs ou d'antigènes purs est recherché (Fig.25.16).

Une technique plus récente pour obtenir des anticorps purs de spécificité bien définie consiste à produire des anticorps monoclonaux à partir de cellules en culture. Cette technique implique l'obtention de cellules qui sécrètent indéfiniment un seul type d'anticorps ayant une spécificité définie, permettant ainsi d'éviter la variabilité des antisérums produits par immunisation (Fig. 25.17). La production d'anticorps monoclonaux, qui sont des sondes très spécifiques, s'applique aujourd'hui à de nombreuses branches de la biologie.

Fig. 25.16 La chromatographie d'affinité peut être utilisée pour purifier des anticorps de spécificité déterminée à partir d'un mélange hétérogène (ex: sérum). Un immunoabsorbant en phase solide est préparé en couplant, par liaison covalente, l'antigène à un support inerte tel que des billes de dextran réticulé. L'immunoabsorbant est mis dans une colonne et la préparation d'anticorps est introduite, dans des conditions de température et de pH permettant la fixation des anticorps. (1) Les anticorps dirigés contre l'antigène restent liés à la colonne tandis que les autres sont éliminés par lavage. (2) Dans une seconde étape, les anticorps fixés sont élués de la colonne avec un tampon d'élution (par ex. acétate pH 3,0 ; diéthylamine pH 11,5 ; guanidine, HCl 3M) qui dissocie les liaisons antigène/anticorps. En couplant des anticorps aux billes, le procédé peut être inversé pour obtenir des antigènes purs. La technique peut être utilisée pour obtenir d'autres types de molécules. Par exemple, une colonne de lectines pourra fixer toutes les molécules ayant des sucres reconnus par cette lectine. Ces molécules pourront ensuite être éluées dans un tampon contenant le sucre libre qui déplace la glycoprotéine fixée, par compétition.

Comme une cellule B produit un seul type d'anticorps, l'objectif est d'immortaliser et de propager des cellules B individuelles. La plupart des anticorps monoclonaux sont obtenus par fusion de splénocytes de souris avec des cellules B de myélome provenant de la même souche de souris mais ne sécrétant pas d'anticorps. Il est également possible de produire des hybrides inter-souches ou même inter-espèces ; cependant ces derniers sont souvent instables. Une autre méthode, utilisée pour l'obtention d'anticorps monoclonaux humains, est de transformer des cellules B humaines par le virus d'Epstein-Barr.

Bien qu'un anticorps monoclonal soit un réactif bien défini, il n'est pas plus spécifique qu'un antisérum polyclonal reconnaissant différents épitopes du même antigène.

MESURE DES ACTIVITÉS DU COMPLÉMENT

La mesure la plus simple de l'activité du complément consiste à déterminer la concentration d'un sérum qui provoque la lyse de 50 % d'une préparation standard d'érythrocytes sensibilisés par des anticorps (EA pour "Erythrocyte Antibodies"). Cela est réalisé dans des tubes ou dans des microplaques. Un système plus simple permettant d'évaluer globalement l'activité du complément est l'hémolyse radiale simple. Cette technique est semblable à celle de l'immunodiffusion radiale simple (voir Fig. 25.4), à l'exception du fait que les puits contiennent le sérum-test et que le gel contient des érythrocytes sensibilisés. Une zone d'hémolyse se développe autour des puits contenant le complément actif, et la taille de cette zone est proportionnelle à la quantité de complément dans les puits. Cette technique permet de quantifier l'activité totale de la voie classique et lytique du complément ; cependant si un sérum est déficient en activité complémentaire, elle ne permet pas d'identifier quel est le composant du complément responsable de cette déficience.

Les composants individuels du complément peuvent être évalués séparément au niveau quantitatif et qualitatif. Cette distinction est importante puisqu'un composant peut être présent en quantité normale, mais non fonctionnel. Les quantités des composants du complément sont habituellement mesurées à l'aide de RIA ou d'ELISA, en utilisant des anticorps spécifiques. Les activités fonctionnelles sont mesurées par des tests conçus pour détecter chaque composant individuel : on utilise un mélange de globules rouges sensibilisés et des composants du complément requis pour la lyse, à l'exception de celui que l'on analyse (Fig. 25.18).

ISOLEMENT DES POPULATIONS LYMPHOCYTAIRES

La plupart des expériences effectuées *in vivo* ou *in vitro* par les immunologistes nécessitent des populations de lymphocytes purifiés. Les principales sources de lymphocytes sont le thymus, la rate ou les ganglions périphériques prélevés chez les animaux. Des études particulières peuvent

Production d'un anticorps monoclonal

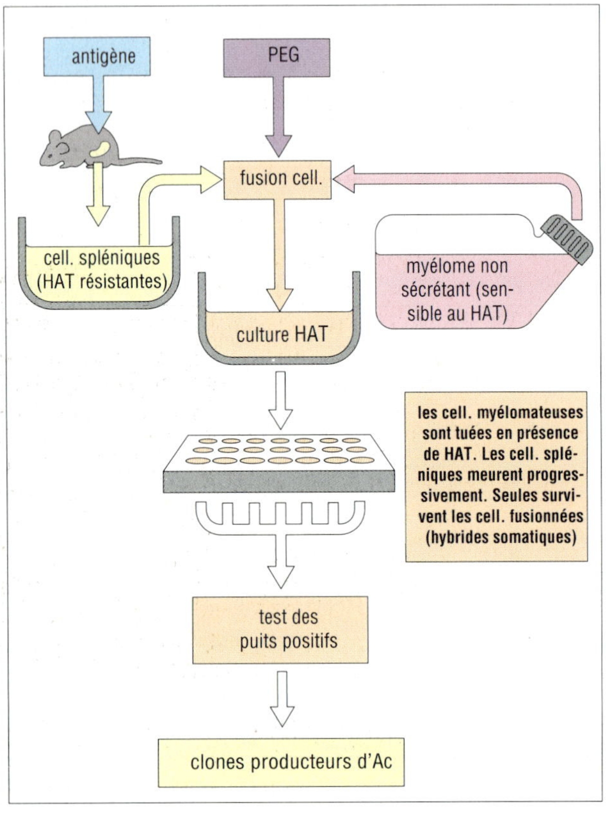

Fig. 25.17 Les animaux (habituellement des souris ou des rats) sont immunisés avec l'antigène. Lorsque les animaux ont produit une bonne réponse anticorps, leur rate ou leurs ganglions lymphatiques sont prélevés. Les cellules dissociées sont alors fusionnées avec des cellules de myélome grâce à l'addition de polyéthylène-glycol (PEG) qui permet la fusion membranaire. Seule une petite portion des cellules peut fusionner. Le mélange fusionné est alors remis en culture avec du milieu contenant du "HAT" (hypoxanthine aminopterine thymidine). L'aminoptérine est une toxine puissante qui bloque une des voies de synthèse de l'ADN. Cette voie peut être court-circuitée si l'on fournit à la cellule des métabolites intermédiaires comme l'hypoxanthine et la thymidine. Ainsi les cellules spléniques peuvent pousser en milieu HAT, mais les cellules de myélome meurent en HAT, parce qu'elles ont un défaut métabolique et ne peuvent pas utiliser ce circuit de secours. Lorsque la culture a démarré dans le milieu HAT, elle contient des cellules spléniques, des cellules de myélome et des cellules fusionnées. Les cellules spléniques meurent en culture après une à deux semaines, et les cellules de myélome sont tuées par le milieu HAT. Seules les cellules fusionnées survivent puisqu'elles ont acquis l'immortalité des cellules du myélome et la capacité de courcircuitage métabolique des cellules spléniques. Quelques unes de ces cellules auront également gardé la capacité de produire un anticorps. Tous les puits qui contiennent des cellules en train de proliférer sont testés en ce qui concerne la production de l'anticorps désiré (souvent par RIA ou ELISA). S'ils sont positifs, la culture est clonée, c'est-à-dire répartie dans des plaques de telle sorte qu'il n'y ait plus qu'une cellule par puits. Cela donne un clone cellulaire (hybridome), provenant d'une seule cellule, à la fois immortel et producteur d'un même anticorps monoclonal.

éventuellement nécessiter l'isolement de cellules à partir d'autres organes, telles que les plaques de Peyer. Les lymphocytes T recirculants peuvent être obtenus par canulation du canal thoracique et prélèvement continu pendant quelques heures. En ce qui concerne les études effectuées chez l'homme, les lymphocytes du sang périphérique sont les plus couramment utilisés, puisqu'ils sont les plus faciles à obtenir ; on utilise également les lymphocytes provenant de ganglions ou des amygdales, obtenus après exérèse chirurgicale. Des problèmes peuvent cependant survenir avec les lymphocytes de ces organes, du fait de la présence éventuelle d'agents infectieux ou de cellules tumorales, selon les circonstances. Il faut souligner que les populations cellulaires obtenues à partir de chacun de ces organes sont très distinctes les unes des autres, tant du point de vue du stade de différenciation des lymphocytes que des proportions des différentes populations cellulaires présentes. Le thymus est une source très pure de lymphocytes T ; ces derniers sont cependant hétérogènes quant à leur stade de différenciation. Quand il s'agit de travailler sur des lymphocytes provenant d'autres organes, on a souvent intérêt à séparer les différentes populations afin de distinguer leurs effets biologiques respectifs.

Détection des composants du complément

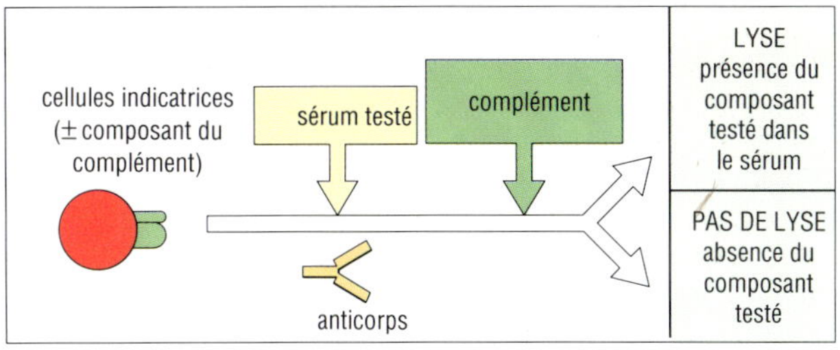

test	cellules indicatrices	réactif utilisé
C1	EAC 4 (cobaye)	C1
C4	EA	sérum de cobaye déficient en C4
C2	EAC 4 (humain) (antrypol)	C2
C3	EAC 142 (cobaye)	sérum de cobaye traité avec du NH_3 (C5-9)
C5	EAC 14 oxy 23	sérum de souris déficient en C5
C6	EAC 143 (humain) (antrypol)	sérum de lapin déficient en C6
FB	EA + EGTA + Mg^{2+}	sérum déficient en facteur B (chauffé à 50°C)
FD	EA + EGTA + Mg^{2+}	sérum déficient en facteur D (pic d'exclusion d'un Sephadex G75)

Fig. 25.18 Ces différents tests détectent des composants particuliers du complément présents dans un sérum. Le principe du test est de mélanger des globules rouges sensibilisés avec un "réactif complément" qui contient tous les composants du complément requis pour lyser les globules rouges à l'exception du composant dont on veut évaluer la présence. Par exemple, pour tester la présence de C4, les globules rouges sensibilisés avec des anticorps (EA) sont placés avec du sérum de cobaye déficient en C4. Les cellules ne seront alors lysées que si le C4 est présent dans le sérum testé. Le tableau indique les combinaisons de réactifs utilisés pour chaque composant testé. Les globules rouges sensibilisés sont préparés en bloquant les réactions avec le complément à une étape bien définie. Les "réactifs complément" peuvent être soit des sérums déficients en composant du complément, soit des sérums traités où l'on a inactivé ou ôté l'un des composants du complément. En pratique, les tests sont quantitatifs : on peut utiliser, par exemple, l'hémolyse radiale simple, ou une technique permettant de déterminer la dilution où 50 % des globules rouges sont lysés.

Séparation des lymphocytes sur Ficoll

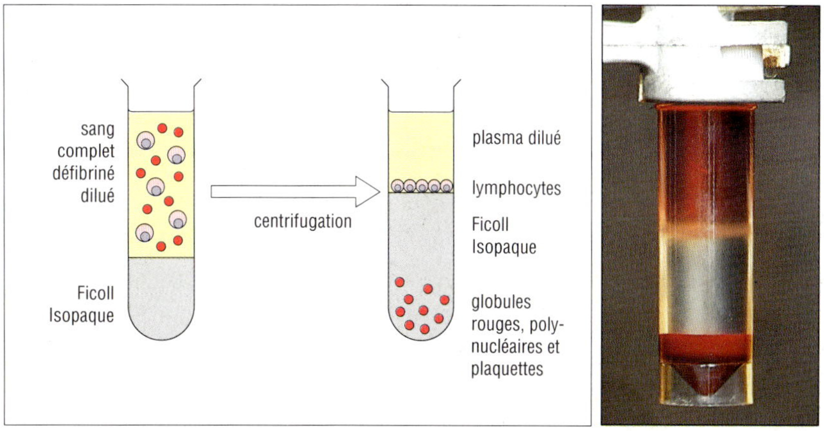

Fig. 25.19 Le sang complet est défibriné par agitation sur billes de verre et le coagulat obtenu est éliminé. Le sang est alors dilué dans un milieu de culture et déposé à la surface d'un tube rempli à moitié de Ficoll. Le Ficoll a une densité plus élevée que les lymphocytes mais inférieure à celle des globules rouges et des granulocytes. Après centrifugation, les globules rouges et les polynucléaires passent à travers le Ficoll et forment un agrégat au fond du tube, tandis que les lymphocytes restent à l'interface du milieu et du Ficoll. Les macrophages peuvent être éliminés de deux manières : par addition de limaille de fer, qui est absorbée, et déplétion ultérieure avec un aimant ; après dépôt de la suspension cellulaire sur une surface plastique à laquelle ils adhèrent ; les lymphocytes qui, eux, n'adhèrent pas, sont récupérés ensuite par lavage.

Isolement de sous-populations lymphocytaires par la technique des rosettes

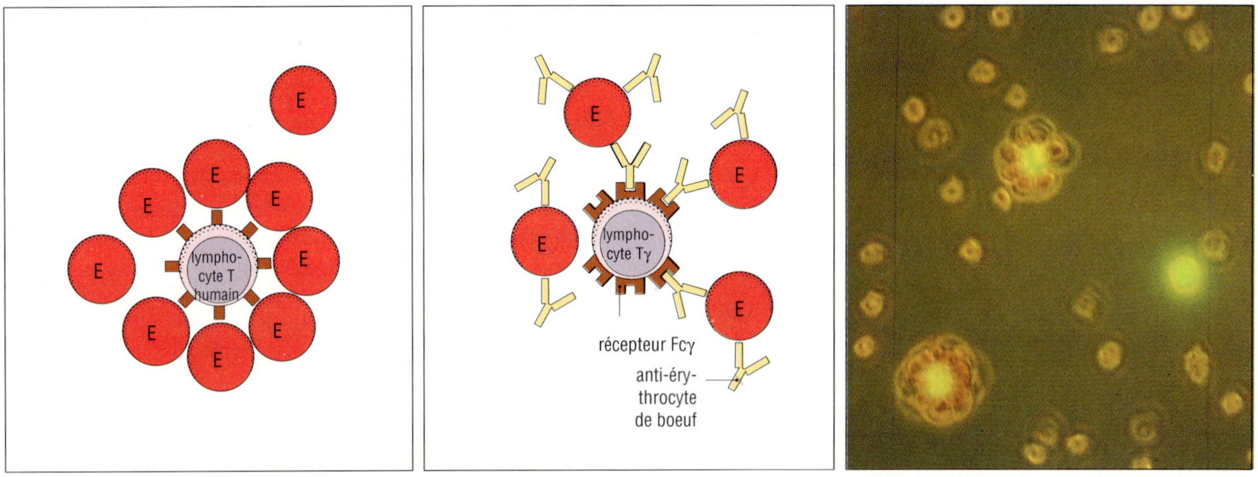

Fig. 25.20 Certaines cellules ont des récepteurs pour les érythrocytes. Les lymphocytes T humains ont un récepteur pour les érythrocytes de mouton (E) ; ces récepteurs sont les molécules CD2 (à gauche), absentes des lymphocytes T de la souris. Les lymphocytes T humains forment des rosettes quand ils sont mélangés avec les globules rouges de mouton ; ils peuvent être séparés des lymphocytes B n'ayant pas formé de rosette par centrifugation sur solution de Ficoll. Selon le même principe, on peut séparer les sous-populations cellulaires en fonction de l'expression d'autres récepteurs. Certains lymphocytes T exprimant des récepteurs pour le Fc des IgG (RFcγ) sont identifiés et isolés par la formation de rosettes avec des érythrocytes de boeuf sensibilisés par une dose subagglutinante d'anticorps IgG anti-érythrocytes de boeuf (schéma du centre). Une rosette est montrée sur la droite (Document du Dr. P.M. Lydyard).

Préparation des lymphocytes par adhérence spécifique

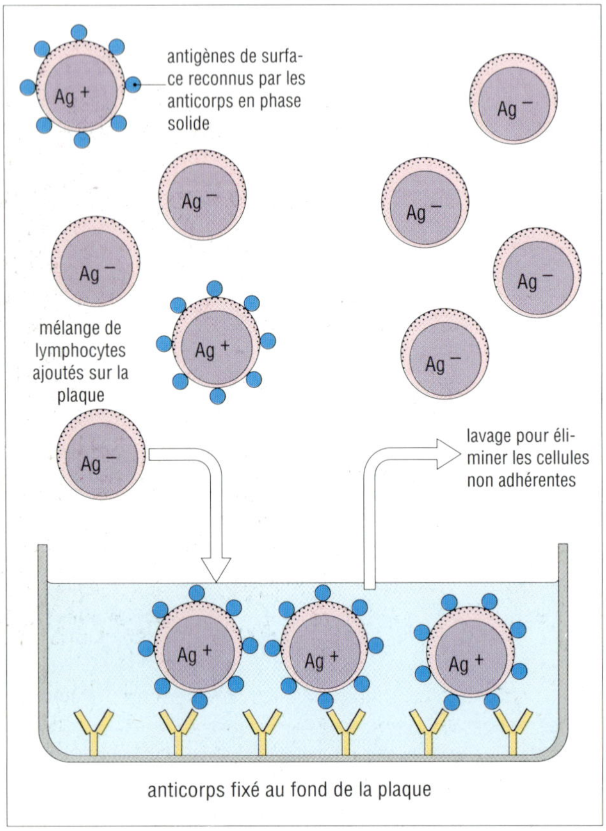

Fig. 25.21 Cette méthode (en anglais "panning") consiste à séparer des cellules exprimant un antigène spécifique à l'aide de l'anticorps correspondant fixé sur des boîtes de Pétri. Les anticorps se fixent de façon non-covalente sur le plastique (cf RIA) ; le mélange cellulaire est alors appliqué sur la boîte de Pétri. Les cellules exprimant l'antigène reconnu par ces anticorps (Ag^+) collent sur la boîte et les cellules négatives (Ag^-) peuvent être éliminées avec précaution par lavage. En changeant les conditions de culture ou par digestion enzymatique, il est parfois possible de récupérer les cellules fixées. Les cellules qui se sont fixées sur la plaque sont souvent altérées en particulier du fait de l'agrégation des antigènes de surface impliqués dans le panning, ce qui provoque leur activation. Aussi la méthode est-elle mieux adaptée à l'élimination d'une population d'une suspension cellulaire. Un exemple d'application de cette technique est la séparation des cellules T_H et T_C en utilisant des anticorps anti-CD4 ou anti-CD8, après avoir séparé les lymphocytes T des lymphocytes B grâce à un anti-Ig (qui se fixe aux anticorps de surface des lymphocytes B). Enfin, si l'on sensibilise une plaque avec un antigène donné, les cellules spécifiques de cet antigène peuvent être également séparées des autres par ce type de technique.

Nous avons déjà fait mention de l'analyseur-trieur de cellules (FACS : "Fluorescent Activated Cell Sorter") qui permet d'isoler des populations lymphocytaires grâce à leurs marqueurs de surface. Le nombre de cellules isolées par cet appareil est cependant limité du fait de son débit, puisque chaque cellule est analysée et triée individuellement. Il existe d'autres méthodes à plus grande échelle pour séparer les lymphocytes et les sous-populations lymphocytaires. Ces méthodes comprennent les séparations en gradient de densité, les techniques de rosette, l'adhérence spécifique et les séparations magnétiques.

La séparation en gradient de densité est basée sur les différences de densité existant entre les lymphocytes et les autres cellules plus denses tels que les érythrocytes et les polynucléaires (Fig. 25.19). Ce principe est appliqué pour isoler la majorité des lymphocytes du sang. Les techniques de rosettes ou d'adhérence spécifique ("panning") sont utilisées pour isoler les sous-populations (Fig. 25.20 et 25.21). L'adhérence spécifique est une sorte de chromatographie d'affinité appliquée aux lymphocytes. Une technique apparentée utilise des billes magnétiques recouvertes d'anticorps spécifiques (ex. anti-CD4). Les billes sont mélangées à la population cellulaire et se fixent sur les cellules reconnues par leur anticorps. Ces cellules peuvent alors être éliminées ou séparées par application d'un champ magnétique.

Une autre méthode utilisée pour la sélection négative des cellules au sein d'une suspension hétérogène fait appel aux anticorps et au complément. Quand on ajoute un anticorps spécifique (ex. anti-CD8) à un mélange de cellules, puis du complément, cette sous-population de cellules est lysée. Cette technique ne s'applique qu'aux anticorps fixant le complément et aux cellules ayant une densité d'antigène suffisante pour permettre la fixation de C1q sur deux molécules d'IgG rapprochées.

Une autre méthode de préparation de lymphocytes consiste à produire des lignées de cellules T spécifiques d'antigène qui peuvent être propagées *in vitro* pendant longtemps (Fig. 25.22). Cela permet de ne pas avoir à recourir à l'isolement répété de cellules primaires à partir d'animaux.

Lignées cellulaires T

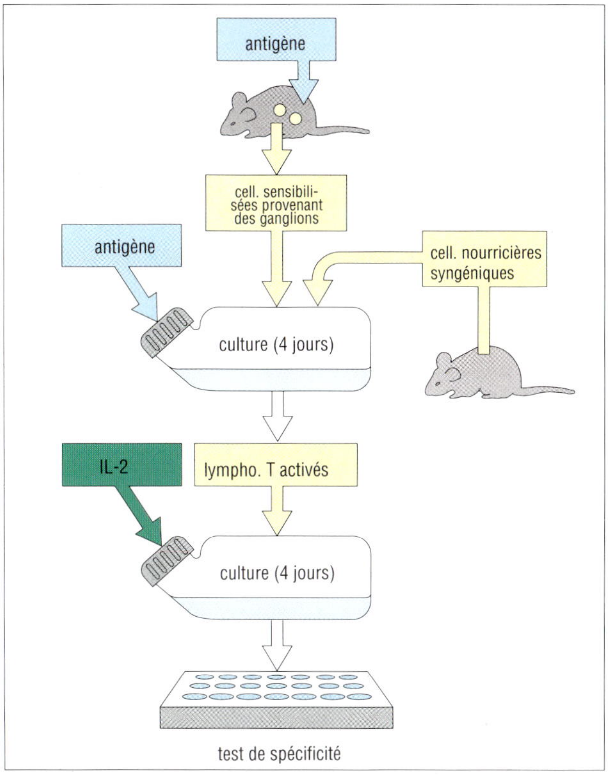

Fig. 25.22 La figure illustre un protocole d'obtention de lignées cellulaires T, mais de nombreux autres protocoles peuvent également être utilisés. Les souris sont sensibilisées par injection de l'antigène dans le coussinet plantaire de la patte arrière. Les ganglions lymphatiques drainant cette région (ganglions poplités et inguinaux) sont prélevés une semaine plus tard et mis en culture avec des cellules nourricières ("feeder") syngéniques (thymocytes normaux ou splénocytes) et l'antigène ; après 4 jours, les lymphoblastes sont isolés et cultivés en présence d'IL-2. Quand les cellules se sont suffisamment multipliées, elles sont analysées dans un test de transformation lymphocytaire utilisant l'antigène spécifique et des cellules présentatrices de CMH connu. Les cellules T sont ensuite maintenues en culture par des cycles alternés de stimulation soit par l'IL-2 soit par l'antigène en présence de cellules nourricières.

TESTS FONCTIONNELS

Différentes méthodes peuvent être utilisées pour mesurer les fonctions effectrices des lymphocytes, telles que la production d'anticorps, la cytotoxicité, les fonctions auxiliaires (TH) et suppressives. Les cellules productrices d'anticorps peuvent être détectées et quantifiées au moyen de la technique des plages de lyse (Fig. 25.23). En modifiant cette

Test des plages de lyse – I

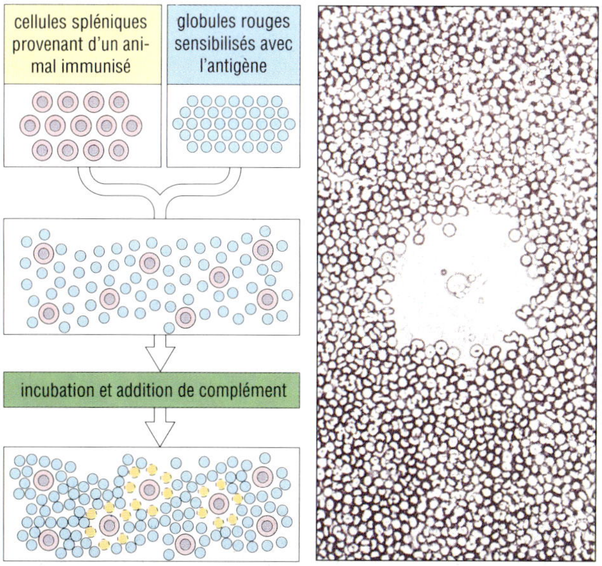

Fig. 25.23 Les cellules productrices d'anticorps sont détectées en les mélangeant avec des globules rouges sensibilisés par l'antigène. Après incubation, les globules rouges entourant les cellules sécrétant les anticorps spécifiques, sont recouverts d'anticorps et peuvent alors être lysés par le complément.

technique, il et possible d'identifier individuellement les cellules produisant des IgG et des IgM spécifiques d'un antigène, et de déterminer le nombre total de cellules productrices d'anticorps (Fig.25.24). Une autre méthode de détection des cellules productrices d'anticorps est une technique immunoenzymatique appelée ELISPOT (Fig. 25.25). Une modification de cette technique permet de détecter les cellules T qui sécrètent des médiateurs solubles, par ex. des cytokines. Dans ce test, la plaque est recouverte d'un anticorps spécifique de la cytokine (ex. anti-IFNγ). L'anticorps fixe la cytokine sécrétée sous forme d'une tache autour de la cellule T.

Les lymphocytes T spécifiques d'antigènes sont souvent détectés par le test de stimulation lymphocytaire. Ce test mesure la capacité des lymphocytes T à être activés par un antigène en évaluant la synthèse d'ADN par incorporation de précurseurs radio-actifs (Fig. 25.19 et 25.26). L'activité des cellules T cytotoxiques est habituellement détectée par leur capacité à détruire des cellules-cibles (ex. cellules infectées par un virus, cellules tumorales, cellules allogéniques). La lyse des cellules-cibles est mesurée par le test de libération du chrome radio-actif (Fig. 25.27).

L'étude des migrations lymphocytaires *in vivo* est réalisée par l'injection intraveineuse de lymphocytes marqués et le repérage du marquage dans différents tissus. On peut utiliser des marqueurs radio-actifs ou des fluorochromes stables. Les mesures quantitatives de migration cellulaire utilisent plutôt les cellules radio-marquées. L'étude des sites de migration au sein de différents organes utilise l'autoradiographie avec des cellules marquées ou bien la visualisation directe des cellules fluorescentes en microscopie ultra-violette.

L'étude des molécules d'adhérence impliquées dans les migrations lymphocytaires a surtout été réalisée *in vitro*.

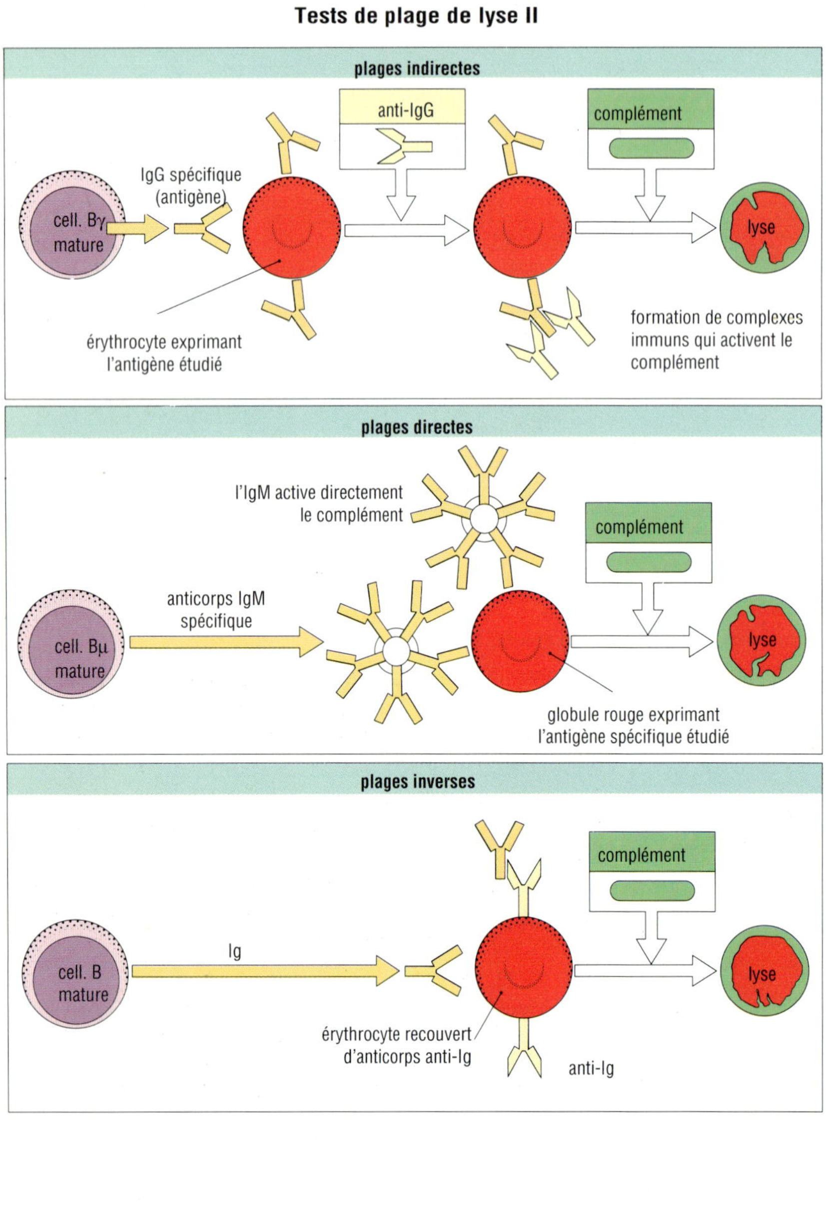

Fig. 25.24 Les plages de lyse sont utilisées pour détecter les cellules productrices d'anticorps. La technique peut être effectuée de trois façons différentes :
Plages indirectes. Les cellules produisent des anticorps de spécificité déterminée qui se lient à l'antigène naturellement présent ou prélalablement fixé sur les globules rouges (comme dans le cas du test d'hémagglutination). Pour révéler les anticorps IgG fixés aux globules rouges, il est nécessaire d'ajouter un anticorps anti-IgG puis le complément. Les complexes ainsi formés sur la cellule fixent le complément et produisent une zone de lyse érythrocytaire autour du lymphocyte B.
Plages directes. Les anticorps de type IgM sont capables de provoquer une lyse dépendant du complément sans ajout d'une autre immunoglobuline. Ainsi les cellules productrices d'anticorps IgM et IgG spécifiques d'un antigène peuvent être détectées différentiellement.
Plages inverses. La méthode des plages inverses dénombre toutes les cellules produisant des anticorps (pas uniquement celles spécifiques d'un antigène). Les Ig sécrétées se fixent sur les globules rouges sensibilisés avec un anti-Ig. Ce complexe fixe le complément et induit la lyse (la protéine A, qui fixe la région Fc des IgG, peut remplacer l'anti-IgG sur le globule rouge pour ce test).

Test de l'ELISPOT

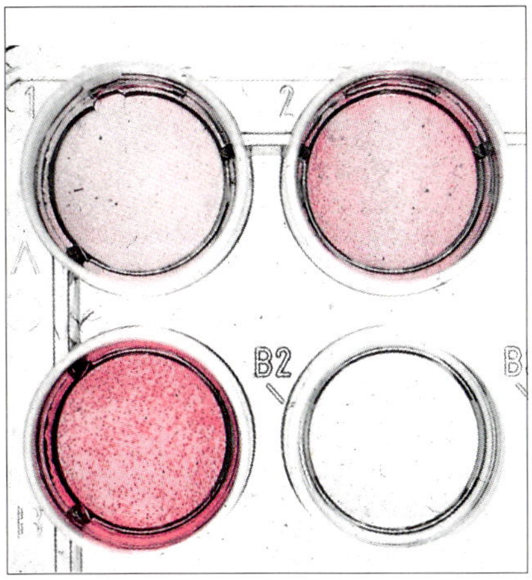

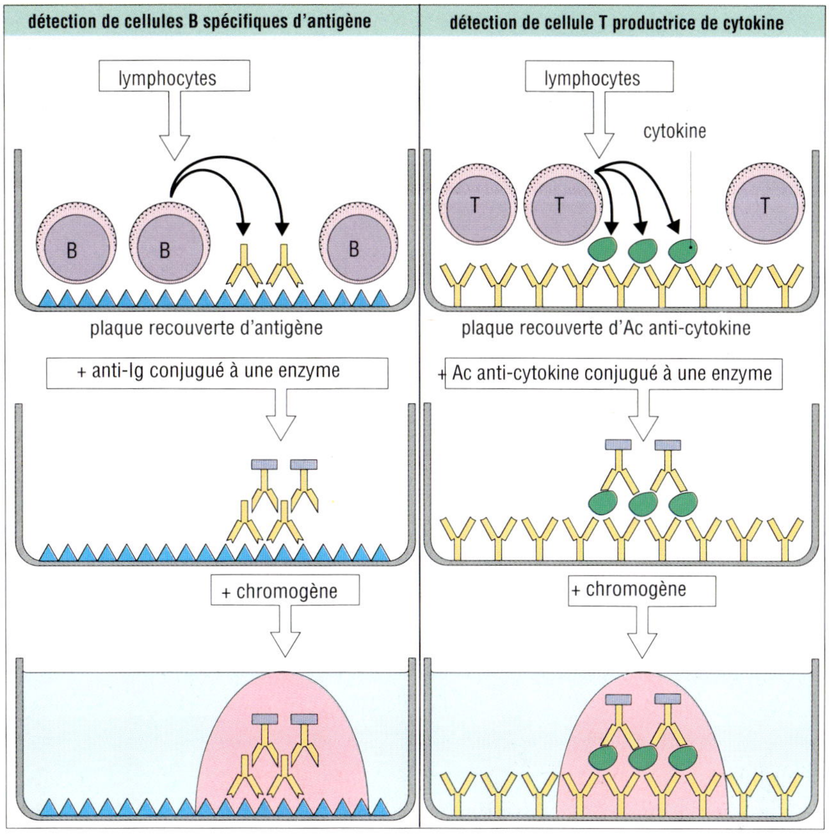

Fig. 25.25 Le test de l'ELISPOT permet de détecter les cellules B productrices d'un anticorps spécifique ou les lymphocytes T sécrétant des cytokines. Pour la détection des cellules productrices d'anticorps, les lymphocytes sont déposés sur une plaque recouverte d'antigène. L'anticorps se lie à l'antigène au contact de la cellule sécrétrice. Les cellules sont éliminées et les zones où l'anticorps s'est fixé sont détectées à l'aide d'un chromogène et de l'enzyme couplée à un anticorps anti-immunoglobuline. Pour détecter les cellules productrices d'une cytokine, les plaques sont recouvertes d'anticorps spécifique de cette cytokine. La cytokine sécrétée, fixée sur l'anticorps en phase solide, est révélée par un deuxième anticorps dirigé contre un autre épitope de la cytokine et couplé à une enzyme. L'aspect d'une plaque développée est montré en haut et à gauche. (Document photographique de P. Hutchings avec l'autorisation de Blackwell Scientific Press).

Le test de stimulation lymphocytaire

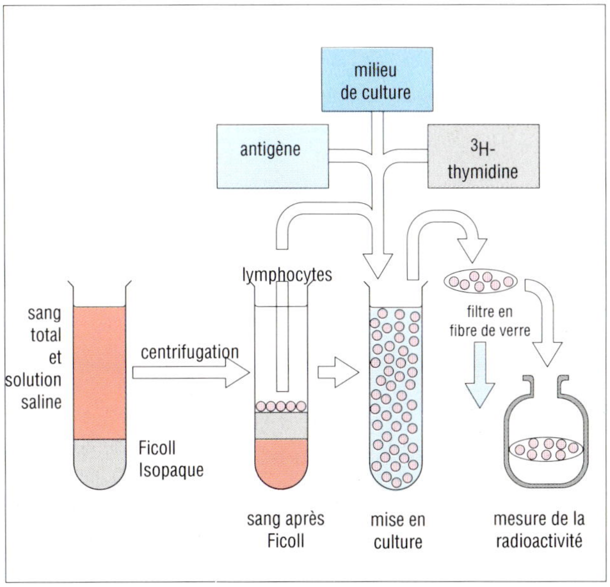

Fig. 25.26 Le sang total dilué en solution saline, est déposé sur une couche de Ficoll-Isopaque et centrifugé (400xg). Cette technique permet ainsi d'isoler les lymphocytes. Les cellules sont ensuite lavées pour éliminer les contaminants tels que l'antigène, puis mises dans des tubes avec une solution d'antigène et du milieu de culture. Ce test s'applique aussi à des cellules lymphoïdes isolées à partir de tissu. Après 5 à 6 jours de culture, de la thymidine tritiée (^{3}H-thymidine) est ajoutée 16 h avant que les cellules ne soient récoltées sur un filtre de fibres de verre pour mesurer la radioactivité associée au noyau à l'aide d'un compteur à scintillation. Un compte élevé indique que la suspension de lymphocytes contient des cellules susceptibles d'être activées par l'antigène, de se transformer et de synthétiser de l'ADN. Cette application des cultures de lymphocytes est parfois désignée sous le nom de "test de transformation lymphoblastique" (NdT).

Dans le test de Stamper-Woodroofe, la liaison directe des lymphocytes aux veinules post-capillaires est mesurée en comptant le nombre de lymphocytes qui adhèrent à des coupes tissulaires de ganglions lymphatiques de plaques de Peyer ou d'autres tissus contenant des veinules post-capillaires. Les cellules adhérentes sont comptées au microscope ; l'adhérence est diminuée si l'on introduit des anticorps spécifiques de molécules d'adhérence, à la condition qu'ils reconnaissent des épitopes suffisamment proches des régions par lesquelles les molécules d'adhérence interagissent avec leurs contre-structures. On peut aussi étudier *in vitro* l'adhérence des lymphocytes à des monocouches de cellules endothéliales. Ce test permet de rechercher le blocage de l'adhérence par des anticorps monoclonaux dirigés contre des antigènes des lymphocytes ou des cellules endothéliales ; les anticorps identifiés par ce test fonctionnel peuvent alors être utilisés pour immunoprécipiter les molécules d'adhérence.

Cette liste de techniques immunologiques n'est en aucun cas exhaustive ; les techniques décrites dans ce chapitre permettent un grand nombre d'expériences quand elles sont combinées simultanément ou séquentiellement. Les techniques compliquées, utilisées en recherche, ne sont souvent que ces techniques de base plus ou moins modifiées.

Test de cytotoxicité par libération de ^{51}Cr

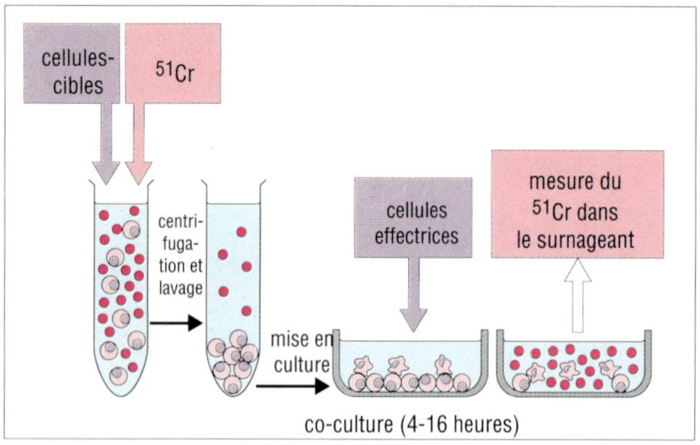

Fig. 25.27 Les cellules-cibles sont incubées avec du ^{51}Cr qui est absorbé par les cellules et se lie aux protéines. Après incubation, le ^{51}Cr libre est éliminé par lavages et les cellules-cible sont mises en culture. Elles sont co-cultivées avec les cellules effectrices pendant 4 à 16 h ; les surnageants sont ensuite prélevés et comptés pour détecter la quantité de chrome libéré par les cellules-cible lysées.

LECTURES COMPLÉMENTAIRES

Hudson L, Hay FC. *Practical Immunology.* 3rd ed. Oxford: Blackwell Scientific Publications, 1989.

Johnstone A, Thorpe R. *Immunochemistry in Practice.* 2nd ed. Oxford: Blackwell Scientific Publications, 1987.

Nairn RC, ed. *Practical Methods in Clinical Immunology.* Series. Edinburgh: Churchill Livingstone, 1980-1984.

Weir DM. *Hankbook of Experimental Immunology.* Vols I & II. 4th ed. Oxford: Blackwell Scientific Publications, 1986

Appendices

Appendice I : spécificités HLA

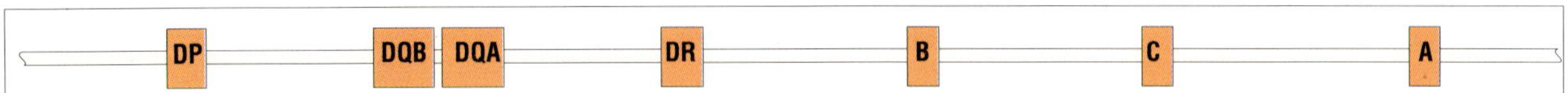

Allèle	Sp.[1]	Allèle	Sp.	Allèle	Sp.	Allèle	Sp.	Allèle	Sp.	Allèle	Sp.
DPA1*0101	-	DQA1*0101	–	DRB1*0101	DR1	B*0701	B7	Cw*0101	Cw1	A*0101	A1
DPA1*0102	–	DQA1*0102	–	DRB1*0102	DR1	B*0702	B7	Cw*0201	Cw2	A*0201	A2
DPA1*0103	–	DQA1*0103	–	DRB1*0103	DR"BR"	B*0801	B8	Cw*0202	Cw2	A*0202	A2
DPA1*0201	–	DQA1*0201									
		DQA1*0301	–	DRB1*1501	DRw15(2)	B*1301	B13	Cw*0301	Cw3	A*0203	A2
DPB1*0101	DPw1	DQA1*0401	–	DRB1*0502	DRw15(2)	B*1302	B13	Cw*0501	Cw5	A*0204	A2
DPB1*0201	DPw2	DQA1*0501	–	DRB1*0601	DRw16(2)	B*1401	B13	Cw*0601	Cw6	A*0205	A2
DPB1*0202	DPw2	DQA1*0601	–	DRB1*0602	DRw16(2)	B*1402	B14	Cw*0701	Cw7	A*0206	A2
DPB1*0301	DPw3			DRB1*0301	DRw17(2)	B*1501	Bw65(14)	Cw*1101	Cw11	A*0207	A2
DPB1*0401	DPw4			DRB1*0302	DRw18(2)	B*1801	Bw62(15)	Cw*1201	–	A*0208	A2
DPB1*0402	DPw4			DRB1*0401	DR4	B*2701	B18	Cw*1301	–	A*0209	A2
DPB1*0501	DPw5			DRB1*0402	DR4	B*2702	B27	Cw*1401	–	A*0210	A2
DPB1*0601	DPw6	DQB1*0501	DQw5(w1)	DRB1*0403	DR4	B*2703	B27			A*0301	A3
DPB1*0801	–	DQB1*0502	DQw5(w1)	DRB1*0404	DR4	B*2704	B27			A*1101	A3
DPB1*0901	DP"Cp63"	DQB1*0503	DQw5(w1)	DRB1*0405	DR4	B*2705	B27			A*2401	A11
DPB1*1001	–	DQB1*0601	DQw6(w1)	DRB1*0406	DR4	B*2706	B27			A*2501	A24(9)
DPB1*1101	–	DQB1*0602	DQw6(w1)			B*3501	B35			A*2601	A25(10)
DPB1*1301	–	DQB1*0603	DQw6(w1)	DRB1*1101	DRw11(5)	B*3701	B37			A*2901	A26(10)
DPB1*1401	–	DQB1*0604	DQw6(w1)	DRB1*1102	DRw11(5)	B*3801	B38(16)			A*3001	A29(w19)
DPB1*1501	–	DQB1*0201	DQw2	DRB1*1103	DRw11(5)	B*3901	B39(16)			A*3101	A30(w19)
DPB1*1601	–			DRB1*1104	DRw11(5)	B*4001	Bw60(40)			A*3201	A31(w19)
DPB1*1701	–			DRB1*1201	DRw12(5)	B*4002	Bw40			A*3301	A32(w19)
DPB1*1801	–	DQB1*0301	DQw7(w3)	DRB1*1301	DRw13(w6)	B*4101	Bw41			A*6801	Aw33(w19)
DPB1*1901	–			DRB1*1302	DRw13(w6)	B*4201	Bw42			A*6802	Aw68(28)
		DQB1*0302	DQw8(w3)	DRB1*1303	DRw13(w6)	B*4401	Bw44(12)			A*6901	Aw69(28)
		DQB1*0303	DQw9(w3)	DRB1*1401	DRw14(w6)	B*4402	Bw44(12)				
		DQB1*0401	DQw4			B*4601	Bw46				
		DQB1*0402	DQw4	DRB1*1402	DRw14(w6)	B*4701	Bw47				
				DRB1*0701	DR7	B*4901	B49(21)				
				DRB1*0701	DR7	B*5101	B51(5)				
				DRB1*0801	DRw8	B*5202	Bw52(5)				
				DRB1*0802	DRw6	B*5701	Bw57(17)				
				DRB1*0803	DRw8	B*5801	Bw58(17)				
				DRB1*0901	DR9						
				DRB1*1001	DR1w10						
				DRB3*0101	DRw52a						
				DRB3*0201	DRw52b						
				DRB3*0202	DRw52b						
				DRB3*0301	DRw52c						
				DRB4*0101	DRw53						
				DRB5*0101	DRw15(2)						
				DRB5*0102	DRw15(2)						
				DRB5*0201	DRw16(2)						
				DRB5*0202	DRw16(2)						

(1)Sp. : spécificité

Pour chaque sous-région la colonne de droite indique les spécificités antigéniques détectées par les méthodes sérologiques. Les spécificités HLA-D sont aussi détectées en culture mixte de lymphocytes. Les spécificités non encore parfaitement définies sont désignées par "w" (workshop). Les colonnes de gauche donnent la liste des variants alléliques des gènes du CMH pour chaque locus. (d'après les données de Bodmer JG, Marsh SGE, Parham P *et al* Nomenclature for factors of the HLA system, 1989, *Hum Immunol* 1990; **28**:327-42).

Appendice II : Marqueurs de CD

Marqueurs CD											
CD	Identité / fonction	*Mr*	Cell T	Cell B	NK/NSL	monocyte	macrophage	granulocyte	plaquette	Cell Langerhans/ Cell dendritique	cell souche
CD1a		49	Thy								
CD1b		45	Thy							CL	
CD1c		43	Thy							DC	
CD2	Récepteur de LFA-3	50									
CD2R		50	★								
CD3	Sous-unité TCR(γδεζη)	25,20,19,16,22									
CD4	Récepteur de CMH classe II	55									
CD5	Récepteur de CD72	67									
CD6		100									
CD7		40			●				●		
CD8	Récepteur de CMH classe I	36/62									
CD9		24		Pré B							
CD10	CALLA, endopeptidase neutre	100		Pré B							Lymph
CD11a	LFA-1 (chaîne α)	180									
CD11B	CR3 (chaîne α)	165									
CD11C	CR4 (chaîne α)	150									
CDW12		90-120							●		
CD13	Aminopeptidase N	150									
CD14	Protéine de liaison du LPS	55						●		●(CL)	
CD15	Récepteur de ELAM					●					
CD16	FcγRIII	50-70									
CDw17	Lactosylceramide										
CD18	(Chaîne β de CD11)	95									
CD19		95									
CD20	Canal ionique ?	37/35									
CD21	CR2	140		Mat						CFD	
CD22		135									
CD23	FcεRII	45-50		Mat, ★		★		E			
CD24		41/38									
CD25	Récepteur d'IL-2 (b)	55	★	★		★					
CD26	Dipeptidylpeptiddase IV	120	★								
CD27		55									
CD28		44		★							
CD29	VLA (chaîne β)	130									
CD30		120	★	★							
CD31	PECAM-1	140									
CDw32	FcγRII	40									
CD33		67									MO
CD34		105-120									MO
CD35	CR1	160-260									
CD36		90		●							
CD37		40-52	●	Mat			●				
CD38		45	Thy, ★	P							Lymph
CD39		70-100		Mat		●				CDF	
CD40		50								CDF	
CD41		120/25									
CD42a		23									

Appendice II : Marqueurs de CD

CD	Identité / fonction	*Mr*	Cell T	Cell B	NK/NSL	monocyte	macrophage	granulocyte	plaquette	Cell Langerhans/ Cell dendritique	cell souche
CD42b		135/25									
CD43	Leucosialine	95									
CD44		80-95									
CD45	Ag commun des leucocytes (ACL)	T120									
CD45RA	Isoforme de l'ACL	200			●			●			
CD45RB	Isoforme de l'ACL	190/205/220									
CD45RO	Isoforme de l'ACL	190									
CD46	MCP	66/56									
CD47		47-52									
CD48		41									
CDw49b	VLAα2	165									
CDw49d	VLAα4	150									
CD49f	VLAα6	120/130	●								
CDw50		148/108									
CD51	Récepteur α de vitronectine	120/24									
CDw52	Campath-1	21-28									
CD53		32-40									MO
CD54	ICAM-1										
CD55	DAF (Decay Accelerating Factor)	70									
CD56	NKH1=NCAM	220/135	●								
CD57		110		●							
CD58	LFA-3	40-65									
CD59	TAP protectine	18-20									
CDw60	NeuAc-NeuAc-Gal										
CD61	Récepteur β de vitronectine	105									
CD62	P-sélectine	140									
CD63		53	●	●				●			
CD64	FcγRI	70									
CDw65	Céramide dodécasaccharide										
CD66		180-200									
CD67		100									
CD68		110									
CD69		32/28	★	★							
CDw70			★	★							
CD71	Récepteur de transferrine	95	★	★	★	★					
CD72	Récepteur de CD5	43/39									
CD73	Ecto-5'-nucléotidase	69									
CD74	Chaîne invariante du CMH classe II	41/35/33									
CDw75	α 2,6 sialyltransférase	53		Mat							
CD76		85/67		Mat							
CD77	Globotriaosylceramide										
CDw78											

Ce tableau montre les marqueurs CD reconnus des cellules hématopoïétiques et leur distribution. Thy, thymocytes ; CD: cellules dendritiques ; CL: cellules de Langherans ; N: neutrophiles ; E: éosinophiles ; GC : cellules B des centres germinatifs ; CFD : cellules folliculaires dendritiques ; P: plasmocytes ; MO : cellules de la moelle osseuse ; NSL: non spécifiques de lignées ;

(case pleine) présent ; (case en triangle) = sous-populations ;
● = en attente de confirmation ; ★ = cellules activées seulement ;
lymph = cellules lymphoïdes ;
Mat = cellules matures seulement.

Appendice III : Principales cytokines

cytokine	origine dans le syst. immunit.	autres cellules	principales cibles	principaux effets
IL-1α IL-1β	macrophages, LGL, cell B	endothélium, fibroblastes, astrocytes, etc...	T, B, macrophages, endothélium, autres cellules	activation lymphocytaire et macrophagique, $\uparrow$ adhérence leucocyte/ endothélium, fièvre, protéines phase aigüe
IL-2	cell. T		cell. T	prolifération et différenciation des cell. T, activation cell. T$_C$ et macrophages
IL-3	cell. T		cell. souches	facteur stimulant les colonies de lignées multiples
IL-4	cell. T		cell. B, cell. T, basophiles	facteur de croissance des cell. B, commutation isotypique, IgE, IgG1
IL-5	cell. T		cell. B, éosinophiles	facteur de croissance et de différenciation des cell. B, synthèse d'IgA (souris)
IL-6	cell. T, cell. B, macrophages	fibroblastes	cell. B, hépatocytes	différenciation des cell. B, protéines de la phase aigüe
IL-7		cell. stromales (moelle osseuse)	cell. pré-B, cell. T	prolifération des cell. B et T
IL-8	monocytes		neutrophiles, basophiles	chimiotactisme
IL-10	cell. T		cell. T$_H$1	inhibition de la synthèse des cytokines
TNFα	macrophages, lymphocytes, mastocytes		macrophages, granulocytes, autres cell.	activation macrophages, des granulocytes, des cell. cytotoxiques, $\uparrow$ adhérence leucocyte/endothélium, cachexie, fièvre, protéines de la phase aigüe, angiogénèse, $\uparrow$ CMH classe I
TNFβ (LT)	cell. T			
IFNα	leucocytes	épithélium, fibroblastes	autres cell.	induction de CMH classe I, effet anti-viral, stimulation des cell. NK
IFNβ		épithélium, fibroblastes		
IFNγ	cell. T, cell. NK		leucocytes, autres cell. T$_H$2	induction de CMH classes I et II, activation des macrophages, $\uparrow$ adhérence lymphocyte/endothélium
M-CSF	monocytes	endothélium, fibroblastes		prolifération des précurseurs des macrophages
G-CSF	macrophages	fibroblastes	autres cell.	$\uparrow$ division et différenciation
GM-CSF	cell. T, macrophages	endothélium, fibroblastes		prolifération des granulocytes et des précurseurs de granulocytes et macrophages, activation
MIF	cell. T		macrophages	inhibition de migration.

Les cytokines dans la liste ci-dessus ont toutes été caractérisées par clonage et séquençage de leur gène. On n'a mentionné que les principales sources, les principales cibles et les principaux effets de ces molécules. La plupart des cytokines agissent en relation les unes avec les autres et, *in vivo*, leurs effets biologiques sont la résultante de ces interactions.

Glossaire

ADCC (cytotoxicité dépendant d'anticorps). Réaction cytotoxique dans laquelle des cellules tueuses porteuses de récepteurs de Fc reconnaissent les cellules-cibles recouvertes d'anticorps spécifiques.

Adjuvant. Substance augmentant non spécifiquement la réponse immunitaire à un antigène.

Adjuvant de Freund. Emulsion d'antigène dans l'huile : l'adjuvant complet de Freund contient aussi des *mycobacterium tuberculosis* tués, l'adjuvant incomplet n'en contient pas.

Affinité. Mesure de la force de liaison entre un déterminant antigénique (épitope) et un site de combinaison de l'anticorps (paratope).

Agrétope. Portion d'un antigène ou d'un fragment antigénique qui se lie avec la molécule du CMH.

Allèle. Variation d'un locus génétique à l'intérieur de l'espèce.

Allergène. Un agent (ex: pollen, poussières de maison, poils d'animaux) qui provoque des réactions impliquant les anticorps IgE.

Allergie. Définie originellement comme une réaction pathologique à la seconde rencontre avec un antigène, elle est appelée maintenant souvent hypersensibilité de type I.

Allogénique. Qualifie une variation génétique à l'intérieur d'une espèce.

Allotype. Produit protéique d'un allèle qui est reconnu comme antigénique par un autre membre de la même espèce.

Amines vasoactives. Produits tels que l'histamine et la 5-hydroxytryptamine libérés par les basophiles, les mastocytes et les plaquettes et agissant sur l'endothélium et le muscle lisse des vaisseaux locaux.

Anaphylatoxines. Peptides du complément (C3a et C5a) qui induisent la dégranulation des mastocytes et la contraction des muscles lisses.

Anaphylaxie. Réponse immunitaire spécifique essentiellement induite par les IgE ; elle aboutit à une vasodilatation et à une constriction des muscles lisses comme ceux des bronches et peut entraîner la mort de l'animal.

Anaphylaxie cutanée passive (PCA). Technique utilisée pour détecter les anticorps IgE ; antigène et colorant sont injectés par voie intraveineuse à un animal dont la peau a préalablement été sensibilisée par l'anticorps.

Anticorps. Molécules produites par des animaux en réponse à un antigène et ayant la propriété de se lier spécifiquement à l'antigène qui induit leur production.

Antigène. Molécule qui induit la production d'anticorps.

Antigène Ly. Groupe de marqueurs de surface situés sur les cellules T murines qui permettent de distinguer des sous-populations de cellules T.

Antigènes T-dépendants/T-indépendants. Les antigènes T-dépendants doivent être reconnus à la fois par les cellules T et B pour qu'il se produise une réponse immunitaire. Les antigènes T-indépendants peuvent stimuler directement les lymphocytes B pour induire la production d'anticorps.

ARN hétéronucléaire (hnRNA). Partie de l'ARN nucléaire qui contient les transcrits primaires de l'ADN avant qu'ils n'aient été épissés pour donner l'ARN messager.

Association génétique. Terme utilisé pour décrire l'association entre un génotype particulier et d'autres phénomènes comme certaines maladies.

Atopie. Manifestations cliniques de l'hypersensibilité de type I tels que l'asthme et la rhinite.

Autologue. Faisant partie d'un même individu.

Autosomes. Chromosomes autres que les chromosomes X et Y.

Avidité. Mesure de la force de liaison entre un anticorps et son antigène. L'avidité est la résultante de l'affinité entre les épitopes et les paratopes et des valences de l'anticorps et de l'antigène.

β2m. Voir microglobuline.

BCG (Bacille de Calmette et Guérin). Souche atténuée de *mycobacterium bovis* utilisée comme vaccin. Adjuvant ou modificateur des réponses immunitaires selon les circonstances.

Biozzi. Voir souris de Biozzi.

Boucle d'amplification. Réaction de rétrocontrôle positif de la voie alterne d'activation du complément mise en jeu par le clivage de C3 en présence d'une surface activatrice.

Bourse de Fabricius. Organe lympho-épithélial situé à la jonction de l'intestin et du cloaque chez l'oiseau. Site de maturation des cellules B.

Bradykinine. Nonapeptide vasoactif ; le plus important médiateur généré par le système kinine.

C1-C9. Les composants de la voie classique et lytique du complément qui sont responsables des réactions inflammatoires, de l'opsonisation de particules, et de la destruction de membranes cellulaires.

Capping. Processus par lequel les molécules de surface s'agrègent et migrent à un pôle de la cellule (induit habituellement par un anticorps).

Caryotype. Constitution chromosomique d'une cellule. Il peut varier pour les individus d'une même espèce en fonction de la présence ou de l'absence de chromosomes sexuels particuliers ou de l'incidence des translocations entre différents chromosomes.

CD. Classe de différenciation. Molécules de surface des leucocytes et des plaquettes identifiées à l'aide d'anticorps monoclonaux et utilisés comme marqueurs de différentes populations cellulaires.

CDRs (complementarity determining regions). Parties de régions V d'un anticorps ou du récepteur T formant le site de liaison à l'antigène.

Cellules dendritiques. Groupe de cellules présentatrices de l'antigène présentes dans les ganglions lymphatiques, la rate et en petit nombre dans le sang ; ils sont particulièrement efficaces pour stimuler les lymphocytes T.

Cellules effectrices. Concept fonctionnel, qui dans le contexte immunologique se réfère aux lymphocytes et aux macrophages qui exercent les fonctions immunologiques.

Cellules formant des anticorps. Cellules équivalant aux plasmocytes sur le plan fonctionnel.

Cellules formant des plages (CFP). Cellules produisant un anticorps mis en évidence *in vitro* par leur capacité à lyser des érythrocytes en présence de complément.

Cellules géantes. Grandes cellules à plusieurs noyaux observées parfois dans les réactions granulomateuses et qui proviennent peut-être de la fusion des macrophages.

Cellules T "helper" (T auxiliaires). Sous-populations de cellules T qui peuvent aider au développement de cellules cytotoxiques ou coopérer avec les cellules B pour la production d'anticorps. Les cellules T_H reconnaissent habituellement l'antigène dans l'association avec les molécules de classe II du CMH.

Cellules NK ("Natural killer"). Groupe de lymphocytes ayant la capacité intrinsèque de reconnaître et de détruire certaines cellules infectées par des virus et certaines cellules tumorales.

Cellules K. Groupe de lymphocytes capables de détruire leur cible par le mécanisme d'ADCC. Elles ont des récepteurs de Fc.

Cellules de Kupffer. Cellules phagocytaires des sinusoïdes du foie.

Cellules de Langerhans. Cellules présentatrices de l'antigène de la peau qui migrent vers les ganglions lymphatiques régionaux pour devenir des cellules interdigitantes.

Cellules présentant l'antigène (CPA). Différents types cellulaires ayant la propriété de présenter un antigène sous une forme permettant la stimulation des lymphocytes.

Cellules suppressives. Sous-populations de cellules T qui diminuent les réponses d'autres cellules T ou de cellules B. La suppression peut être spécifique d'antigène, spécifique de l'idiotype ou non spécifique.

Chaîne J. Polypeptide monomorphique présent et nécessaire à la polymérisation des IgA et des IgM polymériques.

Chaînes κ. Un des isotypes des chaînes légères d'immunoglobulines.

Chaînes λ. Un des isotypes des chaînes légères d'immunoglobulines.

Charnière. Partie de la chaîne lourde d'immunoglobuline entre le Fc et le Fab. La région charnière permet la flexibilité de la molécule et permet aux deux sites de liaison de l'Ig d'agir indépendamment. La région charnière est habituellement codée par un exon particulier.

Charpente. Partie d'une région V d'anticorps située entre les segments hypervariables.

Chémocinétique. Augmentation de l'activité migratoire des cellules.

Chimérisme. Situation dans laquelle des cellules d'individus génétiquement différents coexistent dans le même organisme.

Chimiotactisme. Augmentation de la migration des cellules dans une direction donnée, en particulier en réponse à des facteurs "chimiotactiques".

Clone. Famille de cellules ou d'organismes génétiquement identiques.

CMH de classe I, II, III. Les trois classes majeures de molécules codées par le CMH. Les molécules de classe I sont formées d'un polypeptide associé à la $\beta 2$ microglobuline. Les molécules de classe II sont formées de deux polypeptides qui sont associés de façon non covalente et les molécules de classe III sont des composants du complément.

Commutation isotypique. Processus par lequel une cellule B peut associer de nouveaux gènes de chaînes lourdes d'Ig à son gène V recombiné pour produire un anticorps de même spécificité mais de classe différente. Ce processus est aussi retrouvé dans la commutation isotypique générale que l'on observe au cours de la maturation d'une réponse immunitaire.

Complément. Groupe de protéines sériques impliquées dans l'inflammation, l'activation des cellules phagocytaires et la lyse de membranes cellulaires. Le complément peut être activé par une interaction avec le système immunitaire.

Complexe d'attaque membranaire (CAM). Désigne l'assemblage des composants terminaux du complément C5b-C9 qui s'insèrent dans les membranes cellulaires.

Complexe immun. Produit d'une réaction antigène-anticorps ; contient souvent des composants du complément.

Complexe majeur d'histocompatibilité (CMH). Région génétique trouvée chez les animaux. Les produits du CMH sont essentiellement impliqués dans le rejet rapide des greffes entre individus et fonctionnent comme signaux entre les lymphocytes et les cellules présentant l'antigène.

Composant sécrétoire. Polypeptide produit par certaines cellules épithéliales permettant le transport intracellulaire des IgA sécrétoires et les protégeant de la digestion dans le tractus digestif.

Concanavaline A. Mitogène des cellules T.

Congénique. Se dit d'animaux différents sur le plan génétique au niveau d'un seul locus.

Conjugué. Réactif formé par liaison covalente entre deux molécules : par exemple, fluorescéine couplée à une molécule d'immunoglobuline.

Contrasuppression. Action d'un groupe de cellules T qui rend les cellules T_H résistantes à l'action des cellules T suppressives.

CPA. Cellules présentant l'antigène.

CR1, CR2, CR3. Récepteurs pour les fragments de C3.

CSF. Facteur stimulant les colonies.

Cycle cellulaire. Processus de la division cellulaire dans lequel on peut distinguer 4 étapes : G1, S, G2 et M. L'ADN se réplique pendant la phase S et la cellule se divise dans la phase M (mitotique).

Cyclophosphamide. Médicament utilisé comme immunosuppresseur.

Cyclosporine. Médicament immunosuppresseur particulièrement utile dans le traitement du rejet de greffe.

Cytokines. Terme générique pour les molécules solubles qui permettent les interactions entre les cellules.

Cytophile. Qui a la particularité de se lier aux cellules.

Cytostatique. Qui a la capacité de stopper la prolifération cellulaire.

Cytotoxique. Qui détruit les cellules.

Digestion de l'antigène. Transformation d'un antigène sous une forme reconnaissable par les lymphocytes.

Dégranulation. Exocytose de granules à l'extérieur de cellules de type mastocytes, ou basophiles.

Déséquilibre de liaison. Situation dans laquelle deux gènes sont trouvés ensemble dans une population à une fréquence supérieure à celle prédite par le produit de leur fréquence individuelle.

Désétope. Partie de la molécule du CMH associée à l'antigène ou à l'antigène digéré.

Domaine. Région de peptide ayant une structure tertiaire organisée. Les Ig et les molécules de classe I et de classe II du CMH sont composées de domaines.

Domaines C. Les domaines constants des anticorps et du récepteur d'antigène des cellules T. Ces domaines ne contribuent pas à la formation du site de liaison de l'antigène et sont très conservés parmi les molécules réceptrices.

Domaines V. Domaines N-terminaux des chaînes lourdes et légères d'Ig et des chaînes α, β, γ et δ du récepteur T qui diffèrent de clone à clone et forment le site de liaison de l'antigène.

DNP. Dinitrophénol. Haptène très couramment utilisé.

Endogène. Qui provient de l'organisme.

Endothélium. Cellules qui tapissent les vaisseaux sanguins et lymphatiques.

Epitope. Déterminant antigénique simple. Fonctionnellement il s'agit de la partie de l'antigène qui se combine avec le paratope.

Exon. Segment génétique qui code pour une protéine.

Fab. Partie de la molécule d'anticorps qui contient le site de combinaison de l'antigène. Il est constitué de la chaîne légère et d'une partie de la chaîne lourde ; il est produit par digestion enzymatique.

Facilitation. Augmentation de la survie des greffes par des anticorps dirigés contre les antigènes du greffon.

Facteurs B, P, D, H et I. Composants de la voie alterne du complément.

Facteurs stimulant les colonies. Groupe de cytokines qui contrôlent la différenciation des cellules souches hématopoïétiques.

Facteur du venin de cobra. Composant du complément de cobra équivalent au C3b des mammifères

Fc. Partie de l'anticorps et responsable de la liaison aux récepteurs de Fc sur les cellules et du composant C1q du complément.

Flambée oxydative. Augmentation du métabolisme oxydatif dans les cellules phagocytaires suivant l'ingestion de particules opsonisées.

GALT. Tissu lymphoïde associé à l'intestin.

Gènes C. Segments génétiques qui codent pour les régions constantes des chaînes lourdes et légères d'Ig et des chaînes α, β, γ et δ du récepteur d'antigènes des cellules T.

Gènes D. Groupe de segments génétiques situés entre les gènes V et J des chaînes lourdes d'Ig et des chaînes β et δ du récepteur T qui sont recombinés avec les gènes V et J au cours de l'ontogénèse.

Gènes Ir. Groupe de gènes qui contrôlent la réponse immunitaire. Un grand nombre d'entre eux sont situés dans le complexe majeur d'histocompatibilité.

Gènes J. Segments génétiques présents dans les gènes des chaînes lourdes et légères d'Ig et des chaînes des récepteurs T qui sont recombinés au cours de l'ontogénèse lymphocytaire et contribuent à former les gènes des régions variables.

Génome Ensemble du matériel génétique d'une cellule.

Génotype. Matériel génétique hérité des parents. Il n'est pas entièrement exprimé par un individu donné.

Gène de lymphoprolifération (*lpr*). Gène des souris MRL impliqué dans l'induction de la maladie auto-immune.

Gènes V. Ensemble de gènes qui codent la plus grande partie des domaines V des chaînes lourdes et légères d'Ig et des chaînes α, β, γ et δ du récepteur T. Ces gènes se recombinent avec les gènes D et J au cours de l'ontogénèse lymphocytaire.

Grands lymphocytes granuleux. Groupe de lymphocytes définis morphologiquement qui comprend la majorité des cellules exerçant une activité K ou NK. Ils expriment à la fois des marqueurs des lymphocytes et des monocytes/macrophages.

H-2. Complexe majeur d'histocompatibilité de la souris.

Haplotype. Ensemble de déterminants génétiques portés sur un seul chromosome.

Haptène. Petite molécule qui peut agir comme épitope mais qui est incapable d'induire par elle-même une réponse anticorps.

Hétérologue. Désigne les différences génétiques interspécifiques.

Histamine. Une des principales amines vasoactives relachée des granules des mastocytes et des basophiles.

Histocompatibilité. Capacité d'accepter des greffes entre individus.

HLA. Complexe majeur d'histocompatibilité humain.

Homologue. Se dit d'individus appartenant à la même espèce.

Humoral. Terme qui réfère aux fluides extracellulaires comme le sérum et la lymphe.

Hybridome. Lignée cellulaire créée *in vitro* par fusion de différents types cellulaires, habituellement des lymphocytes, un des partenaires de fusion étant une cellule tumorale.

5-hydroxytryptamine (5-HT). Une amine vasoactive présente dans les plaquettes qui est un médiateur majeur de l'inflammation chez les rongeurs.

Hypersensibilité retardée. Ce terme désigne les réactions cutanées associées avec l'hypersensibilité de type IV.

ICAM-1 (Intercellular adhesion molecule-1). Molécule de surface cellulaire trouvée dans une catégorie de leucocytes et de cellules non hématologiques qui interagit avec LFA-1 et joue un rôle dans la circulation cellulaire.

Idiotope. Déterminant antigénique de la région V des Ig.

Idiotype. Antigène caractéristique de la région V d'un anticorps (ensemble des idiotopes de cet anticorps).

Idiotype recurrent. Idiotype présent sur les anticorps de différents animaux en réponse à un antigène donné.

Idiotypes dominants. Idiotypes présents sur une grande partie des anticorps produits en réponse à un antigène particulier.

Immunité cellulaire. Terme désignant les réactions immunitaires à médiation cellulaire, par opposition à la production d'anticorps.

Immunofluorescence. Technique utilisée pour détecter des antigènes dans les tissus ou sur des cellules après couplage de l'anticorps à un fluorochrome.

Interféron (IFN). Groupe de protéines qui augmentent l'immunité anti-virale et qui sont capables de modifier les réponses immunitaires. Il y a plusieurs types d'interféron. L'interféron γ appelé auparavant interféron immun est produit par des lymphocytes.

Interleukine (IL1-IL13). Terme générique utilisé pour désigner un groupe de peptides qui transmettent des signaux entre différentes cellules du système immunitaire.

Intron. Segment génétique non codant situé entre les exons.

Isoélectrofocalisation. Séparation de molécules par leur charge. Chaque molécule migre à un pH où elle n'a pas de charge positive ni négative.

Isologue. Qui ont la même constitution génétique.

Isotype. Terme utilisé pour définir la variation génétique d'une famille de protéines ou de peptides ; chaque membre de l'espèce a chaque isotype de la famille représenté dans son génome (ex. classes d'Ig).

Kinines. Groupe de médiateurs vasoactifs produits à la suite d'une destruction tissulaire.

LED (lupus érythémateux disséminé). Maladie auto-immune systémique. Le sérum des malades atteints de LED contient habituellement des anticorps anti-nucléaires.

Leucotriène. Métabolite de l'acide arachidonique doté d'effets pharmacologiques puissants.

LFA. Groupe de trois molécules qui jouent un rôle dans les mécanismes d'adhésion intercellulaire entre les leucocytes et d'autres cellules de façon non spécifique.

Liaison. Situation de deux gènes proches sur un même chromosome et qui sont habituellement hérités ensemble.

Liaison génétique. Terme utilisé pour décrire l'association de génotypes particuliers à certains phénomènes, par exemple certaines maladies.

Ligand. Molécule qui se lie à un récepteur.

Lignée. Culture de cellules *in vitro*. Les lignées contiennent habituellement plusieurs clones différents.

Lignées germinales. Matériel génétique passé à travers les gamètes avant qu'il ne soit modifié par mutation ou recombinaison somatique.

Lipopolysaccharide (LPS). Produit de certaines parois bactériennes gram négatif. Agit comme mitogène des cellules B murines et activateur des monocytes/macrophages.

Locus. Position sur le chromosome où l'on trouve un gène.

Lymphokine. Terme générique utilisé pour les molécules (autres que les anticorps) qui transportent des signaux entre les cellules du système immunitaire et qui sont produites par les lymphocytes (voir Interleukines).

Lyse de voisinage. Lyse complément-dépendante de cellules dans le voisinage immédiat d'un site d'activation du complément. Ces cellules ne sont pas elles-mêmes responsables de l'activation du complément.

MALT. Nom générique des tissus lymphoïdes associés aux muqueuses trouvés dans l'intestin, l'arbre bronchique et les autres muqueuses.

Marqueurs CD. Voir CD.

Maturation d'affinité. Augmentation de l'affinité moyenne des anticorps que l'on voit fréquemment au cours d'une réponse immunitaire secondaire.

β2-microglobuline. Polypeptide associé à un certain nombre de protéines de membrane en particulier aux molécules de classe I du CMH.

MIF (facteur inhibant la migration des macrophages). Groupe de peptides produits par des lymphocytes capables d'inhiber la migration des macrophages.

Mitogène. Substance qui induit la prolifération des cellules, en particulier des lymphocytes.

MLR/MLC (Réaction mixte lymphocytaire/ ou culture mixte lymphocytaire). Technique permettant d'analyser les capacités de reconnaissance des cellules allogéniques par les lymphocytes T en mesurant leur prolifération en présence de ces cellules.

Monoclonal. Dérivé d'un clone. Par exemple les anticorps monoclonaux sont tous produits par un même clone et sont homogènes.

Mutation somatique. Processus se produisant durant la maturation des lymphocytes B, sur les gènes codant pour la région variable qui permet d'affiner la spécificité de l'anticorps.

Myélome. Tumeur constituée de plasmocytes.

Néoplasme. Synonyme de tissu cancéreux.

NIP (4-hydroxy, 5-iodo, 3-nitrophenylacetyl). Haptène utilisé de façon très courante.

NP (4-hydroxy, 3-nitrophenylacetyl). Haptène qui présente une réaction croisée avec NIP.

NZB/W. Souche de souris qui représente un modèle du lupus érythémateux disséminé. La souris parentale NZB souffre aussi d'auto-immunité.

OKT. Groupe d'anticorps monoclonaux qui identifient des marqueurs de sous-populations de lymphocytes T chez l'homme.

Opsonisant. Processus facilitant la phagocytose par dépôt d'opsonine (anticorps et C3b) sur l'antigène.

PAF ("Platelet Activating Factor"). Médiateur lipidique de l'inflammation, qui agrège les plaquettes.

PALS (Periarteriolar Lymphatic Sheath). Manchon lymphoïde périartériel. Accumulation de tissus lymphoïdes qui constituent la pulpe blanche de la rate.

Paratope. Partie de la molécule d'anticorps qui est en contact avec le déterminant antigénique (épitope).

Pathogène. Microorganisme induisant une maladie.

PC (Phosphorylcholine). Haptène utilisé couramment

PHA (Phytohémagglutinine). Mitogène des cellules T

Pinocytose. Processus par lequel des liquides ou des petites molécules sont captés dans une cellule.

Phagocytose. Processus par lequel les cellules ingèrent du matériel et l'incluent dans une vacuole (phagosome cytoplasmique).

Phénotype. Caractéristique exprimée d'un individu (voir génotype).

Plasmocyte. Lymphocyte B ayant atteint la phase finale de la différenciation : la production d'anticorps.

Pokeweed Mitogène. Mitogène des lymphocytes B, T-dépendant.

Polyclonal. Terme qui décrit les produits de cellules différentes (voir monoclonal).

"Porteur". Molécule immunogénique ou partie d'une molécule qui est reconnue par les cellules T dans la production d'anticorps.

Présentation de l'antigène. Processus par lequel certaines cellules (cellules présentant l'antigène) expriment l'antigène à leur surface sous une forme reconnaissable par les lymphocytes.

Primer. Premier contact avec l'antigène.

Processing. Voir digestion de l'antigène.

Prostaglandine. Dérivé pharmacologiquement actif de l'acide arachidonique. Différentes prostaglandines interviennent dans la mobilité cellulaire et les réponses immunitaires.

Protéines de la phase aiguë. Protéines du sérum dont la concentration augmente pendant une infection ou une réaction inflammatoire.

Pseudo-allèles. Variantes en tandem d'un gène. Ils n'occupent pas une position homologue sur le chromosome (par ex. C4).

Pseudogènes. Gènes qui ont une structure homologue à d'autres gènes mais qui ne peuvent pas être exprimés (par ex. J kappa 3 chez la souris).

Pulpe blanche. Compartiment lymphoïde de la rate consistant en manchon lymphoïde périartériel et en cellules présentant l'antigène.

Radioimmunoessai (RIA). Dosage radio-immunologique, techniques sensibles pour mesurer des titres d'antigène ou d'anticorps, utilisant des radio-isotopes.

Récepteur. Molécule de surface cellulaire dont l'interaction spécifique avec un ligand (ex: protéines ou peptides) induit un signal intracellulaire.

Récepteur des cellules T (TcR). Récepteur d'antigène des cellules T qui est constitué soit d'un dimère α/β (TcR-2) ou γ/δ (TcR-1) associés avec le complexe moléculaire CD3.

Recombinaison. Processus par lequel de l'information génétique est réorganisée durant la méiose. Ce processus intervient aussi au cours des réarrangements somatiques de l'ADN qui se produisent lors de la formation des gènes qui codent pour la production d'anticorps.

Région charnière. Voir charnière.

Régions constantes. Les parties relativement invariantes des chaînes lourdes et légères des Ig et des chaînes α β γ et δ du récepteur T.

Régions hypervariables. Les régions les plus variables des domaines V des Ig et du récepteur T. Ces régions sont regroupées à la partie distale du domaine V et contribuent à former le site de liaison à l'antigène.

Réponse primaire. Réponse immunitaire (cellulaire ou humorale) qui suit la première rencontre avec un antigène.

Réponse secondaire. Réponse immunitaire qui suit la seconde rencontre ou les suivantes avec un antigène particulier.

Restriction au CMH. Une des caractéristique de nombreuses réactions immunitaires dans lesquelles les cellules coopèrent le plus efficacement avec d'autres cellules qui ont en commun un haplotype du CMH.

Restriction génétique. Terme qui décrit le fait que les lymphocytes et les cellules qui leur présentent l'antigène coopèrent avec le maximum d'efficacité lorsqu'ils ont certains haplotypes génétiques en commun.

Restriction aux molécules de classe I/II. Observation montrant que les cellules immunocompétentes collaborent efficacement entre elles seulement lorsqu'elles ont en commun des molécules soit de classe I soit de classe II du CMH.

Rosettes. Technique permettant d'identifier des cellules individuelles après les avoir mélangé avec des particules ou d'autres cellules auxquelles elles se lient (par ex. les érythrocytes de mouton aux lymphocytes T humains). La rosette est une cellule centrale entourée des cellules liées.

Sélection clonale. La base fondamentale de l'activation lymphocytaire dans laquelle l'antigène stimule spécifiquement les cellules qui expriment des récepteurs pour lui-même. Ces cellules se divisent et se différencient alors.

Soi modifié. Concept que la combinaison d'un antigène avec une molécule du CMH du soi interagit avec le système immunitaire de la même façon qu'une molécule allogénique du CMH.

Souris de Biozzi. Lignées de souris sélectionnées pour produire des hautes ou des basses quantités d'anticorps en réponse à différents antigènes (originellement des érythrocytes de mouton).

Souris "nude". Souris génétiquement athymique et dénuée de pelage.

Synergisme. Interaction coopérative.

Syngénique. Se dit d'animaux génétiquement identiques pour tous leurs chromosomes autosomaux.

Système réticulohistiocytaire. Ensemble de cellules phagocytaires disséminées et provenant de cellules souches de la moelle osseuse ; ces cellules sont associées avec le tissu conjonctif du foie, de la rate, des ganglions et d'autres cavités séreuses.

Test cutané. Réaction de la peau provoquée par l'injection ou application d'un antigène ou d'un allergène.

T15. Idiotype associé avec les anticorps antiphosphorylcholine ; le nom dérive de la protéine de myélome TEPC .

TH. Voir cellule T auxiliaire.

Théorie du réseau. Une théorie initialement proposée par Jerne qui suggère que les cellules T et B interagissent entre elles par la reconnaissance d'idiotopes sur leurs récepteurs d'antigène.

Thy. Antigène de surface des cellules T murines ; il en existe des variantes allotypiques.

Tissus lymphoïdes primaires. Organes lymphoïdes dans lesquels les lymphocytes effectuent leurs premières étapes de maturation. Il s'agit du foie foetal, de la moelle des os et du thymus adulte ainsi que de la bourse de Fabricius chez les oiseaux.

TNF (facteur nécrosant les tumeurs). Cytokine produite par les macrophages, structurellement liée à la lymphotoxine produite par les lymphocytes T activés.

Tolérance. Etat de non-réponse immunologique spécifique.

Transformation. Changement morphologique d'un lymphocyte associé avec son activation. Terme aussi utilisé pour désigner la prolifération autonome de cellules cancéreuses.

Veinule post-capillaire. Partie de la veinule à partir de laquelle les lymphocytes migrent vers les ganglions et qui possède un endothélium spécialisé.

Virus d'Epstein-Barr. Agent causal de la mononucléose infectieuse et cofacteur de certains lymphomes de Burkitt. Transforme les cellules B humaines et permet d'établir des lignées cellulaires de lymphocytes B.

Voie alterne. Voie d'activation du complément qui implique C3 et les facteurs B, D, P, H et I qui interagissent au voisinage d'une surface activatrice en formant une C3-convertase.

Voie classique. Voie par laquelle les complexes antigènes-anticorps activent le complément. Cette voie implique les composants C1, C2, C4 et génère une C3-convertase.

Voie lytique. Voie du complément effectuée par les composants C5b-C9 aboutissant à la lyse des membranes cellulaires.

Xénogénique. Désigne des différences antigéniques entre les espèces (voir hétérologue).

Index

A

B

C

D

E

F

G

J

K

L

M

N

O

S

T

V

W

X

Z

Auteurs

Professor Ross StC Barnetson
Department of Dermatology
University of Sydney
NSW 2006, Australia

Professor Peter C L Beverley
Department of Oncology
Courtauld Institute of Biochemistry
London, UK

Dr Jonathan Brostoff
Department of Immunology
University College London Medical School
London, UK

Dr Anne Cooke
Immunology Division
Department of Pathology
University of Cambridge
Cambridge, UK

Professor Marc Feldman
Charing Cross Sunley Research Centre
Charing Cross Hospital
London, UK

Dr David J Gawkrodger
University Department of Dermatology
Royal Hallamshire Hospital
Sheffield, UK

Professor Carlo Enrico Grossi
Department of Human Anatomy
University of Genoa
Genoa, Italy

Dr Tony Hall
Ciba-Geigy AG
CH-4002 Basel
Switzerland

Professor Frank C Hay
Division of Immunology
St George's Hospital Medical School
London, UK

Dr John Horton
Department of Biological Science
University of Durham
Durham, UK

Professor Ian V Hutchinson
Department of Cell and Structural Biology
University of Manchester School of Biological Sciences
Manchester, UK

Dr Peter Lydyard
Department of Immunology
University College and Middlesex School of Medicine
London, UK

Dr Jacques F A P Miller
Experimental Pathology Unit
Walter and Eliza Hall Institute of Medical Research
Melbourne
NSW 3050, Australia

Dr David K Male
Department of Neuropathology
Institute of Psychiatry
London, UK

Dr Michael J Owen
Lymphocyte Molecular Biology Laboratory
Imperial Cancer Research Fund
London, UK

Professor Norman Ratcliffe
School of Biological Science
University College of Swansea
Swansea, UK

Professor Ivan M Roitt
Institute of Biochemichal Science
University College London Medical School
London, UK

Professor Fred S Rosen
The Center of Blood Research
Harvard University Medical School
Boston, USA

Dr Graham Rook
School of Pathology
University College and Middlesex School of Medicine
London, UK

Professor Michael Steward
Department of Immunology
London School of Hygiene and Tropical Medicine
London, UK

Dr Janice Taverne
Department of Immunology
University College and Middlesex School of Medicine
London, UK

Dr Malcom W Turner
Hugh Greenwood Department of Immunology
Institute of Child Health
University of London
London, UK

Dr. Mark J Walport
Royal Postgraduate Medical School
Hammersmith Hospital
London, UK